呼吸内科疾病救治关键

（上）

刘澄英等◎主编

吉林科学技术出版社

图书在版编目（CIP）数据

呼吸内科疾病救治关键/ 刘澄英等主编. -- 长春 ：
吉林科学技术出版社，2016.9
ISBN 978-7-5578-1055-9

Ⅰ．①呼… Ⅱ．①刘… Ⅲ．①呼吸系统疾病—诊疗
Ⅳ．①R56

中国版本图书馆CIP数据核字(2016) 第167771号

呼吸内科疾病救治关键
Huxi neike jibing jiuzhi guanjian

主　　编	刘澄英　楚荷莹　任　涛　徐国鹏　罗来恒　韩克华	
副 主 编	范荣梅　唐友勇　李海峰　夏淑云	
	苏海兵　李国燕　刘爱玲　刘　波	
出 版 人	李　梁	
责任编辑	张　凌　张　卓	
封面设计	长春创意广告图文制作有限责任公司	
制　　版	长春创意广告图文制作有限责任公司	
开　　本	787mm×1092mm　1/16	
字　　数	919千字	
印　　张	37.5	
版　　次	2016年9月第1版	
印　　次	2017年6月第1版第2次印刷	

出　　版　吉林科学技术出版社
发　　行　吉林科学技术出版社
地　　址　长春市人民大街4646号
邮　　编　130021
发行部电话/传真　0431-85635177　85651759　85651628
　　　　　　　　　　85652585　85635176
储运部电话　0431-86059116
编辑部电话　0431-86037565
网　　址　www.jlstp.net
印　　刷　虎彩印艺股份有限公司

书　　号　ISBN 978-7-5578-1055-9
定　　价　150.00元
如有印装质量问题　可寄出版社调换
因本书作者较多，联系未果，如作者看到此声明，请尽快来电或来函与编辑
部联系，以便商洽相应稿酬支付事宜。

主编简介

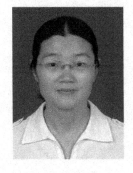

刘澄英

1968年出生，东南大学医学院附属江阴医院呼吸内科主任，主任医师。1991年毕业于南通大学临床医疗系。无锡市医学会老年医学分会副主任委员，江阴市医学会内科分会呼吸学组委员。从事呼吸内科、老年医学临床工作20余年，多次在国内著名医院进修。对呼吸系统疾病及老年常见病的救治积累丰富的经验。精通气管镜镜下操作技术及胸腔小导管引流术，擅长有创、无创及序贯通气技术抢救呼吸衰竭；成功开展CT导向经皮肺穿刺术和支气管动脉栓塞技术。近年来发表SCI论文1篇，在核心期刊发表论文10余篇，多次获得无锡市、江阴市科研进步和新技术引进奖。

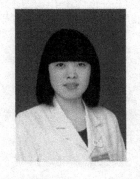

楚荷莹

1982年出生，呼吸与危重症医学一科副主任医师，博士研究生，亚专业方向为慢性气道疾病。2005年郑州大学医学院临床医学系本科毕业，2008年郑州大学呼吸专业硕士研究生毕业后留郑州大学第一附属医院呼吸科工作至今，2015年获得博士学位。具有扎实的医学理论知识，对呼吸系统常见病、疑难病、急危重症的救治积累了一定的经验，能熟练操作呼吸内镜及胸腔镜。目前在国家级核心期刊上发表论文5篇，SCI论文5余篇，参与省级科研项目2项，厅级科研项目1项。2012年科室药物临床基地申报成功后一直协助主任管理药物临床试验，积累了一定的经验。

编 委 会

前言

近几十年来，医疗实践信息在快速增长，其快速增长给临床医学带来了两方面的变化，即医生医学知识越来越丰富以及医疗实践越来越有效，然而随着这些信息量增加的同时，临床医生也面临着来自患者的更大需求和由于医疗体系改革所带来的医疗系统前所未有的变化，当今医生的责任和压力是前所未有的。呼吸内科是临床医学的重要组成部分，呼吸内科医师在临床工作中面临着巨大的压力，近年来呼吸系统疾病的病死率明显下降，然而，临床医师对呼吸系统疾病的救治水平参差不齐，鉴于此，我们邀请了一批长期工作在临床一线的专家、教授及年轻的医师，编写了这本《呼吸内科疾病救治关键》，以期为临床医师提供一本简明、实用的参考书。

本书共包括二十九章，详细介绍了呼吸系统疾病的病因、病理、临床表现及诊疗方法，该书博众才之长，反映了现代呼吸系统常见病的诊治以及治疗新观点，希望能满足各级医院诊疗之需，对临床呼吸专业医师及其他相关专业医务人员，在进一步提高呼吸系统疾病的诊治上有所帮助。

由于本书参编人数较多，文笔不尽一致，加上篇幅和编者时间有限，虽经反复多次校稿，但书中疏漏之处在所难免，望广大读者提出宝贵意见和建议，谢谢。

编　者

2016 年 9 月

目 录

第一章

呼吸病学概论

据我国 2011 年部分城市和农村前十位主要疾病死亡原因的统计数字显示，呼吸系统疾病（不包括肺结核、肺癌和肺源性心脏病）在城市的死亡病因中排名第四（占疾病组成 10.56%，病死率 65.47/10 万），在农村也排名第四（13.31%，病死率 84.97/10 万）。由于严重的大气污染、吸烟、工业经济发展导致理化因子、生物因子吸入以及人口年龄老化等因素，近年来呼吸系统疾病如肺癌发病率每年增长 26.9%，仅北京在 1974—2003 年间肺癌的死亡人数就增加了 250%，肺癌病死率居城市肿瘤病死率排名之首位。如不及时采取有效控制措施，预计到 2025 年，我国肺癌患者将达到 100 万。支气管哮喘（2010 年的儿童及成人患病率较 1980 年高 75%～100%）明显增多，慢性阻塞性肺疾病居高不下（40 岁以上的人群患病率为 8.2%），肺结核发病率虽有所下降，但根据 2010 年调查显示我国活动性肺结核患病率为 459/10 万，患病率在国际上仅次于印度，居第二位。肺血栓栓塞症已经构成危重症患者的重要病因。肺部弥漫性间质纤维化和免疫低下性肺部感染疾病发病率日益增高，艾滋病的重要死亡原因为肺部感染，特别是肺孢子菌肺炎。自 2002 年底以来，我国及世界范围内暴发的传染性非典型肺炎（严重急性呼吸综合征，SARS）疫情，由于多发生于中青年、传染性强、病死率高、缺乏针对性的药物，因而引起群众恐慌，造成社会动荡，也给国民经济造成巨大损失。

自 2003 年 SARS 疫情发生以来，在我国又陆续出现 H5N1、H1N1 及 H7N9 禽流感疫情，对这些突发性公共卫生事件，我国尽管在溯源、预防、诊断、治疗及抢救等方面取得了很大进步，但在传播途径、发病机制、早期诊断、早期治疗以及及时抢救、降低病死率等方面，还有很大差距；令人担忧的是，21 世纪以来，我国环境空气污染的程度每况愈下，我国大多数的城市空气污染的浓度远远超过联合国世界卫生组织的标准，超标 5～10 倍已很寻常。在这个远远超乎寻常浓度的环境下生活，将会对呼吸系统以至全身的危害至今还不清楚；再者，西方国家 21 世纪以来，吸烟人数明显下降，但在我国，成人吸烟率仍高居不下，有关对烟草"降焦减害"的欺骗宣传仍有极大市场，吸烟造成的危害，特别是对呼吸系统的危害在随后的 5～10 年将更加凸显。

十年来，在吸烟、空气环境、急性呼吸道传染病及更多的过敏源、理化因素的作用下，呼吸系统疾病的防治研究亟待加强。

第一节 呼吸疾病防治历史

呼吸、心跳是生命活动的两个自主功能，伴随生命的全过程。翻开古今中外医学史籍，便可看出，呼吸现象则更早受到居住在地球各处人类的关注。中国先哲通过长期观察，很早便发现了人与自然的关系，这个关系的第一要义即人吸纳天地间自然之气，又将自身陈旧之气吐出，正如庄子所谓"呼吸吐故纳新"之意。正因为人与自然藉呼吸关联，而此关联之物质是气，故《黄帝内经·素问》专列有"生气通天论"，并由呼吸之气演绎派生出多种气的概念，不可枚举。古希腊医学家希波克拉底（Hippocrates，公元前460—377年）在生理学思想中亦提出一个重要概念即"灵气"说，认为人体各种活动都靠灵气帮助，对后世产生很大影响。尽管古人对气的称谓和理解见仁见智，但共同认识底线即气对生命活动有作用，气与呼吸关联。呼吸是人与自然联系的纽带之一，因而也是产生和防治疾病的途径之一。

一、关于肺的概念

中国古代的解剖较粗疏，如载："肺重三斤三两，六叶两耳，凡八叶"。"六叶"与今日解剖所见左肺两叶、右肺三叶共五叶，不完全符合；旁出为耳，当指左、右肺尖。因受长期封建思想束缚，中国的解剖学没有得到应有发展，因而，理论亦没有建立在结构和功能的诠释上。医家在临床实践观察基础上，依据整体普遍联系和"有诸内，必形诸外"等观点，将人体内外联系成一个表达肺所有功能的集合，如肺司呼吸、肺主皮毛、肺与大肠相表里等，以这样固定的联系表述其系统功能。而西方在文艺复兴后，以还原论思想为指导，人体解剖学则取得长足发展。现代医学所指之肺，即解剖学所指之肺脏器官，而与皮毛、大肠等毫无关涉。现代呼吸系统解剖，亦不单指肺脏器官解剖，而亦包括鼻至环状软骨的上呼吸道、环状软骨以下气管和支气管的下呼吸道、细支气管直到肺泡的气体交换场所等。呼吸系统不仅完成呼吸功能，而且还具有免疫、代谢、生化、内分泌等调节全身之功能。

二、呼吸病之产生

（一）传染病和疫病侵害

因为呼吸器官从外界吸入空气，使氧和二氧化碳进行交换，同时，空气中的有害物质如粉尘、病原微生物、过敏源等也会随之侵入或呼出。历史地看，会发现多数传染性疾病和疫病传播多与呼吸有关。千百年来，东西方不约而同创造的隔离制度，首先是防止近距离呼吸传染，便充分证明了这一点。

以鼠疫（plague）为例，因其由鼠疫杆菌引起、烈性传染、死亡惨重而被列为头号传染病。虽然临床上分为腺鼠疫、肺鼠疫、肠鼠疫等类型，但实际死于鼠疫者多为肺鼠疫型。究其原因，一是腺鼠疫多蔓延至肺部产生肺鼠疫；二是人与人之间经呼吸传播产生肺鼠疫；三是该病所以俗称黑死病，其原因即患者呼吸困难、缺氧而致皮肤青紫。有关类似鼠疫的记载东西方均不晚于中世纪，但世界性大流行共有3次。第一次流行发生在6世纪横跨欧亚非大陆的拜占庭帝国查士丁尼时代，以后两个世纪又在地中海周围流行并传至西欧。这次流行总死亡人数近1亿，多半是由呼吸传播而致亡。第二次流行开始于14世纪20年代的中亚细亚戈壁，不断蔓延至欧亚广大地区，至 17 世纪末才告结束。这次流行死亡人数约 2 500 万。第三次流行自 19 世纪 90 年代至 20 世纪 30 年代，疫源地多认为是中国云南省，传播至 77 个港口的 60 多个国家，死亡近千万人。后两次流行死亡人数比第一次少，主要原因是 14 世纪中后期，意大利米兰大主教已提出隔离方法，防止近距离呼吸传染，各地仿效所致。在中国，隔离防疫记载可上溯至秦汉。1894 年，日本学者北里柴三郎和法国学者耶尔森在香港鼠疫流行期间，发现鼠疫是由鼠疫杆菌引发。鼠疫是自然疫源性疾病，先流行于中印边界喜马拉雅山边沿地区的黑鼠类及其他啮齿类动物间，然后借助鼠蚤旱獭叮咬而传给人，人与人之间多通过呼吸、饮食传播而得病。鼠疫杆菌的发现，使近现代防治工作收到实效，如清末东三省鼠疫和民国初绥远、陕西鼠疫。

再如流行性感冒（influenza），简称流感，是历史上死亡最多的呼吸道流行性传染病。公元前 412 年的古希腊时期，希波克拉底就已记述了类似流感的疾病。美国流行病学家亚历山大·米兰尔认为：公元前 431 年开始的伯罗奔尼撒战争中，流感大流行摧毁了雅典人企图称霸的美梦。19 世纪，德国人希尔施较详细列表反映了 12 世纪以来西方流感流行的情况。20 世纪以来，世界性的流感大流行至少发生 4 次，分别为 1918 年、1957 年、1968 年、1977 年。其中 1918 年暴发的流感，全球有 5 亿人感染，约 2 000 万～5 000 万人丧生。这次流感最早出现在美国堪萨斯州的芬斯顿军营，死亡者不多。其后，流感传到西班牙，因人口密度大，近距离呼吸传染，造成 800 万人死亡，故而被学界称为"西班牙流感"。1997 年，美国病理学家陶本伯杰（Jeffery Taubenberger）首次找到"西班牙流感"病毒的 DNA 片段。2001 年，澳大利亚科学家吉布斯（Mark Gibbs）在陶本伯杰工作的基础上，发现 1918 年"西班牙流感"病毒的 RNA 中负责制造血凝素（H）基因编码中部被插入一段猪流感病毒的编码。目前已知人类的流感病毒属于 RNA 病毒，分为甲、乙、丙 3 型，导致流感大流行的主要是甲型和其亚型。流感患者主要死因是肺炎。2005 年以来，世界上出现 H5N1 禽流感在人群中局部流行。在有明显症状的患者人群中，其病死率超过 60%。2009 年春季，新甲型 H1N1 流感在墨西哥流行并传播至全球，超过至少 500 万人感染。2013 年 3 月，H7N9 禽流感在中国传播，至今已超过 200 人感染，在有症状的患者人群中病死率超过 10%。

又如肺结核是传染性疾病的常见病种，其发病，有人追溯至 6 000 年前的意大利和埃及。中国晋代医家葛洪的《肘后备急方》中所记"尸注"、"鬼注"亦属肺结核病。历史上肺结核长期危害着人类生命。最典型的流行是第一次世界大战和第二次世界大战期间。有人统计，从滑铁卢战役到第一次世界大战爆发前，20～60 岁的人死于肺结核者占 97%，由此可见其危害。1881 年 8 月，德国细菌学家罗伯特·科赫（Robert Koch）发现肺结核由结核分枝杆菌致病，并证明可通过飞沫传播。1890 年，科赫又发现了用于诊断结核病的结核菌素。据这些发现，他获得了 1905 年诺贝尔医学和生理学奖。与科赫同时，法国微生物学家卡尔梅特和介连研制发明预防结核病的疫苗被称为"卡介苗"。肺结核主要通过空气传播，患者近距离咳嗽、喷嚏、吐痰，都可传染他人。自 1943 年美国人瓦克斯曼发现链霉素后，治疗肺结核的药物逐步增多，肺结核也不再成为不治之症。

总之，呼吸病多与传染病、疫病密切关联。新石器时代，人类开始定居，刀耕火种，野生动物成批驯化为家畜。该时期特点是由新的生产方式导致人口聚集、人畜频繁接触、原始植被开垦，人类和自然界发生了新关系，疫病随之多发，且多与呼吸相关。如历史上曾发生的疫病中，麻风、肺结核、肺鼠疫、流感、鹦鹉热、汉坦病毒肺综合征、白喉、猩红热、

SARS、人禽流感等均以呼吸传播和飞沫、吐痰为主要感染途径。农业生产使人口聚集，为人类近距离飞沫传播提供了条件；农业破坏自然生态的同时，也破坏了寄生物处所，使其反馈性地侵害人类；驯化动物不仅使人类增加了接触动物带来病原微生物的机会，而且人和动物排泄物污染饮水、播撒田野又可扩散疫源；定居还招来鼠、蚊、蚤、虫等，也为疫病传播推波助澜。尽管人类设法抑制疫源，但病原微生物却进行了数万次生命循环，人类呼吸病防治未有穷期。

（二）空气环境污染

呼吸病产生的另一原因是环境污染。文艺复兴以来，新的生产方式推动了社会变革。英国资产阶级在 1688 年"光荣革命"中推翻封建统治；1776 年美国独立战争胜利；1794 年法国大革命获胜；1861 年俄国改革；1867 年日本明治维新，东西方社会革命有力地推动了工业革命。然而，工业的发展直接带来空气和环境污染。在英美，主要由采煤而导致产生大量煤尘肺患者。大气污染产生"雾都"伦敦。职业污染产生多种职业病。20 世纪以来，吸烟人数增加，导致慢性支气管炎、阻塞性肺疾病、肺癌等明显增加。无机粉尘、有机粉尘等物质增多，使人类吸入有害粉尘的机会亦增多，长期吸入某种粉尘，则可引起弥漫性肺纤维性病变。如 18 世纪以来，长期吸入含游离二氧化硅的粉尘引起的硅肺患者渐增；同时，长期吸入石棉粉尘引起的石棉肺及肺癌患者亦大量出现。这些吸入性尘肺病以及高科技核工业、化学工业产生的现代粉尘引起的各种过敏性疾患，严重威胁着人类生命和健康，也对呼吸医学的未来走向提出挑战。需要强调的是，近十年来，由于经济的迅速发展，我国城市生态环境及空气质量急剧恶化，特别在我国的中部及东部。环境空气 PM2.5（直径 $\leq 2.5\mu m$ 的颗粒）浓度较联合国世界卫生组织制定的可容许浓度（$\leq 75\mu m/m^3$）超过 5～15 倍。这么严重的空气污染，对人体特别是呼吸系统危害的具体研究，至今还是空白。但已有不少流行病学的研究表明高浓度的空气污染明显增加肺癌及膀胱癌患病率，增加哮喘和慢性阻塞性肺病的急性发作率。

众所周知，除大气污染外，土壤、草木植被、水体污染也间接影响呼吸。因此，呼吸与环境密切相关。每年都"保护"环境，强调不能像西方国家那样先污染后治理，在大学中开设环境课程，可为什么污染数据还是年年增长呢？究其原因，还是我们没有摆正对自然的态度罢了。环境科学是 70 年代以来近 30 年间迅速发展起来的学科，这当然和人类在产业革命后不合理地开发利用自然资源，造成全球性的环境污染和生态破坏是分不开的。如果人类抱着对自然充满尊敬和崇拜的心来发展经济，那么现在还是时候；如果我们的子孙仍像我们现在这样从心底里瞧不起自然，不让环境成为绊脚石，那么，自然终将让人类吞下恶果！

我们的先人，无论东方还是西方，依赖自然也敬畏自然。老子说过：道法自然。庄子的道也是如此。他们认为人与自然应是和谐相处的关系，不能强使自然服从人的意志，提出了"天与人不相胜"等命题，知道人类的小力是无法和自然力抗衡的！可是，我们在若干年前的文艺复兴"把神打倒"，使神的地位大大降低。人们已知大地的主要元素组成是氧、硅、铝、铁、钙，还有风是压强差，雨是水蒸气受冷液化……人类越是了解自然，就会越轻视她，完全没有考虑到自然的尊严问题，这本身就彰显了人类的自大和无知。相较于现在环保部门的形单力薄，我国古代环保机构就要好得多了。在《国语》中就曾记载，鲁宣公带人去泗水泛舟撒网捕鱼。当时身为虞（古代设立的环保官职，自周朝一直到清朝都有）的大夫里革将宣公的网割断，还从容地对宣公讲了当时保护生物资源的制度。宣公不但没有生气，以后还用此常常诫自己的部下环保的重要性。

自然的地位在短短几百年里一落千丈，实在令人痛心！现代人不能再这样无视自然的伟大了，自然是有神性的，不要以为可以在她身上修路、架桥，她就是死物；不要以为自然现在可以容忍人类的暴行，将来也不会置人类于死地！我们都知道宗教的神，神的概念本质上就是精神寄托。人类对自然应持的正确态度，那就是时刻怀有一种归属感和快乐的心情来融入真正的自然之中，而不是想着占有和征服。庄子云：山林软，奥壤软，使我欣欣而乐软！无论是高山密林啊，也无论是水边的高地和平原啊，都使我欢欣鼓舞而快乐啊！即使没有机会接触野外自然之壮美，即使路边的一树，高楼的片刻清风，也可以使我们感受到自然之本真，"一沙一世界，一花一天堂"即是这个道理！

（三）人与自然生态变迁

地球是人类和各种动植物、微生物共生的世界。远古时期，人类驯养动物曾产生许多疾病。近三十年来，人类许多疾病仍来自动物。其中与呼吸关系密切者如获得性免疫缺陷综合征，即艾滋病，最早感染在 20 世纪 60 年代的非洲，源自非洲猩猩等灵长类动物，动物宿主绿猴已面临绝灭。1983 年，HIV 病毒被确定为艾滋病的病源，目前人类是 HIV 的唯一储存宿主。SARS，源自食肉类猫科动物，尤以果子狸等主要中间宿主在野生动物市场传染为主，初步研究主要病源是 SARS – CoV 冠状病毒，经呼吸飞沫等途径传播。禽流感病毒广泛存在于世界上许多家禽和野禽中，一般情况下不直接传播给人，但 1997 年香港特区首次发现感染人类的报道。禽流感病毒属 A 型流感病毒，部分患者发展为呼吸衰竭死亡。汉坦病毒肺综合征自 1993 年美国确诊首例后，美洲陆续有所发现。该病多见气促、呼吸困难，多死于肺水肿。1970 年，刚果首次报告猴痘病毒感染人类的病例。2007 年 5 ~ 6 月，美国先后有 7 个州感染近百例。本次传染源来自非洲受到感染的土拨鼠，患者也可通过呼吸道飞沫传播。

近现代以来，随着城市化进程的加快，人口愈来愈集中。由于生存、发展引致的分散居住农民、商海厂矿获利人员等被吸引至城市过集居生活，因而导致城市人口膨胀，人口异地流动加速，豢养犬猫增多，生活垃圾猛增，人均绿地减少，拥挤嘈杂，你呼我吸，城市空气质量普遍下降。自然界和人类社会之间通过长期自主演化、相互作用、磨合适应，已形成相对平衡和谐的生态秩序。这种秩序包括动植物和人类的空气食物营养链与新陈代谢循环等。平衡秩序是客观形成的，不依人类的主观意志为转移。人口过度集聚和流动加速之浪潮给医学提出的挑战首先是呼吸疾病易发、易传播、难控制。这与"鸡犬之声相闻，民至老死不相往来"的"小国寡民"时代形成鲜明对比。因此，未来呼吸性疾病的走向是大量呼吸交叉感染和呼吸传播性疾病常见多发且难于控制。体弱易感人群，将不适应这种生态变迁而感到困惑或被淘汰。

三、呼吸病防治历程

（一）古人之经验

人体各系统中，呼吸系统是唯一与外界双向交换物质（气体）的系统，所以，人与自然之关系，在该系统表现得最为紧密。难怪上古之人已认识到其重要，故创造了为后人赞叹不已的辉煌业绩。兹试举几例，以见一斑。先秦文献《山海经》，尽管作者和成书年代有待考明，其中记载关于神话传说的内容当然不可信，但有关人与自然关系的记载是可信的。如记"薰草，麻叶而方茎，赤华而黑实，臭如蘼燕，佩之可以已疠"。我们暂不去具体考证薰草形态气味，只据"佩之可以已疠"句，可知古人已观察到，通过呼吸其气味可以使疠痊愈。至于疠属何病？还可以专门研究。这条史料至少回答了两个问题，即首先回答了在《山海经》时代，先人已掌握了呼吸道给药的方法；其次回答了吸入薰草之气味可以治疠。和此类似的记载还有如："育沛，佩之无瘕疾"。限于篇幅，这里不一一罗列考证。先秦时期，雄居草原的匈奴民族抢救休克患者便采用挖坑道若人长，其下面以绵羊粪充填点燃，将患者置于其上，一是保温，二是使患者被动吸入烟气刺激呼吸道从而苏醒。这一方法在《本草纲目》中也有记载。古人多认为气绝则身亡，故凡能在气将欲绝时转危为安的药物都视之为宝。在北亚、西亚诸多民族墓葬和木乃伊随葬品中常发现与呼吸有关的麻黄药材。近人陈克恢从麻黄中提取出麻黄碱，证明其有兴奋呼吸中枢之作用。由于古人早已认识空气质量对人体健康的作用，所以，千方百计探索保持空气清香的途径。从目前发掘出土的文物看，至晚在西汉时期，王宫中已有薰炉设置。如1968年在河北满城发掘出土的武帝时中山靖王刘胜墓中的"错金博山炉"，现藏中国历史博物馆。该炉即保持空气清香的设施，后世因袭并有类似产品如佩带之香囊、小荷包等出现。宫廷中每年除夕前，均用大量苍术点燃熏蒸宫殿，以改善空气质量，预防疫病发生。民间多数地区还在除夕将屠苏酒洒于屋内各角落或常在居室烧香，目的也是清新空气。乾隆六十年（公元1795年），在前门大街鲜鱼口胡同内的长巷头条开设的"长春堂药铺"，以专门出售清香嗅药而闻名。

（二）吸毒、吸烟导致的疾病

吸食鸦片是通过呼吸道引起全身性疾病的另一个重要实例。鸦片原本医药所用，常人吸食会成瘾而危害健康，禁限向有制度。道光十一年六月癸巳（公元1831年7月21日），皇帝得知豫省奸民私种罂粟等花渔利，故谕："种植之人及知情故纵之地保，照例科以军徒，田地入官。地邻人等容隐不首，照例拟杖。若首先举告，即以所种之地给赏，以示惩劝……视贩烟之羧寡，酌赏项之重轻。自数十两至百两为率，官为捐给，以奖首报之人"。道光十九年（公元1839年），钦差大臣林则徐赴粤"截获趸船烟土20 880余箱，焚之，时定禁烟章程"。外国列强对中国人所谓"东亚病夫"之篾称，本与鸦片对华人之危害关系密切，但晚清政府腐败，于咸丰七年九月己亥（公元1857年11月7日），因防剿需费，"闽省擅开烟禁，……知府叶永元建议，开禁抽厘，改鸦片之名为洋药，於南台中州，设厘金总局"。咸丰八年（公元1858年），又稍宽其禁，允法商等在口销售，每百斤纳税银30两。光绪三十三年（公元1907年），鸦片进口"既准医药需用，减轻照百货例，值百征五"。本来林则徐虎门销烟已杜绝了鸦片入华，但咸丰年间被动开禁，又使鸦片死灰复燃。鸦片战争不仅改变了中国的社会性质，而且以吸食鸦片为诱因，遂酿成近现代屡禁不止的吸毒暗流。世界各地吸毒之种类繁多，如鸦片、海洛因等，成为影响人们健康和社会稳定的重要危害。自从20世纪初，吸（纸）烟很快流行起来。到了20世纪50—60年代，吸烟已成为"现代文明"的一种时髦。一直到今天，我国15岁以上的吸烟者占32%，而男性高达53%以上。与未吸烟者相比，吸烟者肺癌发病率高4~10倍，慢性阻塞性肺疾病发病率高2~3倍，并大大增加了冠心病、高血压、消化性溃疡及其他肿瘤的发病率。阻劝吸烟的宣传和措施在我国收效甚微。要达到戒烟又减少乃至停止烟草生产的目标，任重道远。

（三）微生物学成就

19—20世纪，微生物学取得巨大成就，东西方对呼吸疾病防治亦取得一定进展。19世纪，法国巴斯德（Pasteur L）、德国科赫（Koch RI）等在细菌学方面取得显著成就。首先巴斯德发明巴氏消毒法，1880年又和斯坦伯格（Sternberg）同时发现肺炎球菌，以后又创立病蚕和健康蚕隔离法等。1882年，科赫发现了结核分枝杆菌，并于1890年在柏林举行的国际医学科学大会上，宣布了诊断结核病的结核菌素（Tuberculin）。1883年，克雷白（Klebs E）在显微镜下发现白喉病原体，第二年，里夫勒又在体外进行了培养。1890年，贝林（Behring EA）和北里柴三郎完成白喉抗毒素的研究。1894年，耶尔森（Yersin）和北里柴三郎发现鼠疫杆菌。与呼吸系统疾病有关细菌及其抗毒素的发现，为战胜这些疾病找到了解决问题的钥匙，并且推动了自动免疫、被动免疫技术的发展。

还在巴斯德时代，就曾萌发过空气中某些细菌能够抑制炭疽杆菌生长的概念，但未引起普遍关注。1922年，英国细菌学家弗莱明（Fleming A）发现一种存在于蛋白、盐类或某些细菌体内并可溶解某些球菌的酶，称之为溶菌酶。1928年，他又发现青霉素。1944年，美籍俄国人瓦克斯曼（Waksmann S. A）从灰链丝霉菌培养基中培养出可以杀死结核分枝杆菌的链霉素。抗生素的发现是药物学和治疗学的重大进步。青霉素对猩红热、白喉等有明显效果，链霉素使长期困扰人类的结核病得以控制。然而，细菌对抗生素具有耐药性，一种新药作用于细菌，部分细菌可产生突变体，这样人类必须研究新药对付这种变体，于是，人类和细菌相互对抗，此消彼长，斗争未有穷期。1918—1919年，世界范围的流感大流行死亡人数达2 000～5 000万，人类尚未找到控制药物。1935年，有人成功地用鸡卵培养出牛痘疫菌，此后，澳大利亚用鸡卵培养出流行性感冒病毒并制成流感疫苗用于临床，收到一定效果。由于病毒变化的多样性，直到今天，人类仍然没有完全控制流感。19—20世纪，人类逐步发现细菌、螺旋体、病毒的同时，1895年，物理学家伦琴（Rontgcn W. C）发现了X射线。1898年，居里夫妇提取出镭元素。X射线和镭在医学领域的应用，使肺部疾病（包括肿瘤）的诊断和治疗取得长足进展。

（四）近代呼吸系统传染病的防治

随着科学技术的飞速发展，呼吸系统疾病防治在近两百年取得很大进展。以鼠疫为例，清代始见鼠疫专书，如吴学存的《鼠疫治法》、罗汝兰的《鼠疫汇编》、吴崇宣的《鼠疫约编》等。1910年东三省鼠疫，山海关设立检疫所。1911年4月，沈阳召开万国鼠疫研究会，11个国家代表出席，伍连德任主席。1911年，哈尔滨设立鼠疫研究所。伍连德博士任研究会长和研究所长，医务界称他为"鼠疫斗士"。清政府授予他蓝翎军衔和医科进士。民国五年（公元1916年），鼠疫被列为9种传染病之首。民国六年（公元1917年），绥远、陕西鼠疫流行，民国政府于1919年成立中央防疫处。1956年召开全国鼠疫防治专业会议。1989年2月21日，政府公布《中华人民共和国传染病防治法》，仍将鼠疫列为甲类头号传染病，人间鼠疫基本得到控制，但不能掉以轻心。

流行性感冒因其急性传染、危害大而备受关注。据估计，世界范围内流感发病率每年约为10%～30%。近20年来，全球每年约有50万人死于流感。美国每年因流感而导致的经济损失达100亿～150亿美元。中国人口密度大，20世纪世界范围的5次流感大流行3次源自中国。其中1953—1976年，还发生12次中等或以上的流行。多年来，世界各地从流行病学角度控制流感患者、切断传播途径、增强人群对流感的免疫力，收到较好的防治效果。我国经过了SARS感染防治实践，在2009年新甲型H1N1流感在全世界流行期间，采取"外堵输入，内防扩散"战略减少传播，中成药治疗轻症患者，特别是在短短5个月内制备新甲型 HINI 流感疫苗并在全国近一亿人群中接种，取得了巨大的成绩。

在世界范围内，结核病仍是可怕的传染病，每年仍有约 200 万人死于该病。全球有近 1/3 人群程度不同感染结核菌，结核菌株逐步对抗结核药物产生耐药性。1932 年有统计显示，肺结核死因排列首位。新中国成立后，经广大医务人员努力，肺结核死亡人数虽逐年减少，但结核分枝杆菌感染仍长期存在。2010 年的全国流调显示，每年约有新发患者 100 万，多耐药结核菌株达 8.3%。与其他国家相比仍处于高水平。耐药性的发生更趋向于对异烟肼、链霉素、利福平等主要一线抗结核药的耐药。

艾滋病是新出现的传染病。近 20 年来，全球迅速蔓延，发病者近 6 000 万人，约 2 000 万人死亡，主要死因为肺孢子菌感染。全球投入防治艾滋病的人力、物力、财力巨大，但其流行仍属上升趋势。

2003 年，WHO 著名的传染病专家 Carlo Urbani 博士首先命名送往河内的一名美国商人患严重急性呼吸道综合征（severe acute respiratory syndromes，SARS）。该疾病在 2003 年初迅速发展为全球性疫情，我国及其他国家采取了早发现、早报告、早隔离、早治疗的综合措施，很快控制了疾病的发展。从 1997 年在香港发现人禽流感以来，人们正通过基础研究、流行病学监测、临床救治、新药及疫苗开放等方面积极应对人禽流感疫情的发生与蔓延。

（李海峰）

第二节　呼吸系统疾病防治现状及存在的问题

一、慢性阻塞性肺疾病

近年来，在发达国家，心脑血管疾病病死率大幅度下降，而慢性阻塞性肺疾病（chronic obstructivepuhmary disease，COPD，简称"慢阻肺"）患病率和病死率迅速增长，其病死率增加了 163%（公元 1998 年）。目前，慢阻肺在我国 40 岁以上人群患病率为 8.2%，全国患者估计为 3 280 万，给社会带来沉重的经济负担。慢阻肺不仅使肺脏本身的功能发生变化，还可以导致全身性的不良效应（systemiceffects of COPD）。医学界曾经对 COPD 的治疗抱悲观态度，但是经过近几年各国对 COPD 的大力研究，目前认为：COPD 是一种可预防和可治疗的疾病。目前的治疗已经不再局限和满足于急性加重时的抢救成功，而追求通过稳定期的积极治疗来减少症状，减轻病情，防治并发症，提高生活质量。特别是预防反复急性发作尤为重要。

对于 COPD，其关键在于早防、早诊、早治，预防是首要的工作。引起 COPD 的危险因素较多，主要分为个体因素和环境因素。慢阻肺早期的预防主要是针对环境因素，采用包括控烟、改善室内外空气环境（这两项在我国尤为重要）、预防呼吸道感染、康复措施、营养支持、药物干预、心理和社会支持等综合措施进行干预。一般认为，各种药物的干预并不能阻止慢阻肺肺功能（FEV_1）的年递减率。我国大规模的流行病学调查表明，接近 1/3 的患者没有临床症状，仅有肺功能降低。在我国基层普及肺功能检测，早期发现患者十分重要。对早期无症状的慢阻肺患者的治疗研究在国际上仍是空白。对这部分患者进行干预能否逆转其肺功能，值得深入探讨。

二、支气管哮喘

慢性气道炎症机制学说的建立，是人们认识哮喘的里程碑。不但使支气管哮喘的治疗学发生了革命性的进步——在解痉、平喘治疗的同时，更加重视气道的抗感染治疗；也促使人们寻找能反映气道炎症严重程度的指标，以便能作出更准确的诊断、对其严重程度的客观评价，以指导治疗及判断疗效等。

在慢性气道炎症的基础上，随着炎症的迁延和反复加重，导致气道重构，使支气管哮喘的气道炎症可逆性降低，对治疗药物的反应性降低，甚至对糖皮质激素耐药，最终导致病情的进一步恶化，从而增加哮喘的死亡率。因此，对哮喘气道重塑的机制要深入研究，哮喘患者需进行长期规范管理和早期、联合等规范治疗策略防止气道重塑的发展。

在我国进行和推广规范性的防治，总的说来，应遵循4A的原则：①认知（awareness）：要使医务人员和患者认识对哮喘的处理重点在于预防发作，而非发作后再治疗。绝大多数哮喘患者可获得临床控制，即用少量药物后可长期正常生活、工作和学习。②接受（acceptable）：吸入皮质激素是目前最佳气道抗炎的药物。对于我国患者，需解决两个思想：其一，吸入皮质激素没有全身使用皮质激素的副作用；其二，吸入途径的疗效远高于口服。③适合（available）：在20世纪80年代初，我们已经注意到由英国医师Nunn等制定的呼气峰流速（PEF）正常值并不适合中国人，因而我们在5 000多5~80岁正常人的调查中制定了中国人PEF正常值。同样，在全球哮喘防治创议（CINA）中所提及的药物剂量是来自高加索人种的。我们曾观察到由GINA所推荐的吸入皮质激素剂量，对中国患者半量的疗效相近于全量，而且一般所用的中等剂量（如倍他米松500μg/d）即可能对儿童垂体-肾上腺皮质的功能有轻度影响。至于茶碱，由于中国人和西方人摄入茶碱后的药代动力学有较大差别，因此所用的剂量亦有较大差异，需深入探讨。④负担（affordable）：国外许多药物（如氟替卡松/沙美特罗、布地奈德/福莫特罗）疗效十分显著，但价格昂贵，多数患者负担不了。如何寻找大多数中国患者能够承受的药物或配伍，是我国医学和药学工作者的重要任务。同样，哮喘在第一期（即偶发期）是否就应给予积极的抗感染治疗，并且可取得更好的疗效？值得深入探讨。

当然，我国大多数基层地区医务人员及患者尚未掌握哮喘规范治疗的方法，做好组织和继续教育的工作亦刻不容缓。

三、慢性咳嗽

慢性咳嗽是内科门诊最常见的一个病症。慢性咳嗽的诊断过程主要是寻找病因的过程，根据病史和病因分布的特点，进行选择性检查，遵循由简单到复杂、先常见病因后少见病因的检查原则。病因确定后，治疗效果常常立竿见影。目前慢性咳嗽的诊治存在问题是：有些病因（如上气道炎症综合征、变应性咳嗽、感冒后咳嗽等）缺乏客观诊断指标，对气道神经性炎症造成的咳嗽缺乏有效的治疗方法。我国《咳嗽的诊断与治疗指南（草案）》推荐的诊断程序还需要进一步完善，并应在临床有较好的操作性。

四、下呼吸道感染

（一）慢阻肺急性加重

慢阻肺急性加重（acute exacerbation of chronicobstructive pulmonary disease，AECOPD）

时可能先发于病毒感染，国内外资料表明鼻病毒是重要的病原，或支原体或衣原体感染，随之出现继发的细菌感染。病情严重程度与致病菌种类有关，由轻到重，致病菌有依次从肺炎链球菌、流感嗜血杆菌、肠杆菌科细菌，到铜绿假单胞菌，可据此选择抗生素；但国内需要更多的流调资料来证实。

（二）社区获得性肺炎

社区获得性肺炎（community acquired pneumonia，CAP）是常见的社区感染，其发病率和死亡率都很高。肺炎 PORT（pneumonia patient outcome research team）分级（Fine 分层）是目前普遍接受的 CAP 病情评估体系。

经验性选择初始治疗 CAP 的药物时，不能照搬他国指南，要根据当地的常见病原体分布情况和病原体的耐药特征合理选用抗生素，既使患者获得最大的治疗效果，也能兼顾节约医疗资源。

在我国，肺炎支原体感染的比例已经超过肺炎链球菌，成为最常见的致病原（在青壮年、无基础疾病的患者中占30%），其对大环内酯在有些地区超过80%；肺炎链球菌仍是常见的致病原，在我国其对大环内酯的耐药性超过70%，而且是以高水平耐药的 ermB 基因介导的内在型耐药（cMLS）为主，所以，在我国，以大环内酯类作为治疗 CAP 的首选药未必合适。这与英美等国家不同，应考虑筛选 β 内酰胺类抗生素或联合应用大环内酯（因我国支原体引起 CAP 亦占较多比例），不要盲目追随国外的诊疗指南。制定全国性的防治指南是医学科技工作者的重要任务。

（三）医院获得性肺炎

医院获得性肺炎（hospital acquired pneumonia，HAP）在医院各个病房都存在，但是最多见于重症监护病房内（ICU），特别是气管插管和接受机械通气的患者。由于我国肺间质性疾病不断增多，HAP 的诊断必须准确，否则会导致抗生素的误用或过度使用，导致高度耐药菌的增加，病死率增加；在我国大型教学医院中，HAP 最常见的致病菌为鲍曼不动杆菌、铜绿假单胞菌、金黄色葡萄球菌和肺炎克雷白杆菌，21 世纪以来来，上述四种病原菌耐药性不断增加，尤其是鲍曼不动杆菌。对于严重感染的患者，由于病情重且进展快，除了经验性使用广谱抗生素以外，还要与实验室密切配合，明确主要致病菌及其耐药性，以采取针对性的抗生素治疗。

五、肺部真菌感染

随广谱抗生素的使用，留置静脉导管等介入性操作增多，肿瘤、器官移植和应用免疫抑制药的患者显著增多，以及获得性免疫缺乏综合征（acquiredimmune deficiency syndrome，AIDS）在全球的流行，深部真菌感染发病率明显增加。肺部真菌感染主要由条件致病性真菌，依次为肺曲霉菌、念珠菌和隐球菌引起。

肺部真菌感染的延迟治疗会增加患者病死率，临床要求早期诊断；而肺部真菌感染的确诊必须依靠肺组织病理学，由于早期确诊肺部真菌感染存在困难，这在临床常出现滥用抗真菌药的现象，随之出现真菌的耐药。新药的开发速度远比不上真菌耐药的速度，且目前新开发的抗真菌药物价格昂贵，这就要求我们必须在真菌感染的预防和早期诊断方面做更多的工作。

六、肺结核

世界卫生组织（WHO）2003 年估算全球肺结核及肺外结核患者 1 543 万例，其中印度、中国等 22 个结核病高负担国家的肺结核及肺外结核患者 1 289.6 万例，占全球的 83.6%。中国活动性肺结核患病率较十年前减少（367/10 万），但由于艾滋病合并结核病的发病率增高，特别是耐药性菌株的产生以及流动人口中结核病控制的困难，使结核病的流行成为严重的公共卫生问题。新抗结核病药物的研究与开发、艾滋病和结核病患者的合理管理（规范化治疗是降低耐药率的关键）和结核病的有效预防方法将是我们面对的课题。

七、严重急性呼吸综合征（SARS）

急性呼吸窘迫综合征（severe acute respiratorysyndrome，SARS）是由一种新型 SARS 冠状病毒（SARS - CoV）引起的，这种 SARS - CoV 或与 SARS - CoV 相近的病毒株在正常人体没有存在或感染过，因此正常人体没有 SARS - CoV 的抗体，所有人群普遍易感。目前已明确部分 SARS 患者发病的传染源是食肉类猫科动物（果子狸），后者是 SARS - CoV 的中间宿主。SARS 在自然界的传播环节尚未完全明了（可能源于蝙蝠），但加强对野生动物市场的严格管理，是预防 SARS 传染到人类的重要环节；SARS 的发病及发展是由 SARS - CoV 引起的一个免疫炎症过程，阐明其发病机制对于开辟新的治疗途径十分重要。SARS 的治疗包括基因治疗、免疫治疗、化学治疗和疫苗等。基因治疗药物是使用药物抑制 SARS - CoV 某些基因的复制和表达，最终达到抗 SARS - CoV 的目的；免疫治疗是通过免疫调节功能间接抑制 SARS - CoV 的作用；化学治疗是针对 SARS - CoV 的毒性症状、急性肺损伤和 ARDS 等合并症的治疗；基因治疗和疫苗尚处于探索试验阶段。

八、人感染高致病性禽流感

人类历史上有 4 次流感大流行，其致病毒株分别为：A（H1N1）、H2N2、H3N2 和 H1N1。H1N1 病毒基因，与来源于禽类的流感病毒相比仅有几个氨基酸的差异，与目前发生的人感染高致病性禽流感 H5N1 及 H7N9 病毒相比，基因片段仅存在很小的差异，但与人呼吸道受体已具有较高的亲和力。目前，人禽流感的发病机制仍远未了解，可能也是一个病毒介导的全身免疫炎症反应；同时，由于禽流感病毒在不断变异，其致病性、感染能力、与受体的结合能力、体内复制能力、对靶细胞的破坏能力及与免疫系统的互动可能处于动态演变过程中。因此，必须重视对 H5N1、H7N9 等禽流感的监测，建立应对流行的安全体系，加强关于禽流感病毒变异条件及其规律的研究，缩短流行株预防疫苗的研制周期，防止禽流感暴发大流行及最大限度减少流行范围。

九、肺动脉高压

肺动脉高压（pulmonary hypenension，PH）的病因多种多样，可以是肺血管本身，也可以由呼吸系统疾病、左心病变、慢性肺血栓栓塞或其他病因所引起。PH 患者早期可无症状，多数患者因症状首次就诊时，已属于 WHO 肺动脉高压功能分级的 Ⅲ、Ⅳ级。PH 的临床症状常是非特异性的，对不能用其他原因解释的呼吸困难患者，应该常规排除本病的存在。目前已开发出几种治疗 PH 的药物，但在我国还缺乏临床应用的系统经验。我国学者已尝试以中药治疗。

十、肺血栓栓塞症

深静脉血栓形成（deep venous thrombosis，DVT）与肺血栓栓塞症（pulmonary thrombo embolism，PTE）实质上为同一疾病在不同部位和不同阶段的不同表现，两者合称为静脉血栓栓塞症（venous thrombo embolism，VTE）。在世界范围内，VTE 的发病率和死亡率均很高，临床上漏诊与误诊情况严重。VTE 可致命，但及时的诊断及治疗亦可以治愈。在我国 60 岁以上的住院患者，DVT 发病率可达到 9% 以上。近 5 ~ 6 年来，加强了对 VTE 的诊治研究并制订了《防治指南（草案）》，显著增加了其诊断率和治疗成功率，对其发病因素的深入研究，有助于早期预防；还需继续探讨和完善适合国情的防治措施（包括药物的剂量）。

十一、特发性间质性肺炎

特发性间质性肺炎（idiopathic interstitial pneumomas，IIPs）的分类变迁经历了 100 多年，仍然不能让学术界满意，其主要原因是：对本病组织病理学的认识尚不全面。由于认识到：经支气管镜肺活检（TBLB）、CT 引导下经皮肺活检的取材组织小，不足以提供更完整、更丰富的组织病理学所见，而通过外科肺活检取材、获取的活组织标本，将能全面认识本病的病理学。在特发性间质肺炎中，特发性肺纤维化（IPF）是最常见的，也是治疗手段最少的。探讨纤维化的病理过程及发病机制，特别是从信号转导的角度阐明其纤维化形成的机制，有可能找到新的治疗途径和药物。目前我国参与的抗 IPF 药物 BIBF1120（由 VEGF、PDGF、FGF 三种细胞因子受体酪氨酸激酶抑制剂）的国际多中心试验已近完成，可能为 IPF 的治疗提供新的治疗手段。

十二、肺结节病

结节病（sarcoidosis）是不明原因的全身多系统疾病，由于遗传易感者受特定环境的暴露刺激，受累脏器局部产生 Th1 型免疫反应所致。90% 以上有肺脏受累，一旦怀疑或确诊结节病，应该由肺科医生诊治。但经支气管肺活检（transbronchial lungbiopsy，TBLB）和经支气管淋巴结针吸活检（transbronchial needle aspiration biopsies，TBNA）是重要的确诊手段。对无症状的结节病是否需要治疗存在争议，有 60% ~ 70% 的患者可以自然缓解。在我国，采用皮质激素治疗结节病的指征和剂量均有待进一步阐明。

十三、急性肺损伤/急性呼吸窘迫综合征

急性肺损伤（acute lung injury，ALI）和成人呼吸窘迫综合征（adult respiratory distress syndrome，ARDS）是氧合受损和临床表现轻重程度不同的病理状态，不同危险因素的发病机制可能不同，两者的定义主要基于临床生理和影像学改变，尚没有特异性诊断标准，在我国需制定出明确的诊断指标。尽管小潮气量通气和呼气终末正压（PEEP）有利于减少 ALI/ARDS 病死率，但国人的小潮气量通气及最佳 PEEP 应如何制定需要进一步探讨。改善 ALI/ARDS 肺泡内高凝血/低纤溶的状态、改善肺泡液体转运和联合应用体位氧合膜（ECMO）和血液净化等治疗方法的研究均是提高存活率的重要内容。

十四、呼吸力学检测与临床应用

由于机械通气技术，特别是无创机械通气技术的发展，机械通气技术的应用范围逐渐扩大。而且，由于救治技术的提高，以往难以遇到的多脏器功能衰竭患者也逐渐增多，这就要求更深入了解呼吸力学，并藉此来提高机械通气技术及其应用技巧。如：通过检测肺 P－V 曲线和 PEEPi 来帮助呼吸机参数的设置；通过膈肌功能的检测，了解膈肌功能的动态变化，协助机械通气撤机时机的确定；通过反映呼吸肌肉力量的气道压力、流量和容量和反映呼吸中枢驱动水平的膈肌肌电图、胸锁乳突肌肌电图瞬间变化值来提高机械通气人机同步性等。

目前，影响呼吸力学临床应用广泛开展的主要原因是尚没有适合临床广泛使用的可靠检测手段。

十五、机械通气技术及其临床应用进展

由于电脑（微处理机）、高精度微传感器（压力和流量传感器）和快速反应的活瓣（阀门）系统这三项技术迅猛发展，使呼吸机的性能有了长足的进步。由于呼吸生理和危重病病理生理研究的深入，通气技术也有很大的发展，机械通气观念也出现更新。现代的机械通气是要根据呼吸衰竭的不同病因和疾病的病理生理变化以及患者的病情和对机械通气的反应，来设置和调整呼吸机参数、应用不同的通气模式和通气策略；既要通气方案的规范化，又要根据患者具体情况的个体化，为患者提供恰当的呼吸功，协助而不是抑制或干扰自主呼吸；通气治疗的目标，是维持患者基本通气，同时兼顾各重要脏器功能的保护和尽量避免机械通气各种并发症的发生。随着呼吸机功能的扩大、救治技术的提高，所面对的患者将会更危重，其通气要求更高，通气模式和通气策略的实施将需要通过专业化的呼吸治疗师来进行。

十六、肺癌

病理诊断为肺癌诊断的金标准；肿瘤标志物在诊断方面的敏感性有限，特异性也不佳，临床上多作为辅助诊断指标、观察病情变化和治疗效果的参考指标。以分子生物学为基础的肺癌分子诊断指标和技术，是未来的发展趋势，但还需要更多大型随访研究来确认。到目前为止，如何界定肺癌高危人群以及对他们进行早期筛选的研究尚不成熟，但通过肺癌基因突变的研究，对于选择针对性的靶向治疗药物以及判断患者的预后等方面，取得了长足的进步。多数学者认为，采用低剂量螺旋 CT 每年普查 40 岁以上的人群，对于发现早期外周型肺癌及提高治疗存活率是肯定的。早期肺癌的治疗包括手术、放疗和化疗，小部分患者能达到完全治愈的目的。全身化疗是已远处转移的晚期肺癌患者的一线治疗方法，化疗能有效地缓解症状、延长生存期、改善生活质量。精准放疗也取得了长足的进展。随着人们对肿瘤发生过程中分子机制研究的深入，发现肿瘤发生过程中的一些关键分子可作为治疗的靶点，这种靶向治疗的最大特点是安全性和耐受性好，毒副反应轻微，临床应用具有非常大的优势，特别是有利于个体化治疗。

对于肺癌的防治，必须改变过去"三轻易重"（轻预防、轻早诊、重治疗、轻管理）的局面，加强预防（特别是控烟、降低空气污染），早期诊断（低剂量螺旋 CT 检查），加强管理（重视筛查、综合治疗、个体化治疗）。

十七、阻塞性睡眠呼吸暂停综合征

阻塞性睡眠呼吸暂停综合征（obstructive sleepapnea syndrome，OSAS）是多系统性和多脏器损害的全身性疾病，其发病机制尚没有清楚。多导睡眠图（polysomnogram，PSG）是诊断 OSAS 的金指标。OSAS 治疗的目的：不仅要消除鼾声和缓解睡眠低氧，而且要预防和消除心脑血管和多器官的合并症，最终降低 OSAS 相关疾病的总患病率和病死率，改善和提高患者的生活和生命质量。CPAP 疗效明显地优于其他治疗，应该作为治疗措施的首选。近期研究显示咽部颏舌肌与 OSAS 发生的密切关系，已尝试在吸气相对颏舌肌起搏使咽部肌肉扩张，可能成为 OSAS 治疗的新策略。

十八、肺移植技术

1997 年以来，全球年肺移植量每年增长 3.6%，2004 年达到历年最高的 1 815 例；1994 年 1 月到 2004 年 6 月间，接受肺移植者的 1、3、5、10 年生存率分别为 78%、61%、49%、25%。尽管肺移植作为治疗终末期肺病的技术已经得到接受，但仍存在制约肺移植开展的三大因素：供者严重短缺、肺移植术后再灌注损伤引起的原发性移植肺功能障碍（primary graft dysfunction，PGD）和肺移植术后免疫抑制治疗的效果不理想。

十九、肺功能检查

肺功能检查已经从最初单一的肺容量检查，逐渐发展至包括多种项目的检查：呼吸流量检查、肺内气体交换检查、呼吸动力学检查、运动心肺功能检查等。肺功能检查是临床上胸、肺疾病及呼吸生理的重要检查内容。对于早期检出肺、气道病变，评估疾病的病情严重程度及预后，评定药物或其他治疗方法的疗效，鉴别呼吸困难的原因，诊断病变部位，评估肺功能对手术的耐受力或劳动强度耐受力及对危重患者的监护等方面，肺功能检查都起着十分重要的作用。肺功能检查作为客观的检查指标，通过不同的检查方法，从不同的侧面、全方位地分析相应的呼吸生理和病理改变，更是呼吸疾病诊治的科学研究中必不可少的内容。

在我国，目前首先要普及肺功能的培训及检查，特别是对慢性阻塞性肺病的早期发现、早期诊断。

二十、吸烟对呼吸系统的影响及控制吸烟

中国是目前世界上最大的烟草生产国、消费国和受害国。吸烟对健康的不利影响给中国社会造成了巨大的经济负担。科学研究从不同的角度证明了吸烟是肺癌、慢性呼吸系统疾病、冠心病、脑卒中等多种疾病发生和死亡的重要危险因素。提高医务人员的戒烟意识和戒烟技巧，降低医务人员的吸烟率，对提高全民的戒烟意识、降低吸烟率具有重要意义。

吸烟者对烟草的依赖包括生理依赖和心理依赖，所以戒烟是对烟草依赖的一种综合治疗。目前，治疗烟草依赖的最佳方案是联合药物和心理治疗。目前已有一些可使烟草依赖者摆脱成瘾甚至永久戒除的有效治疗方法。至今为止还没有任何其他临床干预措施像干预吸烟那样，能够有效地减少疾病的发生、防止死亡和提高生活质量。可喜的是，我国政府已经公布，在公共场合禁止吸烟，这是一个大的进步。

二十一、呼吸系统疾病动物模型

制备疾病动物模型，在医学科学研究中占有十分重要的地位。人类疾病动物模型（animal modelsof human diseases）的建立，有助于研究人类疾病的发生、发展规律，为研究人类疾病的预防、治疗以及药物疫苗评价等提供理论依据。正确制备或选择一个合理的动物模型是科研成功与否以及能否在国际杂志上发表文章的关键所在。理想的动物模型应是规范化的，能够准确地重复再现。我国在制备小鼠咳嗽模型、树鼩流感模型等方面取得了可喜的进展。

二十二、中医呼吸病学

近年来，中医药在呼吸系统疾病方面的应用取得了很大进展，在慢性咳嗽、迁延性肺炎、激素依赖型哮喘、肺间质纤维化、慢性阻塞性肺疾病和支气管哮喘缓解期等疾病的治疗中，中医药有独特的优势。随着呼吸系统疾病谱的演变，肺间质纤维化、肺栓塞以及肺癌的发病率呈现上升趋势，中医药在治疗这些疾病上正在进行积极有效的探索，中医药在防治呼吸系统疾病方面将会有更大的发展。

（楚荷莹）

第二章

现代呼吸病学的学科发展方向与要求

第一节　呼吸学科正面临着严峻的形势

一、呼吸疾病构成对人类和我国人民健康的重大危害

根据近二十年的国家卫生统计数据，呼吸疾病所致死亡高居城乡人口死亡专率的 1～4 位。随着我国工业化、现代化进程的加速和生活方式的转型，空气污染、人群吸烟、人口老龄化等问题日趋严重，使呼吸系统疾病愈发成为影响我国人民健康和生命的重大、常见、多发疾病，所造成的疾病负担极为严重。近年的疫情说明，新发呼吸道传染病亦构成对人类健康的重大威胁。

二、呼吸学科的发展相对滞后

相形之下，我国呼吸学科作为一个大学科，长期以来其发展相对滞后，新的发现与发明创造较少，在所需承担的任务、使命面前，学科队伍薄弱，特别是较之心血管病学、肿瘤病学等先进学科的差距显著。从近年科技部和卫生部等重大项目立项、国家自然科学基金申报与立项数目、SCI 论文发表、科研奖项、专业人才资助与奖项等方面看，与兄弟学科比较，我们的学科处于显著的落后状态。如 2011 年国家自然科学基金申报项目数，呼吸学科仅 800 余项，消化学科则达 1 300 余项，心血管学科更是高达 2 400 余项，反映出各学科学术研究活跃程度的差别。人的健康与生命如木桶中水，循环、呼吸、消化、泌尿等系统是围成木桶之板。呼吸学科由于长期以来发展不足，已经使呼吸系统疾病防治成为影响桶中生命之水积聚的"短板"。如此状况，实为呼吸学界不堪承受之重。

除过去已处于相对落后地位及已经形成的差距外，当前，在新型医学生物工程技术、基因组学、蛋白组学、代谢组学、生物－医学信息学等新的学术与技术方法及循证医学、转化医学等新的医学观念与研究模式不断涌现的情况下，呼吸学界在敏锐、积极地运用新的办法、接受新的观念、实践新的模式等方面仍显迟钝，以致在新形势下与其他先进学科的差距似有进一步扩大之势。

三、呼吸学科与其他学科存在广泛的交叉

当代各学科发展已呈现广泛交叉、交融，越是学科交叉的领域往往越是充满活力、富于

创新，同时也属"兵家必争之地"，充满挑战与竞争。新形势下，传统的学科范畴正在被重新划分。在中华医学会呼吸病学分会（呼吸学会）以学组形式划分的 11 个专业领域中，除慢性阻塞性肺疾病、间质性肺疾病、支气管哮喘似尚为呼吸学科的固有"领地"，鲜有其他专业主动拓展问津外，呼吸衰竭与呼吸危重症、肺栓塞与肺血管病、呼吸系统感染、肺癌、睡眠与呼吸障碍、烟草病学、介入呼吸病学、呼吸治疗八个领域与其他相关学科已形成广泛交叉共融关系，哪个学科能够以更积极的姿态与作为投身其中，更多地承担起发展该领域的责任与使命，哪个学科就会更多地"主宰"该领域的业务与发展。各个传统学科，包括呼吸学科在内，当前和今后都面临着重大的机遇和挑战——或"拓土封疆"，或"丢田失所"，各学科都面临着重新划分学科格局的严酷现实。呼吸学科在这一变局中或发展壮大，或低靡萎缩，其命运在于从业人员的把握。

呼吸学科正面临着严峻的形势，为此，呼吸学人需要审时度势，制定呼吸学科的发展战略并推行之。

（罗来恒）

第二节　现代呼吸病学应当与危重症医学实行捆绑式发展

呼吸病学的发展采取与危重症医学的捆绑式发展已成为现代呼吸病学的重要发展模式。

一、呼吸病学与危重症医学关系密切

危重症医学（critical care medicine）是以研究危重症患者脏器功能障碍或衰竭的发病机制、诊断、监测和治疗为主要内容的一门临床学科。重症监护治疗病房（intensive care unit, ICU）是为适应危重症患者的强化医疗需要而集中必需的人员和设备所形成的医疗组织形式。危重症医学以 ICU 为其医疗、科研和教学基地，以脏器功能监测和脏器功能支持治疗为其主要技术手段。

呼吸衰竭的诊治和呼吸支持技术是危重症医学中最常涉及的问题和技术，也是在多脏器功能障碍综合征（multiple organ disfunction syndrome, MODS）或多脏器功能衰竭（multiple organ failure, MOF）的处理中至关紧要和经常处于发病和治疗关键地位的方面。呼吸病学先于危重症医学而存在，其有关呼吸衰竭的基本理论、研究方法和诊治手段是形成现代危重症医学不可或缺的，而危重症医学利用现代的呼吸支持手段和实时监护技术使我们比以往任何时候都可能更直观、更真切、更长时间地在临床上对每一名呼吸衰竭患者的病理生理变化和对治疗的反应进行严密的观察，由此才能使我们对呼吸生理和呼吸衰竭时的病理生理的认识达到前所未有的深度。现代呼吸病学的发展，如果仅仅依靠传统的做法而舍弃危重症医学领域这一块肥沃的土壤，是很难迅速而健康地成长的。应当说，现代呼吸病学与危重症医学的紧密结合既是学科快速发展所必需，又是学科快速发展中的必然，只有如此才能组建合理的学科框架。

二、国际上呼吸病学与危重症医学已形成捆绑式发展模式

由于两个学科相辅相依的密切联系，国外呼吸病学在其发展过程中非常重视本学科与危重症医学的结合，其发展过程充分体现了现代呼吸病学与危重症医学实行捆绑式发展的必然

趋势。在北美，内科重症监护治疗病房（MICU）常规设于呼吸科内，由呼吸内科医师负责，即在大内科（department of internal medicine）下设呼吸病学与危重症医学亚科（division of pulmonary&critical care medicine），在从事呼吸病学专业的同时，负责内科危重症的监护治疗。MICU 是呼吸科重要的"领地"。一个没有 ICU 的呼吸科不是一个完整的呼吸科。为体现呼吸病学与危重症医学"浑然一体"的学科架构，从 1994 年起，美国肺病协会（ALA）/美国胸科学会（ATS）的学术刊物，呼吸病学领域最为权威的杂志美国呼吸病评论（American Review of Respiratory Diseases）正式更名为《美国呼吸与危重症医学杂志》（American Journal of Respiratory&Critical Care Medicirze）。许多危重症方面的指导性文献，如关于全身性炎症反应综合征（systemic inflammatory response syndrome，SIRS）、感染中毒症（sepsis）、感染中毒性休克（septic shock）、MODS、急性呼吸窘迫综合征（ARDS）等的定义、诊断标准和关于机械通气等呼吸支持技术应用的一系列指导与推荐性意见，都是由呼吸专业医师的学术团体——美国胸科学会或美国胸科医师学院（ACCP）制订或会同美国危重症医学会（SCCM）制订的。在美国，持危重症医学医师执照的医生中很高比例是呼吸内科医师，特别是从事内科危重症医学专业的医生基本上是呼吸内科医师。由此可见，在北美，传统呼吸科的建制在 20 世纪 90 年代以来早已普遍变为呼吸与危重症医学科建制，呼吸专业医师已成为 MICU 的主导力量。近年来，法国、英国等欧洲国家的医院亦开始将传统呼吸科更名为呼吸与危重症医学科。

三、促进我国呼吸病学与危重症医学的捆绑式发展

1. 加强呼吸学科 ICU 建设、推动呼吸科更名为呼吸与危重症医学科　呼吸学科与危重症医学科的捆绑式发展格局既有利于呼吸学科发展，亦有利于危重症医学科的发展，是对两个学科的壮大与深化。必须强调，这种格局是对危重症医学科的加强，而不是削弱，一支最熟悉呼吸生理和病理生理、最善于救治危重症中最常见的呼吸衰竭的有生力量因此而加入到危重症医学科中。此外，应当清醒地认识到，对于"非危重症"需要专科化诊疗以求精深，对于危重症同样需要专科化诊疗以提高救治水平。如同当年之大内科、大外科分化为各个专科，使诊疗水平显著提高一样，危重症救治的专科化与大医院中 ICU 的专科化设置为学理使然、治病需要、患者利益所在，是学科发展的规律与必然趋势。

呼吸学科必须在呼吸衰竭的救治中承担责任、义务与使命，不会规范地救治呼吸衰竭的医生不是合格的呼吸专业医生。危重症监护治疗病房（ICU）是呼吸衰竭救治之所，无 ICU，就无处以现代医学技术规范、高水平地救治重症呼吸衰竭。因此，呼吸学科建制中必须包括 ICU，一般为内科 ICU（MICU）或至少呼吸 ICU（RICU）。没有 ICU 的呼吸科，将难以履行其学科的基本医疗职能，不是合格的呼吸科。我国呼吸界从 20 世纪 70 年代开始，即开展了以肺心病监护室为代表的危重症监护治疗，这种在呼吸科或内科中设立的呼吸监护室或内科监护室就是 MICU 或 RICU 的雏形。90 年代初以来，呼吸学界的有识、有志、有为之士大力呼吁、推进、实践这一现代呼吸病学发展模式，即呼吸病学与危重症医学的捆绑式发展模式，积极开展现代机械通气等关键生命支持技术，建立了大批 MICU 或 RICU，培养了众多的内科危重症救治专业人才。实践证明，这一模式符合学科发展规律，适合中国情况。中华医学会呼吸病学分会下设了临床呼吸生理与 ICU 学组，2010 年后将临床呼吸生理部分分出后，改为危重症医学学组是对这一学科模式的反映。

为体现现代呼吸病学学科发展格局与学科建制，使学科名实相符，并且依照国际惯例，呼吸科应当更名为呼吸与危重症医学科，负责呼吸疾病及内科危重症的救治，其医生既应当是呼吸专业医师，同时又是危重症医学专业医师。中国医师协会呼吸医师分会和中华医学会呼吸病学分会先后于 2008 年 12 月和 2011 年 6 月都正式建议将呼吸科更名为呼吸与危重症医学科，各家医院纷纷响应，据不完全统计，目前已有至少逾 60 家大型医院呼吸科已更名为呼吸与危重症医学科，以呼吸病学与危重医学的捆绑、交融式发展为主要特征的现代呼吸病学的基本格局开始形成。

2. 促进呼吸与危重症医学专科发展及呼吸专科医师规范化培训　现代呼吸病学的发展有赖于培养出一批专业技能全面，包括能够掌握危重症医学理论和技能的专业医师。今后的呼吸专业医师应当既是呼吸科医生，又是 ICU 医生。凡不能形成这种专业格局者将在专业发展上处于不利地位。北美已把危重症医学纳入呼吸专科医生必修的培训内容。若要成为合格的呼吸专科医师，必须经过严格的危重症医学培训和至少一年的 ICU 工作经验。欧洲近年亦已开始对呼吸专科医师的培训作类似安排。为适应我国呼吸病学和危重症医学的发展要求，中华医学会呼吸病学分会（CTS）在 2013 年中华医学会呼吸病学年会和 Chest 杂志 2014 年 1 期发布了《CTS 与 ACCP 关于促进呼吸与危重症医学专科发展的联合声明》，启动了 CTS－ACCP 呼吸与危重症医学专科医师联合培训项目，拟借助国际经验，促进呼吸危重症医学（PCCM）专科发展及呼吸专科医师规范化培训。

（罗来恒）

第三节　呼吸学科应当在多学科交融的呼吸疾病防治领域中发挥主导作用

当代医学迅猛发展，正在发生深刻变革。医学模式由生物医学模式转变为生物－心理－社会医学模式；医学研究模式由传统的基础医学、临床医学、预防医学、药学、生物医学工程学各行其道，相互少有往来与联合的模式转变为积极沟通、协同交融，特别是临床医学与基础医学紧密结合，共同为防治疾病提供全套解决方案（total solution）的转化医学研究模式（translation medicine）；临床医学的各个学科也相互交融，传统的内科与外科、临床与医技的界限已开始模糊，以器官或系统为中心，融合传统多学科，构建适于疾病防治的"立体"新体系已成为临床医学发展的重要趋势。在这样一个大的变局中，各个学科都面临着重新学科定位，重新划分"疆域"，或所谓重新"洗牌"的过程。一个崭新的医学学科格局正在形成中。

如何在这个新格局的形成过程中本着以患者利益为上，尊重学术、技术与学科发展规律，尊重学理，找准自身定位与角色，是各个学科都面临的重大问题。纵观呼吸学科的"疆域"，呼吸危重症医学、肺癌、肺栓塞与肺血管疾病、肺部感染、睡眠呼吸障碍、烟草病学、介入呼吸病学、呼吸治疗 8 个领域与其他学科的交叉和交融尤为突出。在与其他学科有广泛交融的呼吸疾病防治领域，呼吸学科应当承担责任与使命，努力体现呼吸学科的特点与优势，发挥主导作用，与兄弟学科一道，努力深化研究，提高预防与诊疗水平。付出劳动、履行责任才能产生"权益"与"权威"，才能得到认可与尊重。在当今各个学科既相互协作又相互竞争的形势下，只有自身努力进取，才是巩固与拓展学科"疆域"，共荣发展，服务广大患者的人间正道。

呼吸学科的发展正面临着空前的机遇与严峻的挑战。我们必须明辨形势，坚定地实施呼吸病学与危重症医学的捆绑式（交融式）发展战略，在与多学科交融的呼吸疾病防治领域发挥主导作用，在当前激烈的学科变局中为呼吸学科的发展赢得空间，这是历史所赋予当代呼吸学界同道的责任与使命。让我们团结起来，以积极昂扬的精神投身于建设与发展呼吸学科、防治呼吸疾病的宏伟事业！

（朱同刚）

第三章

机械通气

第一节　机械通气的基础理论

MV 的基本工作原理是建立气道口与肺泡间的压力差。根据呼吸机的设计特点，加压方式分为胸腔加压和呼吸道直接加压。前者称为负压呼吸机，后者称为正压呼吸机，简称呼吸机（ventilator），本章讨论后者。呼吸机大体包括以下三部分：①动力部分：主要分电动或气动两种基本类型，前者为机械动力驱动密闭容器送气，后者多由高压氧和高压空气共同驱动。②连接部分：主要由通气管路、呼气阀和传感器等构成。③主机：主要包括通气模式、通气参数调节、监测和报警装置等。

一、机械通气的基本特性

（一）压力变化

1. 间歇正压通气（IPPV）　即吸气期正压，呼气期压力降为零，从而引起肺泡周期性扩张和回缩，产生吸气和呼气。IPPV 是 MV 的直接动力。

2. 呼气末正压（PEEP）　指 MV 时呼气末气道压和肺泡压大于零，与 IPPV 结合组成持续正压通气（CPPV）。PEEP 主要用于以下三方面。

（1）治疗急性肺损伤或其他原因的肺水肿，其效应机制为：①扩张陷闭肺泡，改善或消除间歇性分流和切变力损伤，改善陷闭区肺循环。②改善肺泡和肺间质水肿，保持功能残气量（RFC），增加肺组织顺应性。通过上述作用提高动脉血氧分压（PaO_2）。

（2）治疗周围气流阻塞性肺疾病，对抗气道陷闭和内源性 PEEP（PEEPi），降低呼吸肌做功，提高人机的同步性。

（3）低水平 PEEP 可降低气道阻力，防止肺泡陷闭。

3. 吸气末正压（Pplat）　指吸气达峰压（Ppeak）后，维持肺泡充盈的压力。适度 Pplat 符合呼吸生理，可用于各种类型的呼吸衰竭，改善气体分布，特别是气道或肺实质病变不均匀时，气体可有充足的时间进入通气不畅的肺泡。在送气终止的情况下，气体可由压力较高的肺泡进入压力较低的肺泡，引起气体的重新分布。

（二）自变量的确定

分两类：压力或容量，两者一般不能同时存在，在压力确定的情况下，容量变化，反之亦然。但间歇指令通气是"例外"，因为两次 MV 之间是不受呼吸机支配的自主呼吸，其中可加用任何自主通气形式。

（三）流速形态

有方波、递减波、递增波、正弦波等，常用前两者。吸气时方波维持高流量，故吸气时间（I）短，峰压高，平均气道压（Pmean）低，比较适合用于循环功能障碍或低血压的患者。递减波时，I长，Pmean高，吸气峰压低，比较适合于有气压伤的患者。后者更符合呼吸生理，应用明显增多。

（四）吸气向呼气的转换

1. 压力转换　吸气相气道压力达预设值转为呼气，已基本淘汰。

2. 容量转换　吸气相潮气量（V_T）达预设值转为呼气，也基本淘汰。

3. 时间转换　吸气时间达预设值转换为呼气，是现代呼吸机定容型模式和定压型模式的基本转换方式。定容型的特点是 V_T 稳定，可保证有效通气量，但设置不当会出现通气不足或通气过度，气道压力随气道－胸肺阻力而变化。定压型的特点是气道压力恒定，对循环功能影响较小，但 V_T 随通气阻力的变化而变化。

4. 流速转换　吸气流速降至峰值流速的一定比例（多为25%）或一定流速值转为呼气。

5. 复合转换　同时存在2种或2种以上的转换方式，可更好地保障同步性。

（五）呼气向吸气转换

1. 时间转换　由预设的I和呼气时间（E）决定，在控制通气时发挥作用。

2. 自主转换　自主呼吸触发，使气道压力或流量（容积）达一定数值触发呼吸机送气。触发水平多可自主调节，有时固定。触发机制以压力触发为多，但流量触发稳定，应用逐渐增多。现代呼吸机也出现其他转换方式（如形态）和复合型方式。

二、通气模式

1. 控制通气（C、CV）　通气量及方式全部由呼吸机决定，与自主呼吸无关。

（1）容量控制通气（VC、VCV）：V_T、呼吸频率（RR）、吸呼气时间比（I：E）完全由呼吸机控制。其压力变化为：IPPV，多加用Pplat、时间转换。

（2）压力控制通气（PC、PCV）：其压力变化为IPPV，时间转换，压力为方波或梯形波，流量为递减波。

2. 辅助通气（A、AV）　通气量（或压力）、I由呼吸机决定，自主呼吸触发，RR和I：E随自主呼吸变化，可理解为控制模式同步化，也分为容量辅助通气（VA、VAV）和压力辅助通气（PA、PAV）。

3. 辅助/控制通气（A/C）　是上述两种通气方式的结合。自主呼吸能力超过预设RR为辅助通气，等于预设RR则为控制通气。预设RR起"安全阀"作用。

上述模式统称为持续指令通气（CMV），有自主呼吸触发的也称为同步持续指令通气（SCMV）。

4. 间歇指令通气（IMV）　无论自主呼吸次数多少和强弱，呼吸机按预设RR和I给予通气辅助。每两次MV之间是自主呼吸，此时呼吸机只提供气量。IMV分容积控制间歇指令通气（VC－IMV、IMV）和压力控制间歇指令通气（PC－IMV）。若呼吸机送气与自主呼吸同步,则称为同步间歇指令通气(SIMV)。

5. 压力支持通气(PSV) 自主呼吸触发和维持吸气过程,呼吸机给予一定的压力辅助。压力为方波,流速为递减波,流速转换。V_T、RR 受自主呼吸能力的影响,是目前最常用的通气模式。

6. 持续气道内正压(CPAP) 呼吸机在整个呼吸周期中只提供一恒定的压力,整个通气过程由自主呼吸完成。

7. 指令分钟通气(MMV) 呼吸机按预设每分通气量(VE)送气,若患者自主吸气量低于预设值,不足部分由呼吸机提供,若自主呼吸气量已大于或等于预设值,呼吸机则停止呼吸辅助。

8. 反比通气(IRV) 常规通气时,I < E;若设置 I ≥ E 则为 IRV。因完全背离自然呼吸的特点,需在控制模式下设置,临床上常用压力控制反比通气(PC - IRV)。主要用于改善换气功能。

9. 气道压力释放通气(APRV) 以周期性气道压力释放来增加通气,属定压型通气模式,实质是 CPAP 的周期性降低。主要用于改善换气。

10. 压力调节容积控制通气(PRVCV) 压力控制通气时,呼吸机根据压力 – 容积(P – V)曲线自动调节压力水平,使 V_T 不低于设定的最低水平,实质是 PCV 模式由人工调节改为电脑自动调节。

11. 容积支持通气(VSV) 在 PSV 基础上,由电脑自动测定 P – V 曲线,自动调整 PS 水平,以保证 V_T 不低于设定的最低水平。随着自主呼吸能力的增强,PS 自动降低,直至转换为自然呼吸。

12. 容积调节压力支持通气(VRPSV) 也称为压力放大通气(VA),实质是 VAV 和 PSV 的复合。在自主呼吸足够强的情况下,通气量单纯由 PSV 完成,否则由辅助通气补充完成。

13. 双相气道正压通气(BiPAP) 属定压型方式,有高压、高压时间、低压、低压时间 4 个参数,通过调节参数可设计出 PCV、SIMV、CPAP 等模式,属全能型通气方式。该模式可允许自主呼吸在两个压力水平上间断随意发生,改善人机配合。

14. 自适应支持通气(ASV) 根据患者的胸肺顺应性、气道阻力和呼吸功,设置合适的初始通气参数,呼吸机根据呼吸力学变化,自动调节通气参数。若病情加重,改为控制通气;病情好转,则逐渐转为自主呼吸为主,直至脱机。

15. 成比例通气(PAV) 是指被通气者控制呼吸机,而呼吸机对人的呼吸能力进行不同比例的放大,是通气模式的发展方向。

(刘爱玲)

第二节 机械通气的生理学基础与应用

传统 MV 强调改善气体交换和维持正常的动脉血气,这在重症患者常需要较高的通气压力和 V_T,容易导致机械通气相关性肺损伤(VALI,简称气压伤)和循环功能的抑制,特别是前者将显著增加病死率,因此近年来强调在尽可能不增加或减少肺损伤和循环功能抑制的基础上改善气体交换,维持组织的氧供,即使达不到理想的动脉血气水平也可以接受,称为肺保护性通气策略，如定压通气（pressure target ventilation，PTV）、容许性高碳酸血症（permissive hypercapnia，PHC）。

现代肺通气的主要生理学基础是胸肺组织的 P－V 曲线。P－V 曲线是以 FPC 为基点，肺泡压力（P）变化为横坐标，肺容量（V）变化为纵坐标的关系曲线。正常肺的 P－V 曲线分为二段一点，即陡直段和高位平坦段，二段交点为高位拐点（upper inflection point，UIP）。在陡直段，压力和容量的变化呈线性关系，较小的压力差即能引起较大的 V_T 变化，是自主呼吸和 MV 的适宜部位，其中在 FRC 通气可保障最佳的力学关系、最小的呼吸肌做功和正常的动脉血气水平。在高位平坦段，较小的容量变化即可导致压力的显著升高，增加 VALI 的机会，并加剧 MV 对循环功能的抑制，故 UIP 是肺损伤发生机会多少的转折点。MV 时强调高压低于 UIP。一般情况下，UIP 相当于肺容量占肺总量（TLC）的 85% ~90% 和跨肺压 35~50cmH$_2$O 的位置。对常规控制通气而言，UIP 的容积水平相当于吸气末肺容积（Vei）＝20ml/kg，压力水平大约相当于 35cmH$_2$O 的平台压，但若存在自主呼吸时，该压力反映的跨肺压将超过 UIP 时的水平，此时的平台压以不超过 30cmH$_2$O 为宜。

一、正常容积肺的通气

正常容积肺从 FRC 至 UIP，肺容积的变化大约 2 000ml 以上，因此理论上可用较小 V_T，也可使用较大 V_T 通气。通常情况下，由于重力作用，下肺区血流量多，肺泡有陷闭倾向，但自主呼吸时，通过神经调节和膈肌收缩的代偿作用，上肺区血流增加，下肺区通气增加，从而防止血管和肺泡的陷闭 MV 时，由于自主呼吸被部分或全部取代，其代偿作用减弱或消失，MV 本身有加重肺泡陷闭和降低肺顺应性的作用，因此在神经－肌肉疾病、药物中毒、外科手术及麻醉等导致的呼吸衰竭，必须使用较大 V_T 和较慢 RR 进行 MV；若采用常规 V_T 时，则应合用一定水平的 PEEP。

二、小容积肺的通气

以急性肺损伤（ALI）/急性呼吸窘迫综合征（ARDS）为代表。在 ALI/ARDS 患者，P－V 曲线出现低位平坦段和低位拐点（lower inflexion point，LIP），且 FRC 下降，TLC 仅为正常值的 1/3，这与 ARDS 的病理改变有关。ARDS 的病变具有重力依赖性，大体分为高位正常肺区 30% ~40%，低位实变肺区 30% ~40%，中间陷闭肺区 20% ~30%，陷闭肺区导致 LIP 出现。陷闭肺泡区的存在可发生以下不良后果：①切变力损伤。②呼气期分流和严重低氧血症。③局部肺血管收缩和肺循环阻力（PVR）增加。单纯 MV 可加重这些不良反应。ARDS 患者 P－V 曲线的低位平坦段为正常肺泡随压力变化的结果，LIP 则为陷闭肺泡同时开放点，故 ARDS 患者 P－V 曲线的特点可总结为二段二点，陡直段的容积显著减少，MV 时，不仅强调控制高压，也强调选择适当的低压。PEEP 位于或略高于 LIP 的水平时，可消除陷闭区，使呼气末肺泡容积增大至 50% 以上，从而达到最大幅度地改善氧合，同时减轻肺损伤和改善肺循环的目的，PEEP 的经验数值为 8~12cmH$_2$O。高压的控制与正常肺相似。高低压力的控制称为 PTV，在大部分患者可保障 V_T 在大约 8~10ml/kg 的水平，在少部分患者可能导致低 V_T 和 PHC。为保障 PTV 实施，应适当控制 RR（20~25 次/min，尽量不要超过 30 次/min）和 I：E（1：1.5 左右）。

三、大容积肺的通气

以慢性阻塞性肺疾病（COPD）和危重支气管哮喘等气流阻塞性疾病为代表。由于呼出气流严重受限，出现 FRC 增大和 PEEPi 的存在，其 P－V 曲线的特点是二段一点，但基点上移，陡直段缩短。采用适度 PEEP，通过对抗 PEEPi，扩张气道，减少呼吸功，改善人机配合。COPD 患者 PEEPi 的主要形成因素为气道的动态陷闭，气道黏膜的充血水肿、管壁的增厚等也有不同程度的影响。但在支气管哮喘患者，其主要形成因素为气道黏膜的充血、水肿和气道平滑肌的痉挛，PEEP 可完全对抗气道的陷闭，对其他因素影响很小，故在 COPD 患者，应用的 PEEP 在 PEEPi 50%～85% 的水平时可对抗 PEEPi，又不影响呼吸力学和血流动力学；但对哮喘患者，更应严格控制，PEEP 水平一般不超过 3～5cmH$_2$O。原则上 COPD 或支气管哮喘的高压的控制与 ARDS 相似，实际应用时更倾向于选择 Vie。因 COPD 的顺应性增加，可容许的 V$_T$ 也相应增大，故除非通气早期或有明显的碳酸氢根增加，通气压力可适度增加，并在 RR 较慢时，允许较大的 V$_T$；若 RR 过快，将导致 PEEPi 增大，显著限制 V$_T$ 的增加，因此严格讲，保护性肺通气并不完全适合 COPD 患者。而在支气管哮喘患者，肺组织的基础顺应性不变，呼气末和吸气末的肺容积增加是发生气压伤和循环功能抑制的基础，其 FRC 至 UIP 的容积常缩小至 300～400ml 以下，因此限制肺过度充气是 MV 的核心，主要措施包括减慢 RR，延长呼气时间，降低 V$_T$，采取 PHC。

综上所述，MV 的主要原则应为控制高压，不超过 UIP；选择合适 PEEP，对抗气道或肺泡的陷闭；为改善气道或肺泡的陷闭和降低 PEEPi，还应选择适当的 RR 和 I：E。定压通气的核心是控制高低压力。高低压力的控制在部分患者可能导致 V$_T$ 和通气量的不足，从而出现 PaO$_2$ 的降低、PaCO$_2$ 的升高和一定程度的酸中毒；而增加通气量又必然导致通气压力的显著升高和肺组织的过度充气。在维持适当气体交换和降低通气压力不能兼顾时，选择允许 PaCO$_2$ 适度升高和一定程度的酸中毒，称之为 PHC。在部分重症 ARDS 和哮喘患者多采用此种策略。

（刘爱玲）

第三节　人工气道的建立与管理

人工气道是将气管导管直接放入气管或经上呼吸道插入气管所建立的气体通道，主要有气管插管和气管切开。

一、人工气道的建立

既往认为神志清、烦躁不安的患者，气管插管会引起反射性心搏骤停，故对该类患者有顾虑，因而倾向于患者神志不清后再插管。实际上昏迷患者常有严重缺氧和酸中毒，更容易导致心搏骤停，如操作不顺利，风险更大，故目前强调具备气管插管指征者，应及早插管。

1. 经口气管插管　用于心肺复苏、严重呼吸衰竭、外科手术。也可作为气管切开的过渡措施。保留时间一般不超过 1 周。

2. 经鼻气管插管　用于需建立人工气道，且又允许一定时间操作的患者；或经口插管短期内不能拔管的患者。与经口插管相比，患者较易耐受，便于固定和护理，一般 2 周换管一次。缺点是导管较细,分泌物引流稍差;影响鼻窦引流,可能导致鼻窦感染。

3. 气管切开　主要用于肺功能损害严重,需要较长时间 MV 的患者。

二、呼吸道湿化

人工气道建立后,加温湿化功能丧失,水分丢失增多,导致呼吸道分泌物干结,纤毛活动减弱,容易出现气道阻塞、肺不张或支气管肺感染,故需加强湿化。每日湿化液的需要量约 350 ~ 500ml,湿化温度约 32 ~ 35℃。

三、分泌物的引流

原则是有痰即吸,痰量不多时可 2 ~ 3h 吸痰 1 次。需强调吸痰前应先吸高浓度氧数分钟,吸痰管插入时阻断负压,并超过导管远端,刺激呼吸道黏膜,使患者将痰咳至气管,释放负压,将吸痰管左右旋转,并逐渐拔出,吸痰时观察患者的面色、心律及血氧饱和度,吸痰时间以不超过 15s 为宜。

四、拔管指征

一般指征是感染基本控制;患者有一定的自主呼吸能力,吸气肌力量足以克服气道和胸肺的阻力(如最大吸气压 ≤ - 25cmH_2O);有一定储备肺功能(如 V_T > 5ml/kg,肺活量 > 15ml/kg);经鼻导管低流量吸氧的情况下,动脉血 pH > 7.3,PaO_2 > 60mmHg。

(刘爱玲)

第四节　经面罩无创机械通气

经面罩无创 MV 一般用于气道 - 肺功能损害轻、神志清醒的患者,随着对呼吸生理认识的深入和通气设备的改善,适应证扩大。

一、呼吸生理认识的深化

如上述,正常肺陡直段的肺容积超过 2 000ml,在严格控制压力的情况下可允许较大 V_T;COPD 和危重支气管哮喘存在陡直段的显著缩短和。PEEPi,初始通气时应采取小 V_T、长呼气时间和适当 PEEP。ARDS 出现肺容积的显著缩小,且病变分布不均,选择 V_T 应避免其所产生的平台压超过 UIP,并采用稍高于 LIP 的 PEEP。上述这些要求是经面罩 MV 能够达到的。

二、呼吸机性能的改善和功能的增加

呼吸机的同步性能影响患者的依从性。同步性主要取决于反应时间和触发水平。目前大部分高档和简易呼吸机的反应时间仅数十毫秒。触发灵敏度可人为调节,其中流量触发较压力触发稳定,敏感度高,非常适合经面罩 MV。现代呼吸机也有较大通气容量和足够的通气模式,至少包括指令性和自主性模式,可完成绝大部分经面罩 MV。

三、面罩性能的改善和固定方法的改良

面罩的密闭性和舒适性是影响疗效的重要因素之一。早期用组织相容性差的橡胶气垫面

罩，密闭性虽好，但有 27.3% 患者发生鼻梁部和下齿龈部糜烂。其后改用塑料气垫面罩，气垫充盈压维持在 20~30mmHg，固定方式也从扣拉式改为粘拉式，固定压力也尽量不超过 30cmH₂O，结果糜烂的发生率降至 6.9%。现在用硅胶面膜面罩，采用头罩进行三点固定，效果更好。鼻罩较面罩方便、舒适，轻症患者应首选。

四、通气技术的提高

最初应用经面罩 MV，多数患者会感到不适，做好解释工作可取得患者的配合。在模式和参数的选择上应掌握更好的人机关系和符合呼吸生理，不能强求动脉血气的正常。必要时用简易呼吸器过渡，先随患者呼吸进行小 V_T 通气，待患者适应后，逐渐增大 V_T，随着缺氧的改善和 pH 的回升，呼吸频率减慢，患者自然会接受经面罩 MV。

据现有报道，经面罩 MV 主要用于阻塞性睡眠呼吸暂停、神经–肌肉疾病和 COPD 慢性呼吸衰竭患者，也用于左心功能不全、ARDS、肺功能较差的术后患者、肺炎、肺囊性纤维化合并呼吸衰竭患者。不少研究显示成功率达 60%~90%，气管插管病例减少，院内感染率显著下降，住院时间缩短，病死率降低。

（刘爱玲）

第五节　机械通气的临床应用

一、心肺复苏

需迅速气管插管 MV。

二、肺外疾病

气道、肺组织结构和呼吸力学基本正常或仅有轻度改变，用简易 BiPAP 呼吸机，选用 PSV（S）模式，用常规通气压力即可，呼吸驱动较弱的患者可选用 PSV/PCV（S/T）或 PCV（T）模式，多数患者可用鼻罩，漏气较多时选择面罩。咳嗽反射较差或痰多有窒息倾向的患者需经人工气道 MV。

三、COPD

轻中度患者可选用 BiPAP 呼吸机经鼻（面）罩 MV。重度患者多需经人工气道 MV；也可应用经面罩 MV，如果正确使用 1~2h，呼吸频率、$PaCO_2$ 和 pH 无改善，应及早气管插管。治疗有效者 3~6d 可逐渐撤停，倘若复发，可再用。首选 PSV + PEEP 模式，从低压力开始，待患者适应后，逐渐过渡至高压力，使呼吸变深变慢。若通气不足，应加用 SIMV。明显呼吸肌疲劳、呼吸频率显著减缓的患者，应改用 A/C 模式。平时有高碳酸血症的患者，其残存肺功能有限，建立人工气道后易发生呼吸机依赖，应首选经面罩 MV。

四、危重支气管哮喘

应首选简易呼吸器经面罩 MV，随患者自主呼吸行小潮气量通气，可取得较好的人机配合，使 $PaCO_2$ 迅速下降；通过堵塞空气活瓣（或连接储气袋），开大氧流量可获得 100% 的氧，迅速改善致死性低氧血症；通过向呼吸器的气囊内喷入气道扩张剂可迅速改善气道痉挛，从而使病情得以缓解。但多数患者经简易呼吸器过渡后需尽早建立人工气道，采取PHC 通气。

五、ALI/ARDS

应首选大型多功能和反应时间短的呼吸机。触发敏感度应较低，避免假触发。首选 PSV或 BiPAP 等自主模式，PEEP 逐渐增至 LIP 水平。非感染因素诱发的 ARDS，如手术等致病因素多为一次性，短时通气后可迅速改善低氧，并较快脱离呼吸机，可选择经鼻罩通气或经人工气道通气；而感染因素诱发者，病情重，多需连续较长时间 MV，并发症多，应及早建立人工气道。

肺水肿、肺间质纤维化等导致的呼吸衰竭与 ARDS 有近似的病理生理改变，但程度较轻，也可用相似的方法进行 MV，多数情况下可首选无创通气。

六、其他

胸部或上腹部手术患者，若有明显呼吸功能损害、70 岁以上，或肥胖，可应用经面罩MV 进行术前适应、术后支持。对慢性呼吸衰竭缓解期的患者，经面罩 MV 可改善呼吸肌疲劳，提高生命质量。

（刘爱玲）

第四章

呼吸功能监测

第一节 通气功能测定

呼吸功能的第一步就是肺的通气功能。

1. 吸气 靠呼吸肌的收缩，胸廓扩张而容积增大，肺脏受其牵引而随之扩张，肺内压低于大气压（平静吸气时约 –0.27kPa）空气逐渐被吸入肺内，完成吸气功能。

2. 呼气 借助于肋骨还原，膈肌松弛，肺脏弹性回缩，此时肺内压力高于大气压（平静呼气时约 +0.4kPa）气体从肺内排出，完成呼气动作。

3. 肺容量 指肺内容纳气体的量，随呼吸即胸廓的扩张与收缩而改变。平静呼吸时呼吸幅度小故气量变化不大；深吸气时肺扩张吸入气量增大。

一、肺容积

（一）基本肺容积 （basal lung volume）

1. 潮气量 平静呼吸时每次吸入或呼出的气量为潮气量（tidal volume，V_T），正常男性为 0.4 ~ 0.8L，女性为 0.3 ~ 0.6L。由于每分钟吸入 O_2 量大于呼出 CO_2 量，故呼和吸的容积不等，二者之比值（呼吸商）约 0.8。潮气容积受机体代谢率、运动量、情绪等因素影响。V_T 与呼吸频率（f）决定 MV。V_T 越小，则需较高 f 方可达到足够通气量。

2. 补吸气量 平静吸气末再用力吸气时所能吸入的最大气量为补吸气量（inspiratory reserve volume，IRV），补吸气量 = IC – V_T，正常男性为 2L，女性为 1L。

3. 补呼气量 平静呼气末再继续呼气所能呼出的最大气量为补呼气量（expiratory reserve volume，ERV），男性为 0.8 ~ 1.8L，女性为 0.5 ~ 1.1L。体位对 ERV 有明显影响，仰卧较立位可减少数百毫升，系由膈肌抬高和肺血容量增加所致。肥胖、妊娠、腹水、肠胀气等都可以减少 ERV。

4. 残气量 深呼气末肺内剩余的气量为残气量（residual volume，RV），男性为 1.2 ~ 2.3L，女性为 0.9 ~ 1.7L。RV 的改变与功能残气量（function residual capacity，FRC）具有相同的生理学意义。临床上以 RV 占肺总量（total lung capacity，TLC）的百分比（RV/TLC）作为肺泡内气体滞留的指标。

（二）基本肺容量 （basal lung capacity）

1. 深吸气量 （inspiratory capacity，IC） 由平静呼气末至肺总量位所能吸入的最大气量为 IC，IC = V_T + IRV，是 VC 主要组成成分（约占 75%）。男性为 2 ~ 3L，女性为 1.4 ~ 2L。IC 与吸气肌力的大小、胸肺弹性和气道通畅情况有关，MVV 主要取决于 IC。

2. 功能残气量　平静呼气末肺脏内存留的气量为 FRC，包括 RV 和 ERV。男性为 2.2 ~ 3.6L，女性为 1.8 ~ 2.5L。FRC 生理上有稳定肺泡气体分压的缓冲作用，间歇减少通气会影响肺泡内气体交换。若 FRC 减少，PaO_2 和 $PaCO_2$ 在呼吸周期内会出现较大波动。尤其在呼气时，肺泡内没有足量剩余气体与肺循环血进行气体交换，以致产生静动脉分流。FRC 增加，吸入新鲜空气会被肺泡残气所稀释，PaO_2 降低，$PaCO_2$ 增高，也会影响换气效率。FRC 取决于胸廓和肺脏组织弹性平衡，也具有呼吸动力学意义。

3. 肺活量　深吸气末（TLC 位）作深呼气（至 RV 位）所能呼出的最大气量为 VC，VC = IC + ERV（男性为 2.9 ~ 4.3L，女性为 2.0 ~ 3.0L）。VC 大小与体表面积、性别、年龄、胸廓结构、呼吸肌强度有关，个体差异较大，并受职业、体力锻炼等因素影响，在表达呼吸生理功能上有一定局限性。若对个体 VC 行动态观察，是反映肺组织病理和生理变化的简单、实用的指标。

4. 肺总量　深吸气（至 TLC 位）后肺内所含的气量为 TLC，TLC = RV + VC（男性为 4.4 ~ 6.0L，女性为 3.3 ~ 4.4L）。肺气肿、阻塞性通气障碍、肺泡内气体滞留、肺泡扩张者，使 TLC 增加；肺组织广泛性病变、肺不张、肺纤维化、胸腔积液、气胸等，TLC 减少。

二、肺泡通气量

吸新鲜空气进入肺泡，并排出经过气体交换的肺泡气。进入肺脏的气体并不能全部进入肺泡参与气体交换，故通气有肺通气和肺泡通气（alveolar ventilation，V_A）之分。吸入气体到达肺泡者才能进行气体交换。正常人每次呼吸的 V_T 中约有三分之一未进行气体交换。V_T 减去无效腔量乘以 f 得 V_A。正常人 V_A 为 4 ~ 6L。

三、静息通气量

是指在基础代谢情况下所测得的每分钟呼出的气量，即维持基础代谢所需的每分通气量（minute ventilation，MV）。MV = V_T × f。男性为 7 ~ 12L，女性为 6 ~ 10L。MV 增加表示 f 或/及 V_T 增加。肺有较强的贮备力，若无严重通气障碍，一般 MV 不会异常。

四、肺通气和血流分布

肺泡是进行气体交换的唯一场所，只有肺脏通气和血流均匀地分布到每个肺泡，才能使吸入肺内的气体达到充分有效的气体交换。

（一）吸入气在肺内的分布

一般吸入气体需经过 20 余级气道分支方能到达肺泡。小气道阻力的差异就可产生吸入气分布不均，另外由于重力对肺组织和血流灌注的影响，使上下部位肺组织弹性不同，从而造成肺泡扩张和充盈气量的差异。重力对胸腔内负压也有影响。吸气时，胸腔内负压以 0.025kPa 梯度自肺尖向肺底递减。胸膜腔内压力梯度和肺组织顺应性变化对吸气分布亦有一定影响。时间常数是影响吸气分布的又一主要因素。理论上肺泡顺应性与气道阻力乘积即为时间常数。它与肺泡顺应性和进入该肺泡的气道阻力有关系。

体位变化也会影响吸入气体在肺内的分布。立位时，左右肺气体分布为 47% 与 53%；

仰卧位时，FRC减少，两肺分布比例并无变化；右侧卧时，左右肺通气量分别占39%和61%；左侧卧时，左右肺通气分别为53%和47%。上述各因素在生理情况下可致吸气分布不均，在病理情况下，吸气分布不均会更突出。

（二）肺血流在肺内的分布

肺循环是低压、低阻系统，肺内血流的分布易受重力、血压、胸腔和肺泡压力等因素影响。立位时因重力关系，肺尖和肺底部血流量相差可达6倍。呼吸引起的胸膜腔内压和肺泡压变化也影响血管径而改变其血流量，体位改变也会引起肺内血流灌注的变化。正常的肺通气量（V）和血流总量（Q）分别为4L/min和5L/min，二者之比约为0.8。虽然每个肺泡通气和血流量可能不同，但只要V/Q比例能保持0.8，整个肺脏的换气功能依然正常。人体对通气和血流比例具备自动调节能力，如V不足，灌注该部位肺泡的肺小动脉就收缩，相应减少血流量；肺动脉阻断后，引流入这部分肺泡的细支气管也会痉挛收缩，相应减少通气量。但这种调节功能，不常十分有效，故健康人肺脏各部位V、Q和V/Q比例仍有较大差别。

（三）V/Q比例与换气功能

V/Q比例对换气功能的影响，可用有通气无血流，或有血流无通气的例子说明：若以0.8为正常比值，则前者比值为8（>0.8），后者为0（<0.8），当V/Q<0.8时，通过肺泡周围毛细血管的混合静脉血就不能与肺泡气充分的交换而进入动脉，形成静动脉分流（简称静脉分流）。该分流系生理原因所致，故又称为生理静脉分流。解剖上也有少量静脉血不经肺泡进行气体交换直接进入动脉，占CO的1%~2%。当V/Q>0.8时，则进入肺泡的部分潮气容积不能与肺血流进行气体交换，这样产生的无效腔为肺泡无效腔，解剖无效腔与肺泡无效腔总称为生理无效腔。V/Q失调，无论是无效腔增加还是静脉分流，其结果理应是PaO_2降低和$PaCO_2$升高。但临床上除伴有严重通气不足外，一般都以缺氧为主，并无CO_2潴留或$PaCO_2$低于正常。其原因是：①静脉分流主要产生缺氧，因为正常动静脉血氧分压差远较CO_2分压差大。前者约为8kPa，后者为0.8kPa。静脉血分流进入动脉后，PO_2下降的程度远超过PCO_2升高。②O_2和CO_2解离曲线形态的差别对缺O_2和CO_2潴留产生不同的代偿效果，当V/Q失调至产生缺O_2和CO_2潴留时，就会增加通气量。通气增加，$PaCO_2$降低可排出更多CO_2。

五、最大自主通气

单位时间内最大呼气量称为最大自主通气，又叫MVV。在单位时间内以最快最深幅度的呼吸测得。一般测15s或12s，f10~15bpm为宜，15s×4或12s×5计算1min的通气量。通气储量百分比＝（MVV－MV）/MVV×100%，其在93%以上为正常，93%~87%为轻度减低，87%~80%为中度减低，80%~70%为重度减低，70%以下为极重度减低。30岁以前随年龄增长而增大，30岁以后与年龄成反比。

（一）正常MVV决定因素

①胸廓正常活动自如。②呼吸肌功能正常。③气管支气管通畅，气流阻力达最低。④肺组织伸张用最小的功。⑤正常的呼吸神经肌肉协调作用。

（二）影响 MVV 的因素

在以下情况下可影响最大自主通气量：①骨骼受累，如风湿脊椎炎，胸廓畸形。②呼吸肌减弱，如重症肌无力，肌炎。③气道阻力增加，如支气管哮喘、阻塞性肺气肿、支气管肿瘤等。

六、用力肺活量

指用力吸气达 TLC 位后再用力呼气至 RV 位所呼出的气量为用力肺活量（forced vital capacity，FVC）。

（一）第 1 秒用力呼气量

最大吸气至 TLC 位后 1s 之内用力呼出的气量称为 FEV_1，又称时间 VC；FEV_2 和 FEV_3 分别代表第 2 和 3s 内所呼出的气量。FEV_3 是检测早期气道阻力的指标，是了解终末流量的简单测定方法。

$FEV_1\%$ 用 FEV_1 占 FVC 的百分比表示。$FEV_1\%$ 是测定气道有无阻塞的一项有用指标。$FEV_1\% < 70\%$ 表明有气流阻塞，常见于 COPD 或气管痉挛。

（二）最大呼气中期流速

从 FVC 曲线上计算用力呼出 VC 25%～75% 平均流量即为最大呼气中期流速（maximal midexpiratory flow，MMEF）。即将最大呼气总量分为四部分，取其中间（二、三）部分（25%～75%）的呼气量（AB）和该部分时间（CD）之比为中期流速，为 AB/（m）L/s。1955 年 Leuallen 认为第一部分流速很快增加，受主观用力因素影响；第四部分由于肺弹性减弱近残气位时流速常减慢，用肺量计不易测准。因此中期部分呼气流量与时间的关系最能反映气道通畅的实际情况。对呼吸强度的依赖性小于 $FEV_1\%$ 是检测早期气道阻塞较敏感的指标。与 MMEF 相关的参数最大呼气中期时间（mid expiratory time，MET）是呼出25%～75% VC 所经历的时间，用于评价 FVC 下降时的小气道功能状态。

MMEF 与 FVC 和 MVV 相近似，Leuallen 认为识别气道阻塞较 FVC、MVV 更敏感。后者对气道阻塞程度的估计往往过低。

（三）流速容量曲线测定

最大呼气流速-曲线是指受试者在最大用力呼气过程中，将其呼出的气体容积及相应的呼气流量描记成的一条曲线图形，称为 MEFV 曲线或 F-V 曲线。它主要反映用力呼气过程中胸膜腔内压、肺弹性回缩压、气道阻力对呼气流速的影响。其前半部分与用力大小有关，后半部分取决于肺弹性气道的生理功能。近年来小气道阻塞性疾病的早期诊断问题引起国内外学者的重视。F-V 曲线被认为是早期检测小气道疾病和判断疗效较敏感的方法之一。FEF 75%～85% 是检测小气道阻塞更敏感的指标。

（四）F-V 线的特征

正常人此曲线在高肺容量阶段（>75% VC），即 MEFV 上升支部分与呼气用力有关，称最大呼气流量用力依赖部分。当上升支达最高峰后开始下降，即 MEFV 曲线降支部分为低肺容量阶段（<75% VC），其 V_{max} 仅随肺容量减少而逐渐降低，最后为零。此段称为最大呼气流量非用力依赖部分，亦有人称为限速现象。COPD 患者气道阻力大，F-V 曲线各段流

速均较正常人明显减低。限制型通气障碍者流速高、VC 小，故 F – V 曲线高耸，倾斜度大。

七、无效腔及其测定

无效腔即生理无效腔（physiological dead space，V_D），包括解剖无效腔（anatomical dead space，V_{Dan}）和肺泡无效腔（alveolar dead space，V_{Dalv}）。V_D 量等于 V_{Dan} 量加 V_{Dalv} 量。V_{Dan} 量等于从口到细支气管这部分呼吸道不参与气体交换的气量。V_{Dalv} 量是指当通气好而血流灌注不良时，气体交换不能充分进行，这部分无效通气量为 V_{Dalv} 量。正常人 V_{Dalv} 量极小可忽略不计，故生理无效腔量等于 V_{Dan} 量；病理状态下，V_{Dan} 量变化不大，VD 量主要反映 V_{Dalv} 量。V_D 正常值为 22.56% ~ 36.78%。

无效腔量测定据改良 Bohr 公式：

$$\frac{V_D}{V_T} = \frac{PaCO_2 - PeCO_2}{PaCO_2}$$

肺泡正常换气功能取决于正常的肺泡 V/Q。$V_T = V_D + V_A$，因此，V_{Dan} 特别是 V_{Dalv}，能对肺泡通气量（alveolar ventilation，V_A）产生直接影响。V_T 加大，f 加快，对提高肺泡通气有很大作用。临床呼吸浅快者只增加无效通气，V_A 反而减少，故易引起缺氧。

八、肺泡通气量测量

（一）肺泡通气量

静息状态下每分钟吸入气量中能达到肺泡进行气体交换的有效通气量，$V_A = MV \times (100 - V_D)\%$。呼出 CO_2 来自肺泡气，单位时间呼出气中 CO_2 应等于该时间内肺泡通气量乘以肺泡气 CO_2 浓度。故 $V_A = VCO_2 /$ 肺泡气 CO_2 浓度。临床意义：肺泡通气不足，CO_2 潴留（呼酸）；过度通气导致呼碱。

（二）肺泡气分布

正常人肺泡数约有 7 亿之多。健康人肺泡气分布也并非绝对均匀。正常人可有轻度不均匀，老年人会加重，多与肺弹性减低，气道阻塞等因素有关。

九、最大呼气流速 – 容积曲线分析

最大呼气流速 – 容积曲线系指受试者在最大用力呼气或吸气过程中，将呼出或吸入气体流速及相应肺容量描记成的一条曲线图形（图 4 – 1）。又称为 MEF – V 曲线或 F – V 曲线。呼气部分反映用力呼气过程中胸膜腔内压、肺弹性回缩压、气道阻力对呼气流速的影响。MEF – V 曲线前半部分与受试者呼气时用力大小密切相关，而后半部分主要取决于肺组织弹性回缩力和外周气道的生理功能。许多学者认为，MEF – V 曲线的形态及曲线中一些测试参数可作为小气道阻塞的早期诊断依据。亦反映了大气道阻塞和呼吸肌肌力的变化，主要与呼气肌功能有关。

关于 F – V 曲线呼气部分分析衍生出一些新指标。诸如：MEF – V 降支斜率 [V60 ~ V40 的流速斜率（MTC60）、V75 ~ V50 的流速斜率（MTC75）、V50 ~ V25 的流速斜率（MTC50）]、阻塞指数、MTTp [MTTp（62.5% ~ 87.5% FVC）]、气速指数（AVI）、气滞指数、呼气流速峰值时间（TPEF）、呼气流速峰值容积、呼出 25% VC 时的时间（TFEF75）、

呼出 50% VC 时的时间（TFFF50）、呼出 75% VC 时的时间（TFEF25）、最大用力呼气中段时间（MET）以及 MTTp 用力呼气过程中某一肺容积阶段内气体平均排出时间等，下面简述上述指标的临床意义。

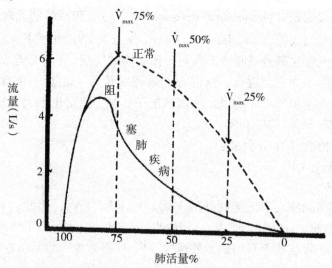

图 4 – 1　流速 – 容量曲线

（一）MEF – V 曲线降支斜率

对小气道功能的判定有很大意义。我们分析测定 MTC75、MTC50 及 MTC60。这三部分斜率中以中段 V60 ~ V40 流速斜率最为有意义，因其既排除了主观用力因素的影响，又克服了肺弹性回缩力不足对斜率的影响。MEF – V 降支斜率有助于区别限制型和阻塞型通气功能障碍。限制型 MEF – V 降支斜率大（FVC 降低，F – V 降支变陡直，斜率增大）；阻塞型 MEF – V 降支斜率小（FVC 变化不大，而因阻塞呼气阻力增大，流速减慢，呼气时间延长使 MEF – V 降支变得较缓平，斜率小）。

（二）气滞指数

用力呼气过程中由于外周气道提前闭合致使空气滞留（air trapping）于肺内。通过测定滞留于肺内气体容量的多少，可间接反映外周气道阻塞程度。用等压点学说解释气滞指数现象：用力呼气时，由于小气道阻塞和/或肺泡弹性回缩下降，等压点向外周移动的更快、更远，外周小气道被压缩，RV 增加；相反呼气慢时等压点向外移动较慢，气道闭合较晚，呼出气体容量较大，这就造成 VC 与 FVC 的差别。测定方法：气滞指数 = ［（VC – FVC）/ VC］×100%。目前，一些学者发现气滞指数与小气道病变有关，是一项检测早期小气道病变指标。

（三）气速指数

气速指数（AVI）有助于鉴别通气功能损害的类型，测定方法：AVI = MVV/VC。因肺组织缺损或胸廓以及肺扩张受限制所引起的功能损害，VC 下降较 MVV 下降更为明显，AVI > 1.0。由于气道阻塞或肺的弹性回缩力减退引起的功能损害，MVV 的减低较 VC 的减低更为明显，AVI < 1.0。混合型通气功能障碍时，AVI 在 0.95 ~ 1.05 范围内，接近于 1。

（四）阻塞指数

系指自 PEF 顶点向下（FVC – L 轴）作一垂线，过其中点作一水平线，分别交 MEFV 曲线的升支和降支于 A、B 两点，据公式阻塞指数＝FVC/AB 则可得阻塞指数。其参考正常值为 1.6～2.2。

阻塞指数是反映 MEF – V 曲线降支坡度或向下凹陷程度较为敏感的指标。阻塞指数与 COPD 患者气道阻塞程度成正比，因为气道阻塞愈重者其 MEF – V 曲线降支向下凹陷愈明显，AB 值愈小，FVC/AB 值则愈大，气道阻塞程度也越重。

（五）呼气流速峰值时间（time at pef，TPEF）

呼气流速峰值的容量（FEV PFF）以及呼出 25% VC～75% VC 的时限 [（time at FEF25，TFEF25）、（time at FEF50，TFFF50）、（time at FEF75，TFEF75）] 与呼吸肌力的变化有关。

（六）平均排出时间和部分平均排出时间

MTT 为用力呼气肺量图平均排出时间（mean transit time，MTT）；MTTp 为部分平均排出时间（partial mean transit time，MTTp）。MTT 是对大小气道阻塞均较敏感的指标，可作为一项单独全面的肺功能测定指标。而 MTTp 则是检测小气道病变非常敏感的指标，对肺内气体排空时间的变化较敏感。在外周小气道阻塞时相差的慢排空单位增多，MTT 延长，MTTp 延长更为明显。

目前肺功能仪一般只分析呼气流速－容量曲线部分，随着科学的发展吸气流速也逐渐引是临床工作者的重视。临床观察发现，吸气流速容量指标与上气道阻塞、呼吸肌力学、吸气肌群，以及顺应性等方面有关，具有一定临床诊断意义。如 VE50/VI50 对判断上气道阻塞类型很有帮助。固定阻塞型为 VE50/VI50 值近似等于 1。胸外气道阻塞可变型 VE50/VI50 值 >1。胸腔内气道阻力可变型 VE50/VI50 值 <1。

十、FVC、FEV_1、MTT、MTTp 测量方法

（一）FVC

起点必须是最大吸气量位即 TLC 位。FVC 终点确定采用 1978 年美国胸科学会（ATS）推荐的方法：0.5s 内容量相差少于 25ml 或容量低于 0.05L/s 作为终止点。

（二）FEV_1

起始点用后外推法。画后外推线标定 FVC 曲线的时间，容量零点。1979 年由 ATS 推荐的标准化法，用以补偿含糊的起点，后外推的容量不超过 10%，FVC。

（三）MTT 和 MTTp

MTT 以用力呼气肺量图（FVC – t 曲线）面积除以 FVC 求得。

$\int Vdt = FVC \times MTT$

$MTT = \int Vdt/FVC$

V 为任何时间 t 的容量变化；$\int Vdt = t/n [fvc/2 + (\sum n-1V)]$；n 为时间轴上划分等分的数目；t/n 为每段所占的时间；$\sum n-1V$ 代表被分成 n 等分的各个时间肺容量的和。

MTTp 测定是将容量轴分成 10 等份，然后计算每一个 10% FVC 用力呼气肺量图的面积（阴影面积），再求其 MTTp，计算原则同 MTT。本研究测定 MTTp（62.5%～87.5% FVC），

避免了主观用力因素的影响。

（夏淑云）

第二节　弥散功能

一般指弥散量。O_2 和 CO_2 通过肺毛细血管膜进行气体交换过程称为弥散。肺弥散量测定是以肺泡毛细血管膜（血 – 气屏障）两侧某气体分压差为 0.133kPa 时，在单位时间内（1min）所能通过该膜的气量（ml）。由于 CO_2 弥散率为 O_2 的 20 倍，因此，在临床上弥散主要指 O_2 的弥散量，不存在 CO_2 的弥散障碍。弥散量是测定肺泡膜弥散功能的生理指标。

$$弥散量 = \frac{通过肺泡沫的气量}{肺泡中气体分压 - 肺毛细血管血压气体分压}$$

单位 = ml/（mmHg · min）

一、弥散量测定原理

计算氧的弥散量（DLo_2）方法较复杂。CO 与 Hb 亲合力很强，比 O_2 大 210 倍。吸入少量 CO 很快经肺泡膜入血与 RBC 中 Hb 结合。血浆中一氧化碳分压（PCO）接近于零可忽略不计。所以肺泡气的 PCO 即为肺泡膜两侧的 PCO 差。以此计算一氧化碳的弥散量 DLco 用以反映肺泡膜的弥散功能。

二、弥散量测定方法

弥散量测定方法：①一口气法。②稳定状态法。③重复呼吸法。

一口气法：让受试者呼气至 RV 位后最大限度地吸入含 0.3% CO、10% He、20% O_2 以及 N_2 平衡混合气体至 TLC 位，屏气 10s 后呼气至 RV 位。呼气过程中连续测定 CO 和 He 浓度，呼出气中水蒸气被吸收。根据弥散开始时与屏气后肺泡气 CO 浓度，间接计算出弥散量（DLco）。

不同方法对弥散量的测定值有一定影响。一口气法简便，用于病情较轻，合作好的患者。如病情较重的患者不能屏气，合作不好者用稳定状态法较理想。重复呼吸法虽测定精确性高，但因操作较困难故不常应用。

三、影响弥散量因素

（1）血 – 气屏障两侧弥散气体和血液内该气体的分压差小者弥散量低，如通气功能障碍的患者，PAO_2 低与肺泡毛细血管血中 PO_2，差小可造成弥散量减低。

（2）肺泡气和毛细血管内血液间的距离大者弥散量会降低，如肺间质纤维化、肺水肿患者弥散量均减低。

（3）弥散面积（即指功能性肺泡与血流灌注的毛细血管的接触面积）减少者弥散量会降低，如肺气肿、V/Q 失调者。

（4）弥散气体在组织中的溶解度即肺泡气在肺泡毛细血管膜中的溶解度愈高弥散亦愈容易。

（5）毛细血管内 Hb 数量的多少与弥散量有关。贫血者弥散量低，红细胞增多症者弥散量增高。

弥散量正常值以大于预计值80%为正常。弥散量减低的分级：

（1）弥散量大于预计值80%为基本正常。

（2）弥散量占预计值65%～80%为轻度减低。

（3）弥散量占预计值50%～64%为中度减低。

（4）弥散量小于预计值50%为重度减低。

临床工作中弥散量检查常用于肺间质疾患的诊断以及用于估计肺疾病的严重性及类型。

（夏淑云）

第三节 呼吸动力学

呼吸肌舒张和收缩使胸廓运动，从而引起胸膜腔内压变化。胸膜腔内压力改变同时又影响肺内压以致产生肺泡－呼吸道口压差使肺泡充气或排气产生通气。呼吸肌活动主要是克服通气阻力：①胸廓、肺组织弹性阻力。②呼吸道气体流动产生以摩擦力为主的肺黏性阻力。用力学观点分析呼吸运动，对呼吸器官疾病的病理生理和发病机制的探索提供一种新的途径和方法。

一、呼吸肌

呼吸肌的舒缩是自然呼吸动力。肺和胸廓均为弹性组织，在FRC位时，胸廓向外扩张与肺组织向内收缩的弹性力处于平衡状态。从FRC位开始吸气，肺组织向内收缩力逐渐增大，胸廓向外扩张力逐渐减少，当达一定肺容量时（约为TLC的67%），胸廓弹力也转为向内收缩，胸廓与肺组织的弹性回缩力都是向内的。正常情况下，吸气运动是主动的，吸气肌主动收缩，肺与胸廓受牵拉而扩张时，贮存了势能。呼气则靠受牵拉组织的弹性回缩、势能释放来完成，所以是被动约。只有用力快速呼吸或气道阻力增大时，呼气肌才主动收缩。

膈肌是最主要吸气肌，静息时吸气主要靠膈肌收缩完成。参与吸气动作的还有肋间外肌和辅助吸气肌（斜角肌、胸锁乳突肌等）。即使骨性胸廓完全固定时，MVV仅减少20%～30%。参与主动呼气的肌肉有腹肌、肋间内肌。膈肌参与早期呼气活动。一般健康人当MV超过50L时，这些肌肉才开始参与活动。

通常呼吸肌耗氧很少，其功率也很低，仅5%～10%。但当疾病状态下，其VO_2，则明显增加，久之则必产生呼吸肌疲劳，以至增生、肥厚。呼吸肌疲劳与呼衰的关系是一个值得探讨的课题，越来越受到临床工作者的重视。

二、呼吸肌功能测定

在呼衰机制中注意通气、换气及呼吸控制和通气调节因素，但对呼吸动力－呼吸肌功能却重视不够。20世纪70年代后才开始有系统研究。导致呼衰有三个原因：①中枢控制功能障碍。②胸肺运动机械负荷过重。③呼吸肌疲劳。COPD患者后两个因素起重要作用。肺气肿吸气肌长期处于力量－长度关系不利位置上，肌组织血供少能量不足易疲劳。测量方法：经膈压测定、MIP和MEP及F－V测定。吸气肌疲劳的临床表现：①腹式反常呼吸，即吸气时，由于胸膜腔内压降低，胸腹压差增加，当膈肌疲劳无力时膈即向上移位，腹压降低，腹壁下陷。②胸腹交替呼吸，以及呼吸不断变浅速。

三、呼吸器官的弹性

呼吸肌活动的力量是作用于克服呼吸运动的阻力。呼吸压力的变化也反映了呼吸阻力的存在。呼吸运动阻力主要来自两个方面：呼吸器官的弹性阻力和以呼吸道气流摩擦阻力为主的非弹性阻力。

（一）呼吸器官的压力－容量曲线

胸廓与肺组织弹性反映压力与容量间的依从关系，可用压力－容量曲线表示。在肺容量为功能气量（约等于 TLC 的 40%）时，肺内压为零，即肺内压与大气压相等。这时肺脏向内回缩与胸廓向外扩张的弹性力相等、方向相反，相互抵消（同时也形成此时的胸膜腔负压）。在肺容量大约等于 TLC 的 67% 时，胸廓处于自然位置，不表现弹性力量（此时的胸内负压仅反映肺脏的回缩力）。在肺容量超过 TLC 的 67% 时，胸廓与肺脏弹性回缩方向相同，共同构成肺扩张的阻力。肺容量小于 TLC 的 40% 时，呼吸肌收缩力量完全用于克服胸廓向外扩张的弹性力量。肺弹性方向始终向内，直到肺不再扩张时，故其弹性有利于呼气。

（二）应变性与弹性回缩力

应变性和弹性回缩力都是表示物质弹性的指标。但含义并不相同。呼吸器官弹性回缩力是改变肺或/和胸廓容量所需要的压力，而应变性则反映弹性回缩力与相应容量变化的相互关系。可见应变性是不同容量所要求弹性回缩力点的连线。所以，不同应变性肺组织（不同斜率的肺容量－压力线）可能有相同的弹性回缩力（即不同斜率容量－回缩力相关线的交点）；而相同应变性肺组织在某肺容量的回缩压力可能不同（相关线斜率相同但位置不同）。说明肺组织（或胸廓或整个呼吸器官）静态弹性特点，应该包括容量和弹性回缩压力关系线的斜率及其位置。阻塞性肺疾患者肺容量－弹性回缩力关系线与正常者比较，哮喘患者的关系线的斜率与正常相同，但位置左移；肺气肿患者，斜率和位置都异于正常。

（三）静态与动态应变性（顺应性）

应变性是容量和相应弹性回缩压力之间的关系。呼吸器官及其组成部分的应变性可用公式表示：

应变性（C）＝容量改变（$\triangle V$）/压力改变（$\triangle P$）

（1）胸壁应变性（$C_{胸壁}$）＝肺（$\triangle V$）/胸壁（$\triangle P$）。

（2）肺组织应变性（$C_{肺}$）＝肺（$\triangle V$）/肺（$\triangle P$）。

（3）呼吸器官总应变性（$C_{胸壁＋肺}$）＝肺（$\triangle V$）/肺（$\triangle P$）＋肺（$\triangle V$）/胸壁（$\triangle P$）。

（4）$1/C_{总}$＝肺（$\triangle V$）/肺（$\triangle P$）＋肺（$\triangle V$）/胸壁（$\triangle P$）＝$1/C_{肺}＋1/C_{胸壁}$。

从（4）式可知呼吸器官的总应变性必小于胸壁或肺组织的应变性。正常人胸壁和肺组织应变很接近，约为 $0.22L/cmH_2O$。呼吸器官总应变性为 $0.11L/cmH_2O$。在病理情况下，如肺间质纤维化、肺水肿、肺充血等时，肺组织较坚实，弹性阻力大应变性减小。

肺组织应变性改变是阻塞性肺疾患的重要病理生理。肺应变性有动态和静态之分。缓慢呼吸时，一次 V_T 前后呼吸间歇，气流停止时，肺内气体压力与大气压平衡。所测得 $\triangle V/\triangle P$ 值为静态应变性。如果 f 较快，呼吸间歇短暂；肺内气体不能取得平衡，则测得 $\triangle V/$

△P 值为动态应变性。前者纯粹反映肺组织的弹性阻力而后者兼有气道阻力的影响。气道阻力愈大，呼吸间歇时，肺组织各部分压力愈不易平衡。动静态应变性值的差别愈显著。频率依赖性肺应变性测定作为衡量小气道阻塞程度指标的原理即在此。

肺应变性值也与测定时的肺容量有关系。如两侧肺扩张 1L 需压力 0.5kPa。计算肺应变性为 0.2L/cmH_2O。假设两肺容量相同，应变性相等，进入单侧肺的气量为 0.5L，压力仍为 0.5kPa。每侧肺应变性降为 0.1L/cmH_2O，为原测定值的 1/2。这就是婴幼儿肺应变性虽明显小于成人，但不意味着其肺的弹性较成人差的道理。为避免肺容量对测定肺应变性值的影响，生理上以特异性肺应变性作为衡量肺组织弹性的指标（肺应变性/肺容量）。

四、呼吸压力

呼吸肌的舒缩使胸廓容量变化。从而使胸内、肺内和呼吸道内压力发生变化。成为呼吸运动的机械动力。

（一）胸膜腔内压

在静息状态下，胸廓弹性方向向外，肺组织弹性向内，两个方向相反的弹性力作用于胸膜腔，使胸膜腔出现负压。平静呼气末吸气肌松弛二个反方向的弹性力处于平衡，此时的肺容量（FRC）反映了胸廓和肺组织弹性力量的消长。肺组织弹性回缩力减退，FRC 增加；若 RV 增加则 FRC 减少。

（二）肺泡压（或肺内压）

肺泡压是胸膜腔内压与肺组织弹性收缩压之差。吸气时，胸膜腔内压增加，肺弹性收缩保持稳定，肺泡内负压相应增加，产生口腔（大气压）–肺泡内压差。空气即被吸入肺泡。待肺泡压力与大气压平衡时，吸气停止，呼气时，吸气肌松弛，胸廓回缩复位胸内负压减小，当低于肺弹性收缩压时肺泡内压力转为正压（大于大气压）。肺泡压的变化也作用于肺泡周围的毛细血管，使肺循环血流阻力也随之有所变化。

（三）气道内压

大气–肺泡压力差产生气道内压力的变化。在吸气时，肺泡压为负压，气道内压力自口鼻腔向肺泡递减，至吸气末，当肺泡压与大气压平衡时，气道内压力等于大气压。呼气时，肺泡压转为正压，呼吸道内压力由肺泡向口鼻腔大气压递减。呼气末，肺泡压呼吸道压与大气压达平衡。呼吸周期中，气道压力递减的梯度取决于气道阻塞情况。阻塞愈明显阻力愈大，阻塞部位前后的压差也愈大。

（四）经气道压

是使呼吸道扩张或压缩的压力，取决于气道内外压差。胸腔内经气道压为气道内压与胸膜腔内压之差。吸气时，胸腔负压降低，气道内外压差增大，气道管径相应增大。临床上采取增加呼气阻力措施提高气道内压，减少气道内外压力差，防止气道陷闭，保持呼吸通畅。

（五）经胸廓压

是指扩张或压缩胸壁和肺脏的总压力。相当于肺泡压与胸廓外大气压差。肺泡压大于大气压，胸肺扩大；反之缩小。当自主呼吸消失使用机械呼吸（呼吸机）时，呼气末的气道压力即为经胸廓压。这时的经胸廓压增加提示胸壁或/和肺组织总弹性减损。经胸廓压是间歇正压或负压机械通气的呼吸动力。

（六）经肺压

是使肺脏扩张或压缩的压力，相当于肺泡压与胸膜腔内压之差。吸气时，胸膜腔负压增大，超过肺泡压。呼气时肺扩张，负压减小，它与肺泡压力之差也随之减少，肺脏收缩。呼吸周期中，由于经肺压存在区域性差异，故肺脏各部分容积变化程度不一致导致吸气分布不均。

（七）经胸壁压

是扩张或压缩胸壁的压力。相当于胸膜腔内压与胸壁外大气压之差。呼吸机（铁肺呼吸器）即利用经胸壁压的变化作为机械呼吸的动力。

五、气道阻力

气道阻力（Resistance Air way，RAW）是呼吸过程中空气流经呼吸道时与气道内壁产生的摩擦力，其占非弹性阻力的大部分；而呼吸器官的黏性阻力则相应较小，测定困难且临床意义不大。肺组织的黏性阻力约相当于气道阻力的1/4，肺结节病、纤维化时有所增高，但极少达限制呼吸的程度。某段气道阻力，以单位流速下所需该段气道两端压力差来表示。总气道阻力通常以每秒通过一升空气量（V）在肺泡和气道开口处（口腔）所造成压力差（△PA）来表示。

$$RAW = \triangle PA/V$$

呼吸时产生的阻力是用以克服呼吸器官弹性和非弹性阻力。非弹性阻力包括呼吸道阻力、肺呼吸运动时的摩擦阻力（组织阻力）。正常情况下，组织阻力仅占全部非弹性阻力的10%～20%，但在实质病变时有较明显的增加。

气道阻力测量一般采用通气阻断法及体描法测量。正常人为0.06～0.24kPa。气道阻力很大一部分位于上呼吸道（鼻、口、咽和气管）。用鼻平静呼吸时鼻阻力占全部呼吸道阻力50%；用口平静呼吸时，咽喉（25%）和气管（15%）阻力占全部阻力30%～40%；若MV增加，阻力增大，f为30bpm时阻力约为10bpm时的2倍。如当活动剧烈时，阻力可增至50%。其余阻力大都位于中等大支气管如肺叶、肺段和亚段直至七级分支。正常情况下，小气道阻力仅占总阻力的10%～20%。除气道阻力外，在呼吸生理中还有其他阻力概念，其存在部位和测定方法及生理意义都不大相同。

六、呼吸功

指呼吸使空气进出呼吸道时以克服肺、胸壁和腹腔内脏器的阻力而消耗的能量。据物理学定律：功＝力×距离或功＝压力×容积。用于呼吸力学上，功等于胸腔压力差乘以容量改变。正常情况下平静呼吸功约为0.5kg·m/min（1kg·m/min＝9.8J/min），最大呼吸功可达10kg·m/min。在短时间内作最大限度呼吸可达到250kg·m/min。正常人呼吸功小；慢阻肺患者呼吸功增大。阻塞型通气功能障碍等患者气道阻力增大，呼吸功亦增加。生理呼吸功包括克服肺和胸廓弹性回缩力所做的弹性功，克服气管和肺组织气流阻力所做的阻力功，克服气体和组织产生位移所做的惯性功。后者较前两者小通常忽略不计。呼吸总功＝生理呼吸功＋附加功（附加功是指通过使用呼吸设备自主呼吸所增加的那部分呼吸功）。在生理情况下，MV 不变时，不同 f 和 V_T 时的呼吸功消耗各异。近来一些学者提出呼吸功监测对呼吸支持治疗具有重要指导作用，尤其对呼吸机依赖患者的病因诊断和判断脱机时机是一个有价值的指标。

（成利伟）

第四节　脉冲振荡肺功能测定及临床应用

一、强迫振荡技术

脉冲强迫振荡肺功能测定技术经过数十年研究，近年来成功地将工程学上强迫振荡技术用于呼吸力学方面的测定，成为肺功能诊断的最新技术。强迫振荡技术的基本理论由 1950 年 Otis 和 1956 年 Dubois 等分别提出。通过不同频率的振荡正弦波测量胸部全部阻抗并提出共振频率概念。因该技术需准确地获得压力和流量信号以及数据的快速分析处理，致使研究进展缓慢。随着科学进展及计算机技术的应用，快速付里叶转换（FFT）数据处理系统的开发使该项技术研究进展迅速，20 世纪 90 年代研制出适用于临床的阻抗频谱测试分析仪。受试者在静息状态下自主呼吸即可准确、快速地测出呼吸系统阻力和顺应性，无须特殊配合，适用范围广泛，尤其适用于老年人和儿童以及肺功能差的重症患者的肺功能检查。测试结果比较全面地反映了受试者呼吸动力学特征。如德国耶格公司或 CUSTO 公司的脉冲振荡肺功能仪采用强迫振荡技术（FOT），为测定气道阻力提供了新的方法和途径。

二、FOT 的结构及测定原理

（一）FOT 结构
主要由扬声器、Y 型接管、压差式流速传感器、终末阻力器和传感器（transducers）等组成。

（二）FOT 测定原理
将一定频率的正弦形外置振荡信号施加于人体呼吸系统上，振荡波激励呼吸系统中的气体使其处于受迫振荡状态，再测定其对正弦形振荡信号的压力（P）和流速（V）的反应。测定时，受试者平静呼吸，通过压差式流速传感器、Y 型接管和终末阻力器来确定呼吸阻抗 Z（Z = P/V）。终末阻力器的阻力 <0.1kPa/（L·s）对呼吸的影响可忽略不计。

1. FOT 方法　FOT 系人为地将外置信号源产生的脉冲振荡信号施加于气道，使气道和肺组织产生相应的振荡反应。脉冲振荡频率以赫兹（Hz）表示。振荡频率不同，气道反应也不同。

2. FOT 频率　FOT 脉冲频率由微机脉冲模块控制。不同产品的脉冲频率范围各异，如德国 CUSTO 公司产品"ORM"为早期单频正弦波，其频率为 4～16Hz，德国耶格公司产品"IOS"为多频脉冲振荡，振荡频率为 5～35Hz；我国中科院半导体研究所研制的强迫振荡肺功能测试系统为矩形方波振荡，其频率为 4～50Hz。频谱范围以 5～35Hz 为佳，该范围内频率和振幅均有较高稳定性。自然呼吸频率相当小，其频域为 0.2～5Hz。

3. FOT 测定分析　脉冲模块产生的电波经过滤波和放大后，叠加到呼吸波上，使呼吸波发生相应频率的变化，气流速度曲线亦发生快速改变。经频谱分析，即 FFT，便可把所测得的时域信号转变为频域信号，再经数据处理分析可得出该呼吸系统中的所有呼吸力学参数，包括气道阻力，顺应性和气道黏滞度等。

4. 气道阻力测定　FOT 法不同于常规肺功能阻力测定，后者包括：

（1）阻断法：用阻断后的口腔压代替阻断前的肺泡压。

（2）食管测压法：用食管内压代替胸膜腔内压。

（3）体描法：先阻断呼吸通路，受试者继续保持呼吸动作，通过测量口腔压（代替肺泡压）和体描箱内压力的变化，求得呼吸压差。

（4）FOT 法：其所测得的阻力不只是通常所说的气道阻力（黏性阻力），而是整个呼吸系统的呼吸阻力，即为呼吸阻抗（impedance），俗称呼吸阻力（Z）。实际上是指呼吸的黏性阻力（resistance）、弹性阻力（capacitance）和惯性阻力（inertance）的总和，故又称为综合阻抗（Zrs）。

5. 呼吸阻力的分布

（1）黏性阻力：是指气道阻力，来自气道和肺组织，但主要来自气道，包括中心气道阻力（Rc）和周边气道（Rp）阻力两部分。

（2）弹性阻力：主要分布于肺组织（肺间质和肺泡）和小气道。临床上所说的肺顺应性（compliance）即为弹性阻力的倒数。肺弹性阻力越大，肺顺应性就越小。

（3）惯性阻力：主要分布于大气道和胸廓。

三、临床应用

（一）测定结果分析及正常判断标准

1. FOT 指标　FOT 呼吸阻抗测量就是对呼吸波进行分析，得出呼吸阻抗及其分布。如总气道阻力、中心气道阻力、周边气道阻力、肺和胸廓的顺应性等指标，此外还能提供阻力和电抗的容积依赖和流速依赖及其变化等的呼吸生理和呼吸动力学有关知识。其呼吸阻抗测量的精确度符合 ATS 和 ERS 推荐标准。

2. 正常判断标准　VOGEL 和 U. SMIDT 提出 FOT 健康受试者的标准：①正常呼吸时 R 保持在 2kPa/（L·s）以下，从 5Hz 到 35Hz 之间几乎呈水平无差异。②正常呼吸情况下相当于 5Hz 时 X 值几乎为零，随着频率增加当频率达 35Hz 时 X 值仅升高约 2kPa/（L·s）。③正常呼吸时几乎没有流量或容积的频率依赖性。④正常呼吸时所有结构参数几乎保持不变。⑤在用 VC 方式呼吸过程中的整个容积变化范围内，5Hz 时的 R 和 X 容积依赖性明显；最大呼气比最大吸气 R 值高 3kPa/（L·s），X 值低 2kPa/（L·s），这些差别随着频率的增加减少到零。⑥在结构参数中正常受试者在最大呼气过程中也可升至 10~20kPa/（L·s）。

（二）阻塞型通气功能障碍

阻塞性通气功能障碍者呼吸阻力增高。一般成人平静呼吸时呼吸阻力 R_{fo}（8Hz）< 0.35kPa/（L·s）者呼吸阻力正常；R_{fo} > 0.35kPa/（L·s）者呼吸阻力增高；R_{fo} 在 0.35~0.50kPa/（L·s）之间者为轻度呼吸阻力增高；R_{fo} 在 0.50~0.70kPa/（L·s）之间者为中度呼吸阻力增高；Rfo > 0.70kPa/（L·s）者为重度呼吸阻力增高。

R（8~16）Hz > 0.7kPa/（L·s），phi < −10° 表明有频率依赖性和相位角减低，共振

频率增加，可作为阻塞型障碍的诊断依据。动态顺应性频率依赖性是诊断周围气道阻塞较敏感的指标。

气道阻塞明显者周边阻力（Rp）和中心阻力（Rc）均升高，但早期可正常，甚至吸气末阻力和电抗值亦可正常；在吸气过程中表现出明显的流速依赖性（flow‑dependent），阻力升高、电抗降低，在呼气过程中更加显著；在5Hz时具有特征性的R和X的流量增加梯度，呼气末阻力增加、电抗降低，在最大呼气时尤为明显，这与呼吸肌的影响有关；正常呼吸时阻力和电抗随容积而变化，在用VC方式呼吸过程中更为明显，常高于正常人许多倍。

1. 小气道阻塞　小气道阻塞者，低频段增高，但高频段降低。而大气道阻塞者则各频段阻力值均增高。其电抗（X）值较正常人低，共振频率点右移，至较高频率时才变为正值，出现共振频率增高。有呼吸系统症状的患者，主要表现为8Hz～24Hz各频率R增高，同时X变为负值增大，共振频率增加。这是检测早期气道阻塞较敏感的指标。

2. 中心气道阻塞　在用FOT方法检测时，中频段R20主要反映中心气道阻力的变化情况。中心气道阻塞者各个频段阻力均增高，R5和R20均增高亦处于同一水平，而电抗X正常或减低，共振频率正常或增高。小气道正常时其气道阻力远较中心气道阻力低，此时阻力主要来自中心气道（大气道）即Rc增高。

3. 周围气道阻塞（peripheral obstruction）　阻力频谱（resistance spectrum）可出现全部或部分明显超出正常范围。周围气道阻塞时R5明显高于R20。与中心气道阻塞对比，其电抗频谱（reactance spectrum）中X5明显减低，共振频率明显增加。

COPD患者与健康者比较周边及部分中心阻力增高，共振频率增高，周边电抗下降；阻力线R，低频段明显升高，随频率增高迅速下降，呈下凹曲线，低频段和中频段R值出现明显差距，表明阻力源于周边气道和部分中心气道。电抗X低频段明显降低，共振频率增大，周边弹性明显增加，顺应性明显下降。吸气末、呼气末阻力增加，电抗下降以及出现气体滞留这是阻塞型通气功能障碍的特征。

（三）限制型通气功能障碍

限制型通气功能障碍者如胸腔积液患者阻力线R低频段略高于健康人，电抗X略低于正常人，共振频率略有增大，无特殊特征改变，但在频谱微分均值图上低频或全频段，呼气末、吸气末阻力增大电抗下降，吸气末、呼气末两点位置翻转；吸气末、呼气末阻力增加，吸气末电抗降低，是该组胸腔积液患者，即限制型通气功能障碍的特征表现。

（夏淑云）

第五节　肺功能临床诊断及评价

一、通气功能

（一）正常通气功能的判定

一般讲凡实测值/正常预计值≥80%者即为正常，而RV其实测值/预计值≤120%者为正常。MTT则≤50%为正常，RV/TLC≤40%为正常。

（二）通气功能大致正常的判定

凡以实测值占正常预计值80%以上者为正常，则以大于96%的正常低值至正常低值为通气功能大致正常的范围。例如 VC 正常低值为 80%（预计值的 80%）其大致正常低值为 $80 \times 96\% = 77$，故 VC 大致正常范围为 77% ~ 80%。余以此类推。

（三）通气功能异常的判定

1. 上气道阻塞（UAO）　UAO 的诊断通常是较困难的问题。UAO 患者，因 MVV 受高肺容量位吸气阻力呼气阻力的影响，故呈现特征性下降。尤其胸内固定型或可变型气道阻塞的患者。胸内可变型气道狭窄的患者，MVV 与 FEV_1 相比不呈比例下降。上气道梗阻者 MVV/FEV_1 为 19.5，而正常人为 41，肺间质疾患者为 44，慢性气道疾患者为 39.4，哮喘患者为 40.6。1983 年 Owerls 指出 $MVV/FEV_1 < 25.0$ 可认为 UAO。早在 1968 年 Jovdaroglon 和 Pride 将 F－V 曲线引入 UAO 诊断，后来经 Miller 和 Hyatt 等研究了 UAO 患者 F－V 曲线的变化，发现 F－V 曲线对 UAO 诊断很有价值。可根据 F－V 曲线变化估价病变程度，并据 F－V 曲线特征对 UAO 进行分类定位诊断。UAO 患者 F－V 曲线的特点是呼气相和吸气相流速呈显著受限，而呈现特征性平台状。不同患者 F－V 曲线形态变化主要决定于气道阻塞的性质和阻塞的部位并与阻塞程度密切相关。据病变处气道柔软程度（柔软或僵硬）可区分阻塞类型即固定型和可变型 UAO。病变处僵硬则属于固定型 UAO，而病变处柔软则属于可变型 UAO。胸腔内 UAO 常常引起呼气流速受限，而胸腔外 UAO 主要表现为吸气相流速限制。OSAS 表现为胸外 UAO。

2. 小气道功能异常　MEF－V 曲线主要用途是用以检测小气道病变和 COPD 患者。小气道阻塞及 COPD 患者 MEF－V 曲线特点为：①同一肺容量水平 V_{max} 低于正常人。②曲线降支凹向容量轴，曲线降支坡度变小。③严重时 V_{peak} 提前出现，或往左，V_{peak} 降低。

小气道阻塞的 COPD 患者 F－V 曲线变化主因：①上述情况下 Pst（i）出现不同程度的降低。②由于小气道炎症、充血、水肿、平滑肌痉挛和肥厚、黏液阻塞，小气道口径变小，外周气道阻力增加。用力呼气时肺泡压（Palv）消耗更快，从肺泡到口鼻端压力降梯度更大，等压点向外周移动快。较高肺容积水平时，正常人等压点处在大气道水平，V_{max} 正处上升阶段而 COPD 患者等压点已移到外周小气道水平，出现下游段气道动态压缩，即限速现象提前出现，表现 F－V 曲线 Vpeak 左移。在相同肺容积时与正常人比由于 Pst（L）降低和/或外周气道阻力增加，等压点较正常人更靠近肺泡侧，因此下游段被压部分更长，外周气道阻力更大，V_{max} 更低。

3. 限制型通气功能障碍　系指肺体积受限引起的肺容量减少而不伴随气体流量的下降。限制型通气功能障碍的特点为 VC 下降、TLC 下降、RV 不改变或下降、RV/TLC、FEV_1 及 MMEF 正常或略低，呼气流速和 MVV 相对正常。AVI > 1.0。若 RV 正常或下降，低于 VC 则 RV/TLC 增高，由于 TLC 值下降，RV/TLC 增高此时并非由于过度充气或肺气肿所致。肺间质疾患通常 VC 下降明显，胸廓活动受限和神经肌肉疾病患者 RV 可正常。此种情况 VC 下降、TLC 正常，仍可认为有限制性的障碍。引起限制型通气障碍的原因有：①肺间质疾患：如间质肺炎，肺纤维化及肺气肿等。②胸膜疾患：如胸腔积液、气胸，血胸及纤维胸等。③肺占位性病变与肺切除：如肺肿瘤、肺囊肿、肺不张等。④胸壁疾患：如强直性脊椎炎、脊椎胸廓畸形及胸廓成形术等。⑤胸外情况：如肥胖、腹水。妊娠等肺间质疾患者其 VC 下降，TLC 早期无变化。因肺弹性回缩力增加，对气道牵引力增大，使流速常增高 FEV_1/FVC 升高。MVV 常正常，气速指数 > 1.0。胸壁疾患者其 VC、TLC 均下降，MVV 也可能下降，RV 及 FRC 可正常或略有下降。神经肌肉疾患者，如吉兰－巴雷综合征、重症肌无力等，早期为最大吸气压（MIP）和最大呼气压（MEF）下降。吸气肌、膈肌力弱者，IC下降，吸气流量下降。呼气肌力弱者呼气流量降低，ERV下降，RV升高，VC、MVV下降。

4. 阻塞型通气功能障碍 导致气道阻塞或狭窄而致气体流量下降，阻塞型通气功能障碍的特征为MVV、FEV_1及MMEF均下降，VC正常或略低，RV、RV/TLC、RAW均升高。常见原因有：①上呼吸道疾患，如咽喉及气管肿物、水肿，感冒及异物等。②外周气道疾患，如支气管哮喘，慢性阻塞性支气管炎，闭塞性细支气管炎等。③肺实质疾患，如肺气肿、肺大泡等。阻塞性通气功能障碍患者，MVV下降常伴有FEV_1呈比例下降。MVV和FEV_1密切相关。不少学者报道用FEV。推测MVV回归方程为临床提供一项有用的测试方法。如MVV = $FEV_1 \times 33 + 9$。

气道阻塞可逆行性判断：选用FVC、FEV_1、FEF25/75三种参数；若其中有两种有明显改善提示为可逆性。通气改善率可按下式计算：

通气改善率 = （用药后测得值 - 用药前测得值）/用药前测得值×100%

气道阻塞可逆程度分为：①轻度可逆：通气改善率为15%～25%。②中度可逆：通气改善率为25%～40%。③显著可逆：通气改善率 >40%。一般正常人无变化，COPD患者可稍有改善，通气改善率在15%以上才判为阳性。支气管哮喘患者通气改善率多在25%以上。

5. 混合型通气功能障碍 特征为VC小、呼气流速减低、FEV_1/FVC低、RAW高、RV和TLC不增高。引起混合型通气功能障碍原因有矽肺、结节病、支气管扩张等。

6. 最大吸气压和最大呼气压 MIP和MEP与最大呼气流速 - 容量曲线多数指标值密切相关。我们经过正常人所测最大吸气压和最大呼气压与呼气或吸气流速 - 容量曲线各指标值密切相关。F - V曲线上升支与主观用力因素和呼吸肌力学密切相关。若用时间序列分析方法分析判断不同时间点流速的变化来监测和评估呼吸肌力学变化，亦是一简便可行的方法。

（四）肺功能对手术危险性的评估

呼吸系统疾病患者进行手术时，特别是肺切除时进行肺功能检查对评估承受手术危险性方面很有帮助。主要是看肺功能是否有足够的贮备。呼吸疾病患者术后出现并发症的主要原因是无效咳嗽，致使分泌物滞留。通气贮量%和MVV被认为是手术前预计术后肺并发症的重要预测指标。通气贮量% = ［（MVV - MV）/MV］×100%，其反映肺通气贮备能力；93%以上为正常；<70%胸科手术禁忌。MVV <50%胸科手术应慎重考虑或列为禁忌。1987年Tisi认为FEV_1 <1.0L、MVV <50%预计值提示多数患者不能耐受手术切除具有功能的肺组织，并且是术后并发症的高危指标。即使切除后也无法维持足够的肺功能。有的学者认为MVV <50%时不能有效地咳嗽。MVV <33%时易出现分泌物滞留。

有的学者认为术前检测VC、FVC、MMEF和MVV，对术后合并证危险的评价有帮助：①MMEF明显减低者术后较容易出现肺部并发症。②MMEF <3.3L/s术后可出现并发症。③MMEF <1.7L/s术后会出现明显的肺部并发症。④MMEF <0.84L/s术后会有较高的并发症危险。

当术前存在高碳酸血症和低氧血症，即$PaCO_2$ >5.6kPa、PaO_2 <8kPa发生呼衰时需呼吸监护，如果$PaCO_2$ >7.05kPa，PaO_2 <6.65kPa时，进行大手术是有危险的。某些学者认为弥散量DL <50%预计值，术后便有发生肺部并发症的危险。RV/TLC <50%时其预后与DL <50%预计值的预后是一致的。在腹部手术时，检查RV/TLC和DL很有意义。

（五）尘肺分析判定

尘肺就广义而言每个人自出生以来无时无刻不受到空气中烟尘和有毒气体的危害。所不同的是每个人所处的生活和工作环境不同，因而肺所受到的损害程度也就不同。职业性尘肺如矽肺，多见于矿山开采工人，棉尘症多见于棉麻工人等等。各种尘肺的基本病理改变为弥漫性间质纤维化。不同尘肺虽具有不同的病理生理特点，肺功能损害的表现也有差异。许多学者认为，VC 或 FVC、FEV_1、V25/H 是测定尘肺的主要指标。其测定比较稳定、重复性好、方法简便易行，有一定的诊断价值。

尘肺的判定标准；判定标准分为尘（－）、尘（＋）、尘（＋＋）。其中尘（－）表明在尘肺方面没有肺功能障碍；尘（＋）表明在尘肺方面没有明显肺功能障碍；尘（＋＋）表明在尘肺方面有明显的肺功能障碍。

（六）肺功能分级判定标准

肺功能正常与异常值之间界线划分是个困难问题。肺功能分级各等级间界线划分亦较复杂，现仅就目前传统常用评价标准作一介绍。

肺功能（治疗前后对比）疗效分级评定：肺实质性疾患如慢阻肺患者，经临床药物治疗后肺功能与治疗前比较其改善情况分级判定：①与服药前比较≥15% 为显效。②与服药前比较在 3%～14% 为有效。③与服药前比较 ±2% 为无效。

现测肺功能与以前所测肺功能比较，判定情况改善的指标：①与上次肺功能比较 < ±5% 者为无显著变化。②与上次肺功能比较在 ±（5%～15%）为有所改善（或有所减低）。③与上次肺功能比较在 ±（15%～25%）为有明显改善（或明显减低）。④与上次肺功能比较在 ±（25%～40%）为显著改善（或显著减低）。⑤与上次肺功能比较 > ±40% 者为高度显著性改善（或高度显著性减低）。

二、换气功能

换气功能与 V/Q、肺内分流、VD 和弥散功能有关。

（一）换气功能与 V/Q

换气功能与 V/Q 密切相关。正常 V/Q 是维持换气功能正常的必要条件。凡影响局部肺顺应性、气道阻力和血管阻力的病理因素均可引起 V/Q 异常，从而影响换气功能。当 V/Q 出现区域性差异时，经自身调节能使 V/Q 趋于正常。

V/Q 比例改变对 O_2 和 CO_2 的效应：当部分肺血流正常而无通气，V/Q = 0 时，混合静脉血不能获得氧和排除 CO_2，形成静－动脉分流，引起低氧血症和 SaO_2 减低。当肺通气正常时，肺泡通气量成倍增加，此时氧解离曲线处于水平段，故 PaO_2 和 SaO_2 仅略增加。因此，当 V/Q = 0 时，单靠增加肺泡通气量仍不能改善其低氧血症。当肺泡通气量增加或血流量减少致 V/Q 增高时，肺泡 CO_2 排出增加，产生低碳酸血症，引起细小支气管收缩以调节肺泡通气，减少通气量使 V/Q 降低。当 V/Q 降低时，PaO_2 降低产生低氧血症，引起毛细血管收缩来调节血流，减少肺泡血流量使 V/Q 增加。

V/Q 在正常肺中各部位理应都等于 0.8，但实际上，即使健康人其肺 V/Q 亦并非完全正常，只是绝大多数肺泡 V/Q 接近于 0.8。肺部疾病患者则有较多的肺泡 V/Q 出现明显异常。在慢性支气管炎和肺气肿时，Briscoe 等提出双态分布，即快肺泡 V/Q 增高，而慢肺泡则 V/Q 偏低。当肺通气和血流完全不均时则可导致严重低氧血症或 CO_2 潴留。当患者因低氧血症或 CO_2 潴留而出现反应性通气增加时，$PaCO_2$ 可降低。

（二）弥散量

肺弥散量是反映人体换气功能的重要指标。肺弥散量的障碍是多种因素影响的结果。凡是影响肺泡毛细血管膜面积，肺毛细血管床容积以及氧与 Hb 反应等因素均影响弥散量，亦影响换气功能。

1. 肺间质疾患　如特发性弥漫性肺间质纤维化，使肺泡毛细血管阻滞，导致气体交换障碍。其主要原因包括弥散量减低和通气血流不均等。

2. 慢性阻塞性肺疾患　如 COPD 和肺气肿由于肺泡壁破坏，肺毛细血管床损害，毛细血管床减少，致使通气血流不均导致弥散量减低。慢性支气管炎主因支气管阻塞而肺实质不受影响故不影响其弥散功能。哮喘患者若无肺毛细血管床损害，亦无弥散障碍。肺水肿患者早期仅肺泡腔水肿时可无弥散变化，但当慢性肺水肿发展为肺间质纤维化时则引起弥散量减低。

3. 其他　如肺切除术，气胸，脊柱侧弯等主因肺容积减少而致弥散量减低；贫血患者 Hb 减少弥散减低；而红细胞增多症者，红细胞摄氧增加因而弥散增加；心血管先天异常导致肺血流增加者弥散量也应增加。

（三）肺泡气 – 动脉血氧分压差 $P_{(A-a)}O_2$

反映肺泡氧通过气 – 血屏障的难易程度，反映氧的交换率。呼吸空气时 $P_{(A-a)}O_2$ 正常值为 1.33 ~ 2.00kPa，当 $P_{(A-a)}O_2$ 大于 4.67kPa 时表明有换气功能障碍。任何原因所致的 V/Q 比例失调，弥散功能障碍或分流增加均可使 $P_{(A-a)}O_2$ 增加。如低氧吸入时，若有弥散功能障碍，则 $P_{(A-a)}O_2$ 增大。吸入纯氧时，$P_{(A-a)}O_2$ 增大，表明有分流存在。

从 ABG 结果可简便地评价其换气功能及低氧血症的原因：对 PaO_2 低的患者，若 PaO_2 与 $PaCO_2$ 之和在 14.63 ~ 18.62kPa，提示通气不足；若该值 <14.63kPa，提示换气功能障碍（亦适用于吸氧患者）；如果该值 >18.62kPa，可能有检测技术误差。

（四）氧合指数（PaO_2/FiO_2）

FiO_2 变化时，即可反映氧交换情况，故经常被用于呼衰患者的床旁监测。当 PaO_2/FiO_2 <40kPa 时，应考虑急性肺损伤；<26.7kPa 时，则为诊断 ARDS 的指标。另外 PaO_2/P_AO_2 与 $PaCO_2/FiO_2$ 相似，也常用来监测氧交换率。正常值为 0.93，其随低氧血症的加重而明显降低。

（范荣梅）

第五章

动脉血气分析

动脉血气（arterial blood gas，ABG）分析系指对人体动脉血中 O_2、CO_2 及 pH 值测定分析，主要包括 pH、$PaCO_2$、PaO_2、BE、HCO_3^-、TCO_2、CaO_2、SaO_2 等指标。ABG 的重要性：

（1）可直接提供血液中 O_2 和 CO_2 的实际指标，以判断缺氧、高碳酸血症和低碳酸血症，反应肺通气和换气功能的最终结果。

（2）从 ABG 分析结果可判断缺氧原因。

（3）动、静脉血气结合起来可判明组织气体代谢情况。

（4）可确切反映体内酸碱平衡情况，并判断酸碱失常的性质。

第一节　气体定律与血气分析

所有血气分析仪都是含有 PO_2、PCO_2 和 pH 三个电极系统的设备，其测定原理都是测定未知容量中离子或气体浓度改变所造成的相应电流或电压变化。

一、气体定律和血气测定的关系

ABG 与气体的物理特性和气体定律有关。血中主要气体包括 O_2、N_2、CO_2 三种，了解气体容积与温度和压力之间的关系对理解 ABG 的理论十分有益。

（一）波义耳（Boyle）定律

当温度不变时，气体所产生的压力和容积成反比。

（二）查理（Charles）定律

当压力不变时，气体的容积与温度成正比。

（三）道尔顿（Dalton）定律

混合气体总压力等于各气体分压之和；每种气体在混合气中所产生的压力与该气体存在的分子数目有关并且与它在总混合气体中所占部分成正比；每种气体所产生的分压是独立的，与其他气体存在无关。

（四）亨利（Henry）定律

在一定温度下，气体溶于液体的量与该气体分压成正比。因此，溶解气体的分子数与它的分压之间呈线性关系。

二、氧、二氧化碳和 pH 电极

（一）氧电极

用于测定 PO_2 或溶解血中的氧总量。现代所用的氧电极多数是根据亨利定律设计的极谱法电极，是由浸泡在 KCl 溶液中的银/AgCl 阳极和铂阴极用半透膜覆盖而成。所测溶液中的氧透过半透膜，在电极电压作用下，在阴极处被还原为 OH^-，阳极 Ag^+ 与 Cl^- 结合成 AgCl。氧被还原的量与阳极反应中产生的电子数成比例，阴阳两极间电流变化与 PO_2 成一定比例。测定阴阳两极间电流改变便可得知电极溶液中氧的含量。反应方程式如下：

阳极 $Ag + Cl^- —— AgCl + e^-$

阴极 $O_2 + 2H^+ + 4e —— H_2O + 2e^- + 2(OH^-)$

（二）二氧化碳电极

它是根据 Severinghaus 工作原理设计的。由特殊的 pH 玻璃电极和能通过 CO_2 膜覆盖的参比电极构成。所测溶液中 CO_2 通过半透膜与水结合形成 H_2CO_3，然后再离解为 HCO_3^- 和 H^+，其方程式如下：

$$CO_2 + H_2O → H_2CO_3 → H^+ + HCO_3^-$$

H^+ 使 pH 值改变被 pH 玻璃电极所感应，其 pH 值和标本中的 PCO_2 成正比。

（三）pH 电极

是用一特制的玻璃膜内含已知 pH 溶液，内部已知溶液与外部标本液间 H^+ 形成梯度差，可用电位计测定，跨越 pH 电极敏感玻璃膜所产生的电位差与两种溶液中 pH 差值成一定比例。

（蒋 慧）

第二节 血气监测

一、血气监测方法

危重症患者进行血气监测是十分重要的，因血液和组织内有关气体浓度变化反映了肺损伤的现状和程度以及体液的酸碱失常情况。有创性血气监测包括间断性和连续性监测。间断血气监测指间断取动脉血或动脉化的耳垂血经 ABG 进行监测；连续血气监测分为有创性和无创性连续血气监测分析。目前广泛用于临床，对医护人员救护患者起重要指导作用。

（一）有创性血气监测

1. 间断性血气监测 所测标本间断地直接经外周动脉穿刺或从保留动脉导管以及末梢动脉化的毛细血管取得。间断地检测患者的氧合、通气和酸碱平衡状况。危重症患者应常规进行 ABG 分析。PaO_2 测定以 kPa 为单位，SaO_2 以百分比表示，CaO_2 的单位为 mmol/L，$PaCO_2$ 以 kPa 表示。H^+ 浓度（mmol/L）是替代 pH 值的新概念，因后者广泛应用，故二者均为国际单位所接受。应用电极测 PaO_2、$PaCO_2$ 和 pH 值，用血氧计测 SaO_2，用分光比色技术和氧含量分析仪直接测量 CaO_2，经计算和气体标准化分析了解机体酸碱平衡情况。

氧是机体进行能量代谢所必需的，需氧代谢最终产物是 CO_2，厌氧代谢最终产物是氢离子 H^+。所有动物均需要足够有效的氧来维持体内正常平衡。机体排除适量的 CO_2 维持体内正常的 $PaCO_2$，以防止 H^+ 过度蓄积。氧的弥散障碍和 CO_2 蓄积是呼吸和心血管功能损伤的结果。H^+ 浓度增加会抑制机体的所有功能。因此，对机体内血 PO_2、PCO_2 和 pH 值测定，对及时发现和纠正其异常变化维持机体内正常平衡十分有益。早在 20 世纪 60 年代中期血气已普遍应用于临床，对临床工作有很大的指导意义。目前广泛用于危重症患者的救护如手术室或 ICU。PaC_2 和 $PaCO_2$ 测定可反映机体呼吸和循环功能及其代谢能力。pH 值测定可反映机体酸碱状态进一步了解机体代谢功能，可指导我们对危重急症患者的处理。

2. 连续血气监测　连续 ABG 监测较间断监测更能及时了解患者体内代谢和酸碱平衡状况。更适合危重症患者。连续监测的主要指标是 PaO_2，其次是 $PaCO_2$，特别是婴幼儿更需连续、稳定、迅速而准确的 ABG 测定方法。许多婴幼儿 ICU 病房配有连续监测设备，但成人进展却较缓慢。多数连续监测系统均需定期与 ABG 分析对比以协助校准。

有创连续血气监测系统系指把微型 O_2、CO_2 和 pH 电极置入血管内进行连续测定的方法。

（1）血管内氧电极：早在 1958 年，Kreuzer 和 Nessler 改进了 Clark 原始极谱法 O_2 电极在血管内应用。该系统阴极和阳极两者之间用膜隔开，被称为双极电极系统。Clark 型双极电极形似两腔导管，一个管供应血样本供校准分析用，另一个作为电信号接口与放大器和监视器连接。5 - Fr 电极可置入主要大血管，婴儿可置入脐动脉。Clark 型电极外径仅 0.65mm 可插入成人周围动脉。

连续血管内 PO_2 监测直接反映 FiO_2 和通气变化，即使经导管取血行常规 ABG 也未必能及时发现这些变化。连续监测 PaO_2 可对呼吸功能的变化做出迅速评价。

（2）血管内 CO_2 电极：血管内 CO_2 电极与连续氧电极比较处于初期试验阶段，尚未应用于临床。CO_2/pH 电极在动物实验中颇有希望，一般血管内 CO_2/pH 电极不稳定且需要反复校准（2h 校准一次），需用 ABG 分析校准。

（3）血氧饱和度光纤系统：SaO_2 由分光光度计和血氧定量计发展为纤维光学系统，可直接插入血管内测量 SaO_2。纤维光学导管也可用于测量和连续监测 SvO_2，该类导管价廉、耐用、可重复使用。

（二）无创血气监测

无创血气监测是通过皮肤局部加热（多采取耳垂部位），使毛细血管动脉化，再经几种不同波长的光束透照，显示 SaO_2、PaO_2 和 $PaCO_2$，操作简便易被患者接受有一定实用价值。

1. 经皮测氧仪　测定 SaO_2。加热局部皮肤使毛细血管动脉化，经不同波长光束照射分析 HbO_2 与还原血红蛋白的频谱差值，显示 SaO_2。该设备在饱和度为 50% ～100% 范围内读数较准确。在 PaO_2 为 13.33 ～80kPa 时，不能从 SaO_2 改变观察 PaO_2 的变化，不能监测肺分流，目前该项技术逐渐被经皮氧分压测定代替。

2. 经皮氧分压（transcutaneous oxygen pressure，$TcPO_2$）　电极温度为 44 ～45℃，可局部加热皮肤使毛细血管动脉化。$TcPO_2$、PaO_2、CaO_2 与局部血流有关，其相对值的变化较绝对值更有意义。不仅能监测 ABG 的变化趋势，而且能反映局部皮肤灌流变化。在休克早期先有皮肤灌流减少，进一步发展才出现低血压、心动过速和无尿等临床表现。故当患者

PaO_2 不变时，$TcPO_2$ 降低，可提示休克先兆。$TcPO_2$ 可监测肺分流，即发现肺中异常肺泡—动脉氧分压梯度的增高。在 CO 正常时，$TcPO_2$ 下降和肺分流增加一致。另外 $TcPO_2$ 监测对周围血管疾患以及整形术皮片存活状况等有一定价值。

3. 经皮二氧化碳分压（transcutaneous carbon dioxide pressure，$TcPCO_2$） 同 $TcPO_2$ 一样用电极温度加热局部皮肤使毛细血管动脉化。所测值高于 $PaCO_2$ 1.3 ~ 4.0kPa，在血流动力学稳定的情况下 $TcPCO_2$ 与 $PaCO_2$ 呈线性关系。

末梢循环良好情况下，$TcPO_2$ 能反映 PaO_2 动态变化，而 $TcPCO_2$ 则能反映 $PaCO_2$ 动态变化。一般 PaO_2 稍高于 $TcPO_2$，$PaCO_2$ 稍低于 $TcPCO_2$，婴儿较成人差别小。PaO_2 低于 8kPa 时，$TcPO_2$ 测定相对较准确。影响经皮血气测定因素较多，如年龄、皮肤厚度、水肿或服用血管扩张药等。

经皮血气分析虽受皮肤和血流影响有一定误差，但用其代替 ABG 测定对临床仍有一定实用价值。

二、监测指标与正常参考值

（一）动脉氧分压

系指血浆中物理溶解的氧分子所产生的氧分压。当吸空气时，血中溶解氧很少，每100ml 血仅能溶解 0.3ml。绝大部分氧是与 Hb 结合并以此形式运送。PaO_2 是反映机体氧合状况重要指标。是判断低氧血症的最佳指标。正常范围 10.67 ~ 13.33kPa。仰卧位年龄预计值为 $PaO_2 = [103 - 年龄（岁）\times 0.42] \times 0.133 \pm 0.53$kPa。$PaO_2 \geq$ 年龄预计值为正常；在年龄预计值 ~ 8kPa 为轻度低氧血症；5.33 ~ 8kPa 为中度低氧血症；2.67 ~ 5.33kPa 为重度低氧血症。当 $PaO_2 < 4.67$kPa 时，乳酸产量明显增加，当 $PaO_2 < 4$kPa 时，乳酸产量约增加3 倍，形成缺氧性 LA。影响 PaO_2 的因素有：①肺通气功能的下降，肺泡气的 PO_2 降低如 II型呼衰。②气 - 血屏障病变，气体弥散距离加大，如肺纤维化、肺水肿等。③肺泡的弥散面减少，如肺不张、肺炎等。④V/Q 失调造成无效腔效应或静动脉分流效应如 ARDS、肺纤维化、肺炎等。V/Q 失调是造成 PaO_2 下降的主要原因。PaO_2 是判断呼衰的一项主要指标$PaO_2 < 8$kPa 即定为呼衰。$PaO_2 < 5.3$kPa 为重度缺氧，$PaO_2 < 2.67$kPa 有氧代谢停止，生命不能维持。

（二）动脉血氧饱和度

SaO_2 是指某一血样本中，Hb 实际结合氧量与应当结合氧量之比（即单位 Hb 含氧的百分数）。正常值 95% ~ 100%。SaO_2 判断缺氧虽不如 PaO_2 敏感，但是计算 CaO_2 和判断分流量不可少的参数。如 Hb = 150g/L 实际结合氧量为 14.07ml，应结合氧量为 15 × 1.34（或1.39）= 20.1ml（1.34 为 1gHb 氧结合系数）。$SaO_2 = 14.07/20.1 = 70\%$。影响 SaO_2 的因素有：①Hb 与氧结合的能力如一氧化碳中毒时碳氧血红蛋白形成，即不能与氧结合，如中毒时高铁血红蛋白形成也不能与氧结合。②动脉血氧分压 PaO_2 与 SaO_2 相关曲线呈 S 形，称血红蛋白氧离曲线。PaO_2 在 8kPa 以上时，PaO_2 变化明显，SaO_2 增减很小，此段曲线较为平坦。$PaO_2 < 8$kPa 时，此段曲线变得陡直，PaO_2 有较小的变化，SaO_2 也有较大幅度的变化。由此可见当 PaO_2 在 8kPa 以上时尽管缺氧已很明显，而 SaO_2 仍在 90% 以上，说明 SaO_2 对缺氧的敏感性远不如 PaO_2。

（三）动脉血氧含量

CaO_2 为单位动脉全血实际结合的氧量 mmol（或 ml）。正常值为 $8.55 \sim 9.4$ mmol/L，包括与 Hb 结合的氧和物理溶解氧的总和。正常情况下 CaO_2 主要为血红蛋白结合氧，充分氧合时每克血红蛋白可结合 1.34ml 或 1.39ml 氧。影响 CaO_2 因素有：血红蛋白量减少（贫血）；SaO_2 和 PaO_2 降低。计算方法如下：

$$CaO_2 = 1.34 \times Hb \times SaO_2 + 0.0031 \times PaO_2 \text{（mmHg）}$$

正常值为 $15\% \sim 22\%$。PaO_2 和 SaO_2 降低，贫血均引起 CaO_2 降低。缺氧性质的判断：①贫血缺氧 PaO_2 及 SaO_2 正常，而 CaO_2 减低。②运输性缺氧 PaO_2 正常，SaO_2 及 CaO_2 下降。③呼吸性缺氧 PaO_2 下降，SaO_2 下降，CaO_2 下降。

（四）酸碱度（pH 值）

液体酸碱度是指 1L 该溶液中所含多少摩尔当量 H^+。通常用 pH 值（7.40 ± 0.04）或 H^+（40 ± 0.04 mmol/L）表示，pH 值 = $\log 1/H^+$ 两者呈负对数关系。只有当 HCO_3^-：$PaCO_2 = 0.6 : 1$ 或 $HCO_3^- : H_2CO_3 = 20 : 1$ 时，pH 值 = 7.40 或 $H^+ = 40$ mmol/L。用简化 H－H 方程式判断，$H^+ = 24 \times PCO_2/HCO_3^-$，$H^+$ 可由 pH 值换算。H^+ 反映实际酸碱变化，其变化范围大，较 pH 值精确，预计公式多用 H^+ 来表达，便于计算且迅速精确。pH 值与 H^+ 换算，pH 值在 $7.1 \sim 7.5$（有人认为 $7.28 \sim 7.45$），二者几乎呈平行增减，pH 值 > 7.40 和 pH 值 < 7.40 每变化 0.01，H^+ 反向变化 1nmol/L。pH 值 > 7.40 和 pH 值 < 7.40 每变化 0.1 时，可用 H^+ 40 乘以换算因子 0.8 或 1.25 来估计（即 "0.8/1.25" 法）。pH 值 > 7.40 和 pH 值 < 7.40 每变化 0.3 时，换算 H^+ 可用 H^+ 40 除以 2 或乘以 2 估算。pH 值波动范围及意义见图5－1。

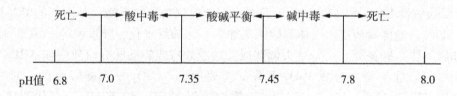

图5－1 pH 值波动范围及意义

据 Henderson－hasselbalch 公式，体液的 pH 正常情况下，$HCO_3^-/H_2CO_3 = 20/1$，pH 介于 $7.35 \sim 7.45$。HCO_3^- 反映代谢状态，由肾脏代偿调节；H_2CO_3 反映呼吸状态，由肺脏代偿调节。

（五）实际碳酸氢

HCO_3^- 又称实际碳酸氢（AB），是指在实际条件下，与空气隔离的血标本所测得的 HCO_3^-，以每毫升血浆中含有 HCO_3^- 毫当量数表示。以区别于标准碳酸氢（SB）或 CO_2CP。血浆中 HCO_3^- 变化一般反映体内游离酸的多少，AB 受呼吸因素和代谢因素双重影响。既反映代谢性酸碱失常，又反映呼吸性酸碱失常，对体内酸碱平衡起着重要作用，是单项判断代谢性紊乱的重要指标之一。呼酸时，由于肾代偿，HCO_3^- 增高，故 AB > SB。呼碱时，由于肾代偿，使 HCO_3^- 降低，故 AB < SB。代酸时，AB = SB < 正常值，代碱时，AB = SB > 正常值。

（六）标准碳酸氢

是指动脉血在标准状态（37℃，$PaCO_2$ 5.33kPa，SaO_2 100%）下所测得血浆碳酸氢盐的含量，正常 22～27mmol/L，平均 24mmol/L。因 SB 是在标准状态下，$PaCO_2$ 正常时测得，故一般不受呼吸因素影响。

（七）缓冲碱

反映机体对酸碱失常的总缓冲力。是血液中缓冲作用碱的总和。包括 HCO_3^-、HPO_4^{2-}、Hb、血浆蛋白。正常为 45～55mmol/L，平均 50mmol/L。其中 HCO_3^- 占主要部分（24/50）。BB 不受呼吸性因素影响。当血浆蛋白和 Hb 稳定的情况下，其增减主要取决于 SB。代酸时 BB 减少，代碱时 BB 增加。

（八）剩余碱

在标准条件下（即指 37℃、$PaCO_2$ 5.33kPa，SaO_2 100%），Hb 充分氧合；当 37℃，$PaCO_2$ 为 5.33kPa 时，血液标本用强酸或强碱滴定至 pH 为 7.40 时，所需酸或碱的量。需加酸时为正值，需加碱时为负值。正常值 -3～+3mmol/L。因在测定时排除呼吸因素的影响，BE 是一项测定代谢性酸碱失常的重要指标。

（九）总二氧化碳

TCO_2 又称 CO_2 含量，是指血、血浆或血清全部 CO_2 浓度，包括离子化和非离子化两部分。动脉血 23～27mmol/L，平均 25mmol/L。（$TCO_2 = PaCO_2 \times 0.03 + HCO_3^-$。）

（十）二氧化碳分压

是指血液中物理溶解的 CO_2 所产生的压力，正常为 4.67～6.0kPa。CO_2 气体很易被体液吸收，与细胞内或细胞外液的水分结合成 HCO_3^-。

$$CO_2 + H_2O = H_2CO_3 = HCO_3^- + H^+$$

仅很少部分 CO_2 分子呈游离状态，即溶解的 CO_2；其在组织内均匀分布，起着十分重要的作用。游离 CO_2 在体液（血液）中平衡产生的分压就是 PCO_2。影响 $PaCO_2$ 的因素有：①肺泡通气量的变化，升高时 CO_2 排出过多，而出现低碳酸血症，$PaCO_2$ 下降；肺泡通气量下降时 CO_2 潴留，而出现高碳酸血症。②代谢性酸碱失常时的代偿反应。代酸时，肺排出 CO_2 增加，$PaCO_2$ 下降；代碱时 CO_2 排出减少，$PaCO_2$ 升高。

临床意义：

机体对 $PaCO_2$ 升高较缺氧更敏感，$PaCO_2$ 升高，呼吸频率成倍加快以增加通气，但 PaO_2 需降至 5.33kPa 或 6.67kPa 时方有效兴奋中枢化学感受器。$PaCO_2$ 值对判断呼衰更为有效。$PaCO_2$ 为判断呼吸性酸碱平衡失常的指标。其正常值为 4.67～6kPa。临床有如下作用：①判断肺泡通气是否正常：$PaCO_2$ <4.67kPa 表明肺泡通气过度；>6kPa 肺泡通气不足，这在机械通气时判断通气量是否正常十分重要。②诊断呼吸性酸碱中毒：$PaCO_2$ 原发性降低，<4kPa 时可诊断为呼喊；$PaCO_2$ 原发性升高，>6.67kPa 可诊断为呼酸。③判断代谢性酸碱中毒是否代偿：代酸代偿，$PaCO_2$ 应降低，代碱代偿 $PaCO_2$ 应升高。④可判断呼衰：Ⅱ型呼衰时（即通气障碍性呼衰），$PaCO_2$ 应 >6.67kPa。可帮助判断肺脑病。肺性脑病时，$PaCO_2$ 一般 >8.67kPa。

三、临床意义

（一）血气与呼吸衰竭

PaO_2 和 $PaCO_2$ 的改变反映呼吸状况。

测定 PvO_2，可作为组织缺氧的指标。全身混合静脉血（即右房、右室、肺动脉血）氧分压，正常平均为 5.33kPa。PaO_2 与 PvO_2 差反应组织 O_2ER 的状况。二者差变小说明组织 O_2ER 减低；增大表示组织 O_2ER 增加。CO 正常时，组织 DO_2 情况受以下因素影响：①$PaO_2 < 2.67kPa$ 时脑不能利用氧。②$SaO_2 < 50\%$ 即有潜在致死性。③P_{50} 以判定氧离曲线的移动，左移时，组织 O_2ER 能力下降。缺氧最低安全界限 PaO_2 为 6.67kPa，SaO_2 为 70%。

PvO_2 指肺动脉血物理溶解氧产生的张力。正常值 4.67 ~ 6kPa。预测公式 $PvO_2 = (45.6 - 0.19 × 年龄) × 0.133 ± 0.37kPa < 4.67kPa$ 时提示组织缺氧。

PaO_2 指肺泡气氧张力。正常值 13.3 ~ 14kPa。吸入气 PO_2 降低或 PCO_2 升高时，PaO_2 降低。

$P_{(A-a)}O_2 = PAO_2 - PaO_2$。不吸氧时正常人和青年人 0.67 ~ 1.33kPa，中老年人 < 2.67kPa。吸纯氧时，青年人 < 6.67kPa，中年人 < 8kPa，老年人 < 9.33kPa。其他计算公式：$P_{(A-a)}O_2 = [(150 - 1.25 × PaCO_2) - PaO_2] × 0.133$（此公式不适用于高原地区和 II 型呼衰的患者）。

氧合指数 $= PaO_2/FiO_2$（PaO_2 单位为 mmHg）。正常值 > 400；ARDS 和换气功能衰竭时氧合指数 < 300。

呼吸指数 $= P_{(a-v)}O_2/PaO_2$。机械通气时，呼吸指数 < 0.80 时可撤呼吸机。对呼衰分级：呼吸指数 ≥ 0.85 为轻度呼衰；呼吸指数 ≥ 1.0 为中度呼衰；呼吸指数 ≥ 1.5 为重度呼衰换气指标 $= P_{(A-a)}O_2/FiO_2$，正常值 < 500。可作为预测 ARDS 发生的指标，换气指标 > 510 时，发生 ARDS 的可能性极大。

（二）血气与酸碱平衡失常

1. 呼吸性酸中毒　原发性 CO_2 升高引起 $PaCO_2 > 6.0kPa$ 伴有或无血 pH 改变。呼酸时 ABG 变化表现为：

（1）急性呼酸：因呼酸发生的急速，机体未能完全代偿，多为失代偿型。ABG 表现为：pH 值下降，多低于正常。$PaCO_2$ 升高，大于正常值。HCO_3^- 因受 $PaCO_2$ 升高影响可轻度增加，BE 正常，PaO_2 降低。

（2）慢性呼酸：由于肾的强大代偿作用开始，故多数为代偿型。但如 $PaCO_2$ 过高，> 10.67kPa 时，多不能完全代偿。ABG 表现为：pH 值可在正常范围，$PaCO_2$ 升高 > 6.67kPa，HCO_3^- 增高，BE 增加，因有肾代偿部分，PaO_2 降低。

2. 呼吸性碱中毒　任何原因所致肺泡过度通气引起 CO_2 排出过多发生原发性的低碳酸血症。呼碱时 ABG 表现为：$PaCO_2$ 减低，pH 值升高或正常（代偿），HCO_3^- 减低或正常，BE 正常或减低（代偿），PaO_2 正常或减低。

3. 代谢性酸中毒　血液中的原发 HCO_3^- 减少或丢失。代酸时 ABG 变化表现为：pH 值正常或降低（失代偿），$PaCO_2$ 减低，HCO_3^- 降低，BE 降低。

4. 代谢性碱中毒　原发性的血液中 HCO_3^- 升高所致碱中毒。代碱时 ABG 变化表现为：

pH 值增高或正常（代偿），PaCO$_2$ 增高或轻度增高（失代偿），HCO$_3^-$ 增加，BE 增加。

5. 混合性酸碱失常　不同的酸碱失常可以同时发生，而成为混合型酸碱失常，其中有二重酸碱失常和三重酸碱失常。二重酸碱失常又分为相加性（酸碱一致型）和相抵消性（酸碱混合型）。

（1）呼酸合并代酸：ABG 变化表现为 pH 值明显下降，HCO$_3^-$ 减少，PaCO$_2$ 升高。AG 可升高。

（2）呼碱合并代碱：ABG 变化表现为 pH 值明显增高，PaCO$_2$ 降低，HCO$_3^-$ 增高或正常，BE 增高。此种类型特点是呼吸因素、代谢因素都有改变但不明显，而 pH 值改变显著。两种碱中毒叠加一起可致严重碱中毒，pH 值 >7.64，病死率可达 90%，预后差。

（3）呼酸合并代碱：ABG 变化表现为 pH 值正常或 >7.45，PaCO$_2$ 原发性增高，HCO$_3^-$ 增高明显超出代偿范围，BE 增高明显，PaO$_2$ 降低。

（4）呼碱合并代酸：ABG 变化表现为 pH 值不定，PaCO$_2$ 降低，HCO$_3^-$ 降低，BE 降低，AG 值增高。

（5）代酸合并代碱：ABG 变化表现为视酸碱中毒的抵消情况。ABG 完全可以正常，此时应注意 AG 值增高，是这类酸碱失常的特征。

6. 三重酸碱失常　患者多种疾患并存常可出现更复杂混合型酸碱失常情况，如肾衰患者有代酸存在，同时有呕吐，利尿排钾又可出现代碱。患者出现心衰、通气功能降低又可出现呼衰而三种酸碱失常混合存在，常见有呼酸型和呼碱型，即呼酸＋代酸＋代碱，呼碱＋代酸＋代碱。

（黄乐为）

第六章

呼吸系统影像学检查

肺部疾病的影像学检查技术包括 X 线胸片、常规体层、CT、MRI、核素和超声等，其中应用最普遍的为 X 线胸片和 CT。CT 具有分辨率高、无前后结构重叠等优点，对肺部病变的敏感性、特异性和准确性优于 X 线胸片。

第一节　X 线检查

一、常规 X 线检查

（一）透视

观察荧光屏或电视屏所显示的影像，是对肺部病变诊断的一种最基本的 X 线检查方法。现在大多数医院均已应用电视透视在明室内监视器上对患者进行观察。胸部透视可作为肺部疾病的初筛方法和用于成人集体健康检查。其主要优点有：

（1）可任意转动患者从多角度多方位观察器官与病变，获得立体概念。可明确病变与纵隔、胸膜或胸壁的关系。透视中的体位变换可以发现被心脏、横膈或肺门部所遮蔽的病变。

（2）可观察器官的运动及功能：如心脏的搏动、横膈的运动和肺呼吸时含气量的变化。含气量的变化可以显示肺的呼吸功能情况，当肺气肿或肺不张时，肺局部透明度变化可消失。

（3）可在透视监护下进行介入操作。

透视的不足之处是影像不如摄影清晰；普通荧光屏的图像不能保留；直接荧光屏透视法因检查者接近机器，所受的 X 线辐射较大。数字化透视设备则解决了上述不足。

（二）胸部摄影

胸部摄影包括普通摄影、高千伏摄影、体层摄影、荧光摄影等。

1. 胸部普通摄影　肺部含有大量空气形成天然对比，X 线影像空间分辨率高，图像清晰，病变早期或微小病变即可显示，是呼吸系统疾病影像诊断的基础，一般作为临床常规检查方法。也有在透视后发现异常而进行胸部摄影以便做出疾病的诊断。摄片可用于绝大多数肺部疾病的检查和诊断，并可用于健康检查，在影像诊断中占有极为重要的地位，是目前临床上最常用的肺部疾病检查方法。

与胸部透视相比它的优点是：

（1）影像清晰、对比度好。

（2）适用于微小病变和较厚部位的观察。

（3）可以留有永久性记录：在疾病过程中不同的时期进行摄影可以对疾病进行系统的观察并作为诊断与治疗的客观记录。

同时，X线机设备简单，可在病室、床旁及手术中使用，适用于危重患者的检查，这是其他影像学检查如CT、MRI及放射核素检查做不到的。X线设备及检查费用较低，其他影像检查技术不能完全代替X线摄影，但可以作为它的补充。

胸部摄影不足之处是：显示的影像为二维图像，影像互相重叠，个别部位受投射方向的限制使病变隐蔽。因此，除了常规胸部正、侧、斜位摄影外，可根据病变的形态、部位的不同，选择不同的投射方向与位置。同时，摄片条件可影响病变的显示和诊断，摄片条件不合适或体位不正，或在呼气时摄片可导致漏诊或误诊。

2. 高千伏摄影　高千伏摄影是指应用电压在120kV值以上进行胸部摄影，同时相应降低mAs，也降低了患者和工作人员辐射剂量。由于曝光时间短，对于呼吸困难不能憋气的患者或哭闹的小儿，可以提高照片质量，满足临床诊断的需要。高千伏胸部正位片使肋骨、胸大肌、乳房阴影变淡，增加肺野可见范围，增强肺内病变的清晰度，可发现普通胸片不能发现的病变。

与普通胸片相比高千伏摄影的优点是：

（1）影像更加清晰、层次更加丰富，能清楚地显示肺纹理的形态。

（2）能清楚显示气管、主支气管形态，可以观察气管、支气管狭窄变形的程度。

（3）可以显示高密度影像的内部结构，发现其内的钙化灶和空洞。

（4）由于其对比度高，可以显示被骨骼、纵隔及心脏大血管等遮盖的病灶。如小结节及小空洞等。

（5）可以清楚地显示肺门结构和肺门肿大的淋巴结。

（6）显示播散性粟粒灶、小结节病灶、网状、蜂窝状及索条状病灶的边缘较普通胸片清晰。

3. 体层摄影　通过特殊的体层摄影装置和操作技术获取某一指定层面上的解剖结构的体层X像，将其他重叠的影像应用几何学原理模糊化即为体层摄影。此方法解决了普通X线摄影影像重叠的问题，有利于局部病变的显示与分析。临床上主要用于：

（1）气管病变：可以显示气管管腔内局限性病变的形态、管腔的狭窄变形和异常软组织影，如气管的肿瘤性和非肿瘤性病变。

（2）支气管病变：包括主、叶、段支气管近端的狭窄、阻塞、腔内肿物以及受压移位时的显示，尤其是支气管肺癌的诊断。

（3）肺内病变：体层摄影可以清楚显示肺内肿块的形态、大小、密度、边缘及有无空洞和钙化。对于空洞样病变可以显示空洞壁的厚度和引流支气管的情况。常用于肺癌、肺结核、肺囊肿及支气管扩张的诊断及鉴别诊断。

（4）显示肺门肿大的淋巴结。

目前，随着CT设备的应用和普及，此种检查方法已极少应用。

二、造影检查

（一）支气管造影

支气管造影是将含碘造影剂注入支气管内，使支气管显影，直接观察支气管病变的检查方法。支气管造影分为选择性和非选择性造影两种。选择性支气管造影适用于支气管局限性病变，如支气管内肿瘤，胸片上肺段或肺叶阴影鉴别困难时。非选择性支气管造影适用于较广泛支气管病变，如支气管扩张症。

支气管造影可以显示支气管扩张的部位、形态、范围和病变严重程度，主要用于准备外科手术的患者。

但是，支气管造影需将含碘溶液直接注入支气管内，患者较痛苦。如碘剂不能在短期内完全排出，存留在肺内可以引起继发性变化。对碘有过敏反应者、大咯血患者、急性炎症、痰量较多时、严重的活动性肺结核、高热、心肾功能不全、甲状腺功能亢进、喘息和年老体弱者均为禁忌证。近年来由于 CT 已广泛地应用于肺部疾病的检查，尤其是 HRCT 可清楚地显示肺内细小支气管改变，支气管造影这种带有创伤性检查方法已很少应用。

（二）胸部血管造影

1. 选择性支气管动脉造影　主要用于咯血患者确定出血的血管并进行栓塞治疗，还可用于支气管动脉灌注化疗药物治疗肺癌。

2. 选择性肺动脉造影　主要用于肺血管性病变的诊断，如肺动脉狭窄、肺动静脉瘘、肺栓塞等。选择性肺动脉造影是诊断肺栓塞的金标准。

三、数字化 X 线摄影

影像信息的数字化是计算机发展的必然趋势，因为只有数字化数据才能对图像进行各种处理、储存、传递。根据数字化 X 线摄影成像原理不同，分为计算机 X 线摄影（computed radiograhy，CR）和数字 X 线摄影（digital radiography，DR）。

CR 是用成像板代替传统的胶片，经过曝光后构成潜影，再用激光扫描，经计算机处理而获取的数字化图像。DR 是指经过 X 线曝光后，在影像增强管 - 电视链上形成视频影像，直接得到的数字化 X 线图像。DR 与 CR 的共同点都是将 X 线影像信息转化为数字影像信息，其曝光宽容度与普通的增感屏 - 胶片系统相比有明显优势。与传统的 X 线摄影相比 DR 与 CR 有十分突出的优点：

（1）CR 和 DR 由于采用数字技术，有很宽的曝光宽容度，允许照相中的技术误差，即使在一些曝光条件难以掌握的部位，也能获得很好的图像。

（2）摄影条件大幅度降低，降低了患者和工作人员的辐射剂量，减少 X 线对人体的损害。

（3）图像分辨率高，清晰、细腻，图像整体优于普通 X 线胸片。

（4）有强大的图像后处理功能，如各种图像滤波、窗宽窗位调节、放大漫游、图像拼接以及距离、面积、密度测量等，为影像诊断中的细节观察、前后对比、定量分析提供技术支持。

（5）改变了已往传统的胶片摄影方法，实现了无胶片化管理，便于存储。图像可以输入图像存贮和通信系统（PACS），并可实现远程会诊。

DR 的图像分辨率优于 CR，CR 系统时间分辨率较差，不能满足动态器官和结构的显示。数字化 X 线摄影是一种新的成像技术，完全可以替代传统的 X 线成像，但从效益－价格比，目前尚难于完全替换传统的 X 线成像。

（刘 波）

第二节 CT 检查

CT 是 X 线计算机体层摄影（computer tomography）的简称，它是以 X 线束对人体某一选定的层面进行扫描，由探测器接受该层面的 X 线，经计算机处理，得出各组织单位容积的吸收系数，再重建为图像的一种成像技术数。CT 显示的是人体的横断面图像，并可通过影像重建，对人体作三维空间观察。CT 的应用使影像诊断学进入一个新时代，使很多疾病可以在早期做出比较确切诊断。

CT 扫描技术应用以来发展迅速，扫描方式从平移/旋转、旋转/旋转、旋转/固定发展到螺旋 CT（spiral CT，SCT）。螺旋 CT 扫描计算机容量大，速度快，一次憋气可完成全部扫描，避免了运动性伪影，提高图像质量。同时，螺旋 CT 扫描为容积扫描，扫描层面是连续的，可避免普通 CT 因呼吸运动不一致可能遗漏的小病变。它所采集的数据是容积数据，是三维立体重建的基本条件。在螺旋 CT 基础上采用平板多行排列的探测器，管球每旋转一圈可同时扫描 4～64 层图像，即为多层螺旋 CT（multislice spiral CT，MSCT）。与 SCT 相比 MSCT 具备更多的优点：扫描速度更快，每周扫描速度为 0.33～0.35s；扫描范围更长，MSCT 可增加 4～64 倍体积的扫描范围；空间分辨率、时间分辨率更高；扫描层面更薄，图像质量更好，并可进行高质量的图像后处理。

一、CT 在肺部疾病诊断中的应用

肺部 CT 的临床应用指征与 X 线胸片基本上是一致的，适合作 X 线胸片检查的也同样适合作 CT 检查。与常规胸片相比，CT 具有分辨率高、无前后结构重叠等优点，对小病灶或早期病变的发现较 X 线胸片敏感，显示病变的细节或提供的影像学信息较 X 线胸片丰富，对肺部病变的敏感性、特异性和准确性明显优于 X 线胸片，是常规胸片不可缺少的重要补充手段。其优势有：

1. 发现肺部小病灶或早期病变　CT 可以发现 X 线胸片不能发现的 1cm 以下的小结节，隐匿部位如肺尖、肺门及靠近纵隔、横膈、心缘和心后区、近胸膜、支气管内等部位小病灶，密度较淡的肺内实变，如炎症早期或吸收期。

2. 观察肺内病变　可详细观察肺内病变的形态、边缘、内部结构（密度、是否有坏死、空洞、钙化）、与周围结构的关系及血液循环状态。

3. 显示气管、支气管病变

（1）气管、支气管肿瘤时可清楚显示肿瘤的大小形态，气管、支气管管腔狭窄的程度及是否侵犯管壁外邻近结构。

（2）显示气管内异物，确定异物的种类与形状，指出其所在的部位，为手术治疗提供信息。

（3）了解支气管病变手术后断端愈合的情况，有否支气管瘘存在。

（4）对肺实变、肺不张的患者，尤其是怀疑由支气管阻塞引起时，CT 和纤维支气管镜检查同样重要，可了解所属肺叶、段支气管腔情况及病因诊断。

4. 胸腔积液　对胸腔积液的患者通过 CT 可发现潜在病因，如结核、炎症和肿瘤。积液量较多时，可发现在 X 线胸片上被掩盖的病变，并对胸水性质提供参考性意见。

5. 肺部弥散性病变　CT 尤其是 HRCT 在显示肺小叶结构以及肺微细结构方面的优势是其他影像学检查不能相比的。它不仅可以早期发现病变，而且可以确定病变侵犯的是肺间质还是肺实质。

6. 肺气肿　X 线胸片对肺气肿敏感性较差，确诊时一般多是晚期，HRCT、可以发现 X 线检查阴性的早期、中期肺气肿，并可对肺气肿分型并显示是否有肺大泡存在。

7. 肺癌分期　CT 能明确肺癌病灶的部位、大小、肺门及纵隔淋巴结有无转移以及局部有无外侵，有无肺内、胸膜和骨转移，有无远隔脏器转移，帮助进行临床分期和治疗方案的确定。

8. 术后观察　对肺部病变手术后的患者，CT 可确切显示病变切除的情况，残留肺的膨胀程度以及残腔的形态。

9. CT 引导下肺穿刺活检和某些介入性治疗

二、CT 检查技术

1. 平扫　是不用对比、增强或造影的普通扫描。

2. 增强扫描　经静脉注入水溶性有机碘剂再进行的扫描称为增强扫描。增强扫描主要应用于了解病灶的血供情况和增强特点，有利于病变的发现、诊断和鉴别诊断。

3. 高分辨率 CT（HRCT）　HRCT 扫描技术采用高空间分辨率（骨）算法重建，1mm 薄层扫描，用以改善常规 CT 空间分辨低的缺陷，图像分辨率高，较普通 CT 清晰。能显示常规平扫不能显示的肺的微细结构，如肺小叶结构。

4. 螺旋 CT 重建及三维后处理技术　螺旋 CT 重建及三维后处理技术包括多层面重建（multiplanar reconstruction，MPR），表面遮盖法重建（surface shaded display，SSD），最大密度投影（maximum intensity projection，MIP）和最小密度投影（minimum intensity projection，MinIP），容积再现（volume rendering，VR），CT 仿真内镜（CT virtual endoscopy，CTVE）等。这些技术的应用可从多角度观察和显示病变，为肺部疾病诊断提供新的手段。

5. CT 血管造影（CT angiography，CTA）　CTA 是近年发展起来的一种非创伤性血管成像技术。它从肘静脉用高压注射器注入含碘造影剂，选择合适的扫描参数，通过图像重建技术，如 MPR、MIP 及 SSD，而获取的肺部血管二维或三维图像。它可用与肺栓塞患者的诊断，可清楚显示栓塞血管及血管的狭窄、阻塞程度；可以显示肺肿瘤患者的肿瘤供血血管；肺动静脉畸形、肺隔离症的异常血管。

6. MSCT 肺灌注成像　CT 灌注成像的理论基础为核医学的放射性示踪剂稀释原理和中心容积定理。注射造影剂后动脉及组织的时间 – 密度曲线的横坐标为时间、纵坐标为注药后增加的 CT 值，反映对比剂在该器官的浓度变化，间接反映组织灌注量的变化。肺灌注成像主要应用于肺部孤立性结节或肿块，它能提供更多的血流动力学信息，对于肺部肿瘤的生物学行为进行评估。

7. MSCT 肺功能成像　CT 肺功能成像技术是采用 MSCT 在深吸气相及深呼气相对肺脏进行扫描，并用肺功能评价软件定量分析，得出 CT 肺功能参数，如肺容积、平均肺密度、像素指数、动态肺密度等的一种较客观的检查方法。主要应用于肺弥散性病变和阻塞性通气功能障碍的肺通气功能评价。

（刘　波）

第三节　肺部 MRI 成像

MRI 的成像原理是将患者置于高强度而均匀的磁场中，人体中的氢原子核按磁力线方向排列，此时自线圈发射短促电磁波即射频脉冲，氢原子的质子吸收一定的能量，背离磁场平面，并按拉莫尔频率产生核自旋共振，切断电磁波的发射，则共振状态的自旋质子恢复原来的状态，此时，自氢原子核放射出同一频率的电磁波，将此电磁波通过射频线圈接收，经电子计算机处理最后构成图像，即 MRI 像。

一、MRI 在肺部疾病诊断中的应用

MRI 在肺部的成像受到诸多不利因素的制约，限定了其在诊断肺部疾病的价值。但 MRI 成像也有其独特的优势，伴随着 MRI 成像技术的不断改进和发展，图像质量不断提高，使得 MRI 在肺部的临床应用将日益广泛。

1. MRI 成像与传统 X 线、CT 成像相比的优点

（1）MRI 采用了磁场和射频成像，没有辐射。

（2）MRI 具有良好的软组织分辨率。

（3）MRI 无须改变患者体位，可直接获得肺部轴位、冠状位，矢状位图像。

（4）不用注射造影剂即可获得良好的胸部血管图像，有利于区分血管性和非血管性病变。

2. 胸部 MRI 适应证

（1）肺癌分期（TNM）：MRI 可显示肺部的肿瘤、肿瘤外侵及转移，特别是对血管的侵犯显示清楚。对纵隔、肺门淋巴结的转移，MRI 显示优于 CT 平扫。

（2）肺部及纵隔肿块性质鉴别：MRI 可确定肿块为囊性、实质性、血管性及是否含有脂肪成分。

（3）特殊部位肺癌的诊断：MRI 对于肺上沟癌的诊断具有重要作用，对膈附近的病变MRI 的定位有明显优势。

（4）区分肿块和肺不张：由于 MRI 具有较高的组织分辨率，能区分肿块和肺不张，能确定肿块的范围。

（5）肺部及纵隔肿瘤对肺及大血管、心脏的侵犯：MRI 不使用血管造影剂就可以很好地显示心腔、大血管。

（6）纵隔、肺部血管性疾病：如肺动静脉瘘、肺动脉血栓及肺隔离症等。

（7）肺癌放疗、手术的评价：MRI 可评价残余的肿瘤及放疗后复发或肺纤维化的问题。

（8）胸部病变的三维显示，特别是大肿瘤可作 3D 显示提供更多的信息。

（9）肺出血及特发性含铁血黄素沉着症：可使 T_2 缩短，明确诊断。

与 CT 比较，MRI 密度分辨率高，对软组织形成的影像对比度较 CT 优越。MRI 对心腔、血管腔的显示优于 CT。但 MRI 扫描时间长，呼吸运动可使图像不清晰；安装心脏起搏器或体内有金属者不能作 MRI 检查；MRI 对钙化灶的显示不如 CT 明显；对肺野病变的显示不够清晰；如肺水肿、肺炎等疾病 MRI 的弛豫时间重叠，而不能显示组织的病变特点。应此对肺内肿瘤、肺炎、肺脓肿、肺弥散病变、胸膜病变、纵隔肿块或淋巴结病变等的诊断应以首先选择 CT 检查为宜。对血管病变应首选 MRI。

二、MR 血管成像（MRA）

MRA 包括常规的非增强序列，如 TOF（2D 和 3D）GRE 系列及动态 MRI 电影，还有静脉注射造影剂的增强 MRA。肺血管成像最理想的方法是增强 3D – TOF 快速扫描，它所获得的 MRA 是目前质量最好的。

MRA 的临床应用：

（1）肺栓塞：MRA 诊断肺栓塞有较高的敏感性（85% ~ 95%）和特异性（63% ~ 77%），并且可以同时做下肢深静脉的 MRA，明确下肢深静脉有无血栓形成。

（2）肺动静脉畸形：MRA 可以直接显示肺的动静脉畸形、动脉瘤以及血管曲张等与肺循环有直接血管联系的疾病。可以显示畸形的整体形态及供血动脉和引流静脉。

（3）肺内肿块：MRA 可显示肿块周围血管是否有受压、变形、推移及由近端受压所致的远端灌注缺失。

（4）肺隔离症：MRA 检查的目的是发现体循环异常供血动脉，从而明确诊断，并为外科治疗提供准确的解剖信息。

（张志亮）

第四节 胸部常见影像征象的诊断与鉴别诊断

一、肺局灶性阴影

各种病因引起肺叶、肺段或灶性病变在影像上表现为局灶性高密度影，引起肺叶、肺段局灶性病变的疾病种类繁多，包括肿瘤性疾病、肺部炎症、肺结核、肺梗死，出血性疾病、肺挫伤、肺不张等。

1. 大叶性肺炎　多为一个肺叶或数个肺段的渗出性病变。早期表现为毛玻璃样阴影，边缘模糊，病变区内血管隐约可见。实变期病变呈大叶性或肺段性分布高密度影，密度均匀，叶间裂处病变边缘清晰，其余部分边缘模糊，内见空气支气管征。消散期，病变密度降低，呈散在的，大小不一的斑片状阴影，进一步吸收病灶完全消失。增强扫描病变区内可见明显强化的走行正常的高密度血管影。

2. 继发性肺结核　以渗出改变为主的肺结核影像上表现为大小不一的片状高密度影，边缘模糊，密度均匀或不均匀。干酪性病变时表现为肺段或肺叶的大片状致密影，中心密度高，周边密度低，边缘模糊，以上叶多见，内可见大小不等的虫蚀样空洞。在同侧和对侧肺野可见支气管播散病灶。

3. 细支气管肺泡癌　部分细支气管肺泡癌可表现肺叶、肺段的实变。其特点是实变部分密度略低，可见空气支气管征，含支气管不规则狭窄、扭曲、管壁僵直、细小分支截断消失。CT 增强扫描在无强化的实变区内可见明显强化的肺血管分支，肺血管分支可不规则变细及扭曲变形，称"血管造影征"。

4. 肺泡性肺水肿　CT 表现为肺透过度下降，以肺门为中心大片状实变影，呈蝶翼状，常伴有双侧少量胸腔积液，病变在数小时至 1～2 天内有明显变化。

5. 肺梗死　影像表现为肺外围以胸膜为基底的楔形致密影，边缘模糊。HRCT 可见楔形影顶端与一血管相连，称为血管征。常伴有少量胸腔积液。CT 增强扫描肺动脉分支内可见充盈缺损或截断。MRI 检查 SE 序列在肺动脉可见中～高信号栓子。

6. 肺不张　肺不张多为叶、段支气管阻塞所致，在影像上有时需与肺炎鉴别。其特点为肺叶或肺段体积缩小，密度增高，叶间裂向病变肺叶移位，主或叶支气管有明显狭窄及阻塞，肺门区常可见到肿块。纵隔结构向患侧移位，同侧横膈上移，邻近肺代偿性肺气肿。增强扫描不张肺明显强化。

二、肺单发结节或肿块

在影像学上表现为肺内圆形或类圆形的病灶统称为结节性病变。一般将直径小于 3cm 的病灶称为结节，而大于 3cm 的病灶称为肿块。肺结节性病变多见于良、恶性肿瘤、炎性病变（如球形肺炎、炎性假瘤、肺脓肿、肺寄生虫感染等）、结核、血管性疾病（肺动脉瘤、肺动静脉畸形、肺梗死等）、肺血肿、肺隔离症等。

（一）肺结节性病变的影像特点

1. 部位　结核瘤多发生于上叶尖后段或下叶背段。发生于上叶前段、中叶或下叶基底段的多为肺癌，位下叶后基底段脊柱旁的肿块可能为肺隔离症。位于肺门附近的肿块多为恶性，良性肿块多位于肺周边部。转移性肿瘤多位于表浅部位。

2. 形态　肿块的轮廓呈多个弧形凸起，弧形相间为凹入而形成分叶状肿块，称为分叶征，多见于肺癌，也可见于其他恶性肿瘤或结核瘤。良性肿块多形态规则。

3. 边缘　良性肿瘤生长缓慢、边缘光滑整齐。恶性肿瘤浸润性生长，边缘有不同程度的棘状或毛刺状突起，称为棘状突起或毛刺征，多见于周围型肺癌。肺癌的毛刺较短，炎性肿块或结核球多为长毛刺。

4. 密度　结节内见直径 1～3mm 的低密度透光区称为空泡征，多见于肺癌。良性肿瘤与炎性肿块一般密度均匀。良恶性肿块均可出现空洞和钙化而密度不均。肿块内如发现脂肪密度影或爆米花样钙化有助于错构瘤的诊断。肺含液囊肿较实质性肿块密度低，CT 值在 OHU 左右，囊肿并出血或感染时密度增高，囊肿破裂有气体进入则可见气液平面。肺癌钙化的发生率较低，一般为点状、细砂粒样钙化；结核球的钙化多为包膜下环形或弧形钙化、分层状或弥散点状钙化。肿块边缘的结节状粗钙化多为肺内原有的肉芽肿钙化被包绕到瘤内所致。

5. 肿块的强化　增强扫描肿块的强化程度和时间有助于定性诊断。结核瘤内的干酪样物质常无强化，仅见周边环形强化。肺良性肿瘤可不强化或轻度均匀性强化。肺恶性肿瘤常为均匀强化或中心强化。且常呈一过性明显强化。肺部炎性假瘤多明显强化，亦可环状强化或轻度均匀强化。肺内血管性肿块其强化的程度和强化时间多与肺动脉一致。肺癌的时间-密度曲线呈缓慢持续升高型，炎性病灶呈速升速降型，良性肿瘤呈低平型，结核呈平坦型。

炎症和肺癌的曲线有明显的强化峰。结核、良性肿瘤的曲线一般无明显峰值。

6. 周围结构的改变　结核球周围常有卫星灶及厚壁的引流支气管；肺炎性肿块邻近的肺血管增粗，扭曲；周围型肺癌时可见胸膜凹陷征、血管集束征、癌性淋巴管炎。但结核及其他慢性炎症也有类似的胸膜表现。

7. 肿瘤的倍增时间　肿瘤体积增加1倍所需时间为倍增时间。绝大多数肺癌倍增时间在6个月以内，一般认为肿块倍增时间小于30天或大于18个月多可排除肺癌。但个别肺癌病例倍增时间可大于18个月。

（二）常见病变

1. 周围型肺癌　周围型肺癌多表现为肺叶或肺段内孤立结节或肿块，边缘清楚，呈圆形、卵圆形或不规则形。早期密度较淡，可见空泡征。进展期密度可以均匀或不均匀，内可有黏液或坏死所致的低密度区及空洞，空洞为偏心性，厚壁，内壁凹凸不平，甚至形成壁结节。肿瘤可见分叶征、毛刺征，毛刺多短细、血管集束征、胸膜凹陷征等。增强扫描呈中度或明显均匀或不均匀强化，强化值多在20~60HU。动态CT增强，肺癌的时间－密度曲线呈缓慢持续增高型。多数肿瘤倍增时间在30天或18个月之间。如伴有肺门纵隔淋巴结增大，胸膜结节、胸椎肋骨骨破坏等转移征象更有利于病变诊断。

2. 结核球　结核球好发于上叶尖后段与下叶背段，大小多为2~3cm。呈圆形、椭圆形，常为单发，轮廓光滑整齐，密度较高，均匀或不均匀，内有成层样或散在的斑点状钙化。部分病变内可见空洞，多为半月形空洞。近胸膜的结核球，在病灶与胸膜内可见条索状粘连带，胸膜增厚并呈幕状粘连。肺门侧可见有与之相连的管壁增厚的引流支气管。结核球周围可见卫星灶。CT增强扫描典型者呈周边环状强化，中心不强化。

3. 炎性假瘤　炎性假瘤可发生于肺的任何部位，但多发生于肺边缘部胸膜下区或靠近叶间裂。圆形或类圆形，直径2~4cm多见，边缘多清楚而光滑，可有粗长毛刺、棘状突起或浅分叶样改变。肿块中等密度、比较均匀，少数可见钙化、小空洞或空气支气管征。邻近胸膜可见局限性增厚，粘连。增强检查大多数为明显均匀强化，少数为周边强化或不强化。

4. 球形肺炎　球形肺炎实质上为非特异性肺炎的一种表现形式，起病急，有发热、咳嗽、胸痛等症状。病变常局限于某肺叶、肺段，呈球形肿块。CT表现为圆形或卵圆形致密影，边缘模糊，密度较淡或中心密度高，周边密度低，呈晕圈状改变，在病灶内可见空气支气管征。病灶无分叶征，周围有时可见小片炎症病灶。病灶周围及肺门侧可见血管纹理增粗，为"局部充血症"。动态观察常在2~4周内明显缩小或完全吸收，较易于肺部其他肿块鉴别。

5. 错构瘤　好发于肺外周实质或叶间胸膜下，多数小于3cm，圆形或卵圆形，边缘清楚，少数可有浅分叶。肿瘤密度不均，25%~30%可见钙化，典型者为爆玉米花样钙化，也可见点状、环状或不规则钙化，以CT显示最佳。瘤体内可见到脂肪成分，CT表现为CT值为 -40~-120HU的低密度影，MRI表现为T_1WI像呈高信号，T_2WI像上呈中等偏高信号，脂肪抑制扫描为低信号灶，脂肪密度的显示对诊断错构瘤具有决定意义。

6. 肺隔离症　好发于两下肺后基底段，尤以左下叶多见，病变呈类圆形，边缘光滑，可有分叶。囊性型为水样密度，增强扫描囊内无强化，囊壁实性部分可强化，如与支气管相通可见液气平面。实质型为软组织密度，增强扫描可见强化。血管造影、CTA、MRI显示来自体循环（主要是主动脉）的异常供血动脉即可明确诊断。

7. 肺囊肿 为先天性发育异常，表现为肺内圆形或椭圆形肿物，边缘光滑，轮廓规则，密度均匀，CT 值为 ±10HU 左右，合并出血或囊内蛋白质含量较高时，则 CT 值相应较高，CT 增强扫描无强化。MRI 呈长 T_1 长 T_2 信号肿块。

8. 肺动静脉畸形 又称肺动静脉瘘，表现为肺内类圆形、分叶状团块，密度均匀，边缘光滑，透视可见波动，深呼气与深吸气观察可见大小有变化。CT 平扫密度均匀，增强扫描团块明显血管样强化，同时可见到引流血管。MRI 可见流空效应。肺动脉造影可清楚显示流入动脉和引出静脉。

9. 肺曲菌病（侵袭型） 单个或多个边缘模糊软组织密度结节或肿块，周围环以淡的，磨玻璃样的晕，称"晕征"。

10. 肺隐球菌病 影像学表现多样，无特异性，可表现肺内结节或肿块，可有分叶或毛刺，病灶周围或邻近肺野可见磨玻璃样影，本病无症状或临床症状轻微，较易同时侵犯中枢神经系统，在有肺部改变伴有脑和脑膜症状时，应想到本病的可能。

三、肺空洞与空腔性病变

空洞为肺内病变组织发生坏死、液化，坏死物质经引流支气管排出后形成。多见于肺脓肿、结核、肺癌、肺转移瘤、肺梗死、真菌及寄生虫感染、恶性肉芽肿、类风湿结节等。空腔为肺内正常腔隙的病理性扩大，见于肺囊肿、肺大泡、支气管囊状扩张、金葡菌肺炎的肺气囊、肺隔离症及肺淋巴管肌瘤病等。肺空洞与空腔的影像学表现为环形阴影，空洞壁厚在 3mm 以上为厚壁空洞。3mm 以下为薄壁空洞，空腔壁厚约 1mm。

1. 结核性空洞 常位于上叶尖后段及下叶背段，单发或多发，也可双侧出现。空洞内壁较规整、光滑，多为薄壁空洞，洞内一般无液平。干酪性空洞及部分纤维空洞可为厚壁，干酪性空洞洞壁多在 4mm 以上，内壁常凹凸不平。空洞附近肺野可见多发纤维、增生病变及腺泡结节病变，其他肺叶及对侧肺内可见支气管播散灶。

2. 肺脓肿 常位于上叶后段及下叶背段与各基底段，单侧多见。急性肺脓肿在大片致密影中可见低密度空洞，多为单发，内壁规整或不规整，厚壁，外壁模糊，多有液－气平面。慢性肺脓肿为内外壁清楚的厚壁空洞，圆形、椭圆形或不规则形，多为单房亦可为多房空洞，可有或无液－气平面。周围可见广泛纤维条索影及局限性胸膜肥厚粘连。

3. 肺癌空洞 多见于周围性肺鳞癌，常表现为偏心厚壁空洞，洞壁内缘凹凸不平，有向内突起的壁结节，一般无液－气平面。外缘呈分叶状，有毛刺、棘状突起，可见胸膜凹陷征。有时可见肺门或（和）纵隔淋巴结及胸膜、胸壁转移征象。增强扫描空洞壁及壁结节明显强化。

4. 肺曲菌病（腐生型） 曲霉菌寄生在肺原有空洞或空腔内，曲霉菌的菌丝形成处于游离状态的曲菌球，影像学表现在肺结核、肺囊肿、肺大泡、囊状支气管扩张等空洞或空腔性病变内见球形内容物——曲菌球，大小数毫米至数厘米不等，密度均匀，边缘光滑，少数可见钙化。曲菌球与空洞（腔）壁之间可见新月形透亮影，称"空气半月征"。改变体位扫描，曲菌球位置可发生变化，但始终位于空洞（腔）近地位。增强扫描球体无强化，洞壁多见环状强化。

5. 先天性肺囊肿 肺囊肿与支气管相通后可形成含气囊肿或气液囊肿。含气囊肿表现为肺内单发或多发大小不一薄壁空腔，壁厚≤1mm，厚度均匀，内为气体密度。如囊内伴有液－气平面为气液囊肿。合并感染时囊壁可增厚。

6. 肺大泡　肺内含气空腔，单发或多发，圆形或卵圆形，壁薄如发丝＜1mm，内外缘光滑，一般无气－液平面。

7. Wegener 肉芽肿　肺内单发或多发结节或肿块，两肺中下野胸膜下分布，边缘清楚，半数病灶内可见空洞，空洞壁较厚且不规则。结节周围可见长毛刺，结节周围感染或出血时边缘模糊。可伴有胸膜下楔形梗死灶及片状浸润影和气管、支气管狭窄。常合并肺门、纵隔淋巴结肿大。增强扫描病灶边缘强化。免疫抑制剂和激素治疗病灶可迅速缩小或消失，病情恶化时又可出现新的病灶。

8. 囊性型肺隔离症　两下肺后基底段紧邻膈肌、脊柱旁一个或多个大小不等囊状透光区聚集在一起，间隔粗大，呈蜂窝状改变，有时可见气－液平面，增强扫描或 CTA 可见来自体循环的异常供血血管。

四、弥散性小结节样病变

小结节影是指肺内多发圆形结节灶，通常直径在 1～10mm。可见于感染性疾病、肿瘤、肉芽肿、过敏性疾病、外源吸入性疾病、结缔组织病等。

（一）血行播散型肺结核

1. 急性血行播散型肺结核　HRCT 表现为广泛分布于两肺的粟粒大小的结节状影，结节大小一致，多为 1～2mm，弥漫均匀分布，与支气管走行无关，边缘清楚，密度均匀。同时可见结节状小叶间隔增厚，血管壁不规则，胸膜及叶间胸膜呈结节状，即"串珠样小叶间隔"、"串珠样叶间裂"。病程进展结节影可融合，偶尔结节内可有空洞。

2. 亚急性或慢性血行播散型肺结核　CT 表现为双肺结节大小不一，上肺野分布较多、较大，中下肺较小、分布稀疏。结节密度不均，部分病灶可见钙化，中下肺野常伴有代偿性肺气肿。

（二）矽肺

患者有确切的职业病接触史。CT 表现为两肺多发小结节 1～10mm 不等，密度较高，中心浓密，可有钙化。早期分布于两肺中下区，随病变进展，数量增多，直径增大，密集度增加，波及两上肺区。晚期矽肺可见 10mm 以上大结节，多呈长条形、椭圆形及圆形，多在两上肺区距肺外缘 1～2cm 处的肺外周部，呈与侧胸壁平行的弧状外缘，半数伴有钙化，部分可见空洞。同时可有肺门纵隔淋巴结增大、钙化，钙化为斑点状或蛋壳状。伴有肺气肿及肺纤维化改变。

（三）过敏性肺炎

过敏源多为真菌孢子、发霉谷物、蘑菇、鸟类、寄生虫等。HRCT 表现为两肺弥散分布粟粒点，中下肺野多，大小为 2～4mm，中等密度，边缘模糊。脱离过敏源后，病灶可于 2～4 周完全吸收。

（四）弥散型细支气管肺泡癌

双肺弥散分布粟粒结节影，多位于小叶中心，大小不等，分布不均，以内带居多。结节密度均匀，边缘清楚但不锐利，有融合趋向。短期内病变可明显进展恶化，如结节增大、增多，肺门纵隔淋巴结增大及肺淋巴道转移等征象，均应考虑此病。

（五）结节病

双肺弥散分布粟粒结节，2~10mm 大小，边界清楚，上中肺叶及肺后部分布较多。以沿肺间质内淋巴管分布为特征。支气管血管束及周围间质、小叶间隔、叶间裂呈结节样增厚，胸壁-肺呈结节状界面，同时伴有双肺门淋巴结对称性增大及纵隔淋巴结增大。

（六）嗜酸性肉芽肿

本病少见，主要发生在 20~40 岁男性。早期 CT 表现为两肺广泛分布小结节或小片状渗出性病变，结节通常小于 5mm，分布于肺小叶内、支气管血管束旁、小叶间隔旁。结节边缘不规则或呈星状，较大结节可见空洞。肋膈角处较少受累。病变晚期呈两肺网状结节影，多发囊状改变及蜂房肺。

（七）肺念珠菌病

影像学表现多样，多为两肺中、下部斑点、不规则片影、结节影及双肺粟粒结节状阴影。

（八）肺泡微石症

以两肺肺泡微小结石及间质纤维化为特征。X 线平片表现双肺弥散分布 0.3~1mm 微细结节，密度很高，超过肋骨，边缘锐利，以中下肺野尤以肺底部和近心缘区密集。可呈"白肺"样表现，肺中下野白实，肺结构、纵隔缘甚至肋骨均被完全掩盖。HRCT 结节沿支气管血管束、小叶间质、小叶间隔及小叶中心分布，可见胸膜下多发肺大泡及肺气囊。

（九）全细支气管炎

HRCT 上可见小而边缘模糊的圆形结节，位于小叶中心，围绕小叶中心的细支气管和动脉，距胸膜面几毫米，反映的是细支气管周围炎症。结节与从近端的支气管血管束上发出的相距1mm 的线状影，结节也可伴环状影或管状影。晚期可见与近端扩张支气管相连的囊状影。

五、纵隔肿瘤及肿瘤样病变

纵隔原发肿瘤和肿瘤样病变种类繁多，包括胸腺类肿瘤、神经源性肿瘤、生殖细胞瘤、胸内甲状腺肿、淋巴类肿瘤、间胚叶肿瘤等。

（一）纵隔肿瘤及肿瘤样病变定位

纵隔肿瘤及肿瘤样病变在纵隔中均有其好发或特定部位（表6-1）。

表6-1 纵隔各区常见肿块

前纵隔	中纵隔	后纵隔
胸腺类瘤	气管肿瘤	神经源性肿瘤
畸胎瘤	淋巴类肿瘤	食管肿瘤
皮样囊肿	支气管囊肿	降主动脉瘤
心包囊肿	动脉瘤	畸胎瘤
胸内甲状腺肿	结节病	皮样囊肿
胸内甲状腺肿及癌	膈疝	肠源性囊肿
支气管囊肿		淋巴类肿瘤
纵隔转移瘤		椎旁脓肿
淋巴管瘤		

纵隔肿块需与肺内肿块靠近纵隔进行鉴别，鉴别点有：

（1）纵隔肿块的胸膜面边缘光滑锐利，肺内肿块边缘不规则，可有毛刺和分叶。

（2）纵隔肿块有宽基底与纵隔相连，肿块与纵隔胸膜连续，两者间夹角为钝角，肿块中心位于纵隔内。肺内肿块与纵隔的夹角呈锐角，肿块中心位于肺内。

（3）纵隔肿块相应平面的纵隔结构受压移位，肺内肿块可见支气管阻塞引起的改变。

（二）纵隔常见病变

1. 胸内甲状腺肿　病变位于胸廓入口水平，与颈部甲状腺直接相连。位于气管的前方或侧位，气管受压移位变形为重要影像学征象。透视观察肿块随吞咽上下移动。CT 检查肿块密度高于周围软组织，密度均匀或不均匀常可见边缘清楚的低密度囊变及钙化。增强扫描肿块迅速明显强化，持续时间长。MRI 检查 T_1WI 呈中等信号强度，T_2WI 呈高信号，冠状位和矢状位成像胸腔内肿块与甲状腺相连。

2. 胸腺瘤　CT 表现为前纵隔实质性肿块，位于升主动脉或上腔静脉前方或一侧，边缘光滑，可有分叶，密度均匀，少数为囊性或囊实性。增强扫描成中等均匀强化。侵袭性胸腺瘤体积多较大，边缘毛糙，与邻近器官间脂肪间隙消失，可波及心包、胸膜，出现心包及胸腔积液。MRI 检查 T_1WI 上肿瘤呈中等信号，T_2WI 呈中等略高信号。

3. 畸胎类肿瘤　畸胎类肿瘤包括囊性畸胎瘤（皮样囊肿）和实性畸胎瘤。多位于前纵隔中部。实性畸胎瘤 CT 表现为类圆形或不规则形的混杂密度肿块，实性部分为软组织密度，囊变部分为水样密度，50% 瘤体内含脂肪，20%～80% 可见钙化及骨骼影像，增强扫描时实性部分强化。MRI 检查为信号极不均匀的肿块，T_1WI 上脂肪成分呈高信号，软组织成分呈中等信号，液体呈低信号，T_2WI 上瘤体呈不均匀高信号。皮样囊肿为厚壁水样密度或脂肪密度肿物，壁可见弧形钙化，有时可见脂肪 – 液体平面。

4. 心包囊肿　位于心隔角处，右侧多见，CT 检查呈圆形、椭圆形或滴水形，边缘光滑清楚，密度均匀，CT 值 0～20HU 增强扫描无强化。MRI 检查 T_1WI 呈低信号，T_2WI 呈高信号。

5. 支气管囊肿　CT 表现为中纵隔气管旁、肺门、隆突附近圆形、卵圆形肿块，边缘光滑锐利，密度均匀，CT 值 0～20HU，增强扫描无强化。MRI 检查 T_1WI 呈低信号，T_2WI 呈高信号。

6. 恶性淋巴瘤　恶性淋巴瘤主要 CT 表现为纵隔内肿大淋巴结，以前纵隔及支气管旁组最常见，其次是气管与支气管组和隆突组，呈均匀软组织密度影。常为多发淋巴结增大，可以分散存在，也可以融合成团或伴有纵隔弥散性浸润，淋巴结较大时中心发生坏死，钙化少见。增强扫描肿块轻度强化、中心低密度坏死区无强化。侵犯心包、胸膜可发生积液、结节样改变。侵犯肺组织时肺内浸润病灶多样，可见两肺多发小结节、斑片状影，或肺段或大叶阴影。

7. 神经源性肿瘤　多位于后纵隔脊柱旁沟，CT 表现为圆形或椭圆形边缘光滑锐利的肿物，与周围结构分界清楚，多数为软组织密度，神经鞘瘤因含较多的脂肪而密度略比肌肉低，密度均匀，增强扫描呈轻、中度均匀强化。肿瘤可压迫邻近骨质呈光滑的压迹。骑跨神经孔的神经纤维瘤呈哑铃状在椎管内、外生长，使椎间孔扩大。MRI 上肿瘤在 T_1WI 呈中等偏低信号，T_2WI 呈高信号，信号均匀，增强扫描明显均匀强化。当肿瘤呈哑铃生长时，MRI 扫描能清楚显示哑铃状肿瘤的全貌及观察脊髓受压情况，优于 CT 检查。

（苏海兵）

第七章

介入呼吸病学

第一节　概述

相对于"介入心脏病学"来说，"介入肺脏病学"无论是起步，还是发展和普及的速度，均滞后于"介入心脏病学"。追溯历史，真正将呼吸系统的介入诊断和治疗技术作为一门科学来加以定义和研究，也不过 10 年时间。

20 世纪 90 年代中期开始，国外逐渐有学者在文章中开始使用"Interventional Pulmonology"一词。在 1999 年，由两位美国学者 John F Beamis. Jr 和 Praveen N. Mathur 主编的《Interventional Pulmonology》一书，正式由 McGraw – Hill 出版公司正式出版，并在世界各地发行。应该说该书的出版发行，对于推动和普及各种呼吸病介入诊断和治疗技术，起到了积极的推动作用。同时也使"介入肺脏病学"这一名词逐渐被越来越多的人所接受，但遗憾的是，在这本书中并未就"Interventional Pulmonology"一词给出具体的定义。

2001 年，美国著名的临床医学期刊《The new England Journal of Mediclne》邀请了美国宾夕法尼亚医学中心的 Danel H. Sterman 撰文，就"介入肺脏病学"的概念、相关技术及其临床应用评价等进行了介绍。在文中，作者将"介入肺脏病学"定义为：它是肺脏病学的一个新的领域，是着重将先进的支气管镜和胸膜腔镜技术应用到以气管、支气管狭窄至恶性肿瘤所引起的胸腔积液等一系列胸部疾病的治疗。

在此文发表以后，很快引起了欧美等国的介入肺脏病学专家的广泛关注，之后欧洲呼吸病学会（European Respiratory Society，ERS）和美国胸科学会（Amerlcan Thoraclc Society，ATS）共同组织了欧洲和北美等国的专家，起草了一份关于介入肺脏病学方面的纲领性文件《ERS/ATS Staterment on Interventaional Pulrnono Zogy》，并发表在 2002 年 Eur Respir J 的第 19 卷上。文中将"介入肺脏病学"定义为：是一门涉及呼吸病侵入性诊断和治疗操作的医学科学和艺术，掌握它除了需要接受标准的呼吸病学的专业训练之外，还必须接受更加专业的相关训练，并能作出更加专业的判断。

介入肺脏病学诊治范围侧重于：复杂气道病变的处理，良、恶性病变所致的中央气道的阻塞；胸膜疾病；肺血管性病变等的诊断和治疗。涉及的技术主要包括：硬质支气管镜检术、经支气管针吸活检术（transbronchial needle aspiration，TBNA）、自荧光支气管镜检术、支气管内超声、经皮针吸肺活检术、支气管镜介导下的激光、高频电灼、氩等离子体凝固（argon – plasma coagulation，APC）、冷冻、气道内支架植入、支气管内近距离后装放疗、光动力治疗、经皮扩张气管造口术（percutaneous dilational tracheotomy）、经气管氧气导管置入术、内科胸腔镜以及影像引导的胸腔介入诊疗。

随着介入肺脏病学的发展，其诊治范围和相关技术也不断扩展，近年开展的经皮介入对肺部肿瘤进行射频消融、放射性粒子植入及微波、氩氦刀冷冻治疗，以及经支气管内肺减容术治疗重度肺气肿等，已取得一定的临床疗效。

（徐国鹏）

第二节　诊断性技术

一、经支气管镜活检术

经支气管镜活检术的适应证包括各种气管、支气管腔内病变：良、恶性肿瘤、肉芽肿、感染（结核、曲菌等）、淀粉样变等。所需器械为支气管镜、细胞刷、活检钳等。患者的术前准备及麻醉同常规支气管镜检查。

操作时在支气管镜抵达病变部位上方后，先将其表面覆盖的分泌物及血迹予以清除。观察病变的性质、估计其可能出血的程度。对于可能出血量较大的病灶，应准备好活检后止血的预案，如局部喷洒凝血酶溶液、高频电刀、氩气刀或激光等止血手段，以避免活检后出血，使得操作者手忙脚乱。根据病变的部位和性质选择最佳的活检器具。几乎所有的文献报道结果都显示，一次检查中使用两种或两种以上的器具（如毛刷、活检钳、穿刺针及刮匙等），可以提高肺部疾病诊断的阳性率。对于黏膜病变可采用穿刺针进行取材，可显著提高阳性率。有时甚至是唯一能获得恶性细胞阳性标本的方法。取材一般 3～4 块。有研究显示，对于一个内镜可视的肿病灶，取活检组织 3～4 块可达到最高的诊断准确率。而多于 4 块以上，诊断效率并不随之提高。

支气管腔内病变最多见的是中心型支气管肺癌，支气管镜在临床得以广泛应用后，肺癌，尤其是中心型肺癌的确诊率有了非常显著的提高，但由于肿瘤所在部位、采样方法及技术的不同，其诊断的阳性率有很大差异。一般而言，支气管镜下可见肿瘤的活检阳性率高于未见肿瘤者，增殖型的阳性率高于浸润型者，增殖型的钳检阳性率高，浸润型则刷检阳性率相对较高。亦有作者认为刷检的总体阳性率要高于钳检。其实阳性率在很大程度上与使用的工具本身、操作者的技术、病理科技术员操作习惯和熟练程度以及病理科医师的经验与水平有关。

对于支气管腔内的其他病变，如支气管内膜结核、支气管淀粉样变及结节病等，其在诊断操作技术方面与支气管腔内肿瘤大同小异，只是所采取的病理学方法不同而已。

除了在进行支气管镜检查时常见的并发症，如喉痉挛、支气管痉挛和低氧血症等，使用毛刷和活检钳检查时，最常见的两个并发症是出血和气胸。有研究报道，9% 的经支气管镜活检患者发生少量至大量的出血，在免疫功能受损患者为 29%，尿毒症患者为 45%，大量出血可导致死亡。

二、经支气管肺活检术

对肺周边部位病变，常规支气管镜检查不能窥见时，将活检钳通过病变部位相应的支气管达到远端病灶进行活检，即经支气管肺活检（transbronchial lung biopsy，TBLB）。对局灶性病变，可在 X 线透视或 CT 引导下施行，以达到准确取材，提高手术成功率的目的。如为弥漫性病变，可通过支气管镜直接进行肺活检，无需 X 线或 CT 引导。

TBLB 的适应证包括：经各项非创伤性检查不能确诊的肺弥漫性病变和肺周围肿块、结节或浸润，同时无出血体质，心肺功能能够耐受该项检查。肺动脉高压和肺大疱患者不宜接受 TBLB 检查。

对局灶性病变肺活检者，完成常规检查后，将支气管镜直接插入病变区的段支气管，在 X 线导向下将活检钳循所选择的亚段支气管插入，转动体位多轴透视，核对活检钳位置对准活检目标无误后，张开活检钳，向前推进少许，在患者呼气末关闭活检钳，并缓慢退出。如无明显出血，可同法钳取活组织 3~5 小块，置入 10% 甲醛溶液中，如为肺组织则呈绒毛状飘浮于固定液中。为防止钳取后出血，可在活检前预先滴入 1：10 000 肾上腺素 1~2ml。

对弥漫性病变肺活检者，活检部位应选择病变多的一侧肺下叶，如两侧病变大致相同，则选择右下叶。支气管镜送达下叶支气管后，经活检孔插入活检钳至事先选择的段支气管内，直至遇到阻力或感到微痛时，再将活检钳后退 1~2cm。此时嘱患者深呼吸，在深吸气末张开活检钳，并向前推进至遇阻力时，一般推进 1cm 左右，于呼气末关闭活检钳并缓慢撤出，术者此时可感到对肺组织的牵拉感。按同样操作在不同的段或亚段支气管取肺组织 3~5 小块，置入固定液中送检。

TBLB 宜限制在一个肺叶内进行，不宜在中叶、舌叶或左右两侧肺同时进行。活检钳必须锐利，关钳用力宜适当，既要钳断肺组织而又不造成肺撕裂伤。活检时患者应无剧烈咳嗽或深大呼吸动作。

通过 TBLB 可以有效获取远端肺组织内的病灶标准，是诊断肺实质局灶型病变和弥漫型肺部病变的有效技术手段。研究表明对表现为周围型肺结节的肺部恶性病灶，在无透视引导下行 TBLB 检查的阳性率可以为 54.2%，其中腺癌为 50.9%；鳞癌为 61.5%；低分化癌为 72.7%；小细胞癌可达到 100%，值得注意的是肺内转移性肿瘤的阳性率只有 12.5%。当有透视引导时，其整体阳性率可以达到 82.4%。

三、经支气管针吸活检术

经支气管针吸活检术（trans bronchial needle aspiration，TBNA）是一种通过穿刺针吸或切割，获取气道壁、肺实质以及气管、支气管相邻部位纵隔内病变的细胞学、组织学或微生物学标本的技术。近年来，随着病灶定位方法和穿刺针的不断改进，已广泛应用于各种良、恶性肺癌及纵隔疾病的诊断，极大地提高了气管镜的诊断率，并拓展了其临床应用范围。由于该项技术可对纵隔淋巴结进行活检，确定肺癌患者纵隔肿大淋巴结的性质，使气管镜检查直接参与肺癌的临床分期和纵隔疾病的诊断，一些发达国家已将此技术列为呼吸专科医生必须掌握的技能。

TBNA 最初是为纵隔病变的诊断而设计的，但随着技术的发展和经验的积累，其适应证范围已大大拓展。其主要适应证包括：①对纵隔和肺门淋巴结的取样，以明确诊断，同时对支气管源性肿瘤进行分期；②对气管（支气管）旁的肿块、黏膜下病变和肺外周结节进行取样；③适用于支气管内坏死和出血性病灶的病因诊断；④预测气管、支气管源性肿瘤外科手术的切除范围；⑤纵隔囊肿和脓肿的病因诊断及引流。

受操作者技术水平、穿刺针本身以及助手和病理医师配合等方面的影响，各单位报道的阳性率差异较大。对于肺癌患者，影响 TBNA 阳性率的主要因素是纵隔淋巴结转移的发生率和操作者的熟练程度，因为受到纵隔淋巴结转移发生率的限制，应用 TBNA 对肺癌进行分期，其阳性率在 30% ~ 50%，但其特异性高达 95% 以上。在评价肺外周型结节方面，TBNA 技术可以将常规支气管镜下的刷检和活检的检出率提高 20% ~ 25%。在诊断结节病方面，Trisolini 等报道，以 TBNA 诊断 1 期结节病，阳性率可达到 72%，如联合使用 TBLB，可使阳性率达到 87%。Morales 等的研究表明在原有方法上加用 TBNA 技术诊断结节病，可以使 1 期患者的诊断率提高 23%，2 期患者的诊断率提高 7%。此外，TBNA 技术还可以显著提高黏膜下病变、结核及淋巴瘤等纵隔淋巴结增大的病因检出率。

由于 TBNA 的操作者不能直接窥见病灶，要提高活检的阳性率，准确定位是关键。现有影像学检查只能提供纵隔的平面图像，操作者必须对纵隔解剖结构非常熟悉，并且拥有良好的空间想象力，在想象中重构纵隔的立体结构和病灶的相对位置，才能准确指导穿刺的定位，避开重要结构，保证操作的安全。但新近开发出的支气管腔内超声（endobronchial ultrasound）引导下的 TBNA（EBUS - TBNA）可在超声显示下对病灶或淋巴结实施实时穿刺，有效地克服了盲目 TBNA 定位难的缺陷，使 TBNA 的阳性率大幅度提高。研究表明，和传统 TBNA 相比，EBUS - TBNA 对隆突下淋巴结的穿刺阳性率由 76% 提高到 84%；而对其他部位淋巴结的穿刺阳性率更由 58% 提高到 84%；对于 CT 可见的肺门、纵隔淋巴结，其敏感性和特异性更分别达到 95.7% 和 100%，诊断准确率达到了 97.5%。可见 EBUS - TBNA 在对肺癌的淋巴结分期方面不仅优于传统 TBNA，而且无论是在敏感性还是准确性方面均优于纵隔镜检查，故有人预测 EBUS - TBNA 将取代纵隔镜成为肺癌分期的"金标准"。

近 30 年的临床应用证明，TBNA 是一种安全、实用的活检技术。已有报道显示，仅少数患者术后发生气胸，其发生率不足 1%。此外，有极少数的患者发生纵隔气肿和纵隔出血等。TBNA 对支气管黏膜损伤最小，尖端具有斜面的穿刺针穿刺时其出血程度较之活检钳撕裂组织所致者小，仅在穿刺部位有少许出血，即使刺入血管或刺入易脆的肿瘤组织内，引起出血量亦不多，目前尚无致命性出血的报道。熟练掌握纵隔结构的解剖学知识，术前认真复习胸部 CT 片，可有效地避免不必要的组织损伤。除此之外，还应避免穿刺针对支气管镜的损伤。

四、支气管肺泡灌洗术

支气管肺泡灌洗术（bronchoalveolar lavage, BAL）检查是利用纤维支气管镜向支气管肺泡注入生理盐水并随即抽吸、收集肺泡表面液，检查其细胞成分和可溶性物质的一种方法。主要用作有关疾病的临床诊断以及研究肺部疾病的病因、发病机制，评价疗效和预后等。BAL 还可通过液体的直接冲洗，清除呼吸道和（或）肺泡中滞留的物质，以缓解气道阻塞，改善呼吸功能，控制感染，用于某些疾病的治疗。

支气管肺泡灌洗术的适应证包括：①为了明确肺部肿块、复发性或持续性肺不张或肺浸润、肺部弥漫性疾病等的病因诊断；②支气管 - 肺感染需要获取标本用作病原微生物检查以及作药物敏感试验者；③为研究支气管 - 肺疾病的病因、发病机制等需要获取标本者；④需要冲洗和清除呼吸道和（或）肺泡中滞留的物质者。而禁忌证包括：①严重心、肺功能损害者，如呼吸衰竭、心力衰竭、严重心律失常；②新近发生急性心肌梗死的患者；③新近大咯血者；④活动性肺结核未经治疗者。

BAL 在纤支镜检查时进行。先向需要灌洗的肺叶支气管注入 2% 利多卡因 1ml 局部麻醉后，将纤支镜前端嵌入肺段或亚段支气管开口，经纤支镜吸引管推注生理盐水 25~50ml 至肺段或肺亚段，共 4~6 次，总量 100~250ml，一般不超过 300ml。儿童灌洗量一般为 3ml/kg。每次注入后，随即负压吸引。灌洗部位通常在右肺中叶或左肺舌叶，其他肺叶亦可以进行。负压吸引的压力为 25~100mmHg（3.3~13.3kPa），不能过大、过猛。中叶或舌叶灌洗回收量应达到灌洗液的 40% 以上，下叶或其他肺叶应为 30% 以上。

回收的支气管肺泡灌洗液（BALF）应记录回收量，置于内壁涂硅的容器（或其他防止巨噬细胞贴壁的容器）中，周围宜被冰水 -4℃ 包围，30min 内送至实验室，通常在 2~3h 内处理。分别注入的液体每次回收后混合在一起进行检查，第一份回收的标本往往混有支气管内成分，可将第一份标本与其他标本分开检查。先用单层纱布过滤以去除黏液，将滤液离心后分离上清液供生化和免疫学检查，沉淀物供细胞学检查，微生物检查的标本需严格无菌操作。合格的 BALF 标准：①达到规定的回收比例；②不混有血液，红细胞数小于 10%；③不应混有多量的上皮细胞（一般小于 3%）。

回收的 BALF 作计量后，取少量标本置于白细胞计算盘进行细胞计数。在高倍显微镜下计数除上皮细胞及红细胞以外的所有细胞（巨噬细胞、淋巴细胞、粒细胞等）。以每毫升回收液的细胞数和灌洗液回收细胞的总数表示。

BAL 的最大特点是能获取肺泡表面衬液，通过对其所含成分进行研究，可研究多种肺部疾病的发病机制。在临床诊断方面，BAL 主要用于肺部感染、肿瘤、间质性肺病等的诊断。

五、荧光支气管镜

早期诊断是支气管肺癌治疗成功的关键。支气管肺癌的发生早期为不典型增生或原位癌，而肺癌高危人群中有 10% 的人存在不典型增生或原位癌。从正常组织发展成肺癌的过程中，不典型增生阶段可长达 3~4 年，原位癌的阶段也有 6 个月的时间；同时肺癌中的 50%~60%（特别是鳞状细胞癌），主要的发病部位在中央气道。因此，以上两点为经支气管镜早期诊断支气管肺癌提供了时间和空间上的可行性。

普通白光支气管镜（white light bronchoscopy，WLB）诊断肺癌主要是根据支气管黏膜改变，如局部隆起、黏膜粗糙、水肿、出血等，再行活检、针吸活检、刷检等操作加以明确。但由于不典型增生或原位癌阶段支气管黏膜局部的改变并不明显，因此诊断的阳性率较低，仅为 15%。随着光学和计算机技术的发展，近 20 年来已研制出主要用于肺癌早期筛查的自荧光支气管镜（autofluorescence bronchoscopy，AFB）。文献报道，WLB 基础上加用 AFB，支气管腔内型早期肺癌的诊断阳性率可增加到 78%。

"荧光"是一种特殊的物理现象，是指某些物体在特定波长光线的照射下，该物体可以受激发，辐射出波长比照射光线长的光。辐射出的波长较长的光线就是荧光。20 世纪初，人们就发现人体组织存在荧光现象，并发现肿瘤组织和正常组织的荧光显像不同。人体内的荧光反应物质（荧光载体）有很多种类，包括：色氨酸、胶原、弹性蛋白、紫菜碱、磷酸吡哆醛等。人体组织辐射荧光的波长和强度决定于其中不同荧光载体的含量、入射光的最大吸收和反射值以及入射光源自身的特性。

当一束442nm的单色光照射在黏膜上时，上皮下的荧光载体被激发，辐射出波长较长的光线。这种荧光是混合光，由波长520nm的绿光和波长630nm的红光组成。其中，绿光较强、红光较弱，显示屏上看到的是绿色图像。在有组织增生和原位癌（carclnoma in situ，CIS）的部位，荧光辐射会减弱，并且以绿光减弱更明显，图像就会偏红色。引起荧光减弱的原因可能有：上皮增厚（吸收入射光增加）、组织充血（血红蛋白吸收绿光增加）、肿瘤基质中的还原性物质减低了荧光载体的含量等。利用肿瘤组织和正常组织荧光显像的不同，就能分辨普通光线下无法发现的早期肿瘤病灶。

与肉眼可以看见的普通光线不同，支气管黏膜的自发荧光非常微弱，不通过一定的辅助技术，肉眼是无法看到的。目前通常采用的技术分为两大类：①增强照射光的强度和纯度，采用特殊摄像机增加感受荧光的灵敏度；②应用能在肿瘤组织浓聚的光敏药物，增强肿瘤组织的荧光辐射。根据所用技术的不同，可将荧光支气管镜分为两大类。

1. 激光成像荧光支气管镜（laserlmaging fluorescence endoscopy，LIFE）　此类荧光支气管镜统称为LIFE，通过外源性光源照射，激发组织的自发荧光，来分辨肿瘤组织，而不需使用光敏药物。LIFE系统使用低能量氦－镉激光产生的442nm紫外光作为照射光。摄像系统采用两台高分辨率CCD荧光摄像机，灵敏度达到普通摄像机的30 000倍，分别单独感受绿光和红光，并将数字信号传送到主机进行合成。这样，在监视屏上就能看到支气管黏膜的实时荧光图像。在LIFE系统中，肉眼看不到入射的紫外光，正常黏膜为绿色，增生或CIS黏膜为红色或棕色。此类荧光支气管镜的代表是加拿大Xillix公司生产的LIFE系统（laserlmaging fluorescence endoscopy）和日本Pentax公司生产的SAFE－1000系统。

2. 自荧光支气管镜（autofluorescencelmaging bronchoscopy，AFI）　此类荧光支气管镜工作时，入射光波长范围380～460nm。观察时，为增加对荧光的分辨率，需要将大部分直接反射的蓝光屏蔽。同时，为了增强视野的总体光线强度，还要保留一小部分散射蓝光。这样，观察正常黏膜时，由于绿色荧光较强，掩盖了蓝光，显示绿色；增生或CIS黏膜的绿色荧光明显减弱，黏膜显像就呈蓝/红色或是两种颜色融合成的暗视野区。某些光敏药物能选择性浓聚在肿瘤组织中，使用这些药物能增强病变部位的荧光显像，提高成像质量和检出率。早期常用的光敏剂是血卟啉衍生物，因为其光过敏副反应较明显，20世纪90年代起，逐渐被5－氨基乙酰丙酸（5－aminolevulinic acid，ALA）取代。当患者使用ALA后，以荧光支气管镜检查，就可以在肿瘤组织见到较强的红色光。

两种荧光支气管镜系统各有特点。LIFE系统在北美使用较广，具有副反应小、分辨率高、不需使用光敏剂的优点；但是费用昂贵、系统结构复杂、操作时白光和自荧光模式转换不便。AFI系统在欧洲使用较广，具有价格较低、白光和自荧光模式转换方便的优点；但是自荧光模式下分辨率不如LIFE系统、使用光敏剂会带来药物不良反应的风险。

AFB在中央气道黏膜不典型增生、原位癌诊断中是一种有效的早期定性、定位诊断工具，其一般联合WLB开展工作。Moro－Sibilot等联合检查244例肺癌高危人群（有症状的吸烟者及有肺癌手术史或头颈部肿瘤手术史者），所有发现异常者都进行活检确认，共发现92处低度病变、42处高度病变（中、重度增生和原位癌）及39处侵袭性肿瘤病灶。当用于早期中央型肺癌的诊断时，与单独WLB检查相比，WLB和AFB联合检查发现病变的敏感性可提高10%～30%，但是特异性会降低5%～10%。这些研究提示WLB联合AFB对癌前病变和早期肿瘤的监测有很高的价值。通过对痰检阳性而影像学阴性的肺癌患者的研究发现，AFB 可以观察到的病灶范围要大于 WLB 单独检查，AFB 检查的分期更准确，而根据 AFB 检查的结果调整了分期和治疗原则以后，患者的预后获得了相应的改善。说明 AFB 在早期肿瘤的分期中同样有很高的价值。

六、内科胸腔镜技术

内科胸腔镜（medical thoracoscopy），又称胸膜腔镜（pleuroscopy），它有别于外科电视辅助胸腔镜。其操作通常是在清醒镇静加局麻下进行，一般在胸壁上仅行单点穿刺，整个操作可以在支气管镜室或诊所内进行。内科胸腔镜检术主要用于诊断胸膜和部分肺部疾病，并可实施胸膜粘连术。

内科胸腔镜检术的适应证包括：①不明原因的胸腔积液；②胸膜占位性病变；③气胸；④弥漫性肺病变及肺外周病变；⑤肺癌分期。

患者术前需建立人工气胸，可于局麻下以过滤空气 400～800ml 注入胸膜腔，对胸腔积液患者应在抽胸液后再注入空气，并行胸部 X 线透视或摄片确认。进镜切口的选择不宜离病灶太近，最好取病灶相对方向，以便于观察病灶；如为弥漫性病变，一般取侧卧位，切口定于腋中线或腋后线第 6～7 肋间，此处进镜便于观察整个胸膜腔。同时，切口的选择应避开胸膜粘连处，以免进镜时使粘连带撕裂出血，影响观察、干扰检查结果。为全面了解病变的范围，检查中必须养成一定的习惯，按顺序观察整个胸腔以免漏诊，然后再观察异常组织的大小、数目、侵及范围、硬度、有无搏动等情况。对每个病变部位需取活检 2～4 块，活检后应仔细观察，如有出血可用冰肾上腺素盐水局部灌注，仍不止血可用凝血酶或电凝止血。术毕，缓慢抽尽胸腔内气体，并留置胸腔引流管行闭式引流，持续引流残余气体或胸液，同时观察有无漏气、出血，必要时可向胸腔内注药或冲洗。

传统的内科胸腔镜多为硬质镜，而新近问世的"软硬镜"为一种改良型的胸腔镜，其镜身的硬质，远端则可弯曲，这样大大地扩展了其视野。在我国有一些单位采用纤维支气管镜代替胸腔镜进行胸膜疾病的诊断，也取得了一定的疗效，其不足就是在活检时，镜体不太容易固定，活检部位的准确性受到一些影响。另需注意的就是镜体的消毒必须彻底，以避免因此而导致的医源性感染。

因为癌性病灶在胸膜上往往呈点状分布，结核病灶多分布于胸膜基底部或膈胸膜，所以直接经胸壁进行胸膜穿刺活检的阳性率较低。而通过内科胸腔镜检查可以直接窥视整个胸膜腔，能发现微小病灶；在直视下进行活检，能避开大血管、清除病变表面糜烂坏死组织及覆盖物，活检标本质量大大提高；不仅能取脏层胸膜、纵隔、膈面胸膜，也能取肋胸膜及肋膈窦处病变，使胸腔积液病因诊断的阳性率明显提高。文献报道以内科胸腔镜检查结合胸液的癌标及细胞学结果，对于癌性胸腔积液，其诊断的准确性可达 90% 以上；而对于结核性胸腔积液，其诊断的准确性可达 100%。此外，对于一些孤立性胸膜转移、结节病等，其诊断的准确性要显著高于常规胸腔穿刺和闭式胸膜活检术。其并发症包括：活检部位的出血（绝大多数为自限性）、持续性气胸、肋间神经和血管的损伤。其操作的相关死亡率低，仅为 0.01%～0.24%。

七、经皮肺活检术

经皮肺活检术（transthoracic needle aspiration/biopsy，TTNA/B）：是一种经皮穿刺获取

包括胸壁、肺实质及纵隔在内的病变标本，从而进行细胞学、组织学及微生物学检查的技术。

1883 年 Leyden 成功地进行了第一例局灶性肺部疾病的经皮肺针吸活检，找到了致病的肺炎链球菌。3 年后，Menetrier 首次采用经皮肺穿刺诊断了一例肺癌患者。在 20 世纪上半叶曾有不少学者尝试经皮针吸活检，但由于穿刺针和定位技术的限制，这一技术的应用未能得到推广。20 世纪 60 年代后期，随着 X 线透视机的改进，穿刺针的改进，细胞学诊断技术的进步，经皮肺穿刺活检才得到了广泛应用。

经皮肺活检的适应证包括：通过针刺抽吸或组织切割，诊断肺外周的结节或浸润性病变、胸膜肿块、部分空洞性病变、纵隔肿块以及其他通过经皮穿刺可及的胸部病变。禁忌证包括：①无法纠正的凝血性疾病；②严重的低氧血症；③血流动力学不稳定；④肺动脉高压；⑤伴有肺大疱的肺气肿；⑥病变太靠近血管。相对禁忌证还包括既往有肺切除术或 $FEV_1 < 1L$。除此之外还应强调，对于双肺均有病灶者，一般不宜同时对两肺进行穿刺。

电视透视和 CT 引导是经皮肺穿刺活检的常用导向方法。电视透视具有费用低、设备普及、可实时观察和调整穿刺方向和针尖位置等优点，适宜对较大病灶的定位。但对小病灶的定位不够准确，对靠近心脏、大血管部位的病灶穿刺危险性较大。CT 对解剖结构显示清晰，可引导穿刺 5mm 以上的结节，对靠近重要部位的病灶也可以准确引导，根据增强 CT 还可以判断病灶内的坏死区域和周围的炎症或不张肺组织，使穿刺更准确。CT 还可以显示叶间胸膜和肺大疱，有利于选择合适进针路线，减少气胸的发生。最新的 CT 透视技术还可以实时引导穿刺过程，提高了穿刺准确性，缩短了穿刺时间。这些优点使 CT 引导成为目前肺穿刺活检最常用的导向方法。

TTNA/B 可以比较准确地获得肺内结节病灶的组织标本，通过 TTNA/B，许多患者可以避免不必要的开胸手术，并可以节约大量的医疗费用。TTNA/B 总的诊断敏感性为 68% ~ 96%，其特异性可接近 100%；对于所有大小的病灶来说，其诊断的准确性为 74% ~ 96%，通常病灶越小，诊断的准确性越低。TTNA/B 最常见的并发症是气胸，大多文献报道气胸的发生率为 20% ~ 40%，但是其中的大部分患者气胸量非常小，无须特殊处理，仅不足 10% 的患者需要胸腔闭式引流。此外，偶有咯血，多为自限性，大咯血非常少见。

（徐国鹏）

第三节　治疗性技术

一、在人工气道建立中的应用

在急诊和危重病抢救中，在 ICU 病房，为保持气道的通畅，或为进行机械通气，通常需进行气管插管。有经验的麻醉师和医师，通常在几分钟内即可顺利完成气管插管的操作，但偶尔也会遇到困难，如果连续 2 次插管均未成功，或插管时间超过 10min 以上仍未插入气管，称为困难插管。此时，应让患者休息 5 ~ 10min，然后重插，但更可取的办法是用可弯曲支气管镜作引导来完成插管。如果患者肥胖、短颈、头颈部外伤、颈椎或颌面部骨折，或患强直性脊柱炎或口咽部肿瘤等，预知插管困难者，可一开始就应用可弯曲支气管镜，而不是在多次插管不成功后再用。需安放双腔气管插管、更换气管插管或拔管因发生上气道阻塞而失败时，也可借助可弯曲支气管镜来完成操作。如果患者有上气道阻塞的临床表现，应用纤支镜既可查明原因，又可进行治疗。

（一）气管插管

经可弯曲支气管镜引导行气管插管，可分为经鼻气管插管和经口气管插管两个径路来完成。由于经鼻气管插管时较少需要患者配合，气管套管插入时与喉的角度也较小，加上插管后行机械通气期间患者的进食和舒适程度均优于经口径路，故目前较多采用。

经鼻气管插管：①选择较通畅一侧的鼻腔，滴入或喷入2%的利多卡因和1%的呋麻滴鼻液，稍后用蘸有液状石蜡的棉签涂抹鼻腔四周以利润滑。②将气管导管涂抹液状石蜡后套入支气管镜，并撤到支气管镜的最近端。③按照常规支气管镜检查的方法，将可弯曲支气管沿后鼻孔→鼻咽→喉→声门，送入气管内。④在确认支气管镜远端进入气管腔内后，固定患者头部及支气管镜，并将气管导管沿支气管镜送入气管内，气管导管的远端一般距离隆突3~4cm为宜。⑤检查气管导管的位置后撤出支气管镜，并固定气管导管。

经口气管插管采用咬口器保护支气管镜免遭患者咬坏。其余步骤基本同经鼻气管插管步骤。

（二）更换气管插管

临床上需要更换气管插管的情况有：气管插管的套囊漏气，经鼻插管因鼻窦感染而换成经口插管，或经口插管因口腔糜烂，患者不能忍受须换成经鼻插管等。一般更换导管可以用标准换管技术来进行，并不需要应用纤维支气管镜。但如果估计重建气道的技术难度大，或患者病情危重，耐受性差，那么应用纤支镜来更换气管导管，至少失败的可能比较少。应用可弯曲支气管镜更换气管导管可有以下几种。

（1）将经口气管插管换成经鼻气管插管，具体步骤如下：①将新的气管导管套入可弯曲支气管镜并撤至最近端，方法同气管插管。②鼻腔滴入2%的利多卡因和1%的呋麻滴鼻液，同时鼻腔内涂抹液状石蜡。③经鼻腔插入支气管镜，沿途吸净鼻咽腔内的分泌物以保持视野清楚。④将支气管镜送至声门上，将旧的气管导管的气囊放气后，在撤出旧气管导管的同时将支气管镜插入气管。⑤固定患者头部及支气管镜，将新的气管导管沿支气管镜送至气管中段。⑥撤出支气管镜，接呼吸机，提高吸入氧浓度。⑦待患者机体氧合状态改善后，经三通管对气道分泌物进行进一步清理，固定新的气管导管，术毕。

（2）将经鼻气管插管换成经口气管插管。

（3）经口插管仍换成经口插管。

（4）经鼻插管仍换成经鼻插管。

具体步骤方法基本相同，故不再赘述。基本与上述相同。

（三）协助拔除气管导管

临床上，有些患者在拔除气管插管后突然发生呼吸窘迫，其中部分原因是上气道阻塞（upper airway obstruction，UAO），这种UAO多发生在声门下或声门处。发生UAO必须重建人工气道。虽然重新插管后能很快解除患者的呼吸窘迫症状，但却仍未搞清楚UAO的原因。而对可能发生UAO的患者，于撤管时先插入支气管镜，使支气管镜与气管插管一同撤出，这样可发现UAO的原因，与此同时可以立即重新送入气管插管，避免UAO对患者的影响。然后根据所发生情况寻找处理方法。UAO的发生一般与患者以前曾插过管并且插管困难并经反复多次插管的尝试以及机械通气时间过长等有关。

二、气道异物的摘除

气管、支气管异物是小儿常见的临床问题。据国内的一组 1 304 例气道异物的资料显示，10 岁以下的儿童占了所有患者的 96%。其临床表现常与吸入异物的大小、异物沉积的气道水平和管径、沉积处气道阻塞的程度、是否造成局部的水肿和出血等有关。轻者可以表现为刺激性咳嗽、气促等，少数患者亦可无明显症状；重者可有喘憋、呼吸困难，甚至窒息死亡。气道的异物吸入通常要求临床医生要在不开放损伤气道或周围结构的情况下，将异物完整地取出。这在支气管镜问世之前，亦是困扰医学界的一大难题。随着硬质支气管操作过程中通气技术的改建和视觉效果的提高，可弯曲支气管镜以及异物摘取所需器材的完善，使得气道异物的诊断和摘除变得更加安全、有效和便捷。

医生应根据患者病情及年龄等因素，选择支气管镜的种类和型号（包括硬质支气管镜），异物摘除的方法和工具，并且预测异物摘除所需时间和可能的并发症，并将其告知患者及家属以取得患者的合作。对于无明显呼吸障碍的患者，术前应至少禁食 4 ~ 6h 以上，以防止胃内容物反流而导致误吸，成人患者可在术前 30min 肌内注射阿托品 0.5mg，地西泮 5 ~ 10mg，必要时可肌内注射哌替啶 50mg，儿童患者的术前用药可根据身高、体重酌减。对于异物吸入后有明显呼吸功能障碍者，则应立即行急诊异物摘除术，为减少胃内容物反流的发生，可让患者取坐位行纤维支气管镜检查。对于有心、肺基础疾病患者，术前还应进行心电图、血气分析及肺功能等项目的检查，以评估患者对手术的耐受程度和手术的风险。一般成人或 12 岁以上的儿童拟行软性支气管镜下取异物者，多采用局部表面麻醉；而对于 12 岁以下的儿童或拟行硬质支气管镜下取异物者，则需要采用全身麻醉，全麻下的机械辅助通气可通过硬质支气管镜进行通气，或采用喉罩下机械通气。

异物摘除器具包括：鳄口型异物钳、V 字形、W 字形、橡皮头型异物钳、三爪钳、篮形钳、圈套器、球囊导管以及冷冻电极等。操作者应根据异物的大小、种类、异物与周围组织的关系等不同来加以选择。V 字形异物钳是异物摘除中最常用的异物钳，但对于体积较大的异物则可采用 W 字形、三爪形异物钳加以钳取；对于像花生米、橡子等表面较为光滑的类圆形异物则可试用套篮钳；而对于沉积在周边支气管的类圆形异物，则须先用球囊导管逐步将异物驱赶至中央气道后，再用套篮钳将其取出；而对于一些易碎的异物（如药片），则可用冷冻探头将其冷冻在探头上一并取出。

无论支气管镜采取哪条径路（口、鼻或人工气道）插入，操作者均应仔细地观察咽喉部、声门下、气管、左右主支气管及各叶、段支气管。顺序一般是先检查健侧，后检查患侧。若不知道异物的确切部位时，可先查右侧，后查左侧。在发现异物时，应特别注意勿将异物推向更远端支气管，以免给摘除造成困难。对沉积在远端支气管内的类圆形异物，在摘除过程中可配合患者体位的变化（如采取头低足高位或健侧卧位等）来协助异物的取出。对较大的异物并嵌在主支气管造成一侧全肺不张的患者，在异物取出过程中应特别小心，谨防异物滑脱后阻塞对侧主支气管而造成窒息。对于异物已完全被容易出血的肉芽组织所包裹的患者，企图直接将异物取出可能很困难，而且易造成术中和术后的出血。有条件的单位可在异物摘除之前，采用微波、高频电刀或冷冻等手段将肉芽组织予以清理，并充分将异物暴露后再行摘除。对这类患者术前短时间（一般 1 ~ 3d）静脉使用糖皮质激素（如甲泼尼龙，每日 40 ~ 80mg)，可能有益。

支气管镜下异物摘除术的常见并发症：①由于操作不当而将异物推进远端支气管，导致异物摘除失败，最终不得不行经胸膜支气管切开术取出异物。②异物摘除过程中损伤血管而引起的大出血。③支气管壁的损伤而引起支气管瘘、纵隔气肿和气胸。④手术操作所造成的喉痉挛、喉气管水肿以及异物在钳取过程中滑脱落在声门下区，而造成的呼吸道梗阻。⑤由于缺氧所引起的各种心律失常，严重者可出现致命性心律失常，甚至心搏骤停。

操作者必须意识到，即使异物吸入患者是在呼吸平稳的状态下进行诊断性的支气管镜检查，由于偶然机会所引起的异物移位也可以造成气道阻塞，因此操作必须是在有充分复苏设备的环境下进行。通常在异物取出后，应常规对整个气管及左、右主支气管及叶、段支气管进行检查，观察是否存在其他异物或异物碎片残留。对于行硬质支气管镜异物摘除者，最好用可弯曲支气管通过硬镜仔细检查。

三、经支气管镜介导腔内热烧灼治疗

目前用于支气管镜介导下的腔内治疗的各种方法中，以热烧灼方法最为常用。其中包括了微波、高频电凝、高频电圈套、氩等离子体凝固 (argon - plasma coagulation，APC) 和激光等。其原理均是通过将能量聚积到病变组织，使组织产热，进而使病变组织变性、凝固或是炭化和气化，以达到将病变组织去除，使气道重新恢复开放状态的目的。

气道内热烧灼治疗能够在治疗的当时即刻清除气道内病变组织，迅速达到疗效。所以对导致通气功能障碍，并产生明显症状的中央气道（即气管、主支气管、中间段支气管和叶支气管）的腔内型病变，多数学者均首选上述方法对病灶实施清除，一般都能取得很好的即刻疗效。其适应证包括：①失去手术机会的气管、支气管腔内恶性肿瘤的姑息性治疗；②气管、支气管腔内各种良性肿瘤的根治；③各种炎性、手术、外伤及异物性肉芽肿的切除；④支气管镜可及范围内的气道组织的出血。但是，因为热烧灼治疗只能清除可见范围内的病变组织，不能解除根本的病因，尤其对于肿瘤组织不能有效抑制手术野以外组织的生长。所以，单纯热烧灼治疗的疗效维持时间较短，有条件者需联合支架植入、放疗、化疗等综合治疗，以延长疗效维持的时间。需要注意的是气道外压性狭窄是热烧灼治疗的绝对禁忌，治疗前必须仔细鉴别，彻底排除，否则会造成气道穿孔。

因为以上方法的产热原理不尽相同，在临床应用时有其各自的特点。激光（常用的有Nd：YAG 激光和 KTP 激光）的能量最高，对组织的切割效果好，治疗深度最深、速度最快，但容易造成组织的穿孔和出血，掌握不好还会损坏支气管镜及其他硬件设备，而且价格昂贵；而微波所释放的能量低，对组织的凝固作用比较慢，不适合治疗严重的气管阻塞，但同时也就相对比较安全，而且价格非常便宜；相对前两者，高频电凝及 APC 都是利用高频电放电的原理产生热量，能够较迅速地去除病变组织，同时治疗深度又不太深，便于操作者掌握，是目前较为理想的腔内治疗手段，除此之外，其价格比较适中，较为适合我国国情。

文献报道以上各种气道内热烧灼治疗方法对于恶性疾病导致的气道阻塞，其近期疗效均可达到 90% 左右；对于腔内型的良性肿瘤则可以完全治愈。其主要并发症包括出血和局部组织的穿孔。对于严重的气管阻塞、心肺功能差或预计术中有可能会有出血的患者，操作最好能在全麻下进行，这样可将治疗的风险降至最低限度。

四、气道内光动力治疗

气道内光动力治疗（photodynamic therapy，PDT）需先全身给予光敏剂，该类药物具有亲肿瘤特性而在瘤体内聚集，一定时间后通过支气管镜用特定波长的光照射肿瘤，激发光敏剂，使其将能量传递给氧原子而产生具有氧化作用的单线态氧（$^1O_2$），后者使肿瘤细胞坏死。

PDT 技术自 20 世纪 80 年代应用于临床，先后被用于治疗皮肤、胃肠道、泌尿系统以及呼吸系统恶性肿瘤的治疗，均取得了满意的疗效。其中肺癌的治疗以日本开展得较早，美国和欧洲也积累了一定的病例，发现 PDT 对早期中央型肺癌、支气管腔的癌性阻塞以及周围型肺癌有较好的效果，远期有效率为 50%～70%。美国 FDA 分别于 1997 年和 1998 年批准 PDT 作为治疗晚期食道癌、膀胱乳头状瘤、晚期非小细胞肺癌以及早期肺癌的治疗手段。我国几乎与国外同时开展 PDT，长海医院呼吸内科曾于 1984 年采用 PDT 对 10 例不能切除的支气管肺癌进行治疗，结果 6 例显效，4 例有效。但由于病例选择、光敏剂和激发光源使用等方面存在一些问题，PDT 始终未能成为一种主流的治疗方法。近年来，随着半导体激光器以及稳定的新型光敏剂不断进入临床试验，国内外学者开始对 PDT 治疗肿瘤的效果寄予了新的希望。

气道内光动力治疗的适应证包括：①病变表浅的早期肺癌，不能耐受手术或拒绝手术者；②中、晚期肿瘤患者的姑息治疗；③手术、放化疗后局部残留或复发的小肿瘤。

两项包括 16 个欧洲中心，20 个美国/加拿大中心的随机对比 PDT 和 YAG 激光对部分阻塞性肺癌疗效的前瞻性研究结果显示，治疗 1 周后肿瘤对两种方法的反应相似；但 1 个月后 PDT 组欧洲和美国/加拿大中心各有 61% 和 42% 的患者有效，而 YAG 激光组分别只有 36% 和 19% 的患者有效。结果显示 PDT 在缓解气急、咳嗽和咯血方面优于 YAG 激光，尤其在疗效维持时间上明显优于热烧灼治疗。其他研究也得出相同的结论，即在适应证范围内，PDT 缓解阻塞及其他症状的效果要好于 YAG 激光。

气道腔内光动力治疗的主要并发症是光过敏和咯血，所以术前必须行过敏试验，术后 2 周内要注意避免强光照射和观察有无咯血症状。值得注意的是，由于 PDT 术后肿瘤组织会有明显水肿，如肿瘤已侵犯气管或同时侵犯两侧主支气管，术后可能发生严重气道狭窄，甚至出现呼吸衰竭。对于这样的患者，PDT 治疗应慎重采用，如必须使用者，需备好气管插管等抢救措施，或于支架植入后进行。

五、气道腔内近距离放射治疗

放射治疗是肺癌重要的治疗手段，其中外照射是标准的治疗方式。但因为正常组织对辐射耐受力有限，限制了对肿瘤组织放射的剂量，所以外照射的疗效受到很大的限制。气道腔内近距离放射治疗，是将放射源导入气道内贴近肿瘤组织进行照射。其大大减少了对正常组织的辐射剂量，故能对肿瘤组织施以较高剂量的照射，可以尽快打通气道、清除腔内及其周围肿瘤组织，而且安全性高、患者易于耐受。

放射性同位素^{192}Ir 以释放 β 射线为主，局部作用强，穿透力较弱，对正常组织损伤小，易于防护；并且其能量率高，可制成体积很小的放射源，进入人体的各个部位进行放疗，是目前最好也是应用最广的腔内近距离放射源。1983 年，Mendiondo 首次报道通过纤维支气管镜插入装有^{192}Ir 的聚乙烯管进行支气管腔内近距离放疗，其后气道腔内近距离放疗得到了迅速的推广。

腔内近距离放疗的适应证主要有：①中央型肺癌侵犯纵隔或大气道；②气管、支气管腔内恶性病变引起的呼吸困难、阻塞性肺炎、咯血或难治性咳嗽等；③肿瘤术后残端未尽或残端复发；④作为 Nd：YAG 激光治疗或其他腔内介入治疗的后续治疗。

Satio 报道，以外放疗联合近距离放疗治疗 64 例放射学阴性的腔内型鳞癌患者，中位随访期 44 个月，有 9 例复发，其中 5 例通过进一步手术治疗和外放疗再次缓解，4 例死亡，随访满 5 年的患者中无病生存率达 87.3%。对于中、晚期肺癌患者，以近距离放疗和外放疗联合或序贯治疗，缓解肿瘤腔内侵犯引起的呼吸困难、阻塞性肺炎、咯血或难治性咳嗽等症状，有效率达到 70% 左右，并且维持时间较长。对于大气道阻塞，已接受热烧灼、支架植入等治疗取得良好疗效的患者，也可以通过腔内近距离放疗进一步抑制周围肿瘤组织的生长，大大延长疗效维持时间。

腔内近距离放疗最主要的并发症是咯血和放疗后气道水肿。大咯血可能与剂量高有关，也可能是由于肺动脉与主支气管和上叶支气管非常靠近，放射后造成坏死出血。也有学者发现鳞癌接受近距离放疗后较易发生大咯血。所以，当肿瘤是鳞癌、肿瘤位于主支气管或上叶支气管时，要考虑到大咯血的可能性较高。轻度气道水肿不需特殊处理，如果原有重度气道狭窄或肺功能严重减退，气道水肿可能引起致命性呼吸衰竭。对于这些患者除做好气道的前期准备外，还可以在治疗前后给予皮质激素减轻水肿。

六、内支架植入术

气道支架的应用最早可追溯到 19 世纪 90 年代，但是直到 20 世纪 80 年代，随着材料科学的不断发展和可弯曲支气管镜在临床的普及，气道内支架置入才真正得以在临床被广泛应用。

气道内支架置入的适应证主要包括三个方面：①中央气道（包括气管和段以上的支气管）狭窄的管腔重建；②气管、支气管软化症管壁薄弱处的支撑；③气管、支气管瘘口或裂口的封堵。

支架主要分两种类型，即由硅酮或塑料制成的管状支架和由金属材料制成的可膨胀式金属网眼支架。相对于金属网眼支架而言，硅酮管状支架的价格便宜，调整位置及取出支架较方便，即便是在支架植入数年以后还能方便地调整位置。但是其贴壁性较差，影响黏液纤毛清除功能，比较容易发生支架移位，植入过程需通过硬质支气管镜进行，操作不便。而金属网眼支架植入方便，大多数患者均可在局麻下采用可弯曲支气管镜进行置入，并且植入后移位的发生率较低，同时可在一定程度上保留气道的黏液清除功能。同样金属网眼支架也存在着不足，主要包括：价格较贵，植入后移出比较困难，无覆膜支架肿瘤或肉芽组织穿过网眼生长致支架腔内再狭窄的发生率较高等。

因此，对于恶性气道阻塞或仅仅需要暂时性支架置入的患者，有条件开展硬质支气管镜操作的单位可优先选择硅酮管状支架。然而金属网眼支架由于其有置入相对方便等优点，已使其在临床的应用范围变得越来越广，涵盖了各种良、恶性气道病变。但需要强调的是，对于良性气道狭窄，特别是病变部位尚处于急性炎症期的患者，金属网眼支架置入应当慎重。对血管外压性气道狭窄，多数学者认为金属支架一般不宜使用。

金属支架种类繁多，应用最多的是镍钛记忆合金支架。目前国内常用的镍钛记忆合金支架根据其编织方法的不同又可以分为 Ultraflex 支架和网状支架。Ultraflex 支架设计独特，允许金属丝做轴向及冠向运动，因此支架贴壁性好，与气道壁之间不易产生无效腔，适用于不规则或表面凸凹不平的气道病变。但正因为此，支架局部应力不易向周围传递，如长期植入气管，在反复咳嗽动作的作用下容易产生金属疲劳，导致支架断裂。网状支架采用一根镍钛合金丝编织成网，结构简单。当支架受到环周或侧向压力时，应力可以向周围传递，支架仍保持圆筒状，同时支架长度变长。所以支架的贴壁效果较差，支架与气道壁之间的空隙容易导致分泌物潴留成为反复感染的源头。但也因为支架应力可以向周围传递，如长期植入气管，不易发生金属疲劳产生支架断裂。所以 Ultraflex 支架适合植入支气管或短期植入气管，而网状支架植入气管的长期安全性相对较好。

Dumon 等报道了他们采用硬质支气管镜放置 Dumon 硅酮支架的多中心研究结果：在1 058例患者中植入 Dumon 硅酮支架 1 574 枚；在良性病变中，支架放置的平均时间是 14 个月（最长 74 个月）；在恶性患者中放置的平均时间是 4 个月（最长 55 个月），术后所有患者的症状均显著改善。Teruomi 等进行了一项前瞻性的多中心研究评价 Ultraflex 镍钛合金支架的疗效和安全性。分别在透视和支气管镜直视下将 54 枚 Ultraflex 支架植入 34 例恶性气道狭窄的患者气道内，支架植入后 82% 的患者呼吸困难症状立即缓解，气促指数较支架放置前有显著改善，随访过程中未发生支架移位。对于肿瘤向管腔内生长的患者同时接受了激光、电凝等联合治疗，结果支架置入后的中位生存期为 3 个月，1 年生存率为 25.2%。以上研究均提示支架植入是快速解除气道狭窄的有效方法，但其长期疗效还有赖于原发病的控制情况。

支架植入最常见的并发症是植入后的再狭窄。包括肿瘤性的和炎性肉芽肿性的再狭窄，处理包括采用 APC、高频电灼或冷冻将支架腔内的组织予以清除。对于恶性阻塞，还可选择腔内近距离后装放疗进行处理。除此之外，还有一些少见的并发症，如大咯血，多见于恶性气道狭窄；支架本身的疲劳性断裂，多见于良性狭窄金属支架植入后。

七、支气管动脉插管化疗与栓塞治疗

经支气管动脉灌注化疗（bronchial arterial infusion，BAI）和支气管动脉栓塞（bronchial artery embolizatlon，BAE）治疗是支气管肺癌的主要介入治疗手段。与静脉化疗相比，BAI 的局部药物浓度高 2～6 倍，同时还可减少药物与血浆蛋白结合，提药物的细胞毒性作用。

栓塞材料较多选用吸收性明胶海绵颗粒或超液态碘油（Lipodol）。单纯应用吸收性明胶海绵颗粒，只能栓塞相应小动脉，侧支循环仍可建立，肿瘤不容易彻底坏死。超液态碘油能聚集在血管末梢，栓塞肿瘤毛细血管床，栓塞后侧支循环难以建立，肿瘤坏死比较彻底。碘油还可携带化疗药物选择性停滞于肿瘤血管内，具有导向化疗作用。同时，高密度碘油在原发病灶及转移淋巴结内的沉积显示非常清楚，有利于术后 CT 随访。

支气管动脉灌注化疗与栓塞的疗效与肺癌的组织学类型、分期、抗癌药物的种类和用量、支气管动脉供血情况、是否行 BAE 及其他综合治疗措施有关。因所选择的病例差异、药物种类、用药量及治疗次数不同，各家报道疗效有一定差异。但大部分研究认为除化疗反应较小外，疗效并不优于静脉化疗。目前认为影响疗效的因素有：①治疗次数少。②肿瘤对药物不敏感。③肿瘤血供不丰富。④支气管动脉因化疗药物刺激和栓塞致管腔狭窄、闭塞，侧支循环形成。⑤肿瘤有多支血供，尤其是侵犯胸壁、纵隔淋巴结及锁骨上淋巴结转移者，邻近体循环动脉往往增粗，供应肿瘤生长。

支气管动脉化疗栓塞的并发症除肋间动脉栓塞、咯血、咳嗽等，最严重的并发症是脊髓损伤。虽然其发生率低，但后果严重，严重者可造成截瘫。故 BAE 时宜使用 3F 微导管超选择插管以避开脊髓前动脉和神经根滋养动脉，同时应适可而止，切忌过分栓塞，以防反流。脊髓缺血损伤的临床表现为治疗后即感到四肢麻木，大小便障碍，双下肢活动不便等。一旦发现应尽早使用血管扩张药如烟酰胺、低分子右旋糖酐、丹参等改善脊髓血液循环，并用地塞米松或甘露醇脱水治疗以减轻脊髓水肿以及其他相应对症处理。如治疗及时，大部分患者可以恢复神经功能。

八、胸部肿瘤的经皮穿刺介入治疗

对于周围型肺癌需要接受介入治疗的患者，因为支气管镜不能到达病变部位，所以需要选择经皮穿刺的途径进行治疗。与气道腔内介入治疗相比，经皮穿刺介入治疗发展相对较晚，目前常用的治疗方法有射频消融治疗和放射性粒子植入治疗。其适应证为不愿或无法接受手术治疗的早期周围型肺癌及中、晚期周围型肺癌、能耐受肺穿刺操作者。

（一）经皮胸腔穿刺射频消融治疗

采用射频消融（radiofrequency ablation，RFA）技术治疗恶性肿瘤是 20 世纪 90 年代初兴起的一项新技术。消融电极刺入肿瘤，组织中的导电离子和极化分子在射频发生器产生的射频交变电流作用下快速反复振动，但由于各种导电离子的体积、质量以及所带有的电荷量不同，它们的振动速度也就不同，因此会剧烈摩擦，产生大量热量。由于消融电极周围的电流密度极高，因此电极周围就会形成一个局部高温区。当温度达到 60℃ 以上时，组织中的蛋白质会变性，肿瘤细胞成不可逆转性坏死。同时，在凝固坏死区外，还有 43~60℃ 的热疗区，在此区域内的肿瘤细胞被杀灭，而正常细胞可恢复。

1990 年 McGahan 和 Rossi 等先后报道了用射频消融术治疗肝肿瘤，从此在世界范围内得到广泛的应用。目前，射频消融更多用于肝脏恶性肿瘤的治疗，应用于肺癌治疗领域尚处于探索阶段。Dupuy 等报道 CT 引导下经皮穿刺射频消融治疗 126 例肺癌患者，共 163 个病灶，106 例达到局部控制，其中 24 例接受了 2 次以上治疗。在局部控制的患者中，随访 21 个月，生存率达到 62%。该研究中，以射频消融联合放疗治疗 24 例 I 期非小细胞肺癌，2 年生存率和 5 年生存率分别达到 50% 和 39%，明显优于单独放疗。Fernando HC 等报道，以经皮射频消融治疗 11 例早期周围型肺癌，随访 18 个月未见肿瘤局部复发。提示射频消融在肺癌治疗领域有良好的应用前景。但相对于肝癌，肺癌治疗的病例数和经验还有待进一步积累。

作为一种局部治疗方法，射频消融与放疗相比最大的优势在于没有最大剂量的限制，并且如果患者全身情况允许还可以进行反复治疗或与其他方法联合治疗，有利于达到最佳的疗效。但是，因为电极周围温度梯度的存在，对于直径超过 3cm 的结节就很难将肿瘤完全杀灭。Nguyen 等治疗 8 例能接受手术的肺癌患者，治疗后切除病灶，病理研究发现其中 3 例肿瘤组织完全灭活者，其瘤体直径均 <2cm。这也证实了这一点。所以，射频消融治疗对于肿瘤直径较小者优势更明显，如何提高对体积较大结节的疗效将是下一步研究的重点。

（二）经皮胸腔穿刺放射性粒子植入近距离放射治疗

肿瘤生长过程中，在繁殖周期内 DNA 合成后期及有丝分裂期对射线最敏感，而静止期的细胞对射线不敏感。体外放疗分次短时间照射只能对肿瘤繁殖周期中的一小部分时相的细胞起治疗作用，必然影响疗效。经皮放射性粒子植入治疗是在 CT 或 B 超的引导下，根据三维立体治疗计划将微型放射性粒子源植入肿瘤内或受肿瘤浸润侵犯的组织中，持续放出的低能量的 X 射线及 γ 射线，在一段时间内连续不间断地作用于肿瘤组织，使得任何进入活跃期的肿瘤细胞都被射线抑制和杀灭，经过足够的剂量和半衰期，即可使局部肿瘤得到最为有效的控制。而正常组织则不受损伤或仅受到微小损伤。

20 世纪 80 年代后期，^{125}I 等低能量放射性粒子研制成功，同时影像设备和计算机技术快速发展，使放射性粒子植入治疗肿瘤得以迅速推广。目前，在前列腺癌、鼻咽癌和术中残余肿瘤组织等情况中植入放射性粒子治疗已获得广泛的认可。已经有许多学者开展了经皮放射性粒子植入治疗肺癌的研究工作，但文献报道的病例还比较少。Heelan RT 等以经皮放射性粒子植入治疗 6 例周围型肺癌，其中 4 例肿块完全消失。2003 年，Lee W 等报道对 33 例不能进行根治切除的早期肺癌患者，采用部分切除加放射性粒子植入治疗，5 年生存率 I a 期达到 67%，I b 期达到 39%，疗效达到了根治性手术切除的水平。有文献报道，经皮放射性粒子植入对于目标病灶的控制有肯定的疗效，尤其对病理为鳞癌的患者，最快 1 周左右肿瘤体积即有明显缩小，大部分患者能达到满意的局部疗效。放射性粒子植入的并发症主要有气胸、咯血、术后发热、粒子脱落、移位等，大多不需特殊处理。

（徐国鹏）

第四节　介入肺脏病学在我国的现状与展望

在我国，尽管支气管镜检查应用于临床已有近 30 年的历史，但涉及的各种介入肺脏病学的治疗技术则起步较晚，与国外同行之间还存在着不小的差距。其中有很多技术（如自荧光支气管镜检术，气道内超声，气管、支气管腔内近距离后装放疗，光动力治疗等）很少有单位开展，即使是前述的一些常用技术，也很少有单位在系统地开展。这其中除与我国目前的经济发展水平较低，资金有限，技术设备不能及时到位等因素有关外，也可能与主观努力不够有关。这包括：①在我国尚缺乏系统开展介入肺脏病学的组织机构和协作网络。导致一些技术只是在为数不多的几家大医院开展，且各自为政。因此，很难拿出多中心的、有循证医学根据的临床资料来。②从事介入肺脏病学技术操作的从业人员缺乏系统的训练和严格的准入制度。一些单位和个人，在不具备开展相应技术的条件下，贸然行事，导致了一些本可避免的并发症的发生，动摇了进一步开展这项工作的信心。③呼吸、影像、麻醉、病理和检验等科室医师之间的配合不够，导致操作风险的增加和阳性结果的下降，势必会影响到各项技术持续开展的信心。④医务工作者与材料科学和医学工程技术人员之间的研究脱节，致使很难创造出一些具有自主知识产权的相关医用器材和实用技术。针对这一现状，我们应采取的对策：①在中华医学会的领导下，成立介入肺脏病学相应的学术机构，积极地推广各种先进的诊疗技术，有效地组织开展临床协作和科学研究。②依托中国医师协会呼吸分会，在全国不同地区选择 8～10 家，具有一定规模和条件的医院分别建立介入肺脏病学医师培训基地，负责对开展相关技术的从业人员进行系统的培训，对考试合格者发给证书，实行严格的准入制度。③加强介入肺脏病学专家与相关学科专家间的配合，共同探索，最大限度地降低手术风险，提高诊断的正确率和治疗的成功率。④倡导和培育介入肺脏病学的从业人员，积极地开展与材料科学和医学工程技术人员的科研合作，力争从源头上创新，创造和发明一批具有自主知识产权的实用临床技术和器材，以造福于广大患者。

　　综观我国介入肺脏病学的发展现状，我们也欣喜地看到，在一些老专家的呼吁和大力扶持下，一批中青年医务工作者不畏困难、创造条件、努力拼搏，并在自发性气胸及支气管胸膜瘘的封堵、气道恶性肿瘤、支气管结核等腔内介入诊断与治疗，肺癌的经皮介入射频消融、氩氦刀冷冻、微波及组织间放射性粒子植入等方面均做了很多有益的探索。特别是随着国内外同行间的交流的日益增多，我们与国外同行间的差距也正在缩小。相信在我们全体呼吸界同仁及相关领域专家的共同努力下，介入肺脏病学会取得更大的发展。

（徐国鹏）

第八章

呼吸系统常见症状

第一节　发热

发热是人体在致热原作用下，因体温调节中枢调定点上移而引起的、以调节性体温升高为主要表现的全身性病理过程。正常人的体温受体温调节中枢控制，并通过神经、体液因素使产热和散热过程呈动态平衡，保持体温在相对恒定的范围内（一般为 $36 \sim 37$℃）。正常体温在不同个体之间略有差异，且常受机体内外因素的影响稍有波动，但波动范围一般不超过 1℃。

一、发生机制

人体在正常情况下，产热和散热保持着动态平衡。由于各种原因导致产热增加或散热减少，则出现发热。发热是由发热激活物作用于机体，激活内生致热原细胞产生和释放内生致热原，再经一些后继环节引起体温升高。发热激活物又称内生致热原诱导物，包括外致热原和某些体内产物。

1. **外致热原**　来自体外的致热物质称为外致热原。包括微生物病原体及其产物、炎性渗出物、无菌性坏死组织等，不能直接作用于体温调节中枢，而是通过激活血液中的中性粒细胞、嗜酸性粒细胞和单核－吞噬细胞系统，使其产生并释放内生致热原，再经一些后继环节引起发热。

2. **体内产物**　如某些抗原抗体复合物、某些类固醇产物、尿酸结晶等有致热作用。

3. **内生致热原**　又称白细胞致热原，产内生致热原细胞在发热激活物作用下产生和释放的能引起体温升高的物质称为内生致热原。包括白介素－1、白介素－6、肿瘤坏死因子、干扰素等。通过血－脑屏障直接作用于体温调节中枢的体温调定点，使调定点上移，体温调节中枢必须对体温加以重新调节发出冲动，并通过垂体内分泌因素使代谢增加，或通过运动神经使骨骼肌阵缩（寒战）而产热增加；同时也通过交感神经使皮肤血管及竖毛肌收缩，排汗停止，散热减少。以上的综合调节作用使体温升高引起发热。

二、病因和分类

发热的病因很多，临床通常分为感染性与非感染性两大类，其中以感染性多见。

1. **感染性发热**　占大多数，各种病毒、细菌、支原体、立克次体、螺旋体、真菌、寄生虫等引起的感染，包括各种急慢性传染病和急慢性全身与局灶性感染等均可引起发热，临床上最常见。

2. 非感染性发热　主要有以下几种原因。

（1）无菌性坏死物质的吸收：①机械性、物理性或化学性损害，如大手术后组织损伤、大血肿、大面积烧伤等。②组织坏死与细胞破坏，如癌、白血病、淋巴瘤、溶血反应等。③由于血栓形成或血管堵塞而引起的心、肺、脾等内脏梗死或肢体坏死。

（2）抗原－抗体反应：如风湿热、血清病、药物热、结缔组织病等。

（3）内分泌代谢障碍：甲状腺功能亢进、重度脱水等。

（4）皮肤散热减少：如慢性心力衰竭、广泛性皮炎、鱼鳞病等引起的低热。

（5）体温调节中枢功能失常：①物理性：如中暑。②化学性：如重度安眠药中毒。③机械性：如脑出血、脑震荡、颅骨骨折等。以上各种因素均可直接损害体温调节中枢，使其功能失常引起发热，高热无汗是其特点。

（6）自主神经功能紊乱：属功能性发热，常见的有以下几种情况：①原发性低热：因自主神经功能紊乱所致的体温调节障碍或体质异常，低热可持续数月或数年，热型较规则，体温可波动在 0.5℃ 以内。②感染后低热：各种病毒、细菌、支原体、立克次体、螺旋体、真菌、寄生虫等引起的感染致发热后，低热不退，而原有的感染已愈，此系体温调节中枢对体温调节功能尚未恢复正常所致。但须排除其他新感染存在。③夏季低热：低热仅发生在夏季，每年反复，连续数年后可自愈。常见于幼儿，多伴有营养不良或脑发育不全者。④生理性低热：如精神紧张、剧烈运动后出现的低热，月经前及妊娠初期的低热现象等。

三、临床表现

1. 发热的分度　按发热的高低分为以下四种：低热 37.3 ~ 38℃；中度发热 38.1 ~ 39℃；高热 39.1 ~ 40℃；超高热 41℃ 以上。

2. 发热的临床分期　分为体温上升期、高热期、体温下降期三个阶段。

（1）体温上升期：该期产热大于散热使体温上升。体温上升期的临床表现有乏力、肌肉痛、皮肤苍白、畏寒或寒战等现象。皮肤苍白是因体温调节中枢发出的冲动使交感神经兴奋而引起皮肤浅层血管收缩，血流减少所致，或伴有皮肤温度下降。畏寒是因皮肤散热减少刺激皮肤的冷觉感受器并传至体温调节中枢引起。体温调节中枢发出的冲动传至运动终板，引起骨骼肌不随意的周期性收缩，发生畏寒及竖毛肌收缩，使产热增加，体温上升。

体温上升期有两种方式：①骤升型：体温在几小时之内升至 39 ~ 40℃ 或以上，常伴有寒战，小儿可出现惊厥。此型发热见于疟疾、败血症、大叶性肺炎、流行性感冒、输血或某些药物反应等。②缓升型：体温逐渐上升在数日内达高峰，多不伴有寒战。如结核病、伤寒、布氏杆菌病等。

（2）高热期：是指体温上升达高峰之后保持一定时间，此期产热与散热过程在较高水平保持相对平衡。此期中体温已达或略高于体温调定点水平，体温调节中枢不再发出寒战冲动，寒战消失。皮肤血管由收缩转为舒张，使皮肤发红、发热、出汗并增多。此期持续时间因病因不同而不同。如疟疾可持续数小时，大叶性肺炎、流行性感冒可持续数日，伤寒则可为数周。

（3）体温下降期：由于病因的消除，致热原的作用逐渐减弱并消失，体温调节中枢的调定点逐渐降至正常水平，散热大于产热，使体温降至正常。临床表现为出汗较多，皮肤潮湿。体温下降有两种方式：①骤降：是指体温在几小时之内骤然降至正常，临床表现为大汗淋漓，常见于疟疾、大叶性肺炎、输液反应等。②渐降：是指体温在数日内逐渐降至正常，如伤寒、风湿热等。

3. 热型　将发热患者在不同时间测得的体温数值记录在体温单上并连接成体温曲线，该体温曲线的不同形态称为热型。发热可分为以下几种类型。

（1）稽留热：体温持续于 39~40℃ 及以上的水平达数日或数周，24h 体温波动范围不超过 1℃。

（2）弛张热：又称败血症热型。体温常在 39℃ 以上，24h 体温波动范围超过 2℃ 或更多，且多在正常水平以上。

（3）双峰热：体温曲线在 24h 内有两次高热波峰，形成双峰。

（4）间歇热：体温骤升达 39℃ 或以上，常伴有恶寒或寒战，持续数小时后又下降至正常水平，大汗淋漓，经 1 至数日后又突然升高，如此高热期与无热期反复出现，称为间歇热。

（5）波状热：体温在 1 至数日内逐渐上升至 39℃ 或以上，数日后又逐渐降至正常水平，不久又复发，呈波浪式起伏。

（6）回归热：又称再发热。体温骤升达 39℃ 以上，持续数日后又骤降至正常水平，热期与无热期各持续数日后规律性交替一次。

（7）双相热：第一次热程持续数日，经过 1 至数日的解热，又突然发生第二次热程，持续数日而完全解热。

（8）不规则发热：发热的持续时间、体温波动无一定的规律。

四、诊断方法

（一）病史

详细询问病史，对发热的病因诊断常能提供重要线索，不可忽视，如起病缓急，有无明显诱因，发热前有无畏寒及寒战，退热的方式，发热时的伴随症状，以及相关的流行病学资料等。

1. 流行病学资料　患者来自的地区、年龄、性别、职业、发病季节、旅游史、接触感染史、预防接种史等。传染病的地区性及季节性尤为重要。有显著地区性特点的疾病，如血吸虫病流行于南方各省；钩端螺旋体病与流行性出血热患者大多来自于农村，均以鼠类为主要传染源，常有与疫水接触史或野外作业史；黑热病、恶性疟疾、旋毛虫病也有其流行地区性。另外，季节变化对某些疾病的发生也有显著的影响，如斑疹伤寒、回归热、白喉、流行性脑脊髓膜炎流行于冬春季；流行性乙型脑炎、疟疾、伤寒、痢疾等多见于夏秋季；钩端螺旋体病的流行多见于夏秋季。中毒性痢疾、食物中毒的患者发病前多有不洁进食史。疟疾、病毒性肝炎、全身性巨细胞性包涵体病可通过输血传染。有些传染病如麻疹、猩红热、伤寒、天花等有永久性免疫，第二次发病的可能性极少，故有上述疾病免疫接种史者也可作诊断参考。与鸟类密切接触的发热疾病应考虑鹦鹉热与隐球菌感染的可能。阿米巴肝病可有慢性痢疾病史。必要时还要注意询问职业史，如五氯酚钠急性中毒所致的发热与多汗，曾有被误诊为急性感染。热射病可被误诊为乙型脑炎或恶性疟疾。

2. 热程 ①短程发热：以感染多见，常见的为病毒感染；其次为细菌感染，如流行性脑脊髓膜炎、扁桃体炎、细菌性痢疾、肺炎、猩红热等；再其次为原虫感染、输血反应、术后发热、过敏性发热等。②长程发热：以结核病多见；其次是局灶性感染，如肾盂肾炎、胆囊炎、扁桃体炎、支气管炎、支气管扩张；再其次为慢性肝炎、结缔组织病、甲亢等。

3. 热型 病因不同其热型常也不同，许多疾病的发热具有规律性及特异性，这些热型有助于鉴别诊断，但必须注意以下几点：①抗生素的广泛应用，及时控制了感染。②解热镇痛药或糖皮质激素的应用。③个体反应性的强弱。以上因素可以影响热型使其变得不典型或不规则。

（1）稽留热：常见于大叶性肺炎、伤寒、副伤寒、斑疹伤寒、恙虫病等急性传染病的高热期。

（2）弛张热：又称败血症热型。可见于结核病、败血症、化脓性感染、支气管肺炎、渗出性胸膜炎、亚急性细菌性心内膜炎、风湿热、恶性组织细胞病等，也可见于伤寒、副伤寒。

（3）双峰热：可见于黑热病、大肠杆菌败血症、恶性疟疾、绿脓杆菌败血症等。

（4）间歇热：见于间日疟和三日疟，也可见于急性肾盂肾炎、化脓性局灶性感染等。

（5）波状热：见于布鲁菌病、恶性淋巴瘤、脂膜炎、周期热等。

（6）回归：见于霍奇金病、回归热、周期热等。

（7）双相热：见于某些病毒感染，如脊髓灰质炎、淋巴细胞脉络丛脑膜炎、登革热、麻疹以及病毒性肝炎等。

（8）不规则发热：可见于结核病、支气管肺炎、渗出性胸膜炎、亚急性细菌性心内膜炎、风湿热、恶性疟疾等。

4. 伴随症状 询问病史时，应当重视发热的伴随症状，尤其注意具有定位意义的伴发热的局部症状，以便确定病变的存在系统。

（1）发热伴呼吸道症状（咳嗽、咳痰、咯血、胸痛、呼吸困难）：应做胸部 X 线检查，可见于急性支气管炎、急性肺炎、支气管扩张合并感染、肺结核、肺梗死、肺脓肿、肺坏疽、肺出血、胸腔积液等。

（2）发热伴寒战：常见于大叶性肺炎、败血症、急性胆囊炎、急性肾盂肾炎、流行性脑脊髓膜炎、疟疾、钩端螺旋体病、药物热、急性溶血或输血反应等。

（3）发热伴淋巴结肿大：周期性发热伴全身性淋巴结肿大是霍奇金病的临床特征。不规则发热伴淋巴结肿大常见于传染性单核细胞增多症、风疹、淋巴结结核、丝虫病、急性淋巴细胞型白血病、转移癌、系统性红斑狼疮、艾滋病等。

（4）发热伴皮疹：常见于麻疹、猩红热、风疹、水痘、斑疹伤寒，风湿热、结缔组织病。

（5）发热伴肝大、脾大：常见于传染性单核细胞增多症、病毒性肝炎、肝及胆管感染、布氏杆菌病、疟疾、结缔组织病、白血病、淋巴瘤、黑热病、急性血吸虫病等。

（6）发热伴皮肤黏膜出血：可见于重症感染及某些急性传染病，如流行性出血热、病毒性肝炎、斑疹伤寒、败血症等；也可见于某些血液病，如急性白血病、重症再生障碍性贫血、恶性组织细胞病等。

（7）发热伴关节肿痛：常见于败血症、猩红热、布氏杆菌病、风湿热、结缔组织病、痛风等。

（8）发热伴昏迷：先发热后昏迷常见于流行性乙型脑炎、斑疹伤寒、流行性脑脊髓膜炎、中毒性菌痢、中暑等；先昏迷后发热见于脑出血、巴比妥类中毒等。

（二）体格检查

发热患者需要全面的体格检查，包括体温、脉搏、呼吸、血压，并要重点检查皮肤、黏膜有无皮疹、瘀点及肝、脾、淋巴结肿大等。

1. 脉搏、呼吸　脉搏与呼吸可伴随体温升高而加速，尤其贫血患者的心率增速更加明显。但是，伤寒及某些病毒性传染病常出现相对缓脉。

2. 血压　发热伴有中毒性休克时，患者面色青灰，脉细速，血压下降或测不到，常见于休克型肺炎、暴发性流行性脑脊髓膜炎、中毒性菌痢、败血症、流行性出血热等。

3. 面容　发热患者多数呈急性面容。伤寒患者常表情淡漠，斑疹伤寒、恙虫病、流行性出血热患者常呈醉酒面容。麻疹患者常见眼睑水肿、结膜充血、分泌物增多等。猩红热患者常可见口周苍白。面容苍白可见于急性白血病、再生障碍性贫血、恶性组织细胞病。发热伴面部蝶形红斑是系统性红斑狼疮的特殊面部表现。口唇部单纯疱疹常见于某些急性传染病，如流行性脑脊髓膜炎、大叶性肺炎、流行性感冒、大肠杆菌败血症等。

4. 神志　先发热后昏迷者，常见于中枢神经系统感染，如流行性脑脊髓膜炎、结核性脑膜炎、病毒性脑炎；严重感染性疾病引起的中毒性脑病，如斑疹伤寒、败血症、中毒性菌痢、脑型疟疾等。少数先昏迷后发热者，可见于脑外伤、脑血管意外、巴比妥类药物中毒等。

5. 皮肤　发热患者皮肤的干湿度、有无皮疹、出血点等对病因诊断都有重要的意义。多数热射病患者皮肤干燥；皮肤多汗可见于结核病＋风湿病、败血症、恶性淋巴瘤等。皮疹可见于麻疹、猩红热、风疹、水痘、伤寒、斑疹伤寒、恙虫病、传染性单核细胞增多症、丹毒、风湿热、结缔组织病、药物热、血清病等。皮肤出血点可见于流行性脑脊髓膜炎、感染性心内膜炎、流行性出血热、钩端螺旋体病、重症肝炎、败血症、血液病、药疹等。发热伴皮肤黄疸，常提示胆管感染、钩端螺旋体病、重症肝炎、急性溶血等。

6. 淋巴结　全身性淋巴结肿大是原发性淋巴组织病变或全身性感染的病症，如伴周期性发热则是霍奇金淋巴瘤的临床特征，如不规则发热，应注意传染性单核细胞增多症、结核病、急性淋巴细胞性白血病、恶性组织细胞病、系统性红斑狼疮等。局限性淋巴结肿大常提示局部有急性炎症，如口腔与咽部感染常伴有颌下淋巴结的肿大，下肢感染可有腹股沟淋巴结肿大。此外，如急性发疹性发热病伴耳后、枕骨下淋巴结肿痛，则常提示风疹的可能。

7. 心、肺　发热伴有栓塞、心脏杂音，尤其是原有器质性心脏病的患者心脏杂音发生明显改变时，应注意感染性心内膜炎的可能；发热伴心包摩擦音或心包积液体征，常提示心包炎；急性心肌炎时常表现为发热与心率不成正比，心率增快常超过发热的程度。如发现肺部实变体征或闻及肺部干湿性啰音等，应考虑呼吸系统感染。

8. 肝、脾　发热伴肝大、脾大，应考虑造血器官疾病，也可见于急性或慢性传染病、结缔组织病、急性溶血等。

9. 肌肉、关节　发热伴肌肉疼痛可见于许多传染病，一般无特殊诊断意义。如腓肠肌剧烈疼痛，甚至不能站立或行走，常提示钩端螺旋体病。如局部肌痛伴有发热与白细胞增多时，需检查深部有无脓肿，尤其是药物肌内注射引起的臀肌无菌性脓肿。发热伴多关节肿痛，常见于各种化脓性、感染中毒性、变态反应性关节炎等。淋病性、结核性关节炎常侵犯单个的大关节。多关节疼痛也可能是血清病的伴随症状。

（三）实验室及其他辅助检查

对于急性发热患者如通过询问病史和体格检查能明确诊断者，可不必做有关的实验室检查，但对病因不明尤其是病变严重者，必须及时做相应的实验室检查。

1. 血细胞分析　对发热患者常规进行周围血白细胞计数及分类，对发热的病因及感染状态有重要诊断价值。

（1）白细胞总数：白细胞总数增多一般指中性粒细胞增多。细菌性感染是白细胞增多最常见的原因，尤其是化脓性细菌感染，风湿热常伴白细胞增多，其他可引起白细胞增多的疾病有乙型脑炎、流行性出血热、钩端螺旋体病、回归热、鼠咬热、阿米巴病、黑尿热、急性血吸虫病等。极度的白细胞增多，可见于白血病与类白血病反应。大多数病毒感染均无白细胞增多。伤寒、副伤寒、布氏杆菌病、疟疾以及病毒性传染病的早期如流感、麻疹、病毒性肝炎等患者的白细胞计数常常减少或在正常范围内。白细胞计数增减也受机体抵抗力和反应性影响，年老体弱者即使化脓性细菌感染也可表现为白细胞计数不增多，甚至减少。此外，某些血液病如再生障碍性贫血、粒细胞缺乏症、恶性组织细胞病等患者白细胞数常明显减少。

（2）中性粒细胞：发热患者血象中常可见到中性粒细胞核左移及中毒颗粒现象。由于骨髓功能受抑制，白细胞总数减少，并有杆状核中性粒细胞的左移，可见于伤寒、副伤寒、波浪热、流感等。白细胞增多并有各个阶段未成熟的中性粒细胞增多的左移，可见于各种化脓性感染、白喉、钩端螺旋体病、乙型脑炎等。中性粒细胞出现中毒颗粒，可见于严重细菌感染发病 $2 \sim 3d$ 后，也可见于外因性中毒和恶性肿瘤。

（3）嗜酸性粒细胞计数：发热伴有显著的嗜酸性粒细胞增多，可见于急性寄生虫病如血吸虫病、丝虫病、过敏性肺炎、热带性嗜酸性粒细胞增多症、人旋毛虫病等。轻度的嗜酸性粒细胞增多可见于猩红热、霍奇金淋巴瘤、多动脉炎、药物热等。嗜酸性粒细胞减少可见于伤寒、副伤寒等。

（4）淋巴细胞计数：绝对性淋巴细胞增多，见于传染性单核细胞增多症、传染性淋巴细胞增多症、百日咳、淋巴细胞性白血病及淋巴细胞类白血病反应等。相对性淋巴细胞增多，常见于某些病毒性感染如流感、病毒性肝炎等，也可见于伤寒、波浪热、恶性组织细胞病、粒细胞缺乏症、再生障碍性贫血等。

（5）单核细胞计数：轻度或中等度单核细胞增多，可见于活动性结核病、感染性心内膜炎、布氏杆菌病、斑疹伤寒、传染性单核细胞增多症、疟疾等疾病。单核细胞性白血病时，单核细胞显著增多，并出现大量形态不正常的幼稚及原始的单核细胞。

2. 病原体检测　某些病原体如微丝蚴、疟原虫、黑热病原虫、回归热螺旋体、鼠咬热病原体、钩端螺旋体等，均可从血液中直接检出而明确诊断。

3. 血红细胞沉降率（血沉）　凡可引起血浆纤维蛋白原和球蛋白增多及白蛋白减少的疾病，均可引起血沉加速。病理性的血沉加速常见于炎症、结缔组织病、恶性肿瘤、中毒、严重的肝脏病以及贫血等。

4. 尿常规　发热患者的尿常规检查有时会出现轻度蛋白尿，如尿蛋白显著增多，则见于尿路感染、肾结核、肾脏肿瘤、多动脉炎、系统性红斑狼疮等疾病。

5. **血或骨髓培养** 当发热原因未明时，血象或骨髓象示感染性，则应做血或骨髓培养。尤其对伤寒、副伤寒、波浪热、败血症、感染性心肉膜炎等疾病的病原学诊断十分有意义。对长期应用抗生素、抗癌药、激素治疗的患者，通过血培养还可以鉴别有无合并真菌感染或某些条件致病菌如厌氧菌、阴沟不动杆菌感染的可能性。

6. **血清学检查** 血清学检查对发热的诊断有一定的价值，如肥达反应、外斐反应、钩端螺旋体病的凝集溶解试验、流行性乙脑的补体结合试验、风湿病的抗链球菌溶血素 O 试验、系统性红斑狼疮的抗核抗体试验等。

7. **X 线检查** X 线检查对发热的诊断有重要意义。发热伴呼吸系统或心血管系统体征者，应常规做胸部 X 线透视，检查心、肺、膈的情况，必要时做胸部 X 线摄片或 CT 以排除肺部炎症、结核、肿瘤等疾病。此外，泌尿系感染或肾脏肿瘤可行静脉肾盂造影检查，了解有无梗阻或畸形。腹部 CT 扫描可排除肝、脾脓肿或腹部占位性病变，尤其是腹膜后病灶如淋巴瘤、脓肿、血肿等。

8. **超声波检查** 腹部超声检查对某些发热患者已成为必要的鉴别诊断方法，可用于诊断腹腔内占位性病变、肝脓肿、肝胆管结石及肾脓肿、泌尿系结石等。对疑有急性渗出性心包炎或感染性心内膜炎的患者，可行超声心动图检查。

9. **活体组织检查** 为明确病因，活体组织检查如肝穿刺、皮损、皮下结节活体组织检查为有效、安全的诊断方法。骨体检查简单易行，对白血病、恶性组织细胞病等的诊断具有决定性意义。

（任　涛）

第二节　胸痛

胸痛主要由胸部疾病所引起，少数由其他部位的病变所致。引起胸痛的病因很多，且痛阈个体差异大，故胸痛的程度与原发疾病的病情轻重并不完全一致。

一、胸痛的发生机制

各种刺激因子如缺氧、炎症、肌张力改变、癌肿浸润、组织坏死以及物理、化学因子都可刺激胸部的感觉神经纤维产生痛觉冲动，并传至大脑皮质的痛觉中枢引起胸痛。胸部感觉神经纤维有：①肋间神经感觉纤维。②支配心脏和主动脉的交感神经纤维。③支配气管与支气管的迷走神经纤维。④膈神经的感觉纤维。此外，因病变内脏分布体表的传入神经进入脊髓同一节段并在后角发生联系，故来自内脏的痛觉冲动直接激发脊髓体表感觉神经元，引起相应体表区域的痛感，称放射痛或牵涉痛。如心绞痛时除出现心前区、胸骨后疼痛外还放射到左肩及左臂内侧。

二、胸痛的病因

1. 胸壁病变

（1）皮肤及皮下组织病变：急性皮炎、皮下蜂窝组织炎、带状疱疹、胸骨前水肿、痛性肥胖症、硬皮病。

（2）神经系统病变：肋间神经炎、肋间神经瘤、神经根痛、胸段脊髓压迫症、多发性硬化。

（3）肌肉病变：外伤、肌炎及皮肌炎、流行性胸痛。

（4）骨骼肌关节病变：强直性脊柱炎、颈椎病、结核性胸椎炎、化脓性骨髓炎、非化脓性肋软骨炎、骨肿瘤、急性白血病、嗜酸性肉芽肿、外伤。

2. 胸腔脏器病变

（1）心血管系统疾病：①冠状动脉与心肌疾病：心绞痛、急性心肌梗死、梗阻性原发性心肌病、冠状动脉瘤。②心瓣膜病：二尖瓣膜病、二尖瓣脱垂综合征、主动脉瓣膜病。③急性心包炎。④先天性心血管病。⑤胸主动脉瘤、主动脉窦瘤、夹层主动脉瘤。⑥肺动脉疾病：肺栓塞与肺梗死、肺动脉高压症、肺动脉瘤。⑦心脏神经官能症。

（2）呼吸系统疾病：①胸膜疾病：胸膜炎、胸膜肿瘤、自发性气胸、血胸、血气胸。②气管及支气管疾病：急性气管－支气管炎、原发性支气管肺癌。③肺部疾病：肺炎、肺结核、肺癌等。

（3）纵隔疾病：纵隔炎、纵隔脓肿、纵隔肿瘤、纵隔气肿。

（4）食管疾病：食管炎、食管癌、食管裂孔疝等。

（5）胸腺疾病：胸腺瘤、胸腺囊肿、胸腺癌肿。

3. 肩关节及其周围组织疾病

4. 腹部脏器疾病　膈下脓肿、肝脓肿、肝癌、消化性溃疡急性穿孔、肝胆管疾病、脾梗死、胃心综合征等。

5. 其他原因　过度换气综合征、痛风、胸廓出口综合征等。

三、临床表现

1. 发病年龄　青壮年胸痛，应注意胸膜炎、自发性气胸、心肌病、风湿性心脏病，40岁以上则应注意心绞痛、心肌梗死与肺癌。

2. 胸痛部位　很多疾病引起的胸痛常有一定的部位，包括疼痛部位及其放射部位。①胸壁疾病特点为疼痛部位固定，局部有压痛，胸廓活动（如深呼吸、咳嗽、举臂等）时，可刺激病变的部位，而使胸痛加剧。胸壁炎症性疾病常伴有局部出现红、肿、热、痛等改变。②带状疱疹是成簇的水疱沿一侧肋间神经分布伴神经痛，疱疹不超过中线。③流行性肌痛时可出现胸、腹部肌肉剧烈的疼痛，可向肩部、颈部放射。④非化脓性肋骨软骨炎多侵犯第1、2肋软骨，呈单个或多个隆起，对称或非对称，有压痛，但局部皮肤无红肿表现。⑤食管疾患、膈疝引起的疼痛多位于胸骨后，进食或吞咽时发作或使之加重，常伴有吞咽困难。⑥心绞痛及急性心肌梗死的疼痛多位于心前区及胸骨后或剑突下，疼痛常放射至左肩、左臂内侧，达无名指与小指，亦可放射于左颈与面颊部，误认为牙痛。疼痛常因体力活动而诱发或加剧，休息后可好转或停止。⑦自发性气胸、急性胸膜炎及肺梗死的胸痛多位于患侧的腋前线及腋中线附近，后两者如累及肺底、膈胸膜，则疼痛也可放散于同侧肩部。⑧肺尖部肺癌以肩部、腋下为主，向上肢内侧放射。

3. 胸痛性质　胸痛的程度轻重不一，可表现为剧痛或隐痛。肋间神经痛呈阵发性的灼痛或刺痛。肌痛则常呈酸痛。骨痛呈酸痛和锥痛。带状疱疹呈刀割样痛或灼痛。食管炎、膈疝则多为烧灼痛或灼热感。心绞痛呈压榨样痛，可伴有窒息感；心肌梗死则痛更剧烈而持久并向左肩和左臂内侧放射。主动脉瘤侵蚀胸壁时呈锥痛。干性胸膜炎常呈尖锐刺痛或撕裂痛。原发性肺癌、纵隔肿瘤常有胸部闷痛。肺梗死则表现突然的剧烈刺痛、绞痛，并伴有呼吸困难与发绀。胸痛后速达高峰、持续性胸痛，往往提示胸腔脏器破裂，如主动脉夹层动脉瘤、气胸、纵隔气肿、食管破裂。但某些肌肉骨骼疾病，如肋软骨断裂、肋间肌痉挛等，亦可突然发病。

4. 疼痛时间及影响胸痛的因素　胸痛可为阵发性或持续性。劳累、过强体力活动、精神紧张可诱发心绞痛发作，呈阵发性，含服硝酸甘油片可迅速缓解，一般 1~5min 胸痛即停止。心肌梗死常呈持续性剧痛，虽含服硝酸甘油片仍不缓解。心脏神经官能症所致胸痛则常因运动反而好转。胸膜炎、自发性气胸及心包炎的胸痛则可因深呼吸及咳嗽而加剧。胸壁疾病所致的胸痛常于局部压迫或胸廓活动时加剧，局部麻醉后痛可缓解。反流性食管炎的胸骨后烧灼痛，饱餐后出现，仰卧或俯卧位加重，在服用抗酸剂和促动力药物（如多潘立酮或西沙必利等）后可减轻或消失。过度换气综合征则用纸袋或面罩呼吸后胸痛可缓解。

四、诊断方法

（一）病史

引起胸痛的病因很多，必须仔细询问胸痛的部位及放射、性质、时间、有无诱因、影响因素、伴发症状，结合查体、实验室和器械检查，加以综合分析和判断。要初步判断胸痛的来源，如胸壁、胸腔或腹腔等。

病史的采集应注意以下几个方面：①发病年龄。②起病缓急、首发或再发。③胸痛的部位及放射、胸痛的性质。④疼痛时间及影响胸痛的因素。⑤伴随症状。⑥既往病史。

（二）体格检查

胸壁外伤、炎症、肿瘤等疾病往往经过视诊及触诊已可确诊。而胸腔及腹部脏器疾病需详细的体格检查。体格检查时应注意以下几方面：①生命体征：体温、脉搏、呼吸、血压。②一般情况：表情、呼吸困难、发绀。③颈部：颈静脉怒张、气管移位。④胸壁：皮疹、皮下气肿、局部压痛。⑤呼吸：浊音、过清音、干湿啰音、胸膜或心包摩擦音。⑥周围血管征：肝颈静脉回流征、毛细血管搏动征、水冲脉、交替脉、奇脉、主动脉枪击音。⑦腹部：压痛、反跳痛、肌紧张、墨菲（Mulphy）征。⑧脊柱：畸形、压痛、叩击痛。

（三）实验室检查

血常规检查，白细胞增多即分类变化对诊断炎症有意义。白细胞增多、血沉快、血清心肌酶增高、血尿、肌红蛋白增高对判断急性心肌梗死有价值。痰细菌检查可以确定呼吸系统感染的病原菌。痰脱落细胞学检查对肺部肿瘤的诊断有意义。

（四）其他辅助检查

引起胸痛的疾病，除一般性和有针对性的化验检查外，常需要有关的器械检查以明确诊断。①心电图检查：有助于明确心绞痛和心肌梗死的诊断。②B超检查：对肝脓肿、胸腔积液定位及穿刺有帮助。③超声心动图：能直接看到心脏结构及功能变化，对瓣膜疾病及心肌病、心包疾病的诊断十分重要。④X线检查：胸部X线对肺炎、肺结核、肺梗死、肺癌、胸膜病变、气胸等的诊断有价值。CT和磁共振成像（MRI）检查可发现X线不能显示的小肿瘤，特别是脊柱旁、心脏后、纵隔病变。⑤纤支镜检查：对气管、支气管、肺部病变的病因诊断和治疗有帮助。⑥心导管检查：对诊断先天性心脏病、心包疾患、心肌病等很有价值。

五、鉴别诊断

遇有胸痛患者应注意其发病年龄、起病缓急、胸痛部位、范围大小及放射部位，胸痛性质、轻重及持续时间，发生胸痛的诱因，加重与缓解方式；是否伴有吞咽困难、咽下痛与反酸、咳嗽、咳痰性状、呼吸困难及其程度。

（1）胸痛伴吞咽困难者提示食管（如反流性食管炎）、纵隔及心包疾病。

（2）胸痛伴有咳嗽或咯血者提示为肺部疾病，可能为肺炎、肺结核或肺癌。

（3）胸痛伴呼吸困难者提示肺部较大面积病变，如大叶性肺炎或自发性气胸、渗出性胸膜炎、纵隔气肿、肺栓塞、肺动脉高压、心肌梗死、主动脉瓣病变以及过度换气综合征等。

（4）胸痛伴有血流动力学异常（低血压和/或颈静脉怒张）则提示致命性胸痛如心包填塞、张力性气胸、急性心肌梗死、巨大肺栓塞、主动脉夹层动脉瘤、主动脉瘤破裂、充血性心力衰竭及大量心包积液。

（5）胸痛伴有深吸气或打喷嚏加重应考虑胸椎病变。

（6）胸痛伴有腰背痛见于腹腔脏器疾病及主动脉夹层动脉瘤。

（7）胸痛伴吸气加重应考虑胸膜痛，如早期胸膜炎、肺炎、肺梗死、气胸、纵隔气肿、食管穿孔、心包炎，偶尔亦见于心肌梗死。

（8）胸痛伴特定体位缓解，如心包炎患者坐位及前倾位时胸痛则缓解，二尖瓣脱垂患者平卧位时胸痛缓解，肥厚型心肌病患者蹲位时胸痛缓解，食管裂孔疝患者立位时胸痛可缓解。

（任　涛）

第三节　发绀

发绀，是指血液中还原血红蛋白绝对含量增多，使皮肤、黏膜呈青紫色的表现。广义的发绀还包括少数由于异常还原血红蛋白的衍化物（高铁血红蛋白、硫化血红蛋白）所致皮肤黏膜青紫现象。发绀在皮肤较薄、色素较少和毛细血管丰富的部位，如口唇、鼻尖、颊部、甲床、耳垂、舌、口腔黏膜和指（趾）末端等处较为明显，易于观察。

一、发生机制

发绀是由于血液中还原血红蛋白绝对值含量增多所致。还原血红蛋白浓度可用血氧的未饱和度来表示。正常动脉血氧的未饱和度为5%，静脉内血氧的未饱和度为30%，毛细血管中血氧的未饱和度为前二者的平均数。当毛细血管血液的还原血红蛋白含量超过50g/L时，提示有近1/3血红蛋白氧不饱和，皮肤黏膜即可出现发绀。临床实践表明，在血红蛋白浓度正常的患者，如动脉血氧饱和度（SaO_2）<85%时，口腔黏膜和舌面的发绀已明确可辨。在轻度发绀的患者中，SaO_2<85%者近60%。在红细胞增多症时，SaO_2虽大于85%，亦会有发绀出现；相反重度贫血（Hb<60g/L）患者，即使SaO_2有明显降低，全部血红蛋白均处于还原状态，亦难引起发绀。因此，临床所见发绀有相当一部分并不能确切反映动脉血氧

下降情况及机体缺氧的严重程度。

异常血红蛋白（如高铁血红蛋白或硫化血红蛋白）增多所致的发绀较为少见。高铁血红蛋白或硫化血红蛋白形成后，血红蛋白分子的二价铁被三价铁所取代，不仅失去携氧能力，而且使氧离曲线左移，引起组织缺氧，高铁血红蛋白和硫化血红蛋白的颜色比血红蛋白更深，当其在血液中的含量分别超过 $30g/L$ 和 $5g/L$，即可出现发绀。

二、临床表现

1. 血液中还原血红蛋白增高

（1）中心性发绀：此类发绀是由于心、肺疾患导致 SaO_2 降低而引起。发绀的特点是全身性的，除四肢与面颊外，亦见于黏膜（包括舌与口腔黏膜）与躯干的皮肤，但皮肤温暖，按摩局部不能使发绀消退，运动后有加重的倾向，常伴有杵状指及红细胞增多、SaO_2 降低。中心性发绀又可分为：①肺性发绀：见于各种严重呼吸系统疾病，如呼吸道（喉、气管、支气管）阻塞、肺部疾病（肺炎、阻塞性肺气肿、弥漫性肺间质纤维化、肺淤血、肺水肿、急性呼吸窘迫综合征）和肺血管疾病（肺栓塞、原发性肺动脉高压、肺动静脉瘘等）、胸廓胸膜疾病（大量胸腔积液、气胸、严重胸膜肥厚或胸廓畸形等）。其发生机制是由于呼吸功能衰竭，通气或换气（通气/血流比例、弥散）功能障碍，肺氧合作用不足，致体循环血管中还原血红蛋白含量增多而出现发绀，吸氧可使发绀减轻甚至消失。②心源性混血性发绀：见于发绀型先天性心脏病，如法洛四联症、法洛三联症、肺动脉瓣闭锁或狭窄、埃勃斯坦畸形（三尖瓣下移畸形）、艾生曼格综合征、大血管错位、完全性肺静脉畸形引流、右心室双出口、单心室（二房一室）等。其发绀机制是由于心与大血管之间存在异常通道，部分静脉血未通过肺进行氧合作用，即经异常通道分流混入体循环动脉血中，如分流过量超过心排出量的1/3时，即可引起发绀，吸氧不能缓解。③吸入气氧分压过低：慢性高原病、高空作业（海拔 3 000m 以上）及在通风不良的坑道或矿井作业。

（2）周围性发绀：此类发绀是由于周围循环血流障碍，周围血流缓慢，氧在组织中消耗过多以致出现发绀。发绀特点是常常出现于肢体末梢与下垂部位，如肢端、耳垂与鼻尖等，这些部位的皮肤温度低，发凉，若按摩或加温耳垂与肢端，使其温暖，发绀即可消失，一般无黏膜发绀，SaO_2 多正常。此点有助于与中心性发绀相鉴别，后者即使按摩或加温青紫也不消失。周围性发绀又可分为：①淤血性周围性发绀：如右心衰竭、渗出性心包炎、心包压塞、缩窄性心包炎，局部静脉病变（血栓性静脉炎、上腔静脉综合征、下肢静脉曲张）等，其发生机制是因体循环静脉淤血，周围血流缓慢，氧在组织中被过多摄取所致。②缺血性周围性发绀：常见于重症休克，由于周围血管痉挛收缩及心排出量减少，循环血容量不足，血流缓慢，周围组织血流灌注不足、缺氧，致皮肤黏膜呈青紫、苍白。此外，局部血液循环障碍，如血栓闭塞性脉管炎、雷诺病、肢端发绀症、冷球蛋白血症、网状青斑、严重受寒等，由于肢体动脉阻塞或末梢小动脉强烈痉挛、收缩，可引起局部冰冷、苍白与发绀。此外，真性红细胞增多症所致发绀亦属周围性，除肢端外口唇亦可发绀。其发生机制是由于红细胞过多，血液黏稠，致血流缓慢，周围组织摄氧过多，还原血红蛋白含量增高所致。

（3）混合性发绀：中心性与周围性发绀并存，可见于心力衰竭（左心衰竭、右心衰竭和全心衰竭），因肺淤血或支气管-肺病变，致血液在肺内氧合不足，以及周围血流缓慢，毛细血管内血液脱氧过多所致。

2. 血液中存在异常血红蛋白衍化物

（1）药物或化学物质中毒所致的高铁血红蛋白血症：由于血红蛋白分子的二价铁被三价铁取代，致其失去与氧结合的能力，当血中高铁血红蛋白含量达 30g/时，即可出现发绀。此种情况通常由伯氨喹啉、亚硝酸盐、氯酸钾、磺胺类、苯丙砜、硝基苯、苯胺等中毒引起。其发绀特点是急骤出现，暂时性，病情严重，经过氧疗青紫不减，抽出的静脉血呈深棕色，暴露于空气中也不能转变成鲜红色，若静脉注射亚甲蓝溶液、硫代硫酸钠或大剂量维生素 C，均可使青紫消退。分光镜检查可证明血中高铁血红蛋白的存在。由于大量进食含有亚硝酸盐的变质蔬菜而引起的中毒性高铁血红蛋白血症，也可出现发绀，称"肠源性青紫症"。

（2）先天性高铁血红蛋白血症：患者自幼即有发绀，有家族史，而无心肺疾病及引起异常血红蛋白的其他原因，身体一般健康状况较好。分光镜检查可证明血中高铁血红蛋白的存在。此外，有所谓特发性阵发性高铁血红蛋白血症，见于女性，发绀与月经周期有关，机制未明。

（3）硫化血红蛋白血症：硫化血红蛋白并不存在于正常红细胞中。凡能引起高铁血红蛋白血症的药物或化学物质也能引起硫化血红蛋白血症，但须患者同时有便秘或服用硫化物（主要为含硫的氨基酸），在肠内形成大量硫化氢为先决条件。所服用的含氮化合物或芳香族氨基酸则起触媒作用，使硫化氢作用于血红蛋白，而生成硫化血红蛋白，当血中含量达 5g/L 时，即可出现发绀。发绀的特点是持续时间长，可达几个月或更长时间，因硫化血红蛋白一经形成，不论在体内或体外均不能恢复为血红蛋白，而红细胞寿命仍正常；患者血液呈蓝褐色，加入抗凝剂在空气中振荡后不能变为红色，分光镜检查可确定硫化血红蛋白的存在。

三、诊断方法

（一）病史

正确采集病史对鉴别发绀的病因非常重要，尤其应当注意以下几点：①发病年龄，起病时间，发绀出现快慢。②发绀分布与范围，是周身性抑或局部性：如为周身性，则应当询问有无心悸、气急、胸痛、咳嗽、昏厥、尿少等心、肺疾病症状。如为周围性发绀，则应当注意是上半身抑或某个肢体或肢端，有无局部肿胀、疼痛、肢凉、受寒情况。③如无心、肺表现，发病又较急，则应询问有无摄取相关药物、化学物品、变质蔬菜和在持久便秘情况下多食蛋类与硫化物病史。④患者若为育龄女性，则应了解发绀与经期关系。

1. 发绀出现的时间　出生后或幼年即出现的发绀（早显性发绀），常为发绀型先天性心脏病或先天性高铁血红蛋白血症；伴有左至右分流的先天性心脏病患者，在并发肺动脉高压后，因有反向性分流，也可出现发绀，但出现发绀的年龄较晚（迟显性发绀）；肺性发绀发生的时间较迟，多于中年后开始；反复发作的肢端发绀，常为局部血液循环障碍；随月经周期性出现的发绀则为特发性高铁血红蛋白血症的特点。

2. 发绀发生的速度　呼吸、循环系统急症，如急性肺部感染、急性呼吸窘迫综合征（ARDS）、上呼吸道梗阻、急性左心衰、急性肺水肿、严重休克、获得性异常血红蛋白（药物、化学物品、食物）所致的发绀出现的速度快；慢性阻塞性肺部疾病（COPD）及心血管病引起的发绀多出现缓慢，并持续出现。

3. 伴随症状　发绀伴呼吸困难，常见于重症肺炎和急性呼吸道梗阻、气胸等；先天性高铁血红蛋白血症和硫化血红蛋白血症虽有明显发绀，而一般无呼吸困难。伴有咳嗽、咳痰等呼吸系统症状的发绀应注意肺性发绀；伴心悸、乏力、呼吸困难甚至端坐呼吸，或肝大、颈静脉怒张、下肢水肿的发绀应考虑与心功能不全有关。发绀伴意识障碍和衰竭表现，常见于某些药物或化学物质急性中毒、休克、急性肺部感染或急性充血性心力衰竭等。休克或弥散性血管内凝血（DIC）时，可出现意识障碍和全身发绀，此外，尚可出现少尿、皮肤湿冷、脉搏细速、血压下降等周围循环衰竭的表现。

4. 起病诱因　如怀疑获得性高铁血红蛋白血症所致的发绀，应了解患者发病前所服过的药物，吃过的食物，是否接触过含氮化合物或芳族氨基化合物等，往往有明确的药物或化学物品接触史，或进食过富含亚硝酸盐的食物；儿童或体弱者进食腌菜或泡菜后出现的全身性发绀，应注意肠源性发绀；婴幼儿灌肠后出现的发绀应想到有无误用亚硝酸盐的可能。

（二）体格检查

主要了解患者有无心、肺或胸廓疾病的体征，如心脏杂音、肺部啰音、胸廓畸形等，以及发绀部位、血液循环状况等。尤其需要注意的是以下几个方面：

1. 发绀的程度　①重度全身性发绀多见于血液中异常血红蛋白所致的发绀和早显性发绀型先天性心脏病。前者通常无呼吸困难，可有全身衰竭、意识障碍、血压下降以致休克。后者多伴有呼吸困难、杵状指（趾）和心脏病体征。②慢性肺源性心脏病急性加重期和迟显性发绀型先天性心脏病患者，常伴有继发性红细胞增多症，发绀较明显。③急性或发生不久的发绀，多不伴有红细胞增多症，发绀表现较轻，但急性上呼吸道梗阻性病变发绀较明显。④伴有贫血的患者，其发绀可以不明显。⑤真性红细胞增多症患者的发绀常表现为紫红色或古铜色。⑥肺性发绀吸氧后发绀可减轻或消失，而心源性发绀则不受吸氧的影响。

2. 发绀的分布　中心性发绀常呈普遍性分布，累及全身皮肤和黏膜；周围性发绀仅表现在血液循环有障碍的区域，尤其是肢体末端，其中的血管痉挛性病变所致的发绀常呈对称性分布，尤其以双手手指为著，双足或足趾较轻；血管闭塞性病变常呈非对称性分布，主要累及单侧下肢。此外，某些疾病引起的发绀可呈特殊的分布形式，如风湿性心脏病二尖瓣狭窄时，常以口唇和两颊部发绀明显；动脉导管未闭合并肺动脉高压引起的发绀，以下肢及躯干明显；安全性大血管错位伴动脉导管未闭时，头部及上肢发绀明显等。

3. 发绀伴杵状指（趾）　发绀型先天性心脏病、COPD、肺癌及肺血管疾病引起的发绀常伴有杵状指（趾），而急性呼吸系统感染性疾病、后天性心脏病、血液中异常血红蛋白衍生物及真性红细胞增多症所引起的发绀一般不伴有杵状指（趾）。

（三）器械与实验室检查

血常规检查可初步了解血红蛋白和红细胞的高低。血气分析对缺氧的诊断有一定的帮助。胸部 X 线检查对发现心、肺疾病有很大帮助。高铁血红蛋白与硫化血红蛋白的检查需依靠有关的实验室检查方法。发绀型先天性心脏病常依靠心导管检查和（或）选择性心导管造影、多普勒超声、MRI 等方能确诊。

（任　涛）

第四节　咳嗽与咳痰

咳嗽是一种人体的保护性反射动作。呼吸道内的病理性分泌物和从外界进入呼吸道内的异物，可借咳嗽反射的动作而清出体外。长期、频繁、剧烈咳嗽影响工作、休息，引起呼吸肌疼痛，则属病理现象。

一、咳嗽、咳痰的发生机制

咳嗽是由于延髓咳嗽中枢受刺激引起。刺激可来自呼吸系统以外的器官（如脑、耳、内脏），但大部分来自呼吸道黏膜、肺泡与胸膜，经迷走神经、舌咽神经、三叉神经和皮肤的感觉神经纤维传入。激动经喉下神经、膈神经、脊神经分别传到咽肌、声门、膈与其他呼吸肌，引起咳嗽动作。

咳嗽的全过程包括快速、短促吸气，膈下降，声门迅速关闭，继而呼出肌、膈肌与腹肌快速收缩，使肺内压快速升高，然而声门突然开放，肺内高压气流喷射而出，冲出声门裂隙而发生咳嗽动作与特别音响，呼吸道内分泌物或异物亦随之被排出。

咳痰是通过咳嗽动作将呼吸道内病理性分泌物排除口腔外的病态现象。正常支气管黏膜腺体和杯状细胞只分泌少量黏液，使呼吸道黏膜保持湿润。当咽、喉、气管、支气管或肺因各种原因（微生物性、物理性、化学性、过敏性）使黏膜或肺泡充血、水肿、毛细血管通透性增高和腺体分泌增加，渗出物（含红细胞、白细胞、巨噬细胞、纤维蛋白等）与黏液、浆液、吸入的尘埃和某些组织破坏产物，一起混合成痰。黏液掺以脓性物质或血液即成为黏液脓性痰或血性痰。在呼吸道感染和肺寄生虫病时，痰中可检出病毒、细菌、肺炎支原体、立克次体、阿米巴原虫和某些虫卵等。此外，在肺淤血和肺水肿时，因毛细血管通透性增高，肺泡和小支气管内有不同程度的浆液漏出，也会引起咳痰，肺水肿时咳痰常呈粉红色泡沫状。

二、咳嗽的常见病因

1. 呼吸道疾病　从鼻咽部到小支气管整个呼吸道受到刺激时，均可引起咳嗽。刺激效应以喉部和气管分叉部黏膜最敏感。肺泡受刺激所致咳嗽，一般认为是由于肺泡分泌物进入小支气管引起，也与分布于肺的 C 纤维末梢受刺激（尤其是化学性刺激）有关。呼吸道各部位，如咽、喉、气管、支气管和肺受到刺激性气体（如冷热空气、氯、溴、酸、氨等）、粉尘、异物、炎症、出血与肿瘤等的刺激，均可引起咳嗽。

2. 胸膜疾病　胸膜炎、胸膜间皮瘤或胸膜受刺激如自发性或外伤性气胸、胸腔穿刺等可引起咳嗽。

3. 心血管疾病　当二尖瓣狭窄或其他原因所致左心衰竭引起肺淤血、肺水肿，或因右心及体循环静脉栓子脱落或羊水、气栓、瘤栓引起肺栓塞时，肺泡及支气管内漏出物或渗出物，刺激肺泡壁及支气管黏膜而引起咳嗽。

4. 中枢神经疾病　从大脑皮质发出冲动传至延髓咳嗽中枢，人可随意引致咳嗽或抑制咳嗽反射，脑炎、脑膜炎时也可招致咳嗽。

三、诊断方法

（一）病史

询问病史时应注意咳嗽的性质、咳嗽出现的时间与规律、痰量与性状、伴随症状及其职业等，对诊断线索很有帮助。同时要注意判断是咽喉病变还是支气管病变；是肺部本身病变还是心血管疾病的继发改变；是肺部炎症还是肺部肿瘤。

1. 咳嗽的性质　咳嗽无痰或痰量甚少，称干性咳嗽，见于咽炎、喉炎、喉癌、外耳道受刺激、气管支气管异物、支气管炎的初期、肺结核早期及胸膜炎等，亦可见于早期支气管肺癌；咳嗽伴有痰液时，称为湿性咳嗽，常见于慢性支气管炎、支气管扩张症、肺炎、肺脓肿及空洞型肺结核等。

2. 咳嗽的时间与节律　突然出现的发作性咳嗽，常见于吸入刺激性气体所致急性咽喉炎、气管与支气管异物，百日咳、气管或支气管分叉部受压迫（淋巴结结核或肿瘤）等；少数支气管哮喘（咳嗽变异性哮喘），也可表现为发作性咳嗽，在嗅到异味或夜间更易出现，而并无明显呼吸困难。长期慢性咳嗽，多见于慢性呼吸道疾病，如慢性支气管炎、支气管扩张症、肺脓肿、肺结核、隐源性致纤维化性肺泡炎等。此外，慢性支气管炎、支气管扩张症和肺脓肿等，咳嗽往往于清晨或夜间变动体位时加剧，并伴咳痰，前者于每年寒冷季节时加重，气候转暖时减轻或缓解。左心衰竭、肺结核夜间咳嗽明显，可能与夜间肺淤血加重及迷走神经兴奋性增高有关。

3. 咳嗽的音色　指咳嗽声音的色彩和特点，如：①单声微咳者常见于咽炎、喉炎、气管炎、肺结核。②阵发性痉挛性咳嗽常见于呼吸道异物吸入、支气管内膜结核、支气管肿瘤、支气管哮喘、百日咳等。③短促的轻咳或咳而不爽者常见于干性胸膜炎、肺炎球菌肺炎、胸腹部创伤或手术后患者。④犬吠样咳嗽常见于会厌炎、声带肿胀等咽喉疾病或气管支气管异物、气管肿瘤或气管受压等。⑤嘶哑性咳嗽常见于声带炎症、喉炎、喉结核、喉癌及纵隔肿瘤压迫喉返神经所致的声带麻痹。⑥金属音调咳嗽，常见于纵隔肿瘤、主动脉瘤或支气管癌、结节病直接压迫气管等。⑦咳嗽声音低微或无声，见于极度衰弱或声带麻痹患者。

4. 痰的性状和量　询问咳痰应注意痰量、痰味（指气味）、痰色、痰的状态。痰量增多常提示支气管和肺部炎症有进展，痰量减少常是病变改善的指征，但某些老年患者或极度衰竭的患者，因咳嗽无力或痰液黏稠而有支气管阻塞时，痰则不能顺利咳出，临床上虽表现为痰量减少，而实际上病情仍在进展，全身中毒症状亦会加重。在疾病过程中，痰量和性质亦常有变化，对评价其诊断意义是很重要的。急性呼吸道炎症时痰量则较少，而支气管扩张症、肺脓肿、支气管胸膜瘘时痰量较多，且排痰与体位有关，痰量多时静置后出现分层现象：上层为泡沫、中层为浆液或浆液脓性、下层为坏死组织。痰的性质可分为：①黏液性痰：质黏稠，无色透明或稍白，多见于支气管炎、支气管哮喘、肺炎球菌肺炎的初期。②脓性痰：痰呈脓性，为黄色或绿色，质黏稠，常见于化脓性支气管炎、支气管扩张症、肺脓肿、纵隔脓肿破溃穿过肺部造成的支气管瘘等。③黏液脓性痰：痰液性状介于黏液性痰和脓性痰之间，痰液除黏液外尚有一部分脓液，带黄白色，富黏性，常见于支气管炎、肺结核、肺炎等。系由于肺组织在形成脓液的同时，又有大量黏液分泌物相混而成。④浆液性痰或泡沫状痰：痰液稀薄且富有泡沫，常见于肺水肿，系由于肺淤血或毛细血管通透性增高，毛细血管内渗液渗入肺泡所致。⑤血性痰：痰中带有血液，血液多少不一，少者为血丝样痰，多者可为粉红色、棕红色，常见于肺癌、肺结核、肺栓塞、支气管扩张症等。⑥其他：五色透明或灰白色黏液痰见于正常人、支气管黏膜轻度炎症。黄色或绿色黏液痰见于化脓性炎症，绿色痰因含胆汁、变性血红蛋白或绿脓素所致，见于黄疸、吸收缓慢的肺炎球菌肺炎、支气管肺部铜绿假单胞菌感染；铁锈色痰，见于肺炎球菌肺炎；粉红色或血性泡沫痰见于急性肺水肿；红褐色或巧克力痰，见于肺阿米巴病；烂桃样或果酱样痰，见于肺吸虫病；灰色或黑色痰，见于各种肺尘埃沉着病，如煤尘肺等，此种痰也可见于大量吸烟者；棕色痰，见于肺栓塞、肺含铁血黄素沉着症。一般情况下痰无臭味，放置时间长时，由于痰内细菌的分解而产生臭味。痰有恶臭气味者，提示由梭形杆菌，螺旋体或厌氧菌感染所产生。黄绿色或翠绿色，提示铜绿假单胞菌（绿脓杆菌）感染；痰白黏稠、牵拉成丝难以咳出，提示有白色念珠菌感染；大量稀薄浆液性痰中含粉皮样物，提示棘球蚴病（包虫病）。日咳数百至上千毫升浆液泡沫样痰，还应考虑弥漫性肺泡癌的可能。红棕色黏稠胶冻样痰，常见于克雷白杆菌肺炎。

5. 伴随症状　咳嗽往往并不是单一症状出现，而伴随有其他一些症状出现，我们要注意观察。

（1）咳嗽伴发热：应考虑有急性或活动性感染存在，多见于急性呼吸道感染、支气管扩张并感染、胸膜炎、肺结核活动期、肺炎、麻疹等。

（2）咳嗽伴有胸痛：应考虑胸膜疾患或者肺部及其他脏器疾患波及胸膜，常多见于各种肺炎、胸膜炎、支气管肺癌、肺梗死、自发性气胸、纵隔肿瘤、纵隔炎等。

（3）咳嗽伴有呼吸困难：见于喉水肿、喉肿瘤、慢性阻塞性肺病、重症肺炎、肺结核、大量胸腔积液、气胸及肺淤血、肺水肿、气管与支气管异物等。

（4）咳嗽伴大量脓痰：见于支气管扩张症、肺脓肿、肺囊肿合并感染、支气管胸膜瘘等。

（5）咳嗽伴咯血：常见于肺结核、支气管扩张症、支气管肺癌、肺脓肿、二尖瓣狭窄、支气管结石、肺泡微结石症、肺含铁血黄素沉着症等。

（6）咳嗽伴杵状指（趾）：主要见于支气管扩张症、肺脓肿（尤其是慢性）、脓胸、支气管肺癌等。

（7）咳嗽伴哮鸣音：见于支气管哮喘、喘息型慢性支气管炎、心源性哮喘、气管与支气管异物等。也可见于支气管肺癌引起气管与大支气管不完全阻塞时，此喘鸣音局限性分布呈吸气性。

6. 职业　矿工和长期接触有毒粉尘者应考虑肺尘埃沉着症。

（二）体格检查

阳性体征有助于判断病变部位。首先应注意气管的位置，慢性脓胸、胸膜肥厚、慢性肺结核、肺不张等疾病气管可向患侧移位；大量气胸或大量胸腔积液时气管可向健侧移位。颈部皮下气肿多由于张力性气胸或纵隔气肿引起。肺一侧叩诊呈鼓音多见于气胸，双侧叩诊呈过清音多见于阻塞性肺气肿。肺下部叩诊呈浊音多考虑肺实变或胸腔积液；双侧散在哮鸣音多见于支气管哮喘。肺气肿体征伴剑突下明显心尖搏动应考虑肺源性心脏病。心血管疾病常有明显的相应体征，如血压升高、心脏杂音、心功能不全的相应表现等。

（三）实验室及器械检查

1. 实验室检查　痰液检查，痰涂片、培养、动物接种对肺结核、肺真菌病的诊断有重要意义。痰病理发现癌细胞能明确支气管肺癌的诊断。另外，痰中发现肺吸虫卵可诊断肺吸虫病，痰中找到阿米巴滋养体可诊断肺阿米巴病，痰中发现包囊虫的棘球蚴的头可诊断肺棘球蚴病。

2. 胸部 X 线透视及摄片检查　能进一步明确肺部病变的部位、范围与形态，有时也可确定其性质，如肺部炎症、肺结核、肺脓肿、肺癌、肺囊虫、肺尘埃沉着病等。对于肺深部病变，则 X 线体层摄影、CT、MRI、纤支镜检查等价值较大。

3. 内镜检查　纤维支气管镜可直接窥视支气管黏膜异常改变，并通过活检、刷检、抽吸及灌洗液作组织学或病原学诊断，具有重要的鉴别诊断价值。纵隔镜可以帮助诊断纵隔肿瘤和发现纵隔淋巴结肿大。

4. 肺功能检查　对于慢性阻塞性肺部疾病或限制性肺疾病、支气管哮喘等，肺功能检查在确定疾病的严重程度、病程进展及疗效评估等有一定意义。

（张志亮）

第五节　咯血

咯血指喉及喉以下的呼吸道或肺组织的出血，经咳嗽从口腔排出。咯血是呼吸系统疾病的一种常见症状，也是常见的内科急症。咯血须与口腔、鼻咽部出血或上消化道出血引起的呕血鉴别，经口腔排出的血，究竟是咯出还是呕出，鉴别时须先检查口腔与鼻咽部，观察局部有无出血灶，鼻出血多自前鼻流出，常在鼻中隔前下方发现出血灶；鼻腔后部出血，经后鼻孔沿软腭与咽后壁下流，患者感到咽后壁有异物感，用鼻咽镜检查，即可确定。此外，还须排除鼻咽癌、喉癌、口腔溃疡、咽喉炎及牙龈出血的可能性，其次参考病史、体征及其他检查方法，对咯血与呕血进行鉴别。

一、发生机制

肺脏血液供应分别来自肺动脉和支气管动脉。前者系肺循环，压力较低，仅为主动脉压力的 1/6 左右，但血管床丰富、血流量大，全身血液的 97% 流经肺动脉进行气体交换，因而肺动脉出血的机会较多；支气管动脉则来自体循环，它供应呼吸性小支气管以上呼吸道的组织进行新陈代谢，血流量较少，但压力较高，破裂后出血量较多。支气管动脉壁弹性好，收缩力强，有时出血可骤然停止。尽管咯血的原因各异，但发生咯血的机制及病理变化可概括为以下几个方面。

1. 血管壁通透性增加　肺部感染、中毒或血管栓塞时，病原体及其代谢产物可对微血管产生直接损害，或通过血管活性物质的作用使微血管壁通透性显著增加，红细胞白扩张的微血管内皮细胞间隙进入肺泡致小量咯血。

2. 血管壁侵袭、破裂　肺部感染、肿瘤、结核等病变可使组织坏死、溶解，支气管黏膜溃疡，累及小血管使血管壁破裂而引起不同程度的咯血。

3. 病变引起的血管瘤破裂　肺部感染使血管壁弹性纤维受损，局部形成血管瘤，在剧烈咳嗽或动作时，血管瘤破裂而大量出血，常造成窒息死亡。多见于结核空洞，偶见于主动脉瘤破入呼吸道致窒息死亡。

4. 血管内压力过高　二尖瓣狭窄、肺动脉高压及高血压心脏病等情况下肺血管内压力增高，可造成血液外渗或小血管破裂引起咯血。

5. 出、凝血功能障碍　常见于血小板减少性紫癜、白血病、血友病及弥散性血管内凝血等，在全身出血倾向基础上也可出现咯血。

6. 机械性损伤　胸部外伤如刺伤、肋骨骨折、医疗操作（胸腔或肺穿刺、活检、纤维支气管镜检查等）引起的损伤导致咯血。支气管结石亦可引起咯血。

7. 其他　有些咯血原因及机制尚不太清楚，如肺出血肾炎综合征（Goodpasture 综合征）与替代性月经。有10%～20%的咯血患者，经X线支气管碘油造影及痰液检查均未能发现引起咯血的原发病变，称为特发性咯血，这类患者咯血多次发作，虽经长期随访也未明确病灶。

二、病因

咯血，血是咯出的，有喉痒感，血呈弱碱性，泡沫状，色鲜红，常混有痰液，咯血后数日内仍常有血丝痰或痰血，患者通常有肺部疾病或心脏病病史。如咯血已被肯定，须进一步探索其原因。引起咯血的原因很多，以呼吸系统和循环系统疾病为常见。

1. 支气管疾病　常见的有支气管扩张症、支气管肺癌、支气管内膜结核和慢性支气管炎等；较少见的有支气管腺瘤、支气管结石、支气管黏膜非特异性溃疡等。出血机制主要由于炎症或肿瘤损害支气管黏膜或病灶处毛细血管，使其通透性增高或黏膜下血管破裂所致。

2. 肺部疾病　常见的有肺结核、肺炎、肺脓肿等；较少见的有肺淤血、肺梗死、肺真菌病、肺吸虫、肺癌、肺泡微结石症、肺泡炎、肺含铁血黄素沉着症、肺出血肾炎综合征、肺动静脉瘘等。在发生咯血的肺炎中，常见者为肺炎球菌肺炎、葡萄球菌肺炎、肺炎杆菌肺炎、军团菌肺炎，支原体肺炎在剧烈咳嗽时亦有痰中带血。肺结核为最常见的咯血原因。其出血机制为结核病变使毛细血管渗透性增高，血液渗出，表现痰中带血丝、血点或小血块；如病变侵蚀小血管，使其破溃时，则引起中等量咯血；如空洞壁肺动脉分支形成的小动脉瘤破裂，或继发的结核性支气管扩张形成的小动静脉瘘破裂，则引起大量咯血，甚至危及生命。

3. 循环系统疾病　较常见的是二尖瓣狭窄。小量咯血或痰中带血丝系由于肺淤血致肺泡壁或支气管内膜毛细血管破裂所致；支气管黏膜下层支气管静脉曲张破裂，常致大咯血，当出现急性肺水肿和任何性质心脏病发生急性左心衰时，咯浆液性粉红色泡沫样血痰；并发肺梗死时，咯出黏稠暗红色血痰。某些先天性心脏病如房间隔缺损、动脉导管未闭等引起肺动脉高压时，以及肺血管炎，均可发生咯血。

4. 其他　血液病（如血小板减少性紫癜、白血病、血友病、再生障碍性贫血等），急性传染病（如流行性出血热、肺出血型钩端螺旋体病等），风湿性疾病（如 Wegener 肉芽肿、结节性多动脉炎、系统性红斑狼疮、白塞病、肺出血肾炎综合征等），或气管、支气管子宫内膜异位症等均可引起咯血。由此可见，引起咯血的疾病繁多，但最常见的疾病是肺结核、支气管扩张症、肺脓肿、支气管肺癌，老年患者尤应注意支气管肺癌的可能性。此外，肺寄生虫病、支气管结石、心血管疾病（特别是二尖瓣狭窄）、结缔组织病、钩端螺旋体病等也可引起咯血。

三、临床表现

1. 年龄　青壮年咯血多见于肺结核、支气管扩张症、风湿性心脏病二尖瓣狭窄等。儿

· 103 ·

童、青少年慢性咳嗽伴小量咯血与低色素性贫血，需注意特发性肺含铁血黄素沉着症。40岁以上有长期大量吸烟史（纸烟20支/d×20年以上）者，要高度警惕支气管肺癌。

2. 咯血量　一般而言，24h咯血量在100ml以内为小量咯血，100～500ml为中等量咯血，24h达500ml以上（或1次咯血量达300～500ml）为大量咯血（有人认为一次咯血＞100ml为大量咯血）。急性（致死性）大咯血，是指急剧从口、鼻喷射出大量鲜血，出血量在2 000ml以上。短时间内在300～400ml以内者，血压和脉搏可无改变；咯血量增至700～800ml时，血压和脉搏可有轻度改变；如一次咯血量达1 500～2 000ml或更多即可发生失血性休克。国外报道大咯血病死率可达50%～100%。因此，应予及时救治。大量咯血主要见于肺结核空洞、支气管扩张症和慢性肺脓肿，支气管肺癌咯血主要表现为持续或间断痰中带血，少有大咯血。慢性支气管炎和支原体肺炎咳嗽剧烈时，可偶有痰中带血或血性痰。

3. 咯血的颜色和性状　肺结核、支气管扩张症、肺脓肿、支气管内膜结核、出血性疾病，咯血颜色鲜红；铁锈色血痰主要见于大叶性肺炎、肺吸虫病和肺泡出血；棕红色胶冻样血痰主要见于克雷白杆菌肺炎。二尖瓣狭窄肺淤血咯血一般为暗红色；左心衰竭肺水肿时咯浆液性粉红色泡沫样血痰；并发肺梗死时常咯黏稠暗红色血痰。

4. 咯血的临床特点　除原发病的临床表现外，咯血本身引起的特点如下：①先兆症状：约60%的患者在大咯血出现前2min至24h，可有出血侧胸内"发热"感、喉痒、胸部或喉部有痰鸣之声、心悸、头晕等。②发热：短期低度热多为组织内血液吸收产生的吸收热；持续中等度以上发热，应考虑咯血引起的原发病变恶化，如结核病变的播散或合并其他感染。年老、体弱的肺结核或支气管扩张患者，在咯血量较大时，因无力咳嗽或精神紧张，易致吸入性肺炎。③呼吸困难：大咯血或咳嗽反射机制减弱的老年人，即使小量、中等量咯血，也能并发急性大叶或全肺叶不张，引起不同程度的呼吸困难。咯血合并肺不张占2%～3%；原来肺功能较差者，发生速度快者，一侧肺不张者若不及时排除积血使其肺复张，呼吸困难可明显加重，一旦有凝血块阻塞气管，可迅速导致窒息。④贫血：长期小量或短期大量咯血，均可引起不同程度的贫血。⑤休克：咯血本身并发休克者较少见，中等量以下咯血，机体可代偿而不产生血流动力异常。咯血并发失血性休克者，多由空洞内的动脉瘤破裂所致，由于出血迅速，时间短，机体来不及代偿，血容量迅速下降，此时患者恐惧、紧张、窒息引起的缺氧等，均可导致失血性休克。⑥窒息：肺部病变广泛、肺功能差、年老、体弱、咳嗽无力的患者大咯血时，易引起窒息。咯血时不恰当使用止咳剂、安眠剂、患者因怕咯血有意抑制咳嗽等，也容易引起窒息。

四、诊断方法

（一）病史

针对咯血患者，应注意其发病年龄、病程长短、咯血量、血的颜色和性状、咯血伴随的局部及全身症状等因素，对咯血病因诊断及鉴别诊断有重要价值。

1. 咯血伴发热　见于肺结核、肺炎、肺脓肿、流行性出血热、肺梗死等。

2. 咯血伴胸痛　见于大叶性肺炎、肺梗死、肺结核、支气管肺癌等。

3. 咯血伴呛咳　见于支气管肺癌、支原体肺炎等。

4. 咯血伴脓痰　见于肺脓肿、支气管扩张、空洞型肺结核并发感染、化脓性肺炎等；支气管扩张症表现反复咯血而无脓痰者，称干性支气管扩张症。

5. 咯血伴皮肤黏膜出血　应考虑血液病、流行性出血热、肺出血型钩端螺旋体病、风湿性疾病等。

6. 咯血伴黄疸　应注意钩端螺旋体病、大叶性肺炎、肺梗死等疾病。

7. 咯血伴晕厥　长期卧床、骨折、外伤、心脏病、口服避孕药者，咯血伴胸痛、晕厥时应考虑肺栓塞。

（二）体格检查

内容包括血压、脉搏、呼吸情况、皮肤黏膜出血、淋巴结肿大、脾大、心肺听诊。杵状指（趾）出现提示支气管扩张、肺脓肿、肺癌的可能。心尖部舒张期雷鸣样杂音是风湿性心脏病二尖瓣狭窄诊断的主要症状。尤需注意肺部湿啰音，局限性哮鸣音多见于支气管肺癌，局限性浊音或湿啰音多见于肺炎，局限性固定性湿啰音应考虑支气管扩张症。

（三）实验室及器械检查

1. 化验检查　痰液检查有助于发现结核杆菌、真菌、癌细胞、其他致病菌、肺吸虫卵等。出血时间、凝血时间、凝血酶原时间、血小板计数等检查，有助于出血性疾病的诊断。红细胞计数与血红蛋白测定，可推断出血的程度。血中嗜酸性粒细胞增多，提示寄生虫的可能性大。

2. X 线检查　对每一位咯血患者均应做 X 线检查。如 X 线胸透未能确定诊断，应做胸部平片、体层摄影、支气管造影等可协助诊断。

3. CT 检查　有助于发现细小的出血病灶。

4. 纤维支气管镜检查　原因未明的出血或支气管阻塞，应考虑纤维支气管镜检查。可发现气管与支气管黏膜的非特异性溃疡，黏膜下层静脉曲张出血、结核灶、肿瘤等病变，并可在直视下做病理组织检查及止血治疗等。

5. 心电图、超声心动图　对诊断各种心血管疾病引起的咯血有一定价值，特别是发现瓣膜病变和心脏、血管畸形的直接方法。

（唐友勇）

第六节　呼吸困难

呼吸困难是呼吸功能不全的一个重要症状，是指人体所需要的通气量超过了呼吸功能所提供的通气量使患者主观上感到空气不足、呼吸费力；客观上表现为呼吸频率、深度（如呼吸浅而速或深而慢）和节律的改变，患者用力呼吸，重者时出现鼻翼扇动、张口耸肩，甚至出现发绀、端坐呼吸，呼吸辅助肌也参与活动。因呼吸困难而被迫采取坐位，称为端坐呼吸；呼吸困难同时伴有响声，称为哮喘或喘息；因呼吸困难在夜间睡着后被憋醒，醒后稍事活动后又可入睡，称为夜间阵发性呼吸困难。呼吸困难并不只见于病理状态，正常人在剧烈运动或劳动之后也可发生。引起呼吸困难的生理因素包括通气增加、呼吸负荷增大、低氧血症、高碳酸血症、酸血症、原发性或继发性肌无力等，主要涉及呼吸功增加，通气能力下降和对呼吸活动警觉阈值的过度增加。

一、病因

引起呼吸困难的常见病因是呼吸系统疾病、循环系统疾病、中毒、血液病及神经精神

· 105 ·

因素。

1. **呼吸系统疾病** ①气道阻塞：支气管哮喘、慢性组塞性肺疾病及喉、气管与支气管的炎症、水肿、肿瘤或异物所致狭窄或梗阻，以慢性组塞性肺疾病为最多见。②肺脏疾病：如大叶性肺炎或支气管肺炎、肺脓肿、肺淤血，肺水肿、肺泡炎、弥漫性肺间质纤维化、肺不张、肺栓塞、细支气管肺泡癌等。③胸廓疾患：如严重胸廓畸形、气胸、大量胸腔积液和胸廓外伤等。④神经肌肉疾病：如脊髓灰质炎病变累及颈髓、急性多发性神经根神经炎和重症肌无力累及呼吸肌，药物（肌松剂、氨基糖苷类等）导致呼吸肌麻痹等。⑤膈运动障碍：如膈麻痹、高度鼓肠、大量腹水、腹腔巨大肿瘤、胃扩张和妊娠末期。

2. **循环系统疾病** 各种病因所致的心力衰竭、心包压塞、原发性肺动脉高压和肺栓塞等。

3. **中毒** 如尿毒症、糖尿病酮症酸中毒、吗啡类药物中毒、有机磷药物中毒、亚硝酸盐中毒和急性一氧化碳中毒等。

4. **血液病** 如重度贫血、高铁血红蛋白血症和硫化血红蛋白血症等。

5. **神经精神因素** 如颅脑外伤、脑出血、脑肿瘤、脑及脑膜炎症致呼吸中枢功能障碍，精神因素所致呼吸困难，如癔症等。

二、发生机制及临床表现

从发生机制及临床表现分析，将呼吸困难分为如下几种类型。

1. **肺源性呼吸困难** 肺源性呼吸困难是指呼吸系统疾病引起的通气、换气功能障碍，导致缺氧和（或）二氧化碳潴留引起。根据呼吸困难产生的病变部位，临床上将呼吸困难分为吸气性、呼气性和混合性三种类型。

（1）吸气性呼吸困难：特点是吸气费力、呼吸困难，重者由于呼吸肌极度用力，胸腔负压增大，吸气时胸骨上窝、锁骨上窝和肋间隙明显凹陷，称"三凹征"，常伴有干咳及高调的吸气性喉鸣音。见于各种原因引起的喉、气管、大支气管的炎症、水肿、肿瘤或异物等引起的狭窄或梗阻所致：①喉部疾患：如急性喉炎、喉水肿、喉痉挛、白喉、喉癌、会厌炎等。②气管疾病：如气管肿瘤、气管异物或气管受压（甲状腺肿大、淋巴结肿大或主动脉瘤压迫等）。

（2）呼气性呼吸困难：特点是呼气费力，呼气时间明显延长而缓慢，常伴有干啰音。这主要是由于肺泡弹性减弱和（或）小支气管狭窄阻塞（痉挛或炎症）所致。当有支气管痉挛时，可听到哮鸣音，常见于支气管哮喘、喘息型慢性支气管炎、弥漫性泛细支气管炎和慢性阻塞性肺气肿合并感染等。此外，后者由于肺泡通气/血流比例失调和弥散膜面积减少，重时导致缺氧、发绀、呼吸增快。

（3）混合性呼吸困难：特点是吸气与呼气均感费力，呼吸频率增快、变浅，常伴有呼吸音异常（减弱或消失），可有病理性呼吸音。其原因是肺部病变广泛或胸腔病变压迫，致呼吸面积减少，影响换气功能所致。常见于重症肺炎、重症肺结核、大面积肺不张、大块肺梗死、肺泡炎、肺泡蛋白沉着症、肺尘埃沉着症、弥漫性肺间质纤维化、大量胸腔积液、气胸、膈肌麻痹、广泛显著胸膜肥厚等。

2. **心源性呼吸困难** 主要由左心和（或）右心衰竭引起，两者发生机制不同，左心衰竭所致呼吸困难较为严重。

（1）左心衰竭发生呼吸困难的主要原因是肺淤血和肺泡弹性降低：其机制为：①肺淤血，使气体弥散功能降低。②肺泡张力增高，刺激牵张感受器，通过迷走神经反射兴奋呼吸中枢。③肺泡弹性减退，其扩张与收缩能力降低，肺活量减少。④肺循环压力升高对呼吸中枢的反射性刺激。

左心衰竭引起的呼吸困难其特点是活动时出现或加重，休息时减轻或缓解，仰卧加重，坐位减轻。因活动时加重心脏负荷，机体耗氧量增加；坐位时下半身回心血量减少，减轻肺淤血的程度；同时坐位时膈位置降低，膈肌活动增大，肺活量可增加 10% ~ 30%，因此病情较重患者，常被迫采取半坐位或端坐体位呼吸。

急性左心衰竭时，常出现阵发性呼吸困难，多在夜间睡眠中发生，称夜间阵发性呼吸困难。其发生机制为：①睡眠时迷走神经兴奋性增高，冠状动脉收缩，心肌供血减少，心功能降低。②小气管收缩，肺泡通气减少。③仰卧位时肺活量减少，下半身静脉回心血量增多，致肺淤血加重。④呼吸中枢敏感性降低，对肺淤血引起的轻度缺氧反应迟钝，当淤血程度加重、缺氧明显时，才刺激呼吸中枢做出应答反应。发作时，患者常于睡眠中突感胸闷憋气惊醒，被迫坐起，惊恐不安，伴有咳嗽，轻者数分钟至数十分钟后症状逐渐减轻或缓解；重者高度气喘、面色青紫、大汗，呼吸有哮鸣音，咳浆液性粉红色泡沫样痰，两肺底部有较多湿性啰音，心率增快，有奔马律。此种呼吸困难，又称"心源性哮喘"。常见于高血压性心脏病、冠状动脉性心脏病（冠心病）、风湿性心脏瓣膜病、心肌炎和心肌病等。

（2）右心衰竭时呼吸困难的原因主要是体循环淤血所致：其发生机制为：①右心房与上腔静脉压升高，刺激压力感受器反射地兴奋呼吸中枢。②血氧含量减少，以及乳酸、丙酮酸等酸性代谢产物增多，刺激呼吸中枢。③淤血性肝大、腹水和胸腔积液，使呼吸运动受限，肺受压气体交换面积减少，临床上主要见于慢性肺心病。

渗出性或缩窄性心包炎，无右心衰竭，其发生呼吸困难的主要机制是由于大量心包积液致心包压塞或心包纤维性肥厚、钙化、缩窄，使心脏舒张受限，引起体循环淤血所致。

3. 中毒性呼吸困难　在急慢性肾衰竭、糖尿病酮症酸中毒和肾小管性酸中毒时；血中酸性代谢产物增多，强烈刺激颈动脉窦、主动脉体化学受体或直接兴奋刺激呼吸中枢，出现深长而规则的呼吸，可伴有鼾声，称为酸中毒大呼吸。急性感染和急性传染病时，由于体温升高及毒性代谢产物的影响，刺激兴奋呼吸中枢，使呼吸频率增快。某些药物和化学物质中毒如吗啡类、巴比妥类药物、苯二氮䓬类药物和有机磷杀虫药中毒时，呼吸中枢受抑制，致呼吸变缓慢、变浅，可表现为呼吸节律异常如 Cheyne – Stokess 呼吸或 Biots 呼吸。

4. 神经精神性呼吸困难　重症颅脑疾患如颅脑外伤、脑出血、脑炎、脑膜炎、脑脓肿及脑肿瘤等，呼吸中枢因受增高的颅内压和供血减少的刺激，使呼吸变慢而深，并常伴有呼吸节律的异常，如呼吸遏制（吸气突然停止）、双吸气（抽泣样呼吸）等。癔病患者由于精神或心理因素的影响可有呼吸困难发作，其特点是呼吸浅表而频数（1min 可达 60 ~ 100 次），并常因通气增强而发生呼吸性碱中毒，出现口周、肢体麻木和手足搐搦，严重时可有意识障碍。叹息样呼吸，是心脏神经官能症的一种表现。患者自述空气不够或窒息感，但并无呼吸困难的客观表现，表现为偶然出现一次深大吸气，伴有叹息样呼气，在深呼吸和叹息之后暂时自觉轻快。可反复出现，偶可持续 8min 以上，如换气过速，并可引起四肢麻木，甚至晕厥等症状。若先有疲乏症状，睡眠障碍，以后才出现叹息样呼吸，则考虑为焦虑性神经官能症。

5. 血液病　重度贫血、高铁血红蛋白血症或硫化血红蛋白血症等，因红细胞携氧量减少，血氧含量降低，致呼吸变快，同时心率加速。大出血或休克时，因缺血与血压下降，刺激呼吸中枢，也可呼吸加速。

三、诊断方法

（一）病史

当患者出现呼吸困难时应注意观察呼吸困难发生的诱因、伴随症状、起病缓急、表现是吸气性、呼气性还是呼吸都困难；呼吸困难与体位、活动的关系等因素。心、肺及肾脏病史，以往气喘发作史及诊疗经过，内因性及外因性中毒，职业性粉尘或异物吸入史，过敏史，高原居留史。

1. 起病情况　缓慢起病的呼吸困难，见于心、肺慢性疾病如肺结核、肺尘埃沉着病、肺气肿、肺纤维化、冠心病及先心病等；急性起病的呼吸困难，见于肺水肿、肺不张、支气管哮喘、肺炎、增长迅速的大量胸腔积液及急性心肌梗死等；突然发生的严重的呼吸困难，见于呼吸道异物、急性喉水肿、张力性气胸、大面积肺栓塞、ARDS 等。夜间阵发性呼吸困难，常见于心源性肺水肿、COPD 患者也可出现夜间阵发性咳喘、呼吸困难，后者的呼吸困难随肺功能减退程度而加重，询问病史时需注意其进展，如劳动能力逐渐下降，快速行走或登楼梯时出现呼吸困难，甚至静息状态下也感气促的演变过程。

2. 年龄及性别　儿童应注意呼吸道异物、先天性疾病、急性感染等；胸膜疾病、肺结核、风湿性心脏瓣膜病等多见于青壮年；COPD、重症肺炎、肿瘤、心功能不全等多见于老年人；癔症性呼吸困难多见于青年女性。

3. 伴随症状　①发作性呼吸困难伴有哮鸣音：见于支气管哮喘、心源性哮喘；骤然发生的严重呼吸困难，见于急性喉水肿、气管异物、大块肺栓塞、自发性气胸等。②呼吸困难伴一侧胸痛：见于大叶性肺炎、急性渗出性胸膜炎、肺栓塞、自发性气胸、急性心肌梗死、支气管肺癌等。③呼吸困难伴发热：见于肺炎、肺脓肿、肺结核、胸膜炎、急性心包炎、神经系统疾病（炎症、出血）、咽后壁脓肿等。④呼吸困难伴有咳嗽、脓痰：见于慢性支气管炎、阻塞性肺气肿并发感染、化脓性肺炎、肺脓肿等；伴大量泡沫样痰，见于急性左心衰竭和有机磷中毒。⑤呼吸困难伴昏迷：见于脑出血、脑膜炎、休克型肺炎、尿毒症、糖尿病酮症酸中毒、肺性脑病、急性中毒等。

4. 基础疾病及职业环境　心血管疾病患者出现呼吸困难可能是心力衰竭/肺水肿的表现；肺癌患者接受放射治疗后发生呼吸困难可能是放射性肺炎；近期有胸、腹手术史，胸片考虑肺淤血，呼吸 >28 次/min 或呼吸窘迫时，应考虑到 ARDS 的可能；长期卧床的老年患者出现呼吸困难，应考虑肺感染、肺栓塞的可能；接触各种粉尘的职业是诊断相关尘埃沉着症的线索；接触毒气或毒物后发生呼吸困难可做出相应判断；接触霉草、饲鸽者、种蘑菇等发生呼吸困难是外源性过敏性肺泡炎的表现；登高时发生呼吸困难可能是发生了高山肺水肿。

（二）体格检查

全面的体格检查常能发现重要的鉴别诊断线索。要注意了解有无心、肺疾患及神经系统疾病的体征，如伴有昏迷者，可见于重症肺炎、肺性脑病、脑出血、脑膜炎、尿毒症、糖尿病酮症酸中毒、急性中毒等；伴有锁骨上淋巴结肿大者，应考虑肺癌转移；伴上腔静脉综合征者，应考虑纵隔肿瘤；伴颈部皮下气肿者，应考虑到纵隔气肿。尤其要注意以下几点：

1. 呼吸的类型　①吸气性呼吸困难。②呼气性呼吸困难。③混合性呼吸困难。④呼吸节律变化：潮式呼吸（Cheyne - Stokes），是一种由浅慢逐渐变为深快，然后再由深快转为浅慢，随之出现一段呼吸暂停后，又开始如上变化的周期性呼吸，潮式呼吸周期可长达 30s～2min，暂停期可持续 5～30s，提示呼吸中枢兴奋性降低，表示病情严重，见于中枢神经系统疾病和脑部血液循环障碍。⑤间停呼吸或比奥（Biots）呼吸：表现为规则呼吸数次后，间以呼吸暂停，如此周而复始，提示病情严重，预后不良，见于脑炎、脑膜炎、中暑、颅脑损伤等。⑥呼吸频率的变化：呼吸超过 24 次/min 称为呼吸频率过快，见于发热、疼痛、贫血、甲状腺功能亢进及心力衰竭等。呼吸少于 12 次/min 称为呼吸频率减慢，是呼吸中枢抑制的表现，见于麻醉及安眠药中毒、颅内压增高、尿毒症、肝性脑病等。⑦呼吸深度变化：呼吸深而慢称为库斯曼（Kussmaul）呼吸，见于糖尿病酮症酸中毒、尿毒症等。呼吸变浅，可见于中重度肺气肿、呼吸肌麻痹及镇静剂过量等。

2. 体位及表情变化　患者平卧时气促加剧，强迫呈端坐位，称端坐呼吸，常见于左心功能不全所致心源性肺水肿、重症支气管哮喘等；患者坐位时气促加剧，而呈平卧呼吸，见于严重肺间质纤维化或肺切除术后及肺内动静脉分流患者；急性心包炎患者常呈端坐或前倾位，以减轻呼吸困难症状。一侧大量气胸患者多呈患侧向上卧位，一侧大量胸腔积液时多喜患侧卧位。急性肺水肿时常表现为惊恐不安，急性大面积肺栓塞时常出现惊叫，广泛心肌梗死时常呈扪胸痛苦状态。

（三）辅助检查

1. 实验室检查　血常规、尿常规、有指征时可行血糖、血气分析与酸碱度测定、血非蛋白氮、痰液细菌学、骨髓穿刺、脱落细胞学等相关检查，疑为高铁血红蛋白血症、硫化血红蛋白血症、一氧化碳中毒者，要做相应的实验室化验。

2. 器械检查　对肺源性呼吸困难，X 线胸部透视或摄片后，再有选择地进行肺功能、CT、纤维支气管镜、肺血管造影、肺放射性核素扫描等检查。对心源性哮喘，可先行 X 线胸部透视或摄片、心电图及超声心动图检查，再选择性进行运动试验、心导管、心血管造影及心脏放射性核素扫描等检查。神经系统疾病所致呼吸困难，可选择行头颅 CT 或 MRI 检查。

（唐友勇）

第七节　窒息

窒息是由各种原因引起的呼吸系统通气、换气功能的中断，不能进行正常的气体交换，导致缺氧伴二氧化碳潴留，严重者可即刻引起循环骤停，造成不可逆性脑缺血、缺氧性损害。若抢救不及时可导致迅速死亡，是一种致命性急症。

一、病因

（一）医源性

1. 气管插管后的气道损伤　经喉插管可引起声门、声门下和气管的损伤。声门的损伤可由舌活动所致气管内导管向后推移和颈椎前凸引起。气管插管后喉损伤发生率为63%～94%，其高低取决所采用插管方法的侵入性，最常见的损伤是声带溃疡、水肿和肉芽肿形成。喉狭窄仅为6%～12%的病例，多数是由于导管的活动和气管壁受压坏死所致，如经喉插管时间过长、继发性气管切开术、拔管时严重的喉损伤等。气管狭窄发生率为10%～19%，是气管插管后的迟发并发症，其病理机制是由于导管外套囊压迫气管黏膜引起缺血性损伤和坏死所致。气管拔管术、声带手术、声带创伤、喉返神经损伤、环勺状软骨关节僵硬等都会引起声带麻痹而引起窒息。

2. 气管切开术后的气道损伤　气管切开常因造口处瘢痕形成而致气道狭窄，其发生率为1%～65%。术后血肿压迫、血性渗出物清除不及时可造成窒息。

3. 拔管后的并发症　拔管后可引起声门水肿、反射性喉痉挛，儿童常见，若不采取防治措施或救治不及时可引起窒息，其危险因素为烧伤和创伤。成年人拔管后可引起喉头水肿，发生率为2%～22%，危险因素包括插管时间过长（>36h）和女性患者，喉头水肿发生后再插管的比例约为1%。

4. 经气管导管置管氧疗所致气道阻塞　约10%的患者经气管导管给氧时由于黏性蛋白和炎性蛋白分泌物的混合团块导致气道阻塞、气管黏膜损害，导致呼吸受损。危险因素包括：气管壁溃疡、气道分泌物过多、高流量给氧、无湿化装置、导管不清洁、咳嗽机制受损等。

5. 术中、术后因素　麻醉刺激、麻醉过深、术中损伤喉返神经引起喉痉挛或声带麻痹，颈部组织术后血肿压迫等可造成窒息。

6. 药物中毒　新霉素用量过大或多黏菌素 B 静点速度过快均可诱发呼吸停止。

（二）非医源性

1. 呼吸道阻塞

（1）各种原因的鼻、咽部疾患所致气道壁病变：如由于炎症引起的急性喉炎、白喉所致的喉头水肿；喉或气管肿瘤、咽后壁脓肿、扁桃体肿大、声带麻痹、气管软化、复发性多软骨炎等均可引起致命性上呼吸道阻塞，造成窒息。

（2）气道腔内病变：以气道异物最为常见，异物可卡在声门上方或声带之间，落入气管或支气管内，使吸入气流发生障碍，导致窒息，儿童常见。成年人异物误吸入的危险因素，包括老年人、酗酒和药物所致的神志改变以及帕金森综合征、精神病患者。

（3）气道外部压迫：周围组织占位性病变如肿瘤、结节病、甲状腺及脂肪堆积等的压迫所引起气道外压性狭窄或阻塞；勒缢；来自其他部位炎症和创伤的血流、脓液或空气可在气道周围积聚，迅速压迫气道造成狭窄使呼吸发生障碍，导致窒息。

（4）分泌物潴留：呼吸道内黏液、脓液、咯血后血凝块、呕吐物误吸可引起气道阻塞，造成窒息，常见于肺部病变广泛、肺功能低下及对气道刺激敏感性下降的患者如脑血管病后遗症患者出现呛咳。

（5）支气管哮喘持续状态，气道痉挛不能有效缓解，可造成窒息。

（6）溺水所致气体交换障碍，引起窒息。

（7）血管性水肿：其特征为短期无痛性、分界清晰、非凹陷性、无症状的水肿，可发生以面部、颈部、眼睑、口唇、舌和黏膜。血管性喉水肿可引起致命性上气道阻塞。有效治疗前血管性水肿的病死率为50%，治疗后的病死率仍有25%。

许多因素可导致血管性水肿。IgE 介导的变态反应，产生荨麻疹，可迅速引起上气道水肿。缺乏 CI 酶抑制剂的遗传性血管神经性水肿也可在数小时内引起上气道水肿，但无荨麻疹。获得性 CI 酶抑制剂缺乏症可与某些血液系统恶性病变同时出现。许多药物可引起非 IgE 介导的血管性水肿，包括阿司匹林、非甾体类抗炎药（NSAID）、血管紧张素转换酶（ACE）抑制剂、吗啡、可待因、碘造影剂。血管性水肿也可以是特发的，或与有免疫复合物的胶原血管疾病有关。

2. 中枢性　触电、安眠药中毒所致呼吸中枢受抑制，各种原因的脑水肿、颅脑外伤、颅内高压所致的脑疝，直接压迫延髓呼吸中枢。

3. 神经系统疾病　急性脊髓炎、吉兰 - 巴雷综合征致呼吸肌瘫痪。

4. 化学物品中毒　呼吸道吸入化学毒物可引起血液携氧能力障碍、组织利用氧障碍或引起急性肺损伤而引起窒息。

吸入性损伤导致急性上呼吸道阻塞常常隐匿起病，由于气道黏膜水肿、支气管内分泌物增加、脱落的上皮管型阻塞而在 2～12h 内逐渐加重，乃至发生致命性阻塞。

5. 重症肺炎、肺不张所致通气/血流比值失调　导致缺氧而引起呼吸困难。

6. 创伤性窒息　胸部受到严重、突然的挤压、爆震伤引起胸闷、呼吸困难等。

二、类型

1. 青紫型　由于通气换气功能障碍导致缺氧伴二氧化碳潴留，临床表现为进行性呼吸困难伴发绀，血气分析 $PaO_2 < 5.3kPa$（40mmHg），$SaO_2 < 70\%$。进一步发展可导致呼吸衰竭及循环骤停。

2. 苍白型　由于先出现循环障碍，随后呼吸困难或停止，患者临床表现为肤色苍白，血气分析提示重度缺氧，但无二氧化碳潴留。苍白型危害常较青紫型严重，常因心室纤颤、心脏搏动停止，中枢缺氧而死亡。

三、临床表现

1. 部分窒息　呼吸不完全受阻，患者尚可得到维持生命的氧气，但患者感到胸闷憋气，存在明显的呼吸困难，呼吸不规则，可伴咳嗽出现三凹征（锁骨上窝、肋间、胸骨上窝吸气时凹陷）。若发现不及时或病因未解除，病情可进行性加重。

2. 完全窒息　患者呼吸困难加重，烦躁不安，患者挣扎坐起，张口瞪目，牙关紧闭。由于脑组织缺氧，继之出现定向力丧失、嗜睡、抽搐甚至昏迷，各种反射消失，可即刻引起循环骤停，进入临危状态。

四、诊断方法

（一）诊断线索

临床上凡遇到以下情况应考虑到上呼吸道阻塞，导致窒息的可能，应进行进一步检查以求早期诊断。

（1）患者主诉为气喘、呼吸困难、运动后为著，有时症状与体位有关，应用气管扩张剂常常无效。

（2）有上气道炎症、损伤，尤其是气管插管或气管切开病史者更应高度怀疑。

（3）普通肺功能检查示呼气峰流速（PEFR）、最大通气量（MVV）进行性下降，肺活量（VC）不变，第一秒用力呼气量（FEV$_1$）降低不明显，与MVV降低不成比例。

（4）患者主诉为气喘、呼吸困难，FEV$_1$降低但闭合气量（CV）、Ⅲ相斜率等反应通气分布状态的指标正常。

（二）症状及体征

病因不同，其临床表现也不尽相同。低氧血症是窒息的主要特征，发绀是低氧血症的典型体征，可伴有二氧化碳潴留和酸中毒以及由此引起的多脏器功能损害的表现。患者可突然出现呼吸停止或呼吸微弱、明显发绀、昏迷、牙关紧闭、挣扎、抽搐、大小便失禁等表现。

（三）实验室及器械检查

1. 肺功能检查　在上呼吸道阻塞的诊断中肺功能检查常常是首选的检查。流量－容积曲线表现可发生明显的变化，有一定的诊断价值，但在处理急性患者时往往无作用。

2. 放射影像学检查　①胸部平片：上呼吸道阻塞时普通X胸部平片往往是正常的，但可通过识别气管偏斜、压迫、异物或血管异常（如无名动脉瘤）而有利于筛选诊断。②颈部平片：包括头部在内的颈部平片（吸气相）有助于鉴别喉、气管炎和会厌炎。③常规X线分层摄影：此方法对上气道阻塞的诊断有重要作用，但目前很大程度上已为CT所替代。常规X线分层片的指征包括没有纵隔病变的插管后气管狭窄；手术前分析病变的长度，常规分层片要比CT更为合适；支气管吻合术的术后分析。④CT扫描：气道扫描有很高的空间和密度分辨能力，可以了解阻塞处病变的大小和形态，气道狭窄的程度及与气道壁的关系；如系肿瘤，还可了解有无气管环的侵犯及附近淋巴结的转移，以及是否有纵隔病变等。⑤MRI：儿童和婴儿的气道阻塞优选MRI。

3. 声学检查　用微电脑通过对呼吸音频谱分析来判断阻塞的类型，无论是上气道还是下气道，不失为一种有用的无创性检查。

4. 内镜检查　纤维喉镜和纤维支气管镜可对呼吸道进行直接观察，活检及取异物。

（唐友勇）

第九章

急性气道炎症和上气道阻塞

第一节　急性气管支气管炎

急性气管支气管炎是气管为主并可累及支气管的自限性急性气道炎症（1~3周），主要表现为咳嗽，诊断前提是临床和影像没有肺炎证据。中华医学会呼吸病学分会《咳嗽的诊断与治疗指南》内定义急性气管支气管炎是由于生物性或非生物性因素引起的气管支气管黏膜的急性炎症。2011年欧洲呼吸病学会将其定义为：急性气管支气管炎指没有慢性肺部疾病的患者出现以咳嗽为主的急性症状，可以伴有咳痰或其他临床征象提示是下呼吸道感染，而不能以其他原因来解释（如鼻窦炎和哮喘）。可以认为这是迄今对本病比较准确的界定。

一、病原体与流行病学

本病的病原体主要是病毒、细菌和非典型病原体。对初级保健机构就诊的下呼吸道感染患者的病原学研究显示，细菌（主要是肺炎链球菌）占26%，非典型病原体（主要是肺炎支原体）占24%，病毒（以流感病毒最重要）占19%，其他研究则表明病毒所占比例明显为高，非典型病原体比例要低。非典型病原体感染的发生率可能会受局部地区小流行的影响，1994年瑞典曾有研究报道，急性支气管炎有25%归因于衣原体感染。早年认为百日咳为儿童疾病，但20世纪80年代以来，本病在美国等国家的年长儿童和年轻人中增加，美国旧金山市的一项研究表明咳嗽≥2周的153例成人中有12%证明为百日咳杆菌感染。呼吸道感染的常见病原菌如肺炎链球菌、流感嗜血杆菌、金黄色葡萄球菌和卡他莫拉菌亦常怀疑为本病的致病菌，但除非在新生儿、人工气道或免疫抑制患者，至今没有"细菌性支气管炎"的确切证据。半数以上的患者检测不出病原体。非感染性因素如烟尘和过敏原也在急性气管支气管炎的发病中起重要作用，但确切比例尚不清楚。

社区中具有急性下呼吸道症状的人群颇多，但就医者仅占10%。在西欧近10余年来初级保健机构中急性气管支气管炎的发病率从50人/1 000人·年下降至22人/1 000人·年，可能原因是下呼吸道感染就医减少，以及医生对以咳嗽为主要症状的患者诊断为哮喘或COPD较过去增多。

二、发病机制与病理

病理主要为气管支气管黏膜充血、水肿、分泌物增加；黏膜下层水肿，淋巴细胞和中性粒细胞浸润。一般仅限于气管、总支气管和肺叶支气管黏膜，严重者可蔓延至细支气管和肺泡，引起微血管坏死和出血。损害严重者黏膜纤毛功能降低，纤毛上皮细胞损伤、脱落。炎症消退后，黏膜的结构和功能多能恢复正常。

近年来有人注意到急性支气管炎与气道高反应性之间的关系。在复发性急性支气管炎的患者轻度支气管哮喘发作较正常人群为多。反之，急性支气管炎患者既往亦多有支气管哮喘史或特异质病史，提示支气管痉挛可能是急性支气管炎患者咳嗽迁延不愈的原因之一。

三、临床表现

起病往往先有上呼吸道感染的症状，如鼻塞、流涕、咽痛、声音嘶哑等。在成人，流感病毒、腺病毒和肺炎支原体感染可有发热，乏力、头痛、全身酸痛等全身症状，而鼻病毒、冠状病毒等引起的急性支气管炎常无这些表现。炎症累及支气管黏膜时，则出现咳嗽、咳痰。咳嗽是急性支气管炎的主要表现，开始为刺激性干咳，3~4天后鼻咽部症状减轻，咳嗽转为持续并成为突出症状，受惊、吸入冷空气、晨起晚睡或体力活动时咳嗽加剧。咳嗽为阵发性或持续性，剧咳时伴恶心、呕吐及胸、腹肌疼痛。咳嗽可持续2~3周，吸烟者则更长。半数患者有咳痰，痰呈黏液性，随病程发展可转为脓性痰，偶痰中带血。气管受累时，深呼吸及咳嗽时可有胸骨后疼痛。部分患者可出现支气管痉挛，表现为喘鸣、气急和程度不等的胸部紧缩感，长期随访此类患者可能演变为哮喘。有慢性阻塞性肺疾病及其他损害肺功能的基础疾病者可有发绀和呼吸困难。胸部体检，如黏液分泌物潴留于较大支气管时可闻及粗干性啰音，咳嗽后啰音消失。支气管痉挛时，可闻及哮鸣音。无并发症者不累及肺实质。胸部影像检查无异常或仅有肺纹理加深。

四、诊断与鉴别诊断

诊断并不困难，通常根据症状、体征、X线表现、血常规检查即可做出临床诊断。但急性气管支气管炎通常是一个临床诊断，对于没有慢性肺部疾病的患者来说，重要的是需要除外肺炎。但对于一个咳嗽1~3周而没有发热等其他症状的患者来说，是否需要胸片检查是一个很受争议的问题。这也就是欧洲呼吸病学会坚持用下呼吸道感染（lower respiratory tract infection，LRTI）这个名词的原因，建议只有出现如下一项表现（新出现局限性肺部体征、呼吸困难、气急、脉搏率 >100 次/分、发热 >4 天）需要怀疑肺炎的患者先测血清C反应蛋白（C-reactive protein，CRP），如果 CRP < 20mg/L 则不考虑肺炎的诊断，如果 CRP > 100mg/L，需要怀疑肺炎而需进一步通过胸片来确认。因此在影像学检查以前，气管支气管炎的诊断是一个临床诊断，用 LRTI 则能避免影像学缺失导致诊断不正确。

对于影像学没有异常的急性咳嗽患者，气管支气管的诊断通常也与上呼吸道感染、流感等诊断重叠在一起而难以区分，特别是当咳嗽正逐渐成为一个诊断名词的时候，急性气管支气管炎和急性咳嗽有时几乎成了一个同义词，如果咳嗽超过3周而成为亚急性咳嗽时，是否需要按照慢性咳嗽来诊断还是继续保留急性气管支气管炎的诊断也成了难题。事实上许多亚急性咳嗽甚至慢性咳嗽大多起源于急性的病毒感染，而感染不仅仅局限于上呼吸道，而是自上而下全呼吸道的炎症反应，导致气道的反应性升高。有学者认为对于急性气管支气管炎而言，病程和急性症状的把握可能是诊断的分水岭。

对于有慢性气道疾病如 COPD、哮喘、支气管扩张的患者来说，是否需要诊断急性气管支气管炎更是颇费踌躇的问题，理论上两者可以合并存在，但临床医生更倾向用原有疾病的急性加重，如 COPD 急性加重来诊断出现的情况，但并非每次出现急性气管支气管的炎症都会导致原有疾病的加重而需要改变原来的维持治疗，因此需要临床医生准则确把握两者的区别而避免过度诊断和治疗。

许多影像学有异常的急慢性肺部疾病如肺炎、肺结核、肺脓肿、肺癌、肺间质纤维化，均可出现不同程度的咳嗽，为避免误诊，如果咳嗽超过 3 周，治疗效果不佳，或者出现其他症状不能解释，建议按照慢性咳嗽的流程，先行胸部 X 线检查。对于本身就有慢性肺部疾患的患者，需对照影像学的变化，区分是否是原有疾病的加重。

气管支气管炎的病原一般认为以病毒最为常见，其他肺炎支原体和百日咳杆菌等也有可能，但一般来说均无必要进行病原学检查。特殊情况下结核和曲霉可以引起单纯气管支气管的感染，但通常病程迁延，开始易被误诊，需要通过支气管镜检查来明确。

五、治疗

一般患者无须住院治疗。有慢性心肺基础疾病者，流感病毒引起的支气管炎导致严重通气不足时，需住院接受呼吸支持和氧疗。

对症治疗主要是止咳祛痰，剧烈干咳患者可适当应用镇咳剂。伴支气管痉挛时可用茶碱或 β_2 受体激动药。以全身不适及发热为主要症状者应卧床休息，注意保暖，多饮水，服用解热药。

急性气管支气管炎是抗生素治疗的滥觞，美国至少 70% 就诊的气管支气管炎接受了抗菌药物治疗，而通常认为其主要的病因是病毒。但由于病因诊断的不确定性，是否应用抗菌药物成为临床难题，建议在老年人、有心肺基础疾病者特别是出现脓痰的患者可以应用大环内酯类、β – 内酰胺类或喹诺酮类口服抗菌药物。

六、预防

冬季注意保暖，避免上呼吸道感染；戒烟。做好环保工作，治理空气污染。改善劳动卫生条件，生产车间要防止有害气体，酸雾和粉尘的外逸。

（范荣梅）

第二节　上气道阻塞

上气道指鼻至气管隆突一段的传导性气道，通常以胸腔入口（体表标志为胸骨上切迹）为标志，分为胸腔外上气道和胸腔内上气道两部分。上气道疾病颇多，部分归入鼻咽喉科的诊治范围，也有不少就诊于呼吸内科，或者划界并不明确，如鼾症和睡眠呼吸暂停综合征。上气道疾病最常见和最具特征性的症状是上气道阻塞。本节用症状而不用疾病单独讨论旨在强调：①UAO 有别于下气道（或弥漫性气道）阻塞（如 COPD、哮喘），需要注意鉴别，而临床常有将上气道阻塞长期误诊为哮喘者；②UAO 又分为急性和慢性，前者需要紧急处理，不得丝毫延误；③UAO 具有特征性的肺功能流量 – 容积环的变化，临床医师应当善于运用这项检查识别不同类型的 UAO。

一、上气道阻塞的原因

按急性和慢性列于表 9 - 1。

表 9 - 1 上气道阻塞的原因

急性	异物吸入
	水肿：过敏性、血管神经性、烟雾吸入
	感染：扁桃体炎、咽炎、会厌炎、咽后壁脓肿、急性阻塞性喉气管支气管炎（croup）、免疫抑制患者喉念珠菌病
慢性	声带：麻痹、功能障碍
	气管异常：气管支气管软化、复发性多软骨炎、气管支气管扩大、骨质沉着性气管支气管病
	浆细胞病变：气管支气管淀粉样变
	肉芽肿性疾病：结节病（咽、气管/主支气管、纵隔淋巴结压迫）、结核（咽后壁脓肿，喉、气管/主支气管、纵隔淋巴结压迫）
	韦格纳肉芽肿（声门下狭窄、溃疡性气管支气管炎）
	气管狭窄：插管后、气管切开后、创伤、食管失弛缓症
	气管受压/受犯：甲状腺肿、甲状腺癌、食管癌、纵隔肿瘤（淋巴瘤、淋巴结转移性肿瘤）、主动脉瘤
	肿瘤：咽/喉/气管（乳头瘤病）
儿童上气道阻塞的附加原因	
急性	喉炎、免疫抑制儿童的喉部病变、白喉
慢性	唐氏综合征（各种原因的多部位病变或狭窄）、小颌、先天性喉鸣、血管环（双主动脉弓畸形）压迫气管、先天性声门下狭窄、黏多糖病

二、病理生理与肺功能改变

胸外的上气道处于大气压下，胸内部分则在胸内压作用之下。气管内外两侧的压力差为跨壁压。当气管外压大于胸内压，跨壁压为正值，气道则趋于闭合；当跨壁压为负值时，即气管内压大于气管外压，气管通畅（图 9 - 1）。上气道阻塞主要使患者肺泡通气减少，弥散功能则多属正常。上气道阻塞的位置、程度、性质（固定型或可变型）以及呼气或吸气相压力的变化，引起患者出现不同的病理生理改变，产生吸气气流受限、呼气气流受限，抑或两者均受限。临床上，根据呼吸气流受阻的不同可将上气道阻塞分为三种，即可变型胸外上气道阻塞、可变型胸内上气道阻塞和固定型上气道阻塞。

（一）可变型胸外上气道阻塞

可变型阻塞指梗阻部位气管内腔大小可因气管内外压力改变而变化的上气道阻塞，见于气管软化及声带麻痹等疾病的患者。正常情况下，胸外上气道外周的压力在整个呼吸周期均为大气压，吸气时由于气道内压降低，引起跨壁压增大，其作用方向为由管外向管内，导致胸外上气道倾向于缩小。存在可变型胸外上气道阻塞的患者，当其用力吸气时，由于 Venturi 效应和湍流导致阻塞远端的气道压力显著降低，跨壁压明显增大，引起阻塞部位气道口径进一步缩小，出现吸气气流严重受阻；相反，当其用力呼气时，气管内压力增加，由于跨壁压降低，其阻塞程度可有所减轻。动态流量 - 容积环表现为吸气流速受限而呈现吸气平台，但呼气流速受限较轻不出现平台，甚或呈现正常图形，50%肺活量用力呼气流速（$FEF_{50\%}$）与50%肺活量用力吸气流速（$FIF_{50\%}$）之比（$FEF_{50\%}/FIF_{50\%}$）>1.0（图9-2）。

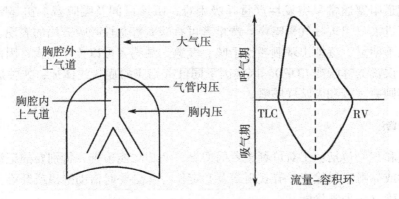

图9-1　与气道口径有关的压力及正常流量-容积环

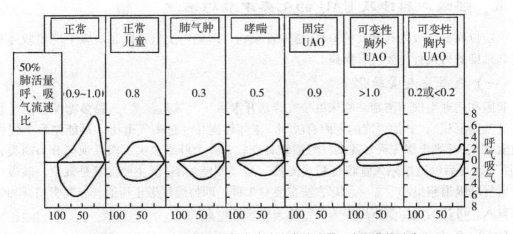

图9-2　正常人和阻塞性气道疾病患者的流量-容积曲线改变

（二）可变型胸内上气道阻塞

可变型胸内上气道阻塞，见于胸内气道的气管软化及肿瘤患者。由于胸内上气道周围的压力与胸内压接近，管腔外压（胸内压）与管腔内压相比为负压，跨壁压的作用方向由管腔内向管腔外，导致胸内气道倾向于扩张。当患者用力呼气时，Venturi效应和湍流可使阻塞近端的气道压力降低，亦引起阻塞部位气道口径进一步缩小，导致呼气气流严重受阻。动态流量-容积环描记 $FEF_{50\%}/FIF_{50\%} \leq 0.2$（参见图9-2）。

（三）固定型上气道阻塞

固定型上气道阻塞指上气道阻塞性病变部位僵硬固定，呼吸时跨壁压的改变不能引起梗阻部位的气道口径变化，见于气管狭窄和甲状腺肿瘤患者。这类患者，其吸气和呼气时气流均明显受限且程度相近，动态流量-容积环的吸气流速和呼气流速均呈现平台。多数学者认为，50%肺活量时呼气流速与吸气流速之比（$EFF_{50\%}/FIF_{50\%}$）等于1是固定型上气道阻塞的特征（参见图9-2）。但与阻塞病变邻近的正常气道可出现可变型阻塞，对 $FEF_{50\%}/FIF_{50\%}$ 有一定的影响，应予以注意。

三、临床表现

急性上气道阻塞通常呈突发性严重呼吸困难，听诊可闻及喘鸣音。初起喘鸣音呈吸气性，随着病情进展可出现呼气鼾鸣声。严重者可有缺氧等急性呼吸衰竭的表现。慢性上气道阻塞早期症状不明显，逐渐出现刺激性干咳、气急。喘鸣音可以传导至胸，因而容易误判为肺部哮鸣音，误诊为哮喘或 COPD。因病因不同可有相应的症状或体征，如肿瘤常有痰中带血，声带麻痹则有声嘶和犬吠样咳嗽。

四、诊断

基本要点和程序包括：①对可疑患者的搜寻；②肺功能检查，特别要描记流量—容积曲线；③影像学或鼻咽喉科检查，寻找阻塞及其定位；④必要时借助喉镜或纤维支气管镜进行活组织检查，确立病理学诊断。

五、呼吸内科涉及 UAO 的主要疾病与治疗

从定位而言呼吸内科涉及的 UAO 指气管疾病，即胸内上气道阻塞。以下简要叙述除外肿瘤和感染的另几种重要气管疾病。

（一）气管支气管软化

病因和病理生理不清楚。临床见于气管切开术后（尤其是儿童）、黏多糖综合征（黏多糖在气管壁沉积），其他可能的原因有吸烟、老年性退化、过高气道压（可能继发于慢性下气道阻塞）、纤维组织先天性脆弱。气道软骨变软，弹力纤维丧失。肉眼观可分为两类，即"新月"型（后气道壁陷入管腔）和"刀鞘"型（侧壁塌陷）。主要症状是气急、咳嗽、咳痰、反复呼吸道感染和咯血。治疗方法主要有 3 种，即持续气道正压通气、气管切开和气管支架置入，可按病情严重程度参考其他相关因素进行选择。

（二）复发性多软骨炎

是一种累及全身软骨的自身免疫性结缔组织病，1923 年 Jackson Wartenhorst 首先描述。主要引起鼻、耳、呼吸道软骨的反复炎症与破坏，亦有关节炎、巩膜炎以及主动脉、心脏、肾脏受累的报道。约 50% 的患者病变发生在气管和主支气管，与气管支气管软化非常相似，有作者认为 RP 是气管支气管软化的原因之一。临床表现咳嗽、声嘶、气急和喘鸣等。诊断的关键是医生在气急和喘鸣患者的临诊中熟悉和警惕本病。

肺功能流量－容积环描记、胸部 CT 均有助于发现上气道狭窄，最直接的诊断证据是纤支镜检查显示气管软骨环消失和气道壁塌陷、狭窄。本病缺少实验室诊断标准。糖皮质激素、氨苯砜和非激素类抗炎药可能有一定治疗作用。威胁生命时需要气管切开。气管支架置入可能在一定时期内获益。

（三）气管支气管淀粉样变

原发性淀粉样变累及气管支气管树比较少见。Thompson 和 Citron 将其分为 3 种类型：①气管支气管型（影响上气道或中心性气道）；②小结节性肺实质型（肺内单发或多发性小结节）；③弥漫性肺泡间隔型。后两型常误诊为肺肿瘤，经手术或尸检病理确诊。气管支气管淀粉样变表现为大气道肿块或弥漫性黏膜下斑块。支气管镜下可见气管支气管壁呈鹅卵石

状，管壁显著增厚，可延及数级较小的支气管。临床症状无特异性。诊断有赖于纤支镜活检、标本镜检和刚果红阳性染色。本病预后不良，但进展可以相当缓慢，少数患者可生存数十年。病变弥漫累及较小支气管者约30%在4~6年内死亡。治疗困难，激光凝灼、支架置入如果指征选择确当可以有一定效果。局部放疗偶尔亦有帮助。有人提出可试用抗肿瘤化疗药物，但治疗反应很慢（6~12个月）。

（四）气管狭窄

气管狭窄相对常见，医源性（气管切开）为最常见原因，其他原因包括创伤、气道灼伤等。气管扩张术、支架置入和切除重建术可根据病情进行选择。气道灼伤引起的广泛狭窄治疗困难。

（五）气管支气管扩大

一种先天性异常，表现为气管和主支气管萎缩、弹力纤维缺乏和气道肌层减少，气管和支气管变软，导致吸气时显著扩张，而呼气时狭窄陷闭。置入支架似乎是最好和唯一的治疗选择。

（六）骨质沉着性气管支气管病

是老年人气管支气管的退行性病变，表现为气管支气管黏膜下软骨性或骨性小结节，如息肉样。轻者无症状，严重和广泛病变者可出现咳嗽、咯血、气急、反复呼吸道感染，以及肺不张等。气管镜下摘除气道块状病灶可获益。

（李海峰）

第十章

病毒性肺炎

病毒是引起呼吸道感染的常见病原体，通常是自限性病程。病毒可以引起普通感冒、鼻窦炎、咽炎、喉炎、气管炎、支气管炎和肺炎。病毒性呼吸道感染以上呼吸道感染最常见。肺炎常是上呼吸道感染向下蔓延的结果。病毒性肺炎患者多为婴幼儿、免疫功能缺陷患者和老年人，健康成人少见。引起病毒性肺炎的病毒包括原发性引起呼吸道感染的病毒（例如：流感病毒、呼吸道合胞病毒、副流感病毒、麻疹病毒、鼻病毒、冠状病毒和腺病毒）和机会性引起呼吸道感染的病毒（例如：巨细胞病毒、水痘－带状疱疹病毒、单纯疱疹病毒和EB病毒）。本病一年四季均有发生，但以冬春季多见。

第一节　流感病毒肺炎

流感病毒属黏病毒科，根据病毒核蛋白和基质蛋白的抗原性分为甲、乙、丙型。甲型和乙型流感病毒组成一个属，丙型流感病毒归另一个属。流感病毒是有包膜的单股 RNA 病毒。包膜上有血凝素（HA）和神经氨酸酶（NA），据此分亚型。按照病毒来源地，分离株编号，分离年份和亚型命名分离株，例如甲型流感病毒/香港/68H$_3$N$_2$，乙型和丙型也按此命名。

血凝素有 H$_1$、H$_2$、H$_3$ 三种，神经氨酸酶有 N$_1$、N$_2$ 两种。血凝素是病毒与细胞受体结合的位点，神经氨酸酶使受体降解，复制开始后有将病毒颗粒与细胞分离的作用。针对血凝素的抗体在免疫中起主要作用，是中和抗体。神经氨酶抗体能限制病毒释放，缩短感染过程。

流行性感冒每年都有不同程度的流行。自 1918—1919 年大流行以来，已发生多次全球性大流行。甲型流感病毒的变异是很常见的自然现象，血凝素和神经氨酸酶均可发生变异。流感病毒的基因组是节段性的，因此感染过程中，基因重排的概率很高，在流行过程中很容易发生变异。由病毒间基因段重排引起的抗原性变异称抗原更换（antigen shifts）。由点突变引起的抗原性变异称抗原漂移（antigen drifts）。抗原更换仅限于甲型流感病毒。病毒抗原性发生改变常引起不同程度大流行。例如，1957 年甲型流感病毒由 H$_1$N$_1$ 变成 H$_2$N$_2$ 时在美国导致严重大流行，造成 7 万多人死亡。

流行性感冒几乎都发生在冬季，流行突然发生，2~3 周达到高峰，一般持续 2~3 个月，流行情况常迅速消退。与普通感冒不同，流行性感冒流行期间肺炎、心力衰竭和原发性肺病恶化的病例增多，其病死率也明显升高。

乙型流感病毒的血凝素和神经氨酸酶的变异少，致病力较甲型流感病毒弱，病情轻。丙型流感病毒是否导致人类疾病尚存疑问。

流感病毒主要通过咳嗽和喷嚏所形成的气溶胶传播，也可通过手或手与物接触的方式传播。

流行性感冒常表现为突然发生的全身症状，如发热、头痛、畏寒、周身疼痛，伴有呼吸道症状如咳嗽、咽痛。症状的严重程度不等。轻症患者与普通感冒的表现相似，无法鉴别，重症患者可出现严重并发症。绝大多数患者都有发热，在发病的 24 小时内迅速升高，通常持续 2 ~ 3 天，个别患者可持续一周，体温逐渐降至正常。体温恢复正常后，多数患者仍会有咽痛和咳嗽，可以持续 1 周以上。多数患者一周内可恢复体力，然而老年人虚弱和无力的症状可持续数周。

流行性感冒的常见并发症有：肺炎、Reye's 综合征、横纹肌溶解、脑炎、急性脊髓炎、吉兰－巴雷综合征等。

流行性感冒并发的肺炎有三种：原发性病毒性肺炎，继发性细菌性肺炎和病毒与细菌混合性肺炎。

单纯的原发性病毒性肺炎最少见，是最严重的肺部并发症，病死率高。原发性病毒性肺炎特别易累及有心脏病的患者，尤其是二尖瓣狭窄患者。常表现为持续高热，进行性呼吸困难，肺部可闻及湿性啰音。X 线显示双肺弥漫性间质性渗出性病变。尸检病理表现为肺泡间隔明显炎症反应，有淋巴细胞、单核细胞和中性粒细胞浸润，肺泡内透明膜形成。常伴有严重的低氧血症。痰液中可分离出流感病毒，血及痰培养无细菌生长。抗生素治疗无效。患者常因心力衰竭或呼吸衰竭死亡。

继发性细菌性肺炎是指在病程中继发了细菌性肺部感染。表现为流感起病 2 天后，症状有所改善，但随后症状加重，出现细菌性肺炎的症状和体征。痰中不易分离出流感病毒。常见的致病菌为肺炎链球菌、金黄色葡萄球菌和流感杆菌。继发性细菌性肺炎常发生在有慢性肺部和心脏病患者以及老年人。

病毒和细菌混合性肺炎是流行性感冒流行期间最常见的肺部感染。其临床表现具有前两者的特点，但混合性肺炎的患者肺部受累范围没有原发性病毒感染广泛。

在流行性感冒的流行季节，根据当地防疫部门的疫情通报，短时间内出现大量相似病例以及典型的临床表现，可以临床诊断流感。但是在非流行区和非流行季节的散发病例无法与普通感冒鉴别。只能通过病毒分离来鉴别，但临床实际工作中常无法做到。

盐酸金刚烷胺可以防止流感病毒进入细胞内，在起病 48 小时内给药，可以减轻症状，缩短病程。成人剂量为 100 ~ 200mg，分 2 次服用。1 ~ 9 岁儿童的剂量为 4.4 ~ 8.8mg/kg，分 2 次口服，疗程 5 ~ 7 天。也可选用金刚乙胺。这两种药物在流行性感冒的早期使用有效，晚期使用没有疗效。口服利巴韦林对流感病毒无效，雾化吸入有效。

奥司他韦能特异性抑制甲型和乙型流感病毒的神经氨酸酶活性，抑制流感病毒的复制，减轻病情，缩短病程。该药具有高度的特异性，对其他病毒、细菌和人类的神经氨酸酶没有抑制作用。可用于流感的治疗和预防。起病后越早服用效果越好，治疗流感时应在出现流感症状 2 日内开始用药。治疗流感时的剂量为 75mg，每日 2 次，服用 5 日。预防流感的推荐剂量为 75mg，每日 1 次，至少要服 7 天，流感流行期间应服 6 周。

目前已经有流感病毒的灭活疫苗。该疫苗是根据已经流行过的甲型和乙型流感病毒制备，若疫苗与流行的病毒密切相关，具有 50% ~80% 的保护作用。下列情况推荐接种疫苗：①6 月以上的幼儿；②65 岁以上的老人；③护理慢性疾病患者的医护人员；④慢性心肺疾病患者；⑤在未来一年内需要规律随诊或住院的慢性病患者（例如糖尿病、慢性肾功能不全、血红蛋白病和免疫抑制患者）；⑥需长期服用阿司匹林的 6 个月 ~18 岁的儿童和青少年；⑦妊娠 2 ~3.5 个月时正好处于流感流行季节的妇女。

甲型流感病毒流行期间，金刚烷胺和金刚乙胺可以预防流感，有效率为 70% ~90%。

（楚荷莹）

第二节　呼吸道合胞病毒肺炎

呼吸道合胞病毒（respiratory syncytial virus，RSV）是儿童下呼吸道感染的主要病原，偶尔可引起成人下呼吸道感染。

呼吸道合胞病毒属副黏病毒科，是有包膜的单股 RNA 病毒。根据细胞膜表面糖蛋白 G 的抗体，该病毒分为 A 和 B 两型，两型所致感染相似。血浆 IgG 水平或分泌 IgA 具有持续性保护作用，细胞免疫的保护作用尚不清楚。

呼吸道合胞病毒感染呈全球性分布，每年冬春季均有暴发流行。由于感染后免疫不完全，重复感染常见。在流行季节，医院内传播也很重要，20% ~45% 的住院婴幼儿会获得 RSV 感染，其中 20% ~50% 会造成下呼吸道感染。RSV 感染主要经呼吸道飞沫传播，常见于 6 个月内的婴儿。健康婴儿 RSV 感染的病死率 <1%，而有先天性心脏病或支气管肺发育不全的婴儿 RSV 感染的病死率超过 30%。有免疫功能缺陷成人患 RSV 肺炎的报道。

病变主要侵犯毛细支气管和肺泡，支气管炎的病理改变有支气管壁和周围组织水肿以及淋巴细胞浸润，支气管壁上皮细胞增生和坏死，小气道因脱落的上皮细胞和黏液栓造成梗阻。发生肺炎时，肺间质和肺泡内有单核细胞浸润，胞质内可见包涵体。

本病的潜伏期 2 ~8 天。幼儿的原发感染通常有症状，常以发热、鼻充血、咳嗽起病，有时可引起咽炎。几天后出现呼吸困难、呼吸急促、肋间肌辅助呼吸，提示下呼吸道受累。支气管炎的典型表现是喘鸣和过度换气，肺炎常同时合并细支气管炎，表现为喘鸣、啰音和低氧血症。胸部 X 线可见双下肺纹理增厚，支气管周围阴影，气套征，发生肺炎时常见右上肺叶和中叶实变。有研究表明病毒性细支管炎可以影响以后的肺功能。

3 岁以上儿童和成人感染常表现为上呼吸道感染，表现为发热、鼻部充血、犬吠样咳嗽、咽痛和声音嘶哑。较普通感冒病情重，病程长。成人的严重肺炎可导致成人呼吸窘迫综合征。

冬春季婴幼儿发生细支管炎和肺炎时，必须考虑 RSV 感染，免疫缺陷的成人出现发热和肺部浸润时也必须考虑 RSV 肺炎。病毒分离较血清学诊断迅速而且敏感性高，在发病 3 ~5 天，取呼吸道分泌物作培养分离病毒，标本立即送检接种，不能冻存，3 ~7 天后感染细胞内形成包涵体。也可用免疫荧光试验（IFT）和 ELISA 测定病毒抗原，也能做出早期诊断。

下呼吸道感染患者应常规给予氧疗。支气管扩张剂和皮质激素的应用尚有争议。现已证实利巴韦林对 RSV 感染临床有效。利巴韦林持续雾化吸入能改善患儿的临床情况和氧合状况，缩短排毒时间。推荐利巴韦林每天持续雾化吸入 12 ~18 小时，应用 3 ~7 天。

（楚荷莹）

第三节 副流感病毒肺炎

副流感病毒是婴儿和低龄儿喉炎和下呼吸道感染的主要病原，可引起各年龄段人群的普通感冒，在老年人可引起机会性肺炎。

副流感病毒属副黏病毒科，是有包膜的 RNA 病毒。RNA 呈负极性单链，包膜表面的一种糖蛋白具有红细胞凝集素和神经氨酸酶活性。目前有 4 个型。分泌型 IgA 和干扰素对控制感染起重要作用。由于免疫持续时间短，重复感染常见。

副流感病毒遍及全球，1 型和 2 型流行发生在秋季，由于来自母体的被动免疫，1 型和 2 型很少致 4 个月内婴儿严重感染。3 型流行全年可见，尽管有来自母体的被动免疫，3 型可致婴儿严重的下呼吸道感染。4 型较少致病，病情轻，为局限于上呼吸道的轻症感染。近 50% 的喉气管支气管炎的病因是 1 型和 3 型病毒，10%～15% 的儿童肺炎和支气管炎是由 3 型副流感病毒所致。1 型和 3 型也可引起老年人的呼吸道感染。在严重免疫功能缺陷的患者，3 型可引起致命的巨细胞肺炎。

副流感病毒通过直接接触和飞沫传播。副流感病毒主要侵犯呼吸道的表层组织，在上皮细胞内增殖，损伤较轻，在成人仅引起轻度呼吸道感染。但在 5 岁以下婴幼儿，病毒侵犯呼吸道柱状纤毛上皮细胞，引起细胞变性、坏死、糜烂和增生，当侵犯肺组织时，引起间质性肺炎。

本病的潜伏期 3～8 天。多数副流感病毒感染没有症状。在儿童和成人最常见的表现是普通感冒，但是在低龄儿童，4 个血清型引起的临床表现差异较大。1 型和 2 型是喉炎支气管炎的最主要病原，1 型主要见于 6 个月～3 岁幼儿，2 型见于 8～36 个月婴幼儿。表现为鼻塞、流涕、咽痛、痉挛性咳嗽、声音嘶哑，伴有不同程度的上呼吸道梗阻表现。3 型病毒在 1 岁以内的婴儿表现为细支气管炎和肺炎。与呼吸道合胞病毒肺炎类似，1～3 岁幼儿表现为喉气管支气管炎，年长儿表现为支气管炎和气管炎。4 型病毒感染仅有轻度呼吸道症状。副流感病毒在老年人可引起肺炎。

当地有副流感病毒流行，有助于诊断。散发病例诊断困难，需进行病原学检查方能确诊。在感染的 3 天内，留取鼻咽分泌物接种易感染细胞进行病毒分离，通常 10 天内可分离出病毒。采用免疫荧光酶联免疫吸附法或放免法快速检查呼吸道分泌物中脱落上皮细胞中的病毒抗原，可做到快速诊断。留取发病初期和恢复期双份血清，应用中和试验，血凝抑制试验和补体结合试验测定特异性 IgG 抗体，特异性 IgG 抗体效价 4 倍以上升高可做出血清学诊断。

目前无有效的抗副流感病毒感染的药物，临床治疗以对症治疗和支持治疗为主。要注意预防和治疗继发性细菌感染。目前尚无副流感病毒疫苗。

（楚荷莹）

第四节 麻疹病毒肺炎

麻疹是麻疹病毒引起的急性呼吸道传染病，除引起典型的发热、皮疹等表现外，还可引起肺炎、脑炎等表现。自从减毒活疫苗列入计划免疫后，麻疹的发病率与病死率已明显下降。

麻疹病毒属副黏病毒科，是有包膜的单链 RNA 病毒。其包膜表面具有血凝素，无神经氨酸酶。T 细胞感染麻疹病毒后会出现一过性细胞免疫功能缺陷。麻疹的免疫是终生免疫。在发达国家，麻疹相关的病死率约 0.1%，在发展中国家接近 2%，主要死于肺炎和脑炎，与营养不良、低龄和免疫功能缺陷有关。

麻疹病毒在呼吸道和眼结膜上皮细胞内繁殖，向局部淋巴组织扩散并侵入血流，出现第一次病毒血症，病毒随淋巴细胞扩散到肝、脾、骨髓、淋巴结等网状内皮系统内进一步繁殖，并再次侵入血流，出现第二次病毒血症，病毒经血循环到达呼吸道黏膜、眼结膜、皮肤、肠道、心脏、肝脏等靶器官，引起靶器官的病变及炎症反应。

麻疹病毒感染最典型的病理改变是形成多核巨细胞，可见于淋巴结、肝、脾等网状内皮系统，也见于呼吸道、肠道黏膜和皮肤。麻疹病毒肺炎的病理改变是支气管和细支气管黏膜急性炎症、变性、坏死和增生改变，以单核细胞浸润为主的间质性肺炎。在支气管黏膜和肺泡壁内可形成多核巨细胞，称巨细胞肺炎，多见于细胞免疫功能缺陷者。当合并细菌感染时会出现肺实变和化脓性改变。

在儿童，麻疹的潜伏期是 10 ~ 14 天，成人的潜伏期略长。前驱期主要表现为上呼吸道症状、咳嗽、流涕、流泪、咽痛、体温逐渐升高，在前驱期末，会出现特异的麻疹黏膜斑（Koplik 斑），有早期诊断价值。出现麻疹黏膜斑后 1 ~ 2 天进入出疹期，皮疹始发于耳后，渐发展至颜面，继而由上自下，由肢体近端向远端扩展，直至手心、脚掌。皮疹为粟粒样鲜红斑丘疹，疹间皮肤正常，可融合成片。出疹高峰时全身中毒症状也随之加重，高热不退。皮疹出齐后 1 ~ 2 天，全身症状迅速好转，体温下降，皮疹按出疹顺序隐退，伴有细糠样脱屑，2 ~ 3 周内皮疹完全消退。

麻疹病毒肺炎是最常见引起病情恶化的并发症，多见于婴幼儿，主要发生在出疹前和出疹期。表现为高热持续不退、咳嗽加剧、呼吸困难、发绀。体征有三凹征，肺部干湿啰音。约 1/3 的患者合并细菌感染，以肺炎球菌、链球菌、金黄色葡萄球菌和流感杆菌多见，少数患者还可合并腺病毒和巨细胞病毒感染，使病情更为严重。

接种灭活麻疹疫苗后，由于灭活疫苗只引起宿主产生抗 H 蛋白的血凝抑制抗体，不产生抗 F 蛋白的血溶抑制抗体，经过 4 ~ 6 年，血凝抑制抗体效价下降，再次接触麻疹病毒，会出现不典型麻疹综合征（atypical measles syndrome，AMS），临床表现不典型，多无 Koplik 斑，皮疹始于四肢，向心性发展至躯干，但病情严重，常合并肺炎，肺部可闻及干湿啰音，自接种减毒活疫苗后，AMS 已极少见。

麻疹病毒性肺炎的 X 线表现为肺纹理增粗和网状结节阴影，主要累及下叶。合并细菌性感染和 AMS 时，会出现肺实变和胸腔积液。

麻疹有特征性口腔黏膜斑和典型皮疹的表现，结合流行病学史，呼吸道分泌物、结膜分泌物或尿沉渣经瑞氏染色，显微镜下观察到多核巨细胞，血凝抑制试验、中和试验或酶联免疫吸附试验检测到麻疹病毒抗体可以确诊。病毒分离费时，临床价值不大。

目前麻疹病毒尚无有效的抗病毒药物，麻疹的治疗以对症支持治疗为主。麻疹病毒性肺炎时可适当选用抗生素预防细菌感染，当合并细菌性肺炎时，应尽可能做出病原学诊断，针对致病病菌选用敏感的抗生素治疗。

自从麻疹病毒减毒活疫苗列入计划免疫以来，麻疹的发病率明显下降。因疫苗在体内引起感染的潜伏期与自然麻疹感染的潜伏期相仿，因此接触麻疹后 1 ~ 2 天紧急接种麻疹疫苗，仍有可能预防发病。2 天后接种疫苗则不能预防发病，但可以减轻症状，减少并发症。有麻疹接触史的易感者，特别是年龄在 1 岁以内的婴幼儿、孕妇和免疫功能缺陷者，应在接触的 6 天内紧急被动免疫，可以预防或减轻发病，常用丙种球蛋白 0.25ml/kg，免疫功能缺陷者用 0.5ml/kg，最大剂量为 15ml。6 天后采用被动免疫，仍能起到减轻病情的作用。

（楚荷莹）

第五节　水痘 - 带状疱疹病毒肺炎

水痘 - 带状疱疹病毒在不同免疫力的人群中引起两种独立的临床疾病——水痘和带状疱疹。水痘 - 带状疱疹病毒原发感染引起水痘，主要见于儿童，引起特征性的全身性皮肤损害。水痘并发肺炎的发生率为 4%，成人水痘患者的肺炎发生率为 16% ~38%，成人水痘的病死率也明显高于儿童，免疫缺陷患者水痘的病死率可达 25%。潜伏性感染的水痘，带状疱疹病毒复燃引起带状疱疹。仅个别免疫功能低下患者的"乏发性或全身性带状疱疹"可出现带状疱疹性肺炎、腮腺炎和脑脊髓膜炎，此型带状疱疹极为罕见。

水痘 - 带状疱疹病毒属疱疹病毒科，为双链的 DNA 病毒，仅对人有传染性，病毒糖蛋白共分 5 类，其中 gp I、gp II、gp III 的抗体具有中和病毒的作用。

水痘患者是唯一的传染源，从发病前 1 ~2 天至皮疹干燥结痂，均具有很强的传染性。主要通过呼吸道传染和接触传染，主要发生在婴幼儿和学龄前儿童，成人偶有发病。该病多见于冬春季，全年散发。感染后免疫持久，极少再次患病。

病毒在上呼吸道黏膜内繁殖，然后侵犯入血，在网状内皮系统中复制，形成第二次病毒血症播散至全身。肺炎是病毒血症的结果，而不是呼吸道直接播散所致。水痘 - 带状疱疹病毒肺炎的病理为肺间质炎症，细支气管和肺间质水肿，间质细胞增生和单核细胞浸润。脱落的肺间质细胞内可见到核内包涵体。肺泡内充满纤维蛋白，偶有透明膜形成。也可以有小血管炎和多核巨细胞。

水痘的潜伏期为 13 ~17 天。出疹前 1 ~2 天有感冒样的前驱期症状，皮疹最先发生于躯干、头面部，最后到达四肢，皮疹发展快，最初为斑疹，短时间演变成为丘疹、疱疹、结痂。皮疹分批出现，因此可见各期皮疹同时存在，水痘 - 带状疱疹病毒肺炎多在出疹后 1 ~6 天发生，约 90% 的病例是 19 岁以上的成年人，其中超过 75% 的患者年龄在 30 ~50 岁。轻症患者仅有 X 线异常表现，没有临床症状，重症患者除了发热外还有干咳、咯血、胸痛、呼吸困难等症状。免疫功能缺陷患者和妊娠中晚期孕妇感染，病情凶险，病死率高。发生肺炎时肺部体征少，与 X 线的异常表现不符。肺炎的诊断主要靠 X 线检查，见两肺弥漫性结节浸润或网格状阴影，结节一般不超过 5mm，常分布于肺门和肺底，可见胸腔积液和肺门淋巴结肿大。病变多于数月内吸收，也有延长几月后吸收，最后可形成钙化。

根据典型的水痘表现，水痘接触史以及胸部 X 线表现可明确诊断。取新鲜疱疹内液体做电镜检查，可以发现病毒颗粒，或用疱疹内的液体进行病毒分离。采用补体结合试验检测特异性抗体有助于诊断。柯萨奇病毒肺炎、支原体肺炎和不典型麻疹有时会表现为间质性肺部炎症合并疱疹，需与本病鉴别。

阿昔洛韦对原发水痘肺炎有效，10mg/kg（或 500mg/m^2）静脉注射，每 8 小时 1 次，至少用 5 ~7 天。肾功能不全时要根据肾功能调整剂量。孕妇和严重免疫功能低下者，因死亡率高要积极治疗。特异性水痘免疫球蛋白对治疗没有作用，但对高危者暴露后的预防有效。现已有水痘减毒活疫苗，对健康和免疫缺陷的成人与儿童有保护作用，接触水痘后3天预防接种也能很好起到保护作用或减轻病情。

（楚荷莹）

第六节　单纯疱疹病毒肺炎

单纯疱疹病毒感染分原发性感染和复发性感染，单纯疱疹病毒1型感染主要以儿童多见，主要累及腰以上的皮肤黏膜，单纯疱疹性唇炎是最常见的表现，通过直接接触传播。单纯疱疹病毒2型主要通过性接触传播或经产道传播给新生儿，主要表现为外生殖器感染。单纯疱疹病毒还是咽炎的常见病原体，严重的单纯疱疹病毒感染很少见。在免疫缺陷患者可引起肺炎、食管炎、肝炎、结肠炎及播散性皮肤感染，肺炎的病死率达80%。

单纯疱疹病毒属疱疹病毒科，分1型和2型。包膜gp糖蛋白抗体是主要的中和抗体。机体针对单纯疱疹病毒的免疫反应包括特异性体液免疫和细胞免疫。细胞免疫较体液免疫更重要，但两者均不能清除潜伏性感染和阻止复发。

单纯疱疹病毒肺炎是原发感染的结果。弥漫性口腔黏膜病变沿气管与支气管向下蔓延，引起灶性或多灶性坏死。肺炎的病理改变是弥漫性肺间质炎症、坏死和肺出血，在细胞核内形成嗜酸性包涵体（Cowdry A型小体），提示疱疹病毒感染。坏死性气管炎和食管炎常同时存在，有报道在气管和主支气管内可见厚的炎性假膜。

单纯疱疹病毒肺炎主要见于免疫功能缺陷患者，一组20例单纯疱疹病毒肺炎的临床研究发现，其中16例是骨髓移植患者，均发生在移植后的前2月内。咳嗽和呼吸困难是最常见的症状，1例患者出现咯血，4例患者在胸部X线出现异常表现时尚无呼吸道症状。大多数患者有发热，半数患者肺部有啰音。12例患者胸部X线表现为灶性或多灶性浸润病变，常伴有口腔和面部疱疹。8例患者胸部X线表现为弥漫性肺间质病变，其中5例有生殖器疱疹。16例患者在发生肺炎前已出现皮肤黏膜疱疹。2例患者疱疹与肺炎同时发生或在发生肺炎后出现，2例患者无疱疹。所有患者均有严重低氧血症，均死于呼吸衰竭，生前均未能明确诊断。尸检时7例未发现其他病原体，13例为混合感染。

单纯疱疹病毒肺炎诊断困难，当免疫缺陷者出现肺部灶性浸润或弥漫性肺间质病变时，要考虑到单纯疱疹病毒肺炎。当气管插管时出现气管炎和食管炎时高度提示该病。皮肤黏膜疱疹提示本病，但无皮肤黏膜疱疹也不能排除本病。病毒分离是诊断单纯疱疹病毒感染的主要依据。通过支气管镜毛刷、灌洗和活检取得下呼吸道样本进行细胞学和组织学检查，发现多核巨细胞和核内包涵体有助于确诊，但不能区分单纯疱疹病毒感染和水痘－带状疱疹病毒感染。抗体检测有助于原发性感染的诊断，对复发性感染的诊断价值不大。

阿昔洛韦和阿糖腺苷对单纯疱疹病毒感染有效，首选阿昔洛韦。免疫缺陷者单纯疱疹毒感染时，阿昔洛韦的剂量为5mg/kg，静脉注射，每8小时1次，或400mg口服，每日5次，并根据肾功能调整剂量，疗程至少7天。骨髓移植和肾移植时预防性使用阿昔洛韦可显著减低单纯疱疹病毒感染的发生率。骨髓移植时阿昔洛韦的剂量为250mg/m²，静脉注射，每8小时1次，疗程18天，肾移植时阿昔洛韦的剂量为200mg口服，每8小时1次，疗程20天。

（楚荷莹）

第七节 巨细胞病毒肺炎

巨细胞病毒感染可引起多种临床表现，分原发性感染和继发性感染。巨细胞病毒的人群感染率极高，健康人群巨细胞病毒抗体阳性率为80%~100%。正常健康人多为潜伏性感染或引起单核细胞增多症样表现。在免疫缺陷患者，如新生儿，器官移植者和艾滋病患者，巨细胞病毒可引起严重的感染，累及多个器官，如肺炎、肝炎、胃肠炎、视网膜炎、脑炎、血液系统损害及生殖腺受累等表现，可危及生命。

巨细胞病毒属疱疹病毒科，是有包膜的DNA病毒，DNA为线性状双股，约编码33种结构蛋白，多数结构蛋白的功能还不清楚。

患者和隐性感染者的唾液、尿液、精液、阴道分泌物、乳汁中均含有病毒，是该病的传染源。本病的传播途径有经母婴垂直传播，密切接触感染、输血和器官移植感染。

该病特征性的病理改变为受感染细胞体积增大3~4倍，胞质内出现嗜碱性包涵体，核内出现嗜酸性包涵体，酷似猫头鹰眼，具有特征性。这种细胞见于多种器官，如肺、肾、肝、胃肠道等以及各种体液中。巨细胞病毒肺炎有两种病理改变，一种为粟粒样病变，表现为多发灶性坏死，肺泡出血，纤维蛋白沉积和中性粒细胞浸润，另一种为弥漫性肺间质病变，肺泡细胞增生，间质水肿，淋巴细胞浸润，病变中含有大量的特征性巨细胞。

免疫功能正常患者的巨细胞肺炎表现为持续发热，病程约4周，伴随肝酶升高。多数患者有上呼吸道症状，可无咳嗽、咳痰。胸片显示双肺斑片阴影或肺间质病变，以两下肺为主，胸腔积液和肺实变很罕见。病程自限。

免疫功能缺陷患者巨细胞病毒肺炎的发生率高，病死率高。骨髓移植患者巨细胞病毒肺炎主要发生在移植后1~3月，发生率为15%，80%表现肺间质病变的患者，经活检证实为巨细胞病毒肺炎，患者的病死率为85%。肾移植术后，巨细胞病毒肺炎主要发生在移植后4个月内，发生率为14%，病死率为48%。发生巨细胞病毒肺炎的主要危险因素包括：年龄、急性移植物抗宿主病和同种异基因移植。艾滋病患者肺炎的发生率低于移植患者，可能与艾滋病患者细胞毒反应低下有关。巨细胞病毒肺炎临床表现为持续性发热、干咳和呼吸困难，严重低氧血症提示病情危重。胸片表现为双肺弥漫性浸润，主要位于中下肺野。病理表现为粟粒样病变的患者临床表现为突然出现呼吸急促，严重呼吸窘迫，低氧血症，常在3天内需进行机械通气支持或死亡；病理表现为间质病变的患者，起病隐匿，表现为缓慢进展的低氧血症，最初为灶性肺部浸润，数天或数周内向两肺播散，X线异常常常先于临床症状。

巨细胞病毒肺炎的诊断很准，因为这些患者常合并其他感染，包括细菌、分枝杆菌、病毒、真菌（包括卡氏肺孢子菌，该病原体已正式归属于真菌）等，非感染因素也很常见，包括：肺部恶性肿瘤、出血和免疫抑制剂、放疗、机械通气的不良反应等。

诊断巨细胞病毒肺炎需行肺泡灌洗或肺活检，进行病毒分离或病理学检查，病理检查时使用特殊的单克隆抗体，采用免疫荧光法检测组织中的病毒抗原，该方法快速，敏感性高。巨细胞病毒易在人成纤维细胞中生长，但需1~4周才能产生细胞巨形变。标本接种后16~72小时用单克隆抗体检测病毒抗原，可较早确定培养细胞中病毒存在，免疫缺陷患者可长期携带病毒，可以分离出病毒，因此从呼吸道分泌物、尿液或血液中分离出病毒，并不一定代表巨细胞病毒是肺炎的病原体。

在外周血白细胞内检测出 CMV 抗原是 CMV 活动性感染的重要标志。内层基质磷蛋白 PP65（CMV－PP65 抗原）是病毒表达最丰富的晚期抗原，用免疫荧光或是免疫酶标的方法，在周围血白细胞内能检测出 CMV－PP65，提示存在 CMV 活动性感染。抗原血症较临床表现及抗体反应出现早，可用于 CMV 高危患者的监测，且具有简单、易行、省时、可量化的优点。

血清学诊断有赖于抗体效价升高或从阴性转阳性，需双份血清进行检测，IgG 抗体阳性仅表示感染过巨细胞病毒，IgM 抗体阳性有助于急性感染的诊断。

更昔洛韦对巨细胞病毒视网膜炎和艾滋病、肾移植患者的肺炎有效，对骨髓移植患者肺炎的疗效差，需联合注射免疫球蛋白。更昔洛韦 5mg/kg，每 12 小时 1 次，连用 2 周，此后改为每日 1 次，连用 30 天。巨细胞病毒免疫球蛋白 0.4g/kg，第 1、2、7 天静脉注射，0.2g/kg 第 14 天、21 天静脉注射；或普通免疫球蛋白 0.5g/kg，隔日 1 次，连用 10 次，此后在应用更昔洛韦期间每周 1 次，病死率从约 90% 降至 30%～50%。膦甲酸钠对视网膜炎有效，对肺炎的疗效还不肯定。血清学阳性的骨髓移植患者，预防性应用大剂量阿昔洛韦或更昔洛韦可有效预防巨细胞病毒肺炎，降低病死率。巨细胞病毒免疫球蛋白和阿昔洛韦可有效预防肾移植患者的巨细胞病毒病。

（楚荷莹）

第八节　腺病毒肺炎

腺病毒除引起呼吸道感染外，还可以引起流行性角结膜炎、急性出血性膀胱炎、脑膜炎、脑膜脑炎和胃肠炎等。腺病毒肺炎多见于儿童，成人肺炎少见，但可在军营中暴发流行。

腺病毒属腺病毒科，是线状双股 DNA 病毒，现已经发现 41 个型，归 7 个亚属。5%～15% 儿童的细支气管炎和病毒性肺炎是腺病毒感染所致。从无症状或上呼吸道感染的幼儿的扁桃体上常分离出 1、2、5 和 6 型腺病毒。3 型引起儿童咽－结膜热，3、7 和 21 型能引起 3～18 个月幼儿的播散性感染，7 和 21 型与婴儿细支气管炎和肺炎相关，3、4 和 7 型可引起年轻人急性上呼吸道和下呼吸道感染，特别是在军营中可引起流行。在免疫缺陷患者腺病毒可引起严重的肺炎。

腺病毒肺炎的病理改变也表现为支气管炎、细支气管炎和间质性肺部炎症。斑点细胞（smudge cell）的细胞核内有嗜碱性包涵体具有特征性。

腺病毒感染的潜伏期为 4～5 天。常表现为咽炎、气管炎，婴儿的细支气管炎和肺炎相对少见，表现为发热、流涕、咽痛、咳嗽等普通感冒的症状，持续 3～5 天。咽－结膜炎常在夏令营中暴发流行，表现为发热、结膜炎、咽炎和鼻炎，通常在 3～5 天自行缓解。腺病毒肺炎起病常缓慢，数日至一周后才出现发热、咳嗽、咳痰，甚至咯血，常伴随上述症状。婴幼儿的播散性感染常急骤起病，表现为高热、呼吸困难和发绀。胸部 X 线表现同非典型肺炎一样，表现为下肺野斑片状间质浸润，可融合成片，可有胸腔积液。

腺病毒的诊断主要靠从呼吸道分离出腺病毒，血清学检测对诊断有帮助。

目前尚无有效的抗腺病毒药物，以对症和支持治疗为主。现已经有口服的减毒活疫苗，可产生较高的免疫力，具有预防作用。

（楚荷莹）

第十一章

社 区 获 得 性 肺 炎

社区获得性肺炎（community acquired pneumoma，CAP）是指在医院外罹患的感染性肺实质（含肺泡壁，即广义上的肺间质）炎症，包括具有明确潜伏期的病原体感染而在入院后潜伏期内发病的肺炎。CAP 为肺实质的急性感染，临床上伴有急性感染的症状，胸部 X 线片示急性浸润性阴影，听诊发现与肺炎的临床表现一致，例如呼吸音的改变或局部的湿啰音，通常发生于非住院的患者，或者症状出现前长期居住在看护单位内达 14 日以上者。患者可有急性下呼吸道感染的症状，包括发热或低体温、寒战、多汗、新出现咳嗽症状、伴有或不伴有咳痰、慢性咳嗽者呼吸道分泌物的颜色发生变化、胸部不适或出现呼吸困难。大多数患者可有一些非特异症状，如乏力、肌痛、腹痛、厌食和头痛。CAP 患者一般只需在门诊治疗，且病死率较低。但是，CAP 患者如病情严重则需住院治疗，这部分患者可能有相对较高的病死率。

本章将讨论 CAP 的发生、临床特点、主要病原体、病原体的诊断和鉴别诊断、影响死亡率的危险因素以及重症 CAP 患者的处理和治疗。

第一节　社区获得性肺炎的流行病学和临床表现

CAP 的最常见的致病病原体有：肺炎链球菌、流感嗜血杆菌（流感杆菌）、金黄色葡萄球菌（金葡菌）、军团病菌、革兰阴性菌、肺炎支原体、肺炎衣原体、结核分枝杆菌、病毒、厌氧菌。

一、流行病学

1. 肺炎链球菌肺炎　肺炎链球菌是 CAP 最为常见的病原体，通常占 30% ~ 70% 。呼吸系统防御功能的损伤（酒精中毒、抽搐、昏迷、麻醉）后可使患者喉咽部大量含有肺炎链球菌的分泌物吸入到下呼吸道。病毒感染和吸烟可造成纤毛运动受损，导致局部防御功能下降。充血性心力衰竭也为细菌性肺炎的先兆因素。脾切除或脾功能亢进的患者可发生暴发性的肺炎链球菌肺炎。多发性骨髓瘤、低丙种球蛋白血症或慢性淋巴细胞白血病等疾病均为肺炎链球菌感染的重要危险因素。在美国，艾滋病（AIDS）患者的肺炎链球菌肺炎的发生率比普通人群高 5.5 ~ 17.5 倍。人类免疫缺陷病毒（HIV）感染患者，菌血症的发生率也相对较高。

肺炎链球菌易感染老年人或身体衰弱的成年人，也能对所有年龄组的人群产生感染。典型的肺炎链球菌肺炎表现为肺实变、寒战，体温 > 39.4℃，多汗和胸膜疼痛。这些临床表现多见于原先健康的年轻人且常伴有菌血症。相反，老年患者中肺炎链球菌肺炎的临床表现隐匿、常缺乏典型的临床症状和体征。典型的肺炎链球菌肺炎的 X 线表现为肺叶、肺段的实变。但是，需注意肺炎链球菌肺炎的其他不典型的胸部 X 线表现；30% 患者表现为支气管肺炎的影像学改变，肺叶、段实变的患者易合并菌血症。

肺炎链球菌肺炎合并菌血症的病死率为 30% ~ 76%，合并菌血症患者的病死率比无菌血症者高 9 倍，如有其他并发症可增到 11 倍。肺炎链球菌的初期治疗往往都是经验性的，选择抗生素时最好以本地区肺炎链球菌的药物耐药发生率为指导。通常敏感菌株（MIC < 0.1μg/ml）首选青霉素或口服羟氨苄青霉素等；中敏菌（MIC 0.1 ~ 1μg/ml）可选用氨基苄青霉素等；对高度耐药菌（MIC ≥ 2μg/ml），应选用氟喹诺酮类、万古霉素等有抗菌活性的药物。

2. 军团菌肺炎　军团菌肺炎占 CAP 的 2% ~ 6%，但在入 ICU 的 CAP 患者中占 12% ~ 23%，占第二位，仅次于肺炎链球菌，为 CAP 的重要病原体。军团菌肺炎多见于男性、年迈、体衰和抽烟者，原患有心肺疾病、糖尿病和肾功能衰竭者患军团菌肺炎的危险性增加。临床上军团菌肺炎的潜伏期为 2 ~ 10 日。患者有短暂的不适、发热、寒战和间断的干咳。肌痛常常很明显，胸痛的发生率为 33%，呼吸困难为 60%。胃肠道症状表现显著，恶性和腹痛多见，33% 的患者有腹泻。不少患者还有肺外症状，急性的精神神志变化、急性肾功能衰竭和黄疸等。偶有横纹肌炎、心肌炎、心包炎、肾小球肾炎、血栓性血小板减少性紫癜。

实验室检查为非特异性的。50% 的患者有低钠血症，此项检查有助于军团菌肺炎的诊断和鉴别诊断。军团菌肺炎的胸部 X 线表现：特征性改变为肺泡型、斑片状、肺叶段状分布或弥漫性肺浸润。这种类型的 X 线表现常常难以与 ARDS 区别。胸腔积液相对较多。此外，20% ~ 40% 的患者可发生进行性呼吸衰竭，15% 以上的病例需机械通气。军团菌肺炎的治疗药物，包括红霉素、阿奇霉素、左氧氟沙星等。

3. 金黄色葡萄球菌肺炎　金葡菌肺炎为 CAP 的一个重要病原体。在非流行性感冒时期，细菌性肺炎中金葡菌感染的发生率为 1% ~ 5%；但如在流行性感冒时期，CAP 中金葡菌感染的发生率可高达 25%。通过对 66 例金葡菌感染的 CAP 病例分析，发现约 50% 的病例有某种基础疾病的存在。呼吸困难和低氧血症较为普通，病死率可达 30%，需入住 ICU 的金葡菌 CAP 患者，病死率为 64%，如需机械通气病死率可达 90%。90% 以上的患者死亡发生在最初 48 小时。胸部 X 线检查常见密度增高的实变影。金葡菌 CAP 为一种化脓性、坏死性肺炎，常常伴发肺脓肿和脓胸。

耐甲氧西林金葡菌（MRSA）为 CAP 中较少见的病原菌。然而一旦明确诊断，则成为该区域中的大问题，通常选用万古霉素、替考拉宁和利奈唑胺作为 MRSA 治疗的抗菌药物。对甲氧西林敏感的金葡菌可使用邻氯青霉素或新青霉素Ⅲ。

4. 革兰阴性菌 CAP　在 CAP 中，革兰阴性菌感染约占 20%，病原菌包括：肺炎克雷白杆菌、不动杆菌属、变形杆菌、沙雷菌属。肺炎克雷白杆菌所致的 CAP 虽不多见（占 1% ~ 5%），但其突发的临床过程却较为危重。易发生于酗酒者、慢性呼吸系统疾病患者和衰弱者。临床表现有明显的中毒症状，典型的胶冻状痰并不多见。胸部 X 线的典型表现为右上肺叶的浓密浸润阴影、边缘清楚，早期可有脓肿形成。虽经积极治疗，病死率仍可高达 50%。这种暴发形式的肺炎克雷白杆菌肺炎在住院患者中并不常见，住院患者常因吸入口咽部寄殖的菌群而产生医院内获得性克雷白杆菌肺炎。

5. 肺炎衣原体肺炎 CAP 的流行虽年度和地区而变化，5% ~ 15% 的 CAP 病例为肺炎衣原体所致。肺炎衣原体感染已是 CAP 的第三或第四位常见病因，约占所有门诊和住院 CAP 患者的 10%。肺炎衣原体 CAP 的临床表现包括从无症状的感染到重症肺炎所致的死亡各个阶段，但是肺炎衣原体感染所致的病例相对较轻，病死率较低。肺炎衣原体肺炎可表现为咽痛、声嘶、头痛等重要的非肺部症状，其他可有鼻窦炎、气道反应性疾病及脓胸。肺炎衣原体呼吸道感染的主要症状表现为发热、咳嗽，肺部可闻湿啰音。反复感染常见，肺炎衣原体常常与其他病原菌发生共同感染，特别是肺炎链球菌。老年患者肺炎衣原体肺炎的临床症状较重，有时可为致死性的。此外，肺炎衣原体感染可能参与 COPD 的发病。重症 COPD 患者的肺炎衣原体感染的百分比为 71%，中等程度 COPD 患者的肺炎衣原体感染率为 46%。

根据肺炎衣原体培养、DNA 检测、PCR、血清学（微免疫荧光抗体检测）可提示肺炎衣原体感染存在。目前认为，最佳的诊断方法为恢复期较急性期血标本抗体滴度升高 4 倍，同时有 PCR 或培养支持的证据。治疗可使用大环内酯类抗生素和四环素（包括脱氧土霉素）以及氟喹诺酮类药物（氧氟沙星、左氧氟沙星或莫西沙星等）。

6. 肺炎支原体肺炎 肺炎支原体是呼吸道感染的常见原因，主要见于 5 ~ 9 岁的儿童和青年人，老年 CAP 患者中占 2% ~ 30%。潜伏期为 2 ~ 4 周。常见症状有发热、寒战、头痛和咽痛等，以后出现干咳或咳黏液样痰。咳嗽以夜间为重，可持续 3 ~ 4 周。肺外的临床表现有冷凝集反应、溶血性贫血、恶心、呕吐、肌痛、皮疹及多种神经性综合征。

诊断肺炎支原体感染的实验室检查有：支原体培养、血清学检查、PCR、IgM、IgG 滴度在多数病例中升高，但反应常延迟，故对早期诊断受限。冷凝集素滴度 ≥1∶64 支持诊断，而且冷凝集反应与肺部症状的严重性相关，但该相检查缺乏特异性。目前认为，补体结合试验（CF）抗体滴度 ≥1∶64，结合冷凝集素滴度 ≥1∶64，则支持支原体感染。抗体反应常常出现在症状出现后 7 ~ 10 日，约 3 周达到高峰。胸片变化无特异性。

肺炎支原体肺炎的治疗可选用四环素或大环内酯类抗生素，氟喹诺酮类药物亦可选用。治疗应持续 3 周以减少复发的可能性。

7. 肺孢子菌肺炎（PCP） PCP 仅发生于细胞免疫缺损的患者，但是 PCP 仍是一种相对重要的肺炎，特别是 HIV 感染的患者。国外一项研究表明，385 例 CAP 患者中，46% 有 HIV 感染。而 PCP 常常是初步诊断 AIDS 的依据。PCP 的临床特征性表现有干咳、发热和在几周内逐渐进展的呼吸困难。患者肺部症状出现的平均时间为 4 周，PCP 相对进展较为缓慢可区别于普通细菌性肺炎。PCP 的实验室异常包括：淋巴细胞减少（总淋巴细胞计数 < 1 000/ml），CD_4 淋巴细胞减少，低氧血症，胸片显示双侧间质浸润，有高度特征的"磨玻璃"样表现。但有 30% 的患者胸片可无明显异常，PCP 成为唯一有假阴性胸片表现的肺炎。

8. 流感杆菌肺炎 流感杆菌感染占 CAP 病例的 8% ~ 20%，老年人和 COPD 患者常常为高危人群。流感杆菌肺炎发病前多有上呼吸道感染的病史，起病可急可慢，急性发病者有发热、咳嗽和咳痰。COPD 患者起病较为缓慢，表现为原有咳嗽症状的加重。婴幼儿肺炎多较为急重，临床上有高热、惊厥、呼吸急促和发绀，有时可发生呼吸衰竭。听诊可闻及散在或局限的干、湿啰音，但大片实变体征者少见。胸片表现为支气管肺炎，约 1/4 呈肺叶或肺段实变影，很少有肺脓肿或脓胸形成。

流感杆菌肺炎缺乏特异性的临床表现，故诊断依赖于病原学培养。由于正常人鼻咽部常常带菌，因而可污染痰液，所以普通培养结果不能作为诊断的依据。临床上诊断流感嗜血杆菌肺炎应作痰定量培养，或在避开咽部污染的条件下，直接取下呼吸道的分泌物培养。

流感杆菌肺炎的治疗可选用广谱青霉素或第一、二代头孢菌素、多西环素、β-内酰胺类/β-内酰胺酶抑制剂、氟喹诺酮类，如耐药可应用第三代头孢菌素。

二、临床表现

1. 症状　一般包括发热、寒战、胸膜胸痛和咳嗽。咳嗽可为干咳、咳黏痰或脓性痰，有时会咳铁锈痰或血痰，甚至咯血；伴发肺脓肿时（厌氧菌感染）可出现恶臭痰。临床上可将肺炎分为两大类，一类为典型肺炎，常常为化脓性病原菌感染所致；另一类为非典型肺炎，其病原菌有：肺炎支原体、肺炎衣原体、军团菌等。两种肺炎在临床上有所不同，非典型肺炎起病隐匿，常常以干咳或咳少量黏痰为临床特征。故从病史和查体可以发现肺炎病原体的线索（表11-1）。所以，一份详细的病史对CAP的诊断相当重要，流行病学线索可为诊断提供某些参考。急性发病、寒战和胸膜炎是肺炎链球菌的一些特征。低钠血症、明显的高热和头痛提示军团菌感染。COPD是细菌性肺炎常见的基础疾病，脓臭痰提示厌氧菌感染。

表11-1　从病史和查体发现肺炎病原体的线索

临床特征	提示病原体
环境	
暴露于污染的空调冷却环境，近期内居住过旅馆接触过军团菌污染的水源	军团菌
在地区性暴风雨后发生肺炎	球孢子菌属
贫困、居住条件差的人群中暴发肺炎	肺炎链球菌、结核分枝杆菌、肺炎衣原体
接触污染的蝙蝠穴	组织胞浆菌属
接触动物	
暴露于感染的临产的猫、牛、羊等	伯纳特立克次体
暴露于鸡、鸭和鹦鹉	鹦鹉热衣原体
宿主因素	
糖尿病酮症	肺炎链球菌、金葡菌
酗酒者	肺炎链球菌、肺炎克雷白杆菌、金葡菌
慢性阻塞性肺疾病	肺炎链球菌、流感嗜血杆菌、卡他莫拉菌
器官移植后3个月发生肺炎	肺炎链球菌、流感嗜血杆菌、军团菌
	肺孢子菌、巨细胞病毒
HIV感染	肺孢子菌
口腔卫生差	厌氧菌
肺结构性疾病（支气管扩张等）	铜绿假单胞菌、金葡菌、cepacia、Burkholderia
气道阻塞	厌氧菌

续　表

临床特征	提示病原体
CD$_4$ 细胞数 < 200/μl	肺炎链球菌、流感嗜血杆菌、新型隐球菌、结核分枝杆菌、红球菌
查体发现	
牙周病伴有臭味痰	厌氧菌感染或为需氧菌和厌氧菌混合感染
鼓膜炎	肺炎支原体
意识水平的改变或近期内抽搐	吸入性肺炎，可为需氧菌和厌氧菌混合感染
多形红斑	肺炎支原体
结节红斑	肺炎衣原体、结核分枝杆菌
坏疽脓疱	黏质沙雷菌、铜绿假单胞菌属
皮下结节和脓肿、中枢神经系统发现	诺卡菌属

肺炎的肺外表现包括：头痛、恶心、呕吐、腹痛、腹泻、肌痛和关节痛等，这些肺外症状也常见于肺炎患者。但是，需注意老年人患 CAP 后主诉和症状比年青患者要少。

2. 查体　CAP 患者通常有发热，但有些患者可表现为低体温，这往往为预后不良的先兆，有些病例（20%）不发热。受累肺区能闻及湿啰音，有肺实变的表现，如叩诊呈实音、触觉语颤增强和语音增强、可有支气管管性呼吸音等。但是，这种典型的肺实变表现只占 CAP 患者的 20%。此外，约 10% 的病例可闻胸膜摩擦音。

3. 胸片表现　CAP 患者的胸部 X 线检查可以发现不透明的片状阴影，这是临床上诊断肺炎的"金标准"。但是，这种阴影也可为其他疾病过程（如血管炎或药物反应）所致的炎症，或梗死、出血、水肿及恶性肿瘤等所致。胸片表现不可能鉴别细菌性感染或非细菌性感染，但是某些放射学改变常常可以提示某些病原菌感染（表 11-2）。

表 11-2　以胸部 X 线表现为基础对 CAP 的常见类型作病原菌鉴别诊断

局部阴影	多发性阴影
肺炎链球菌	金葡菌
肺炎支原体	伯纳特立克次体
嗜肺军团杆菌	嗜肺军团杆菌
金葡菌	肺炎链球菌
肺炎衣原体	
结核分枝杆菌	
皮炎芽生菌	
肺间质改变	粟粒样改变
病毒	结核分枝杆菌
肺炎支原体	组织胞质菌
肺孢子菌	皮炎芽生菌
鹦鹉热衣原体	水痘带状疱疹
间质性肺炎伴淋巴结肿大	叶或段肺炎伴淋巴结肿大

EB 病毒	结核分枝杆菌（原发感染）
野兔热佛郎西丝菌	非典型风疹
鹦鹉热衣原体	
肺炎支原体	
真菌	
空腔形成	肺气囊肿
混合性厌氧和需氧菌感染（肺脓肿）	金葡菌
需氧革兰阴性菌	化脓性金葡菌
结核分枝杆菌	肺孢子菌
嗜肺军团杆菌	
新型隐球菌	
星状诺卡菌	
以色列放线菌	
球孢子菌属	
肺孢子菌	
肺叶间隙膨出	"圆" 形肺炎
肺炎克雷白杆菌	伯纳特立克次体
嗜肺军团杆菌	肺炎链球菌
	嗜肺军团杆菌
	金葡菌

三、临床诊断依据

（1）新近出现的咳嗽、咳痰或原有呼吸道疾病症状加重，并出现脓性痰，伴或不伴胸痛。

（2）发热。

（3）肺实变体征和（或）闻及湿性啰音。

（4）WBC $> 10 \times 10^9/L$ 或 $< 4 \times 10^9/L$，伴或不伴细胞核左移。

（5）胸部 X 线检查显示片状、斑片状浸润性阴影或间质性改变，伴或不伴胸腔积液。

以上 1~4 项中任何 1 项加第 5 项，并除外肺结核、肺部肿瘤、非感染性肺间质性疾病、肺水肿、肺不张、肺栓塞、肺嗜酸性粒细胞浸润症及肺血管炎等后，可建立临床诊断。

（楚荷莹）

第二节　病原学诊断

目前在 CAP 诊断和治疗中强调对肺炎患者的病原学检查。强调对 CAP 患者建立病原学诊断的原因有：①有助于选择针对特异病原菌的抗生素（对耐青霉素酶的肺炎链球菌尤其有用）；②有助于选择抗生素，以控制抗生素的耐药和药物的不良反应，并可控制滥用抗生素所致的医疗费用增加；③可确定有重要流行病学意义的病原菌，如军团菌、汉坦病毒和耐青霉素的肺炎链球菌；④虽然 CAP 患者咳出痰的病原菌检出率只有 30%～40%，但是检出率可随着技术的发展而提高；而且阴性标本增加了非典型病原菌的可能性，一个高质量的标本培养如果没有发现金葡菌或革兰阴性杆菌则提示不存在这些细菌感染。

但是，由于肺炎的病原学诊断不能从临床表现中获得，而且病原学和微生物学检查也不可能在 48 小时内完成，所以肺炎对临床医师来说是一个难题。甚至如从痰里分离出某种微生物，然而临床上仍不可能确定这种微生物就一定是引起肺炎的病原菌。目前在临床上将肺炎的病原学检查划分为"确定"或"可能诊断"是有意义的（表 11-3）。

表 11-3　明确 CAP 病原学检查指南

能确定病原学的检查
血培养阳性而且获得某种致病原
胸腔积液培养阳性而且获得某种致病原
从诱生痰液或支气管肺泡灌洗液中发现的肺孢子菌
对肺炎支原体、肺炎衣原体抗体滴度 4 倍或 4 倍以上的增加
分离出嗜肺性军团杆菌，或抗体滴度增加 4 倍，或尿中抗原测定为阳性可诊断军团病
直接荧光抗体测定阳性，加上抗体滴度 ≥1：256 可诊断军团病
血清或尿的肺炎链球菌抗原测定阳性
痰中分离出结核分枝杆菌
病原学的可能诊断
痰培养时时发现的细菌性病原体呈明显或中度程度的生长，并与革兰染色相符合
痰培养显示某种病原菌呈轻度生长，痰革兰染色所显示的某种病原菌与培养结果一致

一、CAP 感染特定病原体的危险因素

临床上如果患者合并某些危险因素（表 11-4）或者存在某些并发症（表 11-5），则有可能感染某种特定病原体，治疗时应该考虑。

表 11-4　某些特定细菌感染风险的危险因素

特定细菌	危险因素
耐药肺炎链球菌	年龄 <65 岁，近 3 个月内应用过 β-内酰胺类抗生素，酗酒，多种临床合并症，免疫抑制性疾病（包括应用糖皮质激素治疗），接触幼儿园的儿童
军团菌属	吸烟，细胞免疫缺陷，器官移植者，肾功能衰竭或肝功能衰竭，糖尿病，恶性肿瘤
肠道革兰阴性杆菌	居住养老院，心肺基础疾病，多种临床并发症，近期应用过抗生素治疗
铜绿假单胞菌	结构性疾病（如：支气管扩张、肺囊肿、弥漫性泛细支气管炎等），应用糖皮质激素（泼尼松 >10mg/d），过去 1 个月中广谱抗生素应用 >7 天，营养不良，外周血中性粒细胞计数 $<1 \times 10^9/L$

表 11 −5　某些特定状态下 CAP 患者易感染的病原体

状态或合并症	易感染的特定病原体
酗酒	肺炎链球菌（包括耐药的肺炎链球菌）、厌氧菌、肠道革兰阴性杆菌、军团菌属
COPD/吸烟者	流感嗜血杆菌、铜绿假单胞菌、军团菌属、肺炎链球菌、卡他莫拉菌、肺炎衣原体
居住在养老院	肺炎链球菌、肠道革兰阴性杆菌、流感嗜血杆菌、金葡菌、厌氧菌、肺炎衣原体
流感患者	金葡菌、肺炎链球菌、流感嗜血杆菌
接触鸟类	鹦鹉热衣原体、新型隐球菌
吸入因素	厌氧菌、革兰阴性肠道病原菌
结构性肺病（支气管扩张、肺囊肿、弥漫性泛细支气管炎等）	铜绿假单胞菌、洋葱伯克霍尔德菌、金葡菌
肺脓肿	社区获得性耐甲氧西林金葡菌（CA－MRSA）、口腔厌氧菌、地方性真菌性肺炎、结核分枝杆菌、非典型分枝杆菌
支气管内阻塞	厌氧菌、肺炎链球菌、流感嗜血杆菌、金葡菌
静脉吸毒	金葡菌、厌氧菌、结核分枝杆菌、肺炎链球菌
近期应用抗生素	耐药肺炎链球菌、肠道革兰阴性杆菌、铜绿假单胞菌

二、病原体标本的采集

我国在"2006 年社区获得性肺炎诊断和治疗指南"中也强调了 CAP 的病原学诊断，并对 CAP 的病原学标本的采集提出如下建议。

（1）病原体检测标本和方法见表 11 −6。

（2）痰细菌学检查标本的采集、送检和实验室处理痰是最方便和无创伤性病原学诊断标本，但咳痰易遭口咽部细菌污染。因此痰标本质量好坏、送检及时与否、实验室质控如何，直接影响细菌的分离率和结果解释，必须加以规范。

表 11 −6　社区获得性肺炎主要病原体检测标本和方法

病原体	标本来源	显微镜检查	培养	血清学	其他
需氧菌和兼性厌氧菌	痰液、经支气管镜或人工气道吸引的下呼吸道标本、BALF、经 PSB 采集的下呼吸道标本、血液、胸液、肺活检标本、尿液	革兰染色	+	－	免疫层析法检测肺炎链球菌尿抗原
厌氧菌	经支气管镜或人工气道吸引的下呼吸道标本、BALF、经 PSB 采集的下呼吸道标本、胸液	革兰染色	+		
分枝杆菌	痰液、经支气管镜或人工气道吸引的下呼吸道标本、BALF、经 PSB 采集的下呼吸道标本、肺活检标本	萋－尼染色	+	+	PPD、组织病理

续 表

病原体	标本来源	显微镜检查	培养	血清学	其他
军团菌属	痰液、肺活检标本、胸液、经支气管镜或人工气道吸引的下呼吸道标本、BALF、经PSB采集的下呼吸道标本、双份血清、尿液	FA（嗜肺军团菌）	+	IFA、EIA	尿抗原（嗜肺军团菌Ⅰ型）
真菌	痰液、肺活检标本、胸液、经支气管镜或人工气道吸引的下呼吸道标本、BALF、经PSB采集的下呼吸道标本、血清	KOH浮载剂镜检、HE、GMS染色、黏蛋白染色卡红（隐球菌）	+	G试验 GM试验	组织病理
衣原体属	鼻咽拭子、血清	－	+（有条件时）	MIF（肺炎衣原体）、CF、EIA	
支原体属	鼻咽拭子、血清	－	+（有条件时）	颗粒凝聚、EIA、CF	
病毒	鼻腔冲洗液、鼻咽吸引物或拭子、BALF、肺活检、血清	FA（流感病毒、呼吸道合胞病毒）	+（有条件时）	CF、EIA LA、FA	组织病理（检测病毒）
肺孢子菌	导痰、经支气管镜或人工气道吸引的下呼吸道标本、BALF、肺活检标本；经PSB采集的下呼吸道标本	姬姆萨染色、甲苯胺蓝染色、GMS、FA	－	－	组织病理

注：BALF：支气管肺泡灌洗液；PPD：精制蛋白衍化物；FA：荧光抗体染色；IFA：间接荧光抗体法；EIA：酶免疫测定法；KOH：氢氧化钾；ID：免疫弥散法；HE：苏木素伊红染色；CMS：Comori 乌洛托品银染色；CF：补体结合试验；MIF：微量免疫荧光试验；LA：乳胶凝集试验；PSB：防污染毛刷。

1）采集：须在抗生素治疗前采集标本。嘱患者先行漱口，指导或辅助患者咳嗽，留取脓性痰送检。无痰患者检查分枝杆菌和肺孢子菌可用高渗盐水雾化吸入导痰。真菌和分枝杆菌检查应收集3次清晨痰标本；对于通常细菌，要先将标本进行细菌学筛选，1次即可。

2）送检：尽快送检，不得超过2小时。延迟送检或待处理标本应置于4℃保存（疑为肺炎链球菌感染不在此列），保存标本应在24小时内处理。

3）实验室处理：挑取脓性部分涂片作革兰染色，镜检筛选合格标本（鳞状上皮细胞<10个/低倍视野、中性粒细胞>25个/低倍视野，或二者比例<1∶2.5）。以合格标本接种于血琼脂平板和巧克力平板两种培养基，必要时加用选择性培养基或其他培养基。用标准4区划线法接种作半定量培养。涂片油镜检查见典型肺炎链球菌或流感嗜血杆菌有诊断价值？

（3）血清学标本的采集：采集间隔2～4周急性期及恢复期的双份血清标本，主要用于非典型病原体或呼吸道病毒特异性抗体滴度的测定。

三、检测结果诊断意义的判断

2006 年中华医学会呼吸病学分会在"社区获得性肺炎诊断和治疗指南"中对检测结果诊断意义的判断，提出如下建议：

1. 确定 ①血或胸液培养到病原菌；②经纤维支气管镜或人工气道吸引的标本培养到病原菌浓度 $\geq 10^5$ cfu/ml（半定量培养＋＋）、支气管肺泡灌洗液（BALF）标本 $\geq 10^4$ cfu/ml（＋～＋＋）、防污染毛刷样本（PSB）或防污染 BAL 标本 10^3 cfu/ml（＋）；③呼吸道标本培养到肺炎支原体、肺炎衣原体、嗜肺军团菌；④血清肺炎支原体、肺炎衣原体、嗜肺军团菌抗体滴度呈 4 倍或 4 倍以上变化（增高或降低），同时肺炎支原体抗体滴度（补体结合试验）≥ 1：64，肺炎衣原体抗体滴度（微量免疫荧光试验）≥ 1：32，嗜肺军团菌抗体滴度（间接荧光抗体法）≥ 1：128；⑤嗜肺军团菌Ⅰ型尿抗原检测（酶联免疫测定法）阳性；⑥血清流感病毒、呼吸道合胞体病毒等抗体滴度呈 4 倍或 4 倍以上变化（增高或降低）；⑦肺炎链球菌尿抗原检测（免疫层析法）阳性，儿童除外。

2. 有意义 ①合格痰标本培养优势菌中度以上生长（$\geq$＋＋＋）；②合格痰标本细菌少量生长，但与涂片镜检结果一致（肺炎链球菌、流感杆菌、卡他莫拉菌）；③3 日内多次培养到相同细菌；④血清肺炎衣原体 IgG 抗体滴度增高 ≥ 1：512 或 IgM 抗体 ≥ 1：16（微量免疫荧光法）；⑤血清嗜肺军团菌试管凝集试验抗体滴度升高达 1：320 或间接荧光试验 IgG 抗体 ≥ 1：1 024。

3. 无意义 ①痰培养有上呼吸道正常菌群的细菌（如草绿色链球菌、表皮葡萄球菌、非致病奈瑟菌、类白喉杆菌等）；②痰培养为多种病原菌少量（＜＋＋＋）生长；③不符合 1. 和 2. 中的任何一项。

四、病原学诊断方法的选择

（1）门诊治疗的轻、中度患者不必普遍进行病原学检查，只有当初始经验性治疗无效时才需进行病原学检查。

（2）住院患者应同时进行常规血培养和呼吸道标本的病原学检查。凡合并胸腔积液并能够进行穿刺者，均应进行诊断性胸腔穿刺，抽取胸腔积液行胸液常规、生化及病原学检查。

（3）侵袭性诊断技术仅选择性地适用于以下 CAP 患者：①经验性治疗无效或病情仍然进展者，特别是已经更换抗菌药物 1 次以上仍无效时；②怀疑特殊病原体感染，而采用常规方法获得的呼吸道标本无法明确致病原时；③免疫抑制宿主罹患 CAP 经抗菌药物治疗无效时；④需要与非感染性肺部浸润性病变鉴别诊断者。

（楚荷莹）

第三节　社区获得性肺炎的诊断评估措施和临床分组特征

一、诊断评估措施

CAP 患者住院后，临床上为判断感染的严重程度和明确病原学诊断，并提出有效的治疗方案，常常需要对患者作一系列的检查，从询问病史、体格检查、临床基本评估、实验室检查、痰液、分泌物培养和检查以及其他细胞学和微生物学检查等（表11-7）。

表11-7 社区获得性肺炎的诊断评估措施

1. 基本评估

   胸部 X 线检查：以确定肺炎的诊断，发现关联的肺部疾病，推测病原菌，估计疾病严重程度和作为评估治疗反应的基础

2. 实验室检查

   痰涂片革兰染色，常规细菌培养

   生化检查：包括空腹血糖、血清钠水平、肝肾功能等

   HIV 血清学检查

   血气分析

   治疗前血培养（两次）

   对某些患者作抗酸染色、检查结核分枝杆菌，尤其对咳嗽 1 个月以上、有其他常见症状或相应的胸部 X 线表现的患者

   对某些患者作军团菌检查，尤其对未明确诊断的重症 CAP 患者、年龄 >40 岁、免疫抑制者、对 β-内酰胺类抗生素治疗无反应、临床表现提示军团菌病或在流行地区居住的患者

   作肺炎支原体和肺炎衣原体相关检查（不作为常规，因其敏感性、特异性和可行性受限）

   对有胸腔积液的患者性胸腔穿刺，作胸液涂片、培养、测定 pH、白细胞计数和白细胞分类

3. 其他可以代替咯出痰液的检查

   从气管插管、气管切开和经鼻气管插管吸出气道内分泌物作相关检查（处理与咳出痰液相似）

   诱生痰液（推荐用于结核分枝杆菌或肺孢子菌病的检查）

   支气管镜（推荐用于对不能咳出痰液的患者作结核分枝杆菌检查、肺孢子菌，某些诊断不明确的病例，尤其对常规治疗无反应的患者，免疫抑制患者等）

   常规支气管镜标本与咳出痰标本一样，可用于常规病原菌检查。支气管肺泡灌洗液（BALF）或保护性毛刷作定量培养能改善诊断的特异性

   经支气管吸引和经胸壁细针吸引（推荐只用于诊断不明确的肺炎病例）

4. 其他细胞学和微生物学检查

二、临床分组特征

1. 临床分组 根据 CAP 患者的治疗地区（门诊、住院或 ICU）；是否存在心肺基础疾病（COPD、充血性心力衰竭）；存在"危险因素"：存在耐药肺炎球菌、革兰阴性菌（包括居住看护院）、铜绿假单胞菌（尤其是 ICU 患者）感染的危险因素等，可将患者分为四组（图11-1）。

四组患者依据以下因素分组：

Ⅰ. 无心肺基础疾病和危险因素的门诊患者。

Ⅱ. 伴有心肺基础疾病（充血性心力衰竭、COPD）和（或）其他危险因素［耐药肺炎球菌感染（DRSP）或革兰阴性菌易感因素］的门诊患者。

Ⅲ. 具有以下因素、但未入住 ICU 的住院患者

a. 伴有心肺疾病和（或）其他危险因素（包括来自于看护院）。

b. 无心肺疾病并没有其他危险因素。

Ⅳ. 具有以下因素的 ICU 患者

a. 无铜绿假单胞菌感染危险因素。

b. 伴有铜绿假单胞菌感染危险因素。

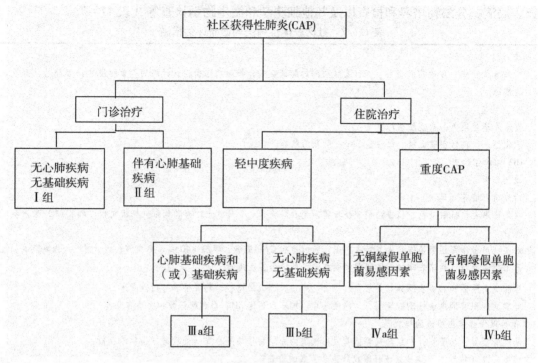

图 11 - 1 社区获得性肺炎患者分组示意图

2. 各组患者的病原体特征

（1）第 I 组患者：无心肺基础疾病、无感染耐药肺炎链球菌（DRSP）和革兰阴性菌危险因素，这组患者最常见的病原菌为：肺炎链球菌、肺炎衣原体、肺炎支原体和呼吸道病毒。混合病原体包括军团菌（重症患者常见）、结核分枝杆菌和致病性真菌。此组患者如有吸烟史。则易患流感杆菌感染。第 I 组患者病死率小于 5%。

（2）第 II 组患者：即具有心肺基础疾病（COPD、充血性心力衰竭）或易感 DRSP 因素（包括年龄 >65 岁）或易感革兰阴性菌（包括居住于看护院）因素，本组中最常见病原菌与第一组不同。肺炎球菌仍为最常见病原菌，但常对青霉素或其他药物耐药（如大环内酯类和复方新诺明）。此外，如患者来自看护院，则有感染需氧革兰阴性菌，如大肠埃希菌、克雷白杆菌甚至铜绿假单胞菌（如果存在支气管扩张）的可能性。如患者口腔卫生较差、伴有神经疾病病史、意识不清或吞咽困难，则易患吸入性厌氧菌感染。不常见的病原菌包括卡他莫拉菌、军团菌、分枝杆菌和致病性真菌。本组病死率也小于 5%。

（3）第 IIIa 组：住院患者伴有易感 DRSP 和革兰阴性肠杆菌的危险因素或伴有心肺基础疾病，本组患者感染革兰阴性杆菌，如肠杆菌属的概率与肺炎球菌、流感杆菌和非典型病原菌（单独或混合感染）的概率相同，还包括吸入性厌氧菌（如存在危险因素）。其次还有结核分枝杆菌和致病性真菌。本组患者的病死率为 5% ~25%。

（4）第 IIIb 组：住院患者不伴有易感 DRSP 和革兰阴性杆菌的危险因素，也不伴有心肺基础疾病，常见易感病原菌为：肺炎球菌、流感杆菌、支原体、衣原体、病毒和嗜肺军团菌。研究证明 CAP 住院患者，一般为多种病原菌混合感染，混合感染常包括一种细菌和一种非典型病原菌感染。通常，住院患者均可感染非典型病原菌。

（5）Ⅳa组：通常为重症社区获得性肺炎患者。常见病原菌为肺炎球菌、嗜肺军团菌、流感杆菌、革兰阴性肠杆菌、金葡菌、肺炎支原体、呼吸道病毒和一组混合菌感染（肺炎衣原体、结核分枝杆菌和致病性真菌）。本组患者常有很高的病死率（高达50%），研究表明，随着时间推移，重症CAP患者感染嗜肺军团菌的概率逐渐减少，逐渐被肺炎衣原体和肺炎支原体等其他不典型病原菌所代替。

（6）Ⅳb组：本组的危险因素包括：长期（近1个月 >7天）广谱抗生素治疗、存在支气管扩张、营养不良、与疾病和治疗相关性白细胞功能缺陷（如泼尼松 >10mg/d）。HIV感染也为是铜绿假单胞菌感染的一个危险因素。金葡菌感染占重症CAP的比例不同，分别占患者的1% ~22%，危险因素包括新近流感病毒感染、糖尿病和肾衰竭。

（楚荷莹）

第四节　CAP的治疗和抗菌药物应用

CAP的治疗包括两个方面，一般治疗和特异性治疗。特异性治疗就是抗菌药物的应用，除此之外，其他各种疗法均属于一般治疗。

一、一般治疗

一般治疗的目的在于：①缓解临床症状，减少合并症状；②提高机体免疫防御功能；③提供有效的生命支持措施；④基础疾病的治疗和改善一般状态；⑤为患者提高合宜的休息环境，尤其需注意适当的室内温度。

（一）对症治疗

1. 咳嗽、咳痰的处理　咳嗽是一种保护性预防机制，但过于激烈的咳嗽可能会发生各种并发症，如咳嗽晕厥、肋骨骨折、气道痉挛和气压伤等等。肺炎早期尤其是某些非典型肺炎，如果以干咳为主，则需要酌情使用镇咳药物。痰量增加或有脓痰时，患者可能会发生咳痰不畅，需要降低痰液的黏稠度、促进痰液的咳出。常用方法有：①补充适当的水分和呼吸道湿化：临床上患者发热、出汗过多时，应该补充适量的液体，避免痰液干结、黏稠，必要时可以通过呼吸道雾化吸入非方法来降低痰液的黏稠度，促进排痰，但需注意雾化吸入应当适量，因为过多的吸入雾粒可能加重气流受限，尤其是COPD患者，此外应该注意雾化装置的消毒，防止雾化吸入发生院内感染；②物理疗法：体位引流和翻身拍背，必要时辅以气管吸引，可以促进痰液引流，改善气体交换。尤其适用于合并支气管扩张、肺脓肿的患者，对COPD继发肺部感染时也适用；③祛痰药物：祛痰药物也称为黏液溶解剂，可以降低痰液的黏稠度，有利于患者排痰。

2. 发热的处理　体温过高时尽量采取物理降温的措施，过度应用解热退烧药物可以造成患者大量出汗，产生水和电解质紊乱，老年患者可能因此发生虚脱和血压降低。故临床上应用退热药物时需要慎重，尽量使用小剂量的退热药物。

（二）营养和水电解质平衡的维持

CAP患者多数能够经胃肠道补充营养物质，保证蛋白质和热卡的摄入即可。重症CAP患者如果进食困难，不能保证足够的热卡和蛋白质摄入时，可能需要经肠营养或者完全胃肠外营养。如果发生脱水或电解质紊乱，需要及时纠正。

（三）氧疗

CAP 时由于支气管黏膜充血水肿和气道内分泌物聚集，可以引起气道阻塞和通气分布不均，肺炎的实变区域通气缺如而血流依旧不变，可以造成通气/血流比例失调和分流的增加，这是 CAP 患者低氧血症的主要原因。当 $PaO_2 \leqslant 60mmHg$ 时，需要进行氧疗。如果有基础心肺疾病或有明显呼吸困难，氧疗指征可以适当放宽。

（四）免疫调节治疗

CAP 患者在抗感染治疗的同时，需要提高患者的免疫防御应答。抑制或调节过度的免疫炎症反应。免疫球蛋白（IVIG）制剂可以有效地预防肺部感染，协助治疗重症 CAP，减轻肺部损伤。其他细胞免疫增强剂如胸腺肽等也可试用。

二、经验性抗菌药物治疗

CAP 抗生素治疗的原则：第一个原则是迅速给予抗生素，一般在住院 2 小时内，住 ICU1 小时内就要开始抗生素治疗。第二个原则是要根据 CAP 的严重程度分层进行抗生素选择：住院 CAP 患者肺炎链球菌是最主要的致病菌；其次是流感嗜血杆菌、肺炎支原体和肺炎衣原体；需要住 ICU 的重症 CAP 最重要的致病菌是军团菌、革兰阴性肠杆菌、铜绿假单胞菌等。第三个原则是要了解当地常见细菌的耐药率。最后抗生素要给予足够的剂量，同时又不产生毒副反应。

CAP 患者开始治疗初，往往还没有病原学诊断的结果，此时，选择抗菌药物要考虑许多因素，包括疾病的严重程度、患者的年龄、对抗菌药物的耐受性或副作用、临床表现、合并联合用药情况、接触史和流行病学等。此种情况下常需要经验性抗菌治疗。

CAP 患者在未得到病原学检查结果前，一般可先按下列方案选用抗菌药物：

（1）首选：红霉素、克拉霉素、阿奇霉素或一种氟喹诺酮 * 加头孢呋肟、头孢三嗪或一种 β - 内酰胺类/β - 内酰胺酶抑制剂 * *。如怀疑流感杆菌感染则首选克拉霉素或阿奇霉素。

（2）调整因素：如患者有肺结构性疾病（支气管扩张症等），应选用抗单胞菌青霉素、碳青霉烯或 cefepime 加一种大环内酯类抗生素（红霉素、克拉霉素或阿奇霉素等）；或氟喹诺酮类 * 加一种氨基苷类。

如青霉素过敏：可选用氟喹诺酮类 * 合并或不合并克林霉素。

（3）怀疑吸入性肺炎：氟喹诺酮类加克林霉素或甲硝唑或一种 β - 内酰胺类或 β - 内酰胺酶抑制剂一。

注：* 氟喹诺酮类：左旋氧氟沙星、莫西沙星、吉米沙星或一种其他的具有加强的抗铜绿假单胞菌活性的氟喹诺酮。

* * β - 内酰胺类/β - 内酰胺酶抑制剂：氨苄青霉素/舒巴坦、替卡西林/棒酸或氧哌嗪青霉素/他唑巴坦；对于有肺结构性疾病者：替卡西林/棒酸或氧哌嗪青霉素/棒酸。

（一）美国胸科学会（ATS）

CAP 抗生素经验治疗方案 2001 年美国胸科学会（ATS）在"社区获得性肺炎治疗指南：诊断、疾病严重程度评估、抗菌治疗和预防"中提出了 CAP 新的抗生素经验治疗方案，现摘录如下以供参考。

1. 第一组（Ⅰ组）　门诊患者，无心肺疾病，无危险因素。常见的感染病原体有：肺炎链球菌、肺炎支原体、肺炎衣原体（单一或混合感染）、流感杆菌、军团菌、呼吸系病毒、结核分枝杆菌、地方性真菌或其他。对其中某些细菌性感染的患者，临床上可选用以下抗生素：新一代大环内酯类抗生素，如阿奇霉素或克拉霉素或强力霉素。

2. 第二组（Ⅱ组）　门诊患者，伴心肺疾病，有/无危险因素。常见的感染病原体有：肺炎链球菌（包括 DRSP）、肺炎支原体、肺炎衣原体、混合感染（细菌＋非典型病原体、病毒）、流感杆菌、肠道革兰阴性菌、卡他莫拉菌、军团菌、吸入（厌氧菌）、结核分枝杆菌、地区性真菌、呼吸系病毒等。对其中某些细菌性感染的患者，临床上可选用以下抗生素：β－内酰胺类抗生素（口服），如 cefpodoxime、阿莫西林、阿莫西林/克拉维酸、静脉滴注头孢曲松（其后使用 cefpodoxime）、加用：大环内酯类抗生素或强力霉素或抗肺炎链球菌的氟喹诺酮（单用）。

3. 第三组－A（Ⅲa 组）　住院患者 A 组伴有心肺疾病和（或）伴有其他危险因素，但未住入 ICU。常见的感染病原体有：肺炎链球菌（包括 DRSP）、流感杆菌、肺炎支原体、肺炎衣原体、混合感染（包括非典型病原体）、肠道革兰阴性菌、吸入性肺炎时厌氧菌感染、病毒、军团菌、其他（结核分枝杆菌、肺孢子菌等）。对其中某些细菌性感染的患者，临床上可选用以下抗生素：静脉注射 β－内酰胺类抗生素（头孢噻肟、头孢曲松、阿莫西林/苏巴坦）＋静脉应用大环内酯类抗生素或强力霉素。

4. 第三组－B（Ⅲb 组）　住院患者 B 组无心肺疾病、无危险因素，也未住入 ICU。常见的感染病原体有：肺炎链球菌、流感杆菌、肺炎支原体、肺炎衣原体、混合感染（细菌加非典型病原体）、军团菌、病毒、其他（结核分枝杆菌、真菌和肺孢子菌等）。对其中某些细菌性感染的患者，临床上可选用以下抗生素：单独应用阿奇霉素静脉注射，如大环内酯类抗生素过敏或耐药，可应用强力霉素和一种 β－内酰胺类抗生素或者应用一种抗肺炎链球菌的氟喹诺酮作单一治疗。

5. 第四组－A（Ⅳa 组）　住入 ICU 的患者，A 组患者无铜绿假单胞菌感染的危险性。常见的感染病原体有：肺炎链球菌（包括 DRSP）、军团菌、流感杆菌、肠道革兰阴性菌、金葡菌、肺炎支原体、呼吸系病毒、其他（结核分枝杆菌、真菌、肺炎衣原体等）。对其中某些细菌性感染的患者，临床上可选用以下抗生素：静脉注射 β－内酰胺类抗生素（头孢噻肟、头孢曲松）加上静脉注射大环内酯类抗生素（阿奇霉素）或静脉注射氟喹诺酮。

6. 第四组－B（Ⅳb 组）　住入 ICU 的患者，B 组有感染铜绿假单胞菌的危险因素。常见的感染病原体有：所有上述 A 组的病原体加上铜绿假单胞菌。此时治疗应该选择静脉注射抗铜绿假单胞菌 β－内酰胺类抗生素（cefepime、泰能、美洛培南、特治星）加上静脉注射抗铜绿假单胞菌喹喏酮（ciprofloxacin），或者选择静脉注射抗铜绿假单胞菌 β－内酰胺类抗生素（cefepime、泰能、美洛培南、特治星）加上静脉注射氨基糖苷类抗生素，或加上静脉注射大环内酯类抗生素（阿奇霉素）或者抗铜绿假单胞菌氟喹诺酮。

（二）我国"社区获得性肺炎诊断和治疗指南"关于 CAP 抗生素经验治疗的建议

1. CAP 抗生素经验治疗的建议（表 11 - 8）

表 11 - 8　不同人群 CAP 患者初始经验性抗感染治疗的建议

不同人群	常见病原体	初始经验性治疗的抗菌药物选择
青壮年、无基础疾病患者	肺炎链球菌，肺炎支原体、流感嗜血杆菌、肺炎衣原体等	①青霉素类（青霉素、阿莫西林等）；②多西环素（强力霉素）；③大环内酯类；④第一代或第二代头孢菌素；⑤呼吸喹诺酮（左氧氟沙星、莫西沙星等）
老年人或有基础疾病患者	肺炎链球菌、流杆嗜血杆菌、金葡菌、需氧革兰阴性杆菌、卡他莫拉菌	①第二代头孢菌素（头孢呋辛、头孢丙烯、头孢克洛等）；②β - 内酰胺类/β - 内酰胺酶抑制剂（如阿莫西林/克拉维酸、氨苄西林/舒巴坦）单用或联合大环内酯类；③呼吸喹诺酮
普通病房住院患者	肺炎链球菌、流感嗜血杆菌、混合感染（包括厌氧菌）、需氧革兰阴性杆菌、金葡菌、肺炎支原体、肺炎衣原体、呼吸道病毒等	①静脉注射第二代头孢菌素单用或联合静脉大环内酯类；②静脉注射呼吸喹诺酮类；③静脉注射β - 内酰胺类/β - 内酰胺酶抑制剂（如阿莫西林/克拉维酸、氨苄西林/舒巴坦）单用或联合大环内酯类；④头孢噻肟、头孢曲松单用或联合应用静脉注射大环内酯类
需入住 ICU 的重症患者		
A 组：无铜绿假单胞菌感染的危险因素	肺炎链球菌、需氧革兰阴性杆菌、金葡菌、流感嗜血杆菌、肺炎支原体、嗜肺军团菌等	①头孢曲松或头孢噻肟联合静脉注射大环内酯类；②静脉注射呼吸喹诺酮联合氨基糖苷类；③静脉注射β - 内酰胺类/β - 内酰胺酶抑制剂（如阿莫西林/克拉维酸、氨苄西林/舒巴坦）单用或联合静脉注射大环内酯类；④厄他培南联合静脉注射大环内酯类
B 组：有铜绿假单胞菌感染的危险因素	A 组常见病原体 + 铜绿假单胞菌	①具有抗假单胞菌活性的β - 内酰胺类抗生素（如头孢他啶、头孢吡肟、派拉西林/他唑巴坦、头孢派酮/舒巴坦、亚胺培南、美罗培南等）联合静脉注射大环内酯类，必要时还可以同时联用氨基糖苷类；②具有抗假单胞菌活性的β - 内酰胺类抗生素联合静脉注射喹诺酮类；③静脉注射环丙沙星或左氧氟沙星联合氨基糖苷类

2. CAP 抗生素经验治疗的说明和注意事项　①对于既往健康的轻症且胃肠道功能正常的患者，应尽量推荐用生物利用度良好的口服抗感染药物；②我国成人 CAP 致病肺炎链球菌对青霉素的不敏感率（包括中介与耐药）在 20% 左右，青霉素中介水平（MIC 0.1 ~ 10mg/L）耐药肺炎链球菌肺炎仍可选择青霉素，但需提高剂量，如青霉素 G 240 万 U 静脉滴注，1 次/4 ~ 6 小时，高水平耐药或存在耐药高危险因素时应选择头孢曲松、头孢噻肟、厄他培南、呼吸喹诺酮类或万古霉素；③我国肺炎链球菌对大环内酯类耐药率普遍在 60% 以上，且多呈高水平耐药，因此，在怀疑为肺炎链球菌所致 CAP 时不宜单独应用大环内酯类，但大环内酯类对非典型致病原仍有良好疗效；④支气管扩张症并发肺炎，铜绿假单胞菌

是常见病原体，经验性治疗药物选择应兼顾及此，除上述推荐药物外，亦提倡联合喹诺酮类或大环内酯类，此类药物易穿透或破坏细菌的生物被膜；⑤疑有吸入因素时应优先选择氨苄西林或舒巴坦钠、阿莫西林或克拉维酸等有抗厌氧菌作用的药物，或联合应用甲硝唑、克林霉素等，也可选用莫西沙星等对厌氧菌有效的呼吸喹诺酮类药物；⑥怀疑感染流感病毒时，一般并不推荐联合应用经验性抗病毒治疗，只有对于有典型流感症状（发热、肌痛、全身不适和呼吸道症状）、发病时间 < 2 天的高危患者及处于流感流行期时，才考虑联合应用抗病毒治疗；⑦对于危及生命的重症肺炎，建议早期采用广谱强效的抗菌药物治疗，待病情稳定后可根据病原学进行针对性治疗或降阶梯治疗，抗生素治疗要尽早开始，首剂抗生素治疗争取在诊断 CAP 后 4 小时内使用，以提高疗效，降低病死率，缩短住院时间；⑧抗感染治疗一般可于热退和主要呼吸道症状明显改善后 3~5 天停药但疗程视不同病原体、病情严重程度而异，不宜将肺部阴影完全吸收作为停用抗菌药物的指征，对于普通细菌性感染，如肺炎链球菌，用药退后 72 小时即可，对于金葡菌、铜绿假单胞菌、克雷白菌属或厌氧菌等容易导致肺组织坏死的致病菌所致的感染，建议抗菌药物疗程≥2 周，对于非典型病原体，疗程应略长，如肺炎支原体、肺炎衣原体感染的建议疗程为 10~14 天，军团菌属感染的疗程建议为10~21 天；⑨重症肺炎除有效抗感染治疗外，营养支持治疗和呼吸道分泌物引流亦十分重要。

三、针对病原菌的治疗

CAP 患者经临床和实验室有关检查，已经明确或高度怀疑某种病原菌，此时抗菌治疗的选择就可以有的放矢，根据已确定的病原菌选择抗菌治疗的方案见表 11-9。

表 11-9　根据病原菌选用抗菌药物治疗

病原菌	首选抗菌药物	其他抗菌药物的选择
肺炎链球菌		
青霉素敏感（MIC < 0.1μg/ml）	青霉素 G 或青霉素 V，阿莫西林	头孢菌素＊、大环内酯类★、克林霉素、氟喹诺酮类▲、多西环素
青霉素中度耐药（MIC：0.1~1μg/ml）	静脉用青霉素、头孢曲松或头孢氨噻肟、阿莫西林、氟喹诺酮▲、根据体外药敏选择其他抗菌药物	克林霉素、多西环素、口服头孢菌素
青霉素高度耐药（MIC≥2μg/ml）	根据体外药敏选择其他抗菌药物氟喹诺酮等▲、万古霉素根据药敏结果	克林霉素、多西环素、万古霉素替考拉宁；利奈唑胺
经验选择		
流感嗜血杆菌	二、三代头孢菌素、多西环素、β-内酰胺类/β-内酰胺酶抑制剂、氟喹诺酮类▲	阿奇霉素、复方新诺明
卡他莫拉菌	二、三代头孢菌素、复方新诺明、阿莫西林/克拉维酸	大环内酯类★、氟喹诺酮▲
厌氧菌	克林霉素、青霉素＋甲硝唑、β-内酰胺类/β-内酰胺酶抑制剂	青霉素 G 或青霉素 V、氨苄西林/阿莫西林合用或不合用甲硝唑
金葡菌		
甲氧西林敏感	新青霉素Ⅲ/苯唑西林、合用或不合用利福平或庆大霉素、氟喹诺酮类	头孢唑林或头孢呋肟、万克霉素、克林霉素、复方新诺明 需要体外药敏试验
甲氧西林耐药	万古霉素合用或不合用利福平或庆大霉素	替考拉宁±利福平；利奈唑胺

病原菌	首选抗菌药物	其他抗菌药物的选择
肠杆菌科 （大肠埃希菌、克雷白杆菌、变形杆菌、肠杆菌）	三代头孢菌素合用或不合用氨基糖苷类、碳青霉烯类	氨曲南、β-内酰胺类/β-内酰胺酶抑制剂、氟喹诺酮类▲
铜绿假单胞菌	氨基糖苷类 + 抗假单胞杆菌 β-内酰胺类：替卡西林、哌拉西林、美洛西林、头孢他定、头孢吡肟（cefepime）、氨曲南或碳青霉烯类	氨基糖苷类 + 环丙沙星或左氧氟沙星、环丙沙星或左氧氟沙星 + 抗假单胞杆菌 β-内酰胺类
军团菌属	大环内酯类★合用或不合用利福平、氟喹诺酮类▲	多西环素合用或不合用利福平
肺炎支原体	多西环素、大环内酯类★、氟喹诺酮类▲	
肺炎衣原体	多西环素、大环内酯类★、氟喹诺酮类▲	
鹦鹉热衣原体	多西环素	红霉素、氯霉素
诺卡菌	磺胺嘧啶合用或不合用米诺环素或阿米卡星、复方新诺明	泰能合用或不合用阿米卡星、多西环素或米诺环素
伯纳特立克次体	四环素	氯霉素

注：头孢菌素＊：头孢唑林、头孢呋辛、头孢氨噻肟、头孢曲松；

大环内酯类★：克拉霉素、阿奇霉素；

氟喹诺酮类▲：左氧氟沙星、莫西沙星或其他有加强抗肺炎球菌活性的氟喹诺酮。环丙沙星适用于军团菌属、对氟喹诺酮类敏感金葡菌和多数革兰阴性杆菌。

四、治疗的疗程和给药途径

通常根据病原菌、对治疗的反应、合并症和并发症可以作出抗菌疗程的决定。一般抗生素的疗程为 7～10 天。肺炎衣原体感染在红霉素治疗后，如果疗程小于 3 周时或四环素治疗小于 2 周时则容易复发。肺炎链球菌所致的细菌感染，抗菌治疗应持续到患者退热后 72 小时。军团菌肺炎、肺炎支原体或肺炎衣原体所致的肺炎，可能应该抗菌治疗至少两周。阿奇霉素因为组织半衰期较长，疗程可以短一些。

住院 CAP 患者开始治疗时应使用静脉注射药物。如果中重度 CAP 患者的临床病情开始好转（连续 2 日体温正常，咳嗽减轻，血白细胞下降），且患者的血流动力学稳定，胃肠道功能正常，则可以遵循从静脉到口服的序贯治疗原则，选用的口服抗菌药物的生物利用度和抗菌活性良好，对可耐受口服抗菌药的患者，可以给予口服抗菌药物治疗（表 11 - 10）。这些条件大多数患者可以在有效的抗菌治疗后 3 天内达到，这时即可以开始口服抗菌药物治疗。

表 11 - 10　序贯治疗时，抗生素治疗的选择

序贯治疗的方案	静脉用药	口服药物
同一药物/相同的 AUC＊	莫西沙星、左氧氟沙星、环丙沙星、克林霉素	莫西沙星、左氧氟沙星、环丙沙星、克林霉素
同一药物/AUC 降低	氨苄西林	阿莫西林
	头孢呋辛	头孢呋辛酯

序贯治疗的方案	静脉用药	口服药物
	红霉素	红霉素
	克拉霉素	克拉霉素
不同的药物/不同的 AUC	头孢曲松	头孢呋辛酯
		Cefixime

注：AUC＊：曲线下面积，表示给药后吸收进入系统循环的药量。

五、对治疗反应的评估

对治疗的反应应根据临床疾病、致病菌、病情的严重性、患者的基本情况和胸部放射学表现作出估计。主观的反应通常在最初治疗的 3～5 天内可以见到。客观指标包括呼吸道症状（咳嗽或呼吸困难）、发热、PaO_2 水平、外周血白细胞计数和连续 X 线检查的改善。年轻成人肺炎链球菌肺炎平均治疗后发热持续时间是 2.5 天；菌血症肺炎患者是 6～7 天；老年患者似乎更长些。支原体肺炎患者通常在治疗 1～2 天后退热，无免疫缺陷的军团菌病平均需要 5 天才能退热。

菌血症肺炎患者血培养通常在抗菌治疗后 24～48 小时内转阴，呼吸道分泌物中的细菌通常也在 24～48 小时内受到抑制。但是，铜绿假单胞菌可能在适当的治疗之后仍持续存在，肺炎支原体，通常在有效地治疗之后也持续存在。除结核杆菌感染外，对治疗有反应的患者不需要复查血和痰培养。抗菌治疗后，任何来自呼吸道分泌物的培养结果都不可信，尤其是培养困难的致病菌如肺炎链球菌和流感杆菌。

胸片本身不适合早期的疗效评价，因为胸片的好转往往需要更长的时间，故胸片的表现通常比临床表现的变化出现得慢。所以对肺炎患者反复多次摄胸片，常常是浪费。CAP 患者在治疗最初的几天里，尽管临床反应良好，胸片的病变常常还可有进展。但是，重症CAP 患者在 ICU 住院期间复查胸片，目的是为了评估气管内插管或中心静脉插管的位置，除外机械通气或中心静脉插管后出现气胸，以及明确对治疗无反应的原因，如气胸、浸润加重、空洞形成、肺水肿或 ARDS。患者的年龄和有无合并疾病是决定 CAP 恢复速度的重要因素。年龄小于 50 岁的肺炎球菌肺炎患者，虽然伴有菌血症，其胸片上的浸润阴影可在 4 周内消散；但老年患者或有基础疾病，特别是酗酒或 COPD 的患者，或重症 CAP 患者的恢复速度显著减慢。只有 20%～30% 的患者胸片表现可在 4 周时消散。嗜肺军团菌感染的肺部阴影消散时间则更长。只有 55% 的病例能在 12 周时完全消除。对大于 40 岁和（或）吸烟的某些患者应复查胸片，以证实阴影的消退和除外潜在疾病如肿瘤。建议胸片随诊的时间是在抗菌治疗后的 7～12 周。

1. 对治疗无反应的患者 如果在最初的经验治疗后，重症 CAP 的临床情况无好转或恶化，应考虑多种可能性。

（1）诊断错误：可能导致肺炎样临床表现和胸部 X 线表现的非感染性疾病，包括充血性心力衰竭、肺栓塞、支气管扩张症、结节病、肿瘤、放射性肺炎、药物引起的肺部反应、闭塞性细支气管炎伴机化性肺炎（BOOP）、血管炎、ARDS、肺出血和炎症性肺病。

（2）诊断正确：如果作出了正确诊断，但患者对抗菌治疗无反应，应考虑患者－药物－致病菌三者中任何一个因素。

1）与患者相关的问题：常见原因是抗菌治疗开始得太晚或某些先前存在的情况使得对治疗不能作出充分的反应。有时患者存在一些阻碍良好反应的局部因素，如肿瘤或异物阻塞。肺气肿是对治疗无反应的一种重要的因素。其他的并发症包括药物副反应或药物治疗的其他并发症如液体过量、肺部二重感染或输液管感染。

2）与药物相关的问题：抗菌药物未能覆盖致病菌或细菌耐药，应结合实验室痰培养结果并评价其意义，审慎调整抗感染药物，并重复病原学检查。此外，还需要确认所用的抗菌药物和剂量是否合适，应排除有隔离感染灶（如脓胸）的存在，以确认药物是否到达感染部位。

3）与致病菌相关的问题：应考虑耐药菌引起感染的可能性，还要考虑病原菌变化、增加或非常见致病菌的可能性。应根据患者的防御功能状况和流行病学因素考虑多种致病菌如结核分枝杆菌、霉菌、病毒、奴卡菌、鹦鹉热衣原体、伯纳特立克次体、肺孢子菌和多重耐药的肺炎链球菌。

2. 对治疗无反应患者的评估　如果最初的疗效不满意，医生需要确定：①患者是否真的是 CAP；②抗生素选择是否正确（包括种类、给药途径、剂量）；③对已知病原菌的治疗是否得当。下一步还应进一步检查以除外非感染性疾病的可能性。包括肺通气灌注扫描，甚至肺血管造影以明确有无肺栓塞；支气管镜检查或对某些病例实施开胸肺活检以诊断多种（包括肿瘤）非感染性病因。也应考虑其他疾病，如脓胸、肺脓肿、HIV 感染、囊性纤维化和肿瘤等。胸部 CT 有助于确认是否形成了阻止药物和致病菌接触的隔离感染灶如肺脓肿和脓胸。如果在胸片上发现胸液，超声波检查可以明确胸液的位置和估计液体的量。在完善了这些检查后，给予第二个疗程的抗生素治疗可能是有必要的。

六、出院标准

CAP 患者经有效治疗后，病情明显好转，同时满足以下 6 项标准时，可以考虑出院（原有基础疾病可影响到以下标准判断者除外）：①体温正常超过 24 小时；②平静时心率 ≤100 次/分；③平静时呼吸 ≤24 次/分；④收缩压 ≥90mmHg；⑤不吸氧情况下，动脉血氧饱和度正常；⑥可以接受口服药物治疗，无精神障碍等情况。

七、预防

戒烟、避免酗酒有助于预防肺炎的发生。预防接种肺炎链球菌疫苗和（或）流感疫苗可减少某些特定人群罹患肺炎的机会。目前应用的多价肺炎链球菌疫苗是从多种血清型中提取的多糖荚膜抗原，可有效预防 85%～90% 的侵袭性肺炎链球菌的感染。建议接种肺炎链球菌疫苗的人员体弱的儿童和成年人；60 岁以上老年人；反复发生上呼吸道感染（包括鼻窦炎、中耳炎）的儿童和成年人；具有肺、心脏、肝脏或肾脏慢性基础疾病者；糖尿病患者；癌症患者；镰状细胞性贫血患者；霍奇金病患者；免疫系统功能失常者；脾切除者；需要接受免疫抑制治疗者；长期居住在养老院或其他护理机构者。灭活流感疫苗的接种范围较肺炎链球菌疫苗广泛一些，建议接种的人员包括 60 岁以上老年人；慢性病患者及体弱多病者；医疗卫生机构工作人员，特别是临床一线工作人员；小学生和幼儿园儿童；养老院、老年人护理中心、托幼机构的工作人员；服务行业从业人员，特别是出租汽车司机，民航、铁路、公路交通的司乘人员，商业及旅游服务的从业人员等；经常出差或到国内外旅行的人员。

（楚荷莹）

第五节 重症社区获得性肺炎

按照 CAP 的临床表现、治疗处理和死亡率等方面来衡量。需要入住重症监护病房（ICU）治疗的 CAP 患者与普通 CAP 患者有着明显的临床差异。重症 CAP 患者有严重的呼吸窘迫症状、血流动力学不稳定、需要吸入高浓度的氧（FiO_2），严重者需要机械通气支持、补充液体和血流动力学支持，有时需要应用血管活性药物支持并应该入住 ICU 进行呼吸监护（表 11-11）。

重症 CAP 患者由于肺内分流的存在和气体交换的恶化，往往表现为严重和持久的低氧血症。严重的血流动力学异常。其原因有：严重的低血容量，隐匿或明显的脓毒性休克，表现为低血压、血清乳酸增加、弥散性血管内凝血（DIC）等。CAP 患者出现这些威胁生命的严重心肺功能异常时，应该及时诊断和处理，迅速转入 ICU 作呼吸监护。

表 11-11 重症 CAP 患者的临床定义

次要指标
呼吸频率 >30 次/分
低氧血症：$PaO_2/FiO_2 < 250mmHg$
胸片显示多个肺叶的浸润影
昏迷/定向力丧失
白细胞减少（$WBC \leqslant 4 \times 10^9/L$）
血小板减少（血小板计数 $\leqslant 100 \times 10^9/L$）
尿毒症（$BUN \geqslant 20mg/L$）
低体温（$T \leqslant 36℃$）
低血压，需要积极补液
主要指标
需要有创机械通气
脓毒性休克，需要血管加压药物

一、重症社区获得性肺炎患者的危险因素

临床上认识重症 CAP 患者的危险因素，也就是及时发现 CAP 患者临床表现恶化的相关因素、症状和体征、实验室检查，迅速对肺炎患者作出客观的临床评估相当重要（表11-12）。

表 11-12 重症 CAP 患者危险因素的临床评估

患者相关因素	症状和体征	实验室检查
年龄	无胸膜胸痛	白细胞增多
男性	精神、神经状态的改变	白细胞减少
长期酗酒	呼吸困难	氮质血症
伴随疾病		低蛋白血症
免疫抑制或应用皮质激素	寒战	菌血症
肿瘤患者	收缩或舒张性低血压	多个肺叶受累
心脏病		
精神或神经疾病		

二、住院治疗标准及病情严重程度评价

我国在社区获得性肺炎诊断和治疗指南中，对 CAP 患者的入院标准和病情严重程度提出以下评估标准。

1. 住院治疗标准

（1）年龄 65 岁以上。

（2）存在基础疾病或相关因素：①慢性阻塞性肺疾病；②糖尿病、恶性实体肿瘤或血液病；③慢性心、肾功能不全；④吸入或易致吸入因素；⑤近 1 年内因 CAP 住院史；⑥精神状态改变；⑦脾切除术后状态；⑧慢性酗酒或营养不良；⑨器官移植术后；⑩长期应用免疫抑制剂或获得性免疫缺陷综合征（AIDS）。

（3）体征异常：①呼吸频率 > 30/min；②脉搏 ≥ 120/min；③动脉收缩压 < 90mmHg；（1mmHg = 0.133kPa）；④体温 ≥ 40℃ 或 < 35℃；⑤意识障碍；⑥存在肺外感染病灶如败血症、脑膜炎。

（4）实验室和影像学异常：①WBC > 20×10^9/L，或 < 4×10^9/L，或中性粒细胞计数 < 1×10^9/L；②呼吸空气时 PaO_2 < 60mmHg、PaO_2/FiO_2 < 300，或 $PaCO_2$ > 50mmHg；③血肌酐（Scr）> 106μmol/L 或血尿素氮（BUN）> 7.1mmol/L；④Hb < 90g/L 或血细胞比容（HCT）< 30%；⑤血浆白蛋白 < 2.5g/L；⑥败血症或弥散性血管内凝血（DIC）的证据，如血培养阳性、代谢性酸中毒、凝血酶原时间（PT）和部分凝血活酶时间（PTT）延长、血小板减少；⑦X 线胸片病变累及一个肺叶以上、出现空洞、病灶迅速扩散或出现胸腔积液。

2. 重症肺炎的诊断标准　出现下列征象中 1 项或以上者可诊断为重症肺炎，需密切观察，积极救治，必要时收住 ICU 治疗：①意识障碍；②呼吸频率 > 30 次/分；③PaO_2 < 60mmHg、PaO_2/FiO_2 < 300，需行机械通气治疗；④动脉收缩压 < 90mmHg；⑤并发脓毒血症；⑥X 线胸片显示双侧或多肺叶受累，或入院 48 小时内病变扩大 ≥ 50%；⑦少尿：尿量 < 20ml/h，或 < 80ml/4h，或急性肾功能衰竭需要透析治疗。

从上述各项标准中可以看出，判断 CAP 严重程度时，年龄为第一重要因素。因为年龄的增长可从多方面影响机体的防御功能。如老年人肺弹性功能降低或咳嗽反射下降、局部和全身的反应减退等。统计分析也表明，年迈是肺炎患者死亡的重要预期因素。无伴随疾病的 60 岁肺炎患者，与 30 岁的肺炎患者相比，其死亡危险性明显增加。如果老年患者有一种或多种伴随疾病，其死亡危险性更为增加。对 CAP 患者的回顾性分析研究表明，46% ~ 75% 的重症 CAP 患者患有各种伴随疾病，其中较为危险的疾病有：恶性肿瘤、免疫抑制性疾病或使用皮质激素治疗和酗酒者。

酗酒者由于机体在多个水平上降低了对病原体的防御功能，使病原体易侵入下呼吸道造成 CAP。此外，酗酒者因精神神智障碍，可造成吸入性肺炎，酒精也可能从细胞水平降低了抗病原体功能。动物实验表明，肺炎克雷白杆菌进入鼠的下呼吸道之后，鼠的支气管肺泡灌洗液中可发现有大量的肿瘤坏死因子（TNF）释出。相反如有急性酒精中毒时，则可显著的抑制 TNF 释放，导致微生物的侵入。

重症 CAP 患者的临床症状和体征、实验室检查、影像学资料等也有助于认识重症 CAP 的死亡危险因素。临床上如无胸膜胸痛而伴有呼吸困难、寒战、精神神志改变、高热、低体

温、低血压和心动过速均表明与重症 CAP 的死亡危险相关。重症 CAP 患者 6 周死亡率中的危险因素有：年龄 >65 岁、合并恶性肿瘤、无胸膜胸痛、精神神志改变、生命体征异常，收缩压 <90mmHg，或心率 >120 次/分，以及高危险的病原体感染：金黄色葡萄球菌（金葡菌）、革兰阴性菌或吸入性、阻塞性肺炎等。

实验室检查中的危险因素有：白细胞增多、白细胞减少，氮质血症和高胆红素血症等。老年重症 CAP 患者，如果血白细胞计数超过 20×10^9/L，相对危险因素将增加 12 倍。明显的白细胞减少（$<1 \times 10^9$/L）死亡的危险性同样也增加。血尿素氮（BUN）大于 7mmol/L，为独立的死亡预期危险因素。

三、PORT 评分

美国肺炎预后研究组（PORT）提出了一个预测肺炎患者死亡危险性的方案，方案中包括了 19 个因素的累积积分系统，可将 CAP 患者分为 5 类（图 11 - 2）。应用该方案回顾性地分析了 38 039 例住院 CAP 患者，发现患者的分类与死亡有直接关系（表 11 - 13、表 11 - 14）。1 ~ 3 类 CAP 患者预后佳，3 类患者需短期住院观察，4、5 类患者则应正规住院治疗。

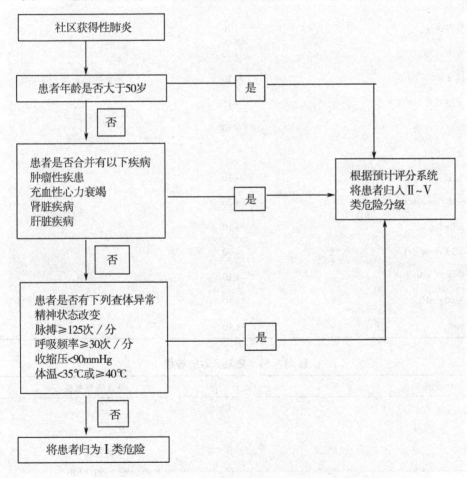

图 11 - 2 肺炎预后预测规律临床评定

表 11 - 13 评分系统

患者特征	得分
统计学因素	
性别：男	年龄（按年龄计分）
女	年龄（按年龄计分）-10
居住养老院	+10
并发疾患	
肿瘤疾患	+30
肝脏疾患	+20
充血性心力衰竭	+10
脑血管疾患	+10
肾脏疾患	+10
查体发现	
精神状态改变	+20
呼吸频率≥30 次/分	+20
收缩压 <90mmHg	+10
体温 <35℃ 或 ≥40℃	+15
脉搏≥125 次/分	+10
实验室检查	
pH <7.35	+30
BUN >10.7mmol/L	+20
Na <130mEq/L	+10
血糖 >13.9mmol/L	+10
血细胞比容 <30%	+10
PaO_2 <60mmHg	+10
胸腔积液	+10

表 11 - 14 危险分数的等级

危险程度	危险分级	分类程序根据
	I	
低度	II	总分≤70
	III	总分71~90
中度	IV	总分91~130
高度	V	总分>130

四、预后因素

重症 CAP 患者的自身机体相关因素影响患者的预后，但是患者住入 ICU 后的临床因素也同样对患者预后产生影响（表 11 - 15）。研究表明患者如伴发脓毒血症休克对死亡率产生相当大的影响。

重症 CAP 患者如需要机械通气支持，尤其需应用呼气末正压（PEEP）和较高的吸氧浓度，也增加了死亡的危险性。此外，如伴发急性呼吸窘迫综合征（ARDS）、双肺广泛大片阴影和铜绿假单胞菌感染与死亡率也相关。最初治疗反应不佳和出现与肺炎无关的并发症也提示预后不佳。

临床上在治疗初期选用抗生素不适当与重症 CAP 的病死率有关，尤其对革兰阴性杆菌处理欠妥将导致较高的死亡率。统计表明，住院重症 CAP 的平均病死率为 18% ~ 23%。有一项 5 年回顾性的研究中，299 例重症 CAP 的病死率为 28.5%。

表 11 - 15　重症 CAP 患者住入 ICU 后影响预后的因素

影响预后因素
发生脓毒血症休克
需要机械通气，$FiO_2 > 0.6$ 并需 PEEP
双肺广泛大片阴影
菌血症
铜绿假单胞菌肺炎
最初抗生素选择不适当
初期治疗反应不佳
与肺炎无关的并发症

五、重症 CAP 患者的呼吸支持

重症 CAP 患者常发生呼吸衰竭，其特征为严重的低氧血症，往往需要进行呼吸支持。

1. 常规机械通气　在 ICU 治疗的重症 CAP 患者，如伴有严重的呼吸衰竭，则应进行气管插管和机械通气治疗。机械通气初期可给予氧浓度为 100%，以后再逐渐降低氧浓度。临床上常用的通气模式为同步间歇强制通气（SIMV）或辅助通气/控制（A/C）模式，给予恰当的呼吸频率。根据低氧血症的严重程度和肺顺应性降低地情况来选择 PEEP。

2. 无创伤性通气　对于中等程度低氧血症的 CAP 患者，可以应用面罩进行无创伤性机械通气，模式有持续气道正压（CPAP）、双水平正压气道（BiPAP）以纠正低氧血症，其优点是可避免气管插管并减少常规机械通气的并发症。CPAP 或 BiPAP 可以复张塌陷和通气不佳的肺泡，因而能减少肺内分流和改善通气灌注不均。如患者有呼吸肌群疲劳发生，面罩通气可为患者提供压力支持通气，使患者的潮气量增加，并增加肺泡内压力以纠正低氧血症。应用无创伤性通气时，应该进行持续的呼吸监护。

3. 侧卧位通气　重症肺炎患者中，有时需要特殊的机械通气治疗，尤其当患者出现广泛的单侧肺脏受累时。肺叶实变的患者常可发生严重的低氧血症，多见于肺炎链球菌所致的 CAP。这些肺炎患者中，由于肺血管严重低氧性收缩的消除（常因氧疗之后），血流灌注到通气不佳或无通气的肺泡，产生明显的分流，往往加重低氧血症。对于这类单侧肺炎的患者，如要改善氧合，那么患者的体位尤为重要。通常可将患侧的肺部位置朝上，而健侧（指未受累的肺叶）肺部位置向下，通过调整患者在床上位置，使重力作用增加健侧肺叶的血流灌注，从而达到通气和灌注的最佳比例，改善氧合作用。

4. 分侧肺通气　单侧肺炎所产生的严重低氧血症，如果应用常规机械通气，有时可造成动态过度充气、肺血管阻力增加、纵隔移位、胸腔内压增加和心脏压塞症状（图 11-3）。现能使用一项新的通气治疗技术来治疗单侧肺炎所产生的严重低氧血症，即分侧肺通气（differential lung ventilation）。分侧肺通气时，用一个双腔气管插管代替常规气管插管管，这样可以对每一侧肺分别进行机械通气治疗，通常应用两台通气机对两侧肺作独立的机械通气（图 11-4）。两肺通气时一般同步进行，有时也可以非同步。对每侧肺通气时，通气机的设置可以按最佳氧合来选择。病变肺部通常顺应性较差，需要较高的 PEEP 以复原微小的肺不张和改善肺顺应性。而未受累侧的肺脏可以常规机械通气，以防止肺过度扩张。有人认为，分侧肺通气时，两肺之间潮气量之差为 20% 时，其效果最佳。

分侧肺通气的缺点是：需要双腔气管插管，插管技术难度较大，且双腔气管管腔较小易发生阻塞。此外双机通气，机器性能、协调方面也有较高的要求。

10% 的重症 CAP 患者可以并发 ARDS。当前，已有新的通气策略和模式对 ARDS 患者进行通气支持如：允许性高碳酸血症，反比通气等等，这些新措施可以降低肺部气压伤和呼吸机所致的肺损伤。

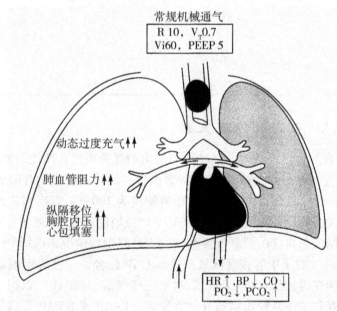

图 11-3　常规机械通气
造成动态过度充气、肺血管阻力增加、纵隔移位、胸腔内压增加和心脏压塞症状（机械通气设置：R 呼吸频率 10 次/分；V_T 潮气量 0.7L；Vi 流速率 60L/min；PEEP 5cm）

分侧肺通气

| R4，V$_T$0.3
Vi80，PEEP 0 | R 16，V$_T$0.4
Vi 50，PEEP 12.5 |

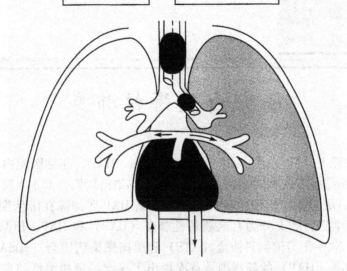

图 11 - 4　分侧肺通气（双腔气管插管，双机通气）

机械通气设置如下：健侧肺：R 呼吸频率 4 次/分，V$_T$ 潮气量 0.3L，Vi 流速率 80L/
min；PEEP 5cm；病侧肺：R 呼吸频率 16 次/分，V$_T$ 潮气量 0.4L，Vi 流速率 50L/min，
PEEP 12.5cm

（楚荷莹）

第十二章

医院内获得性肺炎

医院内获得性肺炎（hospital - acquired pneumonia，HAP）亦称医院内肺炎（nosocomial pneumonia，NP）是指患者入院时不存在、也不处于感染潜伏期，而于入院 48 小时后在医院（包括老年护理院、康复院）内发生的肺炎。故诊断 HAP 要排除在潜伏期的其他肺部感染性疾病。传统上医学界将肺炎分为社区获得性肺炎（CAP）和 HAP，但某些患者并不能纳入其中任何一种。2005 年美国胸科协会（ATS）和美国感染病协会（IDSA）共同制定的关于医院内获得性肺炎（HAP）的新指南，首次提出了医疗护理相关性肺炎（healthcare - associated pneumonia，HCAP）的概念。HCAP 指的是具有下列特点的肺炎患者：本次感染前 90 天内因为急性疾病而住院治疗，并且住院时间超过 2 天；住在养老院和康复机构中；本次感染前 30 天内接受过静脉抗菌药物、化疗或伤口护理；在医院或透析门诊定期接受血液透析。由于从未进行气管插管的 HAP 患者取得细菌学资料既困难又不准确，现有资料大多来自对呼吸机相关性肺炎（VAP）的研究，当然，VAP 的诊断和治疗原则同样适用于 HAP 和 HCAP。

第一节 HAP 的流行病学和发病机制

一、流行病学

HAP 发生率报道不一。据美国疾病控制中心（CDC）调查，HAP 约占出院患者的 0.6%。在全部院内感染的病例中，HAP 约占 18%，占第二位。发生 HAP 后平均每例患者住院时间延长 7 ~ 9 天，医疗费用增加 5 万美元。HAP 的发生率大约是每 1 000 次住院发生 5 ~ 10 例，气管插管后 HAP 的发生率增加 6 ~ 20 倍。HAP 约占 ICU 感染总数的 25%，占 ICU 抗菌药物使用量的 50%。ICU 中，近 90% 的 HAP 发生在机械通气过程中。住院早期发生 VAP 的危险性最高，VAP 的发生率为 11% ~ 54%。据估计，在机械通气的前 5 天内，VAP 以每天增加 3% 的速度递增，5 ~ 10 天 VAP 的发生率就降低到每天 2%，10 天后危险性就降低到每天 1%。这说明气管插管本身增加 HAP 感染的危险，随着无创机械通气应用的增多，HAP 的发生也会下降。

气管插管和机械通气代表了 HAP 的最为危险的因素。所以，现在 CDC 等以每 1 000 个机械通气天数内，HAP 的病例数目作为发生率。VAP 发生率（每 1 000 个机械通气日中的病例数），普通内科 ICU 或外科 ICU 中发生率自 3.8% ~ 20.0%。HAP 患者的病死率为

20%～30%；但当 ARDS 患者同时存在 HAP 时，其病死率可升至 90%。所有死于 HAP 病例中直接缘于感染的病例只占 1/3～1/2，但由它引起的一系列并发症所致的病死率却可高达 70%。故 HAP 为医院内感染性疾病中的最主要的死亡原因。

发生 HAP 的时间是一个重要的流行病学参数。早期 HAP 指的是住院前 4 天内发生的肺炎，通常由敏感菌引起，预后好；晚期 HAP 是指住院 5 天或 5 天以后发生的肺炎，致病菌常是多药耐药（MDR）的细菌，病死率高。HAP 的病死率为 30%～70%，但是大多数 HAP 患者死于基础病而不是死于 HAP 本身。VAP 的病死率为 33%～50%，病死率增加与菌血症、耐药菌（如铜绿假单胞菌和不动杆菌属）感染、内科疾病以及不恰当抗菌药物治疗等因素相关。

二、发病机制

呼吸系统感染的发生有赖于相当数量的、具有致病力的病原菌进入下呼吸道并破坏宿主防御机制（图 12-1）。

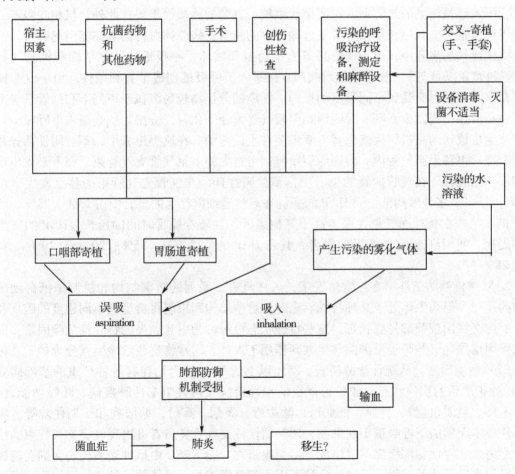

图 12-1 医院内获得性肺炎的发病机制

1. 细菌进入呼吸道的途径 细菌进入呼吸道的途径包括微量吸入含有移生致病菌的口

咽分泌物，误吸胃内容物，吸入已被污染的气雾剂，远处血行播散，临近感染灶的直接侵入，从气管插管直接进入等。其中以微量吸入含有移生致病菌的口咽分泌物是最重要的。微量吸入并非在病理状态时才出现，正常人睡眠时其发生率就可达 45%。但是此时虽然口咽部也有细菌移生的存在，但多不是肠道革兰阴性杆菌（EGNB）；EGNB 的发生率要低于 10% 且持续时间很短。当出现各种严重疾病时，EGNB 就会取代原有的正常菌群。据现有资料，大部分入院患者在入院 3 天后就可在口咽部检出 EGNB。故在患有严重系统性疾病的患者中，EGNB 的发生率可达 35%，危重患者则高达 75%。另外，当患者使用抗菌药物、H_2 受体抑制剂或胃酸抑制剂后，EGNB 移生的发生率会进一步升高。胃细菌移生被认为是口咽细菌移生的来源，与单独应用抗酸药或抗酸药和 H_2 受体抑制剂联合使用相比，使用胃黏膜保护剂（如硫糖铝，不提高胃的 pH 值）可明显降低 HAP 的发生率。当胃的 pH 值大于 4.0 时，胃部细菌移生与胃的 pH 值呈正相关性，也与 HAP 的发生率呈正相关性；所以保持胃内低 pH 值是降低 HAP 发生率的关键之一。

大量误吸胃内容物引起 HAP 的情况很少见，只有当吞咽反射出现障碍（如昏迷）时才出现。吸入已被污染的气雾剂对军团菌、结核、真菌的传播很重要；此外，机械呼吸机的雾化器污染也常见。术后长期输液及安置输尿管的患者，病原体血行播散亦能引起肺炎。

机械通气的患者中，由于气管插管直接跨越和破坏了呼吸道的防御结构和机制（如咳嗽和黏液清除功能等），故为各种致病菌直接进入下呼吸道创造了有利条件。由于气管插管的存在，吞咽反射会受到不同程度的影响。污染的分泌物较易沉积于声门下和插管气囊上方而不易被清除；当发生吞咽和呼吸活动引起气管管径变化时，分泌物就会漏入下呼吸道。胃细菌移生也被认为是机械通气患者气管细菌移生的来源。在这类患者中，革兰阴性菌先移生至口咽部，再移生至气管内。但铜绿假单胞菌可首先移生至气管支气管束，而不必先出现在口咽部。据统计，在气管插管的患者中，革兰阴性杆菌在气管支气管束的移生发生率可达 100%，且多是多种致病菌；而 HAP 的病例在有气道细菌移生的患者中占 13% ~23%。所以 HAP 的发生率在机械通气患者中要高于其他患者，且随着插管时间的延长，HAP 的发生率也在提高。使用机械通气 10 天的患者，其患 HAP 的危险率达 6.5%；20 天为 19%；30 天则达 28%。

2. 防御机制的破坏　在正常情况下，人体具有一系列的防御结构和机制来抵御细菌微生物的侵犯。但当人体处于某种特殊状态时，这些结构和机制将会受到不同程度的破坏和影响；而这必将出现肺部易感状态。这些特殊状态可被称为引起肺炎的特异性危险因素，而这些危险因素往往又与呼吸道细菌移生共同作用于人体。通常将这些危险因素分为如下几种：

（1）宿主因素：从统计学分析看，85% 以上的 HAP 患者均伴有各种严重的基础病变和（或）处于严重的疾病状态。如各种严重的慢性疾病（慢性阻塞性肺疾病、呼吸功能衰竭、营养不良、氮质血症），昏迷，低血压，酸中毒，吸烟，高龄，糖尿病和长期住院等。吸烟可以使原本无菌的下呼吸道出现细菌，50% 的慢性支气管炎患者可出现气管支气管束的菌群移生；另外，慢性肺部疾患可以造成气道黏膜清除功能下降。中枢神经系统病变则会造成因吞咽反射失调所致的误吸。系统性疾病可以引起呼吸道细胞受体数量的增加和细胞表面纤维粘连素的丧失，这样就可以促进细菌与组织的粘连。如果呼吸道受损，基底膜和结缔组织就会暴露，因而更易与细菌粘连。细菌的粘连可以使气管支气管的细菌移生，尤其见于机械通气的患者。如果宿主的防御机制完好，单纯的细菌粘连并不会引起细菌移生和感染情况的加重。然而，许多促进粘连的因素同时还可以破坏气管黏膜的清除功能，并干扰肺的细胞及体液免疫功能。如营养不良、糖尿病、氮质血症等因素均参可与呼吸道细菌移生；它们还可以引起气管上皮细胞与细菌粘连的增强，破坏细胞调节的免疫功能，降低中性粒细胞、巨噬细胞的迁移能力，降低补体及呼吸道内 IgA 的水平。

（2）医源性因素：常常与医院内控制感染的措施不严格有关。如医护人员的手或手套可传播感染性疾病；当给患者进行机械通气或呼吸治疗时，未能严格落实消毒措施和程序可造成感染。尤其是前者，应引起医护人员的充分警惕。另一种因素则是由于某些治疗措施的副效应，而使得宿主的防御机制遭受破坏，从而使细菌更易进入、侵害人体组织。例如：镇静剂在抑制中枢神经系统功能的同时必然会增加吸入性肺炎的发生率；糖皮质激素和细胞毒性药物的应用将破坏系统的细胞和体液免疫功能；使用抗酸剂、H_2 受体阻断剂以及快速大量的鼻饲可以引起胃内 pH 值上升，胃过度膨胀，增加反流，从而造成胃中以及口咽部 EGNB 移生率的上升；气管插管不仅直接跨越了呼吸道的防御结构及机制，还会造成内皮细胞的损伤，使得细菌在气管壁上产生菌膜。所以在临床实践中，对这一系列问题，在某些措施使用之前就应有一个清醒的认识，要权衡利弊，力求将治疗的副作用降至最低程度。

三、危险因素

临床实践证明，许多危险因素与 HAP 相关（表 12-1）。通常，这些危险因素可分成以下几种类型：①患者自身因素：例如年龄、基础疾病（肺部疾病和营养状态等）、意识障碍；②医疗因素：如腹部、胸部手术，抗菌药物的应用，免疫抑制剂的使用和入住 ICU 等；③呼吸治疗器械的应用，尤其是气管插管进行机械通气；④输血。

表 12-1 医院内获得性肺炎的危险因素

医院内获得性肺炎的危险因素	
呼吸机相关性肺炎	非机械通气患者
独立因素	肺炎的危险因素
年龄 >60 岁	年龄 >60 岁
COPD/PEEP/肺部疾病	男性，吸烟史
昏迷/意识受损	饮酒
治疗干预	吸入氧浓度 >50%
颅内压监测	肾功能衰竭或透析
器官衰竭	COPD
大量胃内容物吸入	H_2 受体阻断剂或抗酸剂的应用
抗菌药物使用过多	昏迷
H_2 受体阻断剂或抗酸剂	头部创伤
胃内细菌寄植	湿化器的使用
季节：秋季，冬季	连续肠道内营养
呼吸机管道	大量使用抗菌药物
反复气管插管	鼻窦炎
机械通气 >2 天	急诊室手术

续　表

医院内获得性肺炎的危险因素	
气管切开	经鼻支气管插管
输血	鼻胃管
	使用多种医疗器械
	输血

1. 自身因素　年迈患者患 HAP 的可能性增加，这往往与年迈者的营养状态、患有慢性肺部疾病、神经肌肉疾病和免疫抑制等因素有关。意识障碍增加了吸入的危险因素。

2. 医疗因素　入住 ICU 是发生 HAP 的重要危险因素。ICU 的患者中，未接受机械通气治疗的患者 HAP 的发生率平均为 9.5%，而接受机械通气的患者则可达 24%。其他重要因素有颅内压监测、胸腹部手术、大量的胃内容物吸入、反复气管插管、气管切开、大量抗菌药物的应用、器官衰竭和 H_2 受体阻断剂的使用。危重症患者中常使用抗酸剂和 H_2 受体阻断剂预防应激性溃疡出血，因而可导致胃内细菌的过度生长。研究表明，如应用硫糖铝代替 H_2 受体阻断剂，则 HAP 的发生率较低。鼻胃管的使用也增加了 HAP 的危险性。鼻胃管可增加院内获得性鼻窦炎的发生率，也使口咽部细菌寄植增加，并使胃食管反流和细菌移生增多。

3. 呼吸治疗器械的应用　气管插管后进行机械通气为发生 HAP 的一个重要危险因素。由于这一缘故，临床上必须严格掌握气管插管的指征，并且严格做好设备的消毒、维护工作。呼吸治疗器械中的液体污染也是 HAP 的主要危险因素，这些包括机械通气气囊、湿化装置、支气管镜吸引导管和有关护理人员。通常，支气管镜检查所致的术后发热或肺炎少于 1%，然而如应用污染的支气管镜可导致 HAP。

4. 输血　研究表明，危重症患者输血后增加医院内感染（HAP、VAP）的可能性，输血造成"输血相关性免疫抑制"。其原因为输血增加白介素 6 和其他炎性介质前体；储存的红细胞中含有大量的炎性介质前体；献血者的白细胞可成为外来抗原并改变 T 细胞的功能。文献报道输血为 VAP 的重要相关因素。

5. HAP 患者死亡危险性　HAP 患者死亡的危险性通常与下列危险因素有关（表12-2）。

表 12-2　医院内获得性肺炎患者病死率的危险因素

需氧革兰阴性菌感染，尤其是铜绿假单胞菌感染

基础疾病的严重程度

年迈

不适当的抗菌药物治疗

休克

恶性肿瘤

双侧肺部浸润性阴影

大量抗菌药物的应用

长期住院

接受机械通气治疗

（刘澄英）

第二节 HAP 的常见病原体和病情分类

一、常见病原体

在非免疫缺陷的患者中，HAP、VAP 和 HCAP 通常由细菌感染引起，可能为多种细菌所致的混合感染，而由真菌和病毒引起的感染较为少见。常见的致病菌包括：需氧的革兰阴性杆菌，包括铜绿假单胞菌、大肠埃希菌、肺炎克雷白菌和不动杆菌。金黄色葡萄球菌（金葡菌）感染常在糖尿病、头部创伤和入住 ICU 的患者中发生。口咽部的定植菌（化脓链球菌、凝固酶阴性葡萄球菌、奈瑟菌属、棒状杆菌属）的过量生长可以造成免疫缺陷者和部分免疫正常患者的 HAP。导致 HAP 的 MDR 病原菌的种类受到多种因素的影响，比如入住所在的医院、基础病、是否接受过抗菌药物治疗、外科患者还是内科患者，另外，MDR 菌还随着时间而改变。因此要了解 MDR 菌，强调当地实时的、动态的病原学监测非常重要。无气管插管的住院患者可因误吸而引起厌氧菌 HAP，但是 VAP 中厌氧菌少见。

实际上，因为没有气管插管，HAP 和 HCAP 中的细菌病原学资料非常少，医院内获得性肺炎的病原学主要来自对 VAP 的研究。但目前认为没有进行机械通气的患者，与进行机械通气的患者，其病原学差别不大。主要的 MDR 菌包括耐甲氧西林的金黄色葡萄球菌（MRSA）、铜绿假单胞菌、不动杆菌属和肺炎克雷白菌。但某些致病菌，如 MRSA 和肺炎克雷白菌更多见于没有进行机械通气的患者；铜绿假单胞菌、嗜麦芽窄食单胞菌、不动杆菌在 VAP 的患者中更为多见。嗜肺军团菌所致的 HAP 并不少见，特别在免疫缺陷的患者中，比如器官移植的接受者、HIV 感染者、糖尿病、肺部疾病或终末期肾病等患者。如果嗜肺军团菌在医院供水系统中存在，或医院正在进行基础建设，发生嗜肺军团菌 HAP 的机会则增加。

在 HAP、VAP 和 HCAP 的病原体中，金葡菌占 20%，铜绿假单胞菌 16%，肠杆菌属 11%，克雷白杆菌 7%，白色念珠菌 5% 和不动杆菌属 4%。其中需氧的肠道革兰阴性菌约占肺炎病原体的 1/3。在机械通气的患者中，革兰阴性菌感染占 58% ~83%，革兰阳性球菌占 14% ~38%，而厌氧菌感染占 1% ~3%。多种病原体感染多见，占全部病例的 26% ~53%，平均 40%。巨细胞病毒、流行性感冒病毒和呼吸道合胞体病毒的致病作用，目前尚不清楚。从每个医院分离出来的致病病原体，可存在某些差异，与许多因素相关，患者的人类学特征、抗菌药物应用的类型、环境因素对病原体的影响，例如军团菌和烟曲菌，以及机体自身的防御功能。

院内获得性肺炎的常见病原体见表 12 –3。

表 12 –3 院内获得性肺炎的常见病原体

病原体	发生率	病原体的来源
早期细菌性感染		
肺炎链球菌	5% ~20%	内源性，其他患者
流感嗜血杆菌	<5% ~15%	呼吸道微粒
晚期细菌性感染	≥20% ~60%	内源性，其他患者，环境，经肠道营养，医务工作者，设备

病原体	发生率	病原体的来源
需氧革兰阴性菌		
铜绿假单胞菌		
肠道杆菌		
不动杆菌		
肺炎克雷白杆菌		
大肠埃希菌		
革兰阳性菌	20% ~ 40%	内源性，医务工作者，环境
金黄色葡萄球菌		
早期和晚期肺炎		
厌氧菌感染	0 ~ 35%	内源性
军团菌	0 ~ 10%	饮用水，淋浴器，水龙头，冷却塔
分枝杆菌	<1%	内源性，其他患者，工作人员
病毒		
流感病毒 A 和 B	<1%	其他患者，工作人员
呼吸道合胞体病毒	<1%	其他患者，工作人员
真菌或原虫		
烟曲菌	<1%	空气，建筑物
白色念珠菌	<1%	内源性，工作人员，其他患者
肺孢子菌病	<1%	内源性，其他患者

入院早期（入院时间 < 5 天）的患者发生肺炎时，病原体可为社区获得性菌群，如肺炎链球菌、金葡菌和流感嗜血杆菌；但随入院时间的推移，革兰阴性菌就成为主要的病原体。这与微量吸入上呼吸道分泌物，使得移生在此的菌落进入下呼吸道有关。临床上可以通过患者的临床表现、基础疾病和住院时间来判断：①肺炎是轻~中度或重度；②特异性的宿主或治疗的危险因素以及特异性致病菌；③入院早期（入院时间 < 5 天）或晚期（≥5 天）出现的肺炎。据此将患者分为三组，得到相应的可能致病菌的资料：①患者无特异性危险因素，轻~中度肺炎，发病时间不论早晚，或早期发病的重度 HAP；②有特异性危险因素，轻~中度 HAP，肺炎发生时间不论早晚；③严重 HAP 伴危险因素，或无危险因素，晚期发病。

第一组患者所感染的病原菌被认为是"核心病原菌"。虽然在其他组的患者中也可有此类核心病原菌，但多会有其他细菌感染的可能。这些核心病原菌包括：肠杆菌科细菌（非假单胞类）——大肠埃希菌、克雷白菌、变形杆菌和沙门菌；流感嗜血杆菌和革兰阳性菌——对甲氧西林敏感的金葡菌（MSSA）。未纳入核心致病菌的是具有高度耐药性的革兰阴性杆菌——铜绿假单胞菌、不动杆菌属和耐甲氧西林的金葡菌（MRSA）。

二、病情严重程度分类

1. 轻度~中度 HAP 轻~中度 HAP 中，危险因素的存在是影响病原体种类的重要因素；另外，入院后的发病时间也会影响病原体的种类。入院后 5 天内起病的 HAP，其病原菌多为流感嗜血杆菌、肺炎链球菌和 MSSA；若≥5 天，EGNB 的比例将提高。在一项研究中，轻～中度 HAP 中的肺炎链球菌和流感嗜血杆菌占 31%，革兰阴性杆菌占 24%，金葡菌 10%。假单胞菌属（主要指铜绿假单胞菌）以及克雷白杆菌、大肠埃希菌、沙门菌是革兰阴性杆菌肺炎中最常见的致病菌。假单胞菌和沙门菌又是引起菌血症性 HAP 的常见菌，而克雷白菌和大肠埃希菌则多与非菌血症性 HAP 相关。由革兰阴性菌引起的菌血症性 HAP 多见于有基础病变的老人，其病死率为 58%～82%。大肠埃希菌可通过口咽移生的途径进入下呼吸道，但当患者有严重的原发病如使用过广谱抗菌药物、糖皮质激素，化疗时，则可通过菌血症途径从远处的泌尿、生殖、消化系统侵犯肺部。它所引起的 HAP 的病死率可达 80%，其预后与是否存在菌血症有关。

若有危险因素存在，病原体就可发生变化。如患者有明确的误吸发生，除核心病原菌（主要是革兰阴性杆菌）外，还有厌氧菌存在的可能；新近的胸腹手术、气道异物均可为厌氧菌感染的依据。此类患者的厌氧菌培养阳性率达 1/3。当有危险因素存在时，金葡菌感染的可能也增加。金葡菌多为 MSSA，在昏迷、胸外伤、流感、慢性肾炎和糖尿病等患者中多见。如患者入院时间过长，或已用过大量抗菌药物，那么 MRSA 出现的可能性就明显增多。同样，具有耐药特性的铜绿假单胞菌和不动杆菌的比例也会升高。

糖皮质激素、肿瘤、肾功能衰竭和血白细胞下降等影响机体免疫力的因素均会造成军团菌感染的 HAP 的出现，而与意识障碍、已用过抗菌药物和气管插管等无明显关系。军团菌感染的 HAP 可呈散发或流行方式出现，临床上则很难与其他 HAP 相鉴别。一旦发现军团菌感染的 HAP，流行的危险可能为医院水源的污染。

2. 重度 HAP 多见于住 ICU 的患者，特别是行气管插管及有其他危险因素患者（表 12-4）。这与特异性危险因素以及致病菌的毒力有关。当重度 HAP 发生于早期且无危险因素时，多为核心致病菌感染。这多见于急诊手术、急性起病的严重疾病（心肌梗死或脑血管意外）的患者。核心致病菌主要是流感嗜血杆菌和 MSSA。流感嗜血杆菌占 20%，未使用过抗菌药物、入院时间短的患者，流感嗜血杆菌的比例更高。随着时间的推移，EGNB 的比例会上升。

表 12-4　重度 HAP 指标

入住 ICU
呼吸功能衰竭——需机械通气或需 $FiO_2 > 35\%$ 以维持 $SaO_2 > 90\%$
影像学进展迅速，多叶肺炎或肺浸润性空洞
严重的低血压性脓毒血症和（或）晚期脏器功能衰竭
休克（收缩压 <90mmHg，或舒张压 <60mmHg）
需要升压药 >4 小时
尿量 <20ml/h 或 4 小时内尿量 <80ml（除非另有原因）
需要血液透析的急性肾功能衰竭

对入院时间≥5 天的重度 HAP 而言，病原体多为核心致病菌＋高度耐药的革兰阴性杆菌（铜绿假单胞菌和不动杆菌）及 MRSA。对存在危险因素的早期重度 HAP 患者也一样。容易引起金葡菌感染的因素有年龄 <25 岁、近期创伤、糖皮质激素治疗和昏迷。金葡菌感染时，患者在肺炎发生前使用过抗菌药物是 MRSA 存在的重要指标。易于感染铜绿假单胞菌的危险因素有使用过糖皮质激素、营养不良、肺实质破坏性疾病（如支气管扩张）、长期

住院和机械通气等。菌血症性铜绿假单胞菌感染的 HAP 在机体免疫功能严重低下者（如肿瘤、化疗引起的白细胞下降者）中较为常见；而无菌血症的则多见于有基础病变的老人。铜绿假单胞菌感染的 HAP 的病死率取决于原发病和免疫抑制的程度。在呼吸机相关性肺炎的感染中，多种细菌混合感染占 40%，已用过抗菌药物的患者更容易感染铜绿假单胞菌和不动杆菌。

医院内病毒性肺炎主要见于儿童。病毒主要是呼吸道合胞体病毒、流感病毒、副流感病毒。医院内病毒性肺炎与细菌性肺炎有着较多的差异：细菌性 HAP 反映的是医院内环境中的菌群情况，而病毒则与同期和社区感染一致；细菌性 HAP 多见于有危险因素者，而病毒感染则多无选择性。

（刘澄英）

第三节　HAP 的诊断

近来已认识到正确地诊断 HAP 是困难的。既往较重视临床症状和体征（如发热、咳嗽、咳脓性痰和肺实变体征等），放射学检查发现新的或进展性的肺部浸润影，实验室检查结果（如痰革兰染色涂片、痰培养、血培养、经气管吸引物培养和胸腔积液培养等）。现在发现上述这些标本的培养对获得相关细菌学病原体而言是敏感的，但相当不特异，尤其是对气管插管进行机械通气的患者尤为如此。

一、临床诊断

HAP 的临床诊断应包括两层含义：一方面可以明确患者是否患有肺炎，另一方面可以确定肺炎的病原学。如果患者有发热、白细胞增高、脓性痰以及痰或支气管分泌物培养阳性，但是影像学没有新发现的浸润影，只能诊断医院内获得性气管支气管炎，而不能诊断 HAP。气管支气管炎可以使 ICU 的住院时间和机械通气的时间延长，但是病死率并不增加。与 VAP 相比较，HAP 的诊断更困难，因为没有气管插管，怀疑 HAP 的患者较少进行支气管镜检查。研究发现，临床标准对诊断 HAP 的准确性影响很大：如果影像学肺部浸润影加 1 项临床表现（即发热、白细胞增高、脓性痰），其敏感性高，但特异性差（特别对于 VAP）；而影像学加 2 项临床表现则是目前最准确的临床诊断标准。

当上述临床表现一项都不存在时，发生 HAP 的可能性很小。但是如并发 ARDS、难以解释的血流动力学不稳定，机械通气过程中血氧下降，要警惕 HAP 的可能性。气管插管的患者往往能培养出多种致病菌，但是如果对单纯的细菌定植就给抗菌药物治疗是危险的。目前临床上不推荐对无感染迹象的患者进行气道分泌物的常规细菌培养，其结果只能产生误导。

临床诊断有其局限性，可以导致临床上抗菌药物的过量使用，这与临床诊断过于敏感有关。许多临床表现类似 HAP 的非感染性疾病患者，也可能接受抗菌药物治疗，例如充血性心力衰竭、肺不张、肺栓塞、药物性肺损害、肺出血或 ARDS 患者。为了提高临床诊断的特异性，Pugin 等提出临床肺炎评分（CPIS），这是一项结合症状、影像学、生理学和细菌学的综合性评分系统，CPIS 超过 6 分诊断 HAP（表 12−5）。CPIS 可用于动态监测上，如果低度怀疑 VAP，经过抗菌药物治疗 3 天后 CPIS 仍很低，可以比较安全地停用抗菌药物。

表 12-5 临床肺炎评分 (clinical pneumonia infection score, CPIS)

项目	CPIS 评分		
	0	1	2
气道分泌物	无	非脓性分泌物	脓性分泌物
胸片	无浸润		有浸润（除外 CHF 和 ARDS）
体温（℃）	≥36.5 和 ≤38.4	≥38.5 和 ≤38.9	≥39 和 ≤36
白细胞（×10^9/L）	≥4 和 ≤10	<4 和 >11	<4 或 >11，+ 杆状核 ≥50%
PaO$_2$/FiO$_2$	>240 或 ARDS		≤240，无 ARDS
气道吸出物细菌培养	≤1+ 或没有生长	>1+	>1+，且与革兰染色结果一致

注：CPIS 总分 =6 项评分的总和；ARDS：急性呼吸窘迫综合征；CHF：充血性心力衰竭。

二、病原学的诊断

HAP 病原学的诊断往往需要获得下呼吸道分泌物，从血培养或胸液培养中得到病原学的机会非常低。即使血培养阳性，致病菌也往往来自肺外的感染，而不是来自 HAP。对于ICU 患者出现发热，怀疑有感染存在，但是经保护性毛刷获得的下呼吸道分泌物培养阴性（近期未更换过抗菌药物），这通常提示不存在 VAP，临床上需要寻找其他的感染来源。同样，VAP 患者如果某种耐药菌培养阴性，往往表明该菌不是真的致病菌。

很多实验室对于 HAP 的病原学诊断是通过痰或气道分泌物的半定量培养获得的。痰涂片革兰染色直接镜检，通过仔细检查多形核白细胞及细菌形态，并与细菌培养结果比较，可以提高 HAP 诊断的准确性。

下呼吸道分泌物的定量培养的目的是为了鉴别定植和感染，因此可减少抗菌药物的过量使用，特别是那些低度怀疑 HAP 的患者。支气管镜肺泡灌洗（BAL）诊断阈值为 10^{4}CFU/ml，诊断 VAP 的敏感性为 73% ±18%，特异性为 82% ±19%。支气管镜保护性毛刷（PSB）的诊断阈值为 10^{3}CFU/ml，与 BAL 比较，PSB 的重复性不好，敏感性和特异性分别为66% ±19% 和 90% ±15%。因此，PSB 对于诊断 HAP 特异性高于敏感性，阳性结果可提高诊断的准确性。定量培养假阴性主要原因是最近使用过抗生素或抗菌药物发生改变，在这种情况下，适当降低定量培养的阈值可以减少假阴性。定量培养也适用于盲法气管插管内吸引、盲法 BAL 和盲法 PSB，这在支气管镜技术不普及的医院应用较多。三种方法的敏感性分别为 74% ~97%，63% ~100%，58% ~86%，特异性分别为 74% ~100%，66% ~96%，71% ~100%。至于选择哪种方法，受专业知识、临床经验、仪器设备和费用的影响。与经验性抗菌药物治疗相比，接受侵入性检查（经支气管镜 PSB、BAL）的患者住院 14 天病死率下降（16% 和 25%），同时第 28d 停用抗菌药物天数也增加（11 ±9 对 7 ±7 天）。

三、诊断途径

HAP 的诊断可采取下列步骤（表 12-6）。对疑有医院内获得性肺炎的患者，首先应仔细询问病史和进行体格检查，以确定肺炎的严重程度。患者应做动脉血血气分析决定是否需氧疗。如果患者在常规治疗之后仍不能纠正低氧血症或不能保护其气道，应考虑机械通气。所有患者应做影像学检查和血培养。胸部 X 线检查可发现肺炎的存在、肺部浸润影的范围和位置以及有无胸腔积液。其他常规实验室检查还有血常规、血电解质和肝肾功能等。

现在已有几项新技术可用于 HAP 的诊断，或为培养提供标本，其中有支气管肺泡灌洗液（BAL）定量培养和保护性毛刷（PSB）定量培养。这些新方法的敏感性和特异性可达 100%。然而由于缺乏"金标准"，这些检查方法的敏感性和特异性不能被明确地决定其意义。应用 PSB 也可有假阳性的结果，其原因与先前应用大量抗菌药物或下呼吸道的细菌寄殖有关；同样，还有相当数量的病例出现假阴性的结果。应用这些有创的方法来诊断 HAP 可导致某些临床并发症，如低氧血症、出血和心律失常。

1. 痰或气道吸出物的化验　应从流行病学和临床发现出发，做相应的有关病毒、真菌、分枝杆菌、军团菌和肺孢子菌等涂片和培养。但是必须认识到咳出痰检查对诊断 HAP 既不敏感也不特异，其主要临床价值是测定抗菌药物对病原体的敏感程度，帮助选用恰当的抗菌药物。气管插管的患者应从气管内吸引出分泌物。革兰染色可能能显示占优势的病原体。在鉴别 HAP 病原体时，培养既不敏感也不特异。从气管内吸引出的分泌物培养，最大的用处是排除特定潜在的病原体（如 MRSA）以供获得关于分离出病原体的抗菌药物敏感性结果。

但是对这些分泌物直接涂片行革兰染色检查的意义并不大。这是因为口咽部和气管内本身就可存在移生菌群，就是使用定量培养技术，也通常会出现不止一个的病原菌。另外，分泌物的收集方式以及患者当时的状态均可影响检查的结果。但这种方式对结核、真菌的诊断尚有较高的特异性。

将痰或气道吸出物先用氢氧化钾消化，再观察弹性纤维的比例，被认为是诊断 HAP 的非常可靠的指标；且可在胸片的肺部阴影出现前就提示感染的存在。由于弹性纤维是肺实质受损和坏死的指标，故它与坏死性细菌性肺炎密切相关，其敏感性达 52%，特异度达 100%；但对 ARDS 患者，其特异度只有 50%，这是由于非感染性的肺组织坏死也会产生弹性纤维。

对于免疫抑制的患者、患有严重院内感染的危重患者、经验使用抗菌药物治疗后不见好转的患者，则应该考虑应用创伤性方法，以对潜在的病原体明确诊断。

表 12-6　对疑有医院内获得性肺炎的患者进行常规检查

常规检查
　病史：近期内可能接触的呼吸系统感染源（如流行性感冒、结核）
　旅行
　职业接触史
　动物接触史
　免疫抑制状态（如皮质激素，HIV 的危险因素）
　查体
　辅助检查
　　胸部 X 线
　　测定动脉血氧分压或血氧饱和度（动脉血气或血氧饱和度仪）
　　从非机械通气的患者获得咳出的痰液，从已做气管插管或气管切开的患者中吸出痰液
　　痰液做革兰染色和细菌培养
　　根据临床情况决定是否做病毒培养，对呼吸道合胞体病毒做直接抗原测定
　　军团菌 DFA 和培养，分枝杆菌的涂片和培养、真菌培养和涂片、肺孢子菌染色等
　　评价和排除肺外感染源

常规检查

　　从2个不同的部位做血培养

　　尿液分析和培养

　　伤口检查

根据病史、查体和实验室检查

①如果患者有阳性的血培养和（或）脓毒血症的根据，应取中心静脉导管或动脉血管插管皮下部位和导管顶部做细菌培养；

②如果有不能解释的神志改变或神经外科手术后，在头部CT或MRI后，考虑做腰穿检查；

③如果患者有腹部体征（腹肌紧张、局部或弥漫性压痛等），做腹部CT或MRI；

④如果患者有右上腹疼痛或肝功能异常，做腹部超声检查。

其他胸、肺部检查

①如果有胸腔积液存在，做超声检查或CT，并考虑做诊断性穿刺；

②如果疑有血栓栓塞性疾病，做下肢血管多普勒超声探测、通气/灌注显像、肺动脉造影；

③对急性进展性肺炎、气管插管进行机械通气的重症肺炎、免疫抑制的患者、对经验抗菌药物治疗效果不佳者，则应考虑做支气管镜并进行保护性毛刷和支气管肺泡灌洗检查；

④检查和排除肺不张，48小时后重复胸部X线检查。

考虑发热的其他原因

　　抗菌药物治疗的途径、剂量和次数不适当

　　药物热

　　非感染性发热或肺部阴影

　　病原菌耐药

　　2. 支气管镜检查　对有气管插管的患者，通过支气管镜行气管内吸引（endotracheal aspiration，ETA）是较为方便的。由于支气管镜必须通过细菌移生率达90%的口咽或气管插管部位，所以吸出物很难避免被污染，且培养出的细菌也无法区分是致病菌还是移生菌。但另一方面的研究也表明，病原菌多会存在于ETA中。故ETA的非定量培养至少可排除一些细菌的存在，修订经验性抗菌药物治疗方案，并可提供一部分分离菌的抗菌谱资料。现在，定量培养技术正在兴起。所谓定量培养，就是将标本培养一段时间后，当生长的某种细菌数目大于预定的阈值时，就可诊断肺炎和该致病菌的存在。这种方法目前基本上都与支气管镜检查联合应用。为了避免污染的产生，有两项技术可供使用。

　　（1）肺泡灌洗（BAL）：非保护性BAL也存在被污染的可能。就大部分资料来说，BAL定量培养的菌群形成单位（CFU）>10^5CFU/ml，且有1%的腺泡上皮细胞存在，说明有严重污染的可能；而当结果接近10^5CFU/ml且腺样上皮细胞不足1%时，其诊断HAP敏感性达88%，特异度达100%。现在已有保护性BAL用于HAP诊断，其阈值是10^4CFU/ml，其敏感度和特异度分别有92%和97%。对BAL液离心的沉淀物行镜检对诊断也有帮助。这里观察的是内含微生物的细胞的数量，当>7%时，诊断的敏感度是86%，特异度为96%。

　　（2）保护性毛刷（protected specimen brush，PSB）：此种方法开始于1979年，需要有胸部X线指示定位，可以有效地取得未被污染的下呼吸道标本。在HAP患者中，PSB的定量培养结果与尸检的组织学、细菌学结果有着很高的一致性，其敏感性达75%。虽然操作前用抗菌药物会使PSB定量培养的诊断准确度下降，但总的说来，其敏感和特异度均可达90%。通过BAL和PSB两种方法的比较，二者在诊断上具有互补性。当PSB标本的结果处

于 $10^2 \sim 10^3 CFU/ml$ 时，对仍怀疑 HAP 者应考虑重复操作，$1/3 \sim 1/2$ 的患者会在重复时出现阳性结果。

如有胸腔积液存在，应进行诊断性胸腔穿刺，尤其是当患者有明显的中毒症状或大量胸腔积液时，更应做胸腔穿刺。胸腔积液应做细胞计数、细胞分类、蛋白、糖、乳酸脱氢酶、pH、革兰染色以及需氧和厌氧菌培养。必要时也应作真菌和分枝杆菌培养。

住院患者中出现发热和肺部浸润阴影，应该与其他疾病相鉴别：如肺不张、急性放射性肺炎、大量的胃内容物吸入、肺栓塞伴肺梗死、肺挫伤和急性呼吸窘迫综合征等。

（刘澄英）

第四节　HAP 的抗菌药物治疗

理想的治疗应根据细菌培养的结果来选择抗菌药物，而这在临床工作中往往很难办到，大部分情况都是首先依靠经验用药。所以确诊 HAP 后应该根据疾病严重程度、发病时间、是否有危险因素等给予相应的抗菌药物。一旦有了培养结果，应当及时调整。

HAP 的经验性抗菌药物治疗，不仅需要适当（对可能的致病菌有体外活性），而且要迅速。延误治疗导致 HAP 病死率增加。另外，如果治疗初期抗菌药物选择不适当，等细菌学结果回报后调整抗菌药物，患者的病死率并不下降。目前关于 HAP 的诊治指南也提出了相关治疗方案，但这些方案只是一般的指导方针，其理由为：①新的抗菌药物不断被批准用于治疗 HAP；②HAP 的病原体范围变化相当大（如军团菌）；③HAP 病原体的抗菌药物敏感性在不同医院内差异相当大（如 MRSA）；④诊断 HAP 的创伤性技术仍然不十分完善。

一、HAP 的经验性抗菌药物治疗

1. 原则　HAP 治疗初经验性使用抗菌药物，应依据疾病的严重程度、危险因素的存在可发现某种特殊的病原体，HAP 的发生时间等来选择。抗菌药物的选择取决于以下几个因素：①抗菌药物对引起 HAP 呼吸道病原体的敏感性；②询问患者对抗菌药物的过敏病史，由于 β - 内酰胺抗菌药物有交叉过敏的可能性，对有青霉素过敏的患者应用头孢菌素应十分谨慎；③抗菌治疗时应该选用药物间相互作用最小的药物；④对肝肾功能不全的患者，需选用特殊药物以避免调整剂量；⑤注意抗菌药物的潜在毒副作用，在某些特殊患者中应考虑到其相对禁忌证，如对患有神经肌肉疾患或有肾功能不全病史的患者应避免使用氨基糖苷类抗菌药物；⑥患者内在因素包括年龄、妊娠和哺乳等限制了某些抗菌药物的应用；⑦如果疗效和副作用相似，选用价格低廉的药物。

药物的抗菌作用机制与选用的抗菌药物与剂量相关。通常优先选用杀菌的抗菌药物而不选用抑菌的抗菌药物。β - 内酰胺类抗菌药物（青霉素类、头孢菌素类、碳青霉烯类、单环β - 内酰胺类）和万古霉素均为杀菌药物，并且与时间相关。氨基糖苷类和喹诺酮类抗菌药物也为杀菌药物，但属于浓度依赖性药物，也就是说，在高浓度的情况下，能迅速杀灭病原体。一般而言，杀菌性抗菌药物表现为较长的抗菌药物后效应（PAE），也就是在抗菌药物的浓度低于抑菌浓度后仍能抑制细菌繁殖。这些特殊的药理性能导致了某些药物特殊的临床用法和剂量，如氨基糖苷抗菌药物应用时，提倡每日一次单剂量。故临床上应用氨基糖苷类药物时，可采取一次冲击治疗的方式以取得较高的峰浓度、较长的 PAE 并减少药物的不良反应。

β-内酰胺类基本上不具有 PAE 作用（如青霉素类、头孢菌素类、氨曲南等），但亚胺培南（泰能）是个例外。抗菌药物在炎症区域的组织渗透性也是很重要的一个因素。如喹诺酮类药物在气管分泌物中的药物浓度≥血浆浓度，而氨基糖苷类就差些，所以一般不会单独使用氨基糖苷类药物，且炎症区域内的低 pH 环境也不利于其活性的发挥。虽然氟喹诺酮类肺组织浓度高，而且肾毒性小，但是临床研究表明，β-内酰胺类与氨基糖苷类的联合疗效高于 β-内酰胺类与氟喹诺酮类的联合。

2. 抗菌药物合适的剂量和合适的给药方式　临床上要获得最佳的治疗效果，不但要选择合适的抗菌药物，而且要有合适的剂量和合适的给药方式。为此，必须了解常用抗菌药物的药代学和药效学。大多数 β-内酰胺类药物肺组织浓度可以达到血浆浓度的一半，而氟喹诺酮类和利奈唑胺的肺组织浓度可以达到甚至超过血浆药物浓度。氨基糖苷类和氟喹诺酮类是浓度依赖的杀菌剂，万古霉素和 β-内酰胺抗菌药物也是杀菌剂，但属于时间依赖抗菌药物。氨基糖苷类和氟喹诺酮类对革兰阴性杆菌有明显的抗菌药物后效应（PAE），而 β-内酰胺类抗菌药物对革兰阴性杆菌就没有明显 PAE（卡巴培能除外）。时间依赖性抗菌药物要求一天多次给药，甚至持续静脉点滴；而浓度依赖性抗菌药物则要求一天一次给药。

气管内滴药和雾化吸入给药只限于氨基糖苷和多黏菌素 B 两类抗菌药物。虽然局部给药（妥布霉素）并不降低病死率，但是细菌清除率有所增加。局部给药的顾虑在于担心这种方法不用于治疗目的而用于预防，这样可能增加耐药菌感染的危险。雾化吸入抗菌药物的另一个副反应是可能引起支气管痉挛。

3. HAP 常见病原体的临床判断　HAP 的常见致病菌有铜绿假单胞菌、肺炎克雷白杆菌、肠杆菌属、大肠埃希菌、流感杆菌、黏质沙雷菌、不动杆菌和金葡菌。①铜绿假单胞菌：常见于气管插管或气管切开后应用机械通气的患者，以及长期或大量使用抗菌药物或抑菌药物、皮质激素、慢性肺疾病和营养不良者；②流感杆菌：常见于未用过抗菌药物治疗的患者；③金葡菌：可见于昏迷、糖尿病、头部外伤、肾功能衰竭、近期流感、已使用过多种抗菌药物者（多为 MRSA 感染）；④军团菌：应用大量皮质激素、细胞毒化疗药物，未应用过抗菌药物治疗的患者；⑤厌氧菌：大量误吸胃内容物，近期做过胸腹部手术的患者；⑥曲霉菌：已使用过多种抗菌药物，或慢性阻塞性肺疾病合并应用皮质激素者；⑦混合性细菌感染：慢性阻塞性肺疾病、食管反流伴误吸，反复应用抗菌药物。

4. 经验性抗菌药物治疗的选择　见表 12 -7，12 -8。

表12 -7　HAP 经验性抗菌药物治疗

	常见病原体	首选治疗药物及备用药物	静脉转换为口服药物
经验治疗	铜绿假单胞菌	美罗培南（meropenem）1g（iv）q8h×2 周或者	环丙沙星 750mg（po）q12h×
	肠杆菌科	亚胺培南（imipenem）500mg（iv）q6h×2 周	2 周
	克雷白杆菌		
	黏质沙雷菌	或者头孢匹肟（马斯平）2g（iv）q8h×2 周	q24h×2 周
		或者特治星（piperacillin/tazobactam）	
		或者联合用药（见以下铜绿假单胞菌治疗）	

	常见病原体	首选治疗药物及备用药物	静脉转换为口服药物
特异治疗	铜绿假单胞菌	上述任何经验治疗药物加以下任一种药物： ①环丙沙星400mg（iv）q8h×2周 ②左氧氟沙星750mg（iv）q24h×2周 ③氨曲南2g（iv）q8h×2周 ④阿米卡星（丁胺卡那）1g（iv）q24h×2周	环丙沙星750mg（po）q12h×2周 或者左氧氟沙星750mg（po）q24h×2周

注：iv：静脉注射；po：口服；q8h：8 小时 1 次；q6h：6 小时 1 次；q12h：12 小时 1 次；q24h：24 小时 1 次。

表 12 - 8　医院内获得性肺炎（NP、HAP、VAP）金葡菌的治疗

	首选治疗药物	备用药物	静脉转换为口服药物
MRSA	利奈唑胺（linezolid）600mg（iv）q12h×2周 或者万古霉素1g（iv）q8h×2周	quinupristin/dalfopristin 7.5mg/kg（iv）q8h×2周	利奈唑胺（linezolid）600mg（po）q12h×2周 或者二甲胺四环素（Minocyccline）100mg（po）q12h×2周
MSSA	萘夫西林（新青Ⅲ nafcillin）2g q8h（iv）q4h×2周 或者克林霉素600mg（iv）q8h×2周 或者 利奈唑胺（Linezolid）600mg（iv）q12h×2周	万古霉素1g（iv）q8h×2周	利奈唑胺（Linezolid）600mg（po）q12h×2周 或者克林霉素300mg（po）q8h×2周 或者头孢氨苄1g（po）q6h×2周

注：iv，静脉注射；po，口服；q12h，12 小时 1 次；q8h，8 小时 1 次；q6h，6 小时 1 次；q4h，4 小时 1 次。

5. 美国胸科协会和美国感染病协会最新关于 HAP 经验性抗菌药物治疗建议　2005 年 2 月，美国胸科协会（ATS）和美国感染病协会（IDSA）发表的关于 HAP 的新指南认为，初期经验性抗菌药物的选择一方面要根据当地细菌流行病学监测，另一方面取决于有无多药耐药（MDR）菌感染的危险。指南认为，MDR 菌感染的危险因素包括以下几方面：90 天内使用过抗生素治疗、近期内住院时间 5 天以上、当地社区或所在医疗机构内抗生素耐药发生率高、存在 HCAP 危险因素，如本次感染前 90 天内住院史、住院 >2 天，住养老院或康复医院，本次感染前 30 天接受静脉抗菌药物、化疗或伤口护理，定期到医院接受血液透析治疗；免疫缺陷或接受免疫抑制剂治疗。临床上无 MDR 感染危险的 HAP 患者可以选择窄谱抗菌药物治疗，反之则需要选择广谱抗菌药物，甚至多药联合使用。以前联合抗菌药物治疗的目的有两个：协同效应和减少耐药菌的产生；目前联合治疗的目的仅仅为了广覆盖。虽然氟喹喏酮类抗生素肺组织浓度高，而且肾毒性小，但是临床研究表明，β - 内酰胺类与氨基糖苷类抗生素的联合疗效高于 β - 内酰胺类与氟喹喏酮类抗生素的联合。经验性抗菌药物治疗见表 12 - 9，12 - 10。

表 12 - 9 无 MDR 菌感染危险的 HAP、VAP 经验性抗菌药物治疗

可能致病菌	推荐抗菌药物
· MSSA	头孢曲松
· 肺炎链球菌	或
· 流感嗜血杆菌	左氧氟沙星，莫西沙星，或环丙沙星
· 革兰阴性肠杆菌（不包括铜绿假单胞菌）	或
- 肠杆菌属	氨苄西林/舒巴坦
- 大肠埃希菌	或
- 克雷白菌属	厄他培南
- 变形杆菌属	
- 黏质沙雷菌属	

表 12 - 10 需要覆盖 MDR 菌感染的 HAP、VAP 经验性抗菌药物治疗

可能有致病菌	抗菌药物联合治疗
· 表 12 - 9 的致病菌，加上	有抗铜绿假单胞菌活性的头孢菌素（头孢他啶，头孢吡肟）
· MDR 菌	或
· 铜绿假单胞菌	有抗铜绿假单胞菌活性的碳青霉烯（伊米配能，卡巴培能）
· 肺炎克雷白菌（产 ESBL）	或
· 不动杆菌属	β - 内酰胺（或）β - 内酰胺酶抑制剂（哌拉西林或三唑巴坦）
	加上
耐甲氧西林的金黄色葡萄球菌	有抗铜绿假单胞菌活性的氟喹诺酮（环丙沙星，左氧氟沙星）
嗜肺军团菌	或
	氨基糖苷类（阿米卡星，庆大霉素，妥布霉素）
	加上
	利奈唑胺，或万古霉素

注：ESBL：超广谱 β - 内酰胺酶；MDR：多药耐药。

二、免疫抑制患者 HAP 的经验性抗菌药物治疗。

1. 免疫抑制患者 HAP 的病原体判断 见表 12 - 11，12 - 12。

表 12 - 11 CD_4^+ 淋巴细胞数与常见肺部感染的关系

CD_4^+ 淋巴细胞数	常见可能的肺部感染
≤500/μl	细菌性肺炎（肺炎链球菌肺炎、流感杆菌肺炎、铜绿假单胞菌肺炎）
	结核
≤200/μl	肺孢子菌肺炎
	隐球菌病（肺部感染为系统性感染的一部分）
	弓形体病（肺部感染为系统性感染的一部分）
≤50/μl	巨细胞病毒肺炎
	非典型分枝杆菌肺炎

表 12 – 12 从胸部 X 线片阴影判断可能的病原体

浸润阴影的特征	分类	可能病原体
浸润阴影	细菌	常见细菌,军团菌（多发浸润影）
	真菌	支原体,结核
		隐球菌
结节状浸润阴影	细菌	奴卡菌
	真菌	曲霉菌,隐球菌,毛霉菌
空洞形成	细菌	金葡菌,克雷白杆菌,铜绿假单胞菌,奴卡菌,非典型
	真菌	分枝杆菌
		曲霉菌
弥漫性间质浸润	细菌	巨细胞病毒
阴影	真菌	肺孢子菌

2. 免疫抑制患者 HAP 的经验性抗菌药物治疗

（1）中性粒细胞减少症：①中性粒细胞数在 $500 \sim 1\,000/\mu l$，选用第三代头孢菌素或第四代头孢菌素；②中性粒细胞数少于 $500/\mu l$，选用伊曲康唑联合以下一种抗菌药物治疗方案：第三代头孢菌素 + 氨基糖苷类抗菌药物，第四代头孢菌素，碳青霉烯类。

（2）体液免疫抑制：大部分体液免疫抑制患者患肺炎后，病原体主要是细菌：流感杆菌和肺炎链球菌；10% 流感杆菌产 β – 内酰胺酶；50% 肺炎链球菌对青霉素不敏感（PRSP）。如果 IgG 水平低于 500mg/dl，免疫球蛋白联合以下一种抗菌药物：第三代头孢菌素或第四代头孢菌素或碳青霉烯类。

（3）细胞免疫抑制：细胞免疫抑制患者如果发生 HAP，病原体多种多样，经验治疗困难，需考虑常见细菌、肺孢子菌、军团菌等感染的可能性。

1）CD_4^+ 淋巴细胞在 $200 \sim 500/\mu l$ 之间（CD_4^+ 淋巴细胞正常值为 $850 \sim 1\,600/\mu l$），选用第三代头孢菌素或第四代头孢菌素。

2）CD_4^+ 淋巴细胞少于 $200/\mu l$，或者双肺浸润阴影和（或）$PaO_2 < 70mmHg$，应该选用以下方案之一：TMPco12 片/天 + 氟喹诺酮 + 伊曲康唑 + 第三代头孢菌素；TMPco12 片/天 + 氟喹诺酮 + 伊曲康唑 + 第四代头孢菌素；TMPco12 片/天 + 氟喹诺酮 + 伊曲康唑 + 碳青霉烯类。

三、吸入性肺炎的经验性抗菌药物治疗

1. 导致吸入性肺炎的疾病　常见有神经系统疾病，包括脑血管疾病（急性和慢性期），巴金森病，意识丧失（昏迷、酒精中毒、镇静剂或麻醉剂过量）；卧床不起；口腔疾病、胃和食管疾病，包括食管憩室病，食管运动异常（食管失弛缓、进行性系统性硬化），食管肿瘤，食管反流，胃切除术后（胃全部或大部切除），胃管进食。

2. 吸入性肺炎的经验性抗菌药物治疗　吸入性肺炎以老年人多，多有基础疾病，肺炎严重程度以中~重度居多。通常推荐应用抗菌药物：青霉素或 β – 内酰胺酶抑制剂或碳青霉烯类或第三、四代头孢菌素 + 克林霉素。

四、呼吸机相关性肺炎的经验性抗菌药物治疗

呼吸机应用已有 70 年历史，呼吸机在现代医学中占有十分重要的地位。但是，在呼吸机使用过程中会有许多并发症，呼吸机相关性肺炎（VAP）随应用机械通气治疗时间的延长而增加。VAP 的发生拖延通气时间，并增加病死率。VAP 的经验性抗菌药物治疗方案如下。

1. 轻、中症 VAP　治疗与医院内肺炎治疗相同，分为经验性治疗和抗病原微生物治疗。

（1）常见病原体：肠杆菌科细菌、流感嗜血杆菌、肺炎链球菌、甲氧西林敏感金葡菌（MSSA）等。

（2）抗菌药物：第一、二代头孢菌素（不包括具有抗铜绿假单胞菌活性者）、β-内酰胺类或β-内酰胺酶抑制剂；青霉素过敏者选用氟喹诺酮类或克林霉素联合大环内酯类。

2. 重症 VAP

（1）常见病原菌：铜绿假单胞菌、耐甲氧西林金葡菌（MRSA）、不动杆菌、肠杆菌属细菌、厌氧菌。

（2）抗菌药物：氟喹诺酮类或氨基糖苷类联合下列药物之一：①抗假单胞菌β-内酰胺类，如头孢吡肟、头孢他啶、头孢哌酮、哌拉西林、替卡西林等；②广谱β-内酰胺类或β-内酰胺酶抑制剂，如替卡西林或克拉维酸、头孢哌酮或舒巴坦钠、哌拉西林或他佐巴坦；③碳青霉烯类，如亚胺培南、美洛培南；④联合万古霉素（针对 MRSA）；⑤真菌感染可能性大时应选用抗真菌药物。

（刘澄英）

第五节　HAP 明确病原体后的抗菌药物治疗

1. 铜绿假单胞菌　临床上可以选用：①抗铜绿假单胞菌活性的青霉素（高剂量）：如替卡西林、哌拉西林；②第三代抗铜绿假单胞菌头孢菌素，如头孢哌酮、头孢他啶，或四代头孢菌素，如头孢匹罗、头孢吡肟（马斯平）；③单环β-内酰胺抗菌药物，如氨曲南（aztreonam）；④碳青霉烯类抗菌药物，如泰能（tienam）、美罗培南（meropenem）；⑤喹诺酮药物（环丙沙星、左氧氟沙星）。以上抗菌药物±氨基糖苷类抗菌药物。

2. 金黄色葡萄球菌

（1）甲氧西林敏感金黄色葡萄球菌（MSSA）：①如果对青霉素敏感，可应用青霉素；②对于产β-内酰胺酶的金葡菌，可以试用苯唑西林（新青Ⅱ号）、含β-内酰胺酶抑制剂的青霉素或第一代头孢菌素；③氟喹诺酮类也可以应用。

（2）甲氧西林耐药金黄色葡萄球菌（MRSA）：万古霉素；替考拉宁（teicoplanin）；利奈唑胺（linezolid）。

3. 肺炎克雷白杆菌　常用有第三代头孢菌素、碳青霉烯类抗菌药物和氟喹诺酮药物、氨曲南。

4. 肺炎链球菌　口服抗菌药物有氟喹诺酮类药物（呼吸氟喹诺酮类药物对肺炎链球菌活性良好）；静脉注射药物可以选用碳青霉烯类或糖肽类抗菌药物。

5. 流感杆菌　可以应用氟喹喏酮药物、第三代头孢菌素、β-内酰胺类或β-内酰胺酶

抑制剂（氨苄西林或舒巴坦钠、阿莫西林或克拉维酸）。

6. 厌氧菌　常用克林霉素、含 β - 内酰胺酶抑制剂的青霉素和碳青霉烯类抗菌药物。

7. 军团菌　临床上可以应用大环内酯类抗菌药物、氟喹诺酮药物和利福平等。

8. 真菌　患有严重的中性粒细胞减少，伴有发热，抗菌药物治疗无效，怀疑有侵袭性曲霉病感染时，可以应用：①两性霉素 B：初始剂量 1mg ~ 5mg 或按体重每次 0.02 ~ 0.1mg/kg，以后根据耐受情况每日增加 5mg，维持剂量 1.0mg/（kg·d），累积总量 1.5 ~ 3.0g；②伊曲康唑：200 ~ 400mg（分为 1 ~ 2 次剂量）；③伏立康唑：适用于免疫抑制患者的严重真菌感染、急性侵袭性曲霉病、由氟康唑耐药的念珠菌引起的侵袭性感染、镰刀霉菌引起的感染等，用法与用量：负荷剂量：静脉给予 6mg/kg，每 12 小时 1 次，连用 2 次。输注速度不得超过每小时 3mg/kg，在 1 ~ 2 小时输完，维持剂量：静脉给予 4mg/kg，每 12h1 次；④卡泊芬净：适用于发热性中性粒细胞减少患者疑似真菌感染的经验性治疗，并用于治疗侵袭性念珠菌病、念珠菌血症和其他疗法难控制或不能耐受的侵袭性曲霉菌病，用法与用量：首日给予一次 70mg 负荷剂量，随后 50mg/d 的剂量维持。

9. 肺孢子菌肺炎　TMPco 8 ~ 12 片/天，分 3 ~ 4 次口服。

10. 不动杆菌　首选抗菌药物为亚胺培南、美洛培南，或者氟喹诺酮类联合阿米卡星或头孢他啶、头孢哌酮或舒巴坦钠。

（刘澄英）

第六节　HAP 的治疗反应和预防

理论上应根据细菌培养的结果来调整用药；若无细菌培养，则应根据患者对最初经验治疗的反应来决定是否换药。由于临床反应与患者的某些自身因素（如年龄、并发症）以及细菌因素（如毒力、耐药性）有关，所以尚无 HAP 的自然病程的资料可供借鉴。

一、正常痊愈

临床或微生物学方面的痊愈，其临床评判指标有发热、脓痰、白细胞、胸片和衰竭器官功能的痊愈。假使治疗完全正确，这些指标也不会在治疗后 2 ~ 3 天出现改善，所以除非病情恶化或有细菌学结果的提示，否则此间不宜换药。连续的呼吸道分泌物培养可以提示：细菌消灭，新致病菌感染，再感染或持续存在情况。在一项研究中，在患者治疗 72 小时后，连续行 PSB 定量培养，以判断细菌对治疗的反应，并与临床预后相联系：当 PSB 无菌或 < 10^3 CFU/ml 时，临床改善率可达 30%；PSB > 10^3 CFU/ml（致病菌未消灭）时，临床失败率达 55.8%。

胸片的改变往往落后于临床表现 1 ~ 2 周（特别是老年人，有肺部其他病变者），所以其临床判断价值有限。除非出现影像学上的急速恶化。

Luna 等以 CPIS 为研究工具，研究 VAP 抗菌药物治疗的疗程，发现治疗后 3 ~ 5 天临床就有明显改善。因此，如果经验性抗菌药物有效，治疗 6 天就可达到很好的临床疗效，延长抗菌药物治疗时间只会导致耐药菌的定植，最终引起 VAP 的复发。研究表明，VAP 抗菌药物治疗，8 天疗程和 14 天疗程临床预后相同。

二、治疗无反应的原因

初始抗菌药物治疗无效可能有 3 种原因：①诊断错误：有很多其他原因临床上被误认为HAP，例如肺栓塞、肺不张、肺泡出血、ARDS、肺肿瘤；②宿主原因：如高龄、机械通气时间长、呼吸衰竭、潜在致死性疾病、双侧肺浸润、抗菌药物治疗史等；③细菌因素：初始治疗未覆盖某些耐药菌，如铜绿假单胞菌、不动杆菌属，或者其他少见病原体，如结核分枝杆菌、真菌、呼吸道病毒等。另外，在治疗过程中，可能出现导致发热的并发症，如鼻窦炎、静脉导管相关感染、伪膜性肠炎、泌尿系感染等。

首先要考虑 HAP 的诊断是否正确。因为肺实变、心力衰竭、肺栓塞、化学性肺炎、ARDS、肺出血等非感染因素，均可误诊为 HAP。当患者长期应用机械通气治疗、呼吸衰竭、年龄 >60 岁、一般情况差、有慢性肺疾病史、使用免疫抑制剂等状态时，病死率也会明显升高。细菌因素也是不可忽视的一个重要方面。如耐药菌持续或中途出现，存在某些特殊致病菌（如结核、真菌、病毒）以及未列入经验治疗菌范畴的少见菌。最后，还要注意患者有无并发症的存在；如憩室炎、静脉和尿道插管感染、伪膜性肠炎、药物热、多脏器功能衰竭等。

三、治疗无反应的处理

等候培养结果时应首先扩大抗菌谱的范围，重新鉴别诊断，反复细菌培养。一旦取得细菌学资料（血培养、痰培养），则对初始的抗菌药物进行调整。这既包括初始治疗未覆盖致病菌（主要是耐药菌），又包括初始治疗有效、需要降阶梯换用窄谱抗菌药物。

若仍无效果，则应考虑非感染因素或合并症问题，有时对静脉、尿道引流管的培养会产生意想不到的收获。还可以行 CT、超声检查。若上述检查仍为阴性，则该考虑是否换药。对疑难患者行开胸肺活检是一个很有争议的诊断手段，初步认为在使用前应首先排除肺外感染的可能，再行支气管镜检查，最后在权衡利弊的前提下方可考虑之。

对于初始治疗无效的患者，需要扩大鉴别诊断的范围，同时重复下呼吸道分泌物细菌培养。如果发现耐药菌或少见致病菌，就应该根据药敏结果调整抗菌药物。如果细菌培养阴性，就要考虑其他并发症或非感染性因素。必要时需要更换深静脉插管，并做导管末端、导管血培养，做尿培养。影像学检查可以帮助发现治疗失败的原因，比如侧位胸片、B 超可以发现胸腔积液（通过胸液检查可以排除脓胸），腹部 CT 可以帮助发现腹腔内的感染，鼻窦CT 可以发现鼻窦的气液平面，帮助鼻窦炎的诊断，另外还要特别警惕肺栓塞的可能。如果微生物学和影像学检查均未发现异常，可以考虑开胸肺活检。但是在肺活检前，可以先考虑纤维支气管镜检查；如果纤维支气管镜也无任何阳性发现，可以先经验性地更换抗菌药物治疗。

四、HAP 的预防

目前尚无特效的预防 HAP 的方法。目前临床应用的方法较多，有些已被证实是有效的，而有些则尚待进一步研究。

1. 控制医院内感染的常规措施　主要是发现感染源，隔断传染途径，预防移生菌引起的感染，改善宿主的免疫机能。金葡菌和流感病毒的疫苗对预防特殊人群中的呼吸道感染有一定的效果，从而间接地降低 HAP 的发生率。工作人员的双手容易引起致病菌（尤其是不动杆菌和铜绿假单胞菌）的传播，临床工作中医护人员洗手是非常重要而又易被忽略的控制感染途径的一环。对携带呼吸道耐药菌株的患者施行隔离，对控制 MRSA 流行有一定的预防作用，而对绝大多数的革兰阴性杆菌肺炎无效。

2. 胃肠营养　这是一种非创伤性的较胃肠外营养更为生理，更为经济的营养方式。由于营养不良是 HAP 的危险因素，故此项措施更显重要。胃肠营养可以刺激肠道黏膜，预防细菌的易位（肺炎发生的一种可能机制）；可以促进肝脏合成炎症调节因子以维持宿主免疫功能的平衡。但是，需要指出的是，胃肠营养也会产生一些引起感染的危险因素，最主要的是胃部细菌的移生和进入呼吸道。通过每天同时培养呼吸机使用者（未应用抗酸及 H_2 受体阻滞剂）的胃、气管和咽部的分泌物后发现：胃中的革兰阴性杆菌在胃肠营养后明显增多；36% 的患者可先在胃中找到革兰阴性杆菌，再在气管中发现。这种移生可能与自身吸入有关，而自身吸入又与营养管的管径和放置的部位有关。在放置营养管时，应尽可能选用口径小的管，且越深越好。在食物进入胃时，应注意不要使胃体积过于膨胀——这会使细菌易于进入呼吸道，所以持续灌注营养物当为首选。对卧床的患者更为重要。

3. 胃内 pH 值和细菌的过度生长　胃内 pH 值的上升与胃内革兰阴性杆菌浓度呈对数级生长关系，胃内细菌与咽、气管部位细菌移生之间也存在一定关系。也就是说，提高胃内 pH 值的药物可以升高 HAP 的发生率。如果使用硫糖铝（不影响胃 pH 值），可以降低 HAP 的发生率。

4. 抗菌药物的预防作用

（1）全身运用：此法已证明并不成功。此外，它还会引起耐药革兰阴性杆菌肺炎、皮肤感染和菌血症等。研究表明，在 ICU 病房中实行此方案后的 4 天内就有一半的患者发生肺炎。预防性使用抗菌药物并不能使得早期 HAP 的发生率和 HAP 的病死率得到改善。

（2）雾化吸入：将抗菌药物通过雾化的形式送入呼吸道只获得了少数成功降低 HAP 发生率的报道。由于多黏菌素 B 可以广泛杀伤革兰阴性杆菌（包括铜绿假单胞菌），且它只在上皮细胞表面吸收，故曾较多使用。虽然长期运用可以明显降低铜绿假单胞菌的移生和肺炎的发生率，但会引起耐药菌株的出现，而且并无改善 HAP 病死率的报道。庆大霉素也是如此。故并不被提倡雾化吸入抗菌药物。

（3）选择性灭菌措施：使用不吸收的抗菌药物作用于咽部可以降低 HAP 的发生率，但并不能改善病死率。选择性消化道灭菌是服用不吸收的抗菌药物杀死消化道中的可能的致病菌。但这也有引起耐药菌的可能。近来很多前瞻、随机、双盲对照研究都不能证明选择性胃肠道灭菌可以降低院内感染的发生率（包括肺炎）、缩短住院时间或减少病死率。此种方法只对某些特定患者如腹部手术者有效。

5. 对呼吸治疗器械的处理　细菌可以在呼吸治疗器械中生长。在呼吸机管道中，来自患者的凝集液应被引出，因为其中含有大量的细菌。虽然不少医院规定了每隔 2~3 天就应重新置换管道，但仍无数据表明置换管道较不换管道能降低 HAP 的发生率。使用加热湿化器可减少管道内细菌的污染，也可减少管道中细菌的移生，但对 HAP 的发生率同样无影响。使用特殊的气管插管可以吸出声门下和气囊上部位的分泌物。有报道说这可以降低气管插管中某些 HAP 的发生率。吸引可以以间断、也可以以连续的方式进行，而后者似乎可以延迟HAP 的发生，预防早期感染。但它对铜绿假单胞菌等可直接移生至呼吸道的致病菌无效。

总之，临床上应加强对机械呼吸机的管理以减少 HAP 的发生（表 12 – 13）。

表 12 – 13 在机械通气的患者中应用降低 HAP 发生率的措施

一般方法
积极治疗患者的基础疾病
如为了防止应激性溃疡的发生，应尽量避免使用抗酸剂 + 组胺 H_2 受体阻断剂
患者头部抬高 30°
只要临床许可，尽早拔除气管插管和胃管
控制应用抗菌药物
呼吸治疗设备
区别对待雾化器和湿化器
机械通气时应用湿化器者，每 48 小时需更换管道（管道和湿化器）
及时去除管路中的凝集水，防止凝集水倒流气管内
在患者之间不要交换使用各种设备和装置
仔细护理和应用在管路中的雾化器
感染控制
ICU 中监测感染
对院内获得性感染进行教育和提高认识
洗手和（或）预防隔离
应用有效的方法清洗和消毒各种设备和装置
考虑在消化道应用选择性的药物，如口服不吸收的抗菌药物，以预防院内获得性感染

（刘澄英）

第十三章

支气管－肺真菌病

第一节　肺念珠菌病

肺念珠菌病亦称念珠菌肺炎是由念珠菌引起的急性、亚急性或慢性肺部感染。通常也包括支气管念珠菌病，统称支气管肺念珠菌病。

一、病原体与流行病学

肺念珠菌病的病原体主要是白念珠菌、光滑念珠菌、克柔念珠菌、近平滑念珠菌等。临床分离的念珠菌属中以白念珠菌为多见，但近年非白念珠菌感染明显增加，可能与氟康唑的预防性应用及中心静脉置管有关。

二、发病机制与病理

念珠菌属是人体正常的定植菌群之一，其感染为机会性感染，最常见的危险因素有：念珠菌定植、中心静脉导管、外周静脉高营养、ICU 患者接受肾脏替代治疗、粒细胞缺乏、置入人造装置、使用广谱抗生素和接受免疫抑制剂治疗、胃肠道或心脏外科手术、住院时间延长、HIV 感染、糖尿病等。

肺念珠菌病主要通过吸入，也可通过血源性感染。吸入（原发）性感染多因定植于口腔和上呼吸道的念珠菌在机体防御机制削弱时吸入致病。在粒细胞缺乏、静脉导管留置、糖尿病、肾衰竭等易发生血源性肺念珠菌病。此外较少见的是先天性肺念珠菌病，系新生儿出生时经产道获得的感染。

念珠菌侵入下呼吸道后由酵母相转成菌丝相，毒力增强，引起以中性粒细胞浸润为主的急性炎症反应，可形成小脓肿，病灶周围有菌丝和吞噬细胞浸润，后期形成坏死、空洞、纤维化及肉芽肿病变。

三、临床表现

本病无特异性表现。可表现为不能解释的持续发热、呼吸道症状，而体征轻微；血源播散型常出现念珠菌败血症和休克，最终导致呼吸衰竭。通常，肺念珠菌病按感染部位和临床表现可分为支气管炎型、支气管－肺炎型及肺炎型。

支气管炎型病变主要累及支气管和周围组织，主要表现为局部的呼吸道症状，咳嗽，甚至剧咳，咳少量白色黏液痰或脓痰。体检可发现口腔、咽部及支气管黏膜散在点状白膜，听诊偶及干啰音。支气管－肺炎型和肺炎型大多见于免疫抑制或极度衰弱的患者，呈急性肺炎或败血症表现。血源播散型肺念珠菌病常出现念珠菌血症和休克表现。

四、影像学表现

影像学表现特异性差。支气管炎型在 X 线上大多无异常表现，或仅有两下肺纹理增多、增粗、模糊，偶见肺门淋巴结肿大。支气管－肺炎型见中下肺野弥漫性斑片状影。肺炎型则呈小片状或大片状阴影，常波及整个肺叶，或有小片状阴影的大片融合，甚至脓肿形成。病变可以在短期内变化，或出现游走，亦可伴胸膜改变。少数病例影像学上可表现为间质性病变，或粟粒状阴影，可有融合趋势。偶尔，无基础疾病的患者肺部出现孤立性结节（念珠菌球），酷似肿瘤。慢性病变呈纤维条索状阴影和代偿性肺气肿。与曲霉和隐球菌相比，肺念珠菌病表现为实变影较多见。

五、诊断

念珠菌肺炎和肺脓肿均甚少见。痰或支气管分泌物念珠菌阳性多为定植菌，不能据此诊断为肺念珠菌病。应从宿主因素、临床表现、微生物学三个方面综合考虑。疑似病例的诊断需具备以下各项：①宿主因素；②有感染性肺炎的表现。影像学检查有新出现的局灶性或弥漫性支气管肺炎（口咽部或支气管树下行感染），或细小结节状或弥漫性浸润影（血行播散）；③可排除细菌等其他病原体所致肺炎；④合格的痰或支气管分泌物标本两次显微镜检酵母假菌丝或菌丝阳性，以及真菌培养有念珠菌生长，且 2 次培养为同一菌种（血行播散者除外）；⑤血清 β－D 葡聚糖抗原检测（G 试验）连续 2 次阳性。

实验室诊断：①直接涂片镜检，一般在送验标本后 1 小时内即可为临床提供信息，镜检见假菌丝或菌丝与出芽酵母（芽孢）并存（念珠菌属的特征）；②正常无菌部位组织病理镜检有典型假菌丝及芽孢，培养结果呈阳性者可确诊为侵袭性念珠菌病；③G 试验可作为诊断侵袭性念珠菌病的辅助指标之一。

六、治疗

主要包括：①病原治疗：念珠菌菌种的不同是选择治疗药物的重要考虑因素之一。②经验治疗：对疑似肺念珠菌病患者可予以经验治疗。对于血流动力学稳定、非中性粒细胞减少的非危重感染，先前未使用唑类药物史者，氟康唑为首选治疗药物；血流动力学不稳定或中性粒细胞减少，且可能为光滑念珠菌或克柔念珠菌感染者应选用两性霉素 B 或棘白菌素类。③疗程≥4 周建议进行血药浓度监测。

用于治疗肺念珠菌病的药物主要有：

1. 两性霉素 B　两性霉素 B 去氧胆酸盐（AmB－D）以及 3 种含脂复合制剂（LFA－mB）。AmB－D 治疗剂量为每日 0.5～0.7mg/kg，治疗敏感性略差的光滑念珠菌或克柔念珠菌所致者，剂量宜增至每日 1mg/kg。LFA－mB 常用剂量为每日 3～5mg/kg。

2. 三唑类　氟康唑首日 800mg（12mg/kg），以后每日 400mg（6mg/kg）；伊曲康唑第 1、2 天每日 2 次，每次 200mg 静滴，第 3～14 天每日 1 次，每次 200mg，如口服每日 2 次，每次 200mg；伏立康唑对念珠菌属的抗菌活性高于氟康唑及伊曲康唑，剂量首日 2 次，每次

400mg（6mg/kg），以后每日2次，每次200mg（3mg/kg）。

3. 棘白菌素类　目前仅有静脉制剂，临床不良反应少见。卡泊芬净首日70mg，以后50mg/d；米卡芬净50mg/d；阿尼芬净首日200mg，以后100mg/d。

4. 氟胞嘧啶　常与 AmB 联合治疗，每日100～150mg/kg，分4次口服，静脉滴注分2～4次给药。

七、预防

肺念珠菌病的预防：①积极治疗基础病；②合理使用抗菌药物，严格控制剂量和疗程；③严格控制激素剂量和疗程；④尽可能减少或避免导致念珠菌感染的医源性因素，如及时拔除深静脉留置管；⑤免疫功能低下者应加强支持疗法等。

（楚荷莹）

第二节　肺曲霉病

曲霉病是美国第3位需要住院的系统性真菌感染。肺是最常见的靶器官。肺曲霉病临床表现复杂，具有多种分型。本节主要讨论3种常见类型：过敏性支气管肺曲霉病、曲霉球和侵袭性肺曲霉病。

一、病原体

曲霉是自然界无处不在的一类真菌，有600多种。引起人类感染的约40种，以烟曲霉、黄曲霉、黑曲霉、土曲霉等较常见。曲霉结构包括分生孢子头和足细胞，后者为转化的厚壁、膨化菌丝细胞。曲霉所产生的分生孢子随气流进入人体呼吸道后可以暂时黏附和寄居，如吸入量大或人体免疫功能损害则萌发菌丝发病。

二、发病机制与病理

（一）过敏性支气管肺曲霉病（ABPA）

此型是机体对曲霉抗原的过敏反应，是 I 型和 III 型变态反应的联合作用。大量孢子被机体吸入后，在气道内不断产生真菌毒素和曲霉抗原。曲霉毒素可抑制吞噬细胞的活性，阻碍其对曲霉的吞噬，使曲霉在气道内定植。曲霉抗原可激活 T 淋巴细胞，增强 IL-4、IL-5 的基因表达，引起血清总 IgE 和曲霉特异性抗体升高以及局部嗜酸性粒细胞、单核细胞的大量浸润，导致气道及其周围肺组织炎症反应，最终形成一系列病理改变。嗜酸性粒细胞在局部肺组织中长期浸润可产生多种致纤维化的细胞因子，如转化生长因子β、血小板生长因子等，最终形成肺间质纤维化。

病理改变包括渗出性细支气管炎、黏液嵌塞、支气管中心性肉芽肿、近端支气管的囊性支气管扩张、肺不张和嗜酸性粒细胞性肺炎。支气管黏膜常见嗜酸性粒细胞、淋巴细胞和浆细胞浸润，主要累及支气管和细支气管。引起黏液嵌塞的栓子由浓缩的退化嗜酸性粒细胞板层及曲霉菌丝所组成，可见到库施曼螺旋体和夏科-雷登晶体，并导致中心性支气管扩张，嵌塞的近端支气管扩张，而远端保持正常，有别于通常的细菌性感染所致者。偶见肺实质坏死性肉芽肿和闭塞性细支气管炎。尽管病理标本上存在明显的嗜酸性粒细胞浸润，但支气管肺泡灌洗液中很少见到，与慢性嗜酸性粒细胞性肺炎和过敏性肺血管炎（churg－strauss 综合征）明显不同。

（二）曲霉球

曲霉球最常发生于已经存在的肺空洞内，包括肺结核、支气管扩张、肺囊肿、恶性肿瘤等疾病形成的肺空洞，偶见于胸膜腔特别是外科瘢痕或胸膜粘连形成的腔隔内。曲霉入侵和植入空洞，属于腐物性寄生，仅伴轻微的组织侵犯。生长在空洞内的曲霉球由曲霉丝缠绕包裹而成，其引流和血供较差，好侵犯局部结构特别是血管，很少侵犯肺实质或经血管扩散。少数情况下曲霉球可变为具侵入性，甚至致命。

（三）侵袭性肺曲霉病（IPA）

吞噬细胞数量和功能在急性 IPA 的发病中具有重要意义。淋巴细胞介导的细胞免疫也具有重要的防御功能。实验研究证明，中性粒细胞可阻止曲霉菌丝的形成，而单核细胞则主要影响分生孢子。与临床上本病好发于粒细胞缺乏和细胞免疫损害患者是吻合的，而在丙种球蛋白缺乏或功能紊乱患者发生率并无增加，提示体液免疫不起主要作用。病理表现主要为急性坏死性出血性肺炎，炎性浸润、化脓，进而形成肉芽肿。菌丝在肺内增殖、侵入血管，导致坏死性血管炎，造成血栓或菌栓，引起咯血和血行播散，在脑、肝、肾、心脏等脏器产生曲霉感染。肺外曲霉脓肿、菌栓的血行播散也可引起肺内感染病灶。

三、临床表现

（一）ABPA

患者多为特异性体质，常对多种食物及药物过敏，临床表现为反复发作喘息，咳嗽，咳痰，咯血，发热，头痛，胸痛等，约 50% 的患者咳棕色痰栓，其中咯血绝大多数为痰血，但有 4% 的患者咯血量偏大。喘息发作时双肺可闻及哮鸣音，局部可闻及湿啰音，晚期多有发绀及杵状指。临床上复发与缓解常交替出现。由于有不同程度的支气管扩张和大量的黏液栓形成，ABPA 患者常会发生反复的细菌感染。急性期症状持续时间较长，往往需要激素治疗半年才能消退，少数病例演变为激素依赖性哮喘。

（二）曲霉球

最常见的症状是咯血，发生率为 50%～90%，咯血量从很少量到大量致死性咯血不等。其他常见症状有慢性咳嗽，偶有体重减轻。除非合并细菌性感染，患者一般无发热。毗邻胸膜的曲霉球可以引起胸膜腔感染，个别病例可导致支气管胸膜瘘。部分患者呈现隐匿性过程，持续多年无症状。

（三）IPA

典型病例为粒细胞缺乏或接受广谱抗生素、免疫抑制剂和激素过程中出现不能解释的发热，胸部症状以干咳、胸痛最常见。咯血虽不如前两种症状常见，但具有提示性诊断价值。当肺内病变广泛时则出现气急，甚至呼吸衰竭，约 30% 的患者可以有肺外器官受累，主要见于血流丰富的器官（心、肝、肾、脑、胃肠等）。

四、诊断

（一）影像学表现

1. **寄生型** 肺曲霉球表现为空洞/空腔内可移动团块，上缘弧形，并与周围形成空气半月征，邻近胸膜可以增厚，偶尔一些曲霉菌球可以钙化，曲霉菌球的位置随患者体位的改变而改变，呈现易变特征。常为单个，上叶多见，亦可见多发。

2. **过敏型** ABPA影像学大多出现于病程的某一阶段，并不总是与急性期症状相关联。特征性的征象有：①同一部位反复出现或游走性片状浸润性阴影，若孢子阻塞支气管可引起短暂性肺段或肺叶不张；②Y型条带状阴影（支气管黏液嵌塞），随时间而变化；③病变近端囊状圆形透光影（中央型支气管扩张）。过敏性外源性肺泡炎呈弥漫性毛玻璃状间质性病变，慢性期呈纤维化或伴蜂窝肺形成。

3. **侵袭型** ①急性IPA：CT典型表现早期（0～5天）为炎症阴影，周围呈现薄雾状渗出（晕影或称"晕轮征"，病灶周围出血所致）；随后（5～10天）炎症病灶出现气腔实变，可见支气管充气征；再后（10～20天）可见病灶呈现半月形透光区（空气半月征肺栓塞和凝固性坏死），进一步可变为完整的坏死空洞。多为单发，亦可多发。病灶大小不一，分布无特异性。慢性患者多为单发或多发的肺部炎症浸润或结节，常伴空洞形成。②侵袭性曲霉性气管支气管炎：影像学上常无明显改变。③慢性坏死性肺曲霉病（CNPA）：空洞性病变中见球形块影，类似曲霉球，但不同的是病灶周围肺组织有显著的炎症反应，随着时间推移，则见慢性组织破坏，肺萎缩和纤维化以及单发或多发空洞，酷似慢性纤维空洞性肺结核。

（二）病原学和组织学检查

1. **涂片镜检和培养** 选取新鲜胸液、支气管肺泡灌洗液或合格痰标本制成浮载片，显微镜下观察菌丝形态（典型形态为45°分枝的有隔菌丝），同时接种沙堡琼脂培养基，分离和进一步鉴定菌种。

2. **免疫学监测法** 推荐夹心ELISA法检测血清半乳甘露聚糖（GM），对中性粒细胞缺乏宿主的侵袭性曲霉感染，敏感性和特异性均较高，有重要的辅助诊断价值，采用0.5为临界值，特别是浓度>1.0～1.5mg/ml或随访呈现进行性升高者。对高危患者尤其是恶性血液病患者有早期诊断价值，通过连续监测患者的GM水平，还有助于了解疾病的进展程度，以及对治疗的反应和预后。

3. **分子生物学方法** 分子诊断具有特异性和敏感性高、快速等优点，PCR监测方法有很多，如巢式PCR、实时PCR等，可用于血、支气管肺泡灌洗液、脑脊液和活检组织的检测，血液是首选标本。血液循环中真菌DNA是不连续释放的，大多数研究者建议每周至少检测2次，以连续2次结果阳性为诊断标准。有报道敏感性和特异性均在90%以上。但PCR法还有很多不足，如检测的标准化及实验室之间的差异等。

4. **组织学检查** 经支气管或经皮肺活检标本送检，最有诊断价值的是见到典型曲霉菌丝，通常HE染色即可，但在坏死组织中菌丝着色较淡，采用吉姆萨染色更为理想。

（三）诊断判定

1. **寄生型** 肺曲霉球依据影像特征可作出临床诊断。有时需要与其他真菌球、空腔化错构瘤、肺癌、肺脓肿和棘球蚴囊肿相鉴别,病原学和病理组织学检查亦是需要的。

2. 过敏型 ABPA 公认的诊断标准包括:①反复哮喘样发作;②外周血嗜酸性粒细胞增高 $\geq 1 \times 10^9/L$;③X 线一过性或游走性肺部浸润;④血清总 IgE 浓度 $\geq 1\,000mg/ml$;⑤曲霉抗原皮试出现即刻阳性反应(风团及红晕);⑥血清沉淀素抗体阳性;⑦特异性抗曲霉 IgE 和 IgG 滴度升高;⑧中央性囊状支气管扩张。因为中央性支气管扩张(central bronchiectasis, CB)仅出现于病程后期,故应用该标准有 ABPA – S 和 ABPA – CB 之分,前者指符合除 CB 外的所有标准,后者指包括 CB 在内的所有标准。有人将 ABPA 分为五期:Ⅰ期,急性发作期;Ⅱ期,缓解期,即肺部浸润影消失,症状缓解,血清 IgE 在 6 周内下降35%;Ⅲ期,急性加重期,即症状再次加重,伴有血清 IgE 升高两倍以上;Ⅳ期,激素依赖期,患者需要持续应用糖皮质激素缓解症状;Ⅴ期,纤维化期即胸部 CT 可见到纤维化,甚至蜂窝肺的改变,这时常需要持续应用糖皮质激素缓解症状。肺纤维化是 ABPA 晚期并发症,可导致肺动脉高压及肺心病的发生。鉴别曲霉性过敏性肺泡炎和曲霉性哮喘,前者需参考职业暴露史,且 CT 显示肺泡炎表现;后者曲霉特异性 IgE 和曲霉皮试阳性,而无肺实质浸润。

3. 侵袭型 根据侵袭性肺真菌病分级诊断标准,分为确诊、临床诊断、拟诊 3 级,确诊只需要具备组织学或无菌体液检测确定的微生物学证据,不涉及宿主因素。临床诊断有宿主因素、临床标准及微生物学标准 3 部分组成,拟诊指符合宿主因素和临床标准而缺少微生物学证据者。

五、治疗

(一)寄生型

肺曲霉球咯血频繁或量大时推荐手术切除。若基础疾病不适宜手术或肺功能损害不能胜任手术者可采用支气管动脉栓塞止血。抗曲霉药物全身应用不能肯定,口服伊曲康唑可能有效,局部应用两性霉素效果不肯定。

(二)过敏型

首选糖皮质激素治疗。急性期推荐剂量:泼尼松 $0.5mg/$(kg·d),2 周后改为隔日给药,疗程 3 个月。减量应根据症状、X 线改变和总 IgE 水平酌定,要求总 IgE 降低 35% 以上。其后 1 年内必须密切随访,若出现血清总 IgE 升高或胸片出现浸润,即使没有症状,均按急性期处理方案予以再治疗。症状严重者最初 2 周泼尼松剂量可提高至 40~60mg/d,疗程亦可视病情适当延长。慢性激素依赖性哮喘期和肺纤维化期患者需要长期应用激素,提倡隔日服药以减少药物不良反应。对于在缓解期持续应用糖皮质激素存在争议,因为仅有一小部分患者发展到慢性激素依赖期,尽管有些患者持续应用低剂量糖皮质激素,也可能经历急性加重过程。对于儿童来说,经常合并囊性纤维化,激素剂量要大一些,疗程加长,一般来说起始 $2mg/$(kg·d),应用 1 周,然后减至 $1mg/$(kg·d),1 周后减为隔天应用,减至 $0.5mg/$(kg·d)维持 3 个月,然后在 3 个月内逐渐停用,并密切随访影像学血清 IgE 水平,若 IgE 水平上升 2 倍或以上时,要增加激素剂量。过去对抗真菌药物治疗意见存在分歧,近年来两个随机对照临床试验支持应用伊曲康唑。伊曲康唑(200mg,每天 2 次)可以降低血清 IgE 水平,改善肺功能和运动耐力,降低痰中嗜酸性粒细胞数量,减少急性加重期糖皮质激素剂量。

（三）侵袭型

造血干细胞移植受者及急性髓性白血病或骨髓增生异常综合征患者预防治疗推荐泊沙康唑，其他可选择的药物包括伊曲康唑、米卡芬净、两性霉素 B 脂质体吸入剂等。经验性抗真菌治疗推荐两性霉素 B 及其脂质体、伊曲康唑、伏立康唑或卡泊芬净。很多年来，两性霉素 B 是治疗 IPA 的一线药物，但其可引起严重的不良反应包括肾毒性、电解质紊乱、过敏反应等。新的脂质体两性霉素 B 制剂引入可减少不良反应。伏立康唑是新的广谱三唑类药物，被批准用于 IPA 的初始治疗，有静脉和口服两种剂型，推荐剂量为每日 2 次静脉滴注，第一天每次 6mg/kg，以后每次 4mg/kg。7 天后可考虑改为口服 200mg，每日 2 次。伏立康唑较两性霉素 B 有较好的耐受性，最常见的不良反应是视力模糊、畏光、视觉颜色改变，肝功能异常和皮肤反应较少见。如初始治疗无效，需在明确诊断的情况下进行补救治疗，可选择卡泊芬净（第一天 70mg，之后 50mg/d）或米卡芬净（100～150mg/d）、脂质体两性霉素 B、泊沙康唑、伊曲康唑。然而，在伏立康唑初始治疗失败的 IPA 患者中不推荐使用伊曲康唑作为补救治疗。IPA 的最短疗程为 6～12 周，应该根据治疗反应决定。停止抗真菌治疗的前提是影像学吸收、曲霉清除以及免疫功能恢复。值得指出的是，血清 GM 试验结果降至正常并不足以作为停止抗真菌治疗的唯一标准。对于免疫缺陷患者，应在免疫缺陷时期持续治疗直至病灶消散。对于已治疗成功的 IPA 患者，若预期将发生免疫抑制，重新应用抗真菌治疗能预防感染复发。

（楚荷莹）

第三节　肺隐球菌病

肺隐球菌病是由隐球菌所致的亚急性或慢性肺部真菌感染性疾病。临床表现为肺炎或无症状肺部结节影，严重者可出现急性呼吸窘迫综合征（ARDS）。肺隐球菌病可发生于免疫正常人群，但常见于免疫抑制尤其是 AIDS 患者。

一、病原学与流行病学

隐球菌属至少有 38 个种，引起人类感染的主要为新生隐球菌和格特隐球菌。新生隐球菌广泛存在于世界各地的环境土壤中，干燥的鸽粪中尤其常见。鸟禽类，尤其鸽子是人类隐球菌病的重要传染源。而格特隐球菌的分布则多限于澳洲、非洲、东南亚和北美洲。隐球菌病多为散发性，偶呈暴发性流行。免疫功能低下者为隐球菌感染易感人群，HIV/AIDS、血液系统肿瘤、糖尿病、肾衰竭、肝功能不全、器官移植或长期使用糖皮质激素或抗肿瘤药物者易发生隐球菌感染。免疫功能正常的人群中，隐球菌感染率约为十万分之一。笔者曾总结中国知网学术文献网络出版总库索引源期刊从 1981 年 1 月—2008 年 12 月公开报道的共 728 例中国大陆肺隐球菌病病例，男女发病比例为 2.3∶1，年龄以 40～50 岁多见，儿童少见（占 3.4%），86.4% 病例无鸟粪等接触史，职业以农民相对较多（占 34.9），69.7% 病例既往无基础疾病。

二、发病机制

肺隐球菌病的自然演变取决于宿主免疫状态。免疫健全宿主疾病多呈局限性或自限性，而免疫低下宿主常为进行性和播散性。

感染的主要途径为吸入环境中隐球菌孢子。隐球菌在体外为无荚膜或仅有小荚膜孢子，进入人体内后很快形成厚荚膜，致病力则明显增强。

肺泡巨噬细胞接触、吞噬隐球菌孢子后，激活 T 辅助细胞（Th1）免疫应答以清除孢子。隐球菌荚膜多糖可抑制人体吞噬细胞，抑制白细胞趋化反应，荚膜多糖也可激活补体旁路，后者参与免疫调理作用。因此，免疫健全宿主中常形成隐球菌肉芽肿，病变组织中单核细胞和多核巨细胞内含大量隐球菌孢子，而免疫缺陷者中不易见到肉芽肿，在肺泡腔内充满隐球菌孢子，病灶内有较多的液性胶样物质，缺乏炎症细胞浸润。

三、临床表现

本病临床表现轻重不一，缺乏特异性，可为无症状的肺部结节影，也可为肺炎，甚至ARDS。大多表现为咳嗽，咳少量黏液痰或血痰，伴发热，部分患者可出现胸痛、咯血、气急、乏力、盗汗等。无症状者常在体检等胸部 X 线检查时发现，常误诊为肺癌、结核或其他肉芽肿病，多见于免疫功能健全者。急性重症多见于免疫抑制患者，临床表现为严重急性下呼吸道感染，有高热、呼吸困难等症状，如不及时诊断和治疗，病死率较高。累及肺外时可有相应表现，合并脑膜炎时，患者可出现头痛、恶心、呕吐等脑膜刺激征。病灶局限，呈单发或多发结节肿块影者常无明显阳性体征。肺部病变范围较广、重症者，除气促和发绀外，尚可有胸部病灶处叩诊呈浊音，可闻及细湿啰音或胸膜摩擦音，少数病例有胸腔积液体征。

胸部影像学改变可表现为大小或部位不同的单发或多发结节肿块影、片状浸润影（气腔实变）和弥漫混合病变等三种类型。病灶以中下肺野相对多见，常位于肺野外带。无症状和轻微症状者多表现为类圆形或形态不规则密度增高影，边缘清晰或模糊，一般无胸膜凹陷征。早期结节性密度影中可有均匀一致、规整的低密度区，特别是呈多发性时，对该病诊断有重要参考价值。有症状者影像学常表现为实变影或多发斑片状浸润影，病灶密度相对较高，常见支气管充气征和空泡征，边缘清晰或稍模糊，病灶往往有融合。需要注意部分患者虽未经有效抗真菌治疗，病灶仍可见缩小，此时不应否定肺隐球菌感染的诊断。急性重症者常表现为两肺毛玻璃影或浸润影，很快进展为大片实变。发生在 AIDS 者，胸部 X 线可见肺泡及间质性炎症，以及肺门淋巴结肿大及胸膜炎，很难与肺孢子菌病鉴别。

实验室检查如外周血的白细胞、血沉等一般正常，但早期可有升高，部分患者白细胞计数可达（10~20）×10^9/L。

四、诊断与鉴别诊断

肺隐球菌病确诊常有赖于组织病理学检查，在肺组织肉芽肿或胶冻样病灶中见到典型的有荚膜、窄颈、芽生但无菌丝的酵母细胞有确诊意义。HE 染色组织中，隐球菌常呈淡红色，荚膜不着色，呈光环样。银染色可见到菌体而不能见到荚膜。黏蛋白胭脂红染色荚膜成鲜红色。血液、胸水、肺组织、脑脊液培养到隐球菌或涂片墨汁染色见到隐球菌结合临床亦可建立隐球菌感染诊断。需要注意隐球菌可寄居于正常人群，痰液甚至气管冲洗液培养到新生隐球菌，应结合具体临床表现、宿主免疫状态等来加以判断，在免疫抑制患者诊断参考价值较大。

隐球菌乳胶凝集试验检测脑脊液、血、胸腔积液、BALF 等标本中隐球菌荚膜多糖抗原，阳性尤其是高滴度（≥1 ：160）对诊断有重要参考价值。

该病依临床表现、胸部影像学等不同，应与其他病原体肺炎、肺结核、韦格纳肉芽肿、原发性支气管肺癌、转移性肿瘤等相鉴别。

五、治疗

治疗方案取决于患者症状、免疫功能状态以及有无合并肺外感染。鉴于隐球菌的神经系统感染较为常见，所有肺隐球菌病（除无症状、非弥漫性病变的免疫正常宿主，且血清隐球菌抗原阴性或低滴度者外）及肺外隐球菌病的患者均建议行腰穿检查以排除伴发中枢神经系统感染可能。

在免疫正常患者中，无临床症状且感染局限于肺内者，可暂不用药，密观病情变化；或服氟康唑 200～400mg/d，3～6 个月。有轻至中度症状免疫正常或轻到中度症状无肺部弥漫性浸润、无其他系统累及的非严重免疫抑制，感染局限于肺部者，给予氟康唑 200～400mg/d，6～12 个月；或伊曲康唑 200～400mg，每天 1 次，6～12 个月。不能口服者，可予两性霉素 B 0.5～1.0mg/（kg·d）（总剂量 1～2g）。免疫抑制、临床表现危重、合并中枢神经系统感染或有播散性隐球菌感染患者治疗同隐球菌性脑膜炎的治疗方案，首选两性霉素 B 0.7～1mg/（kg·d）联合氟胞嘧啶 100mg/（kg·d）（口服，分 4 次；静脉分 2～3 次），至少 8 周，随后氟康唑 200～400mg/d，或伊曲康唑 200～400mg/d，至少 12 周。直到临床症状消失，肺部病灶吸收，CSF 恢复正常。随访至少 1 年，防止复发。免疫功能不能恢复者需终生用药。

内科治疗效果不佳时，可考虑手术治疗。因剖胸探查或误诊为肿瘤等病变行病灶手术切除者建议术后常规应用抗隐球菌药物治疗，疗程一般认为不短于 2 个月。

另外，消除宿主易患因素有助于控制感染。对难治性感染，可联合试用其他如 γ 干扰素及白介素，以增强患者的主动免疫功能。

（楚荷莹）

第四节　肺诺卡菌病和肺放线菌病

放线菌是一大类微生物，仅少数种属对人致病，主要为放线菌属和诺卡菌属的部分菌种。因能形成有分枝的长丝，缠绕成团，且引起的疾病常呈慢性过程，酷似真菌感染，故多年来一直将它们列为真菌。然而，从这些微生物有细胞核无核膜、以分裂方式繁殖、对抗细菌药物敏感而对抗真菌药物不敏感等特性分析，分类学上应认为其是细菌。

一、肺诺卡菌病

肺诺卡菌病是由诺卡菌产生的肺部化脓性肉芽肿性病变，它是诺卡菌病中最重要和常见的类型。本病总体发病率低，近年来有所上升，可能与免疫功能低下宿主人群增多有关。美国每年新发病例数为 500～1 000 例。实体器官移植患者中的发病率为 0.7%～3.5%。我国虽有个案报告，但临床确诊病例罕见，病原学诊断技术不足是重要原因。

（一）病原体与发病机制

引起人感染的主要为星型诺卡菌（约占85%）和巴西诺卡菌。诺卡菌是一种专性需氧的 G^+ 杆菌，能形成气生菌丝，细长的分枝菌丝，形态与放线菌属相似，但菌丝末端不膨大。抗酸染色为弱阳性，呈珠状簇和分支细丝。在盐酸酒精中较短时间便能完全脱色，可凭借这一点与结核及其他分枝杆菌鉴别。营养要求不高，普通培养基上于室温或37℃均可生长，但繁殖速度慢，24小时仅形成针尖大肉眼可见的菌落，一般需2天~1周始见菌落。菌落可呈干燥或蜡样，颜色黄、白不等。

诺卡菌广泛分布于土壤中，可经呼吸道、皮肤或消化道进入人体致病，尚未有人人传播的报道。诺卡菌感染多见于老年男性，多数病例发病前有免疫功能低下的背景，如淋巴瘤、白血病、器官移植、长期应用皮质类固醇或其他免疫抑制剂，也是晚期艾滋病患者的一种重要机会性感染。

（二）病理

主要病理改变为化脓性肉芽肿伴有大量中性粒细胞、淋巴细胞和浆细胞浸润，组织坏死，形成脓肿，其内可发现革兰阳性分枝菌丝。肺组织可呈急性、亚急性或慢性化脓性病变，表现为融合性支气管肺炎、肺实变、坏死性肺炎伴空洞形成，并常累及胸膜产生胸腔积液或脓胸。可经血行播散引起脑脓肿和肾脓肿。

（三）临床表现

部分发病隐匿，免疫功能低下患者则以急性形式起病。

常见症状有咳嗽、发热、胸痛、厌食、消瘦、倦怠，部分有脓痰或血痰，但非特异性，与肺结核、肺曲霉和隐球菌感染相似。部分患者可出现呼吸衰竭。有报告约1/3的患者伴发脑脓肿，常有严重头痛、呕吐、定向力障碍、认知损害以及意识模糊等。

外周血白细胞增多。胸部X线表现多为炎症浸润实变，其次为单个或多个结节影，30%的患者有脓肿形成且伴空洞，偶形成厚壁空洞。偶见粟粒样或弥漫性肺间质浸润灶，极少钙化，通常无纤维化。病变多分布于下叶。部分并发胸腔积液。

（四）诊断

对于常规经验性抗生素治疗无效的肺炎，尤其有易感因素的宿主，需考虑本病。急性诺卡菌肺炎应与其他肺炎鉴别；亚急性或慢性感染的症状和胸部X线表现易与肺结核、其他真菌感染相混淆，必须依赖病原学检查明确诊断。当有肺内结节或空洞形成时，还应与肺肿瘤鉴别。

痰或下呼吸道分泌物、肺活检组织、胸腔积液标本的涂片和培养检查，是重要的确诊方法。我国临床上诺卡菌检出率低，可能因为对涂片的观察缺乏经验或者培养时间不够长而导致大量的漏诊漏检。痰标本中大量口腔寄居菌也常使诺卡菌生长受到抑制。

（五）治疗

首选复方磺胺甲噁唑（SMZ-TMP），起始剂量 TMP 15mg/（kg·d），SMZ 75mg/（kg·d），静注或口服，分2~4次。3~4周后 TMP 减至 10mg/（kg·d），分次口服。对磺胺类过敏或难治性感染，可用亚胺培南联合阿米卡星，治疗3~4周后改其他口服药物。国外有报道利奈唑胺600mg，口服，每天2次，可作为备选方案。也有使用米诺环素或莫西沙星。

肺诺卡菌病治疗的全疗程，通常为3个月，免疫移植患者则需延长至6个月。

二、肺放线菌病

肺放线菌病是放线菌感染肺部引起的慢性化脓性肉芽肿性疾病，常侵犯胸膜和胸壁。与诺卡菌病不同，肺放线菌病多为内源性感染。本病临床较为罕见，但误诊率极高。男性患病率是女性的2~3倍。过去几十年来，随着抗生素广泛应用和对口腔卫生的重视，肺放线菌病发病率呈现持续下降趋势。

（一）病原体与发病机制

放线菌属为 G^+ 杆菌，非抗酸性丝状菌，菌丝细长无隔，有分枝，直径 $0.5 \sim 0.6 \mu m$。培养比较困难，厌氧或微需氧。初次分离加 5% CO_2 可促进其生长，血琼脂平板上 $37^\circ C$ $4 \sim 6$ 天可长出灰白或淡黄色微小圆形菌落。不形成气生菌丝，菌丝24小时后断裂成链球或链杆状，有的很像类白喉杆菌。临床常见菌种有以色列放线菌、牛放线菌、内氏放线菌、黏液放线菌和龋齿放线菌等，其中对人致病性较强的主要为以色列放线菌。在体内生长的放线菌呈分枝缠绕的小菌落，色黄，称"硫磺样颗粒"。将硫磺样颗粒制成压片或组织切片，镜下所见颗粒呈菊花状，中央为 G^+ 的丝状体，周围为粗大的 G^- 棒状体，放线状排列。

放线菌系正常人口腔、龋齿、扁桃体隐窝中的常居菌。肺放线菌病多为带菌的口腔分泌物吸入而致病。超过半数的患者累及胸膜，产生胸膜炎、胸膜增厚或脓胸，甚至穿破胸壁形成脓肿，部分可溃破至皮下产生多发性瘘道，亦可侵犯至其他器官，但血行播散罕见。肺放线菌病常表现为多种菌的混合感染。

不良的口腔卫生、呼吸道屏障受损如酗酒是本病的主要危险因素。

（二）病理

感染的肺组织呈化脓性肉芽肿改变，局部组织坏死，伴多发性小脓肿形成。脓肿内可见到硫磺样颗粒，周围为类上皮细胞、多核巨细胞、嗜酸性粒细胞和浆细胞，再外为纤维性病变。本病特点为破坏和增生同时进行，在病变结疤痊愈的同时，仍可向周围组织扩展。

（三）临床表现

本病多缓慢起病，咳嗽常见，无痰或少量黏液痰。肺部形成单个或多发脓肿时，可出现高热和脓性痰，少数患者伴有咯血。典型者咳出物可见硫磺样颗粒。病变延及胸膜可引起胸痛，严重者侵入胸壁，出现皮下脓肿及瘘管形成。部分伴乏力、盗汗、贫血及体重减轻等慢性毒性症状。由于抗菌药物的早期使用，近年来国内外文献报道，典型的病例或出现胸壁脓肿并形成瘘管者，已不多见。

实验室检查可发现外周血白细胞总数和中性粒细胞比例增加。反映感染的指标如C反应蛋白、血沉等可中度升高。胸液呈草黄色、血性或脓性，通常以淋巴细胞为主，若为脓胸则常以中性粒细胞为主。

胸部 X 线表现，单侧或双侧病灶，形态多样，可呈现浸润灶、结节、多个脓肿或空腔性病变等，常发生于外周和下叶。CT 常显示肿块或结节病灶中央低密度和周围环状增强。胸腔积液比较常见，部分可出现胸壁累及甚至骨质破坏，酷似肿瘤表现。

（四）诊断

肺放线菌病的临床症状和影像学表现均无特异性，保持对本病的警觉，是避免漏诊、误诊的前提。主要依赖微生物学和组织病理学检查确诊。简单的方法是在肺脓肿、脓胸或皮下瘘道的脓液内寻找硫磺样颗粒。颗粒经加水或氢氧化钾溶液处理后做光镜检查，能见到末端膨大成棒状的放线菌丝，革兰染色阳性，抗酸染色阴性即可确诊，但采用此法确诊的病例并不多见。

组织病理特点为化脓性肉芽肿，脓肿中可见放线菌颗粒，颗粒外周围上皮样细胞、巨噬细胞等，包绕纤维组织。经支气管镜肺活检（TBLB）、B超或CT引导下经皮肺穿刺活检，是重要的确诊手段。国内报告的病例，多数是疑似肺癌做外科手术而确诊。

必要时以防污染技术采集下呼吸道分泌物或病变肺组织做厌氧培养。放线菌生长缓慢，常需观察2周以上。培养放线菌阳性，但涂片无硫磺样颗粒时，需判别是感染菌抑或定植菌。

（五）治疗

首选青霉素，需大剂量、长疗程。青霉素G 1 000万～2 000万U/d，静脉滴注，分次给予。或氨苄西林50mg/（kg·d），静脉滴注，分次给予。2～6周后改用阿莫西林，每次0.5g，口服，每天3～4次。总疗程通常为3～6个月。也可选用多西环素、头孢曲松、克林霉素或红霉素。有研究表明，本菌对莫西沙星、万古霉素、利奈唑胺、厄他培南和阿奇霉素也敏感，但临床资料还需要积累。保持脓肿、脓胸及瘘道的引流通畅，脓胸患者经反复抽脓液无效时，应做切开引流。大咯血是手术指征。

（李海峰）

第五节　其他肺部真菌病

一、肺组织胞浆菌病

组织胞浆菌病分为两种。美洲型HP由荚膜组织胞浆菌引起；非洲型HP由荚膜组织胞浆菌杜氏变种和马皮疽荚膜组织胞浆菌引起。这两种真菌培养的菌落和镜下形态相同。但杜氏变种在组织中的形态特殊，可见卵形、双折光胞壁的孢子，有时呈链状，仅少数患者表现为肺部慢性进行性或空洞性病变。临床主要表现为皮肤、淋巴结和骨的感染。好侵犯骨是本病的特点之一。播散型感染是本病最严重的表现，大多呈急性和消耗性。治疗同美洲型HP，必要时可辅以手术治疗。下面重点阐述美洲型肺荚膜组织胞浆菌病。

（一）病原与流行病学

荚膜组织胞浆菌，系土壤腐生菌，分布广泛。鸟粪和蝙蝠粪可能是重要病菌载体。属双相性真菌，在组织内呈酵母型，在室温和泥土中呈菌丝型。吸入被鸟类或蝙蝠粪便污染的泥土或尘埃中的真菌孢子后发生感染。人与人、人与动物之间并不直接传播。肺荚膜组织胞浆菌病主要流行于美洲、非洲、亚洲，欧洲少见。近年来我国有病例报告。

（二）临床表现

1. 无症状型　占90%～95%。组织胞浆菌素皮肤试验呈阳性反应。肺部出现多发性钙化。

2. 急性肺型　有畏寒、发热、咳嗽、胸痛、肌肉痛及体重减轻。X线呈弥漫性结节状致密影。

3. 慢性肺型　约20%的患者无任何症状。本型常见症状为咳嗽、咳痰、发热、胸痛、咯血、呼吸困难、盗汗、消瘦。X 线示早期常为边缘清楚的肺实变，后期呈结节状肿块，部分患者常在肺尖部出现空洞。

4. 播散型　大多数由急性肺型恶化引起。除上述症状外，尚可出现贫血，白细胞减少，进行性肝、脾肿大，皮肤、黏膜溃疡，全身淋巴结肿大。胸部 X 线通常呈粟粒性肺浸润、空洞形成及肺门淋巴结肿大。病程 1～30 个月。

5. 其他　包括肺结节（大部分呈钙化）、支气管结石、纵隔淋巴结炎、纵隔肉芽肿、纵隔纤维化、关节炎、中枢神经系统感染等。

（三）诊断

流行区域接触史，出现发热、咳嗽、贫血、肝脾肿大和全身浅表淋巴结肿大者要高度疑似肺组织胞浆菌病。

传统的微生物学诊断包括直接镜检、培养以及组织病理学真菌检查阳性可确诊，呈白色真菌菌落，镜下可见特征性的齿轮状或棘状大分生孢子。组织病理学检查用过碘酸环六亚甲基四胺银染色，或过碘酸希夫染色，典型的表现为巨噬细胞内看到荚膜组织胞浆菌。

实验室诊断包括以下三个方面：

1. 抗原检测　尿液的抗原检出率高于血液（95% vs86%），而且尿抗原检测被美国传染病学会（Infectious DiseaseSociety of America，IDSA）和美国 ATS（American Thoracic Society）推荐用于监测对抗真菌治疗的反应。其准确性在以下两类人群中较高：①AIDS 患者合并播散型组织胞浆菌感染；②接触大量孢子后暴发的严重急性肺型患者。

2. 抗体检测　因为抗体产生需要6～8 周左右，所以主要适用于慢性型，对于慢性脑膜炎型尤其重要，可能是唯一的实验室诊断线索。对于急性型，恢复期抗体效价比急性期升高 4 倍有诊断意义。

3. 组织胞浆菌皮肤试验　对诊断帮助不大本病表现和组织病理酷似马尔尼菲青霉病，流行区域亦重叠，须鉴别，真菌培养鉴定有助于确诊。该病主要需与肺结核等感染相鉴别。播散型感染应与内脏利什曼病、淋巴瘤、传染性单核细胞增多症、布鲁菌病等鉴别。

（四）治疗

多数患者无须治疗，可在 1 个月内自愈。IDSA 提出明确的治疗指征有：①急性弥漫性肺部感染，症状中至重度；②慢性空洞性肺部感染；③播散型；④中枢神经系统感染。

根据疾病类型和病情严重程度，治疗有所不同（表 13–1）。

表 13–1　肺荚膜组织胞浆菌病推荐治疗方案（IDSA 2007. ATS 2011）

疾病类型		首选治疗	备注
急性肺型	轻～中度	症状 <4 周，无须治疗； 症状持续 >4 周，伊曲康唑 200mg qd 或者 bid，6～12 周	ATS：肾功能不全的患者更宜应用两性霉素 B 脂质体 IDSA：不确定治疗是否能缩短病程
	中～重度	两性霉素 B 脂质体 3～5mg/（kg·d）或两性霉素 B 0.7mg/（kg·d），1～2 周，序贯以伊曲康唑 200mg bid，12 周或可加用激素（泼尼松 40～60mg/d）1～2 周	在伊曲康唑治疗 2 周后，应监测伊曲康唑血药浓度；监测肾功能、肝功能；只是专家推荐，可能加快恢复

疾病类型		首选治疗	备注
慢性空洞肺型		伊曲康唑（200mg bid，12～24个月）； IDSA建议最初3天伊曲康唑用量：200mg tid	ATS：持续治疗宜到影像学无进展； 停止治疗后监测有无复发； 伊曲康唑血药浓度监测应在伊曲康唑治疗2周后进行，随后每3～6个月监测1次。 IDSA：治疗后仍有约15%的复发率
播散型	中～重度	两性霉素B脂质体3～5mg（kg·d）或者两性霉素B 0.7～1.0mg/（kg·d），1～2周，序贯以伊曲康唑200mg bid，至少12个月（A－Ⅰ）	如果患者持续处于免疫抑制状态，有必要给予长期维持治疗； 监测尿抗原水平可能有助于治疗； 监测肾功能、肝功能
	轻～中度	伊曲康唑200mg tid×3天，随后200mg bid，至少12个月（A－Ⅱ）	
其他	肺结节； 支气管结石； 纵隔纤维化； 纵隔肉芽肿	一般均不推荐抗真菌药物治疗； 仅当纵隔肉芽肿有症状时，予伊曲康唑200mg qd或bid，6～12周	肺结节需与恶性肿瘤鉴别； 支气管结石可行气管镜或外科手术去除； 纵隔肉芽肿引起气道阻塞时，考虑手术治疗

注：建议伊曲康唑口服混悬液（口服液生物利用度优于胶囊）。

二、肺马尔尼菲青霉病

马尔尼菲青霉病由马尔尼菲青霉引起，主要侵犯单核－巨噬细胞系统，多累及肺部组织。

（一）病原与流行病学

马尔尼菲青霉属于青霉属，是已知青霉属中唯一的一种双向型真菌。该菌在1956年从越南自然死亡的中华竹鼠的肝脏中首次发现，1959年被命名。分为菌丝相和酵母相。竹鼠是其宿主，主要通过呼吸道传播到人，经消化道传播的可能性也不能除外。

（二）临床表现

起病隐匿或急性。潜伏期尚未完全确定。暴露于流行区域可能几周内即发病，也可能在许多年后出现感染。

1. 局限性马尔尼菲青霉病　病原菌进入人体后仅局限在入侵部位。以局限于肺部的感染最常见，系吸入孢子所致。临床表现不具特征性，极易误诊为支气管炎、支气管扩张或肺结核等。若免疫功能低下，有可能发展成播散性感染。

2. 播散性马尔尼菲青霉病　马尔尼菲青霉菌常侵犯单核－巨噬细胞系统，累及多个组织器官，临床表现多样，70%以上播散性感染累及皮肤。

（三）诊断

流行区域的居民或曾到流行区域的旅行者或从事相关实验室的工作者，若出现长期发热、呼吸道症状，伴肝脾肿大、淋巴结肿大、贫血、皮疹、脓肿者，应高度怀疑该病。培养分离出病原菌及病理组织见典型细胞内孢子、细胞外腊肠形具横隔的孢子即可确诊。

本病局限性感染应与肺结核等感染相鉴别。播散性感染应与黑热病（内脏利什曼病）、淋巴瘤、传染性单核细胞增多症、布鲁菌病等鉴别。该病和播散型组织胞浆菌病的临床表现及穿刺物涂片镜检所见十分相似，强有力的抗真菌治疗对这两种疾病均有效，因此易被混淆。特异性间接荧光组织染色以及血清学抗原检测有助于鉴别，真菌培养有助于最后确诊。马尔尼菲青霉和曲霉细胞壁上有交叉抗原，故曲霉半乳甘露聚糖检测为阳性。

一旦诊断该病，需确定是否存在 HIV 感染，或其他免疫缺陷疾病。

（四）治疗

两性霉素 B 是首选药物，对合并 HIV 感染者亦有较好疗效。但单纯两性霉素 B 治疗者在 6 个月内感染复发率很高。试验证实在 HIV 阳性的患者中，两性霉素 B 初始治疗 2 周后，口服伊曲康唑 200mg，每天 1 次，维持治疗 10 周可有效降低复发率。伊曲康唑是合并 HIV 感染者预防本病复发的主要药物，一般需长期服用，在高效抗反转录病毒治疗并重建免疫功能后，方可考虑停用，否则易复发。有原发病者应积极治疗原发病。

（任 涛）

第十四章

肺结核急症与重症

第一节　急性血行播散性肺结核

一、概述

此型20世纪50年代多发生于婴幼儿、儿童及青少年，未接种过卡介苗的儿童更为常见，80年代何礼贤报道血行播散性肺结核的发病年龄较解放初期明显后移，50岁以上血行播散性肺结核患者约占20.6%，90年代好发于一些特殊原因引起免疫功能低下的人群，且老年患者明显增多。

在机体免疫力低下时，结核菌一次或间隔时间极短，大量进入血液循环且毒力较强，造成两肺弥漫性损害，临床上可出现败血症表现者。

二、病因

大量结核菌以一次性或短期内反复多次侵入血循环而人体的免疫力又明显减弱时，可引起急性血行播散性肺结核。病灶的形态如粟粒状亦称粟粒性肺结核。结核菌的来源大多由于原发性肺结核的进展，从原发病灶或肺门、纵隔淋巴结的干酪样病变破溃。如破溃入肺静脉，则可通过体循环播散到全身多数器官如胃、肾、肝、脑、生殖器、皮肤等，引起全身性粟粒性结核；如侵入肺动脉、支气管动脉及体静脉系统，主要引起肺部的粟粒性结核；在个别情况下如侵入一侧肺动脉或其分支，亦可引起一侧或一部分肺区的粟粒性结核。另一结核菌的来源为继发性肺结核或其他器官如骨骼或泌尿生殖系统结核的干酪样病变破溃入血循环。

三、临床表现

1. 症状　急性血行播散性肺结核是结核菌所致的败血症，绝大多数患者起病较急，有明显的中毒症状，发热（96%以上）呈高热39~40℃，稽留热或弛张热，少数患者不规则低热数周或数月。常伴寒战、盗汗（18.7%）、消瘦（25.3%）、乏力（43.4%）、纳差（33.5%）、全身不适等菌血症表现；肺部症状常有咳嗽（55.5%）、咳白色泡沫痰（47%）、痰染血丝、咯血、胸痛、病变广泛者常出现气短和发绀。部分患者有消化道症状，表现为纳差、腹胀、腹泻、便秘等，此外，女性患者尚有闭经等表现。部分患者有低血钾，中老年、女性患者多见，有时在病情好转时出现显著的软弱无力，易误诊为周期性瘫痪。血钠也可偏低。有的患者可长期发热，而无其他系统症状及体征，而误诊为败血症、伤寒。因血象过低可误诊为血液系统疾病。有时结脑误为流脑。骨、关节结核或 Poncet 关节炎误为风湿性关节炎，长期使用激素虽可暂时缓解症状，但最终导致结核菌向全身播散。

2. 体征　急性血行播散性肺结核患者多为急性病容，衰弱，面色苍白，部分患者浅表淋巴结肿大，呼吸频率增快，呼吸音减低、粗糙，早期无啰音，出现啰音常为病变融合或有并发症；脉细弱，心率增快，可肝脾肿大。北京胸科医院张锦垣等报道急性血行播散性肺结核约60%累及脾脏，脾迁延感染，可引起脾亢；浙江医科大学黄文礼等报道急性血行播散性肺结核患者尸检或肝穿活检，70.9%并发肝结核；10% ~37%患者并发结核性脑膜炎，可有颈项强直等脑膜刺激征及病理反射；眼底检查20% ~47%可见脉络膜粟粒结节或结核性脉络膜炎——脉络膜可见 1~2 个或多个结节，呈黄色，微突起，以后变成白色且逐渐变扁平。常与胸片显示的粟粒结节同时存在，是诊断血行播散型肺结核的重要证据。并发结核性胸膜炎及自发性气胸时可有相应表现。

四、检查

1. 胸部 X 线　胸部透视：两肺透光度降低，粟粒结节在透视下不易显示，肺野呈毛玻璃样模糊阴影，为小叶间隔轻度增厚，肺泡内液体、巨噬细胞、中性粒细胞或无定型物质填充所致。此时常需 CT 或摄 X 线胸片检查。

X 线胸片：早期呈弥漫网织状阴影，约发病两周后出现细小结节状阴影，大小形态基本一致，两肺广泛分布，上中下较为均匀分布或上中肺野较密集，早期粟粒结节阴影直径 1 ~2mm，呈圆形或椭圆形，边界较清楚，接近肺门处较为浓密，肺门阴影不清晰。后期结节可增大、融合、边界模糊。文献报道胸片对粟粒型肺结核的检出敏感性为59% ~69%，特异性为97% ~100%。结节大小在 1~5mm 以下占12%，1.5~2mm 占78%，3mm 以上占10%。急性血行播散性肺结核粟粒阴影，分布均匀，大小相等，<3mm 占54%，>3mm 占38%，结节较粗大，分布不均匀者仅占7.3%，胸片两肺只有透过度下降而未发现结节者占1.3%。实际上常有粟粒阴影分布不均匀的病例，而被误诊为支气管肺泡细胞癌等疾病。经积极抗结核治疗 2~10 周开始逐渐吸收，6~7 个月可完全吸收。治疗不及时的结核结节较大、融合，向浸润型发展。在治疗愈合过程中，偶尔可表现为两肺广泛性薄壁小泡性肺气肿，部分小泡囊肿可融合成肺大疱，亦可并发自发性气胸。此为病变纤维化，细支气管活瓣性阻塞，肺泡壁弹性下降所致。有时可见原发性肺结核影像，如肺门、纵隔淋巴结肿大阴影；亦可见单侧或双侧胸腔积液。

2. CT 表现　CT 空间分辨率高，密度分辨率敏感优于 X 线胸片。CT 发现肺内粟粒病灶时，同期胸片往往无明显异常。高分辨 CT（HRCT）在微结节的显示上优于常规 CT；对显示急性血行播散型肺结核，肺实质和间质早期改变的特征，早于常规 CT 和胸片。在急性血行播散性肺结核早期，胸片磨玻璃样改变时，HRCT 已能发现不同程度或广泛的小叶间隔增厚及微小结节病灶，检出率高达91%，能发现次级小叶内的支气管血管束不规则结节，小叶间隔及小叶间质内，也可见于胸膜下区域结节、叶间裂结节。结节融合时出现的空洞，空洞显示率高于平片。由于 CT 有以上优点，在临床高度怀疑血行播散性肺结核，胸片又无明显异常时，应酌情采用。

近年来不典型影像增多，尤其是老年急性血行播散性肺结核表现更为多样，少数患者粟粒影均匀，多数患者粟粒影和 2 种或多种其他性状阴影同时存在，分布不均，密集度下降，影像学不典型。

3. 实验室检查　痰结核菌检查 70%～90% 为阴性，痰菌阳性率在 30% 左右。1/3～1/2 患者结核菌素试验阴性，血沉增快（81.9%）。部分患者白细胞总数及分类正常（39%），部分患者白细胞总数增高（40.7%），核左移。亦有少数患者白细胞总数减少（20.3%），伴轻中度贫血（82.7%）、重度贫血（6.2%）。个别患者可见异常白细胞、类白血病反应及骨髓纤维化。少数患者尿中红细胞、白细胞数超过正常；血生化检查：部分患者 ALT、AST 升高（均占 28%），γ-GT 升高（占 20%），LDH 升高（占 45%）。LDH 的升高与中毒症状严重程度相关。痰菌阴性时联合五项结核免疫检测（PPD 0.1U、PCR、IAM IgG、PPD IgG、SCIC）能提高诊断阳性率达 85.7%，特异性 90%。血三项高特异性免疫学检测（IAM IgG、PPD IgG、SCIC）亦能提高诊断阳性率达 75%，有广阔应用前途。血结核分枝杆菌 PCR 检测，阳性率为 78%～84%，特异性为 90%～93%，是早期诊断急性血行播散性肺结核和鉴别诊断的重要方法。

五、诊断

临床有明显的结核中毒表现，畏寒、高热、盗汗、虚弱、有呼吸道症状、呼吸音粗或啰音、肝脾大、脑膜刺激征；有使机体免疫功能低下因素、如糖尿病、结缔组织病、分娩、长期使用激素或抗癌药物、脏器移植等；血沉快；白细胞改变（正常、可升高、可降低）；X 线胸片两肺见典型粟粒阴影；部分患者眼底脉络膜结核结节；痰结核菌检查仍是诊断的金标准；由于阳性率不高，痰菌阴性时联合血 TB-PCR、TB-Ab、IAM IgG、PPD IgG、SCIC 多项结核免疫学检查，纤维支气管镜检查（刷检、钳检、灌洗），活体组织检查包括淋巴结活检、纤维支气管镜肺活检、肝及骨髓活检等有助于诊断。血行播散性肺结核各种活检证明肉芽肿病变的检出率：肝活检 88%（46 例）；淋巴结活检 78%（56 例）；骨髓活检 65%（16 例）；经支气管肺活检 60%（61 例）；胸膜和其他浆膜 55%（24 例）。

六、鉴别诊断

血行播散性肺结核病情严重，由于免疫抑制剂的滥用和免疫缺陷病的增加，发病可能增加且临床表现不典型，误诊率极高。

1. 伤寒血行播散性肺结核　常高热、有明显中毒症状、而呼吸道症状不明显、胸片无粟粒阴影时，尤其是婴幼儿血行播散性肺结核的伤寒型更应加以鉴别。伤寒是伤寒杆菌引起的急性肠道传染病，目前已很少见，偶有散发病例。全年均可发生，夏秋季为多，患者长期发热，中毒症状明显，消耗病容，与本病表现一致。但伤寒有特殊中毒面容、相对缓脉、玫瑰疹、肝脾大、白细胞下降、嗜酸性粒细胞消失、肥达反应阳性，而无呼吸道症状，胸片无阳性表现，可鉴别。

2. 败血症　败血症是细菌大量进入血液循环引起的急性感染性疾病，起病急、畏寒、高热、皮肤化脓灶、出血点、肝脾大，白细胞总数增高，核左移，血培养阳性，可侵犯多脏器，肺部可表现为点状结节状阴影。金黄色葡萄球菌败血症较常见，其中血行播散性金葡菌肺炎为代表。鉴别点：X 线胸片两肺多发结节，较为分散，不十分对称，以两下肺野为著。

结节较大，直径多为 2 ~ 4mm，密度较低，边缘模糊，多分散在两肺的外围增粗的肺纹理中，中央常有空洞形成。在病程中常可见到大小、数目不等的肺气囊；临床中毒症状明显，畏寒、高热、皮疹、昏迷；白细胞总数增高，核左移，可见中毒颗粒，血（或其他标本）培养常阳性，鉴别不困难。

3. 细支气管肺泡细胞癌　弥漫型肺泡细胞癌两肺可出现较广泛的点状、结节状阴影，阴影由上至下，由外带至肺门逐渐增多，两肺尖阴影较少。在粟粒结节间有网状阴影，肺下野肋膈角区常可见水平走向胸壁的致密线状阴影，（宽 0.5 ~ 1mm，长 2 ~ 3cm），外端常达抵达胸膜（Kerley B 线），可能为淋巴回流受阻或肿瘤直接侵犯淋巴管所致。侵犯胸膜可出现胸腔积液，亦可侵犯肋骨。早期临床可无症状，亦可有咳嗽，咳少量黏痰，约 20% 患者咳大量白色黏痰，每日可达 500 ~ 1 500ml、不易咳出。晚期咳嗽严重难以控制，呼吸困难逐渐加重，十分痛苦，可咯血，慢性消耗、虚弱、浅表淋巴结肿大。痰癌细胞阳性率高。肺部有典型阴影，临床出现逐渐加重的呼吸功能减损，而无感染中毒表现，血白细胞不增高（合并感染时可发热，血象增高），应高度警惕弥漫型支气管肺泡细胞癌。

近期胸片；痰癌细胞，痰细菌学、真菌学或其他病原学检查；血常规，血生化检查；活体组织检查；支气管镜检查等均有鉴别意义。

4. 肺粟粒转移癌　是机体癌瘤血行转移的一种肺部表现，约占肺部转移癌的 10%，可有原发癌（全身各系统肿瘤）的表现如甲状腺癌、肝癌等，亦可首先有肺转移癌症状而无原发癌表现。临床有癌症的消瘦、无力、虚弱、呼吸道症状，胸片表现两肺以中下肺野为密集的粟粒阴影有时肺门处亦较密集，亦可阴影大小不一，密度较高，与血行播散性肺结核及一些肺间质性疾病的粟粒阴影十分相似，可见 Kerley A 线（由肺外围向肺门放射状的致密线条阴影，不与支气管血管走行一致，宽 0.5 ~ 1mm，长 5 ~ 6cm，形成机制同 Kerley B 线），肺门、纵隔淋巴结常肿大。早期无结核中毒症状，不发热，阻塞支气管时引起阻塞性肺炎，可发热、血象高。转移性肺癌生长迅速，可在短期内（几周）显示病灶增多增大，常由两下肺向上逐渐增大增多。近期复查胸片可见动态变化。晚期痰癌细胞阳性，血沉增快，活体组织检查有助鉴别。

5. 热带嗜酸性粒细胞增多症　此病是热带与亚热带地区较常见的疾病，我国华南与华东地区较为多见，新疆、东北、内蒙古自治区等地区也有发现。临床特点为慢性咳嗽或哮喘伴嗜酸性粒细胞增多。本病的发病与蠕虫（血丝虫为主）感染关系密切。患者肺泡内有嗜酸性粒细胞、中性多核细胞、淋巴细胞、巨噬细胞和浆细胞浸润。在肺结节内有肉芽肿，肉芽肿内常有很大的多核巨噬细胞，其中可有坏死的嗜酸性物质，并能找到微丝蚴或尾丝蚴的退行变化物质。有时可有肺泡坏死和嗜酸性脓肿形成，还可有肺间质纤维化。本病与过敏反应有关。患者以 20 ~ 40 岁的男性多见，病程多在 3 ~ 8 个月（1 个月 ~ 20 年）。起病徐缓，疲乏、食欲下降、轻微咳嗽、微热等早期症状。咳嗽逐渐加重，少量白色透明黏痰，偶带血丝或咯血，常伴夜间发作性哮喘，一夜可发作数次，但极少哮喘持续状态。部分患者有胸部不适或压迫感，如不治疗病程偶可持续数年，后期可发生肺源性心脏病。体检时半数患者可闻干性啰音，1/4 可闻湿性啰音，半数患者浅表淋巴结肿大，白细胞总数多在 10×10^9/L，偶尔可达（40 ~ 50）$\times 10^9$/L，嗜酸性粒细胞占在 20% ~ 90%，绝对值增高达 2×10^9/L 以上。胸部 X 线检查多数患者（90% 以上）肺纹理增加，部分病例肺部有粟粒样点状阴影，肺门淋巴结肿大。根据长期阵发性咳嗽或哮喘，多于夜间发作；X 线胸片肺部可见点状、粟粒状阴影，多在两肺中下肺野内带；嗜酸性粒细胞增高；乙胺嗪（海群生）治疗有效，绝大多数患者能痊愈。

6. 硅沉着病　Ⅱ期硅沉着病在胸片上可见弥漫型小结节影，需与急性血行播散性肺结核鉴别。急性血行播散性肺结核起病急，有明显的结核中毒症状和呼吸道症状。痰结核杆菌涂片检查为阴性，眼底检查 20% ~ 40% 可见脉络膜结节。以上检查阴性时血结核菌 PCR、PPD IgG、IAM IgG、Tb – DOT、SCIC 检查有助诊断。硅沉着病患者有明确的粉尘作业史，临床有咳嗽、少量白痰等逐渐加重的呼吸道症状，呼吸功能减损，无结核中毒症状，胸片粟粒结节大小不一，密度不如急性粟粒型肺结核之结节均匀一致，沿支气管走行分布，两肺中下野及肺门部较密集，且多有胸膜增厚表现可以鉴别。

7. 肺含铁血黄素沉着症　通常继发于风湿性二尖瓣膜病，因长期肺淤血引起。X 线胸片有肺淤血表现外，可见双肺广泛散在，大小均等的点状阴影，自针头大至直径 2 ~ 3mm 的结节，以中下肺野及肺门区密集。胸片阴影长期存在无改变，临床有气短、咳嗽、咳痰而无中毒症状，肺底可闻湿性啰音（淤血性支气管炎引起），心脏听诊可有二尖瓣狭窄所致的舒张期杂音。痰检查：可见心力衰竭细胞，可与血行播散性肺结核鉴别；无职业病史及无血嗜酸性粒细胞增高可与硅沉着病及肺血吸虫病（目前极罕见）鉴别。

8. 肺弥漫性间质纤维化急性型（Hamman – Rich Syndrome）　是很少见的类型，病因及发病机制不清。自然病程 1 年以内。起病时表现为急性肺部感染，发热、咳嗽、咳痰，有时为脓性痰，心率快，发绀，胸部有紧迫感，呼吸困难，很快出现杵状指。此病的典型症状是进行性气促、咳嗽与咳痰、持续性换气过度。两肺底部可闻及高调的爆裂音。X 线胸片多为支气管肺炎表现，亦可表现为两肺弥漫性粟粒阴影或网状结构。呈粟粒阴影时易误诊为血行播散性肺结核。临床有呼吸道症状，经积极的抗感染治疗无效，很快出现杵状指，应考虑到本病，对肾上腺皮质激素治疗，反应良好。

9. 肺泡微石症　肺泡微石症是一种原因不明的少见病，可有家族史。患者无肺尘埃沉着症职业史，病程长但无明显症状，偶尔 X 线检查发现，X 线胸片表现为两肺散在鱼卵样或细砂状细小钙质阴影，大小相近，边缘清楚，密度较高，以内侧及两肺中下肺野较为密集。后期细小阴影可以融合。胸部 X 线可分轻中重三期，轻度：两肺中下野弥漫性细沙状或鱼子样钙质阴影，斑点间界限分明。中度：细沙状鱼子样阴影增多，心缘部分被遮盖，仍无症状或轻微，可有换气功能障碍。重度：整个肺部都被钙质阴影密布，中下野更密集，肺尖区因泡性肺气肿，而显透光度略高，心脏外缘、膈肌、肋膈角均消失，甚至一片模糊。临床出现咳嗽、咳痰、气短、胸闷、胸部听诊可闻两肺呼吸音减弱，可出现右心室增大的临床表现，痰中可混有鱼子样小钙质矽粒，肺弥散功能减低。根据典型胸片、病史、临床无明显症状，晚期可有呼吸功能减损表现而无中毒症状，实验室检查等特点可以与急性血行播散性肺结核鉴别。

10. 胸内结节病　是结节病常见类型，早期（二期）两肺可散在粟粒结节，以中下肺野和肺门处密集，直径约 1mm，此时肺门肿大淋巴结可继续存在或消失。临床症状较为缓和与肺部病变不一致，肺部病变较广泛而症状轻微，可有咳嗽、咳痰、咯血、气短、胸痛、乏力低热、盗汗等。还可有胸腔积液、全身淋巴结肿大、眼部受侵、腿部结节性红斑、面部斑丘疹等，一般 2 年内吸收，血清血管紧张素转换酶（SACE）增高，Kveim 皮试阳性，组织活检证实为结节病，除外结核病、淋巴系统肿瘤或肉芽肿疾病，结合临床特点可确诊。

七、治疗

血行播散性肺结核是一种危重结核病，它不仅表现在肺内弥漫播散，也可通过血液播散侵犯其他器官。因此一旦确诊，应立即给予积极有效的治疗措施。早期诊断及早期治疗，大多数患者肺部病灶吸收良好，甚至可以完全吸收而不留痕迹。血行播散性肺结核治疗主要包括化学治疗、激素治疗、全身营养支持治疗及对症处理等综合治疗措施。

1. 化学治疗 化学治疗（化疗）是各类结核病最主要的治疗手段，其疗效与化疗方案及疗程有关。

（1）化疗原则：必须遵循早期、联用、适量、规则和全程的化疗原则。

（2）化疗方案及疗程：对于急性及亚急性患者，因病情较重，初治方案宜采用 3HRZE（s）/6～9HRE，总疗程 9～12 个月。有条件者建议强化期酌情考虑异烟肼和利福平静脉点滴以尽快控制病情、防止病灶播散引起多器官病变，同时也可以有效地控制早期隐匿的肺外结核病灶。其中异烟肼的剂量适当增大，成人每日可用 600～900mg。如属复治或耐药患者，应根据患者既往用药史、药物不良反应情况及药敏试验结果等，选用可能有效的药物组成的方案进行治疗，其强化期及总疗程均适当延长。

对于慢性血行播散性肺结核，可按继发性肺结核化疗方案治疗。但由于病灶范围较广泛，且可能合并肺外结核，建议强化期至少 3 个月，巩固期至少 3 种药物联合使用，强化期及总疗程适当延长。

2. 激素治疗 激素在有效的抗结核治疗保护下合理使用，可以明显地提高一些急性结核病的治疗效果；相反，如果使用不恰当，也可以短期内明显促使结核病灶播散。因此，为了更好地发挥激素的治疗作用，务必严格掌握好激素的适应证及其禁忌证。

（1）作用机制：①降低毛细血管和细胞膜的通透性，减少炎症反应。②抑制纤维结缔组织增生，减少瘢痕形成。③改善应激能力和一般状况，促进食欲，减少抗结核药物的毒性反应。

（2）适应证：①急性及亚急性血行播散性肺结核。②合并结核性脑膜炎或结核性胸膜炎、心包炎或腹膜炎等。③合并结缔组织疾病。④抗结核药物所致的严重过敏反应。

（3）禁忌证：合并结核性脓胸或结核性脓肿、肠结核伴肠瘘、多发坏死型淋巴结结核、骨关节结核伴脓肿、消化道出血、骨质疏松症、股骨头坏死等。

血行播散性肺结核合并上述禁忌证时，在经过积极抗结核治疗后结核中毒症状仍不能有效控制，或同时合并有上述激素使用适应证时酌情考虑小剂量使用激素并密切观察病情变化。

（4）剂量及疗程：一般应用泼尼松每日 30mg 左右，待病情好转后逐渐减量，以至停用，疗程 6～8 周。

注意事项：激素必须在合理有效的抗结核化疗同时酌情使用。

3. 局部治疗 对于痰涂片阳性或肺部病灶形成空洞的患者，可给予雾化吸入治疗；合并支气管结核时，除雾化吸入治疗外，根据局部病情还可给予气管镜下注药治疗、球囊扩张治疗、激光治疗等。

4. 全身营养支持治疗及对症处理 血行播散性肺结核由于细菌是经血液循环广泛播散到肺部，甚至全身多器官，常常病情进展较快，早期诊断又十分困难，因此不论急性、亚急性或慢性患者均存在不同程度的营养不良（贫血、低蛋白血症）、电解质紊乱及免疫力低下等，而患者也可因营养不良、免疫力低下使病情进一步恶化。因此给予必要的营养支持治疗十分有利。可给予适当高热量、高维生素、易消化的饮食；酌情补充能量、氨基酸、白蛋白等；及时纠正水电解质平衡紊乱；适当应用免疫调节剂，如分枝杆菌菌苗（母牛分枝杆菌菌苗或草分枝杆菌菌苗）、重组白介素Ⅱ、胸腺肽等有助于提高机体的免疫功能。

5. 合并症及并发症处理

（1）合并症的处理：血行播散性肺结核常常合并糖尿病、肝肾功能不全或肝肾移植术后、结缔组织疾病、HIV 感染或 AIDS 等基础疾病，在抗结核治疗同时，必须兼顾治疗合并症，并要根据合并症情况，酌情调整抗结核药物使用种类及剂量。

（2）并发症的处理：血行播散性肺结核是全身血行播散性结核病的一种，就肺部并发症而言，可以并发气胸、咯血、呼吸衰竭等；就全身而言，可以并发多器官结核病，并可以导致多器官功能不全，甚至多器官功能衰竭。因此应积极预防上述并发症的发生；一旦发生，应及时给予相应治疗，并兼顾药物的不良反应及药物之间的相互作用，权衡利弊，适当调整用药剂量及时间。

（李国燕）

第二节　结核性脓胸

一、概述

结核性脓胸是由于结核分枝杆菌或干酪样物质进入胸腔、引起的胸腔特异性化脓性炎症，有时伴其他细菌感染加重病情。慢性结核性脓胸外科手术治疗往往能取得良好效果。并发支气管－胸膜瘘是外科手术的绝对适应证。

结核分枝杆菌经过各种途径进入胸腔或干酪物质进入胸腔，引起的胸腔特异性炎症。

二、发病机制

结核菌侵入胸膜腔的途径各异，多数是经肺内结核病灶而来。

1. 肺结核　在接近胸膜的肺周边部位的结核病灶可逐渐侵蚀胸膜；结核性空洞、肺大疱或支气管扩张远端发生破裂，结核菌和气体同时进入胸膜腔，发生结核性脓气胸、支气管－胸膜瘘，甚或混合性脓气胸。

2. 邻近组织或器官结核的蔓延　纵隔、支气管淋巴结核，脊柱结核，胸壁（包括胸骨、肋骨）结核可向胸膜腔内溃破，形成结核性脓胸。

3. 肺结核手术后并发症　如肺切除、胸膜剥脱术等手术发生胸腔污染时，也可导致结核性脓胸或混合性脓胸。术后支气管－胸膜瘘、血胸等也常为脓胸的原因。

4. 人工气胸并发症　人工气胸治疗肺结核时，若发生渗出液未予及时控制，或因存有使病灶部位不能萎陷的粘连波及胸膜，或因粘连撕破胸膜，粘连烙断术后感染等，均可引起结核性或混合性脓胸。目前已极少采用人工气胸治疗肺结核。

5. 结核性胸膜炎　结核性渗出性胸膜炎未能得到及时正确的治疗，可发展为结核性脓胸。

6. 血源性感染　结核菌还可通过淋巴或血液循环侵犯胸膜，此时胸膜常是全身血源播散性结核感染的一部分。

不论经何种途径，当结核菌到达胸膜腔引起胸膜腔感染后，首先发生充血、水肿及渗出，并可在胸膜上形成散在的结核结节，胸腔积液中含有大量白细胞和纤维蛋白，随着炎症的进一步发展，渗液中纤维蛋白和炎细胞逐渐增多，成为脓性。大量纤维蛋白沉着于胸膜表面形成纤维素膜，初期柔软，随着纤维层瘢痕机化收缩，韧性增强。胸膜感染较局限时，周围的壁层胸膜与脏层胸膜粘连，使脓液局限于一定范围，形成局限性或包裹性脓胸，常见部位为肺叶间、膈肌上方、胸膜腔后外侧及纵隔面等。局限性脓胸对肺、纵隔的推压作用较小。当感染范围扩大，累及整个胸膜腔时，称为全脓胸，急性期可使肺组织明显受压、发生萎陷，并将纵隔推向对侧，引起呼吸、循环功能障碍。病程超过 6 周～3 个月，脓胸中的纤维素逐渐机化收缩，并限制肺的扩张，脓腔容积不再缩小时，即形成慢性脓胸，此时可使患侧胸廓塌陷，纵隔拉向患侧。

三、临床表现

单纯结核性脓胸多继发于肺结核，一般起病较缓慢，有慢性结核中毒症状，长期发热、盗汗、胸痛、胸闷、周身不适、乏力、消瘦等。胸膜下结核病变及肺表面干酪样空洞破向胸腔，大量干酪物质及结核分枝杆菌进入胸腔，引起混合性脓胸，起病急、全身中毒症状重、高热、恶心、呕吐、剧烈胸痛、呼吸困难、衰弱，需紧急处理。

1. 胸痛　脓胸患者都有程度不等的胸痛，早期呈针刺样，呼吸或咳嗽时加重，慢性脓胸胸痛不明显。干酪空洞破裂者胸痛剧烈，伴呼吸困难。

2. 胸闷及呼吸困难　脓胸患者因纵隔心脏受压及胸廓畸形，限制性通气障碍，常感胸闷气短。

3. 咳嗽　多数患者有刺激性干咳，肺部继发感染时可有脓性痰、血痰。支气管－胸膜瘘时刺激性咳嗽，大量脓痰，与穿刺脓液性质相同。

4. 查体　患者多呈慢性消耗病容，轻度贫血，患侧胸廓塌陷，肋间隙变窄，肋骨并拢，呼吸幅度明显减弱或消失。叩诊呈实音，气管纵隔向患侧移位，呼吸音消失或减弱。早期胸腔大量积脓，可有大量积液体征。

四、检查

1. X 线表现　脓胸早期 X 线表现与胸腔积液相同。慢性脓胸晚期胸膜明显增厚，呈一致性透光不良阴影，肋间隙变窄，纵隔心影向患侧移位，膈肌升高，可有胸膜钙化。如有肋骨骨膜反应，沿肋骨上下缘可见多层增密的条索影，为脓胸特征性表现。合并支气管－胸膜瘘则见液气胸，因胸膜粘连可呈多房性。包裹性脓胸多在侧胸壁或后下胸壁，呈大小不等的圆形、类圆形或 D 形密度增高、边缘清楚阴影。罕见胸膜腔上部的包裹性脓胸。

2. 胸腔穿刺检查　胸腔穿刺检查是常规项目，取脓液做结核分枝杆菌培养、动物接种结核分枝杆菌可确诊。疑有支气管－胸膜瘘，可在胸腔穿刺时注入 2% 亚甲蓝（美蓝）2ml，如美蓝被咳出则证明支气管，胸膜瘘存在。

B 超检查可以为胸腔穿刺定位，明确脓胸范围。

3. 实验室检查　血沉快，轻度贫血，胸液细胞总数 $> 10 \times 10^9/L$，早期单核细胞为主，晚期淋巴细胞为主，混合感染时中性粒细胞为主，蛋白40g/L以上，比重 > 1.020。

五、诊断

有结核病或结核性胸膜炎史及相应体征；X 线检查有典型表现；血沉快；胸腔穿刺液为淡黄色，脓性，普通培养无细菌生长，细胞总数 > 10×10^9/L，淋巴细胞为主，蛋白 > 40g/L，比重 > 1.020，可协助诊断。

六、鉴别诊断

1. 化脓性胸膜炎　起病急、感染中毒症状严重、高热、胸痛、呼吸困难；血象高、核左移、胸腔积液普通细菌培养阳性；必要时胸膜活检病理确诊；抗感染治疗及排液后病情迅速好转可鉴别。

2. 胆固醇性胸膜炎　胆固醇性胸膜炎少见，其发生与结核病关系最大，也与糖尿病、梅毒以及慢性酒精中毒、肺吸虫、肿瘤有关。病程长，临床症状轻微，中毒症状和压迫症状少见。X 线表现多为包裹积液。胸腔积液以黄白色多见，可呈无色、浑浊、血性、淡黄、橙黄、黄绿等各种颜色，比重多在 1.020～1.030，积液中常混有浮动的鳞片状、绢丝状、有光泽的胆固醇结晶，不凝固静置后可沉积于底部。可与结核性脓胸鉴别。

3. 乳糜胸　多由外伤、手术引起胸导管损伤，乳糜渗漏到胸腔所致，亦可为胸导管受丝虫病性肉芽肿、纵隔肿瘤、结核性淋巴结炎、恶性淋巴瘤压迫、阻塞、侵犯乳糜管引起。多发生于左侧，呼吸困难明显。胸腔积液呈乳白色，比重 1.012～1.020，呈碱性反应，以淋巴细胞和红细胞为主，中性粒细胞少见。

七、治疗

结核性脓胸早期治疗与结核性胸膜炎相同。合理化疗加积极胸腔穿刺抽液，争取在此阶段得到治愈。进入慢性期更要慎重选择化疗方案，抽脓，胸腔冲洗。有手术条件时应积极进行胸腔引流，做好准备，择期手术。无手术条件，先作较长时间的闭式引流，脓液减少后开放引流，可望得到满意效果。

（一）全身治疗

1. 化疗方案　结核性脓胸急性期选择4～5种敏感药联合，强化期2～3个月，巩固期用3种药巩固6个月。慢性脓胸使用抗结核药物较多，时间亦较长，多不规律，故耐药病例较多。在争取得到药敏结果后根据药物敏感试验结果用药，如为耐药病例，疗程适当延长，按耐药病例治疗。

2. 支持疗法　结核性脓胸是一种消耗性疾病，常有混合感染，在抗感染的同时予以补液，注意水电解质平衡。慢性结核性脓胸，常伴有不同程度的营养不良、贫血，应补充蛋白质丰富的膳食，必要时可补充氨基酸，免疫增强剂如胸腺肽、微卡、干扰素等。人血制品的使用应十分慎重。

（二）局部治疗

1. 胸腔穿刺　结核性脓胸早期与结核性胸膜炎的治疗相同，在化疗的同时，隔日或每2～3日胸腔穿刺抽液一次，胸腔积液一次抽尽，不能一次抽尽者隔日再抽。抽液后胸腔内给药，

INH 0.1~0.3g，RFP 0.15~0.3g，SM 1.0g，KM 1.0g。混合感染可给庆大霉素、甲硝唑等。

如脓腔较小可5%碳酸氢钠冲洗脓腔，一般每次量不超过500ml，然后注入抗生素。根据脓腔大小决定胸腔穿刺的间隔时间。有支气管－胸膜瘘时禁用胸腔冲洗。

2. 胸腔引流术 分为胸腔闭式引流和开放引流两种类型。经闭式引流后胸腔脓液少于50ml/d或更少时剪短引流管，可改为开放引流以方便患者。

引流目的：清洁及缩小脓腔，减轻腔内炎症，防止结核播散，改善中毒症状，为外科手术作准备。部分患者可望消灭脓腔。

胸腔闭式引流适应证：①反复胸腔穿刺抽液不能缓解中毒症状或脓液黏稠不易抽吸。②作为脓胸外科手术前的过渡性治疗：一般引流3~6个月（2~18个月）。③张力性脓气胸。④并发支气管－胸膜瘘。

3. 胸腔冲洗术 经胸腔穿刺向胸腔注入冲洗液，清洁局部，提高疗效。用5%碳酸氢钠适量（一般小于500ml），注入脓腔，冲洗液中可选用胰蛋白酶、链激酶、透明质酸酶、肾上腺皮质激素和异烟肼、链霉素、利福平。冲洗液保留6~8小时后抽出，每日1次。亦可冲洗后胸腔注入抗结核药物及抗生素。文献报道5%碘伏浸泡脓腔10~30分钟，2~3天仍有脓液者，可重复使用，可达脓腔闭合或脓液减少、吸收。支气管－胸膜瘘者用OB胶（外科封堵瘘口用的氰基烯酸酯胶）封闭漏孔，冲洗同前。取得良好效果。

（三）外科治疗

慢性脓胸病例经长期化疗，多为耐药病例，长期慢性消耗，化疗及局部治疗成功率低，应积极手术治疗。尤其是结核性脓胸支气管－胸膜瘘病例，外科手术是唯一有效的治疗方法。术后需以3~4种敏感药物治疗1年以上。

1. 胸膜纤维板剥离术 切除胸壁脏层及壁层增厚的纤维板，清除坏死组织，干酪、骨化及钙化灶，促进肺复张，恢复功能。适用于估计术后肺复张良好者，肺内无活动性结核病灶，无支气管结核者。

2. 胸廓成形术 近半个世纪以来，由于抗结核药物的发展及肺切除技术的逐步完善，胸廓成形术的适应范围已经非常窄小，但针对结核性脓胸特别是合并支气管－胸膜瘘，胸廓成形术仍有不可替代的作用。适用于慢性结核性脓胸，肺内病灶活动或广泛纤维病变，不适合做纤维板剥离术（术后肺不能膨胀或原有结核病灶复发或恶化）而对侧病变稳定者。切除患侧部分肋骨、增厚的纤维板，刮除胸壁坏死组织、无活力、干酪、骨化及钙化组织，使胸廓完全塌陷，消灭脓腔。脓胸得以治愈。

3. 胸膜肺切除术 适用于慢性脓胸同侧肺病变严重，如结核性空洞大量咯血、损毁肺、支气管扩张、支气管－胸膜瘘等，需要肺切除手术者。创伤大，出血多，手术复杂并发症多，需严格掌握适应证。

4. 带蒂大网膜移植术 20世纪80年代初起在治疗感染性疾病中获得广泛的应用。大网膜有很强的抗炎及吸收作用。将带蒂大网膜移植到感染的胸腔，使其与胸壁粘连，建立丰富的侧支循环，减少和吸收渗出，消灭残腔。不造成胸廓畸形，有良好效果，患者容易接受。尤其适用于肺切除术后支气管残端合并感染的病例。

（李国燕）

第三节 肺结核并发自发性气胸

一、概述

气胸是指气体在胸膜腔的积聚。自发性气胸是肺结核严重并发症之一，在 19～20 世纪初的很长一段时间内，医师普遍认为自发性气胸是肺结核的并发症，20 世纪 30 年代以后才强调大部分气胸的病因是非结核性的。国内报道自发性气胸占肺结核病住院病人数的12%～18%。正常胸膜腔为密闭腔隙，压力为负压，吸气时压力为 $-8～-9mmHg$（$1mmHg=0.133kPa$），呼气时的压力为 $-3～-6mmHg$，肺内支气管内压为：吸气时压力为 $-1～-3mmHg$，呼气时压力为 $1～5mmHg$。当各种原因所致肺泡或支气管破裂或因外伤导致壁层胸膜破裂，气体进入胸膜腔，胸腔负压消失，肺被压缩，直至破口封闭或压力达到平衡，如果破口处形成活瓣，空气只能进入胸膜腔而不能排出，胸腔压力越来越高，则形成张力性气胸，当胸腔压力达到 $15～20cmH_2O$（$1cmH_2O=0.098kPa$），将使纵隔移位，影响静脉回流，降低心排血量。气胸使肺活量降低，肺顺应性降低，扩散容积减少，产生低氧血症。气胸对机体的影响取决于气胸的量、气胸的张力以及基础肺状况，如果对侧肺是正常的，很快可代偿，对呼吸功能影响小。如基础肺功能差，不能代偿，可能因未治疗的气胸而有生命危险。在有基础肺疾病而导致肺弹性回缩力丧失，发生气胸时肺压缩较慢，压缩程度较少，但少量气胸就可以严重影响呼吸功能。

二、肺结核并发自发性气胸的机制

（1）活动性肺结核大多伴有不同程度的支气管内膜结核，严重的支气管内膜结核，使支气管黏膜增厚或肿胀，造成该段支气管内腔狭窄。吸气时由于管径舒张，吸入空气得以通过狭窄段进入肺泡；但呼气时管径缩小，从肺泡呼出的气体不易经狭窄部而排出体外，于是狭窄部远端的肺泡过度充气，形成局限性阻塞性肺气肿。肺泡内压不断增加，致使肺泡破裂并融合成肺大疱。当患者咳嗽或抬举重物时，肺内压突然升高，位于肺脏表面的肺大疱破裂，可导致气胸发生。

（2）靠近肺边缘的结核病灶可直接浸润穿破脏层胸膜而发生气胸；如有干酪坏死物质同时进入胸膜腔，则并发结核性脓气胸。

（3）结核病灶在修复过程中形成广泛纤维性变，纤维组织收缩使小支气管扭曲而狭窄，在小气道狭窄部的远端引起局限性肺气肿或肺大疱。一旦肺内压突然升高，也可使肺大疱破裂而导致气胸。

三、气胸的分类

1. 根据气胸发生的原因分类

（1）自发性气胸：是指在没有外伤或人为因素的作用，肺或胸膜原有病变或缺陷，肺泡和脏层胸膜破裂以后发生的气胸，其中原发性气胸（即特发性气胸）是指在没有基础肺病或没有明显病因情况下发生的自发性气胸。继发性气胸是继发于肺部基础病变的气胸，其中最常见的是继发于慢性阻塞性肺疾病，其他有哮喘、肺结核、肺炎、肺脓肿、肺肿瘤、结节病。

（2）创伤性气胸：是由于胸部外伤或创伤性医疗操作引起的气胸。

（3）人工气胸：因治疗和诊断的需要，人为地将气体注入胸膜腔。

2. 根据破裂口的情况和胸膜腔内的压力分类

（1）闭合性气胸（单纯性气胸）：破裂口较小，肺压缩后裂口随之封闭，空气停止进入胸膜腔，用人工气胸箱测压，压力可为正压或负压，经抽气后，可维持负压，留针 2 ~ 3 分钟后压力不再上升。胸膜腔内的气体逐渐吸收，肺易复张。

（2）开放性气胸（张力性气胸）：破裂口开放，胸膜腔与支气管相通，空气随呼吸自由出入胸膜腔，胸膜腔测压在零上下波动，抽气后压力不变。

（3）张力性气胸：破裂口形成单向活瓣，空气只进不出，胸膜腔内空气越积越多，压力持续升高，使肺脏受压，纵隔移位，影响心脏血液回流。测压时胸膜腔压力常超过 $10cmH_2O$，抽气后压力可下降，但留针 2 ~ 3 分钟，压力又迅速升高。如不积极抢救，患者可能因心肺衰竭而死亡。

气胸发病后超过 3 个月，长时间肺不能复张，称慢性气胸，可能由于裂口未封闭，胸膜增厚或分泌物阻塞气道使肺不能复张引起。

四、发病机制

1. **肺结核致肺大疱破裂**　肺结核病灶压迫细支气管导致其不完全阻塞，因为活瓣作用，远端肺泡逐渐扩张，病变使肺弹力组织破坏，形成肺大疱。或由于结核病灶瘢痕收缩，牵拉细支气管扭曲、变形、狭窄，不完全阻塞，形成肺大疱，如直接破入胸膜腔，形成气胸，破入肺泡间隙，气体可进入纵隔，形成纵隔气肿，可致皮下气肿，如纵隔胸膜破裂，气体可同时进入双侧胸腔。

2. **结核病灶**　直接侵犯导致肺泡破裂结核病变致肺组织炎症、干酪样坏死，如破裂的肺泡靠近胸膜腔，直接破入胸膜腔，可以形成结核性脓气胸，甚至支气管 - 胸膜瘘。如肺泡破裂，气体进入间质，形成间质性肺气肿，破裂形成气胸。

3. **肺小气囊泡破裂**　是原发性气胸的常见原因，多位于肺尖，常规 X 线胸片不一定能发现。这种小气囊泡确切成因及破裂的机制尚不清楚。有一种解释认为与肺尖脏层胸膜和肺泡弹力纤维先天性发育不良有关。有人认为肺尖为结核好发部位，可能有小的结核坏死灶使肺泡破裂或结核性纤维瘢痕使细支气管狭窄，形成活瓣作用，导致肺尖形成小气囊泡，但未能经手术及病理证实。肺尖容易形成肺气囊泡的一个解释是：直立位肺的重力所致的机械应力分布不均，肺尖比肺基底更强，肺尖的肺泡张力增加，易于扩大，过度扩张而致破裂。

五、临床表现

1. **症状**　取决于病因、肺压缩的程度、基础肺疾病。部分患者可无症状。胸痛是最常见的主诉，开始是尖锐的胸膜痛，以后可转变为持续性钝痛。呼吸困难也是常见主诉，程度取决于肺压缩的程度和基础肺功能。张力性气胸表现为炎症的呼吸困难。其他相对少见的症状有：端坐呼吸、咯血、干咳等。气胸的诱因有剧烈咳嗽、用力屏气或提重物等，但也有不少患者在正常活动或休息时发病。

2. **体征**　少量气胸在体格检查时可无异常发现，大量气胸患者胸壁呼吸运动减弱、消失；叩诊患侧胸部呈过清音或鼓音，患侧触觉语颤减弱或消失，听诊患侧呼吸音减低或消失。发绀出现在张力性气胸或有基础肺病致肺功能差者。张力性气胸尚可表现颈静脉扩张，气管移位，心尖冲动减弱、消失、移位，如压力不能及时解除，患者可能死于循环衰竭。

3. 影像学检查　常规后前位 X 线胸片是确诊气胸最常用和可靠的方法。通常在吸气相的后前位胸片即可诊断大部分的气胸。可观察到胸片上肺外周脏、壁层胸膜之间无肺纹理的带状气体透亮区，脏层胸膜由于气体的对比而显示出细的白线，称为气胸线。心缘旁有透亮带，提示纵隔气肿。少量气胸积聚在肺尖部可由于骨骼的遮掩而易被遗漏。有时临床强烈提示气胸，吸气相胸片未见异常，可摄呼气相胸片，呼气时肺容积减少，密度增加，气胸更加明显。必要时透视下转动体位。估算肺压缩的程度对指导临床治疗有帮助。Kircher 曾提出根据胸片上气胸的面积估算的方法，根据这一方法，当胸腔气体带宽度相当于患侧胸廓宽度的 1/4 时，肺大约被压缩 35%，气体带宽度相当于胸廓宽度 1/3 时，肺被压缩约 50%；气体带宽度相当于胸廓宽度 1/2 时，肺被压缩约 65%。肺压缩 < 20% 为少量气胸；20% ~ 50% 为中等量气胸；> 50% 为大量气胸。

约 20% 的自发性气胸在 X 线胸片上有胸腔积液征，多由于刺激胸膜产生渗出液，少数情况是由于胸膜粘连带撕裂出血，合并感染、脓胸所致。

常规胸片有一定局限性，床旁胸片有时对气胸显示不清，对局限性气胸可能漏诊，平片上有时气胸（尤其是有粘连的气胸）与肺大疱难以区分。胸部 CT 检查能更清楚的显示各个部位的气胸及纵隔气肿，少量气胸亦能清楚显示，并有利于基础肺异常和疾病的诊断。

六、诊断和鉴别诊断

1. 诊断　影像学检查是诊断气胸最可靠的方法。X 线胸片显示外凸弧形的细线条形阴影，为气胸线。线外见不到肺纹理，透亮明显增加。CT 片中表现为胸膜腔内出现极低密度的气体影，伴有肺组织不同程度的压缩和萎陷改变。核磁共振（MRI）显像气胸呈低信号，对伴发的胸腔积液或积血非常敏感，在 MRI 的 T_1 加权图像呈高信号。继发于肺结核的气胸，除上述表现外，还可见到肺组织内渗出、增殖及钙化性病灶的影像。

以下检查方法对气胸病因和气胸类型的诊断很有帮助。

（1）胸膜腔气体成分及压力的测定：有助于鉴别破裂口是否闭合。单纯性气胸时，胸膜破口较小，肺萎缩后破口闭合，空气不再继续进入，胸腔内气体量不多，肺萎陷多在 25% 以下。人工气胸器测压，仍为负压或稍超过大气压，但抽气后，很快变为负压，观察数分钟后，压力不再上升。交通性气胸时，胸膜破口较大，或由于破口处纤维组织牵拉，使破口长久不能关闭，在吸气与呼气时，空气自由出入胸腔。测压时，压力在"0"上下波动。吸气时为负，呼气时为正，经抽气后压力不变。张力性气胸时，由于胸膜破口呈单向活瓣，吸气时张开，呼气时关闭，气体只能进入胸膜而不能逸出，使胸膜腔压力不断增高，测压时胸腔显示正压，压力较高，甚至可达 0.196kPa（20mmH$_2$O）以上，抽气后压力可能暂时下降，但迅速回升为正压。抽出胸膜腔内气体作分析，若胸腔内氧分压（PaO$_2$）> 6.66kPa（50mmHg），二氧化碳分压（PaCO$_2$）< 5.33kPa（40mmHg），PaCO$_2$/PaO$_2$ < 1（以毫米汞柱值计算），应怀疑有持续存在的支气管 – 胸膜瘘；反之，PaCO$_2$ < 5.33kPa（40mmHg）及 PaCO$_2$ > 6kPa（45mmHg），PaCO$_2$/PaO$_2$ > 1 则提示支气管或肺泡胸膜瘘大致已愈合。开放性气胸及张力性气胸因持续存在支气管或肺泡胸膜瘘，胸腔内气体与肺泡气体交通或气体不断进入胸膜腔，故此时 PaO_2 常 > 13.33kPa（100mmHg），而 $PaCO_2$ < 5.33kPa（40mmHg），其中 $PaCO_2/PaO_2$ 显著 < 1。联系应用 PaO_2、$PaCO_2$ 及 $PaCO_2/PaO_2$ 3 项指标，对判断气胸类型有一定意义。

（2）胸膜腔造影：有助于胸膜病变的诊断和鉴别诊断。

（3）吸入放射性核素肺扫描：有助于确定自发性气胸漏气口的部位。

（4）胸腔镜检查术：是诊断胸膜腔疾病的重要手段。

2. 鉴别诊断　典型的自发性气胸诊断并不困难但又常发生误诊与漏诊。其原因一方面是缺乏对本病的警惕，而另一方面气胸酷似其他心肺疾病，如心绞痛、心肌梗死、肺栓塞、严重肺气肿肺大疱，甚至误诊为胃穿孔、膈疝、胆石症。所以必须与下列几种主要疾病鉴别。

（1）巨大肺大疱：尤其是与局限性气胸鉴别困难，两者都可能没有胸痛、气短与咳嗽。肺大疱多为圆形或卵圆形，空腔的边缘与胸壁相交处构成角，腔外为锐角，腔内为钝角；而局限性气胸则相反，腔外为钝角，腔内为锐角。必要时做 CT、胸腔镜检查。

（2）严重的慢性阻塞性肺疾病：由于后者多有呼吸困难、咳嗽、发绀等症状及桶状胸，肋间隙变宽，呼吸音减弱，叩诊呈过度反响等体征，与气胸相似，容易漏诊，从而可造成严重后果，死亡率极高。此时只要进行 X 线检查，便可确诊。

（3）哮喘并发气胸：哮喘并发气胸时呼吸困难加重，易误诊为哮喘持续状态，如经积极治疗病情继续恶化，应考虑并发气胸的可能，及时 X 线复查。

（4）心肌梗死并发气胸：此时易漏诊气胸。如怀疑应及时床边 X 线及心电图复查。

七、治疗

（一）一般治疗

由于结核病患者的气胸多为继发性气胸，最好留院观察，少量气胸，肺压缩 < 20%，无明显呼吸困难的闭合性气胸，密切随访 12 ~ 48 小时胸片中气胸没有扩大，可予限制活动，休息，待气胸自行吸收。一般气体每天可吸收 1.25%，完全复张需数周的时间。如果肺复张不良，则需要其他的治疗。有报道持续面罩吸氧每分钟 3L，可使气体吸收率达到 4.2%，肺复张时间缩短到平均 5 天。

（二）胸腔穿刺排气

适用于少 ~ 中量气胸，创伤小，可促进肺复张，缓解症状。缺点是不可能将气体完全排出，不适用于交通性气胸和张力性气胸及大量气胸。方法是以气胸针在患侧锁骨中线第 2 肋间或腋前线第 4、5 肋间穿刺入胸膜腔，可接人工气胸箱测压并抽气，或以注射器直接抽气。一般一次抽气不宜超过 1 000ml 或使胸膜腔内压维持 -2 ~ -4cmH_2O，每日或隔日抽气一次。张力性气胸如果病情危急，来不及施行其他排气措施，为抢救患者，可用粗针头迅速穿刺入胸膜腔排气以暂时减压，穿刺点可选在锁骨中线第 2 肋间。

（三）胸腔闭式引流术

胸腔闭式引流术是疗效明确的治疗方法，如果处置得当，对初发气胸有效率 80% ~ 90%，即使在有持续漏气的患者，亦可达到肺完全复张。适用于各类气胸，尤其是张力性气胸、开放性气胸、血气胸，伴肺功能不全的气胸，经保守或抽气治疗 2 周以上疗效不佳的闭合性气胸可作进一步的处理。插管部位选择在患侧锁骨中线第 2 肋间或腋前线第 4、5 肋间（更低的位置有损伤膈肌或腹腔的风险，尤其在用锐器刺入胸膜腔时）。或在局限性气胸根据 X 线检查或 CT 定位置管。出口处接水封瓶或单向阀门（如 Heimlich 阀门，适合在医院外或转运过程中使用）；如果肺复张不良，可加用负压吸引，常用负压为 0.5 ~ 1.5kPa，最大不宜超过 5kPa。术后水封瓶已无气体逸出，经 X 线胸片证实肺已复张后，夹管观察 24 小时病情无变化，重复 X 线胸片证实未见再有气胸则可以拔管。

此法的不良反应有：出血、感染；置管部位的胸膜可发生炎症、粘连；排气过快可发生急性肺水肿。不稳定的患者或可能有大量气漏的患者宜采用较粗的胸腔导管（24F ~ 28F）。稳定并且无大量气漏的患者可采用 16F ~ 22F 的胸腔导管。≥14F 的导管在少量气胸的患者中可能被采用，患者接受度较高，但要警惕管道堵塞的风险。

（四）胸膜固定术

自发性气胸复发率较高，在胸膜腔内注入理化或生物刺激剂促使胸膜产生炎症反应或使用纤维蛋白制剂、医用黏合剂，使脏层胸膜和壁层胸膜粘连，胸膜腔空隙消失，气体无处积聚，可达到预防复发的作用。

1. 适应证 ①持续性或复发性气胸。②有双侧气胸史。③合并肺大疱。④肺功能差，不能耐受开胸手术。

2. 禁忌证 ①张力性气胸持续负压吸引无效。②血气胸或同时有双侧性气胸。③有明显的胸膜增厚，经胸腔引流肺不能完全复张。此法的缺点有：有些药物刺激性较大引起患者不适和全身反应；为姑息疗法，肺原发病灶仍存在；部分刺激剂疗效不明确，部分粘连牢固，为今后开胸手术带来困难，对年轻患者应慎用。给药方法可以从胸腔引流管注入，再持续负压吸引使肺完全复张后注入粘连剂，然后夹管 2 ~ 6 小时，嘱患者不断变换体位，使药物分布均匀，再持续负压吸引，确定肺复张后拔管。如果一次给药无效，可重复注药 2 ~ 3 次。如能在胸腔镜直视下喷洒则药物分布均匀，效果理想。曾有多种药物被应用于胸膜固定术，最常用药物是滑石粉（用生理盐水稀释）和四环素（或以多西环素、米诺环素代替），其他有纤维蛋白胶、自体血等。

（五）胸腔镜手术

在诊断为肺大疱破裂而经闭式引流术无效者，可在胸腔镜直视下结扎肺大疱或在破口喷洒滑石粉、化学合成粘涂快速医用胶（ZT 胶）或纤维蛋白胶或用激光烧灼使破口封闭。

电视辅助胸腔镜手术（video assisted thoracoscopic surgery，VATS）近年来受到越来越多临床医师的推崇。单纯穿刺抽气或胸腔引流术治疗的自发性气胸的复发率较高，且治疗时间长，肺复张慢。VATS 能在胸腔镜下安全方便地进行肺大疱切除、胸膜固定术、部分胸膜切除术，有效预防复发，减少术后疼痛和并发症，对肺功能影响小、住院时间短、肺复张快，患者的满意度也较高。国外许多临床医师甚至推荐 VATS 作为自发性气胸初发患者的治疗。但是 VATS 花费较大，有部分学者质疑其成本效益比，但也有学者认为 VATS 的成本效益优于传统单纯胸腔引流术。对于不能耐受胸腔镜手术的复发性气胸患者，可以考虑经胸腔置管注入药物行胸膜固定术。

（六）外科手术治疗

外科手术可以消除漏气的破口，又可以处理原发病灶，是治疗顽固性气胸的有效方法，可能是复发率最低的方法。

1. 适应证　①反复发作的气胸；②持续漏气，肺不能复张；③慢性气胸持续 3 个月以上肺不复张；④进行性血气胸；⑤双侧气胸，尤其双侧同时发生；⑥胸膜增厚粘连致肺膨胀不全；⑦伴有巨型肺大疱；⑧合并支气管 - 胸膜瘘；⑨基础病需要手术治疗。

2. 手术禁忌证　①心、肺功能不全或全身衰竭不能耐受开胸手术者；②有出血倾向，可能难以控制出血者。

手术方法有肺大疱缝扎术，肺大疱切开缝合术，胸膜剥脱、胸膜摩擦和胸膜粘连（固定）术、肺切除术等。

（七）治疗基础病

应给予强而有效的抗结核治疗，防止病变进一步恶化，加速气胸愈合，预防复发。

（李国燕）

第四节　重症肺结核

一、血行播散型肺结核

（一）概述

血行播散型肺结核为结核杆菌血行播散引起。包括急性、亚急性、慢性血行播散型肺结核。儿童较多见急性，成年人三种类型均可见到。

（二）病因和发病机制

儿童急性血行播散型肺结核多发生于原发感染后 3～6 个月内，此时小儿机体处于高度敏感状态，尤其是血管系统处于高敏状态，当肺内原发病灶和淋巴结中的结核菌溃入血流时，若菌量大、毒力强、机体抵抗力弱时则可发病。若菌量小、机体抵抗力强时则可不发病或病变不明显。在成人，各种原因导致机体免疫力低下时，原发感染后隐潜性病灶中的结核菌复燃、破溃进入血液循环，偶尔由于肺或其他脏器继发性活动性结核病灶侵蚀邻近淋巴血道而引起。入侵途径不同，病变部位亦异。由肺静脉入侵经体循环，则引起全身播散性结核病；经肺动脉、支气管动脉以及体静脉系统入侵者主要引起肺部粟粒性结核；极个别情况下肺部病灶中的结核菌破入一侧肺动脉，引起一侧或一部分肺的粟粒性结核。免疫力极度低下者，以一次性或短期内大量入侵引起的急性血行播散型肺结核，常伴有结核性脑膜炎和其他脏器结核。当少量结核菌间歇性多次入侵血道或机体免疫力相对较好时，则形成亚急性或慢性血行播散型肺结核。

（三）病理改变

肺体积增大、重量增加，肺表面与切面充血，结核病灶呈现大小一致，直径约 1mm 的淡灰黄色结节。显微镜下为典型增殖性结核结节或渗出性改变，以位于肺泡间隔、血管与支气管的周围及小叶间隔为主，很少在肺泡腔内。如病程延长，病灶可相互融合形成干酪坏死。

增殖性结核结节是结核病形态学的特异性改变，表现为结核性肉芽肿的形成，即类上皮细胞结节和结核性肉芽组织的出现。这是在感染的结核菌量少、毒力低、机体抵抗力强的情况下，机体对结核菌的一种组织学反应。镜下类上皮细胞结节：中央为巨噬细胞衍生而来的朗格汉斯细胞，胞体大，胞核多达 5 ~ 50 个，呈环形或马蹄形排列于胞体边缘，有时可集中于胞体两极或中央。周围由巨噬细胞转化来的类上皮细胞成层排列包绕。在类上皮细胞外围还有淋巴细胞和浆细胞散在分布和覆盖。单个结节直径约 0.1mm，灰白色，单个结节肉眼不易看见，肉眼见的一个粟粒结节，常由多个小结节融合而成。结核性肉芽肿是肉芽组织（成纤维细胞与新生毛细血管）内散在类上皮细胞结节；或类上皮细胞层状排列于肉芽组织边缘，少数巨噬细胞分散在其中。

（四）临床表现

1. 症状　急性粟粒型肺结核病起病多急骤，有高热，稽留热或弛张热，部分呈不重规则发热，常持续数日；或数周，多伴寒战，可伴有全身乏力、食欲不振等；发病初期有咳嗽，病程进行中出现刺激性干咳，咳痰量较小，伴有胸闷、气短等；部分患者可有胃肠道反应，如腹痛、腹胀、便秘等。约有半数以上的患者并发结核性脑膜炎，出现头痛、头晕、恶心、呕吐、畏光等症状。亚急性及慢性血行播散型肺结核起病可缓慢，可有间断发热及盗汗、乏力、食欲不振、消瘦，咳嗽、胸闷、气短等。

2. 体征　急性期患者表现精神不振、疲乏无力、面色苍白等。肺部无明显体征，合并感染时可听到湿啰音，不少患者伴有肝脾大。亚急性及慢性患者两肺上中部叩诊稍呈浊音，听诊呼吸音可减弱。并发结核性脑膜炎、胸膜炎、气胸时可伴有相应的体征。

（五）实验室检查

（1）多数患者血象正常，部分患者白细胞总数增多，核左移；血沉增快。部分患者痰结核菌阳性，慢性患者阳性率更高，结核菌素试验（PPD）大部分患者为阳性。

（2）X线检查：发病两周之内的急性血行播散型肺结核患者胸片可见不到粟粒结节，但肺野透光度降低。两周后病灶增大，双肺或仅局限一侧肺，一叶肺布满粟粒阴影，其粟粒阴影呈现大小、密度、分布均匀的"三均匀"X线征。亚急性及慢性血行播散型肺结核因是少量结核菌多次进入血液循环所致，故可出现分布、密度、大小三不均匀 X 线征，往往病灶在上中肺野较密集而下肺野较稀疏，结节大小不等，密度不均。有时伴纤维条索阴影。随着病变进展，病灶可融合成大小不等斑片状阴影，并可溶解出现空洞。

（六）诊断

成人急性血行播散型肺结核发病前多有机体抵抗力降低的因素，如劳累、分娩、应用激素等，临床上多起病急、高热、寒战，胸片为典型的"三均匀"X线征，肺部体征不明。慢性及亚急性患者有程度不等的结核中毒症状，如咳嗽、低热、乏力等。X 线为两肺上中大小不等的结节影，血沉快，结核菌素试验阳性，诊断本病并不困难。

（七）鉴别诊断

应与以肺内粟粒阴影为主要表现的疾病进行鉴别，如结节病、外源性过敏性肺泡炎、细支气管肺泡癌、恶性肿瘤肺转移、急性间质肺炎、肺霉菌病、特发性含铁血黄素沉着症、肺泡微石症等。

1. 结节病　目前病因仍未明确，是一种慢性非干酪性肉芽肿性疾病，可影响到身体任何组织，最常罹患的器官是肺，临床可有发热、干咳、气短、乏力、皮疹、关节痛、畏光等，约有 25% 病例在肺野内出现弥漫性小结节影，以两侧肺门为中心而扩散，同时可见毛玻璃影和网状影，可有肺门和纵隔淋巴结肿大，与急性粟粒型肺结核相似。病理表现为非干酪性类上皮样细胞肉芽肿，与结核性肉芽肿非常相似。结节病的上皮样细胞较结核性上皮样细胞苍白、胞浆较少、染色较淡、内质网少，在上皮样细胞与巨噬细胞内可见到"星状小体"、Schaumann 小体。最重要的鉴别点为结节病肉芽肿不含干酪坏死且抗酸染色阴性。结核菌素试验阴性，血清血管紧张素转化酶水平增高亦有助于诊断。

2. 外源性过敏性肺泡炎　易感个体反复吸入有机粉尘抗原后诱发的一种通过细胞免疫和体液免疫反应介导的肺炎症反应性疾病，农民肺、饲鸟者肺、蘑菇工人肺等是该病的典型形式，临床有急性、慢性之分，急性起病一般在接触抗原后 4～12 小时出现畏寒、发热、咳嗽、胸闷、气短。慢性起病是长期暴露于抗原导致急性或亚急性反复发作后的结果，胸片显示弥漫性分布的边界不清的小结节影伴网状影，以中下野为主。组织学检查，2/3 病例可见非干酪样肉芽肿，1/2～2/3 病例可见灶性 BOOP。

3. 细支气管肺泡癌　可有几种类型的肺部改变，肺炎型、孤立球形病灶型与两肺弥漫性小结节型。后者 X 线胸片上双侧肺野出现弥漫性粟粒状病灶，直径 1～2mm，在粟粒状结节之间有网状阴影。一般认为此种粟粒状病灶密度中等，边缘模糊，易融合，分布以双肺中、下野及内中带较多，双肺上野（特别是肺尖部）甚少，是细支气管肺泡癌比较特别的 X 线征象。这种征象也与粟粒型肺结核有别。结合患者结核中毒症状不明显，咳大量泡沫样黏液痰、呼吸困难呈进行性加重等表现，应考虑细支气管肺泡癌的可能性。痰中找到癌细胞可确定诊断。

4. 粟粒型肺转移癌　肺内转移癌常见，但形成粟粒型转移癌者少见。国内文献有少数病例报告，原发癌部位在胃。粟粒型转移癌易被误诊为血行播散型肺结核。但其结节较粟粒型结核为大（直径 4～8mm），且有增大的倾向，密度也较高，边缘不整齐，大小分布不如粟粒型肺结核均匀。肺门纵隔淋巴结也常增大。肺内粟粒型转移癌的诊断，主要根据是发现原发癌的存在，或患者曾有癌病史，经过治疗（如手术切除）而暂被认为"临床治愈"者。

5. 急性间质肺炎　为特发性间质肺炎的一种。此病的典型症状是进行性气促、咳嗽，可伴有发热。典型的 X 线征为两肺毛玻璃影伴细小结节影。病情进展迅速，因缺氧、急性呼吸衰竭而死亡。若能及早诊断（开胸肺活检确定诊断），糖皮质激素治疗效果好。

6. 尘肺　Ⅱ期矽肺表现为两肺野出现弥漫性小结节影，多分布于肺中、下野。小结节直径 1～2mm，边缘一般清晰，往往同时伴有肺门阴影增大、肺纹理增强及肺气肿等表现。Ⅱ期矽肺须与急性粟粒型肺结核相区别。急性粟粒型肺结核的中毒症状明显；病灶的大小、形态、密度、分布几乎相等，比之矽肺更为明显，近乎"绝对相等"；肺门阴影不如矽肺的明显增大，点状阴影之间并无肺气肿征象。而Ⅱ期矽肺的胸片上，部分肺野可见到增多而变粗的肺纹阴影或网织状阴影；患者的职业史对诊断至关重要。

7. 粟粒型肺真菌病　肺白色念珠菌病可在肺内形成弥散性粟粒状病灶，国内曾有报告被疑为血行播散性肺结核者。其病灶分布以中、下肺野较多，边缘模糊，可互相融合成较大的结节，且有双侧肺门淋巴结肿大。如患者长期接受皮质激素与广谱抗生素治疗，肺内出现弥漫性粟粒状病灶，经积极抗结核治疗无效者，须考虑粟粒型肺真菌病的可能性。如痰中反复发现白色念珠菌，并经抗真菌治疗后好转，病灶缩小或吸收，则诊断可以确定。

8. 肺泡微石症　是一种原因未明的肺部疾病，可有家族史。患者无尘肺职业史，长期经过无明显症状。X 线胸片上可见双肺有弥漫细小结节阴影，大小相近，边缘清楚，密度较高，以内侧及肺下野较为密集。本病的诊断主要根据：①经 X 线检查而发现，多年经过无明显症状；②体格检查与化验检查无明显病征；③可有家族病史而无尘肺职业史；④长期随诊 X 线胸片阴影改变不大。

9. 肺含铁血黄素沉着症　分特发性和继发性，继发性肺含铁血黄素沉着症通常继发于风湿性二尖瓣疾病的病程中，因肺循环长期淤血引起，临床上少见。特发性肺含铁血黄素沉着症病因不明，发病可能与免疫机制有关，该病主要见于儿童，临床以反复咯血、渐进性气短、伴发贫血为特征。X 线胸片表现为两肺弥漫性粟粒样阴影，伴网状毛玻璃样影，此点可与粟粒型肺结核鉴别。痰内找到含有含铁血黄素的巨噬细胞可帮助诊断。确诊需依靠肺活检。

（八）治疗

化疗方案仍以异烟肼（H）、利福平（R）、吡嗪酰胺（Z）三个药为主要药物，辅助链霉素（S）或盐酸乙胺丁醇（E），疗程为 1 年，强化期为 2～3 个月，巩固期为至少包括 H、R 的 9～12 个月的方案。如患者年龄较大，胃肠反应较重，可用利福喷汀代替利福平。如机体抵抗力降低，可给予免疫治疗，如胸腺肽、微卡、干扰素、转移因子等。

随着化学疗法的进展，血行播散型肺结核经过有效的合理治疗，大部分可以治愈。但发现较晚、免疫功能低下、并发结核性脑膜炎的患者预后不良。

二、继发型肺结核

继发型肺结核是肺结核中的一个主要类型，包括浸润性、纤维空洞及干酪肺炎等。浸润性肺结核是继发型肺结核最常见类型，临床症状较轻。干酪肺炎性肺结核以及慢性纤维空洞性肺结核临床症状重。

（一）慢性纤维空洞性肺结核

1. 病因和发病机制　此型是继发型肺结核的晚期类型，多由于不同类型的肺结核未获积极彻底的治疗，而长期反复恶化、好转、肺组织破坏与修复交替发生所致。

2. 病理改变　由于结核病的慢性、反复的过程，肺内病变可不同步发展。活动性病变可与愈合病变并存，渗出性病变与增殖性病变同在。患者常具有久治不愈的纤维厚壁空洞，反复发生的新旧不一的支气管播散灶，肺及胸膜广泛纤维增生，膈肌上抬，胸廓塌陷，心脏、气管向患侧移位。由于肺组织的破坏、纤维组织增生、瘢痕的牵拉，局部常伴发支气管扩张、局限性肺气肿。肺组织的反复破坏与修复常伴发肺血管病变，病损部位的肺动、静脉常有肺血管炎及血栓形成。纤维空洞壁上可有小动脉瘤形成。一旦破损则可导致大咯血。广泛纤维性病变及其所导致的继发性改变，如肺组织萎陷、支气管扩张、肺大疱、代偿性肺气肿，则成为不可逆转的病理改变。

3. 临床表现

（1）症状：患者的肺部症状一般较全身症状显著。常见的是慢性咳嗽、咳痰、咯血、气短及反复出现的发热等。发热往往提示病变重新活动或处于进展阶段，咯血有时可为大量。

（2）体征：多数患者可呈慢性病容，营养状态低下，形体消瘦，贫血，气短或发绀，患者常有杵状指（趾）。胸部检查，胸廓两侧多不对称，患侧胸部凹陷，肋间隙变窄，呼吸运动减弱，胸部肌肉萎缩；病变部位语颤增强或减弱，气管移向患侧；肺上中叶叩浊或叩实，肺下部因代偿性肺气肿而呈过清音，肝界下移，心浊音界缩小或叩不清；可听到呼吸音减弱，或支气管呼吸音，干、湿性啰音。肺心病失代偿期的患者可见颈静脉怒张，肝肿大，下肢水肿等。

4. 实验室检查

（1）血液检查：血沉中度增快，合并感染时白细胞增高，绝大多数患者痰中易找到结核菌。

（2）X 线检查：慢性纤维空洞性肺结核因肺部病变有多种性质，故其 X 线表现也复杂多样。多数患者一侧或两侧肺上、中肺野有单发或多发的纤维厚壁空洞，空洞壁多超过 2mm，多数空洞互相重叠呈蜂窝状；空洞周围肺组织有广泛索条状纤维化，常有继发性支气管扩张；由于肺组织广泛纤维性病变，牵拉肺门上提，肺纹理呈垂柳状，膈肌上升；不同程度的胸膜肥厚和粘连使肋间隙变窄，肺野缩小新旧不同的小结节状、小斑片状或云絮状阴影，为支气管播散病灶；病变未累及的肺组织代偿性肺气肿，气管、纵隔、心脏向患侧移位。

5. 诊断　慢性纤维空洞性肺结核患者大多病程较长，往往有数年至数十年病史，且多数患者有不规则抗结核治疗史，病情好转与恶化反复交替出现，诊断不难。但有部分患者由于延误诊断（未能及时就医），初次就医时胸片即表现一侧肺慢性纤维空洞改变，但痰内易查到结核杆菌，诊断亦不难。

6. 鉴别诊断

（1）肺炎杆菌肺炎：若呈慢性病程，胸片可以表现为肺脓肿、支气管扩张和肺纤维化同时存在，常伴发脓胸、气胸。此病开始可以是潜行性的，以后逐渐变为慢性坏死性肺炎，也可由急性延续成为慢性，前者尤需与慢性纤维空洞性肺结核鉴别。

（2）先天性肺囊肿：有孤立性肺囊肿和多发性肺囊肿之分。多发性肺囊肿常占据一叶或一侧肺，呈蜂窝状阴影，因反复感染囊壁多增厚，亦伴胸膜肥厚；临床多有咯血病史，故易误诊为慢性纤维空洞性肺结核。但多发性肺囊肿除病变区域外，健康肺叶无播散病灶，肺野缩小、胸廓塌陷较慢性纤维空洞性肺结核患者轻是影像学鉴别要点。反复多次痰抗酸染色阴性有助于诊断。

7. 治疗　慢性纤维空洞性肺结核多系复治病例，常为耐药菌感染，甚至耐多药（即对异烟肼、利福平耐药）。这类患者的抗结核治疗必须选用 2~3 种敏感药或新药的方案，强化期延长至 3~4 个月，疗程视病情而定，但不能少于 1.5 年。耐多药结核病治疗最关键的一环是合理选择用药和制订方案。药物选择如下：一线药：链霉素、吡嗪酰胺、乙胺丁醇；二线药：阿米卡星/卷曲霉素、丙硫异烟肼、左氧氟沙星等。总疗程 24 个月。

8. 预后　慢性肺源性心脏病及呼吸衰竭等为其常见的并发症。本型预后差，由于长期排菌，又是难以控制的慢性传染源。

（二）干酪性肺炎

1. 病因及发病机制　结核病从感染至发病以及继发型结核病的发生可有如下的几种经过：

（1）初染阶段及初染后淋巴血行播散：入侵的结核菌在肺泡内不断繁殖，形成包括肺内原发灶、淋巴管炎及淋巴结炎的原发综合征，同时被肺泡巨噬细胞吞噬的结核菌可随着巨噬细胞游走，经淋巴血行，发生早期菌血症及早期血行播散，胸膜、腹膜、脑膜、脑、骨骼、肝、脾、泌尿生殖系等均可受侵及。随着机体免疫力的产生，血行播散终止，播散灶呈自限性愈合，肺内原发灶及相应引流的肺门、纵隔淋巴结愈合、钙化形成龚氏综合征（Chon's complex 或 Ranke complex）。

（2）初染原发病灶的继续发展：少数患者肺内原发灶继续发展、恶化，肺门纵隔淋巴结肿大、干酪液化，向支气管破溃，发生支气管播散灶，如机体处于超敏感状态，还可发生全身血行播散，包括血行播散型肺结核、结核性脑膜炎等。

（3）内源性复燃：稳定的结核病灶，甚至钙化灶内的休眠菌仍有一定的活力，可保持终生而不发病，但一部分受过感染的患者，在初染后任何时期，由于各种原因导致机体免疫功能低下，肺及淋巴结内原发灶乃至早期淋巴血行播散的潜在灶，可重新恶化、进展，引起肺内或肺外继发性结核病，即内源性复燃。

（4）外源性再染：亦已证实，曾受过结核杆菌感染的机体由于再次感染结核菌而导致继发性结核病也偶有发生，即外源性再染。其根据是初染的结核菌与再染的结核菌其吞噬菌体型不同，对抗结核药物的敏感性亦不同。

继发型肺结核主要是由于机体免疫功能低下内源性结核病灶复燃所致。而干酪性肺炎的发生系免疫功能极度低下，如未控制的糖尿病患者或长期服用糖皮质激素以及其他免疫抑制剂的患者；或机体处于超敏感状态时，肺部渗出性病变迅速发展，干酪坏死，相互融合成大叶干酪性或小叶干酪性肺炎；或支气管淋巴瘘，淋巴结内大量液化的干酪物质经支气管吸入导致大叶性干酪性肺炎及支气管播散。

2. 病理改变　结核病病理组织学上表现为渗出、增殖和变质（即干酪坏死）三种基本反应。由于机体反应性、免疫状态、局部组织抵抗力的不同，入侵菌量、毒力、类型和感染方式的差别，以及治疗措施的影响，上述三种基本病理改变可以互相转化、交错存在，很少单一病变独立存在，而以某一种改变为主。干酪样坏死为病变恶化的表现。肉眼观坏死组织呈黄色，似乳酪般半固体或固体密度。镜下先是组织混浊肿胀，继则细胞质脂肪变性，细胞核碎裂溶解，直至完全坏死。坏死区域周围逐渐变为肉芽组织增生，最后成为纤维包裹的纤维干酪性病灶。倘若局部组织变态反应剧烈，干酪样坏死组织发生液化经支气管排出即形成空洞，同时含菌的坏死组织沿支气管播散形成支气管播散病灶。

3. 临床表现

（1）症状：临床以长期持续中等度发热，后期为高热为主，热型开始以弛张热为主或有不规则热。结核中毒症状较重，包括盗汗、乏力、纳差、体重减轻。咳嗽、咳痰常为白色，可伴咯血。

（2）体征：胸部可有肺实变的体征：叩诊患部呈浊音或实音，听诊有呼吸音减弱、支气管呼吸音、湿性啰音。

4. 实验室检查

（1）血液检查：因该型易合并肺部感染，故白细胞总数和中性粒细胞可有明显增加，血沉多增快，在痰内易查到结核菌。

（2）X线检查：胸片表现为大片致密阴影，可伴支气管充气征或多数片状浓密的，成团的融合性病变，其间常有不规则溶解、空洞形成。同侧或对侧可有支气管播散灶。

5. 诊断　长期发热，胸片为大叶肺炎影伴支气管播散灶，若病灶出现空洞、痰抗酸染色阳性诊断较易。

6. 鉴别诊断　主要与大叶肺炎相鉴别。

（1）肺炎杆菌肺炎：急性肺炎杆菌肺炎的 X 线征象为致密阴影、呈大叶分布，可多变，病变常很快由一叶扩展到其他肺叶，因其炎性渗出液多黏稠而重，常使叶间隙下坠，所以叶间隙可膨出。易形成多发性蜂窝状空洞，也可为大的空洞，常需与干酪性肺炎鉴别。该病好发于原有慢性肺部疾病、糖尿病、手术后和酒精中毒患者，以中老年人为多见，男性占绝大多数。起病急骤，患者呈重病容，呼吸急促，咳嗽，痰量多、黏稠，可有血痰、典型的砖红色稠胶样痰，少数患者咯铁锈色痰，甚至咯血。约有 80% 的患者有胸痛，有些患者有寒战、高热。白细胞总数和中性粒细胞明显增多，抗炎（抗革兰阴性杆菌）治疗有效，但吸收较慢，若呈慢性经过，需与慢性纤维空洞型肺结核相鉴别。

（2）肺炎球菌性肺炎：因 X 线显示肺段或肺叶均匀大片状阴影，常需与干酪性肺炎相鉴别，其阴影虽呈大叶分布但密度较淡、毛玻璃状、无透亮区、吸收或消散较快是本病特点。临床表现：患者常先有急性上呼吸道感染史，发病急剧，常有寒战、稽留型高热、针刺样胸痛、频繁刺激性咳嗽；查体时可见发绀、鼻翼翕动，部分患者口唇和鼻周有疱疹，肺部可闻及多数湿啰音；白细胞总数和中性粒细胞常有明显增多。

7. 治疗　化疗方案仍以异烟肼（H）、利福平（R）、吡嗪酰胺（Z）三个药为主要药物，辅助链霉素（S）或盐酸乙胺丁醇（E），疗程为 9 个月～1 年。强化期为 2～3 个月，巩固期为至少包括 H、R 的 7～10 个月的方案。如患者年龄较大，胃肠反应较重，可用利福喷丁代替利福平。糖尿病患者疗程延长至 18 个月。

（李国燕）

第十五章

支气管哮喘

第一节　支气管哮喘的病因

支气管哮喘的发病原因极为复杂，至今尚无满意的病因分类法，目前多主张将引起支气管哮喘的诸多因素分为致病因素和诱发因素两大类。致病因素是指支气管哮喘发生的基本因素，因此是该疾病的基础，无论在支气管哮喘的发生抑或发作中均起重要作用。诱发因素也可称为激发因素，是指患者在已有哮喘病的基础（即气道炎症和气道高反应性）上促使哮喘急性发作的因素，是每次哮喘发病的扳机。

在哮喘的气道炎症学说提出以前，传统上把哮喘分为外源性（过敏性）和内源性（隐源性）哮喘。现在已经普遍感觉到这种分类法的明显不足和理论上的不合理性。其实哮喘的内因，更多指作为哮喘的易感者的患者本身的"遗传素质"、免疫状态、内分泌调节等因素，但同时也包含精神心理状态，而后者并不是"哮喘易感者"的决定因素，一般作为激发因素起作用。实际上这些因素对外源性或内源性哮喘患者来说都是存在的。周围环境的因素在哮喘的发病过程中既起致病作用，又起激发作用。

一、支气管哮喘的遗传因素

众所周知，支气管哮喘有非常明确的家族性，表明哮喘的发生与遗传有密切的关系，但它属于"多基因病"，环境因素也起重要的作用，因此遗传只决定患者的过敏体质，即是否容易对各种环境因素产生变态反应，是否属于哮喘的易感人群。引起哮喘发病还必须有环境因素，如变应源和激发因素。

哮喘实际上是主要发生在气道的过敏性（即变态反应性）炎症，而变态反应是因免疫功能异常所造成的。许多有过敏性体质（或称特应性）的患者，患者的一级亲属发生各种过敏性疾病（包括过敏性哮喘、过敏性鼻炎、花粉症、婴儿湿疹、荨麻疹等）的概率，比其他无过敏体质的家庭成员高得多。就哮喘病而言，许多哮喘患者祖孙三代，甚至四代均有患哮喘的患者。我们曾经对 150 名确诊的哮喘患者进行了问卷调查，其三代成员共 1 775人，哮喘患病率高达 18.3%，相当一般人群的将近 20 倍。文献也报道哮喘家族的哮喘患病率高达 45%。我们最近采用序列特异性引物聚合酶链反应（seqencespecific primer polymerase chain react，SSP – PCR）研究了人白细胞抗原（HLA）– DRB 的等位基因在 50 例哮喘患者和 80 例健康对照者间的分布，同时用 RAST 法测定了 50 例哮喘患者的血清总免疫球蛋白 E

（TIgE），屋尘螨（d_1）特异性免疫球蛋白 E（sIgE）及其与乙酰甲胆碱支气管激发试验和 β_2 受体激动剂支气管扩张试验，受试者均为北京及其周边地区的居民。结果显示 HLA - $DR_{6(13)}$，DR_{52} 基因频率在哮喘组明显高于对照组（17% vs4.3%，P < 0.01；50% vs17.5%，P < 0.01），相对危险度（RR）分别为 7.55，4.7。而 $DR_{2(15)}$，DR_{51} 则低于对照组（7% vs18%，P < 0.01；2% vs33.8%，P < 0.01）。HLA 单体型 $DRB_1$13 - DRB_3 在哮喘组也显著高于对照组，具有统计学差异（20% vs4%，P < 0.01，RR6.4）。70% $DR_{6(13)}$ 及 56% DR_{52} 阳性个体血清 d_1 的 sIgE +4 级。27% $DR_{6(13)}$ 及 28% DR_{52} 阴性个体血清 d_1sIgE +4 级。HLA - DRB 等位基因与 TIgE 及气道高反应性（BHR）间无显著相关性。我们的研究提示 $DR_{6(13)}$，DR_{52} 为北京地区哮喘人群的易感基因，而 $DR_{2(15)}$，DR_{51} 可能是哮喘发病的抗性基因。$DR_{6(13)}$，DR_{52} 基因与 d_1sIgE 抗体的产生呈正相关。上述结果表明 HIA - DRB 基因在哮喘患者对某种变应源的特异性免疫应答中起重要作用，也表明遗传因素在哮喘的发病中的确起十分重要的作用。然而，并非所有具遗传因素者都会发生哮喘，父亲或母亲患哮喘的同一个家庭中，兄弟姐妹数人，并非每人都发生哮喘。因此只能认为遗传因素导致"潜在"性发展为哮喘的过敏性或特应性体质。

遗传因素对哮喘发病的影响可能是通过调控免疫球蛋白 E（IgE）的水平及免疫反应基因，两者相互作用，相互影响的结果，导致气道受体处于不稳定状态或呈高反应性。现已有文献报道，第 11 对染色体 13q 区存在着与特应症发病有关的基因，此外，还发现了其他的染色体异常。

既然遗传因素在哮喘的发病中起着重要作用，那么是不是出生后很快就发作哮喘呢？不一定，其规律目前还不很清楚。下一代可以在出生后的婴幼儿期即发病，也可以到了成年后才发病，也可以在第三代才出现哮喘患者，即所谓隔代遗传。我们曾见到一位哮喘患者，其女儿只有变应性鼻炎症状，毫无哮喘症状，但气道激发和扩张试验显示明显的气道高反应性。大约经过半年以后，因感冒，哮喘即开始发作，肺底可闻哮鸣音。

二、外源性变应源

引起哮喘的变应源与引起变态反应的其他变应源一样，大都是蛋白质或含有蛋白质的物质。它们在变态反应的发病过程中起抗原的作用，可以引起人体内产生对应的抗体。在周围环境中常见的变应源可分为以下几类。

（一）外源性变应原的分类

1. 吸入性变应原　一般为微细的颗粒，包括：①家禽、家畜身上脱落下来的皮屑；②衣着上脱落的纤维，如毛毯、绒衣或羽绒服上脱落的毳毛；③经风媒传播的花粉；④飞扬在空气中的细菌、真菌等微生物和尘螨等昆虫，人因吸入昆虫排泄物诱发哮喘也有报道，以蟑螂为多见，有人认为它是华东地区主要变应源之一，有些昆虫例如蜜蜂、黄蜂则经叮刺后诱发 I 型变态反应；⑤尘土或某种化学物质，这些微小物质一旦从鼻孔中吸入，就可能引起过敏性哮喘的发作；⑥油烟；⑦职业性吸入物，例如棉纺厂、皮革厂、羊毛厂、橡胶厂和制药厂的工人吸入致敏性或刺激性气体和灰尘可诱发哮喘。

2. 摄入性变应原　通常为食品，经口腔进入，如牛奶、鸡蛋、鱼、虾、蟹及海鲜等，引起过敏反应的药物实际也属这一类。

3. 接触性变应原　指某些日用化妆品，外敷的膏药，外用的各种药物。药物涂擦于皮肤，吸收到体内后，即可引起过敏反应。可表现为局部反应，如接触性皮炎，也可导致哮喘发作。

（二）哮喘的常见变应原

严格讲，除了食盐和葡萄糖外，世界上千千万万的物质，都可能成为变应原，但什么人发生过敏，这要看他（她）是否是易感者，对什么过敏。

虽然理论上几乎什么东西都可以引起过敏，但至今比较明确的变应源约有500种，能够用特异性免疫球蛋白E（sIgE）抗体检测出来的变应原约为450种。引起哮喘的变应原多由特异性IgE介导，因此多为速发型过敏反应。

1. 屋尘和粉尘　包括卧室中的灰尘和工作环境的灰尘，如图书馆的灰尘。粉尘包括面粉厂粉尘、皮革厂粉尘、纺织厂棉尘、打谷场粉尘等。卧室或某些工厂车间的灰尘含大量的有机物，如人身上脱落的毛发、上皮，微生物，小的昆虫尸体，螨及各种衣物的纤维碎屑等。这些有机物都是引起呼吸系统等过敏的重要致敏原。

2. 花粉　花粉是高等植物雄性花所产生的生殖细胞，可引起花粉症。主要分为风媒花和虫媒花两大类。风媒花粉经风传播，虫媒花粉是由昆虫或小动物传播。引起过敏者主要是风媒花粉，其体积小，在风媒花植物开花的季节，空气中风媒花粉含量高，很容易被患者吸入呼吸道而致病。这类花粉春天多为树木花粉，如榆、杨、柳、松、杉、柏、白蜡树、胡桃、枫杨、桦树、法国梧桐、棕榈、构、桑、臭椿等；夏秋季多为杂草及农作物花粉，如蒿、豚草、藜、大麻、葎草、蓖麻、向日葵、玉米等。这些花粉的授粉期一般均在3~5月和7~9月，所以花粉症和花粉过敏的哮喘患者多集中在这两个季节发病。其中蒿和豚草花粉是强变应原，危害极严重，可引起花粉症的流行。

花粉引起人体过敏，是因为它含有丰富的植物蛋白。由于花粉粒体积很小，大多数直径在20~40μm，加上授粉季节空气中花粉含量很高，极易随着呼吸进入人体。当花粉粒被其过敏者吸入后，便和支气管黏膜等组织的相应抗体（特异性IgE）相结合，产生抗原抗体反应，引起发病。

3. 真菌　真菌有一个庞大家族，约有10万多种。它们寄生于植物、动物及人体或腐生于土壤。但无论是哪种生存方式，在繁殖过程中都会把大量的孢子散发到空气中，在过敏患者的周围形成包围圈。常见的致敏真菌为毛霉、根霉、曲霉、青霉、芽枝菌、交链孢霉、葡柄霉、木霉、镰刀菌、酵母菌等。

真菌的孢子和菌丝碎片均可引起过敏，但以真菌的孢子致敏性最强。真菌和花粉一样，都富含多种生物蛋白，其中某些蛋白质成分可引起过敏。许多患者的哮喘发作有明确的季节性或在某一季节加重，这除了与季节花粉过敏有关以外，还与真菌和气候条件的变化有关。

4. 昆虫　昆虫过敏的方式可分为叮咬过敏、蜇刺过敏和吸入过敏等。引起叮咬过敏的昆虫如蚊、白蛉、跳蚤等，它们通过口部的吸管排出分泌物进入人体皮肤后引起过敏；蜇刺过敏的昆虫主要为蜜蜂、马蜂等，它们通过尾部蜇针（排毒管）蜇刺，并将毒液注入人体而引起过敏；吸入过敏的昆虫主要有蟑螂、家蝇、象鼻虫、娥、螺，而最主要者为尘螨，它是引起哮喘的最常见，也是最重要的变应源。此外，一些昆虫的排泄物、分泌物等经与人体接触后亦可引起皮疹、湿疹等。

螨在分类学上属于蜘蛛纲，目前已知有约5万种，但与人类变态反应有关系的螨仅是少数几种，如屋尘螨、粉尘螨和宇尘螨等。屋尘螨主要生活在卧室内的被褥、床垫、枕套、枕头、沙发里或躲藏在木门窗或木椅桌的缝隙里，附着在人的衣服上，也可与灰尘混在一起，随灰尘到处飘扬。据统计，1克屋尘内最多可有2 000只螨。粉尘螨生长在各种粮食（如面粉）内，并以其为食，因此在仓储粮食内，常有大量的螨生长。宇尘螨为肉食螨，以粮食、屋尘等有机物中的真菌孢子为食料。

尘螨的致敏性很强，但引起过敏的原因并不是活螨进入人体内，而是螨的尸体、肢体碎屑、鳞毛、蜕皮、卵及粪便。这些变应源随着飘浮的灰尘被吸入到人的呼吸道内而致病。

尘螨引起的哮喘发病率极高，据报道，德国60%以上的支气管哮喘患者均与尘螨过敏有关。1974年，国外有人报道儿童哮喘患者的皮试结果，显示对螨的反应阳性率高达89.4%。尘螨一年到头与哮喘患者缠绵不断，因此对尘螨过敏的患者一般是全年都可发病，但在尘螨繁殖高峰季节，症状常常加重。

5. 纤维　包括丝、麻、木棉、棉、棕等。这类物品常用于服装、被褥、床垫等的填充物或各种织品。患者因吸入它们的纤维碎屑而发病，其中对丝过敏者最多见。

6. 皮毛　包括家禽和家畜皮毛，如鸡毛、鸭毛、鹅毛、羊毛、驼毛、兔毛、猫毛、马毛等，它们的碎屑可致呼吸道过敏。

7. 食物　米面类、鱼肉类、乳类、蛋类、蔬菜类、水果类、调味食品类、硬壳干果（如腰果、花生、巧克力等）类等食物均可成为变应原，引起皮肤、胃肠道、呼吸系统等过敏。

食物过敏大都属Ⅰ型变态反应，即由变应源和特异性IgE相互作用而发生。临床可见哮喘患者常伴有口腔黏膜溃疡，有些患儿可出现"地图样"舌或伴有腹痛和腹泻等消化道症状，而食物过敏患儿也常伴有哮喘的发作。

8. 化妆品　化妆品种类很多，成分也较复杂，常用的如唇膏、脂粉、指甲油、描眉物、擦脸油及染发剂等。这些化妆品大部分为化学物质，属于半抗原，不单独引起过敏，但当它们和人体皮肤蛋白质结合后，即可形成全抗原，可引起接触性皮炎，有时也可引起哮喘。

其他可引起过敏者尚有药物，有机溶剂，各种金属饰物等。

三、哮喘发作的主要诱因

引起哮喘发作的诱因错综复杂。作为诱因，主要是指变应源以外的各种激发哮喘发作的非特异因素，包括气候、呼吸道感染、运动、药物、食物和精神等。吸入、摄入或接触过敏源虽然也可激发哮喘的发作，但它主要是作为特异性（即为特应性）的致病因子参与气道炎症和哮喘的发病过程的，有别于非特异（非特应性）的激发因素。

1. 气候　许多哮喘患者对天气的变化非常敏感，气候因素包括气压、气温、风力和风向、湿度、降水量等。气压低往往使哮喘患者感到胸闷、憋气。气压低诱发哮喘发作的原因尚不清楚，可能是低气压使飞扬于空气中的花粉、灰尘及真菌孢子沉积于近地面空气层，增加患者吸入机会之故。气压突然降低可使气道黏膜小血管扩张、充血、渗出增多，支气管腔内分泌物增加、支气管腔变窄、支气管痉挛而加重哮喘。南方初春的黄梅季节就是气压较低、湿度又大的季节，哮喘发病也增加。

气温的影响中温差的变化尤其重要。冷空气侵袭往往发生于季节变化时刻。如华东地区的秋季日平均气温从25℃下降到21℃时，哮喘发作的患者明显增多。初冬季节，寒潮到来，气温突然下降，温差迅速增大，哮喘发作者猛增。在秋天，空气中的花粉要比春季少得多，这时螨类数量虽增加，但气温和湿度并不适合它的大量繁殖。由此可见，秋季哮喘发作的主要原因可能是由于冷空气刺激具有高反应性气道之故，这也说明哮喘患者对气温的变化特别敏感。

风力的作用与哮喘发作的关系主要有两方面：风力强，空气流动快常导致气温的下降，若在秋天或初冬，必定会增加气道的冷刺激；强风时增加了气道的阻力，使本来存在呼气性呼吸困难的哮喘患者更加感到出不来气。风向常常与空气的湿润度有关，初冬时主要刮来自西伯利亚的西北风，途经沙漠地带，因此特别干燥，这对哮喘患者不利，因为哮喘患者的气道比正常人更需要温暖和湿润。

正常人的气道必须有一定的湿度，降水量和空气的湿度直接影响哮喘患者气道的湿润度。但过于潮湿的空气和环境有利于真菌的繁殖，增加了吸入气中变应源的密度，对哮喘患者不利。

空气离子浓度对哮喘的发作也有一定关系。一般情况下空气中的阳离子多于阴离子。空气中的阳离子可使血液碱化，致支气管平滑肌收缩，对健康人和哮喘患者均不利，而阴离子可使支气管纤毛运动加速，使支气管平滑肌松弛，可缓解哮喘的发作。对于正常人来说，阳离子与阴离子的作用基本处于平衡状态。但当气候变化使空气中阳离子浓度增加时，气道处于高反应性的患者就容易发作哮喘。相反如果 $1cm^3$ 空气中含有 10 万～100 万个阴离子时就具有防治疾病的作用。国内外已应用阴离子发生器来改善环境气候，防治哮喘等疾病。

环境污染对哮喘发病有密切的关系，诱发哮喘的有害刺激物中，最常见的是煤气（尤其是煤燃烧产生的二氧化硫）、油烟、被动吸烟、杀虫喷雾剂、蚊烟香等。烟雾对已经处于高反应状态的哮喘患者气道来说，是一种非特异的刺激，可以使支气管收缩，甚至痉挛，使哮喘发作。烟雾的有害物质在气道沉积下来以后，可导致慢性支气管炎。慢性支气管炎形成后支气管黏膜增厚，分泌物增多等因素不但可增加气道的刺激，而且可进一步造成管腔的狭窄。这些因素都会加重哮喘患者的病情，而且给治疗造成困难。

2. 运动　由于运动诱发的支气管收缩在哮喘患者中是一种很普遍的问题，人们在运动与哮喘的关系方面作了大量的研究，但仍有很多问题尚待解决。首先，在哮喘患者的运动耐量问题上，人们普遍认为重度的哮喘患者的运动耐量是减低的，但在轻中度的哮喘患者中则有不同意见。有报道认为是减低的，亦有报道认为是与正常无差异的。在临床上，大多数哮喘或变应性鼻炎的患者，运动后常导致哮喘发作或出现咳嗽、胸闷。短跑、长跑和登山等运动尤其容易促使轻度哮喘或稳定期哮喘发作。游泳的影响相对比较轻，因此较适于哮喘患者的运动锻炼。但我们最近的研究发现轻中度哮喘患者的运动耐量与相同日常活动量的正常人是没有差异的。哮喘患者与正常人在无氧阈水平和最大运动量水平上均显示了与正常人相似的氧耗量、分通气量和氧脉搏，由此推论他们具有与正常人相等的运动能力，亦即在哮喘患者中不存在对运动的通气和循环限制。FEV_1 是衡量哮喘严重程度的主要指标之一，但我们的研究发现，FEV_1 无论以绝对值形式或占预计值的百分比的形式表示，都与运动所能取得的最大氧耗量没有相关关系，表明在轻中度哮喘患者中，疾病的严重程度并不影响其运动耐量。有研究发现，即使是在重度的哮喘患者，下降的运动耐量与控制较差的疾病之间也没有相关性，表明运动能力的下降是多因素的，不能仅仅用疾病本身来解释，在这些因素中，日常活动量起一很重要的作用。然而，运动过程中 FEV_1 可能会有不同程度的下降，对此，也许可以通过预先吸入 β_2 受体激动剂而得到解决。因此目前大多数研究表明运动锻炼在哮喘患者中是安全而有效的，经过运动锻炼，运动耐量是可以提高的，在完成相同运动时的通气需求是下降的，从而也能预防 EIA 的发生。

3. 呼吸道感染　呼吸道感染一般不作为特应性因子激起哮喘的发作，但各种类型的呼吸道感染，如病毒性感染、支原体感染和细菌性感染都往往诱发哮喘的发作或加重。

呼吸道病毒性感染尤其多见于儿童，好发于冬春季节，以上呼吸道为常见，但可向下蔓延引起病毒性肺炎。病毒感染与支气管哮喘的发作之间确实有着密切的关系，尤其是 5 岁以下的儿童。儿童呼吸道病毒感染引起哮喘发作者高达 42%，在婴幼儿甚至可达 90%。成人虽较少，但也有约 3%。在有过敏体质或过敏性疾病家族史者中，呼吸道病毒感染引起哮喘发作更为多见，尤其男性。引起哮喘发作的病毒种类可因年龄而有所不同。一般来说，成人以流感病毒及副流感病毒较为多见，而儿童则主要为鼻病毒及呼吸道合胞病毒，婴幼儿主要是呼吸道合胞病毒。病毒可作为变应源，通过机体 T-细胞、B-细胞的一系列反应，继而刺激浆细胞产生特异性 IgE。特异性 IgE 与肥大细胞上的 IgE 受体结合，长期停留在呼吸道黏膜的肥大细胞上。当相同的病毒再次入侵机体时，即可发生过敏变态反应，损伤呼吸道上皮，增加了炎性介质的释放和趋化性，降低了支气管壁 β 受体的功能，增加了气道胆碱能神经的敏感性，还可产生对吸入抗原的晚相（迟发性）哮喘反应。

病毒的感染大多在冬末春初和晚秋温差变化比较大时发生。一般起病较急，起病初可有发热、咽痛，以后很快出现喷嚏、流涕、咳嗽、全身酸痛、乏力和食欲减退等症状，继而出现气急、呼气性呼吸困难等哮喘的症状，肺部可闻及明显的哮鸣音。文献还报道，持续和（或）潜伏性腺病毒感染，可能影响皮质激素和支气管扩张剂对哮喘的疗效。

呼吸道病毒感染不但可使哮喘患者的气道反应性进一步增高，哮喘发作，而且可引起健康人的气道反应性增高和小气道功能障碍，这种状态一般持续 6 周左右。

气道急性或慢性细菌感染并不引起过敏反应，但由于气道分泌物增多，因此可加重哮喘患者的气道狭窄，使哮喘发作或加重。这时抗菌药物的使用是必要的，而且有效的抗菌治疗往往可收到缓解症状之功。呼吸道细菌性感染虽然也可诱发气道平滑肌痉挛，但较病毒性感染要轻得多。

4. 精神和心理因素　精神和心理状态对哮喘的发病肯定有影响，但这一因素往往被患者和医务人员所忽视。许多患者受到精神刺激以后哮喘发作或加重，而且很难控制。

据报道，70% 的患者的哮喘发作有心理因素参与，而在引起哮喘发作的诸多因素中，其中单纯以外源性变应源为主要诱因者占 29%，以呼吸道感染为主要诱因者占 40%，心理因素为主的占 30%。还有的学者报道，在哮喘发作的诱因中过敏反应合并精神因素占 50%。与哮喘有关的精神心理状态涉及非常广泛的因素，包括社会因素，性格因素和情绪因素，社会因素常常是通过对心理和情绪的影响而起作用的。哮喘患者在出现躯体痛苦的同时，伴有多种情绪、心理异常表现，主要为：焦虑、抑郁和过度的躯体关注。因此，往往形成依赖性强、较被动、懦弱而敏感、情绪不隐和自我中心等性格特征，是比较典型的呼吸系统的心身疾病。哮喘儿童的母亲也常呈"神经质性"个性，母亲的焦虑、紧张、唠叨、烦恼的表现影响儿童哮喘的治疗和康复。

精神因素诱发哮喘的机制目前还不清楚，有人认为在可接受大量感觉刺激的人脑海马回部位，可能存在与基因有关的异常。遗传素质或早年环境的影响，造成某些哮喘患者精神心理的不稳定状态。同时精神忧虑或紧张的哮喘患者，生理上气道的敏感性升高，可能与迷走神经兴奋性增强有关。长期的情绪低落，心理压抑可使神经－内分泌－免疫网状调节系统功能紊乱，引起一系列心身疾病。

精神和心理因素也属于内因，但它有别于遗传背景。精神和心理因素不决定一个人是否成为哮喘的易感者，然而可明显地影响哮喘的发作及其严重程度，对于哮喘常年反复发作的患者来说，这种影响尤其显著。因此许多学者强调哮喘的防治必须采用包括心与身两方面的综合性治疗措施。

5. 微量元素缺乏　以缺铁、缺锌为较常见，这些微量元素缺少可致免疫功能下降。

6. 药物　药物引起哮喘发作有特异性过敏和非特异性过敏两种，前者以生物制品过敏最为常见，因为生物制品本身即可作为完全抗原或半抗原引起哮喘发作。以往认为阿司匹林引起哮喘发作的机制是过敏，现在普遍认为是由于患者对阿司匹林的不耐受性。非特异性过敏常发生于交感神经阻断药，例如普萘洛尔（心得安）和增强副交感神经作用药，如乙酰胆碱和新斯的明。

（刘澄英）

第二节　支气管哮喘临床表现与诊断

一、支气管哮喘的临床表现

几乎所有的哮喘患者的都有长期性和发作性（周期性）的特点，因此，近年认为典型哮喘发作 3 次以上，有重要诊断意义。哮喘的发病大多与季节和周围环境、饮食、职业、精神心理因素、运动或服用某种药物有密切关系。过敏性疾病的病史和家族性的哮喘病史对哮喘的诊断也很有参考意义。此外还应注意有无并存呼吸道感染及局部慢性病灶。

（一）主要症状

自觉胸闷、气急，即为呼吸困难，以呼气期为明显，但可以自行缓解或经用平喘药治疗而缓解。典型的哮喘发作症状易于识别，但哮喘病因复杂，其发作与机体的反应性，即遗传因素和特应性素质的个体差异，变应源和刺激物的质和量的不同均可导致哮喘发作症状的千变万化。有些患者表现为咳嗽，称为咳嗽变异性哮喘或过敏性咳嗽，其诊断标准（小儿年龄不分大小）是：①咳嗽持续或反复发作 >1 个月，常在夜间（或清晨）发作，痰少，运动后加重；②没有发热和其他感染表现或经较长期抗生素治疗无效；③用支气管扩张剂可使咳嗽发作缓解；④肺功能检查确认有气道高反应性；⑤个人过敏史或家族过敏史和（或）变应源皮试阳性等可作辅助诊断。

（二）体征

发作时两肺（呼气期为主）可听到如笛声的高音调，而且呼气期延长的声音，称为哮鸣音是诊断哮喘的主要依据之一。一般哮鸣音的强弱和气道狭窄及气流受阻的程度相一致，因此哮鸣音越强，往往说明支气管痉挛越严重。哮喘逐步缓解时，哮鸣音也随之逐渐减弱或消失。但应特别注意，不能仅靠哮鸣音的强弱和范围来作为估计哮喘严重度的根据，当气道极度收缩加上黏痰阻塞时，气流反而减弱或完全受阻，这时哮鸣音反而减弱，甚至完全消失，这不是好现象，而是病情危笃的表现，应当积极抢救。

（三）哮喘严重发作

1. "哮喘持续状态"　哮喘严重发作通常称为"哮喘持续状态"，这是指一次发作的情况而言，并不代表该患者的基本病情，但往往发生于重症的哮喘患者，而且与预后有关，可威胁患者的生命。因此哮喘严重发作是哮喘病本身的一种最常见的急症。

以往给"哮喘持续状态"所下的定义是："哮喘严重持续发作达 24h 以上，经用常规药物治疗无效"。现在认为这样的定义是不全面的。因为事实上，许多危重哮喘病例的病情发展常常在一段时间内逐渐加剧，因此所有重症哮喘的患者在某种因素的激发下都有随时发生严重的致命性急性发作的可能，而无特定的时间因素。其中一部分患者可能在哮喘急性发作过程中，虽经数小时以至数天的治疗，但病情仍然逐渐加重。也有一些患者在间歇一段相对缓解的时期后，突然出现严重急性发作，甚至因得不到及时和有效治疗而在数分钟到数小时内死亡，这就是所谓"哮喘猝死"。哮喘猝死的定义通常定为：哮喘突然急性严重发作，患者在 2h 内死亡。其原因可能为哮喘突然发作或加剧，引起气道严重阻塞或其他心肺并发症导致心跳和呼吸骤停。重症哮喘患者出现生命危险的临床状态称为"潜在性致死性哮喘"。这些因素包括：①必须长期使用口服糖皮质激素类药物治疗；②以往曾因严重哮喘发作住院抢救治疗；③曾因哮喘严重发作而行气管切开，机械通气治疗；④既往曾有气胸或纵隔气肿病史；⑤本次发病过程中须不断超常规剂量使用支气管扩张剂，但效果仍不明显。除此以外，在本次哮喘发作的过程中，还有一些征象值得高度警惕，如喘息症状频发，持续甚至迅速加剧，气促（呼吸超过 30 次/分），心率超过 140 次/分，体力活动和说话受限，夜间呼吸困难显著，取前倾位，极度焦虑、烦躁、大汗淋漓，甚至出现嗜睡和意识障碍，口唇、指甲发绀等。患者的肺部一般可以听到广泛哮鸣音，但若哮鸣音减弱，甚至消失，而全身情况不见好转，呼吸浅快，甚至神志淡漠和嗜睡，则意味着病情危笃，随时可能发生心跳和呼吸骤停。此时其他有关的肺功能检查很难实施，唯一的检查是血液气体分析。如果患者呼吸空气（即尚未吸氧），那么若其动脉血氧分压 <8kPa（60mmHg）和（或）动脉血二氧化碳分压 >6kPa（45mmHg），动脉血氧饱和度 <90%，则意味着患者处于危险状态，应马上进行抢救，以挽救患者生命。

2. "脆性哮喘"　正常人的支气管舒缩状态呈现轻度生理性波动，第一秒用力呼气容积（FEV_1）和最大呼气流速（PEF）在晨间降至最低（波谷），而午后达最大值（波峰），在哮喘患者，这种变化尤其明显。1977 年 Turner - Warwich 报道将哮喘患者的肺功能改变分为三种主要类型：①治疗后 PEF 始终不能恢复正常，但有一定程度的可逆；②用力呼气肺活量（FVC）改变可逆，而 FEV_1 和 PEF 的降低不可逆；③FEV_1 和 PEF 在治疗前后或一段时间内大幅度地波动，即为"飘移者"，作者将这一类型称之为"脆性哮喘"（BA）。其后关于 BA 的定义争论不休。如美国胸科协会（AST），用此概念描述那些突发、严重、危及生命的哮喘发作。最近 Ayres 在综合各种观点的基础上提出 BA 的定义和分型为：

Ⅰ型 BA：尽管采取了正规、有力的治疗措施，包括吸入皮质激素（如吸入二丙酸倍氯米松 1 500μg/d 以上）或口服相当剂量皮质激素，同时联合吸入支气管扩张剂，连续观察至少 150d，半数以上观察日的 PEF 变异率 >40%。

Ⅱ型 BA：特征为在基础肺功能正常或良好控制的背景下，无明显诱因突然急性发作的支气管痉挛，3h 内哮喘严重发作伴高碳酸血症，可危及生命，常需机械通气治疗。经期前哮喘发作往往属于此种类型。

（四）特殊类型的哮喘

1. 运动性哮喘　运动性哮喘也称运动诱发性哮喘，是指达到一定的运动量后引起支气管痉挛而产生的哮喘，因此其发作都是急性的、短暂的，而且大多数能自行缓解。运动性哮喘固然均由运动引起，但运动的种类、运动持续时间、运动量和运动强度均与哮喘的发作有直接关系。运动性哮喘并非说明运动即可引起哮喘，实际上短暂的运动不但不会引起哮喘，而且还可兴奋呼吸，使支气管有短暂的扩张，肺通气功能改善，FEV_1 和 PEF 有短暂的升高。其后随着运动时间的延长，强度的增加，支气管转而发生收缩。虽然运动性哮喘常常兼发于支气管哮喘患者，但与过敏性哮喘不同，其特点为：①发病均在运动后；②有明显的自限性，发作后只需经过一定时间的安静休息即可逐渐自然恢复正常；③无外源性或内源性过敏因素参与，特异性变应原皮试阴性；④一般血清IgE水平不高。但有些学者认为，运动性哮喘常与过敏性哮喘共存，因此认为运动性哮喘与变态反应（过敏反应）存在着一些间接的关系。

临床表现疑为运动性哮喘者，应进一步作运动前后的肺功能检查，根据运动前后的肺功能变化来判断是否存在运动性哮喘，这种方法也称为运动诱发试验。常用的运动方式有跑步、自行车功率试验和平板车运动试验。如果运动后 FEV_1 下降20% ~ 40%，即可诊断轻度运动性哮喘，如果 FEV_1 下降40% ~ 65%，即为中度运动性哮喘，FEV_1 下降65%以上，则属重度运动性哮喘。受检患者患有严重心肺或其他影响运动的疾病则不能进行运动试验，试验时要备有适当抢救措施，应在专业医务人员指导下进行。

2. 药物性哮喘　哮喘的发作是由使用某些药物引起（诱发）的，这类哮喘就叫做药物性哮喘。可能引起哮喘发作的药物很多，常见者为：阿司匹林，β 受体阻断剂（包括非选择性 β 受体阻断剂——普萘洛尔、噻吗洛尔和选择性 β 受体阻断剂），局部麻醉剂，添加剂（如酒石黄，是一种黄色染料，广泛用作许多食品、饮料以及药物制剂的着色剂），医用气雾剂中的杀菌复合物（如用作定量气雾剂的防腐剂例如氯化苯甲烃铵抗氧化剂），用于饮用酒、果汁、饮料和药物作防腐保藏剂（如亚硫酸盐）和抗生素或磺胺药（包括青霉素、磺胺药、呋喃类药）等。个别患者吸入定量的扩张支气管的气雾剂时，偶尔也可引起支气管收缩，这可能与其中的氟利昂或表面活性剂有关。免疫血清、含碘造影剂等除了可引起皮疹、发热、血管炎性反应、嗜酸性粒细胞增多和过敏性休克等全身过敏表现外，也可引起哮喘的发作，但往往被忽略。

药物性哮喘的发生机制与哮喘本身极为相似，首先决定于患者的体质因素，即对某种药物的敏感性。因为这些药物通常是以抗原（如免疫血清），半抗原或佐剂的身份参与机体的变态反应过程的，没有机体的易感性就不容易发生过敏性反应。但并非所有的药物性哮喘都是机体直接对药物产生过敏反应而引起的，β 受体阻断剂更是如此，它是通过阻断 β 受体，使 $β_2$ 受体激动剂不能在支气管平滑肌的效应器上起作用，导致支气管痉挛，哮喘发作。

3. 阿司匹林性哮喘　阿司匹林又是诱发药物性哮喘中最常见的药物，某些哮喘患者于服用阿司匹林或其他解热镇痛药及非类固醇抗炎药后数分钟或数小时内即可诱发剧烈的哮喘，其表现颇似速发型变态反应，因此以往许多人从药物过敏的角度理解阿司匹林性哮喘，但迄今尚未发现阿司匹林的特异性IgE，也未发现其他的免疫机制参与，变应原皮肤试验阴性。所以近年来普遍认为可能不是由过敏所致，而是对阿司匹林的不耐受性。除阿司匹林以外，吲哚美辛、安乃近、氨基比林、非那西丁、保泰松、布洛芬等解热镇痛药也可引起类似的哮喘发作。这种对以阿司匹林为代表的解热镇痛药的不耐受现象就称为阿司匹林性哮喘。其中约半数合并鼻息肉和鼻窦炎，对于这种现象，过去称为阿司匹林哮喘三联征或阿司匹林三联征。对于这些提法各家意见不一，最近有些学者建议称为阿司匹林性综合征。

阿司匹林性哮喘多发生于中年人，有时也可见于少数儿童患者。在临床上可分为两个时相，即药物作用相和非药物作用相。药物作用相指服用阿司匹林等解热镇痛药后引起哮喘持续发作的一段时间，其临床表现为：服这类药 5min 至 2h，或稍长时间之后出现剧烈的哮喘。绝大多数患者的哮喘发作的潜伏期为 30min 左右。患者的症状一般都很重，常可见明显的呼吸困难和发绀，甚至出现意识丧失，血压下降，休克。药物作用相的持续时间不一，可短至 2h，也可 1~2d。非药物作用相阿司匹林性哮喘系指药物作用时间之外的时间。患者可因各种不同的原因而发作哮喘。

阿司匹林性哮喘发病率各家报道不一，国外报道它在哮喘人群中的发病率为 1.7% ~ 5.6%，但如果用口服阿司匹林作激发试验，则它的发病率可占成人哮喘的 8% ~22%。北京协和医院变态反应科于 1984 年曾对 3 000 例初诊的哮喘患者进行调查，其结果为：阿司匹林哮喘在哮喘人群中的发病率为 2.2%。

由于阿司匹林性哮喘的发病很可能通过抑制气道花生四烯酸的环氧酶途径，使花生四烯酸的脂氧酶代谢途径增强，因而产生炎性介质，即白细胞三烯。后者具有很强的收缩支气管平滑肌作用所致。因此近年研制的白细胞三烯受体拮抗剂，如扎鲁司特（zafirlukast，商品名 Accolate，即安可来）和孟鲁司特钠（montelukast，商品名 Singulair，即顺尔宁）可以完全抑制口服阿司匹林引起的支气管收缩。

4. 职业性哮喘　随着工农业的发展，各种有机物或无机物以尘埃、蒸汽或烟雾三种形式进入生产者的工作环境。如果这些有害物质被劳动者吸入而引起哮喘发作，那么这些有害物质就称为"职业性致喘物"（变应原）。从广义来说，凡是由职业性致喘物引起的哮喘就称为职业性哮喘，但从职业病学的角度，职业性哮喘应有严格的定义和范围。然而，不同国家，甚至同一个国家的不同时期，职业性哮喘的法定含义不同。我国在 20 世纪 80 年代末制定了职业性哮喘的诊断标准，致喘物规定为：异氰酸酯类（如甲苯二异氰酸盐等）、苯酐类、多胺类固化剂（如乙烯二胺、二乙烯三胺、三乙烯四胺等）、铂复合盐、剑麻和青霉素。

职业性哮喘的发生率往往与工业发展水平有关，工业越发达的国家，职业性哮喘发生率越高，估计美国职业性哮喘的发病率为 15%。1988 年美国公共卫生署估计职业性哮喘占整个职业性呼吸系统疾病的 26%。

职业性哮喘的病史有如下特点：①有明确的职业史，因此本病的诊断只限于与致喘物直接接触的劳动者；②既往（从事该职业前）无哮喘史；③自开始从事该职业至哮喘首次发作的"哮喘潜伏期"最少半年以上；④哮喘发作与致喘物的接触关系非常密切，接触则发病，脱离则缓解，甚至终止，典型的职业性哮喘往往是在工作期间或工作后数小时发生气促、胸闷、咳嗽、喘鸣，常伴鼻炎和（或）结膜炎，工作日的第一天（如星期一）症状最明显，周末、节假日或离开工作场所后，上述症状缓解，因此，有人称它为"星期一"综合征。还有一些患者在吸入氯气、二氧化硫及氟化氢等刺激性气体时，出现急性刺激性剧咳、咳黏痰、气急等症状，称为反应性气道功能不全综合征，气道反应性增高可持续至少 3 个月。

二、支气管哮喘的诊断

支气管哮喘的诊断可以分为非特异性诊断与特异性诊断两类。非特异性诊断亦即不要求明确病因的一般病种诊断，最主要是通过肺功能检查结合临床表现确定，而支气管哮喘的特异性诊断则是属于病因性诊断，最主要是通过变态反应检查确定。哮喘诊断的主要程序一般为：病史采集、物理检查、胸部 X 线检查、肺功能检查和特异性变应源检查等。

（一）哮喘的病史采集

几乎所有的哮喘患者的喘息发作都有长期性、发作性（周期性）、反复性、自限性、可逆性的特点，因此，近年认为典型哮喘发作 3 次以上，有重要诊断意义。哮喘的发病大多与季节和周围环境、变应源接触、饮食、职业、精神心理因素、运动或服用某种药物有密切关系。过敏性疾病的病史和家族性的哮喘病史对哮喘的诊断也很有参考意义。此外还应注意有无并存呼吸道感染及局部慢性病灶。

两肺以呼气期为主的哮鸣音是诊断哮喘的主要依据之一。一般哮鸣音的强弱和气道狭窄及气流受阻的程度相一致，因此哮鸣音越强，往往说明支气管痉挛越严重。哮喘逐步缓解时，哮鸣音也随之逐渐减弱或消失。但应特别注意，不能仅靠哮鸣音的强弱和范围来作为估计哮喘严重度的根据，当气道极度收缩加上黏痰阻塞时，气流反而减弱或完全受阻，这时哮鸣音反而减弱，甚至完全消失，这可能是病情危笃的表现，应当进行血液气体分析，准确判断。

（二）胸部 X 线检查

哮喘患者常常需要进行胸部 X 线检查，特别是初诊时。胸部 X 线检查除一般的胸部平片以外，有时还需要进行胸部 CT 检查，这些检查对哮喘的诊断、鉴别诊断和估计哮喘病情的严重度有帮助。

哮喘患者的胸部 X 线表现并没有更多的特异性，常见为肺纹理增多，紊乱和肺气肿（或肺通气过度）征，有些患者可见肺大泡，有时可见气胸、纵隔气肿或肺动脉高压等并发症。但胸部 X 线检查在哮喘的鉴别诊断方面应为基本，而且重要。胸部 X 线检查也是长期皮质激素治疗安全性的重要保障之一，特别对患有肺结核的患者，因此皮质激素治疗前和治疗过程的定期胸部 X 线检查极为重要。

（三）肺功能检查

哮喘患者的气道处于不稳定状态，气道平滑肌的收缩性增加，黏膜和黏膜下层增厚，管腔分泌液增多都可能使气道的功能状态恶化，引起气流阻塞。支气管有效通气管径的缩小可使患者出现喘鸣和呼吸困难，而反映在肺功能上的改变就是通气功能的损害。因此哮喘患者的肺功能检查对于哮喘的诊断和治疗都很重要：①气道激发试验和（或）支气管扩张试验（气道可逆试验）有助于确立哮喘的诊断并与单纯慢性支气管炎鉴别；②支气管扩张试验还有助于估计 β_2 受体激动剂的可能疗效，为药物选择提供参考；③以第一秒用力呼气容积（FEV_1）和最大呼气流速（PEF，也称呼气峰流速）为主要指标，结合肺总量和残气量以及临床症状，特别是夜间哮喘的发作情况等估计哮喘患者病情的严重程度，结合血气分析的结果，尤其是动脉血氧分压（PaO_2），氧饱和度（SaO_2）和二氧化碳分压（$PaCO_2$）等参数估计哮喘急性发作期病情的严重程度；④客观评价药物的临床疗效。

哮喘患者的肺功能测定通常包括通气功能、肺动力学和血液气体分析。

1. 通气功能的测定

（1）哮喘患者呼气流速、气道阻力和静态肺容量测定：喘息症状发作时累及大、小气道，但最主要的病变部位在小支气管，而且是弥漫性的。小支气管的横截面积又远远大于大气道，再加上吸气过程是主动的，呼气过程是被动的，因此呼气阻力一般大于吸气阻力，FEV_1、最大呼气流速（PEF）、用力肺活量（FVC）均明显下降。最大呼气流速 - 容积曲线（F - V 环）测定是哮喘肺功能检查中极为常用也是最重要的部分，因为呼出的气量和相应的瞬间流量形成用力呼气流速 - 容积曲线，它能反映气流在气道里通过的情况和小气道功能状态。

正常人第 1 秒用力呼气容积和用力肺活量之比（FEV_1/FVC）应大于 75%，而哮喘患者在哮喘发作时一般小于 70%。这些参数的检测较为简易，无创伤性，如果操作正确，重复性也比较好，基本设备容易满足，因此在许多医院，包括基层医院都可以进行检查。通过这些检查可以帮助判断急性哮喘发作的严重程度，了解哮喘病情的"可逆性"（实际为处于收缩状态的支气管的可扩张性）以及平喘药物的治疗效果。采用袖珍的呼气流速仪，在家庭中和工作岗位上进行连续多日的昼夜检查，记录最大呼气流速变异的动态变化，对于发现哮喘急性发作的早期征兆和及时治疗有很大的帮助。

哮喘发作时呼吸阻力明显增加，有过多的气体潴留在肺内，所以肺残气量和肺总量增加。闭合气量在哮喘发作时不易测量，但在缓解期仍高于正常。静态肺容量测定有助于鉴别阻塞性通气功能障碍抑或限制性通气功能障碍，而且可从肺功能的角度了解肺气肿的程度，因此它对中重度哮喘的肺功能评价尤其重要。

近年来又根据脉冲振荡（Impulse Oscillometry，IOS）原理研制、开发、生产出新一代肺功能机。脉冲振荡技术也称强迫振荡技术（Forced Oscillation Technique），其主要意义在于比较精确地测定气道阻力，与传统的肺功能机比较，脉冲振荡技术能够更全面、确实地反映呼吸力学的变化，更符合生理，而且不需患者的合作，可用于儿童、老年人和呼吸功能较差的患者。运动心肺功能测定也可有助于早期哮喘的诊断，而且可了解哮喘患者对运动的耐受性，指导患者的运动耐量训练，提高健康水平。

（2）肺动态顺应性测定：顺应性系弹性物体的共同属性，是一个物理学概念。用一句通俗的话来说，肺顺应性就是肺组织顺应呼吸活动而变化的特性，即吸气时肺泡充气，体积增大，呼气时肺泡排气，肺体积出现适度的回缩，这种功能活动与肺组织的弹性关系非常密切，因此肺顺应性实际反映了肺的弹性。在吸气末高肺容积（肺总量位）时肺顺应性最低，而当呼气末肺容积接近残气量位时肺顺应性最高。肺顺应性即为单位压力改变时所引起的容积改变，通常包含肺顺应性、胸壁顺应性和总顺应性，例如：

$$顺应性（C）= \frac{容积改变（\Delta V）}{压力改变（\Delta P）} L/kPa$$

$$肺顺应性（CL）= \frac{肺容积改变（\Delta V）}{经肺压} L/kPa$$

肺顺应性可分为静态肺顺应性（Clst）和动态肺顺应性（Cldyn）两种。静态肺顺应性是指在呼吸周期中，气流暂时阻断（1~2 秒）时所测得的肺顺应性，相当于肺组织的弹力（实际还包含肺泡表面张力）。动态肺顺应性系指在呼吸周期中气流未阻塞时所测得的肺顺应性，受肺组织弹力和气道阻力的双重影响。当哮喘患者做快速呼吸时，与已狭窄的各级支气管相连的肺泡不能及时充气，肺容积相对减少，故动态顺应性下降，而静态顺应性仍可正常。

（3）通气分布不均匀：哮喘发作时吸入的气体在肺部的分布极不均匀，存在着明显的呼气延缓和减低区。这种情况在哮喘缓解期和慢性阻塞性肺疾病患者也同样存在。通气不均的现象对于吸入疗法的影响比较大，因为临床医师让患者进行吸入治疗时总是希望有比较多的药物能到达病变部位，结果适得其反，药物到达通气功能正常部位反而多于通气差的部位，通气越差，药物分布越少。

综上所述，哮喘患者肺功能检查时的常用指标是肺活量（VC，实际临床上更多测量用力呼吸肺活量，即 FVC），FEV_1 和 PEF。FEV_1 和 PEF 是用于观测用力呼气流量的两个最常用的参数。每天不同时间测定的 PEF 之间的变异率提供了一个评价哮喘稳定性和（或）严重度的合理指数，其测定设备简单，方便，患者可自行操作，而且与 FEV_1 有良好的相关性，测定结果的重复性也好，因此使用广泛。但评判气流阻塞严重度的最佳单一指标是 FEV_1。FEV_1/VC 的比值是一个观测早期气流阻塞的敏感指标，由于该比值能区别限制性和阻塞性气道疾病，因此更多用于诊断。

PEF 测定最好每日 2 ~ 3 次定时测定，其意义为：①根据最大呼气流速的绝对值评估气流阻塞的程度，其值越低，气流阻塞就越严重；②根据每天监测并计算出的最大呼气流速的变异率估计哮喘病情的稳定性，一般来说，变异率越小，病情越稳定；③根据使用某种药（如吸入药）前后最大呼气流速绝对值和变异率的变化，评估该药的疗效。因此实际测定时应计算最大呼气流速占预计值的百分率和最大呼气流速的变异率，其计算公式如下：

$$\frac{正常（预计）值-实测值}{正常（预计）值} \times 100，即为实测值相当正常（预计）值的百分数$$

每日最大呼气流速变异率由下列公式计算：

$$\frac{每日最高值-最低值}{最高值} \times 100，即为当天最大呼气流速变异率$$

2. 弥散功能　常用一氧化碳弥散量来表示。单纯哮喘，无并发症的患者的肺弥散功能一般是正常的，但严重哮喘患者可降低。

3. 动脉血气体分析　哮喘发作后，通过动脉血气分析可对哮喘急性发作的严重程度进行判断。在轻度或中度发作时，动脉血二氧化碳分压接近正常或略有下降，甚至表现呼吸性碱中毒，而氧分压则下降，此主要由于肺内通气/血流比例异常所致。当病情继续加重时，缺氧更严重，而且可出现动脉血二氧化碳分压升高，这时就需要采用急救措施以挽救生命。

4. 气道激发试验　气道激发试验是检验气道对某种外加刺激因素引起收缩反应的敏感性，并根据其敏感性间接判断是否存在气道高反应性。气道激发试验分特异性气道激发试验和非特异性气道激发试验两类，特异性气道激发试验时吸入的是不同浓度的变应源溶液，非特异性气道激发试验则吸入不同浓度的气道收缩剂。它们的共同特点都是在吸入前后，做肺通气功能检查或观察气道阻力的变化，以寻找或确定变应源，并评估气道（主要为支气管）对某种特异性变应原或非特异性刺激物的反应性（即敏感程度）。其中，主要观察指标仍然为表示肺通气功能状态的 FEV_1 或 PEF。

（1）特异性气道激发试验：可根据需要选择变应源，但变应源溶液必须新鲜配制。在临床上可采用鼻黏膜激发试验（nasalmucos provocation test）和气管内激发试验（bronchial provocation test）两种方法。鼻黏膜激发试验又有鼻吸入试验（nasal inhalation test），即将抗原经由鼻内吸入以激发呼吸道过敏症状；鼻内抗原滴入法（nasal instilation test）和抗原滤纸片鼻黏膜敷贴的激发试验，后者约有60%的阳性反应。气管内激发试验亦分气管内抗原滴入及气管内抗原吸入两种。气管内滴入法目前已很少用，因为操作不便，且抗原分布不均匀。当今主要采用抗原气雾吸入法，即每次试验时让患者吸入定量抗原，然后定时检查肺哮鸣音出现，同时进行FEV_1测定，如激发后FEV_1下降15%以上，即可认为有阳性反应。目前常用的激发抗原有蒿属花粉、屋内尘土、尘螨等。大约有70%的哮喘患者有阳性反应，其中约有2/3与皮试结果相符，而且皮试反应愈强，则激发的阳性率愈高，症状亦明显。痰中有时还可出现大量的嗜酸性粒细胞。

特异性气道激发试验可能引起较明显的哮喘发作，甚至严重发作，因此必须在严密监护下进行，而且适应证必须严格限制为此，特异性气道激发试验目前只用于研究以前不认识的职业性哮喘或用于确定工作环境中的变应源，即特定环境的过敏性疾病的病因物质或做医学鉴定。一般认为吸入特异性变应源溶液后，患者的FEV_1或PEF下降20%以上，才能做出基本肯定的诊断，但阴性结果，并不排除职业性哮喘的存在。此外，应该注意有些变应源在特定的工作环境中有致敏作用，而在实验室里却不一定能够引出相似的反应，因为特异性气道激发试验的结果可受吸入变应源的特异性、吸入浓度、吸入量、试验场所以及检测指标等的影响。此外还应指出，特异性气道激发试验可表现早期（速发）、晚期（迟发）和双相哮喘反应。因此试验时应严密观察比较长的时间，以免由于晚期（迟发）反应而引起严重哮喘的发作。

（2）非特异性气道激发试验：常用的气道收缩剂有组胺和乙酰甲胆碱，也有人用高张盐水、蒸馏水、普萘洛尔。运动激发试验或过度通气激发试验也属于非特异性气道激发试验。但目前临床上应用最多的非特异性气道激发试验仍然为吸入组胺或乙酰甲胆碱，试验时所用的吸入气道收缩剂浓度从低浓度开始，由低至高，倍倍递增，例如由每1ml含0.25、0.5、1mg起逐渐增加。

目前国际上所用的药物吸入非特异性气道激发试验有两种不同的方法，一种为平静吸入经雾化器产生的雾化液，其浓度从最低起，逐步提高，以使FEV_1或PEF比试验前降低20%时为止，所用药液的累积量即表示气道对该刺激物的反应性。累积量越少，表明气道对该刺激物的敏感性越高，反应性越强。累积量越大，表示气道对该刺激物的刺激越不敏感，反应性越弱。试验时每次吸入某浓度的雾化液2min，若吸入后测定的FEV_1或PEF的减少不足试验前的20%，则再吸入浓度大1倍的溶液，进行同样的试验，直至FEV_1或PEF降至基础值（试验前的测定值）的20%为止。另一种方法在日本及澳大利亚较广泛应用，即将不同浓度的气道收缩剂放入一种由电脑控制的容器里，该仪器能全自动地转换浓度并记录气道阻力。受检者含住接口器做平静呼吸，当气道阻力成角上升时即可终止，从记录曲线即可计算出气道反应性。这种方法患者操作较为方便和省力，但曲线稳定性稍差，仪器费用较贵。非特异性气道激发试验诱发哮喘发作的程度较轻，持续时间较短，但仍须严密监护。用日本气道高反应仪进行气道激发试验时，最后一管装有支气管扩张剂，在试验结束后，让患者吸入即可解除支气管痉挛状态。

组胺或乙酰甲胆碱吸入激发试验时的气道反应性阳性的判断指标是：使FEV_1或PEF降

低20%时，组胺的累积量为小于7.8mol，乙酰甲胆碱累积量为小于12.8mol。

（3）运动激发试验（exercise provocation test）：对于运动性哮喘的患者可采用运动激发试验，如登梯试验、原地跑步试验、蹲起试验、蹬自行车试验、仰卧起坐试验等。只要达到一定的运动量，患者即可有喘息。同时肺功能试验显示 FEV_1、最大呼气中期流速（MMEF）、PEF、气道阻力（Raw）、功能残气量（FRC）及用力肺活量（FVC）等均有一定的变化。

5. 支气管舒张试验　支气管舒张试验也称支气管扩张试验或气道阻塞可逆性试验，是哮喘的重要诊断手段之一，因此在临床上得到广泛的应用，但应该指出，支气管舒张试验阴性不能作为否定哮喘诊断的依据，特别是重症哮喘患者或哮喘合并慢性支气管炎的患者。另一方面，10%的慢性阻塞性肺疾病（COPD）患者的支气管舒张试验也可为阳性。由于支气管舒张试验所用的是 β_2 受体激动剂，因此从另一角度来说，支气管舒张试验也是检验收缩或痉挛的支气管对 β_2 受体激动剂的效应，如果吸入 β_2 受体激动剂以后，FEV_1 明显增加，这就表明患者的支气管平滑肌对 β_2 受体激动剂有着良好的效应，在治疗过程中可比较重用这类药物。

支气管舒张试验的适应证是 FEV_1 的基础值小于70%的预计值。试验时先测定基础的 FEV_1 或 PEF，然后用定量雾化吸入器（MDI）吸入 β_2 受体激动剂（如沙丁胺醇的制剂喘乐宁，喘宁碟）200～400g，吸入15～20min 后，再次测定 FEV_1 或 PEF（北京协和医院呼吸科通常以吸入喘宁碟400g，20min后再测定 FEV_1），其后按下列公式计算 FEV_1 或 PEF 的改善率：

$$FEV_1（或 PEF）改善率（\%）= \frac{吸药后 FEV_1（或 PEF）- 吸药前 FEV_1（或 PEF）}{吸药前 FEV_1（或 PEF）} \times 100\%$$

如果改善率≥15%，则为试验阳性，即表明原来处于收缩状态的支气管可能重新舒张。

对于 FEV_1 的基础值大于预计值70%者，一般先进行支气管激发试验，阳性者再进行支气管舒张试验，如果均为阳性，则表明气道处于高反应状态。

对于支气管舒张试验阴性者，有时为了进一步确定气道阻塞是否真的是不可逆的，可进一步进行口服泼尼松试验，即每日口服泼尼松 20～30mg，连服1周，其后复查 FEV_1 或 PEF，如1周后它们的改善率15%，仍可认为支气管舒张试验阳性。对于基础 FEV_1 过低者，吸入 β_2 受体激动剂后，除计算其改善率外，还应考虑 FEV_1 改善的绝对值，当改善率15%，FEV_1 的绝对值增加超过200ml 时，支气管舒张试验才是真正的阳性，如果只有改善率达到15%，而增加的绝对值不足200ml，这时的支气管舒张试验可能为假阳性，因为肺通气功能差的患者，只要 FEV_1 稍微有所增加，其改善率就可达到15%。这时 FEV_1 的这一点点增加对通气功能的改善并无太大的帮助。

6. 动脉血气分析　哮喘急性发作，特别是严重发作时应当进行动脉血气分析以分析血液中的酸碱度和 PaO_2、$PaCO_2$ 和 HCO_3^- 以及机体氧合状态（即了解机体有没有缺氧）。这对了解哮喘患者的通气功能状态是极为重要的，而且可指导危重患者的抢救。

（四）变应源检查

1. 特异性变应源的体内诊断　鉴于大部分支气管哮喘是由于抗原抗体作用的结果，而过敏性抗体 IgE 对于皮肤及黏膜下组织的肥大细胞有极强的亲和力，故可利用患者的皮肤或黏膜进行特异性变应源的检查以明确病因。

皮肤试验包括斑贴试验、抓伤试验、点刺或挑刺试验、皮内试验等。目前在国外多用点刺试验，其优点为疼痛比皮内试验轻，方法较简便，容易得到儿童的合作，结果亦相当可靠，但所用抗原的浓度要比皮内试验者高出 100 倍。各种试验均应用氯化钠溶液或抗原的溶媒作阴性对照，同时用 0.1mg/ml 的磷酸组胺作阳性对照。但部分患者仍然可以出现假阴性或假阳性。

2. 阿司匹林耐受性试验　对高度怀疑、但一时不能确诊的阿司匹林不耐受性哮喘的患者，可以在备好必要的急救条件的情况下进行口服激发试验：即口服阿司匹林从 15mg 开始，依次逐渐增加口服剂量，如：37.5、75、150、225mg 等，各剂量间隔 3h。如果肺功能检查 FEV_1 下降 20%~25%，其结果即可判定为试验阳性，对阿司匹林性哮喘的诊断有价值。一般敏感者常在口服阿司匹林 30mg 以下即表现为阳性。

3. 食物激发试验（food provocation test）　由食物过敏引起哮喘者较少，但部分患者食物诱因与吸入性诱因同时并存。在致敏食物中容易引起哮喘者有牛奶、葱、蒜、香菜、韭菜、酒、醋、鱼、虾、螃蟹、蛤蚌、牛肉、羊肉、辣椒、胡椒等。此类食物往往带有一定的异味，故它的致敏可能兼有食入和吸入双重性质。由于食物抗原的皮肤试验灵敏度较差，必要时亦可进行食物激发试验。即令患者空腹 4h 以上，而且就试前 48h 停用一切可疑致敏的食物及种种平喘药、激素、抗组胺药物等。激发前先为患者测量脉搏、呼吸、肺部听诊及肺功能测定，然后令患者食用激发性食物，例如生蒜 2~3 瓣或饮酒 20~30ml。然后定时观测患者呼吸、脉搏、肺部体征及肺功能，对比激发前后的变化以做出判断。一般食物激发的阳性症状出现较慢，维持时间则较长。

4. 职业性激发试验（occupational provocation test）　适用于职业性哮喘患者，根据患者工作中可疑的致敏诱因，采用不同的职业性变应原，让患者模拟职业性操作，进行试验。常用的职业性致敏原有甲苯二异氰酸酯（TDI）、特弗隆（teflon）、粮食粉尘、鱼粉、脱粒机粉尘、洗涤剂粉尘、油漆涂料等。亦可令患者进入工作现场，操作一段时间然后观察患者的临床表现及肺功能变化。

5. 特异性变应原的体外诊断　由于特异性变应原的体内诊断受许多因素的影响，故近年来趋于将体内试验改为体外试验，以期一次采血即可完成多种微量的特异性体外试验。既能节省患者时间，又可减少患者痛苦及危险性，亦不受抗原品种的限制。现有的特异性体外诊断方法有：①特异性免疫沉淀反应——琼脂单相或双相扩散试验；②肥大细胞脱颗粒试验；③特异性荧光免疫反应；④特异性酶标免疫吸附试验；⑤特异性体外白细胞组胺释放试验；⑥特异性淋巴细胞转化试验；⑦特异性放射变应原吸附试验等。上述诸法需要有特殊的仪器设备和技术，且其灵敏度、特异性、重复性未必完善，而我科近年引进了瑞典 Pharmacia Diagnostics 的变态反应体外诊断仪器，即用酶标荧光免疫方法检测总 IgE，Phadiatop（可用于常见变应原的筛选），嗜酸性粒细胞阳离子蛋白（ECP）和用于各种特异性 IgE（Cap System）。经 400 多例的检测，我们认为确有较好的灵敏度与特异性，器械的自动化性能亦较高。

（五）哮喘的诊断标准

（1）反复发作喘息、气急、胸闷或咳嗽，多与接触变应原、冷空气、物理、化学性刺激、病毒性上呼吸道感染、运动等有关。

（2）发作时在双肺可闻及散在或弥漫性，以呼气相为主的哮鸣音，呼气相延长。

（3）上述症状可以治疗缓解或自行缓解。

（4）症状不典型者（如无明显喘息或体征）应至少具备以下一项试验阳性

1）支气管激发试验或运动试验阳性。

2）支气管舒张试验阳性（FEV_1 增加 15% 以上，且 FEV_1 增加绝对值 >200ml）。

3）最大呼气流量（PEF）日内变异率或昼夜波动率≥20%。

（5）除外其他疾病所引起的喘息、气急、胸闷和咳嗽。

（六）支气管哮喘的分期

根据临床表现支气管哮喘可分为急性发作期和缓解期。缓解期系指经过治疗或未经治疗症状、体征消失，肺功能恢复到急性发作前水平，并维持 4 周以上。哮喘患者的病情评估应分为两个部分：

1. 哮喘病情严重度的评估　许多哮喘患者即使没有急性发作，但在相当长的时间内总是不同频度和（或）不同程度地出现症状（喘息、咳嗽、胸闷），因此需要依据就诊前临床表现，肺功能对其病情进行估价，见表 15-1。在治疗过程中还应根据症状和肺功能变化重新进行严重度的评估，以便及时调整治疗方案（表 15-2）。

表 15-1　治疗前哮喘病情严重程度评估

病情	临床特点
间歇发作	症状 <每周 1 次 短暂发作 夜间哮喘症状≤每月 2 次 FEV_1 或 PEF≥80% 预计值 PEF 或 FEV_1 变异率 <20%
轻度持续	症状≥每周 1 次，但 <每天 1 次 发作可能影响活动和睡眠 夜间哮喘症状 >每月 2 次 FEV_1 或 PEF≥80% 预计值 PEF 或 FEV_1 变异率 20%~30%
中度持续	每日有症状 发作可能影响活动和睡眠 夜间哮喘症状 >每周 1 次 FEV_1 或 PEF 变异率 60%~80% 预计值 PEF 或 FEV_1 变异率 >30%
重度持续	每日有症状 频繁发作 经常出现夜间哮喘症状 体力活动受限 FEV_1 或 PEF≤60% 预计值 PEF 或 FEV_1 变异率 >30%

注：一个患者只要具备某级严重度的一个特点则可将其列入该级之中。

表 15 - 2　治疗中哮喘严重度的分类

治疗中患者的症状和肺功能	现行分级治疗		
	一级间歇发作	二级轻度持续	三级中度持续
	严重度		
一级：间歇发作	间歇发作	轻度持续	中度持续
症状少于每周 1 次			
短暂急性发作			
夜间症状不多于每月 2 次			
二级：轻度持续	轻度持续	中度持续	重度持续
症状多于每周 1 次，但少于每日 1 次			
夜间哮喘多于每月 2 次，但少于每周 1 次			
两次发作之间肺功能正常			
三级：中度持续	中度持续	重度持续	重度持续
每天均有症状			
急性发作可能影响活动和睡眠			
夜间症状至少每周 1 次			
$60\% < FEV_1 < 80\%$ 预计值，或			
$60\% < PEF < 80\%$ 平素最高值			
四级：重度持续	重度持续	重度持续	重度持续
每天均有症状			
经常发生急性发作			
经常出现夜间症状			
$FEV_1 \leqslant 60\%$ 预计值，或			
$PEF \leqslant 80\%$ 平素最高值			

2. 哮喘急性发作时严重程度的评价　哮喘急性发作是指气促、咳嗽、胸闷等症状突然发生，常有呼吸困难，以呼气流量降低为其特征，常因接触变应原等刺激物或治疗不当所致。其程度轻重不一，病情加重可在数小时或数天内出现，偶尔可在数分钟内即危及生命，故应对病情作出正确评估，以便给予及时有效的紧急治疗。哮喘急性发作时严重程度的评估，见表 15 - 3。

表 15 - 3　哮喘急性发作时严重程度的评估

临床特点	轻度	中度	重度	危重
气短	步行、上楼时	稍事活动	休息时	
体位	可平卧	喜坐位	端坐呼吸	
讲话方式	连续成句	常有中断	单字	不能讲话
精神状态	可有焦虑，尚安静	时有焦虑或烦躁	常有焦虑、烦躁	嗜睡或意识模糊
出汗	无	有	大汗淋漓	
呼吸频率	轻度增加	增加	常 >30 次/分	

临床特点	轻度	中度	重度	危重
辅助呼吸肌活动及三凹征	常无	可有	常有	胸腹矛盾运动
哮鸣音	散在，呼吸末期	响亮、弥漫	响亮、弥漫	减弱乃至无
脉率	<100 次/分	100~120 次/分	>120 次/分	脉率变慢或不规则
奇脉	无，<10mmHg	可有，10~25mmHg	常有，>25mmHg	无，提示呼吸肌疲劳
使用 $β_2$ 受体激动剂后 PEF 占正常预计值或本人平素最高值%	>80%	60%~80%	<60%，或 <100L/min，或作用时间 <2h	
PaO_2（吸空气）	正常	>60mmHg	<60mmHg	
$PaCO_2$	<45mmHg	≤45mmHg	>45mmHg	
SaO_2（吸空气）	>95%	91%~95%	≤90%	
pH				降低

3. 控制水平的分级　这种分级方法更容易被临床医师掌握，有助于指导临床治疗，以取得更好的哮喘控制。控制水平的分级，见表 15 - 4。

表 15 - 4　控制水平分级

	完全控制（满足以下所有条件）	部分控制（在任何 1 周内出现以下 1~2 项特征）	未控制（在任何 1 周内）
白天症状	无（或≤2 次/周）	>2 次/周	出现≥3 项部分控制特征
活动受限	无	有	
夜间症状/憋醒	无	有	
需要使用缓解药的次数	无（或≤2 次/周）	>2 次/周	
肺功能（PEF 或 FEV_1）	正常或≥正常预计值/本人最佳值的 80%	<正常预计值（或本人最佳值）的 80%	
急性发作	无	≥每年 1 次	在任何 1 周内出现 1 次

4. 相关诊断试验　肺功能测定有助于确诊哮喘，也是评估哮喘控制程度的重要依据之一。对于有哮喘症状但肺功能正常的患者，测定气道反应性和 PEF 日内变异率有助于确诊哮喘。痰液中嗜酸性粒细胞或中性粒细胞计数可评估与哮喘相关的气道炎症。呼出气一氧化氮（FeNO）也可作为哮喘时气道炎症的无创性标志物。痰液嗜酸性粒细胞和 FeNO 检查有助于选择最佳哮喘治疗方案。可通过变应原皮试或血清特异性 IgE 测定证实哮喘患者的变态反应状态，以帮助了解导致个体哮喘发生和加重的危险因素，也可帮助确定特异性免疫治疗方案。

（七）支气管哮喘的鉴别诊断

哮喘的病理生理学改变包括三个特征：①气流受限，但可经支气管舒张剂治疗而逆转；②气道对各种刺激的高反应性；③气流受限呈周期性或发作性。这一组功能性改变的发病机制最可能为局限于气道的炎症过程。

哮喘急性发作时，患者都会有不同程度的呼吸困难。呼吸困难的第一个症状就是气促，患者的主诉就是胸闷、憋气、胸部压迫感。症状的出现常常与接触变应源或激发因素（如冷空气、异味等）有关，也常常发生于劳作后或继发于呼吸道感染（如气管炎）之后。但任何原因引起的缺氧也可出现类似症状。由此可见，胸闷、憋气不是哮喘所特有，不是它的专利，应该注意区别，以免导致误诊和误治。非哮喘所致的呼吸困难可见于下列几种情况：

1. 慢性支气管炎和COPD　慢性支气管炎常发生于吸烟或接触粉尘及其他刺激性烟雾职业的人，其中尤以长期吸烟为最常见的病因。因此患者多为中老年人，大多有长期咳嗽、咳痰史，每每在寒冷季节时症状加剧。一个人如果每年持续咳嗽3个月以上，连续2年，并排除其他可引起咳嗽、咳痰的原因者，即可诊断为慢性支气管炎。病程较长的慢性支气管炎患者的气道也可造成气流的受限，可合并肺气肿、发生通气功能障碍，而且常易发生急性呼吸道细菌或病毒感染。慢性阻塞性肺疾病（COPD）的患者与哮喘患者一样，运动常常引起症状的发作，但两者有区别。COPD患者一般是在运动或劳作后发生喘息和呼吸困难，而哮喘患者通常是在运动过程发生中症状发作或加重。

2. 心源性哮喘　大多数发生于老年人，特别是原有高血压病、冠心病者，也常见于风湿性心脏病、心肌病的患者。他们的心功能太差，肺循环淤血。这时，即使肺通气功能正常，也会因肺循环障碍，肺泡与其周围的毛细血管的气体交换不足而缺氧。急性左心功能不全（常见与急性广泛心肌梗死）还可出现喘息症状（医学上称为心源性哮喘），特点为夜间出现阵发性呼吸困难，不能平卧，咳嗽频数，且有多量血性泡沫痰，与哮喘有别。心源性哮喘是非常严重的病症，如治疗延误，往往危及患者的生命，应紧急诊治。

3. 肺癌　大部分肺癌发生于支气管腔内，肿瘤的生长增大必将导致支气管腔的狭窄，造成通气功能的障碍。位于气管腔内的癌症，对气流的影响更为严重，可以引起缺氧，使患者喘息，甚至误诊为哮喘。发生于大气道的肺癌常常引起阻塞性肺炎。当感染或肺炎形成以后，患者的气促、咳嗽、喘鸣等症状更加明显，有时还会造成混淆。但是肺癌引起的咳嗽、喘息症状往往是逐渐形成，进行性加重，常有咯血丝痰或少量血痰的现象，平喘药物治疗无效。此外，发生于气管内的正气管癌也可引起呼吸困难，但这时的呼吸困难为吸气性呼吸困难，即空气吸不进肺，而哮喘的呼吸困难是呼气性呼吸困难，即肺里的气体不容易排出。

4. 胸腔积液　胸腔积液常常由结核病引起，液体积存于肺外一侧或双侧的胸膜腔内。少量的积液不会引起呼吸困难，但如果积液量较多，就可能使肺受压迫，因而出现通气和换气障碍。患者得不到足够的氧气，从而出现胸闷、气短、憋气等症状。胸腔积液与哮喘的鉴别诊断比较容易，胸部透视或摄胸部X线片就可区分。当然，两者的症状也不同。结核性胸膜炎的患者一般有发热、胸痛的症状，而哮喘患者除非合并感染，通常无发热，除非合并气胸，否则无胸痛。胸腔积液引起的呼吸困难经胸腔穿刺，积液引流以后症状很快缓解，而平喘药无效。

5. 自发性气胸　病程长的哮喘患者，由于肺气肿和肺大泡的形成，偶可在哮喘急性发作时并发气胸，使呼吸困难的症状突然加重。患者和医务人员如果忽略了并发气胸的可能性，误认为是哮喘发作加剧，而反复使用平喘药物，就必将延误治疗。并发气胸时的特征是出现胸部重压感，大多为单侧性，吸气性呼吸困难，且平喘药物治疗无效。通过医师仔细的检查或者胸部X线检查即可及时做出诊断，关键在于不失时机地检查治疗。

6. 肺栓塞 肺栓塞是肺动脉被某种栓子堵住，以致血流不通的严重病症。肺栓塞的早期症状都是显著的胸闷、憋气、呼吸困难，这些症状可使患者坐卧不安，极为难忍。血气分析显示明显的低氧血症，但一般肺部听不到哮鸣音，平喘药无效，这些都是与哮喘明显不同之处。进一步的确诊须借助与核素的肺通气/灌注扫描和肺动脉造影等。

7. 弥漫性肺间质纤维化 这是一组病因极其复杂的疾病综合征，大部分患者病因不清楚，如所谓特发性肺间质纤维化，少数患者的病因较清楚，最常见为系统性红斑狼疮、类风湿性关节炎、系统性进行性硬皮病、皮肌炎、干燥综合征等。弥漫性肺间质纤维化患者的病情变化可急可缓，突出症状是进行性呼吸困难，因此多数患者主诉胸闷、憋气，也可表现刺激性干咳嗽。但这些症状一般无季节性、其发作性的特点也不突出，除非合并感染。肺无哮鸣音，但有时肺可听到爆裂音。肺功能检查显示限制性通气功能障碍。这些特点均与哮喘不同。

8. 高通气综合征 这是一组由于通气过度，超过生理代谢所需要的病症，通常可由焦虑和某种应激反应所引起，因此过度通气激发试验也可引起同样的临床症状。过度通气的结果是呼吸性碱中毒，从而表现呼吸深或快、呼吸困难、气短、胸闷、憋气、心悸、头昏、视物模糊、手指麻木等症状。严重者可出现手指，甚至上肢强直、口周麻木发紧、晕厥、精神紧张、焦虑、恐惧等症状。这组综合征不同于哮喘，它并不由器质性疾病所引起，因此各种内脏的功能检查一般都正常，也无变应原。症状的发作无季节性，肺无哮鸣音。只有过度通气激发试验才能做出本病的诊断，乙酰甲胆碱或组胺吸入均不能诱发本病症。吸入皮质激素和支气管扩张剂均不是本综合征的适应证。

（八）支气管哮喘的并发症

多数哮喘患者的病程是可逆的，但有少数患者由于气道慢性过敏性炎症持续存在，反复发作，造成不可逆的病理变化，肺功能损害严重，或者由于急性严重发作，气道阻塞严重，抢救不及时，或者由于某些药物使用不当等情况，均可引起急性、慢性或治疗性的并发症，常见为：

1. 肺气肿和肺心病 哮喘患者因气道过敏性炎症持续存在，并对外界的各种特异的或非特异的刺激产生高反应性。这种患者的支气管系统极容易发生收缩，以至痉挛，造成气道阻塞。气流阻塞如果长期得不到控制，肺残气也越来越多，结果使肺体积不断增大，肺泡结构受破坏，这就形成肺气肿。其后随着肺气肿的加重，肺泡里淤积的气体造成的肺泡内压力也不断增加，肺泡周围的血管受到压迫，血液流通障碍，从而造成肺循环阻力增高，压力增大，形成慢性肺动脉高压。肺动脉高压的形成使从周围血管来的静脉血回到心脏发生困难，同时使心脏（主要是右心室）负担加重，结果有心室壁肥厚、心室增大。由于长期的超负荷工作，右心室慢慢就发生疲劳，右心功能不全，慢性肺源性心脏病（简称肺心病）。

2. 呼吸衰竭 哮喘合并呼吸衰竭时，与慢性阻塞性肺疾病（COPD）没有区别，一般都属于Ⅱ型呼吸衰竭（即有缺氧，而且有动脉血二氧化碳分压的增高）。但哮喘严重发作时的呼吸衰竭一般为Ⅰ型呼吸衰竭（即只有缺氧，没有动脉血二氧化碳分压的升高），而且往往合并过度通气。

3. 呼吸骤停 指哮喘患者的呼吸突然停止的严重并发症。发生这样的并发症前，病情一般并不太重，也没有预兆，大半发生于患者咳嗽或进食时，也可在轻微活动后。大半在家中发生，因此家属应及时救治。如果没有及时进行人工呼吸，常导致在送往医院前就继发心跳停止造成死亡。呼吸骤停的原因可能和发病时的神经反射有关。这种并发症发生的机会非常少见，但应警惕再次发生的可能。

4. 气胸和纵隔气肿　这两种情况都是肺结构受到严重的破坏，肺气肿进一步发展为肺大泡的结果。气胸有多种类型，如张力性气胸，交通性气胸和闭合性气胸等。其中最危险者为张力性气胸。因为这时胸膜的破口形成活瓣样，当患者吸气时，由于外界的大气压高于胸腔内的负压，因此外界的空气很容易进入胸腔。而当患者呼气时，胸膜的活瓣将破口关闭，胸腔里的气体不能排出，因此胸腔内的压力猛长，不但很快将同侧肺完全压瘪，而且可把纵隔向对侧推移，引起纵隔摆动，甚至可压迫对侧肺，因此患者可以突然死亡。对于这种情况，应当马上抢救，刻不容缓。对于其他两种类型的气胸和纵隔气肿也应积极治疗，以尽快使肺复张，恢复其肺功能。不管哪一类型的气胸，如果没有及时处理，肺受压的时间过长，都可能使肺复张困难。这就等于进行了没有开胸的"肺切除"。

5. 过敏性支气管肺曲菌病（ABPA）　少数支气管哮喘病例可以并发过敏性支气管肺曲菌病。表现为乏力、消瘦、咳嗽、盗汗、杵状指、吐痰中出现褐色小块状分泌，真菌培养有烟曲菌生长。胸片显示游走性肺浸润。患者血中对烟曲菌的特异性 IgE 滴度增高，用烟曲菌抗原给患者作皮肤试验可出现双相反应，即先在 15min 时出现速发反应，继而在 6~8h 后出现延迟反应。此并发症在支气管哮喘患者中虽然症状典型的不多，但有人报告支气管哮喘患者的痰液中出现曲菌菌丝的病例不少，约有 10% 的患者痰中可找到菌丝。

6. 心律失常和休克　严重哮喘发作本身可因缺氧等而引起心律失常和休克，但平喘药物，尤其是氨茶碱和异丙肾上腺素如果用量过多或注射速度过快也可引起上述不良反应。即使当前应用的选择性 β_2 受体激动剂大量静脉给药时也可发生。氨茶碱静脉注射速度太快，量过多会产生血管扩张。哮喘患者发作比较严重的哮喘时，往往丢失较多的水分，造成一定程度的脱水，其血容量相对不足，如果血管明显扩张就容易造成低血容量休克，甚至引起死亡，必须引起高度警惕。为此必须注意：①平喘药物不能过量，尤其老年人或原有心脏病的患者，注射时更要小心，最好先采用吸入疗法；②静脉注射氨茶碱剂量首次应用不超过每千克体重 5mg，注射速度要慢，不少于 15min，如果已有脱水表现，宜改用静脉滴注；③患者应该吸氧。

7. 闭锁肺综合征　β_2 受体激动剂本来是扩张支气管的平喘药，但如果哮喘患者用药过多，过于频繁，就可能起不到平喘作用，就好像呼吸道和外界隔绝，被"关闭"或"锁"起来一样。发生闭锁肺综合征主要因素是应用异丙肾上腺素过量或在治疗中因心动过速而不适当地使用了普萘洛尔（心得安）引起。普萘洛尔是一种 β_2 受体阻断剂，阻断 β_2 受体激动剂的作用，本身又可使支气管痉挛加剧，造成"闭锁状态"。异丙肾上腺素应用过量、它的代谢产物在体内积聚，也会发生普萘洛尔样的 β_2 受体的阻断作用，可发生类似的后果。此外，应用利血平或大量普拉洛尔（心得宁）后也有类似作用。因此哮喘合并冠心病、高血压者应当慎重使用这类药物。

8. 胸廓畸形　哮喘患者尤其是年幼时起病或反复发作者，往往引起胸廓畸形，最常见是桶状胸、鸡胸、肋骨外翻等胸廓畸形。严重者可能对呼吸功能有些影响。

9. 生长发育迟缓　有人认为哮喘病儿长期口服皮质激素者可以出现生长迟缓，但吸入糖皮质激素是否引起生长迟缓，目前看法不一。多数认为规范化使用适量的吸入皮质激素不会引起发育的障碍。

如上所述，哮喘本来是一种可逆的气道疾病，但如果诊断不及时，治疗不适当，可逆的病变就可能转变为不可逆的病变，而且可以产生各种各样的并发症，甚至导致患者死亡。由此可见哮喘的规范化治疗是极为重要的。

（刘澄英）

第三节　支气管哮喘的治疗

一、哮喘治疗常用药物简介

哮喘治疗药物分为控制药物和缓解药物。①控制药物：每天需要长期使用的药物，主要通过抗炎作用使哮喘维持临床控制，包括吸入糖皮质激素（简称激素）、全身用激素、白三烯调节剂、长效 β_2 受体激动剂（LABA，须与吸入激素联合应用）、缓释茶碱、色甘酸钠、抗 IgE 抗体及其他有助于减少全身激素剂量的药物等；②缓解药物：按需使用的药物，这些药物通过迅速解除支气管痉挛从而缓解哮喘症状，包括速效吸入 β_2 受体激动剂、全身用激素、吸入性抗胆碱能药物、短效茶碱及短效口服 β_2 受体激动剂等。

1. 激素　激素是最有效的控制气道炎症的药物。给药途径包括吸入、口服和静脉应用等，吸入为首选途径。

（1）吸入给药：吸入激素的局部抗炎作用强，通过吸入给药，药物直接作用于呼吸道，所需剂量较小。通过消化道和呼吸道进入血液药物的大部分被肝脏灭活，因此全身性不良反应较少。吸入激素可有效减轻哮喘症状、提高生活质量、改善肺功能、降低气道高反应性、控制气道炎症，减少哮喘发作的频率和减轻发作的严重程度，降低病死率。多数成人哮喘患者吸入小剂量激素即可较好的控制哮喘。过多增加吸入激素剂量对控制哮喘的获益较小而不良反应增加。由于吸烟可降低激素的效果，故吸烟者须戒烟并给予较高剂量的吸入激素。吸入激素的剂量与预防哮喘严重急性发作的作用之间有非常明确的关系，所以，严重哮喘患者长期大剂量吸入激素是有益的。

吸入激素在口咽部局部的不良反应包括声音嘶哑、咽部不适和念珠菌感染。吸药后及时用清水含漱口咽部，选用干粉吸入剂或加用储雾器可减少上述不良反应。吸入激素的全身不良反应的大小与药物剂量、药物的生物利用度、在肠道的吸收、肝脏首过代谢率及全身吸收药物的半衰期等因素有关。通常成人哮喘患者每天吸入低至中剂量激素，不会出现明显的全身不良反应。长期高剂量吸入激素后可能出现的全身不良反应包括皮肤瘀斑、肾上腺功能抑制和骨密度降低等。吸入激素可能与白内障和青光眼的发生有关，现无证据表明吸入激素可增加肺部感染（包括肺结核）的发生率，因此伴有活动性肺结核的哮喘患者可以在抗结核治疗的同时给予吸入激素治疗。

1）气雾剂给药：临床上常用的吸入激素有 4 种。包括二丙酸倍氯米松、布地奈德、丙酸氟替卡松等。一般而言，使用干粉吸入装置比普通定量气雾剂方便，吸入下呼吸道的药物量较多。

2）溶液给药：布地奈德溶液经以压缩空气为动力的射流装置雾化吸入，对患者吸气配合的要求不高，起效较快，适用于轻中度哮喘急性发作时的治疗。

（2）口服给药：适用于中度哮喘发作、慢性持续哮喘吸入大剂量吸入激素联合治疗无

· 237 ·

效的患者和作为静脉应用激素治疗后的序贯治疗。一般使用半衰期较短的激素（如泼尼松、泼尼松龙或甲泼尼龙等）。对于激素依赖型哮喘，可采用每天或隔天清晨顿服给药的方式，以减少外源性激素对下丘脑－垂体－肾上腺轴的抑制作用。泼尼松的维持剂量为每天≤10mg。长期口服激素可引起骨质疏松症、高血压、糖尿病、下丘脑－垂体－肾上腺轴的抑制、肥胖症、白内障、青光眼、皮肤菲薄导致皮纹和瘀斑、肌无力。对于伴有结核病、寄生虫感染、骨质疏松、青光眼、糖尿病、严重忧郁或消化性溃疡的哮喘患者，全身给予激素治疗时应慎重并应密切随访。全身使用激素不是一种经常使用的缓解哮喘症状的方法，但严重的急性哮喘是需要的，可预防哮喘的恶化、减少因哮喘而急诊或住院的机会、预防早期复发、降低病死率。推荐剂量：泼尼松龙 30~50mg/d，5~10d。具体使用要根据病情的严重程度，当症状缓解或其肺功能已经达到个人最佳值，可以考虑停药或减量。地塞米松因对垂体－肾上腺的抑制作用大，不推荐长期使用。

（3）静脉给药：严重急性哮喘发作时，应经静脉及时给予琥珀酸氢化可的松（400~1 000mg/d）或甲泼尼龙（80~160mg/d）。无激素依赖倾向者，可在短期（3~5d）内停药；有激素依赖倾向者应延长给药时间，控制哮喘症状后改为口服给药，并逐步减少激素用量。

2. β_2 受体激动剂　通过对气道平滑肌和肥大细胞等细胞膜表面的 β_2 受体的作用，舒张气道平滑肌、减少肥大细胞和嗜碱粒细胞脱颗粒和介质的释放、降低微血管的通透性、增加气道上皮纤毛的摆动等，缓解哮喘症状。此类药物较多，可分为短效（作用维持 4~6h）和长效（维持 12h）β_2 受体激动剂。后者又可分为速效（数分钟起效）和缓慢起效（30min起效）2 种。

（1）短效 β_2 受体激动剂（SABA）：常用的药物如沙丁胺醇（salbutamol）和特布他林（terbutalin）等。

1）吸入给药：吸入用短效 β_2 受体激动剂包括气雾剂、干粉剂和溶液等，通常在数分钟内起效，疗效可维持数小时，是缓解轻至中度急性哮喘症状的首选药物，也可用于运动性哮喘。如每次吸入 100~200μg 沙丁胺醇或 250~500μg 特布他林，必要时每 20min 重复 1次。这类药物应按需间歇使用，不宜长期、单一使用，也不宜过量应用，否则可引起骨骼肌震颤、低血钾、心律失常等不良反应。压力型定量手控气雾剂（pMDI）和干粉吸入装置吸入短效 β_2 受体激动剂不适用于重度哮喘发作；其溶液（如沙丁胺醇、特布他林、非诺特罗及其复方制剂）经雾化泵吸入适用于轻至重度哮喘发作。

2）口服给药：如沙丁胺醇、特布他林、丙卡特罗片等，通常在服药后 15~30min 起效，疗效维持 4~6h。如沙丁胺醇 2~4mg，特布他林 125~2.5mg，每天 3 次；丙卡特罗 25~50μg，每天 2 次。使用虽较方便，但心悸、骨骼肌震颤等不良反应比吸入给药时明显。缓释剂型和控释剂型的平喘作用维持时间可达 12h，特布他林的前体药班布特罗的作用可维持24h，可减少用药次数，适用于夜间哮喘患者的预防和治疗。长期、单一应用 β_2 受体激动剂可造成细胞膜 β_2 受体的向下调节，表现为临床耐药现象，故应予避免。

3）贴剂给药：为透皮吸收剂型。妥洛特罗（tulubuterol），分为 0.5mg、1mg、2mg 3 种剂量。药物经皮肤吸收，因此可减轻全身不良反应，每天只需贴敷 1 次，效果可维持 24h。

（2）长效 β_2 受体激动剂（LABA）：舒张支气管平滑肌的作用可维持 12h 以上。目前常用的吸入型 LABA 有 2 种。沙美特罗（salmeterol）：给药后 30min 起效，平喘作用维持 12h以上。推荐剂量50μg，每天 2 次吸入。福莫特罗（formoterol）：给药后 3~5min 起效，平喘作用维持 8h 以上。平喘作用具有一定的剂量依赖性，推荐剂量 4.5～9μg，每天 2 次吸入。吸入 LABA 适用于哮喘（尤其是夜间哮喘和运动诱发哮喘）的预防和治疗。福莫特罗因起效迅速，可按需用于哮喘急性发作时的治疗。联合吸入激素和 LABA，具有协同的抗炎和平喘作用，可获得相当于（或优于）应用加倍剂量吸入激素时的疗效，并可增加患者的依从性、减少较大剂量吸入激素引起的不良反应，尤其适合于中至重度持续哮喘患者的长期治疗。临床上不推荐长期单独使用 LABA 治疗哮喘，LABA 应该与吸入激素联合使用。

3. 白三烯调节剂　主要是通过对气道平滑肌和其他细胞表面白三烯受体的拮抗，抑制肥大细胞和嗜酸性粒细胞释放出的半胱氨酰白三烯的致喘和致炎作用，产生轻度支气管舒张和减轻变应原、运动和二氧化硫（SO_2）诱发的支气管痉挛等作用，并有一定的抗炎作用。可减轻哮喘症状、改善肺功能、减少哮喘的恶化。但作用不如吸入激素，也不能取代激素。但可减少中至重度哮喘患者每天吸入激素的剂量，并可提高吸入激素治疗的临床疗效，尤适用于阿司匹林哮喘、运动性哮喘和伴有过敏性鼻炎哮喘患者的治疗。扎鲁司特 20mg，每天 2 次；孟鲁司特 10mg，每天 1 次；异丁司特 10mg，每天 2 次。

4. 茶碱　具有舒张支气管平滑肌作用，并具有强心、利尿、扩张冠状动脉、兴奋呼吸中枢和呼吸肌等作用。低浓度茶碱具有抗炎和免疫调节作用。可作为症状缓解药。

（1）口服给药：用于轻至中度哮喘发作和维持治疗。剂量为每天 6～10mg/kg。口服控（缓）释型茶碱后昼夜血药浓度平稳，平喘作用可维持 12～24h，尤适用于夜间哮喘症状的控制。联合应用茶碱、激素和抗胆碱药物具有协同作用。但本品与 β_2 受体激动剂联合应用时，易出现心率增快和心律失常，应慎用并适当减少剂量。

（2）静脉给药：氨茶碱加入葡萄糖溶液中，缓慢静脉注射［注射速度不宜超过 0.25mg/（kg·min）］或静脉滴注，适用于哮喘急性发作且近 24h 内未用过茶碱类药物的患者。负荷剂量为 4～6mg/kg，维持剂量为 0.6～0.8mg/（kg·h）。由于茶碱的"治疗窗"窄以及茶碱代谢存在较大的个体差异，可引起心律失常、血压下降、甚至死亡，临床上应监测其血药浓度，及时调整浓度和滴速。茶碱有效、安全的血药浓度范围应在 6～15mg/L。影响茶碱代谢的因素较多，如发热、妊娠，抗结核治疗可以降低茶碱的血药浓度；而肝脏疾患、充血性心力衰竭以及合用西咪替丁或喹诺酮类、大环内酯类等药物均可影响茶碱代谢而使其排泄减慢，增加茶碱的毒性作用，应酌情调整剂量。多索茶碱的作用与氨茶碱相同，但不良反应较轻。双羟丙茶碱的作用较弱，不良反应也较少。

5. 抗胆碱药物　吸入抗胆碱药物，如溴化异丙托品和噻托溴铵等，可阻断节后迷走神经传出支，通过降低迷走神经张力而舒张支气管。现有气雾剂和雾化溶液两种剂型。经 pMDI 吸入溴化异丙托品气雾剂，常用剂量为 20～40μg，每天 3～4 次；经雾化泵吸入溴化异丙托品溶液的常用剂量为 50～125μg，每天 3～4 次。噻托溴铵为长效抗胆碱药物，对 M_1 和 M_3 受体具有选择性抑制作用，仅需每天 1 次吸入给药。抗胆碱药物与 β_2 受体激动剂联合应用具有协同、互补作用，对有吸烟史的老年哮喘患者较为适宜，但对妊娠早期妇女和患有青光眼或前列腺肥大的患者应慎用。

6. 抗 IgE 治疗　抗 IgE 单克隆抗体（omalizumab）可应用于血清 IgE 水平增高的哮喘患者，目前主要用于经过吸入糖皮质激素和 LABA 联合治疗后症状仍未控制的严重哮喘患者。

7. 其他治疗哮喘药物

（1）抗组胺药物：口服第二代抗组胺药物（H_1 受体阻断剂）如酮替芬、氯雷他定、阿司咪唑、氮䓬司丁、特非那丁等具有抗变态反应作用，在哮喘治疗中的作用较弱。可用于伴有变应性鼻炎哮喘患者的治疗。药物的不良反应主要是嗜睡。阿司咪唑和特非那丁可引起严重的心血管不良反应，应谨慎使用。

（2）其他口服抗变态反应药物：如曲尼司特（tranilast）、瑞吡司特（repirinast）等可应用于轻至中度哮喘的治疗。其主要不良反应是嗜睡。

二、哮喘治疗原则

从理论上讲，支气管哮喘的预防比治疗更为重要，但由于哮喘的致病因素和诱发因素都非常复杂，各种因素常互相交错，而且往往是多重性的，再加上绝大多数患者还没有建立"预防为主"的坚定信念，导致预防措施难以起到主导的地位，在这种情况下，哮喘的治疗就显得尤为重要。但我们认为应当坚持"防中有治，治中有防"的基本原则。

（1）哮喘的治疗必须规范化，任何哮喘治疗方案都应把预防工作放在首位，为此应当尽可能地让患者了解"自己"，了解病因，了解药物。

（2）所有患者应尽最大可能地避免接触致病因素和诱发因素，对于特应性哮喘患者，采用脱敏疗法来提高患者对变应原的耐受性，也应作为预防措施来看待。

（3）以吸入肾上腺皮质激素（简称激素）为主的抗炎治疗应是哮喘缓解期的首要治疗原则，以达到控制气道的慢性炎症，预防哮喘的急性发作的目的。

（4）哮喘急性发作时，治疗的关键是迅速控制症状，改善通气，纠正低氧血症。

（5）强化对基层医师的培训，对哮喘患者的医学教育是哮喘防治工作的主要环节。

三、哮喘治疗目标

哮喘是一种对患者及其家庭和社会都有明显影响的慢性疾病。气道炎症是所有类型的哮喘的共同病理、症状和气道高反应性的基础，它存在于哮喘的所有时段。虽然目前尚无根治办法，但以抑制气道炎症为主的适当的治疗通常可以使病情得到控制。哮喘治疗的目标为：①有效控制急性发作症状并维持最轻的症状，甚至无任何症状；②防止哮喘的加重；③尽可能使肺功能维持在接近正常水平；④保持正常活动（包括运动）的能力；⑤避免哮喘药物治疗过程发生不良反应；⑥防止发生不可逆的气流受限；⑦防止哮喘死亡，降低哮喘死亡率。

哮喘控制的标准如下：①最少（最好没有）慢性症状，包括夜间症状；②最少（不常）发生哮喘加重；③无需因哮喘而急诊；④基本不需要使用 β_2 受体激动剂；⑤没有活动（包括运动）限制；⑥PEF 昼夜变异率低于 20%；⑦PEF 正常或接近正常；⑧药物不良反应最少或没有。

四、哮喘治疗方案的组成

哮喘的治疗可以根据采用不同治疗类型的可能性、文化背景、不同的医疗保健系统通过不同途径进行。一般应包括六个部分，即：

（1）患者教育，并使哮喘患者在治疗中与医师建立伙伴关系。

（2）根据临床症状和尽可能的肺功能测定评估和监测哮喘的严重度。

（3）脱离与危险因素的接触。

（4）建立个体化的儿童和成人的长期的治疗计划。

（5）建立个体化的控制哮喘加重的治疗计划。

（6）进行定期的随访监护。

五、长期治疗方案的确定

1. 以哮喘的严重程度选择治疗药物　哮喘治疗方案的抉择基于其在治疗人群中的疗效及其安全性。药物治疗可以酌情采取不同的给药途径，包括吸入、口服和肠道外途径（皮下、肌内或静脉注射）。吸入给药的主要优点是可以将高浓度的药物送入气道以提高疗效，而避免或使全身不良反应减少到最低程度。哮喘治疗应以患者的严重程度为基础，并根据病情控制变化增减（升级或降级）的阶梯治疗原则选择治疗药物（表 15 – 5）。

表 15 – 5　哮喘患者长期治疗方案的选择 *

严重度	每天治疗药物	其他治疗选择 * *
一级 间歇发作哮喘 * * *	不必	
二级 轻度持续哮喘	吸入糖皮质激素（≤500μg BDP 或相当剂量）	缓释茶碱，或 色甘酸钠，或 白三烯调节剂
三级 中度持续哮喘	吸入糖皮质激素（200 ~ 100μg BDP 或相当剂量），加上长效吸入 β_2 受体激动剂 吸入糖皮质激素（500 ~ 1 000μg BDP 或相当剂量），加上缓释茶碱，或 吸入糖皮质激素（500 ~ 1 000μg BDP 或相当剂量），加上吸入长效 β_2 受体激动剂，或 吸入大剂量糖皮质激素（ >1 000μg BDP 或相当剂量），或 吸入糖皮质激素（200 ~ 1 000μg BDP 或相当剂量），加上白三烯调节剂	
四级 重度持续哮喘	吸入糖皮质激素（ >1 000μg BDP 或相当剂量），加上吸入长效 β_2 受体激动剂，需要时可再加上一种或一种以上下列药物： 缓释茶碱　　　　　　　　　白三烯调节剂 长效口服 β_2 受体激动剂　　口服糖皮质激素	

注：*各级治疗中除了规则的每日控制治疗以外，需要时可快速吸入 β_2 受体激动剂以缓解症状，但每日吸入次数不应多于 3 ~ 4 次；

* * 其他选择的缓解药包括：吸入抗胆碱能药物、短作用口服 β_2 受体激动剂、短作用茶碱；

* * * 间歇发作哮喘，但发生严重急性加重者，应按中度持续患者处理。

2. 以患者的病情严重程度为基础　根据控制水平类别选择适当的治疗方案哮喘患者长期治疗方案可分为 5 级。对以往未经规范治疗的初诊哮喘患者可选择第 2 级治疗方案，哮喘患者症状明显，应直接选择第 3 级治疗方案。从第 2 级到第 5 级的治疗方案中都有不同的哮喘控制药物可供选择。而在每一级中都应按需使用缓解药物，以迅速缓解哮喘症状。如果使用含有福莫特罗和布地奈德单一吸入装置进行联合治疗时，可作为控制和缓解药物应用。如果使用该分级治疗方案不能够使哮喘得到控制，治疗方案应升级直至达到哮喘控制为止。当哮喘控制并维持至少 3 个月后，治疗方案可考虑降级。建议减量方案：①单独使用中至高剂量吸入激素的患者，将吸入激素剂量减少 50%；②单独使用低剂量激素的患者，可改为每日 1 次用药；③联合吸入激素和 LABA 的患者：按 2010 年 2 月 18 日美国 FDA（U. S. Food and Drug Administration）在长效 β_2 受体激动剂治疗哮喘的安全通告中的建议：LABA 应该短期应用，一旦哮喘得到有效控制，则应该停止使用 LABA。也就是，如果哮喘患者应用 ICS 和 LABA 联合治疗哮喘，哮喘达到完全控制后，就需要降阶梯治疗，应用单一的 ICS 吸入治疗，而不再继续使用 LABA 吸入治疗。

若患者使用最低剂量控制药物达到哮喘控制 1 年，并且哮喘症状不再发作，可考虑停用药物治疗。上述减量方案尚待进一步验证。通常情况下，患者在初诊后 2 ~ 4 周回访，以后每 1 ~ 3 个月随访 1 次。出现哮喘发作时应及时就诊，哮喘发作后 2 周 ~ 至 1 个月内进行回访。

六、哮喘急性发作期的治疗

哮喘急性发作的严重性决定其治疗方案，表 15 - 3 为根据检查时所确定的哮喘急性发作严重度而制定的指南，各类别中的所有特征并不要求齐备。如果患者对起始治疗不满意，或症状恶化很快，或患者存在可能发生死亡的高危因素，应按下一个更为严重的级别治疗。

（一）哮喘急性发作的一般治疗

一般来说，如果患者突然咳喘、胸闷、气促，而且进行性加重，平时所用的常规平喘药效果不明显时就应该到医院进一步检查，包括肺功能和血气分析等。不失时机进行治疗，以尽快缓解症状，纠正低氧血症，保护肺功能。

哮喘轻度急性发作者，可用沙丁胺醇（舒喘灵）或间羟舒喘宁（喘康速）气雾剂作吸入治疗，每次吸 200μg（2 揿），通常可在数分钟内起作用，也可口服 β_2 受体激动剂，如特布他林（博利康尼）每次 2.5mg，每日 3 次，通常在服药 15 ~ 30min 起效，疗效维持 4 ~ 6h，但心悸、震颤稍多见。如果急性发作或每天用药次数、剂量增加，表示病情加重，就需要合用其他药物，如舒弗美等。

中度哮喘急性发作者，气促明显，稍活动即气促加重，喜坐位，有时焦虑或烦躁，出汗、呼吸快、脉率达 120 次/分，喘鸣音响亮。吸支气管舒张剂后，仅部分改善症状，因此往往需要联合使用丙酸倍氯松或布地奈德气雾剂吸入，每次 250μg，每 12h 或 8h 一次，有较强的局部抗炎作用。吸入皮质激素的疗效仍不满意者，需改用口服泼尼松每次 10mg，每日 3 次，一般用 3 ~ 4d，然后停用口服泼尼松改用吸入皮质激素（在完全停用口服泼尼松以前即应开始辅以吸入皮质激素）。

中度哮喘急性发作者常有夜间哮喘发作或症状加剧，因此常常需要使用长效缓释型茶碱，如舒弗美 200mg（1 片），每 12h 一次。也可用控释型 β_2 受体激动剂如全特宁每次 4 ~ 8mg，每 12h 一次。此外，长效 β_2 受体激动剂，如丙卡特罗（美喘清，普鲁卡地鲁）每次 25μg（小儿每次每千克体重 1.25μg），沙美特罗（施立稳）每次吸入 50μg，也可口服班布特罗，每晚 10mg，能有效防治夜间哮喘发作和清晨加剧。有时可吸入可必特治疗，尤其是使用压缩空气吸入该药时效果更明显，优于单纯吸入 β_2 受体激动剂。

重度急性发作或危重患者，气促更严重，静息时气促也很明显，焦虑烦躁或嗜睡，大汗淋漓，呼吸困难，呼吸 >30 次/分，脉率 >120 次/分，发绀，用支气管扩张剂效果不明显。此时必须立即送医院。这时吸入 β_2 受体激动剂或糖皮质激素的效果均不明显，往往需在医院急诊室观察，并静脉滴注皮质激素和氨茶碱，一般还必须吸氧等。危重患者伴呼吸衰竭者还应酌情进行插管，并进行机械通气。

（二）机械通气的适应证

哮喘患者急性重度发作，经支气管扩张剂、激素、碱剂和补液等积极治疗，大部分可得到缓解，但仍有 1% ~3% 病情继续恶化，发生危重急性呼吸衰竭。动脉血气分析提示严重缺氧和二氧化碳潴留伴呼吸性酸中毒，如不及时抢救，即会危及生命。这时，由于气道阻力很高，胸廓过度膨胀，呼吸肌处于疲劳状态。因此，若注射呼吸兴奋剂（可拉明等），通气量的增加很有限，相反呼吸肌兴奋可能加重呼吸肌疲劳，氧消耗量和二氧化碳的产生也随之增多，不但效果极差，而且会适得其反，加重病情，故只有及时采用机械通气，方能取得满意疗效。

机械通气的指针是：①呼吸心跳停止；②严重低氧血症，$PaO_2 < 7.98kPa$（60mmHg）；③$PaCO_2 > 6.67kPa$（50mmHg）；④重度呼吸性酸中毒，动脉血 pH < 7.25；⑤严重意识障碍、谵妄或昏迷；⑥呼吸浅而快，每分钟超过 30 次，哮鸣音由强变弱或消失，呼吸肌疲劳明显。

危重哮喘患者在机械通气时仍应当强化抗气道炎症的治疗，静脉滴入糖皮质激素是必不可少的，甚至常常需要较大剂量。在这种严重的状态下吸入支气管扩张药往往是无效的，勉强为之，有时还可增加气道阻力，加重呼吸困难。静脉使用氨茶碱是否有效，一直有争议。至于辅助机械通气的方式应根据患者的反应和血气分析的跟踪监测，及时调整。因为这时患者的气道阻力和气道内压和肺泡压显著增高，因此采用控制性低潮气量辅助呼吸（MCHV）或压力支持（PSAV）较为合理。用 MCHV 时呼吸机参数为：通气频率 6 ~12/min，潮气量 8 ~12ml/kg，这些参数约为常规预计量的 2/3。也有报道，在机械通气时让患者吸入氦（80%）-氧（20%）混合气，可使气道内压降低，肺泡通气量增加，改善低氧血症，降低 $PaCO_2$。呼气末正压（PEEP）的治疗是否合适尚有许多争论。因为严重哮喘发作时已存在内源性呼气末正压（PEEPi），肺泡充气过度，呼气末胸内压增高，小气道陷闭，气道阻力增加呼气流速减慢，肺泡压增高，呼气末肺泡压可高于大气压。此时若进行气道正压通气（CPAP）或 PEEP 通气，虽可提高气道内压力，使之超过肺泡压，部分地克服气道阻力，减少呼吸功，从而改善通气，但内源性压力和外源性压力的相加必使肺泡进一步膨胀，导致气胸等气压性损伤，因此应用时必须非常慎重。同时，正压通气可能影响静脉血回心，使心排血量减少，血压下降，组织灌注不足，因此在正压通气前应充分补液，扩充血容量。机械通气过程注意气道湿化，防止气道内黏液栓的形成。

（三）防止特异性和非特异性因素的触发

这是一个要时刻注意的问题，即使在哮喘急性发作时也应该让患者脱离变应源的接触，如治疗药物的选择，病室环境的布置和消毒都应当在详细了解患者的过敏史和哮喘发作诱发因素后周密地安排。除了避免和清除患者所提供的明确的触发因素以外，一般来说，含乙醇的药物（如普通的氢化可的松）、来苏消毒液、挥发性杀虫剂均不宜使用。急性发作的哮喘患者更不宜安排在新装修的病室内，也不宜在其病室内摆设奇花异草。

七、脱敏疗法

脱敏疗法是特异性脱敏疗法的简称，是针对引起病变的过敏物质的一种治疗方法，即用变应源制成的提取液（即为浸出液），定期给对相应变应源皮肤试验阳性的患者进行注射，以刺激体内产生"封闭"抗体（又名阻断抗体）。"封闭"抗体和特异性 IgE 抗体一样，也具有识别变应源的功能。当相同变应源再次进入体内，"封闭"抗体与肥大（嗜碱粒）细胞表面的 IgE 竞争和变应源结合，然后变成复合物而被网状内皮系统清除掉，变应源和附着于肥大（嗜碱粒）细胞表面的 IgE 的结合少了，哮喘的发作也就得以避免或减轻，但有些患者的病情改善和"封闭"抗体的形成没有关系。脱敏疗法的"封闭"抗体的学说近年来已发生动摇，有些学者发现"封闭"抗体（主要是 IgG）在身体外虽证实能和特异性变应源相结合，但在体内却不能和进入黏膜的变应源相结合，且血清中"封闭"抗体并不确切反映是来源于局部的"封闭"抗体，而仅提示免疫刺激（注射变应源）的结果，只是一种免疫伴随现象，与病情改善程度缺乏相关性。因此有人认为脱敏疗法能使患者血清中的 IgE 生成受到抑制，IgE 量减少，肥大细胞不再继续致敏，病情也就减轻。脱敏疗法还可使释放炎性介质细胞的反应性减弱等。从而减少或阻止过敏性疾病的发作，这就叫做脱敏疗法，而这种专门配制的脱敏液即为"特异性脱敏抗原"。这种疗法目前主要用于呼吸道疾患，诸如过敏性鼻炎、支气管哮喘等。

脱敏疗法的适应证主要为：①哮喘患者对某些吸入变应源的皮肤试验阳性和（或）血清特异性 IgE 升高；②皮肤试验虽呈阴性，但病史中强烈提示由某变应源诱发哮喘或经抗原激发试验证实，或血清中查到该特异性 IgE，或者特异性嗜碱性粒细胞脱颗粒试验和组胺释放试验均呈阳性；③经一般平喘药物治疗后效果不理想，而当地已证实用某种变应源提取物作脱敏疗法有效；④对药物、食物过敏的患者，一般用避免方法而不用脱敏疗法，无法避免或不能替代者可考虑用脱敏疗法。

脱敏疗法应用于防治哮喘已历半个世纪，既往国内外多数学者持肯定态度，认为可减轻再次接触变应源后的过敏反应，甚至可长期控制哮喘发作。小儿的效果较成人显著，外源性哮喘效果更好。根据国内报道，用脱敏疗法疗程 2～4 年，成人哮喘总有效率达 79.8%，小儿哮喘总有效率为 95%，2 年治愈率为 61.3%。一般经脱敏疗法后，哮喘病情减轻，发作次数减少，平喘药物用量也减少，皮肤敏感性下降，部分患者变应源的皮肤试验由阳性转变为阴性或反应性降低，引起休克器官的耐受性也提高。特异性 IgE 抗体先上升，以后下降到低于原来水平，特异性 IgG 升高而嗜碱性粒细胞敏感性下降。但脱敏疗法有一定的局限性，因此各国学者的评价不尽相同，有些学者对脱敏疗法的钟爱程度不高。有人认为，如果哮喘全年发作，表明气道过敏性炎症持续存在，脱敏疗法不能使之恢复，这时宜选用吸入抗过敏性炎症药物来替代本法。

八、哮喘诊断治疗中应注意的事项

（1）哮喘患者就诊时通常有三种情况：主诉某些与哮喘有关的症状，但没有经过必要的检查，诊断尚不明确；哮喘急性发作；哮喘经过有效治疗而处于缓解期。对于第一类患者，医师的首要任务是进行胸部 X 线、肺功能、变应原等的系统检查，以确定诊断，并了解肺功能受损情况和哮喘的严重程度，是否具有变应体质，主要变应原是什么。这些基本病情的了解对患者长期的治疗方案的制订，对病情变化的随访都是非常重要的。第二类患者首先应给予紧急处理，缓解症状，改善肺功能，不要勉强进行过多的检查。其他必要的检查可等症状缓解以后进行。第三类患者可以进行全面的诊断性检查，但重要的是要仔细分析患者的病情变化，导致病情进行性发展的因素，对各种药物治疗的反应，调整治疗方案。

（2）在哮喘的诊断依据中，最主要是临床的典型症状体征和肺功能检查的结果。变应原的确定不是哮喘的主要诊断依据，变应原阳性是哮喘诊断的有利旁证和治疗方案设计的重要根据，但变应原阴性不能否定哮喘的诊断。胸部 X 线检查虽然意义不很大，但也必不可少，因为该检查对于了解肺部的并发症和鉴别诊断非常重要。

（3）哮喘的治疗应当尽量按"哮喘防治指南"规范化进行，而且治疗过程应根据症状和肺功能的变化，适时重新评估，调整治疗方案。

（4）哮喘的治疗药物很多，用药的途径也比较特别。大量的研究证明吸入疗法（包括糖皮质激素和支气管舒张药）既有效，而且全身不良反应少，因此是首选的用药途径。但不应滥用吸入途径，如地塞米松不同于丙酸倍氯米松、布地奈德和氟替卡松，不能作为吸入药物。茶碱类药物也不能用于吸入治疗。

定量雾化吸入器（MDI）便于携带，使用方便，因此在临床上广泛使用。但肺功能很差的体弱和重症患者及其不容易合作的幼儿，往往使用困难，很难真正把药吸到下呼吸道，因此疗效差。对于这些患者，建议使用适当类型的储雾器，使由 MDI 释出的药物暂时漂浮在储雾器内，从容吸入。碟式和干粉制剂不含氟利昂，不对气道产生刺激，也不污染大气，使用也比较方便。哮喘急性发作时，或喘息症状比较明显时，通过以压缩空气或高流量氧为动力的射流式雾化吸入装置吸入 β_2 受体激动剂或抗胆碱药可望得到较快的效果。

（5）在哮喘的治疗中，对患者的科普教育，让患者了解什么是哮喘，处方药的作用和可能出现的不良反应，吸入药物及其器械的正确使用都是疗效的基本保证。

（刘澄英）

第十六章

慢性阻塞性肺疾病

慢性阻塞性肺疾病（COPD）是一种重要的慢性呼吸系统疾病，病人数多，病死率高。由于 COPD 呈缓慢进行性发展，严重影响患者的劳动能力和生活质量。目前 COPD 在全球已成为第四位的致死原因，COPD 现引起了世界各国的重视。在我国 COPD 同样也是一种常见病，严重影响广大人民的身体健康。20 世纪 90 年代对我国北部及中部地区 102 230 成年人调查，COPD 约占 15 岁以上人群 3%。近年来 COPD 流行病学调查表明，我国 40 岁以上人群中 COPD 的患病率为 8.2%，其患病率之高是十分惊人的，在世界上处于较高的发病率。据统计，在我国死因顺位中，COPD 占据第三位，而在农村中，COPD 则占死因的首位。由于我国是农业大国，农村人口占 80%，故对 COPD 预防和治疗更具有十分重要的意义。

我国早在 20 世纪 70 年代起就重视 COPD 的预防和治疗，做了大量的临床和实验室研究。近十余年来美国胸科学会（ATS）、英国胸科学会（BTS）和欧洲呼吸学会（ERS）分别对 COPD 的诊断和治疗提出了各自的指南。但各国医学会制订的 COPD 诊治指南，对 COPD 的认识存在着一定的差异。2001 年 4 月，美国国立心、肺、血液学会（NHLBI）和 WHO 共同发表了"慢性阻塞性肺疾病全球创议"（Global Initiative for Chronic Obstructive Lung Disease，GOLD），旨在引起全世界对 COPD 有足够的重视，降低 COPD 的发病率和死亡率，帮助 COPD 患者逆转疾病发展趋势。GOLD 在现有各国医学会 COPD 指南的基础上，结合 COPD 近年研究新进展，提出了意见一致的研究报告，即 COPD 诊断、处理和预防的全球创议。由于 COPD 临床诊断和治疗的进展，GOLD 每年都在不断更新。参考 GOLD，中华医学会呼吸分会（CSRD）在 2002 年也制定了慢性阻塞性肺疾病诊治指南，2007 年又重新修订、发表了慢性阻塞性肺疾病诊治指南（2007 年修订版）。

第一节　慢性阻塞性肺疾病的定义、病因和发病机制

一、定义

1. COPD 的定义　COPD 是一种可以预防、可以治疗的疾病，伴有一些显著的肺外效应，这些肺外效应与患者疾病的严重性相关。肺部病变的特点为不完全可逆性气流受限，这种气流受限通常进行性发展，与肺部对有害颗粒或气体的异常炎症反应有关。

COPD 的定义强调了 COPD 是可以预防和可以治疗的，其目的是给患者呈现出一个积极的前景，并鼓励医疗卫生工作者在 COPD 防治中勇于探索，克服对 COPD 的消极、悲观情

绪，提倡采取乐观的应对态度。当患者有咳嗽、咳痰或呼吸困难症状，及（或）疾病危险因素接触史时，应考虑 COPD。慢性咳嗽、咳痰常先于气流受限许多年存在，但不是所有有咳嗽、咳痰症状的患者均会发展为 COPD。

肺功能检查可明确诊断 COPD，即在应用支气管扩张剂后，FEV_1 占预计值% $<80\%$，同时 $FEV_1/FVC <70\%$ 表明存在气流受限，并且不能完全逆转。为改进 COPD 的诊断，应努力提供标准化的肺功能检查。

在 COPD 的定义中采用了"气流受限"这一概念，而未用"气道阻塞"这一旧名称，是因为单纯肺气肿时，气道并无器质性阻塞性病变，但由于肺泡组织的弹性降低，因而肺泡压降低，使气流流速减慢、受阻。此外，细支气管上均附着有肺泡组织，当其弹性降低时，作用在细支气管壁上的牵拉力量也降低，使细支气管变窄，因而使流速减慢。在这种情况下，如果仍然称作"气道阻塞"，显然易误解为气道内存在器质性阻塞性病变，故使用"气流受限"这一名称较为合理。

2. 慢性支气管炎　是指除外慢性咳嗽的其他各种原因后，患者每年慢性咳嗽、咳痰 3 个月以上，并连续 2 年，不一定伴有气流受限。由此可见，慢性支气管炎的定义是以症状学为基础的，具有这些症状的患者，其中一部分伴有气流受限，或者暂时没有出现气流受限，但是经过若干年后病情可以发展，从而出现气流受限。然而，另外一部分患者虽具有慢性咳嗽、咳痰症状，但始终不出现气流受限，此时，只能诊断为慢性支气管炎，而不能诊断为 COPD。与 COPD 有关的慢性支气管炎，只是指伴有气流受限的慢性支气管炎。

3. 肺气肿　肺部远端的气室到末端的细支气管出现异常持久的扩张，并伴有肺泡壁和细支气管的破坏而无明显的纤维化。"破坏"是指呼吸性气室扩大且形态缺乏均匀一致，肺泡及其组成部分的正常形态被破坏和丧失。

这里需指出：慢性支气管炎的定义属于临床范畴，而肺气肿的定义为病理解剖术语。

4. COPD 与慢性支气管炎、肺气肿、支气管哮喘等之间的关系　COPD 与慢性支气管炎和肺气肿关系密切，但临床上患者有咳嗽、咯痰等症状时，并不能立即可诊断 COPD。如患者只有"慢性支气管炎"和（或）"肺气肿"，而无气流受限，则不能诊断为 COPD，患者仅可诊断为单纯的"慢性支气管炎"和（或）"肺气肿"。虽然在各种类型的支气管哮喘中，许多特殊因素均可造成气流受限。但是根据支气管哮喘的定义，这种气流受限是可逆性的。所以如果支气管哮喘患者的气流受限能完全逆转，则患者没有合并 COPD。实际上在许多病例中，某些支气管哮喘患者并发的气流受限并不能完全逆转；而某些 COPD 患者却伴有气流受限的部分逆转，且合并气道高反应性，此时很难将这两类患者区分开。慢性支气管炎和肺气肿合并气流受限常同时存在，某些患者在患支气管哮喘的同时也可以并发这两种疾病：即慢性支气管炎和肺气肿。如果支气管哮喘患者经常暴露在刺激性物质中，如抽烟，也会发生咳嗽和咳痰，而咳嗽和咳痰是慢性支气管炎的一项重要特征。这类患者可诊断为"哮喘型支气管炎"或"COPD 的哮喘类型"。此外，已知病因或具有特异病理表现并有气流受限的一些疾病，如囊性纤维化、弥漫性泛细支气管炎或闭塞性细支气管炎等不包括在 COPD 内。

二、病因

COPD 的发病因素很多，迄今尚有许多发病因素还不够明了，尚待研究。近年来认为，COPD 有关发病因素包括个体易感因素以及环境因素两个方面，这两者相互影响。现在认为比较明确的个体易感因素为 α_1-抗胰蛋白酶缺乏，最主要的环境因素是吸烟，以及接触职业粉尘和化学物质（烟雾、过敏源、工业废气和室内空气污染等）。在我国农村，COPD 的危险因素还与烹调时产生的大量油烟和燃料产生的烟尘有关。

（一）个体因素

1. 遗传因素　某些遗传因素可增加 COPD 发病的危险性。常见遗传危险因素是 α_1-抗胰蛋白酶的缺乏。目前认为 α_1-抗胰蛋白酶的重度缺乏与非吸烟者的肺气肿形成有关。

2. 气道高反应性　支气管哮喘和气道高反应性被认为是发展成为 COPD 的重要危险因素，与某些基因因素和环境因素等相关的复杂发病因素有关。气道高反应性可能与吸烟或暴露于其他的环境因素相关。

（二）环境因素

1. 吸烟　现今公认吸烟为 COPD 重要发病因素，吸烟能使支气管上皮纤毛变短，不规则，纤毛运动发生障碍，降低局部抵抗力，削弱肺泡吞噬细胞的吞噬、灭菌作用，又能引起支气管痉挛，增加气道阻力。吸烟者肺功能的异常率较高，并多有呼吸道症状，FEV_1 的年下降率较快，吸烟者死于 COPD 的人数较非吸烟者为多。但并不是所有的吸烟者都可能发展为 COPD，这表明遗传因素可能起了一定的作用。被动吸烟也可能导致呼吸道症状以及 COPD 的发生。

2. 职业粉尘和化学物质　当职业粉尘及化学物质（烟雾、过敏源、工业废气及室内空气污染等）的浓度过大或接触职业粉尘以及化学物质中的时间过久，均可导致与吸烟无关的 COPD 的发生。接触某些特殊的物质、刺激性物质、有机粉尘及过敏源能够使气道反应性增加，尤其当气道已接触其他的有害物质、吸烟或合并哮喘时更易并发 COPD。

3. 大气污染　化学气体如氯、氧化氮、二氧化硫等烟雾，对支气管黏膜有刺激和细胞毒性作用。空气中的烟尘或二氧化硫明显增加时，慢性支气管炎的急性发作就显著增多。其他粉尘如二氧化硅、煤尘、棉屑、蔗尘等也刺激支气管黏膜，使气道清除功能遭受损害，为细菌入侵创造条件。城市重度的空气污染对于存在心肺疾患的患者来说极其有害。燃料燃烧不完全及烹调时的油烟而引起的室内空气污染也是 COPD 的危险因素。

4. 感染　呼吸道感染是 COPD 发病和加剧的另一个重要因素，目前认为肺炎球菌和流感嗜血杆菌，可能为 COPD 急性发作的最主要病原菌。病毒也对 COPD 的发生和发展起重要作用，肺炎衣原体和肺炎支原体与 COPD 发病的直接关系仍有待于进一步阐明。儿童期的重度呼吸道感染和成年时的肺功能降低及呼吸系统症状的发生有关。此外，低出生体重也与 COPD 的发生有关。

5. 社会经济地位　COPD 的发病与患者社会经济地位的相关。这也许与室内外空气污染的不同程度、营养状况或其他和社会经济地位有关的因素等有一定的内在联系。

6. 其他　除上述因素外，气候变化，特别是寒冷空气能引起黏液分泌物增加，支气管纤毛运动减弱。在冬季，COPD 患者的病情波动与温度和温差有明显关系。迷走神经功能失调，也可能是本病的一个内因，大多数患者有迷走神经功能失调现象。部分患者的副交感神经功能亢进，气道反应性较正常人增强。

三、发病机制

当前 COPD 的发病学研究也有很大进展，现在比较流行的发病机制如下。

（一）细胞机制

吸烟和其他吸入刺激物能诱发周围气道和肺实质内的炎性反应，并激活巨噬细胞。巨噬细胞在 COPD 的炎性过程中起了重要作用，被激活的巨噬细胞、上皮细胞和 CD_8 T 淋巴细胞可释放出中性粒细胞趋化因子，巨噬细胞还能生成蛋白分解酶。COPD 患者的支气管肺泡灌洗液中巨噬细胞数目比正常可增加 $5\sim10$ 倍，巨噬细胞主要集中在肺气肿最为显著的中心腺泡带。此外，肺泡壁上巨噬细胞和 T 淋巴细胞的数目与肺实质破坏的程度呈正相关。通过释放出中性粒细胞蛋白酶和其他蛋白酶，巨噬细胞在肺气肿蛋白持续分解的过程中起了重要作用，并进一步造成肺实质的破坏和刺激气道内黏液的过度分泌。白介素 - 8（IL - 8）对中性粒细胞有选择性的吸附作用，在 COPD 患者的诱生痰液中存在高浓度的 IL - 8。巨噬细胞、中性粒细胞和气道上皮细胞均可分泌 IL - 8。COPD 发病过程中，IL - 8 在中性粒细胞所致的炎症中起了相当重要的作用。IL - 8 的水平与中性粒细胞数量相关，并与气流受限的程度相匹配。COPD 患者的痰液中存在着高浓度的肿瘤坏死因子 α（$TNF\alpha$），可起动核因子——KB（NF - KB）的转录，随之又转向 IL - 8 基因的转录。

气道内的白三烯 B_4（LTB_4）同样是一种重要的中性粒细胞趋化因子。α_1 - 抗胰蛋白酶（α_1 - AT）缺乏的患者，其肺泡巨噬细胞可分泌大量的 LTB_4。T 淋巴细胞在 COPD 中的作用尚不清楚。优势的 CD_8 细胞（抑制 T 细胞），通过释放多种酶，如颗粒酶和穿透因子，诱发肺实质细胞的凋亡。吸烟者仅少数发生肺气肿，其原因与肺内的抗蛋白酶水平有关，而抗蛋白酶水平由抗蛋白酶基因突变所决定（基因多态现象）。例如，约 10% 肺气肿患者可发生基因突变。突变位于基因的调节部位，提示 α_1 - AT 产生的调节具有防御功能，尤其是在急性感染时期。

（二）蛋白酶 - 抗蛋白酶系统失衡

肺气肿是由于蛋白酶 - 抗蛋白酶系统失衡所致。蛋白酶可以消化弹性蛋白和肺泡壁上的其他蛋白结构，其中有中性粒细胞弹性酶（NE），组织蛋白酶，基质金属蛋白酶（MMPs），颗粒酶，穿透因子。抗蛋白酶系统能对抗蛋白酶的作用，其中最重要的有 α_1 - AT、分泌型白细胞蛋白酶抑制剂（SLPI）、基质金属蛋白酶组织抑制剂（TIMPs）等。NE 为一种中性丝氨酸蛋白酶，是肺内促弹性组织离解活动的主要成分。NE 可消化连接组织和蛋白聚糖，从而造成肺气肿的形成。NE 除能使肺组织基质分解外，还可造成气道扩张、纤毛上皮变形和黏液腺增生以及纤毛摆动消失。NE 也有潜在的刺激黏液分泌的功能，并能从上皮细胞内诱发释放 IL - 8，故可促使气道炎症的发生，形成慢性支气管炎。在 α_1 - AT 缺乏的患者中，NE 在调节弹性组织离解中起主要作用；但是在吸烟所致的 COPD 患者中，NE 并不起主要的弹性组织离解酶作用。与吸烟相关的 COPD 中，吸烟所产生的氧化剂则起了重要作用。吸烟可造成肺泡内巨噬细胞的激活和中性粒细胞的募集，同时释放出中性粒细胞趋化因子，产生更多的炎症介质，并降价弹性蛋白和胶原。此外，吸烟也通过 α_1 - AT 的氧化失活与 NE 的结合率的降低而造成肺组织的损伤。

蛋白酶3为另一种中性粒细胞中的中性丝氨酸蛋白酶，参与这些细胞的弹性组织离解活动。组织蛋白酶G为中性粒细胞的半胱氨酸蛋白酶，也参与弹性组织离解活动，组织蛋白酶B、L和S由巨噬细胞释放。MMPs是一组20个相似的肽链内切酶，能降解肺实质所有细胞外基质成分，包括：弹性蛋白、胶原、蛋白多糖、层黏素和纤维结合素。MMPs是由中性粒细胞、肺泡巨噬细胞和气道上皮细胞所生成。肺气肿时支气管肺泡灌洗液中的胶原酶（MM-1）和明胶酶（MM-9）的水平增加。肺气肿患者肺泡灌洗液中，巨噬细胞内MM-9和MMP1的表达也高于正常人。肺泡巨噬细胞也能表达特有的MMP1，即巨噬细胞金属-弹性酶。

对抗和平衡这些蛋白酶的物质是一组抗蛋白酶。其中较为重要的有 α_1-AT，也称为 α_1-蛋白酶抑制剂，是一种肺实质内的主要抗蛋白酶，在肝内合成，再从血浆内分泌出去。遗传性的纯合子 α_1-AT 缺乏可能产生严重的肺气肿，尤其是吸烟者，但在COPD病例中这种基因型疾病少于1%。α_1-AT 为对抗 NE 的主要成分，但不是唯一的抗蛋白酶成分。此外还有 α_1-抗糜蛋白酶，该酶主要存在肺内，纯合子个体其水平较低，患COPD的危险性也增加。SLPI为气道中最重要的保护物质，来自气道上皮细胞，为气道提供局部防御机制。TIMPs可对抗基质金属蛋白酶的效应。

（三）氧化剂的作用

氧化剂在COPD的病理生理过程中起了重要作用。香烟中存在有大量的氧化剂，活化的炎症细胞也能产生内源性氧化剂，这些炎症细胞包括中性粒细胞和肺泡巨噬细胞。COPD患者呼出气中的凝集水内的过氧化氢（H_2O_2）增加，在急性加重期尤为明显，可说明内源性氧化剂生成增加。氧化剂以下列几种方式参与COPD的病理过程，包括损害血清蛋白酶抑制剂，加强弹性酶的活性和增加黏液的分泌。此外，氧化剂能活化转录 NF-KB，NF-KB 可协助转录其他许多炎症因子，包括 IL-8、TNFα、诱导型一氧化氮（NO）合成酶和诱导型环氧化酶。氧化剂通过直接氧化作用于花生四烯酸，而产生异前列腺素。COPD患者中异前列腺素是增加的，对气道产生多种效应，包括支气管缩窄，增加血浆漏出和黏液过度分泌。

（四）感染

下呼吸道细菌感染和慢性炎症加剧了肺损伤，造成了支气管纤毛清除系统的破坏，寄生于上呼吸道的细菌移生至下呼吸道。细菌首先附着在黏膜内皮细胞上，一方面释放细菌产物，造成气道内皮细胞损伤；另一方面，炎症细胞释放各种细胞因子和蛋白酶，破坏了蛋白酶·抗蛋白酶系统平衡，从而促进了COPD的进展。肺炎衣原体慢性感染在COPD的发病中起了重要作用，COPD患者在肺炎衣原体感染后，所产生的免疫反应与机体因素有着密切的关系，如吸烟、慢性疾病、长期应用糖皮质激素、老年及某些基因因素等，均参与了免疫反应的调节及所产生Th2类型的免疫反应。如需清除细胞内感染的肺炎衣原体，则需要强有力的Th1免疫反应。细胞内持续寄殖的肺炎衣原体必然会引起机体的免疫反应，吸烟所致的炎症加重了肺炎衣原体产生的慢性感染，吸烟和肺炎衣原体的协同效应共同参与了气道阻塞的病理过程。

（五）黏液过度分泌和小气道阻塞

吸烟和吸入某些刺激性气体可使气道内分泌物增加。其机制涉及气道感觉神经末梢反射性增加了黏液分泌，并直接刺激某些酶的生成，如NE。长期刺激可造成黏膜下腺体的过度增生和杯状细胞增殖，也能导致黏蛋白基因（MUC）的上调。目前已认识到人类至少有9种 MUC 基因，但尚不清何种基因在慢性支气管时呈过度表达。黏液的过度分泌为气流阻塞的危险因素。因各种刺激物诱发的慢性气道炎症过程，其特征为中性粒细胞浸润，导致各种趋化因子释放，如巨噬细胞释放出 IL－8 和 LTB_4，从而导致周围气道的阻塞。进一步使纤维生成介质分泌，偶可造成周围气道纤维化，及周围气道的慢性炎症和结构重组。

（六）血管的病理改变

COPD 时，因长期慢性缺氧可导致肺血管广泛收缩和肺动脉高压，常伴有血管内膜增生，使原来缺乏血管平滑肌的血管出现血管平滑肌，某些血管发生纤维化和闭塞，造成肺循环的结构重组，少数 COPD 患者可发生肺心病。肺血管结构重组的过程中可能涉及血管上皮生长因子、成纤维生成因子以及内皮素－1（ET－1）。慢性缺氧所致的肺动脉高压患者中，肺血管内皮的 ET－1 表达显著增加，COPD 患者尿中的 ET－1 分泌也明显升高。ET－1 通过 ETA 受体诱发肺血管平滑肌的纤维化和增生，在 COPD 后期产生的肺动脉高压中起了一定作用。

四、病理和病理生理

1. 病理　常见病理改变有支气管黏液腺增生、浆液腺管的黏液腺化生、腺管扩张杯状细胞增生、灶状鳞状细胞化生和气道平滑肌肥大。慢性支气管炎黏液腺扩大为非特异性。

呼吸性细支气管显示明显的单核细胞炎症。膜性细支气管（直径＜2mm）有不同程度的黏液栓，杯状细胞化生、炎症；平滑肌增生及纤维化管腔狭窄而扭曲。以上改变以及因肺气肿而引起的气道外部附着的肺泡丧失使气道横切面减少。

COPD 合并肺气肿时有三种类型：①中心型肺气肿，从呼吸性细支气管开始并向周围扩展，在肺上部明显；②全小叶肺气肿，均匀影响全部肺泡，在肺下部明显，通常在纯合子 α_1 抗胰蛋白酶缺乏症见到；③第三种为远端腺泡性肺气肿或旁间隔肺气肿，在远端气道、肺泡管与肺泡囊受损，位于邻近纤维隔或胸膜。

小气道病变是流阻塞的主要原因。早期病变是呼吸性细支气管单核细胞炎症。炎症性纤维化、杯状细胞化生黏液栓或黏液脓栓以及终末支气管平滑肌肥大是重要原因。附着于细支气管的肥胖由于肺气肿破坏而使细支气管塌陷也是重要原因。气流阻塞的另一原因是支气管及细支气管痉挛收缩。

2. 病理生理　COPD 肺部病理学的改变导致相应的疾病特征性的生理学改变，包括黏液高分泌、纤毛功能失调、气流受限、肺过度充气、气体交换异常、肺动脉高压和肺心病。黏液高分泌和纤毛功能失调导致慢性咳嗽及多痰，这些症状可出现在其他症状和病理生理异常发生之前。呼气气流受限，是 COPD 病理生理改变的标志，是疾病诊断的关键，主要是由气道固定性阻塞及随之发生的气道阻力的增加所致。肺泡附着的破坏，这使小气道维持开放的能力受损，在气流受限中所起的作用较小。

COPD 进展时，外周气道阻塞、肺实质破坏及肺血管的异常减少了肺气体交换容量，产生低氧血症，以后出现高碳酸血症。在 COPD 晚期（Ⅲ级：重度 COPD）出现的肺动脉高压是 COPD 重要的心血管并发症，与肺心病的形成有关，提示预后不良。

（韩克华）

第二节　慢性阻塞性肺疾病的临床表现和实验室检查

一、临床表现

1. 病史　COPD 患病过程应有以下特征：①患者多有长期较大量吸烟史；②职业性或环境有害物质接触史如较长期粉尘、烟雾、有害颗粒或有害气体接触史；③家族史 COPD 有家族聚集倾向；④发病年龄及好发季节多于中年以后发病，症状好发于秋冬寒冷季节，常有反复呼吸道感染及急性加重史，随病情进展，急性加重愈渐频繁；⑤COPD 后期可出现低氧血症和（或）高碳酸血症，并发慢性肺源性心脏病（肺心病）和右心衰竭。

2. 症状　每个 COPD 患者的临床病情取决于症状严重程度（特别是呼吸困难和运动能力的降低）、全身效应和患者患有的各种合并症。而并不是仅仅与气流受限程度相关。COPD 的常见症状：①慢性咳嗽通常为首发症状，初起咳嗽呈间歇性，早晨较重，以后早晚或整日均有咳嗽，但夜间咳嗽并不显著，少数病例咳嗽不伴咳痰，也有少数病例虽有明显气流受限但无咳嗽症状；②咳痰咳嗽后通常咳少量黏液性痰，部分患者在清晨较多，合并感染时痰量增多，常有脓性痰，合并感染时可咳血痰或咯血；③气短或呼吸困难是 COPD 的标志性症状，是患者焦虑不安的主要原因，早期仅于劳力时出现，后逐渐加重，以致日常活动甚至休息时也感气短；④喘息和胸闷可为 COPD 的症状，但无特异性，部分患者特别是重度患者有喘息，胸部紧闷感通常于劳力后发生，与呼吸费力、肋间肌等容性收缩有关；⑤COPD 的肺外效应——即全身效应，其中体重下降、营养不良和骨骼肌功能障碍等常见，此外，还有食欲减退、精神抑郁和（或）焦虑等，COPD 的并存疾病很常见，合并存在的疾病常使 COPD 的治疗变得复杂，COPD 患者发生心肌梗死、心绞痛、骨质疏松、呼吸道感染、骨折、抑郁、糖尿病、睡眠障碍、贫血、青光眼、肺癌的危险性增加。

3. 体征　COPD 早期体征可不明显。随疾病进展，常有以下体征：①视诊及触诊胸廓形态异常，包括胸部过度膨胀、前后径增大、剑突下胸骨下角（腹上角）增宽及腹部膨凸等，常见呼吸变浅，频率增快，辅助呼吸肌如斜角肌及胸锁乳突肌参加呼吸运动，重症可见胸腹矛盾运动，患者不时采用缩唇呼吸以增加呼出气量，呼吸困难加重时常采取前倾坐位，低氧血症者可出现黏膜及皮肤发绀，伴右心衰者可见下肢水肿、肝脏增大；②叩诊由于肺过度充气使心浊音界缩小，肺肝界降低，肺叩诊可呈过清音；③听诊两肺呼吸音可减低，呼气延长，平静呼吸时可闻干性啰音，两肺底或其他肺野可闻湿啰音；心音遥远，剑突部心音较清晰响亮。

4. COPD 急性加重期的临床表现　COPD 急性加重是指 COPD 患者"急性起病，患者的呼吸困难、咳嗽和（或）咳痰症状变化超过了正常的日间变异，须改变原有治疗方案的一种临床情况"。COPD 急性加重的最常见原因是气管—支气管感染，主要是病毒、细菌感染所致。但是约 1/3 的 COPD 患者急性加重不能发现原因。

COPD 急性加重的主要症状是气促加重，伴有喘息、胸闷、咳嗽加剧、痰量增加、痰液颜色和（或）黏度的改变及发热等，还可出现全身不适、失眠、嗜睡、疲乏、抑郁和精神紊乱等症状。与急性加重期前的病史、症状、体格检查、肺功能测定、血气等实验指标比较，对判断 COPD 严重程度甚为重要。对重症 COPD 患者，神志变化是病情恶化的最重要指标。COPD 急性加重期的实验室检查如下：①肺功能测定：对于加重期患者，难以满意的进行肺功能检查，通常 $FEV_1 < 1L$ 可提示严重发作；②动脉血气分析：呼吸室内空气下，$PaO_2 < 60mmHg$ 和（或）$SaO_2 < 90\%$，提示呼吸衰竭，如 $PaO_2 < 50mmHg$，$PaCO_2 > 70mmHg$，$pH < 7.30$，提示病情危重，需加严密监护或住 ICU 治疗；③X 线胸片和心电图（ECG）：X 线胸片有助于 COPD 加重与其他具有类似症状疾病的鉴别，ECG 对右心室肥厚、心律失常及心肌缺血诊断有帮助，螺旋 CT 扫描和血管造影，或辅以血浆 D-二聚体检测是诊断 COPD 合并肺栓塞的主要手段，但核素通气-血流灌注扫描在此几无诊断价值，低血压和（或）高流量吸氧后 PaO_2 不能升至 $60mmHg$ 以上也提示肺栓塞诊断，如果高度怀疑合并肺栓塞，临床上需同时处理 COPD 加重和肺栓塞；④其他实验室检查：血红细胞计数及血细胞比容有助于识别红细胞增多症或出血，血白细胞计数通常意义不大，部分患者可增高和（或）出现中性粒细胞核左移，COPD 加重出现脓性痰是应用抗生素的指征，肺炎链球菌、流感嗜血杆菌以及卡他莫拉菌是 COPD 加重最常见的病原菌，因感染而加重的病例若对最初选择的抗生素反应欠佳，应及时根据痰培养及抗生素敏感试验指导临床治疗，血液生化检查有助于明确引起 COPD 加重的其他因素，如电解质紊乱（低钠、低钾和低氯血症等）、糖尿病危象或营养不良（低白蛋白）等，并可以了解合并存在的代谢性酸碱失衡。

二、实验室检查及临床评估

1. 肺功能检查　肺功能检查是判断气流受限且重复性好的客观指标，临床常用于 COPD 严重程度和治疗效果的肺功能指标有：时间肺活量（FEV）、深吸气量（IC）、呼气峰流速（PEFR）、呼气中期最大流速（MMFR）、气道阻力和弥散功能等。

（1）时间肺活量：目前气流受限的常用肺功能指标是时间肺活量（图 16-1），即以第一秒用力呼气容积（FEV_1）和 FEV_1 与用力肺活量（FVC）之比（FEV_1/FVC）降低来确定的。时间肺活量对 COPD 的诊断、严重度评价、疾病进展、预后及治疗反应等均有重要意义。FEV_1/FVC 是 COPD 的一项敏感指标，可检出轻度气流受限。FEV_1 占预计值的百分比是中、重度气流受限的良好指标，变异性小，易于操作，应作为 COPD 肺功能检查的基本项目。吸入支气管扩张剂后 $FEV_1 < 80\%$ 预计值且 $FEV_1/FVC\% < 70\%$ 者，可确定为不能完全可逆的气流受限。

FEV_1 是临床上评估 COPD 严重程度和支气管扩张药物疗效最重要的指标，同样也是肺通气功能指标，最常用为 FEV_1、FVC 及 FEV_1/FVC。其中，FEV_1 由于检测结果稳定，可重复性好、分辨率高，应用最为广泛。临床上常以应用支气管扩张剂后，FEV_1 改善的最大程度来显示支气管扩张剂的即时效应，这有多种表达方式，如：FEV_1 改善值占基础 FEV_1 的百分数；占患者预计值的百分数；FEV_1 改善的绝对值等。上述表述方法各有其优缺点，相互之间并无优劣差别。COPD 患者 FEV_1 增高多少才有临床意义，患者才能感受到呼吸困难的缓解呢？美国胸科协会（ATS）及 GOLD 的专家认为，用药后 FEV_1 增加值占基础值的 12%，同时绝对值增加 $200mL$ 以上才表明患者对支气管扩张剂有反应。

FEV_1 应用虽然广泛，但也有局限性。由于 COPD 主要是小气道疾病，FEV_1 并不能敏感的反映小气道阻塞，同时其结果还与患者用力程度有关；而且 FEV_1 与患者平静呼吸及吹蜡烛或打喷嚏等日常生理活动也无关系；最重要的是，FEV_1 与 COPD 患者的一些临床指标如呼吸困难及一些长期的预后指标，如死亡率或医疗诊治费用等相关性也不强。

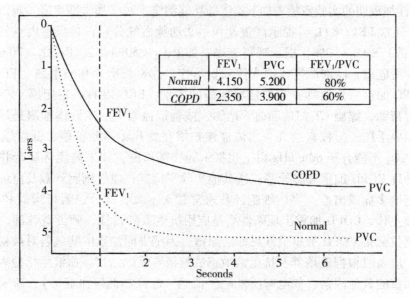

图 16-1 正常人和 COPD 患者的第 1 秒用力呼气容积（FEV_1）

第 1 秒用力呼气容积/肺活量（FEV_1/FVC）也常被用作观测气流阻塞性疾病患者长期疗效的指标，与 FEV_1 不同的是，这一指标与患者的年龄、性别、身高以及肺容量无关。FEV_1/FVC% 被认为是反映早期气流受限的敏感指标。因为 COPD 早期 FVC 可无明显变化，而 FEV_1 即可出现下降。故只要 FEV_1 有轻微下降，其比值就会有下降，能首先确定是否存在气流受限。只要 FEV_1/FVC% < 70% 即可诊断 COPD，所以目前可以说 FEV_1/FVC% < 70% 是 COPD 临床诊断的肺功能重要指标，也是所谓的"金标准"。

（2）深吸气量（inspiratory capacity，IC）：肺功能检查中另一有意义的肺量计检测指标是深吸气量（IC）。有很多的 COPD 患者，在使用支气管扩张剂后虽然有明显效果，但其 FEV_1 却无显著改善，即所谓"容量反映者"。在这些患者中，支气管扩张剂的应用导致患者肺容积下降，因而用药后进行肺量计检测时患者起始肺容积小于用药前。由于呼气流速与肺绝对容积正相关，肺容积下降后，仍采用传统肺通气功能指标如 FEV_1，则可能会忽视掉支气管扩张剂的疗效。当然，如果在检测 FEV_1 的同时也检测肺绝对容积，有助于明确避免这一误差，但这在实际工作中却不易实施。此时，如果采用深吸气量的指标，则可能避免这一误差。由于 FRC 下降，患者 IC 可有显著改善。IC 的检测相对比较容易，而且，IC 增加 0.3L 则与患者呼吸困难的改善及活动耐力提高显著相关。但是，IC 检测的意义还需要更深入的研究。肺容积下降时，COPD 患者可在更低的、更舒适的肺容积基础状态下呼吸，因而有助于减轻呼吸困难。为了更为准确的评测 COPD 患者使用支气管扩张剂疗效，应常规检测 FEV_1 及深吸气量（图 16-2）。

IC 同样是反映呼吸肌力特别是膈肌肌力的良好指标。COPD 是一个全身性疾病，重症 COPD 患者常有肌肉受累。如果全身肌肉重量下降达 30%，则膈肌的重量也同样可明显下降。肺功能指标与呼吸肌群张力有关，肺过度充气越严重，膈肌越低平，IC 越小。

吸气分数（深吸气量/肺总量，IC/TLC）也是一项有用的 COPD 严重程度的评估指标。近年研究表明，静态过度充气也能反映 COPD 的严重性，由于静态过度充气可能是动态过度充气的前体，在 COPD 症状产生中起重要作用。

（3）肺容量变化：COPD 患者在有效治疗后功能残气量和动态过度充气可出现改变。吸入支气管舒张剂后，COPD 患者活动耐力和呼吸困难有较明显的改善，这种改善与肺容量的降低有明显的关系，肺容量的降低表现为功能残气量（FRC）和肺动态过度充气的降低。肺容量增加对呼吸动力学有非常显著的不利影响，一方面降低吸气功能，动态过度充气改变了吸气肌的初长和形态，降低了吸气肌的收缩力和工作效率；另一方面增加呼吸做功和呼吸困难程度，COPD 患者产生内源性呼气末正压（PEEPi），患者必须首先产生足够的压力克服 PEEPi，使肺泡内压力低于大气压才能产生吸气气流，因此，胸腔内压下降幅度增加，吸气做功也相应增加。肺容量改变具有重要的生理学意义，肺容量的变化可能比通气功能（即 FEV_1）变化更敏感，可为 COPD 疗效评价的重要指标。

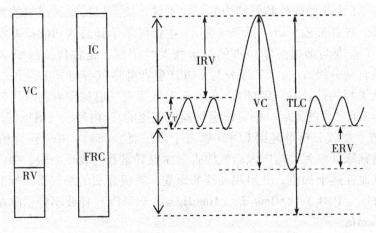

图 16-2　肺容量组成和 IC（深吸气量）

VC：肺活量；RV：残气量；IC：深吸气量；IRV：补吸气容积；

V_T：潮气容积；TLC：肺总量；ERV：补呼气容积

（4）其他指标：呼气峰流速（PEF）及最大呼气流量－容积曲线（MEFV）也可作为气流受限的参考指标，但 COPD 时 PEF 与 FEV_1 的相关性不够强，PEF 有可能低估气流阻塞的程度。气流受限也可导致肺过度充气，使肺总量（TLC）、功能残气量（FRC）和残气容量（RV）增高，肺活量（VC）减低。TLC 增加不及 RV 增加的程度大，故 RV/TLC 增高。肺泡隔破坏及肺毛细血管床丧失可使弥散功能受损，一氧化碳弥散量（DLco）降低，DLco 与肺泡通气量（VA）之比（DLco/VA）比单纯 DLco 更敏感。

（5）关于支气管扩张试验：支气管扩张试验作为辅助检查有一定临床价值，结合临床可以协助区分 COPD 与支气管哮喘，也可获知患者应用支气管扩张剂后能达到的最佳肺功能状态。目前对支气管舒张试验有了新评价：我国 COPD 诊治指南（2007 年修订版）指出："作为辅助检查，不论是用支气管舒张剂还是口服糖皮质激素进行支气管舒张试验，都不能预测疾病的进展。用药后 FEV_1 改善较少，也不能可靠预测患者对治疗的反应。患者在不同的时间进行支气管舒张试验，其结果也可能不同"。

现在 GOLD 也不再建议仅仅根据气流受限的可逆程度（如：使用支气管舒张剂或糖皮质激素后的 FEV_1 改变值）来鉴别 COPD 与哮喘，以及预计患者对支气管舒张剂或糖皮质激素长期治疗的反应。因为 COPD 可与哮喘并存，长期哮喘本身也可导致固定的气流受限。

2. 胸部 X 线片　胸片对确定肺部并发症及与其他疾病（如肺间质纤维化、肺结核等）鉴别有重要意义。COPD 早期胸片可无明显变化，以后出现肺纹理增多、紊乱等非特征性改变；主要 X 线征为肺过度充气：肺容积增大，胸腔前后径增长，肋骨走向变平，肺野透亮度增高，横膈位置低平，心脏悬垂狭长，肺门血管纹理呈残根状，肺野外周血管纹理纤细稀少等，有时可见肺大疱形成。并发肺动脉高压和肺源性心脏病时，除右心增大的 X 线征外，还可有肺动脉圆锥膨隆，肺门血管影扩大及右下肺动脉增宽等。

3. 胸部 CT　CT 检查一般不作为常规检查，但当诊断有疑问时，高分辨率 CT（HRCT）有助于鉴别诊断。另外，HRCT 对辨别小叶中心型或全小叶型肺气肿及确定肺大疱的大小和数量，有很高的敏感性和特异性，对预计肺大疱切除或外科减容手术等的效果有一定价值。

此外，胸部 CT 由于能除外肺外结构的影像重叠，故可以反映肺组织的实际状况，能定量显示早期的肺气肿并准确分级。目前认为 CT 检查可早于肺通气功能检查发现肺解剖结构的异常，定量 CT 检查与肺组织学检查的结果相关性很好，是替代肺组织学检查最好的方法。运用计算机自动分级方法，CT 评分与 COPD 患者肺通气容量相关性很好，但与气流检查及血气检查结果相关性较差。定量 CT 在评价支气管炎气道病理解剖时用处还有限，但是将来随着高分辨 CT 技术的发展，则可以定量检测气道的直/内径、气道壁的厚度。

4. 血气检查　血气分析对晚期 COPD 患者十分重要。$FEV_1 < 40\%$ 预计值者及具有呼吸衰竭或右心衰竭临床征象者，均应做血气检查。血气异常首先表现为轻、中度低氧血症。随疾病进展，低氧血症逐渐加重，并出现高碳酸血症。呼吸衰竭的血气诊断标准为海平面吸空气时动脉血氧分压（PaO_2）$< 60mmHg$（$1mmHg = 0.133kPa$）伴或不伴动脉血二氧化碳分压（$PaCO_2$）$> 50mmHg$。

5. 其他检查　低氧血症时，即 $PaO_2 < 7.32kPa$ 时，血红蛋白及红细胞可增高，血细胞比容 $> 55\%$ 可诊断为红细胞增多症。并发感染时，痰涂片可见大量中性白细胞，痰培养可检出各种病原菌，如肺炎链球菌、流感嗜血杆菌、卡他摩拉菌、肺炎克雷白杆菌等。

6. 多因素分级系统（BODE）　虽然 $FEV_1\%$ 预计值对反映 COPD 严重程度、健康状况及病死率有用，但 FEV_1 并不能完全反映 COPD 复杂的严重情况，除 FEV_1 以外，已证明体重指数（BMI）和呼吸困难分级在预测 COPD 生存率等方面有意义。近年来新推出的多因素分级系统（BODE），被认为可更全面的比 FEV_1 更好地反映 COPD 预后的标准（表 16-1）。

表 16-1　BODE 评分细则

评分指标	BODE 评分的分值（各项累加，0~10 分）			
	0	1	2	3
$FEV_1\%$	≥65	50~64	36~49	≤35
6MWT（m）	≥350	250~349	150~249	≤149
MMRC	0~1	2	3	4
BMI	>21	≤21		

如果将 FEV_1 作为反映气流阻塞（obstruction）的指标，呼吸困难（dyspnea）分级作为症状的指标，BMI 作为反映营养状况的指标，再加上 6 分钟步行试验（6MWT）作为运动耐力（exercise）的指标，将这四方面综合起来建立一个多因素分级系统（BODE）。

BMI 等于体重（以 kg 为单位）除以身高的平方（以 m^2 为单位），BMI < 21kg/m^2 的 COPD 患者病死率增加。

功能性呼吸困难分级：可用呼吸困难量表来评价：0 级：除非剧烈活动，无明显呼吸困难；1 级：当快走或上缓坡时有气短；2 级：由于呼吸困难比同龄人步行得慢，或者以自己的速度在平地上行走时需要停下来呼吸；3 级：在平地上步行 100m 或数分钟后需要停下来呼吸；4 级：明显的呼吸困难而不能离开房屋或者当穿脱衣服时气短。

三、临床类型

COPD 可分为两种典型的类型。一种以慢性支气管炎为主要表现，另一种以肺气肿为主要表现，但大多数 COPD 患者，兼有这两种类型的基本临床特点和肺功能特点（表 16 - 2，-3）。

表 16-2　COPD 慢性支气管炎型与肺气肿型的临床特点比较

临床表现	慢性支气管炎型（BB 型）	肺气肿型（PP 型）
一般表现	肥胖、体重超重、肢体温热	消瘦、憔悴、缩唇呼吸、主要应用辅助呼吸肌呼吸、肢体冷
年龄（岁）	40~55	50~75
发绀	明显	轻度或无
气短	轻	重
咳痰	多	少
呼吸音	中度减弱	显著减弱
支气管感染	频繁	少
呼吸衰竭	反复出现	少
肺心病和右心衰竭	常见	仅在呼吸系统感染期间发生或在临终时发生
胸部 X 线片	肺纹理增重、心脏大	肺透光度增加、肺大疱、心界小、横膈扁平
PaO_2（mmHg）	<60	>60
$PaCO_2$（mmHg）	50	<45
血细胞比容	增高	正常
肺心病	常见	少见或终末期表现
气道阻力	高	正常至轻度
弥散能力	正常	降低

表 16-3　COPD 慢性支气管炎型与肺气肿型的肺功能特点比较

	慢性支气管炎型（BB 型）	肺气肿型（PP 型）
FEV_1/VC	降低	降低
FRC	轻度增加	显著增加
TLC	正常或轻度增加	明显增加
RV	中度增加	显著增加
肺顺应性	正常或降低	正常或降低
肺泡弹性回缩力	正常或增加	降低

	慢性支气管炎型（BB 型）	肺气肿型（PP 型）
MVV	中度降低	显著降低
气道阻力	增加	正常或稍有增加
弥散功能	正常或降低	降低
动脉血氧分压	中度至重度降低	轻度至中度降低
动脉血高碳酸血症	慢性	仅在急性感染时发生
肺动脉压力	一般增加	正常或轻度增加

注：TLC：肺总量；RV：残气量；MVV：最大通气量。

1. 支气管炎型（发绀臃肿型 – blue bloater，BB 型）　支气管病变较重，黏膜肿胀，黏液腺增生，而肺气肿病变较轻。患者常常有多年的吸烟史及慢性咳嗽、咳痰史。体格检查可发现患者较为肥胖、发绀、颈静脉怒张、下肢水肿，双肺底可闻及啰音。胸部 X 线检查有肺充血，肺纹理增粗，未见有明显的肺气肿征。肺功能检查示通气功能明显损害，气体分布不均匀，功能残气及肺总量增加，弥散功能正常，PaO_2 降低，$PaCO_2$ 增加，血细胞比容增高，易发展为呼吸衰竭和（或）右心衰竭。

2. 肺气肿型（粉喘型 – pink puffer，PP 型）　肺气肿较为严重，多见于老年患者，体格消瘦，呼吸困难明显，通常无发绀。患者常采取特殊的体位，如两肩高耸、双臂扶床、呼气时两颊鼓起和缩唇。X 线片示双肺透明度增加。通气功能虽有损害，但不如 BB 型严重，残气占肺总量的比值增大，肺泡通气量正常甚至过度通气，故 PaO_2 降低不明显，$PaCO_2$ 正常或降低。

（韩克华）

第三节　慢性阻塞性肺疾病的诊断和鉴别诊断

一、诊断

1. 全面采集病史进行评估　诊断 COPD 时，首先应全面采集病史，包括症状、既往史和系统回顾、接触史。症状包括慢性咳嗽、咳痰、气短。既往史和系统回顾应注意：童年时期有无哮喘、变态反应性疾病、感染及其他呼吸道疾病如结核；COPD 和呼吸系统疾病家族史；COPD 急性加重和住院治疗病史；有相同危险因素（吸烟）的其他疾病，如心脏、外周血管和神经系统疾病；不能解释的体重下降；其他非特异性症状，喘息、胸闷、胸痛和晨起头痛；要注意吸烟史（以包/年计算）及职业、环境有害物质接触史等。

2009 年"慢性阻塞性肺疾病全球创议，GOLD"修订版提出 COPD 诊断的主要线索如下：大于 40 岁，出现以下任何症状，应考虑 COPD 的可能性，进行肺功能检查。临床症状本身不能诊断 COPD，但提示 COPD 的可能性。①呼吸困难：进行性（随时间恶化）、活动后加剧、持续性（每日都发生），患者诉说：喘气费劲、呼吸用力、气不够用；②慢性咳嗽：可为间断、伴有多痰；③慢性咳痰：任何类型的痰量增多可能表明 COPD；④危险因素的接触史：吸烟、职业粉尘和化学物品、厨房烟尘和燃料等。

2. 诊断 COPD 的诊断应根据临床表现、危险因素接触史、体征及实验室检查等资料，综合分析确定。考虑 COPD 诊断的关键症状为慢性咳嗽，咳痰，呼吸困难及危险因素接触史，存在不完全可逆性气流受限是诊断 COPD 的必备条件。肺功能检查是诊断 COPD 的金标准。用支气管扩张剂后 $FEV_1 < 80\%$ 预计值及 $FEV_1/FVC < 70\%$ 可确定为不完全可逆性气流受限。凡具有吸烟史，及/或环境职业污染接触史，及（或）咳嗽、咳痰或呼吸困难史者，均应进行肺功能检查。COPD 早期轻度气流受限时可有或无临床症状。胸部 X 线检查有助于确定肺过度充气的程度及与其他肺部疾病鉴别。

2009 年 WHO 在新修定的 GOLD 中，对 COPD 作出了新的定义，并制定了诊断 COPD 的新标准（见前述）。GOLD 提出在诊断 COPD 时应该注意：①COPD 的诊断基础是患者有明显的危险因素接触史，以及有气流阻塞且不能完全逆转的实验室检查证据，可伴有或不伴有临床症状；②如果患者有咳嗽和多痰的症状，并且有危险因素接触史，无论有无呼吸困难均应进行气流限制的测定，即肺功能检查；③诊断和评估 COPD 病情时，应用肺活量仪测定肺功能可作为一项"金"标准，其重复性强、标准化、能客观测定气流阻塞的程度；④在诊断和治疗 COPD 患者时应该使用肺活量仪；⑤所有 FEV_1 占预计值% $<40\%$ 或临床症状提示有呼吸衰竭或右心室衰竭时，均应作动脉血气分析。

二、COPD 严重程度分级

COPD 严重程度分级是基于气流受限的程度。气流受限是诊断 COPD 的主要指标，反映了病理改变的严重度。由于 FEV_1 下降与气流受限有很好的相关性，故 FEV_1 的变化是严重度分级的主要依据。此外，还应考虑临床症状及合并症的程度。COPD 严重程度分为四级（表 16 - 4）。

Ⅰ级轻度 COPD：特征为轻度气流受限（$FEV_1/FVC < 70\%$，但 $FEV_1 \geq 80\%$ 预计值），通常可伴有或不伴有咳嗽、咳痰。此时，患者本人可能还不认识到自己的肺功能是异常的。

Ⅱ级中度 COPD：特征为气流受限进一步恶化（$50\% \leq FEV_1 < 80\%$ 预计值）并有症状进展和气短，运动后气短更为明显。此时，由于呼吸困难或疾病的加重，患者常去医院就诊。

Ⅲ级重度 COPD：特征为气流受限进一步恶化（$30\% \leq FEV_1 < 50\%$ 预计值），气短加剧，并且反复出现急性加重，影响患者的生活质量。

Ⅳ级极重度 COPD：为严重的气流受限（$FEV_1 < 30\%$ 预计值）或者合并有慢性呼吸衰竭。此时，患者的生活质量明显下降，如果出现急性加重则可能有生命危险。

表 16 - 4 COPD 病情严重程度分级

分级	特征
Ⅰ级：轻度 COPD	• $FEV_1/FVC < 70\%$
	• $FEV_1\%$ 预算值 $\geq 80\%$
Ⅱ级：中度 COPD	• $FEV_1/FVC < 70\%$
	• $50\% \leq FEV_1\%$ 预计值 $< 80\%$
Ⅲ级：重度 COPD	• $FEV_1/FVC < 70\%$
	• $30\% \leq FEV_1\%$ 预计值 $< 50\%$

分级	特征
Ⅳ级：极重度 COPD	● $FEV_1/FVC < 70\%$
	● $FEV_1\%$ 预计值 $< 30\%$ 或 $FEV_1\%$ 预计值 $< 50\%$ 合并慢性呼吸衰竭

注：$FEV_1\%$ 预计值为 FEV_1 占预计值百分比。

COPD 病程可分为急性加重期与稳定期。COPD 急性加重期是指在疾病过程中，患者短期内咳嗽、咳痰、气短和（或）喘息加重，痰量增多，呈脓性或黏脓性，可伴发热等炎症明显加重的表现。稳定期则指患者咳嗽、咳痰、气短等症状稳定或症状轻微。

三、鉴别诊断

慢性阻塞性肺疾病全球创议（GOLD）强调指出，COPD 应与支气管哮喘、支气管扩张症、充血性心力衰竭、肺结核等鉴别（表 16-5）。

表 16-5　COPD 的鉴别诊断

诊断	鉴别诊断要点
COPD	中年发病，症状缓慢进展，长期吸烟史，活动后气促，大部分为气流不可逆性受限
支气管哮喘	早年发病（通常在儿童期），每日症状变化快，夜间和清晨症状明显，也可有过敏史、鼻炎和（或）湿疹，哮喘家族史，气流阻塞大部分可逆
充血性心力衰竭	听诊肺基底部可闻细啰音，胸部 X 线片示心脏扩大、肺水肿，肺功能测定示限制性通气障碍（而非气流受限）
支气管扩张	大量脓痰，常伴有细菌感染，粗湿啰音、杵状指，胸片或 CT 示支气管扩张、管壁增厚
结核病	所有年龄均可发病，胸片示肺浸润性病灶或结节状阴影，微生物检查可确诊，流行地区高发
闭塞性细支气管炎	发病年龄较轻且不吸烟，可能有类风湿关节炎病史或烟雾接触史、CT 在呼气相显示低密度影
弥漫性泛细支气管炎	大多数为男性非吸烟者，几乎所有患者均有慢性鼻窦炎，胸部 X 线片和 HRCT 显示弥漫性小叶中央结节影和过度充气征

（一）支气管哮喘

COPD 主要与支气管哮喘进行鉴别诊断。一般认为 COPD 患者有重度的吸烟史，影像学上有肺气肿的证据，弥散功能降低，慢性低氧血症等支持 COPD 的诊断。而支气管哮喘则与上述 4 项特征相反，且应用支气管扩张剂或皮质激素后肺功能显著改善则支持哮喘的诊断。但在目前影像学和生理测定技术的情况下，对某些慢性哮喘与 COPD 作出明确的鉴别是不可能的。然而，此时 COPD 的治疗与支气管哮喘是相似的。

1. COPD 与支气管哮喘发病机制的差异　COPD 的炎症过程与支气管哮喘有着本质上的差别，当然少数患者可同时患有这两种疾病，具有这两种疾病的临床和病理生理特征。甚至有时鉴别 COPD 和支气管哮喘相当困难。几乎所有支气管哮喘患者周围血中的嗜酸细胞均有普遍增加，而 COPD 急性加重期也可有嗜酸细胞的增多。重症哮喘患者则在气道中有中性粒细胞的炎症过程，这与 COPD 相似。

但是，COPD 与支气管哮喘的病因、病程中所涉及的炎症细胞、所产生的炎症介质均不同且对皮质激素治疗的效果也不一样（表 16 - 6）。COPD 炎症过程中，涉及的炎症细胞主要有中性粒细胞、CD_8 细胞、较多的巨噬细胞；而哮喘炎症时参与的炎症细胞主要是肥大细胞、嗜酸细胞、CD_4 细胞，少许巨噬细胞。COPD 的主要炎症介质有 LTB_4，$TNF\alpha$，IL - 8 和较多的氧化剂作用参与；而哮喘炎症介质主要有白三烯 D_4（LTD_4），组胺、白介素 IL - 4，IL - 5，IL - 13 和少许的氧化剂作用参与。COPD 患者中，炎症效应主要作用于周围气道，气道高反应性不明显，常伴有气道上皮化生和中度的纤维化，有肺实质的破坏和较多的黏液分泌；而支气管哮喘患者中，炎症效应作用于所有气道，具有显著的气道高反应性，常伴有气道上皮细胞脱落，通常不累及肺实质，黏液分泌不多。

表 16 - 6 慢性阻塞性肺疾病和支气管哮喘在炎症过程中的差别

炎症过程	COPD	支气管哮喘
炎症细胞		肥大细胞
	中性粒细胞	嗜酸性粒细胞
炎症调节介质	CD_8 细胞	CD_4 细胞
	巨噬细胞 + +	巨噬细胞 +
	白三烯（LTB_4）	白三烯（LTD_4），组胺
	$TNF - \alpha$	白介素（IL - 4，IL - 5，IL - 13）
	IL - 8，$CRO - \alpha$	Eotaxin，BANTES
炎症效应	氧化剂作用 + + +	氧化剂作用 +
	周围气道	所有气道
	气道高反应性 + -	气道高反应性 + + +
	上皮细胞化生	上皮细胞脱落
	纤维化 + +	纤维化 +
	肺实质破坏	不累及肺实质
	黏液分泌 + + +	黏液分泌 +
对激素治疗的反应	+ -	+ + +

注：RANTES：（regulated on normal T - cells expressed and secreted）对正常 T 细胞表达和分化的调节。

2. COPD 与支气管哮喘的临床鉴别诊断 虽然 COPD 与支气管哮喘的鉴别诊断有时存在一定困难，但是临床上仍可依据以下数点鉴别诊断 COPD 与支气管哮喘（表 16 - 7）。COPD 多于中年后起病，哮喘则多在儿童或青少年期起病；COPD 症状缓慢进展，逐渐加重，严重时合并肺心病；支气管哮喘则症状起伏大，极少合并肺心病；COPD 多有长期吸烟史和（或）有害气体、颗粒接触史，支气管哮喘患者则常伴过敏体质、过敏性鼻炎和（或）湿疹等，部分患者有哮喘家族史；COPD 时气流受限基本为不可逆性，哮喘时则多为可逆性。然而，部分病程较长的哮喘患者已发生气道重塑，气流受限不能完全逆转；而少数 COPD 患者伴有气道高反应性，气流受限部分可逆。此时应根据临床及实验室所见全面分析，必要时作支气管激发试验、支气管扩张试验和（或）最大呼气流量（PEF）昼夜变异率来进行鉴别。在少部分患者中，两种疾病可重叠存在。

此外，COPD 与支气管哮喘鉴别，病史很重要，支气管哮喘常有过敏史，常因某些刺激而发生阵发性的哮喘发作或加重，又可经治疗或不经治疗而自然缓解，这些特点在 COPD 是不具备的。肺功能能协助区别 COPD 和哮喘，二者均可有 FEV_1 的降低，但吸入支气管扩张剂后，哮喘的 FEV_1 改善率大于 COPD，一般以吸入支气管扩张剂后 FEV_1 改善 $\geqslant 12\%$ 为判断标准。如果患者吸入支气管扩张剂之后，FEV_1 改善 $\geqslant 12\%$ 则有助于哮喘的诊断。现在不再建议仅仅根据气流受限的可逆程度（如：使用支气管舒张剂的 FEV_1 改变值）来鉴别 COPD 与哮喘，在实际鉴别诊断时应综合评价，把病史、体征、X 线与肺功能等检查结合起来判断才比较可靠。因有一部分 COPD 患者经支气管扩张剂或吸入糖皮质激素治疗，FEV_1 的改善率也可能 $\geqslant 12\%$。

表 16 - 7　慢性阻塞性肺疾病（COPD）和支气管哮喘的区别

	COPD	支气管哮喘
发病时间	多于中年后起病	多在儿童或青少年期起病
病史特点	多有长期吸烟史和（或）有害气体、颗粒接触史	常伴有过敏体质、过敏性鼻炎和（或）湿疹等，部分有哮喘家族史
症状	逐渐进展	间断发作
体征	严重时合并肺心病	极少有肺心病
对支气管扩张剂的效应	<12%	>12%
PEF 变异程度	<12%	>12%
对糖皮质激素的效应	<12%	>12%
炎性细胞	中性粒细胞	嗜酸性粒细胞

注：PEF：（peak expiratory flow）呼出气峰流速。

COPD 的炎症过程与支气管哮喘有着本质上的差别，当然少数患者可同时患有这两种疾病，具有这两种疾病的临床和病理生理特征（图 16 - 3）。甚至有时鉴别 COPD 和哮喘相当困难。几乎所有哮喘患者周围血中的嗜酸性粒细胞均有普遍增加，而 COPD 急性加重期也可有嗜酸性粒细胞的增多。重症哮喘患者则在气道中有中性粒细胞的炎症过程，这与 COPD 相似。临床实际工作中，有时 COPD 与支气管哮喘很难区别，典型的支气管哮喘容易诊断，如以喘息为首发症状，有过敏史，发作间期症状消失，肺功能恢复正常。典型的 COPD 也容易诊断，如老年吸烟者，长年咳嗽、咳痰伴肺气肿，无过敏史，肺功能持续减退。但在这两个极端之间，常有一些患者出现重叠症状，即所谓慢性喘息支气管炎，这些患者常先有多年的吸烟、咳嗽、咳痰，而后出现哮喘，于病情加重时，肺部出现广泛的哮鸣音，经治疗后哮鸣音有不同程度的减少，甚至完全消失，许多患者也有过敏表现与血 IgE、嗜酸性粒细胞增高，这类患者的诊断最为困难，这类患者实际上是慢性支气管炎合并了支气管哮喘。对在慢性支气管炎的基础上发生了具有上述支气管哮喘发作特点的哮鸣可诊断为慢性支气管炎合并支气管哮喘，而且许多慢性支气管炎合并支气管哮喘的患者，其气道阻塞最终发展为不可逆，因此将慢性支气管炎合并支气管哮喘归入 COPD 的范畴是可以的。

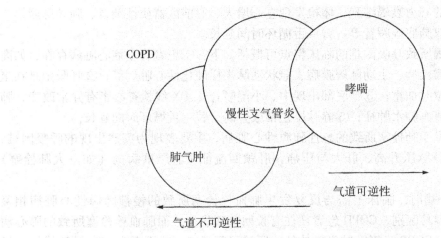

图 16 - 3　图示支气管哮喘和 COPD 的关系和重叠

引自 Am J Respir Crit Care Med 2001，164（10 part 2）：s28 - s38.

3. COPD 与支气管哮喘的实验室区别辅助方法　COPD 与支气管哮喘的鉴别有时比较困难，支气管扩张试验可协助区分这两种疾病。虽然 COPD 与支气管哮喘患者均可有 FEV_1 的下降，但这两种疾病气流受限的可逆程度并不相同，因而结合临床能协助区分 COPD 与支气管哮喘。方法如下：

（1）试验前患者应处于临床稳定期，无呼吸道感染。试验前 6 小时、12 小时分别停用短效与长效 β_2 受体激动剂，试验前 24 小时停用长效茶碱制剂。

（2）试验前休息 15 分钟，然后测定 FEV_1，共 3 次，取其最高值，吸入 β_2 受体激动剂 400μg，或者 160μg 以上抗胆碱药物，或二者联合使用。吸入短效支气管扩张剂 10～15 分钟后再测定 FEV_1 3 次，取其最高值。

（3）计算 FEV_1 改善值

$$\frac{吸药后\ FEV_1 - 吸药前\ FEV_1}{吸药前\ FEV_1} \times 100\% \geqslant 12\%$$

如果 FEV_1 改善值≥12%，而且 FEV_1 绝对值在吸入支气管扩张剂后增加 200ml 以上，为支气管扩张试验阳性，表示气流受限可逆性较大。结合临床可以协助支持支气管哮喘，如吸入支气管扩张剂后，FEV_1 改善率 <12%，则有 COPD 的可能性。

必须指出，10%～20% 的 COPD 患者支气管扩张试验或皮质激素可逆试验也可出现阳性，故单纯根据这一项检查来鉴别 COPD 或支气管哮喘是不可取的，应该结合临床表现及其他实验室检查结果，进行综合判断才比较可靠。

（二）充血性心力衰竭

COPD 的重要临床表现之一是呼吸困难，而呼吸困难是心功能不全（充血性心力衰竭）的重要症状之一，有时临床上 COPD 需要与充血性心力衰竭相鉴别。

充血性心力衰竭产生呼吸困难的主要原因是：①长期肺淤血，导致肺泡弹性减退和限制性通气功能障碍；②心排血量减少与血流速度减慢，换气功能障碍，可导致低氧血症与二氧化碳潴留；③肺循环压力增高，导致反射性呼吸中枢兴奋性增高。

充血性心力衰竭的主要症状为呼吸困难、端坐呼吸、发绀、咳嗽、咳血性痰、衰弱、乏力等。痰中有大量的心力衰竭细胞。体检发现左心增大、心前区器质性杂音、肺动脉瓣第二音亢进、奔马律、双肺底湿啰音等。臂-舌循环时间延长。

充血性心力衰竭所致呼吸困难的临床特点可概括如下：①患者有重症心脏病存在，如高血压心脏病、二尖瓣膜病、主动脉瓣膜病、冠状动脉粥样硬化性心脏病等；②呼吸困难在坐位或立位减轻，卧位时加重；③肺底部出现中、小湿啰音；④X线检查心影有异常改变，肺门及其附近充血或兼有肺水肿征；⑤静脉压正常或升高，臂-舌循环时间延长。

急性右心衰竭见于肺栓塞所致的急性肺源性心脏病，主要表现为突然出现的呼吸困难、发绀、心动过速、静脉压升高、肝大与压痛、肝颈回流征等。严重病例（如巨大肺栓塞）迅速出现休克。

COPD合并肺心病时，临床上需与反复发生肺血栓栓塞所致的慢性肺源性心脏病相鉴别。但两者一般较容易区别，COPD患者往往有长期咳喘病史，而肺血栓栓塞所致的肺心病则深静脉血栓病史；COPD患者有肺气肿体征，听诊可闻哮鸣音或干啰音，胸部X线检查显示肺部过度充气等，肺功能检查可发现气流受限。而肺血栓栓塞所致肺心病则缺乏这些特点。

（三）支气管扩张

支气管扩张患者有时可合并气流受限，以往曾经将支气管扩张归入COPD，目前已将支气管扩张与COPD分开。COLD特别指出COPD应该与支气管扩张相鉴别。支气管扩张多数有肺炎病史，特别是麻疹、百日咳、流感等所继发的支气管性肺炎。咯血是支气管扩张的常见症状，90%患者有不同程度的咯血，并可作为诊断的线索。咯血可在童年开始，支气管扩张的咯血有两种不同表现。

1. 小量咯血　在经常有慢性咳嗽、脓痰较多情况下，同时有小量咯血；有时在咯血前先有一段咳嗽较重的感染阶段。因感染，支气管内肉芽组织充血及损伤小血管而导致咯血。

2. 大咯血　由于支气管有炎症性变，血管弹性纤维被破坏，管壁厚薄不匀或形成假血管瘤，加以炎症影响下，易破裂引起大咯血。血量每次达300~500ml以上，色鲜红，常骤然止血（因此种出血常来自支气管动脉系统，压力高，而动脉血管壁弹性好，收缩力强，故可较快止血）。

患者病程虽长，但全身情况比较良好。咳嗽和咳痰也为常有的症状，咳嗽可轻微，也可相当剧烈；咳嗽和咳痰常与体位改变有关，如在晨起或卧床后咳嗽可加剧，咳痰增多。痰量可为大量，每天达数百毫升（湿性型）。痰液静置后可分为三层：上层为泡沫状黏液，中层为较清的浆液，下层为脓液及细胞碎屑沉渣。有些患者痰量甚少（干性型），如合并感染，痰量随之增多，并有发热、咯血等。

支气管扩张的好发部位是下肺，以左下叶较右下叶为多见，最多累及下叶基底支。病变部位出现呼吸音减弱和湿性啰音，位置相当固定，体征所在的范围常能提示病变范围的大小。常有杵状指（趾）。

胸片检查不易确诊支气管扩张，但可排除慢性肺脓肿及慢性纤维空洞型肺结核。如患者有支气管扩张的临床表现，胸片又显示一侧或双侧下肺纹理增粗、紊乱以及蜂窝状小透明区，或见有液平面则支气管扩张的可能性最大，支气管造影检查可确定诊断，并对明确病变部位及决定治疗方案有重要意义。在进行支气管造影前，应作痰结核菌检查，以除外结核性支气管扩张。

胸部 HRCT 可用于支气管扩张的诊断，HRCT 诊断支气管扩张的敏感性为 63.9%~97%，特异性为 93%~100%。HRCT 可显示 2mm 支气管，增强影像清晰度。支气管扩张的 CT 表现有：①柱状支气管扩张：如伴发黏液栓时，呈柱状或结节状高密度阴影，当支气管管腔内无内容物时，表现为支气管管腔较伴随的肺动脉内径明显增大，管壁增厚，呈现为环状、或管状阴影，肺野外带见到较多的支气管影像；②囊状支气管扩张：常表现为分布集中，壁内、外面光滑的空腔，有时可见液平；③支气管扭曲及并拢：因肺部病变牵拉导致支气管扩张时，常合并支气管扭曲及并拢。

（四）肺结核

与 COPD 不同，肺结核患者以青壮年占大多数，常常以咯血为初发症状而就诊。咯血后常有发热，是由于病灶播散及病情发展所致。患者常同时出现疲乏、食欲减退、体重减轻、午后潮热、盗汗、脉快和心悸等全身中毒症状。

咯血是肺结核患者常见的症状，且常为提示此病诊断的线索。咯血量可多可少，多者一次可达 500ml，少则仅为痰中带血。血色鲜红。咯血与结核病变的类型有一定关系，多见于浸润型肺结核、慢性纤维空洞型肺结核和结核性肺炎，而少见于原发性综合征和急性血行播散性肺结核。咯血程度并不一定与病灶大小成比例，小的病灶可有较多的咯血，而病灶广泛的反可无咯血。出血量常和血管损害程度有关。血管壁渗透性增高所致的咯血，出血量少，但持续时间较长，而小血管的破裂则多引起小量出血，这多由于慢性活动性肺结核所致。大咯血多为肺动脉分支破损所致，其中以空洞内形成的动脉瘤破裂所致的大咯血为多。

肺结核的诊断主要依靠症状、体征、胸片和痰结核菌检查。如在青壮年患者一侧肺尖部经常听到湿啰音，又有上述全身性中毒症状，则支持活动性肺结核的诊断。胸片检查通常能确定病灶的存在、性质及范围。因此，定期进行胸片检查能及时发现早期病灶，并有助于早期治疗。有下列表现应考虑肺结核的可能：①咳嗽、咳痰 3 周或以上，可伴有咯血、胸痛、呼吸困难等症状；②发热（常午后低热），可伴盗汗、乏力、食欲降低、体重减轻、月经失调；③结核变态反应引起的过敏表现：结节性红斑、泡性结膜炎和结核风湿症等；④结核菌素皮肤试验：我国是结核病高流行国家，儿童普种卡介苗，阳性对诊断结核病意义不大，但对未种卡介苗儿童则提示已受结核分枝杆菌（简称结核菌）感染或体内有活动性结核病，当呈现强阳性时表示机体处于超过敏状态，发病概率高，可作为临床诊断结核病的参考指征；⑤患肺结核时，肺部体征常不明显。肺部病变较广泛时可有相应体征，有明显空洞或并发支气管扩张时可闻及中小水泡音。

临床上细菌学检查是肺结核诊断的确切依据，但并非所有的肺结核都可得到细菌学证实。胸片检查也常是重要的，肺结核胸部 X 线表现有：①多发生在肺上叶尖后段、肺下叶背段、后底段；②病变可局限也可多肺段侵犯；③X 线影像可呈多形态表现（即同时呈现渗出、增殖、纤维和干酪性病变），也可伴有钙化；④易合并空洞；⑤可伴有支气管播散灶；⑥可伴胸腔积液、胸膜增厚与粘连；⑦呈球形病灶时（结核球）直径多在 3cm 以内，周围可有卫星病灶，内侧端可有引流支气管征；⑧病变吸收慢（一个月以内变化较小）。

痰结核菌检查阳性可确诊为肺结核，且可肯定病灶为活动性。但痰菌阴性并不能否定肺结核的存在，对可疑病例须反复多次痰液涂片检查，如有需要，可采取浓集法、培养法、PCR 法、BACTEC 法。在咯血前后，因常有干酪性坏死物脱落，其中痰菌阳性率较高。

（五）闭塞性细支气管炎

是一种小气道疾病，患者可能有类风湿关节炎病史或烟雾接触史，发病年龄通常较轻且不吸烟。临床表现为快速进行性呼吸困难，肺部可闻及高调的吸气中期干鸣音；胸片提示肺过度充气，但无浸润阴影，CT 在呼气相显示低密度影。肺功能显示阻塞性通气功能障碍，而一氧化碳弥散功能正常。肺活检显示直径为 1~6mm 的小支气管和细支气管的疤痕狭窄和闭塞，管腔内无肉芽组织息肉，而且肺泡管和肺泡正常。闭塞性细支气管炎对皮质激素治疗反应差，患者常常预后不良。

（六）弥漫性泛细支气管炎（diffuse panbronchiolitis，DPB）

是一种鼻窦–支气管综合征，其特征为慢性鼻窦炎和支气管炎症。主要表现为慢性咳嗽、咳痰，伴有气流受限和活动后呼吸困难，并可导致呼吸功能障碍。常有反复发作的肺部感染，并可诱发呼吸衰竭。DPB 是以肺部呼吸性细支气管为主要病变区域的特发性、弥漫性、炎性和阻塞性气道疾病。DPB 与 COPD 在临床症状有相似之处，但 DPB 具有特殊的病理学和影像学表现。目前国内临床医师对 DPB 仍认识不足，DPB 可被误诊为 COPD、支气管扩张和肺间质纤维化等。

1. 临床表现　DPB 通常隐袭缓慢发病，常见症状为咳嗽，咳痰及活动时气短。几乎所有患者都有慢性鼻窦炎的病史，通常发生于 20~40 岁，男性多于女性。肺部听诊可闻湿啰音、干啰音或高调的喘鸣音。早期可出现低氧血症，伴有发绀及轻度杵状指。慢性鼻窦炎症状有鼻塞，流脓性鼻涕，嗅觉减退等。

2. 胸片　表现为含气量增加所致的肺透亮度增强和两肺野弥漫性小结节状和粟粒样阴影。结节直径 2~5mm，边缘不清，形状不规整，主要分布于双肺肺底部。这种小结节的存在有别于 COPD。轻度的支气管扩张常可发生于中叶和舌叶，表现于双轨征。随着病情进展，有些病例可有囊性病变或弥漫性支气管扩张。

CT 显示小结节或粟粒样阴影的特点，表现为：①弥漫性小结节影和线状阴影，小叶中心性小颗粒状，肺小动脉逐渐分支变细，在其前端或其邻近可见小结节，宛如"小雪团挂在树枝上"的影像，而且与胸壁有少许间隔是其特点，CT 上的圆形影常散在分布于胸膜至支气管和血管分支的末端以及叶中部区域；②小支气管和细支气管扩张，细支气管扩张表现为双轨状或小环形，多数病例以两肺下叶最明显，多呈弥漫性，在其近端的细支气管常有扩张和肥厚；③支气管壁增厚；④另一特点是常易合并中叶和舌叶肺不张。

3. 肺功能测定　表现为阻塞性损害，FEV_1 降低，某些进展性的病例中，在阻塞性肺功能损害的基础上可伴有限制性通气障碍。但肺顺应性和弥散功能多在正常范围，血气分析显示早期低氧血症，晚期伴有高碳酸血症。残气量（RV）和残气量与肺总量（RV/TLC）之比通常是增加的。如肺泡通气不足加重，可出现高碳酸血症，病程较长者可并发肺动脉高压和肺心病，最终将演变为慢性呼吸衰竭。

诊断 DPB 的最低条件为：慢性鼻窦炎、慢性咳嗽、多痰和活动性呼吸困难；X 线上表现为弥漫结节影，其边缘不清，肺功能为阻塞性障碍；冷凝集试验呈持续性的增加。通常在其疾病过程中，大部分患者有这些临床特点。

DPB 和 COPD 虽均表现为阻塞性通气功能障碍，但 COPD 患者的胸片缺乏结节状阴影；病理学检查有助于对本病的确诊。DPB 的病理诊断标准如下：①淋巴组织增生（淋巴滤泡的肥大、增生），淋巴细胞和浆细胞浸润；②脂肪吞噬细胞（泡沫细胞）的聚集；③胶原纤维化（纤维化）。上述1、2、3项的改变中至少有2项者，可诊断DPB。

弥漫性泛细支气管炎是一种慢性和进展性疾病，预后较差。疾病的进展依赖于炎症部位的范围和严重程度，以及慢性气道感染的并发症。长期、低剂量红霉素疗法，DPB患者的预后得到了显著的改善。

（韩克华）

第四节　慢性阻塞性肺疾病的治疗

一、COPD 稳定期的治疗

慢性阻塞性肺疾病稳定期治疗目的主要是减轻症状，阻止COPD病情发展；同时缓解或阻止肺功能下降；并且改善COPD患者的活动能力，提高其生活质量；达到降低死亡率的目标。

（1）教育与管理：通过教育与管理可以提高患者及有关人员对COPD的认识和自身处理疾病的能力，更好的配合治疗和预防措施，减少反复加重，维持病情稳定，提高生活质量。主要内容包括：①教育与督促患者戒烟；②使患者了解COPD的病理生理与临床基础知识；③掌握一般和某些特殊的治疗方法；④学会自我控制病情的技巧，如腹式呼吸及缩唇呼吸锻炼等；⑤了解赴医院就诊的时机；⑥社区医生定期随访管理。

（2）控制职业性或环境污染，避免或防止粉尘、烟雾及有害气体吸入。

二、药物治疗

药物治疗用于预防和控制症状，减少急性加重的频率和严重程度，提高运动耐力和生活质量。

1. 支气管舒张剂　支气管舒张剂可松弛支气管平滑肌、扩张支气管、缓解气流受限，是控制COPD症状的主要治疗措施。短期按需应用可缓解症状，长期规则应用可预防和减轻症状，增加运动耐力。但不能使所有患者的FEV_1得到改善。

主要的支气管舒张剂有β_2受体激动剂、抗胆碱药及甲基黄嘌呤类，根据药物的作用及患者的治疗反映选用。定期用短效支气管舒张剂较为便宜，但不如长效支气管舒张剂方便。不同作用机制与作用时间的药物联合可增强支气管扩张作用、减少不良反应。短效β_2受体激动剂与抗胆碱药异丙托溴铵联合应用与各自单用相比可使FEV_1获得较大与较持久的改善；β_2受体激动剂、抗胆碱药物和（或）茶碱联合应用，肺功能与健康状况亦可获进一步改善。

（1）β_2受体激动剂：β_2受体是一种广泛分布于呼吸道平滑肌，上皮细胞和内皮细胞膜上的跨膜受体，尤以小气道和肺泡中的数量居多。β_2受体激动剂主要作用于呼吸道平滑肌细胞中的β_2受体，以舒张支气管。同时β_2受体激动剂还能抑制气道的胆碱能神经递质传递，减少血浆蛋白的渗出和细胞因子的分泌，增加气道的排痰作用，改善心血管的血流动力学，降低肺动脉高压，改善膈肌的耐力和收缩力，对减轻气道炎症和预防COPD病情恶化有重要意义。

β_2 受体激动剂可通过吸入或口服应用，临床常用的口服制剂有丙卡特罗和特布他林等。丙卡特罗为第三代高度选择性支气管 β_2 受体激动剂，对心脏的作用要明显弱于特布他林，该药在舒张支气管平滑肌的同时，还具有较强抗过敏和促进呼吸道纤毛运动的作用，因此还具有祛痰和镇咳作用。上述口服制剂均可有心悸、手颤等不良反应，临床应用受到一定限制。

临床上稳定期以吸入制剂为主，常用短效制剂主要有沙丁胺醇、间羟舒喘宁等，为短效定量雾化吸入剂，由支气管吸收迅速，数分钟内开始起效，15～30 分钟达到峰值，持续疗效 4～5 小时，每次剂量 100～200μg（每喷 100μg），24 小时不超过 8～12 喷。主要用于缓解症状，按需使用。沙美特罗（salmeterol）与福莫特罗（formoterol）为长效支气管舒张剂，通过定量吸入装置吸入，起效快，且不良反应少。福莫特罗可于 3～5 分钟起效。沙美特罗在 30 分钟起效，作用持续 12 小时以上。沙美特罗 50μg，每日两次可改善 COPD 健康状况。

（2）抗胆碱药：COPD 患者的迷走神经张力较高，而支气管基础口径是由迷走神经张力决定的，迷走神经张力愈高，则支气管基础口径愈窄，此外各种刺激，均能刺激迷走神经末梢，反射性地引起支气管痉挛，抗胆碱能药物可与迷走神经末梢释放的乙酰胆碱竞争性地与平滑肌细胞表面的胆碱能受体相结合，因而可阻断乙酰胆碱所致的支气管平滑肌收缩。随着药物研究的发展，尤其是异丙托溴铵季胺结构类药物的发现使抗胆碱类药物已成为安全有效的支气管扩张剂，选择性、长效胆碱能受体阻断剂的临床应用，使其扩张支气管作用明显增加，在气流阻塞性疾病尤其是 COPD 治疗中占据重要地位。抗胆碱能药物在 COPD 的很多阶段都被提倡使用，能提高患者肺功能、和健康相关的生活质量及运动耐力，降低急性发作和死亡率。目前临床上用于 COPD 治疗的抗胆碱药物主要有以下几种：①短效抗胆碱能药物：异丙托溴铵、氧托溴铵；②长效抗胆碱能药物：噻托溴铵；③短效 β_2 受体激动剂和抗胆碱能药物联合制剂：沙丁胺醇/异丙托溴铵。

1）异丙托溴铵：异丙托溴铵属于水溶性的阿托品季胺类衍生物，经胃肠道黏膜吸收很少，不易被全身吸收，不能透过血脑屏障，从而可避免吸入后出现类似阿托品的一些副作用，在 COPD 治疗中发挥着重要作用。异丙托溴铵为非亚型选择性的抗胆碱药物，同时阻断 M_1、M_2、M_3 受体，而阻断 M_2 受体会导致更多的乙酰胆碱释放，降低其扩张支气管的作用。目前临床常用短效抗胆碱药物主要为异丙托溴铵（ipratropinum bromide，atrorent，爱全乐），起效 30～90 分钟，作用持续时间 3～6 小时，较 β_2 受体起效慢但激动剂长，尤其适用于需立即缓解症状，而不能耐受 β_2 受体激动剂的患者。

异丙托溴铵用定量吸入器（MDI）每日喷 3～4 次，每次 2 喷，每喷 20μg，必要时每次可喷 40～80μg，剂量愈大则作用时间愈长；水溶液用雾化吸入（用雾化器）每次剂量可用至 0.5mg。定量吸入时，开始作用时间比沙丁胺醇等短效 β_2 受体激动剂慢，但持续时间长，30～90 分钟达最大效果，维持 6～8 小时。由于此药不良反应少，可长期吸入，据最近资料：早期 COPD 患者吸入异丙托品每日 3 次，每次 40μg，经 5 年观察，未发现耐药与明显的不良反应。而抗胆碱能制剂（溴化异丙托品）有效持久的支气管扩张效应，长期使用抗胆碱能药物能改善基础肺功能，并可增加气道气流和改善 COPD 患者健康状况。

2）噻托溴铵（tiotropine）：是一种长效季胺类抗胆碱能药物，选择性结合 M 受体，能较快从 M_2 受体解离，而与 M_1、M_3 受体结合时间较长，尤其与 M_3 受体结合时间长达 34.7 小时，支气管扩张作用 1～3 小时达峰，持续时间 >24 小时，1 次/天给药，疗效持久时间长，支气管扩张效果明显。该药作为一种选择性和长效的抗胆碱能药物，与 M 受体的结合力大约是异丙托溴铵的 10 倍，支气管扩张作用更强。使用方便，提高了患者的治疗依从性，在 COPD 的治疗中具有特异、强大的抗胆碱能作用。噻托溴铵 18μg，1 次/天吸入治疗，支气管扩张作用优于异丙托溴铵 4 次/天。噻托溴铵能显著缓解呼吸困难临床症状，提高 COPD 患者活动耐力，降低 COPD 急性发作的频率和严重程度，持续显著改善肺功能。噻托溴铵像异丙托溴铵一样，不易被胃肠道吸收，安全性较好，全身不良反应小，主要的不良反应口干，发生率为 10% ~ 16%，且能较易耐受。研究表明，噻托溴铵可以有效改善 COPD 患者的肺功能，改善健康相关的生活质量，降低急性加重和相关住院风险，降低死亡率。目前还没有发现其对支气管扩张作用有耐受性。

3）抗胆碱能药物和 β₂ 受体激动剂的联合应用：抗胆碱能药物和 β₂ 受体激动剂具有不同的作用机制，为联合应用提供了理论依据和理论基础。当单独使用药物吸入治疗不能很好控制 COPD 患者临床症状时，可以推荐联合用药，尤其吸入性抗胆碱能药物和 β₂ 受体激动剂联合，能更好缓解症状，提高肺功能。噻托溴铵的支气管扩张作用大于 24 小时，联合长效 β₂ 受体激动剂（LABA），达到更快的支气管平滑肌的松弛。研究显示：噻托溴铵联合福莫特罗较噻托溴铵单用，显著提高 FEV_1，更好缓解呼吸困难症状，减轻 COPD 急性加重。严重气流受限、反复急性加重、持续呼吸困难的 COPD 患者，推荐抗胆碱能药物和 β₂ 受体激动剂以及糖皮质激素联合吸入治疗，可以使支气管达到最大程度的扩张。

（3）茶碱类药物：可解除气道平滑肌痉挛，在 COPD 应用广泛。另外，还有改善心搏血量、扩张全身和肺血管，增加水盐排出，兴奋中枢神经系统、改善呼吸肌功能以及某些抗炎作用等。但总的来看，在一般治疗血浓度下，茶碱的其他多方面作用不很突出。缓释型或控释型茶碱每天 1 次或 2 次口服可达稳定的血浆浓度，对 COPD 有一定效果。茶碱血浓度监测对估计疗效和副作用有一定意义。血茶碱浓度大于 5μg/ml，即有治疗作用；茶碱在较高的血清水平时，有一种剂量－治疗效应的相应关系。但是当茶碱水平上升到一定水平后，药物的治疗作用就不再增加。在茶碱的血清水平达到 15μg/ml 之后，FEV_1 就变得平坦，症状也不再改善，然而茶碱的毒副作用却会显著增加，甚至于在治疗水平范围内也会发生。故大于 15μg/ml 时不良反应明显增加。吸烟、饮酒、服用抗惊厥药、利福平等可引起肝脏酶受损并减少茶碱半衰期；老人、持续发热、心力衰竭和肝功能明显障碍者；同时应用西咪替丁、大环内酯类药物（红霉素等）、氟喹诺酮类药物（环丙沙星等）和口服避孕药等都可使茶碱血浓度增加。

茶碱在治疗 COPD 中有多系统效应：

1）茶碱对呼吸系统的效应：茶碱能使严重的 COPD 患者改善通气，使陷闭气体的容量减少。茶碱能增加呼吸肌的强度和效能，并能增加膈肌血流，故能预防和减轻 COPD 患者的膈肌疲劳。COPD 患者茶碱治疗后，其肺功能的改进与呼吸肌功能的改善密切相关。茶碱也能增加气道内黏液的清除，通过降低气道对刺激物的反应性，能减轻气道的炎症反应和分泌物的量，从而缓解支气管痉挛。

2）茶碱对心血管系统的效应：茶碱也是一种肺血管扩张剂，茶碱可增加心肌收缩力，所以能改善右心室功能，因而可使 COPD 患者的运动能力提高和改善 COPD 患者的生活质量。

3）茶碱对中枢通气驱动力的效应：茶碱类药物也是一种呼吸兴奋剂，能在中枢中起到增加中枢通气驱动力的作用。

临床上应用茶碱治疗 COPD 时应注意以下几方面：①开始使用茶碱治疗时，应使用相对较低的剂量（如在中等身材的成年 COPD 患者中，可选用缓释制剂）；②通过几天对患者的观察，如治疗效应不明显，可适当增加剂量；③如有不良反应出现，则应测定血清茶碱水平，并根据所测结果重新调整茶碱剂量；④如果有低氧血症，发热，充血性心力衰竭或肝功能不全等，茶碱的清除率下降，则应暂时降低茶碱的剂量；⑤加用其他药物时应该慎重，因为可能影响茶碱的清除率或产生中毒的可能，必要时应测定茶碱的血清浓度，西咪替丁、喹诺酮应尤为小心，因为该二药可迅速增加血清茶碱的水平；⑥无论患者或医师发现有茶碱的毒副作用表现时，应立即测定茶碱的血浓度，并应相应地降低茶碱剂量。

2. 糖皮质激素　糖皮质激素对支气管哮喘的治疗效果较好，但对 COPD 的效果目前尚不清楚，一般来说，只有 10%～15% 的患者对皮质激素治疗有效。故对于皮质激素在 COPD 治疗中的应用，仍有不同的意见。所以在 COPD 患者应用糖皮质激素应取谨慎态度。在 COPD 急性加重期，可考虑口服或静脉滴注糖皮质激素，但要尽量避免大剂量长期应用。通常皮质激素可通过三种途径了给药：静脉、口服和吸入。急性加重期可口服或静脉给药，一般试用泼尼龙 30～40mg/d，7～10 日；但是这种全身给药的方法，有皮质激素的不良反应：肥胖、肌无力、高血压、心理障碍、糖尿病、骨质疏松、皮肤变薄等。10 日后，如无疗效，则停用；如有效，则改为吸入疗法。吸入疗法具有无或很少发生周身不良反应等优点，但对其疗效仍有争议。现有研究表明 COPD 稳定期应用糖皮质激素吸入治疗并不能阻止其 FEV_1 的降低。吸入激素的长期规律治疗只适用于具有症状且治疗后肺功能有改善者。目前有关长期吸入激素治疗 COPD 的效果和安全性尚无结论。对稳定期 COPD 患者，不推荐长期口服糖皮质激素治疗。

（1）糖皮质激素在 COPD 稳定期的应用：COPD 稳定期治疗原则是根据病情采用个性化治疗方案，目标为提高生活质量，减少症状和并发症。目前认为 $FEV_1 < 50\%$ 预计值并有症状的 COPD 患者（Ⅲ、Ⅳ期）或反复加重的患者可规律性吸入糖皮质激素治疗（inhaled cortico steroids，ICS），可减少恶化次数，改善健康状态，及降低死亡率。ICS 作为 COPD 稳定期吸入用药，属于局部给药，与全身用药相比具有以下优点：①局部靶区域可达到较高的药物浓度，充分利用了药物剂量反应曲线的顶部；②较少的剂量进入全身，极大地减少不良反应的发生，增加药物的安全性，研究发现 ICS（布地奈德 800μg/d 或丙酸氟替卡松 1mg/d）能使稳定期 COPD 患者急性发作频率、就诊率降低，改善健康生活质量、降低气道高反应。

（2）联合用药：ICS 联合长效 β_2 受体激动剂（long‑acting beta agonist，LABA）在 COPD 稳定期的疗效已明确。ICS 和 LABA 有相互促进作用，糖皮质激素可提高 β_2 肾上腺受体的表达，而 LABA 可加速激素受体核转位，促进诱导基因的转录和表达，增强糖皮质激素的抗炎效应。吸入氟替卡松，每次 500μg，每日 2 次，联合吸入沙美特罗，每次 50μg，每日 2 次可大幅减少气道炎症细胞，尤其是 $CD_8^+ T$ 细胞和巨噬细胞（CD_{68}^+），对痰中性粒细胞有一定影响。两者在气道细胞内相互补充的这种生物效应在临床上产生协同效应，因此在气道平滑肌细胞和上皮细胞代谢，炎症介质释放及对呼吸道黏膜的保护作用等方面，两药联用的疗效比单用一种要好。中重度 COPD 患者应用氟替卡松/沙莫特罗 8 周，可减少急性发作，改善健康状态，其效果明显优于单一用药，肺功能也有一定程度的改善。TORCH 研究证明联合吸入治疗后可改善 COPD 患者的呼吸困难评分、6 分钟步行距离、生活质量评分等指标，并减少急性加重次数和住院次数，表明联合用药对 COPD 的治疗有相当优越性。目前临床上可用长效 β_2 受体激动剂和糖皮质激素联合制剂有：福莫特罗/布地耐德、沙美特罗/氟替卡松。2006 年德国上市的倍氯米松/福莫特罗，以及未来几年中可能投入市场的环索奈德/福莫特罗，莫米松/茚达特罗（indacaterol），卡莫特罗/布地奈德均是以每日一次应用剂型为主。

临床上对于严重气流受限、反复急性加重、持续症状的 COPD 患者，抗胆碱能药物和 β_2 受体激动剂以及糖皮质激素联合使用，使其支气管达到最大程度的扩张。噻托溴铵＋沙美特罗＋氟替卡松三个药物联合应用吸入治疗 COPD，在住院次数、健康相关生活质量方面等疗效方面显示相当明显的疗效。

3. 其他药物

（1）祛痰药（黏液溶解剂）：COPD 气道内可产生大量黏液分泌物，可促使继发感染，并影响气道通畅，应用祛痰药似有利于气道引流通畅，改善通气，但除少数有黏痰患者获效外，总的来说效果并不十分确切。常用药物有盐酸氨溴索（Ambroxol）、乙酰半胱氨酸等。

（2）抗氧化剂：COPD 气道炎症使氧化负荷加重，促使 COPD 的病理、生理变化。应用抗氧化剂如 N－乙酰半胱氨酸可降低疾病反复加重的频率。但目前尚缺乏长期、多中心临床研究结果，有待今后进行严格的临床研究考证。

（3）免疫调节剂：对降低 COPD 急性加重严重程度可能具有一定的作用。但尚未得到确证，不推荐作常规使用。

（4）疫苗：流感疫苗可减少 COPD 患者的严重程度和死亡，可每年给予 1 次（秋季）或两次（秋、冬）。它含有杀死的或活的、无活性病毒，应每年根据预测的病毒种类制备。肺炎球菌疫苗含有 23 种肺炎球菌荚膜多糖，已在 COPD 患者应用，但尚缺乏有力的临床观察资料。

（5）中医治疗：辨证施治是中医治疗的原则，对 COPD 的治疗亦应据此原则进行。实践中体验到某些中药具有祛痰、支气管舒张、免疫调节等作用，值得深入的研究。

4. 戒烟药物　大部分 COPD 患者发病与吸烟有关，目前戒烟在这些患者中是减缓 COPD 进展最有效的措施。现在常用的有尼古丁替代疗法及抗抑郁药物，两者效果差，患者复吸率高。随着对尼古丁成瘾的神经机制逐渐明确，多种新型戒烟药物将应用于临床。伐尼克兰（畅沛，Varenicline）为 $\alpha_4 - \beta_2$ 尼古丁受体部分拮抗剂，通过减轻或阻断尼古丁对人体的作用，帮助吸烟者戒烟。恶心是最常见的不良反应，其他还包括头痛、呕吐、肠胃胀气、失眠、多梦和味觉障碍。利莫那班是首个大麻脂（CB1）受体拮抗剂，通过作用于大脑与脂肪组织中的 CB1 受体来减少食物和烟草的摄取，达到戒烟及减肥的效果。

5. 氧疗　COPD 稳定期进行长期家庭氧疗（LTOT）对具有慢性呼吸衰竭的患者可提高生存率。对血流动力学、血液学特征、运动能力、肺生理和精神状态都会产生有益的影响。LTOT 应在Ⅲ级重度 COPD 患者应用，具体指征是：①$PaO_2 < 55mmHg$ 或 $SaO_2 < 88\%$，有或没有高碳酸血症；②PaO_2 55～70mmHg，或 $SaO_2 < 89\%$，并有肺动脉高压、心力衰竭水肿或红细胞增多症（血细胞比容＞55%）。LTOT 一般是经鼻导管吸入氧气，流量 1.0～2.0L/min，吸氧持续时间＞15h/d。长期氧疗的目的是使患者在海平面水平，静息状态下，$PaO_2 > 60mmHg$ 和（或）使 SaO_2 升至 90%，这样才可维持重要器官的功能，保证周围组织的氧供。

6. 康复治疗 康复治疗可以使进行性气流阻塞、严重呼吸困难而很少活动的患者改善活动能力、提高生活质量，是 COPD 稳定期患者一项重要的治疗措施。它包括呼吸生理治疗，肌肉训练，营养支持、精神治疗与教育等多方面措施。在呼吸生理治疗方面包括帮助患者咳嗽，用力呼气以促进分泌物清除；使患者放松，进行缩唇呼吸以及避免快速浅表的呼吸以帮助克服急性呼吸困难等措施。在肌肉训练方面有全身性运动与呼吸肌锻炼，前者包括步行、登楼梯、踏车等，后者有腹式呼吸锻炼等。在营养支持方面，应要求达到理想的体重；同时避免过高碳水化合物饮食和过高热卡摄入，以免产生过多二氧化碳。

三、夜间无创机械通气

无创通气在稳定期 COPD 中的应用存在争议，缺乏足够证据。临床上对明显 CO_2 潴留（$PaCO_2 \geqslant 52mmHg$）的患者，尤其是夜间存在缺氧和睡眠障碍的患者，无创通气获益最大。而对 CO_2 潴留不明显者，尽管其气流受限很明显，但由于患者呼吸肌疲劳问题不突出，因而无创通气的效果并不明显。

理论上 COPD 患者夜间无创机械通气可使呼吸肌群得到休息，改善通气，纠正夜间低氧血症，并降低睡眠时的 $PaCO_2$。同时改善睡眠质量，而且可使白天的 PaO_2 和 $PaCO_2$ 也得到明显改善。部分严重夜间低氧血症的 COPD 患者能够从夜间无创机械通气受益，目前常用的方法有：

1. 经鼻持续气道正压（CPAP） COPD 患者在睡眠中上气道阻力可有显著的增加。CPAP 通过对上气道的作用，使上气道的阻力降低，并降低睡眠时吸气肌群的作用。CPAP 可使用较低的压力，$5 \sim 8cmH_2O$。研究证明，经鼻 CPAP 应用 7 天后，COPD 患者的最大吸气压力可得到显著改善。夜间 CPAP 治疗，也能减少内源性 PEEP（PEEPi），尤其在 REM 时期，CPAP 可有效地对抗 PEEPi。

2. 经鼻间歇正压通气（IPPV） 经鼻 IPPV 能治疗 COPD 所致的慢性呼吸衰竭，并缓解呼吸肌疲劳，可通过改善肺部顺应性来消除微小肺不张，也能使呼吸中枢得到休息，最终纠正夜间低氧血症。因而可应用 COPD 所致的夜间严重的气体交换异常。COPD 患者如使 CPAP 效果欠佳时，可考虑使用 IPPV。

3. 经鼻/面罩双水平气道正压通气（BiPAP） BiPAP 应用时，同时设定气道内吸气正压水平（IPAP）和气道内呼气正压水平（EPAP）。IPAP 通常为 $5 \sim 20cmH_2O$，而 EPAP 尽可能保持较低水平。IPAP 的设定数值增加，可改善肺泡通气，增加每分钟通气量，以纠正低通气，使 $PaCO_2$ 下降。而 EPAP 数值的增加，可使上气道维持开放状态，以克服阻塞性通气障碍。BiPAP 可用于 COPD 患者的夜间通气治疗。BiPAP 与经鼻 CPAP 相比，BiPAP 能提供吸气辅助，把患者的潮气量"放大"，因而可对微弱的呼吸肌群提供辅助。而 CPAP 不能提供吸气辅助。此外，CPAP 由于有时不能有效地改善通气，因而可在睡眠时导致 CO_2 潴留；但 BiPAP 能改善通气而避免 CO_2 潴留。

四、外科治疗

1. 肺容量减容术 肺容量减容术（lung volume reducton surgery，LVRS），为近年来新发展的手术治疗 COPD 合并重症肺气肿的方法。即：通过手术切除部分肺组织，以缓解 COPD 患者的临床症状，改善肺功能。其治疗机制为：①多个楔形切除严重肺气肿组织可恢复肺的弹性回缩力，使邻近相对正常的肺组织扩张，在呼气时维持气道的扩张，使气道阻力下降；②由于 LVRS 降低肺容量，因而可改变原先膈肌过度变平的状态，改善膈肌的收缩力；③切除病变的气肿组织后，使相对正常肺组织复张，恢复通气，改善通气/血流比例及动脉血氧合；④部分肺组织切除后也可缓解对组织血管的压迫作用，使总血管阻力降低和肺动脉内压力降低，改善右心功能。

LVRS 的指征有：COPD 患者有明显的呼吸困难、活动受限，影像学检查提示肺脏过度充气，通气/血流扫描出现肺气肿组织分布不均，有明显的肺气肿区。肺功能检查：$FEV_1 <$ 35% 预计值、RV >250% 预计值，肺总量 >125% 预计值等。心功能正常，年龄 <75 岁。总之，LVRS 为 COPD 合并重症肺气肿的患者提供了一个有效的治疗方式，但是其适应证、疗效、手术方法都有待于进一步评估。

2. 微创肺减容术 由于 LVRS 手术创伤较大，对手术条件有一定要求，且存在一定的围手术期死亡率，目前正在探索一些不需开胸的微创 LVRS 技术。主要包括：内镜下单向活瓣（one – way valve）的放置、内镜下肺气肿局部注射聚合体使其不张、支气管肺开窗增加呼气流量，胸腔镜下压缩肺气肿部位等方法。其中，通过支气管镜在肺气肿最严重的部位气管内放置单向活瓣，导致局部肺不张，可以达到类似 LVRS 的效果，此项研究较多。

3. 肺大疱切除术 在有指征的患者，术后可减轻患者呼吸困难的程度并使肺功能得到改善。术前胸部 CT 检查、动脉血气分析及全面评价呼吸功能对于决定是否手术是非常重要的。肺减容术：与常规的治疗方法相比，其效果及费用仍待进一步调查研究，目前不建议广泛应用。

4. 肺移植术 对于选择合适的 COPD 晚期患者，肺移植术可改善生活质量，改善肺功能，但技术要求高，花费大，很难推广应用。

总之，稳定期 COPD 的处理原则根据病情的严重程度不同，选择的治疗方法也有所不同，关于 COPD 分级治疗问题，表 16 – 8 可供参考。

表 16 – 8　COPD 的分级治疗

分级	Ⅰ 级（轻度）	Ⅱ 级（中度）	Ⅲ 级（重度）	Ⅳ 极（极重度）
特征	$FEV_1/FVC <70\%$	$FEV_1/FVC <70\%$	$FEV_1/FVC <70\%$	$FEV_1/FVC <70\%$
	$FEV_1 \geqslant 80\%$	$50\% \leqslant FEV_1 <80\%$	$30\% \leqslant FEV_1 <50\%$	$FEV_1 < 30\%$ 或 $FEV_1\% < 50\%$ 合并慢性呼吸衰竭
治疗	避免危险因素；接种流感疫苗 按需使用短效支气管舒张剂 →			
		规律应用一种或多种长效支气管舒张剂（需要时）		
	康复治疗			
			反复急性发作，可吸入糖皮质激素	
				如有慢性呼吸衰竭，长期氧疗，可考虑外科治疗

五、COPD 的预防

COPD 的预防应包括预防 COPD 的发生和防止慢性支气管炎、肺气肿患者进展为气流阻塞。主要措施包括以下几个方面：①戒烟：吸烟者应立即戒烟；②避免或减少有害粉尘、烟雾或气体吸入；③预防呼吸道感染：包括病毒、支原体、衣原体或细菌感染，流感疫苗和肺炎球疫苗等对于预防易受到流感病毒或肺炎球菌感染的易感者可能有一定意义，但目前难于广泛应用；④对慢性支气管炎患者进行监测肺通气功能（FEV_1、FEV_1/FVC 及 $FEV_1\%$），及早发现慢性支气管炎气流阻塞发生以便及时采取措施也有重要意义。此外，提高患者的生活水平，避免环境污染，加强卫生宣教和改善工作条件与卫生习惯等对 COPD 防治都有重要的意义。

六、COPD 治疗展望

近年来随着对 COPD 研究的进展，COPD 的治疗也有了不少新的动向，这些新疗法能预防气流阻塞的加重，改善 COPD 患者的预后。

（一）新型支气管扩张剂

目前认为，支气管扩张剂在控制 COPD 症状方面起了关键作用，是治疗 COPD 的首选药物，研究长效支气管扩张剂成为新的课题。

1. 新型抗胆碱能制剂　在 COPD 的治疗方面，抗胆碱能制剂是较好的支气管扩张药物，比 β 受体激动剂疗效为佳。目前对蕈毒碱（muscarine）。受体的药理学已有很大进展，认识到气道上有多种蕈毒碱受体，具有不同的生理功能。故应用选择性的蕈毒碱受体拮抗剂比非选择性的药物（如：溴化异丙托品）更有优越性。M_1 受体位于副交感神经节，阻断这些受体可以缓解支气管痉挛作用。乙酰胆碱的支气管痉挛作用主要通过 M_1 受体起作用。相反 M_2 受体位于胆碱能神经的末梢，能抑制乙酰胆碱的释放。非选择性的抗胆碱能制剂同时阻断 M_1 和 M_2 受体，然而，阻断 M_2 受体可增加乙酰胆碱释放，使支气管扩张效应减弱。噻托溴铵（思力华）可迅速与 M_2 受体解离，而与 M_1 和 M_3 受体解离缓慢。该药最重要的特征是作用时间长，在气道平滑肌上对蕈毒碱受体产生长时间的阻断作用。噻托溴铵这一长效吸入性抗胆碱能药物成为 COPD 治疗中重要的里程碑。

新型长效抗胆碱能制剂，如阿地溴铵（aclidinium，LAS34273），LAS35201，GSK656398（TD5742），GSK233705，格隆溴铵（NVA-237，glycopyrrolate）和 OrM3、CHF5407、QAI370 正在研究之中。和噻托溴铵和异丙托溴铵相比，阿地溴铵（aclidinium）具有抗胆碱能活性，较噻托溴铵起效更快，较异丙托溴铵作用时间更久，具有 24 小时持续活性。NVA-237 作用同噻托溴铵相似，但对心血管影响较低。OrM3 是 4-乙酰胺哌啶衍生物，不同于 M_2 受体，对 M_3 受体具有高度选择性，同时能口服给药，尤其适用于顺应性差及不能吸入给药的患者。CHF5407 对 M_3 受体结合持续时间同噻托溴铵相似，但于 M_2 受体作用时间更短。GSK233705，通过吸入给药应用于动物模型，作用时间长，1 天 1 次给药对 COPD 起到扩张支气管作用。

临床上使用包含多种支气管扩张剂的吸入器将简化用药，对治疗起有利作用。临床试验结果显示，LABA 和噻托溴铵联合明显扩张支气管，改善 COPD 症状，作用大于单独使用及 LABA+ICS 联合。目前福莫特罗+噻托溴铵联合吸入治疗，沙美特罗+噻托溴铵联合吸入治疗目前正在进行临床试验，Carmoterol+噻托溴铵，Indacaterol+NVA237，GSK159797+CSK233705 都在研究之中。

2. 长效 β_2 受体激动剂　每日使用一次的新型吸入型长效 β_2 受体激动剂，如茚达特罗（indacaterol）和卡莫特罗（carmoterol）现正处于临床开发阶段。茚达特罗是一种非常有效的小气道扩张剂，对 COPD 患者的支气管扩张作用超过 24 小时，起效迅速，且未出现明显不良反应或患者耐药现象。茚达特罗和卡莫特罗均为新型超长效 β_2 受体激动剂（VLABA），可迅速起效，疗效持续 24 小时。临床实验显示卡莫特罗可使 FEV_1 改善 30 小时以上，布地奈德和卡莫特罗合用可增加疗效，很可能制作成一种联合剂型。茚达特罗在游离支气管中表现出高度的内在拟交感活性，在中重度哮喘患者可保持 24 小时扩张支气管的疗效，200mg 的剂量可保证安全有效，有可能单独或与其他药物合用。超长效 β 受体激动剂可以简化治疗，使患者应用更便利，依从性增高，最终改善疾病的预后。如与长效抗胆碱能药物合用可以起到疗效协同作用。

阿福特罗为福莫特罗一种新的变构体，阿福特罗可减少小气道上皮细胞在受到抗原刺激后 IL-8 的释放。其吸入制剂和雾化剂型（商品名 brovana）在美国已经获得批准并将投入临床，可用于维持治疗 COPD 引起的支气管收缩。该药起效快，主要疗效持续时间不足 24 小时，通常一日 2 次应用。临床实验显示，患者吸入较高剂量后，FEV_1% 在 24h 后仍可改善 15%，因此在某些情况下可每日 1 次。

（二）抗炎治疗

COPD 的特征为气道炎症、支气管灌洗液中有中性粒细胞数量的增加。COPD 患者的痰液中有中性粒细胞数量的增加。COPD 患者的痰液中有 TNF-α 的增加。白三烯 B_4 为气道中的化学介质，在 COPD 的痰液中浓度显著增加。目前已有多种药物用于抑制 COPD 患者的气道炎症。

1. 化学激动因子抑制剂（Chemokine inhibitors） COPD 痰液中白介素-8（IL-8）有显著的升高，阻断 IL-8 的抗体可抑制中性粒细胞炎症。转录因子 NF-K3 可诱发 IL-8，抑制 NF-Kβ 则能抑制 IL-8。TNF-α 也能增加气道中的 IL-8。目前人类 TNF 抗体已被用于临床治疗，对某些慢性炎症性疾病，如类风湿关节炎和克罗恩病有效。可溶性的 TNF 受体能结合释放出来的 TNF，目前已在临床试用，未来也许能用于 COPD 的治疗。

2. 磷酸二酯酶抑制剂 抑制磷酸二酯酶（PDE）可增加中性粒细胞中的环腺苷酸（cAMP）的含量，降低其化学趋化性、活性、脱颗粒和黏附作用。其主要同工酶为 PDE_4，现在临床上正在试用几种 PDE_4 抑制剂治疗哮喘。第一代 PDE_4 抑制剂由于存在某种不良反应，如恶心，而限制了其临床应用。第二代 PDE_4 抑制剂不良反应较少。既往常用的茶碱制剂，作用较弱，并且是一种非选择性 PDE 抑制剂。而 PDE_4 抑制剂不仅能抑制从肺泡巨噬细胞中释放出化学趋化因子，而且对中性粒细胞产生直接作用。PDE_4 为人体内肺泡巨噬细胞内 PDE 的主要亚型。罗氟司特（roflumilast）是一种选择性 PDE_4 抑制剂，在吸烟小鼠 COPD 模型中，罗氟司特能抑制肺内炎症和肺气肿。COPD 患者口服罗氟司特 4 周以上可明显减少痰内中性粒细胞数量和 CXCL8（即 IL-8）浓度。在临床研究中，服用罗氟司特 6 个月或 12 个月以上可轻度改善 COPD 患者肺功能。

3. 转化生长因子 β 抑制剂 小气道纤维化是 COPD 患者 FEV_1 和活动能力进行性下降的主要原因之一，转化生长因子（TGF）-β 可能在其中起关键作用。在氧化应激状态下或患者吸烟时，TGF-β 可被激活。COPD 患者小气道内 TGF-β 相关基因表达上调。TGF-β 受体酪氨酸激酶（激动素受体样激酶5）的小分子抑制剂如 SD-280 已经问世。并且一种哮喘模型已显示 SD-280 能抑制气道纤维化。然而，对于长期的 TGF-β 抑制尚存顾虑。TGF-β 对维持调节型 T 淋巴细胞水平有重要作用。TGF-β 的很多功能是通过结缔组织生长因子介导的，因此抑制该因子或其受体可能在将来是一条更有吸引力的途径。

4. 核因子－KB 抑制剂　核因子（NF）－KB 调节 CXCL8 和其他趋化因子、TNF－α 和其他炎症细胞因子及 MMP9 表达。COPD 患者巨噬细胞和上皮细胞中 NF－KB 处于被激活状态，COPD 急性加重的患者尤为明显。在多条可能抑制 NF－KB 的途径中，NF－KB 激酶（IKK）2 的小分子抑制物可能是最有前景的。

5. p38 MAP 激酶抑制剂　有丝分裂原激活的蛋白激酶（MAPK）在慢性炎症中发挥重要作用，p38 MAPK 通路就是其中一种，在细胞应激状态下被激活，调控炎症因子表达。COPD 患者肺泡巨噬细胞中，p38 MAPK 处于激活状态。已开发出几种 p38 MAPK 小分子抑制剂。SD－282 是 p38－α 亚型的一种强效抑制剂，在体外能有效抑制肺巨噬细胞释放 TNF－α，并能有效抑制吸烟 COPD 小鼠模型的炎症。

（三）表面活性物质

表面活性物质的重要功能是防止气道关闭，且有免疫调节效应和黏液清除作用。吸烟使表面活性物质生成减少，对气道产生不良作用。外源性的表面活性物质疗法，可能对 COPD 治疗有效，但代价昂贵。

（四）抗蛋白酶制剂

COPD 患者中存在着消化弹性蛋白酶和对抗消化弹性蛋白酶之间失平衡，故抑制这种蛋白溶解酶或者增加抗蛋白酶，理论上都能预防 COPD 患者气道阻塞的加重。

1. 中性粒细胞弹性蛋白酶抑制剂　中性粒细胞弹性蛋白酶是肺强力蛋白溶解活性的主要成分，能刺激黏液分泌，此外还能使上皮细胞释放出 IL－8，造成炎症状态。中性粒细胞弹性蛋白酶的多种肽抑制剂：如 ICI 200355，和非多肽类抑制剂，如：ON0－5046，能抑制中性粒细胞弹性蛋白酶诱制的肺损伤和黏液分泌。但目前还没有在 COPD 患者应用此类抑制剂的研究报道。

2. α_1－抗胰蛋白酶制剂　α_1－抗胰蛋白酶制剂（α_1－AT）缺乏与肺气肿的关系，提示这种内源性的中性粒细胞蛋白酶抑制剂，可能对 COPD 有治疗作用。虽然人类 α_1－AT 已能应用 α_1－AT 缺乏的患者和严重的肺气肿患者治疗，但目前只发现 α_1－AT 对 FEV_1 的改善只有边缘的效应，没有证据表明 α_1－AT 对阻断 COPD 患者病程的进展。

（五）抗氧化制剂

氧化剂参与了 COPD 的病理过程，氧化剂有损伤作用，可加强弹性蛋白酶的活性和增加黏液的分泌。此外，还能活化许多炎性因子，如 IL－8 和诱导型 NO（一氧化氮）合成酶。这些均提示抗氧化剂可用于 COPD 的治疗。N－乙酰半胱氨酸（N－acetyl cysteine，NAC）在体内外有抗氧化作用，能抑制内毒素诱发的中性粒细胞炎症，在 COPD 患者中可减慢 FEV_1 的下降速度，并且缓解重症 COPD 患者的病情。将来可能有更有效的抗氧化制剂应用于临床。

（六）黏液调节制剂

COPD 患者的气道内黏液分泌增多与 FEV_1 的迅速下降有着密切关系。这提示临床上应有一种药物能抑制黏液的过度分泌，而且又不影响纤毛的清除功能以及腺体的正常分泌功能。

1. 速激肽（tachykinin）拮抗剂　速激肽为一种有效的刺激黏膜下腺体和杯细胞分泌的物资，速激肽受体拮抗剂能显著地抑制黏液分泌，也许能成为 COPD 患者黏液过度分泌的一种调节制剂。临床试验表明，对 COPD 患者能有效地减少黏液生成和缓解咳嗽症状。

2. 感觉神经多肽释放抑制剂 阻断速激肽的调节效应，抑制感觉神经末端释放出速激肽，也为减少黏液分泌的一种途径。吗啡能作用于感觉神经而抑制黏液分泌，但由于吗啡能成瘾而不能用于临床治疗。然而，周围作用的阿片，如 BW443，不能透过血脑屏障，临床上有一定的应用前途。

3. 黏液溶解制剂 已有多种药物能降低黏液的黏稠度，使之容易从呼吸道中被清除，包括半胱氨酸衍生物，如 N - 乙酰半胱氨酸、甲基半胱氨酸和 carbocisteine 能有效地降低黏液的黏稠度。DNA 酶也能降低痰的黏稠度，尤其是感染性的痰液。

（七）肺血管扩张药物

血管活性肠肽（VIP）有抗炎，扩张血管和支气管的作用，因此有可能治疗 COPD。COPD 患者雾化吸入 VIP 3 个月，6 分钟步行试验行走距离明显增加，生活质量改善，且无严重的不良反应。初步证实 VIP 可改善 COPD 患者的运动能力及生活质量。

七、COPD 加重期的治疗

（一）COPD 急性加重的诱因

COPD 急性加重（AECOPD）的最常见原因是气管 - 支气管感染，主要是病毒、细菌感染。部分病例加重的原因尚难以确定。肺炎、充血性心力衰竭、气胸、胸腔积液、肺血栓栓塞和心律失常等可以引起与 AECOPD 类似的症状，需加以鉴别。

AECOPD 的主要症状是气促加重，常伴有喘息、胸闷、咳嗽加剧、痰量增加、痰液颜色和（或）黏度的改变以及发热等，此外亦可出现全身不适、失眠、嗜睡、疲乏、抑郁和精神紊乱等症状。当患者出现运动耐力下降、发热和（或）胸部 X 线影像异常时可能为 AE-COPD 的征兆。痰量增加及出现脓性痰常提示细菌感染。

与加重前的病史、症状、体格检查、肺功能测定、动脉血气检测和其他实验检查指标进行比较，对判断 AECOPD 的严重性甚为重要。应注意了解本次病情加重或新症状出现的时间，气促、咳嗽的严重程度和频度，痰量和颜色，日常活动的受限程度，是否曾出现水肿及持续时间，既往加重情况和是否曾住院治疗，以及目前的治疗方案等。本次加重期肺功能和动脉血气结果与既往对比可提供非常重要的信息，这些指标的急性改变较其绝对值更为重要。对于严重 COPD 患者，神志变化是病情恶化的最重要指标，一旦出现需及时送医院诊治。是否出现辅助呼吸肌参与呼吸运动、胸腔矛盾呼吸、发绀、外周水肿、右心衰竭、血流动力学不稳定等征象亦可有助于判定 COPD 加重的严重程度。

（二）AECOPD 的评估

1. 肺功能测定 对于加重期患者，难以满意的进行肺功能检查。通常 $FEV_1 < 1L$ 可提示严重发作。

2. 动脉血气分析 呼吸室内空气下，$PaO_2 < 60mmHg$ 和（或）$SaO_2 < 90\%$，提示呼吸衰竭。如 $PaO_2 < 50mmHg$，$PaCO_2 > 70mmHg$，$pH < 7.30$，提示病情危重，需加严密监护或住 ICU 治疗。

3. X 线胸片和心电图（ECG） X 线胸片有助于 COPD 加重与其他具有类似症状疾病的鉴别。ECG 对右心室肥厚、心律失常及心肌缺血诊断有帮助。螺旋 CT 扫描和血管造影，或辅以血浆 D - 二聚体检测是诊断 COPD 合并肺栓塞的主要手段，D - 二聚体不升高是排除肺栓塞的指标之一。但核素通气－血流灌注扫描在此几无诊断价值。低血压和ʹ（或）高流量吸氧后 PaO_2 不能升至 60mmHg 以上也提示肺栓塞诊断。如果高度怀疑合并肺栓塞，临床上需同时处理 COPD 加重和肺栓塞。

4. 其他实验室检查 血红细胞计数及血细胞比容有助于识别红细胞增多症或出血。血白细胞计数通常意义不大。部分患者可增高和（或）出现中性粒细胞核左移。COPD 加重出现脓性痰是应用抗生素的指征。肺炎链球菌、流感嗜血杆菌以及卡他莫拉菌是 COPD 加重最常见的病原菌。因感染而加重的病例若对最初选择的抗生素反应欠佳，应及时根据痰培养及抗生素敏感试验指导临床治疗。血液生化检查有助于明确引起 COPD 加重的其他因素，如电解质紊乱（低钠、低钾和低氯血症等）、糖尿病危象或营养不良（低白蛋白）等，并可以了解合并存在的代谢性酸碱失衡。

（三）AECOPD 的治疗

1. 门诊治疗 对于 COPD 加重早期、病情较轻的患者可以在门诊治疗，但需特别注意病情变化，及时决定送医院治疗的时机。COPD 加重期的院外治疗包括适当增加以往所用支气管舒张剂的量及频度。若未曾使用抗胆碱药物，可以加用，直至病情缓解。对更严重的病例，可以使用数天较大剂量的雾化治疗。如沙丁胺醇 2 500μg、异丙托溴铵 500μg 或沙丁胺醇 1 000μg 加异丙托溴铵 250~500μg，用生理盐水稀释后雾化吸入。

全身使用糖皮质激素对加重期治疗有益，可能加快病情缓解和肺功能恢复。如果患者的基础 FEV_1 < 50% 预计值，除支气管舒张剂外可考虑加用糖皮质激素如给予泼尼松龙每日 30~40mg，连用 10 天。

COPD 症状加重、特别是有痰量增加并呈脓性时应给予抗生素治疗。抗生素的选用需依据患者所在地常见病原菌类型及药物敏感情况决定。

2. 住院治疗 COPD 急性加重且病情严重者需住院治疗。COPD 急性加重期住院患者的处理方案：①根据症状、血气分析、胸片等评估病情的严重程度；②控制性氧疗并于 30 分钟后复查血气；③应用支气管扩张剂：增加剂量或频度；联合应用 $β_2$ 受体激动剂和抗胆碱能药物，使用贮雾器或气动雾化器，考虑静脉加用茶碱类药物；④口服或静脉加用糖皮质激素；⑤细菌感染是 COPD 急性加重的重要原因，应密切观察细菌感染征象，积极、合理的使用抗生素；⑥考虑应用无创性机械通气；⑦整个治疗过程中应注意：水和电解质平衡和营养状态，识别和处理可能发生的合并症（如心力衰竭、心律失常等），对患者情况进行密切监测。此外，鉴于近来血栓栓塞病例增多的趋势，在 COPD 治疗中应对本病给予注意，必要时考虑皮下注入低分子肝素进行预防。

COPD 加重期主要的治疗方法包括：

（1）控制性氧疗：氧疗是 COPD 加重期患者住院的基础治疗。无严重合并症的 COPD 加重期患者氧疗后较容易达到满意的氧合水平（PaO_2 > 60mmHg 或 SaO_2 > 90%），但有可能发生潜在的 CO_2 潴留。给氧途径包括鼻导管或 Venturi 面罩，其中 Venturi 面罩更能精确地调节吸入氧浓度。氧疗 30 分钟后应复查动脉血气以确认氧合满意而未引起 CO_2 潴留或酸中毒。

（2）抗生素：当患者呼吸困难加重，咳嗽伴有痰量增加及脓性痰时，应根据患者所在地常见病原菌类型及药物敏感情况积极选用抗生素。由于多数 COPD 急性加重由细菌感染诱发，故抗感染治疗在 COPD 加重治疗中具有重要地位。COPD 患者多有支气管－肺部感染反复发作及反复应用抗生素的病史，且部分患者合并有支气管扩张，因此这些患者感染的细菌耐药情况较一般肺部感染患者更为严重。长期应用广谱抗生素和糖皮质激素者易导致真菌感染，宜采取预防和抗真菌措施。

（3）支气管舒张剂：短效 β_2 受体激动剂较适用于 COPD 加重期治疗。若疗效不显著，建议加用抗胆碱药物。对于较为严重的 COPD 加重者，可考虑静脉滴注茶碱类药物，监测血茶碱浓度对估计疗效和不良反应有一定意义。

（4）糖皮质激素：COPD 加重期住院患者宜在应用支气管扩张剂基础上加服或静脉使用糖皮质激素。皮质激素的剂量要权衡疗效及安全性，建议口服泼尼松龙 30～40mg/d，连续 7～10 天。也可静脉给予甲泼尼龙。延长给药时间不能增加疗效，相反使不良反应增加。

（5）无创性机械通气：COPD 急性加重期患者应用无创性间断正压通气（NIPPV）可以降低 $PaCO_2$，减轻呼吸困难，从而降低气管插管和有创机械通气的使用，缩短住院天数，降低患者的病死率。使用 NIPPV 要注意掌握应用指征和合理的操作方法，避免漏气，从低压力开始逐渐增加辅助吸气压和采用有利于降低 $PaCO_2$ 的方法，从而提高 NIPPV 的效果。

（韩克华）

第十七章

支气管扩张症

支气管扩张症（bronchiectasis）是指由多种原因引起的支气管扩张和与之相关的咳嗽、咳痰和咯血等临床表现，其名称来源于病理解剖改变，但临床特征具有一定的共性。支气管扩张可以是局限性的，仅涉及局部气道，也可以是弥漫性的，涉及更广泛的气道。临床上引起支气管扩张的疾病较多，但支气管扩张症通常指的是特发性的，多与早年的反复气管支气管感染有关。自从抗生素和疫苗问世以来，该病的发病率已有明显下降。在我国和其他发展中国家，特发性支气管扩张症在临床上并非少见疾病，而相关的研究却相当缺乏。

典型的特发性支气管扩张症临床表现为慢性咳嗽、咳大量痰和反复咯血。有些患者的支气管扩张并不出现大量咳痰，以咯血为主要表现，此类支气管扩张被称为"干性支气管扩张症"。

一般认为，支气管扩张是一种持久的病理过程。但有些支气管扩张可有部分、甚至是大部分的逆转，如：单纯支气管阻塞、感染、和其他可以纠正的基础疾病引起的支气管扩张。在特发性支气管扩张症，支气管扩张是一种永久的病理改变。

第一节　病因及发病机制

一、病因

支气管扩张症可与很多疾病相关（表 17-1）。可分为三组：与囊性肺纤维化（cystic fibrosis）相关、与其他肺部疾病相关和特发性支气管扩张症。在与其他肺部疾病相关的支气管扩张的病因中，各种感染、气管支气管先天或获得性的异常改变、气道纤毛功能异常、先天或获得性免疫功能低下等，均可导致支气管扩张。

表 17-1　支气管扩张及相关疾病

第一组：囊性肺纤维化
第二组：感染后并发症［结核、非典型分枝杆菌、百日咳、细菌、病毒（麻疹、流感、腺病毒）］
免疫缺陷（低丙种球蛋白、IgG 亚型缺乏、HIV 感染、移植后）
黏液纤毛清除障碍（Kartegener 综合征、原发性纤毛不动症、Young 综合征）
吸入性肺炎后
气道吸入性损伤
变态反应性支气管肺曲菌病（ABPA）

机械性支气管阻塞（异物、狭窄、肿瘤、淋巴结）

风湿病（类风湿性关节炎、干燥综合征等）

胃食管反流症

炎症性肠病

支气管哮喘和慢性阻塞性肺疾病

α_1 糜蛋白缺乏

弥漫性泛细支气管炎（DPB）

结节病

特发性肺纤维化（IPF）及其他间质性肺炎

气道软骨发育不全

黄甲综合征

第三组：特发性支气管扩张症

二、发病机制

支气管扩张症存在含软骨的近段支气管部分异常扩张。其发病机制主要与以下因素有关：①最初的病因可能多样，在慢性期出现气道的反复感染和慢性炎症是导致支气管扩张的主要机制；②在巨噬细胞和气道上皮细胞释放细胞因子（白细胞介素 8 和白三烯 B_4）的作用下，中性粒细胞聚集到肺部并释放弹性蛋白酶和胶原酶等导致支气管管壁的破坏；③支气管壁破坏后周围相对正常组织收缩力将受损气道牵张导致特征性的气道扩张改变；④在病程较长的支气管扩张中，支气管周围的肺组织也会受到炎症破坏，从而导致弥漫的支气管周围纤维化。

常见的受累部位与以下因素相关。①由于气管支气管是一种倒置的数形结构，因为重力引流的关系，双肺下叶的后基底段及下叶其他部位是病变最常累及的部位；②上叶支扩通常发生在后段和尖段，通常原因是支气管内膜结核、变态反应性支气管肺曲霉菌病和囊性纤维化；③根据引起支气管扩张症的原因不同，支气管扩张可以发生在肺内任何部位。支气管扩张患者气道解剖学的改变所引起的最重要的功能改变是气管支气管清除能力的下降，使细菌容易在气道内生长。而气道内的反复感染加重了原有的支气管扩张，致使病情不断反复和进展。重症患者可以出现肺动脉高压，与肺循环血容量增加和肺泡低氧等因素有关。

支气管扩张症可导致肺功能异常。大多数患者肺功能检查提示不同程度的阻塞性的改变，也可能会有轻度的限制性通气功能障碍和弥散功能可以减低。由于通气 - 血流失衡和肺内分流的存在，大多数患者会存在轻度的低氧血症。少数患者会发展成为肺心病。

（唐友勇）

第二节　病理

Reid 根据支气管扩张症的病理和支气管造影的发现，将支气管扩张症分为柱状支气管扩张、囊柱型支气管扩张和囊状支气管扩张三种基本类型。

支气管扩张症可以表现为弥漫性病变，或局限性病变。支气管扩张多发生于双肺下叶，且左肺多于右肺，左下肺和左舌叶常同时发生支气管扩张。左肺上叶一般很少发生。支气管扩张症常发生于中等大小的支气管，更小的支气管则形成瘢痕而闭塞。

支气管扩张形成的过程中，受损支气管壁由于慢性炎症而遭到破坏，包括软骨、肌肉和弹性组织被破坏，纤毛细胞受损或消失，黏液分泌增多。此外，支气管壁的正常张力丧失，受累支气管向外突出，或形成囊状。黏液分泌增多有利于细菌滋生，局部感染进一步损害支气管壁。炎症亦可扩展至肺泡，引起支气管肺炎，瘢痕形成，以及正常肺组织减少。

（唐友勇）

第三节　临床表现

支气管扩张可发生于任何年龄，常见于青少年，在中老年也不少见。很多支气管扩张患者在幼年曾有麻疹、百日咳或支气管肺炎的病史，一些支气管扩张患者可能伴有慢性鼻窦炎或家族性免疫缺陷病史。临床表现分为4种类型：快速进展型、缓慢进展型、惰性无症状型和咯血为主型。

支气管扩张症患者的症状可以分为由支气管扩张本身引起的和由原发病变引起的两组症状。支气管扩张本身可以引起的症状有：慢性咳嗽、脓痰、发热、乏力和体重下降。咳痰的量和性状取决于病情轻重及是否合并感染。咳嗽通常发生于早晨和晚上，患者晨起时由于体位变化，痰液在气道内流动而刺激气道黏膜引起咳嗽和咳痰，痰液为脓性或黏液脓性。当合并急性感染时，咳嗽和咳痰量明显增多，痰液常呈黄绿色脓性，有厌氧菌感染者，常有臭味和呼出气恶臭。收集全日痰量并静置于玻璃瓶中，数小时后痰液可分离成四层：上层为黏液泡沫，下层为脓液，中层为混浊浆液，最下层为坏死沉淀组织，此为典型支气管扩张的痰液改变，但现在已较少见。部分支气管扩张症患者中会出现呼吸困难。在支气管扩张患者中，如果反复发作者，常可出现咯血症状，通常咯血程度不重，表现为脓痰中带血丝，随病情的发展，咯血量由少到多，可出现反复大量咯血，咯血间隔时间由长到短。一些患者以咯血为首发表现，另一些患者无咳嗽和咳痰，而以咯血为唯一表现，称为干性支气管扩张症。

支气管扩张症如果反复继发感染，患者可有发热、咳嗽、咳痰、气急和咯血等症状。支气管扩张迁延不愈而反复发作者，可有食欲减退、消瘦和贫血。此外，重症支气管扩张患者由于支气管周围肺组织化脓性炎症和广泛的肺组织纤维化，可并发阻塞性肺气肿，亦可产生上述症状。极其严重者，可导致心脏负担加重，甚或右心功能衰竭而发生下肢水肿、腹腔积液形成和呼吸困难加重等。

支气管扩张患者的肺部体检可发现啰音，有时可闻及哮鸣音。部分患者有杵状指、发绀和多血质。可能会有鼻息肉或慢性鼻窦炎。体重下降和肺心病的体征多提示病情进展。

支气管扩张常见的并发症有反复的肺部感染、脓胸、气胸和肺脓肿等，小部分患者可出现肺心病。

（唐友勇）

第四节 辅助检查及诊断

一、辅助检查

1. 胸部X线检查　胸部X线检查对支气管扩张的敏感性较差。胸部前后位X线片在支气管扩张早期常无特殊发现。以后胸片可显示一侧或双侧下肺叶肺纹理明显粗乱增多，边缘模糊，在增多的纹理中可有管状透亮区，为管壁明显增厚的支气管影，称为"轨道征"。严重病例肺纹理可呈网状，其间有透亮区，类似蜂窝状。囊性支气管扩张时，较为特征性的改变为卷发样阴影，表现为多个圆形薄壁透亮区，直径0.5~3cm，有时囊底有小液平面。继发感染时可引起肺实质炎症，胸片显示多数小片或斑点状模糊影，或呈大片非均匀性密度增高影。炎症消散缓慢或在同一部位反复出现。

2. 支气管碘油造影术　支气管碘油造影可明确支气管扩张的部位、性质和范围，为外科手术提供重要的资料。随着胸部CT，尤其是高分辨CT（HRCT）的应用的普及，支气管碘油造影的应用已逐渐被HRCT取代。因此，目前该项检查已很少应用。

3. 胸部HRCT扫描　胸部HRCT诊断支气管扩张症的敏感性和特异性均达到了90%，是支气管扩张症的首选检查手段图17-1。普通胸部CT扫描也可以诊断支气管扩张，但敏感性仅有66%。支气管扩张在HRCT上的特征性的表现包括：支气管扩张，支气管管壁增厚，支气管由中心向外周逐渐变细的特点消失以及扩张气管内气液平的存在。当支气管内径大于相伴行支气管动脉时，可以考虑支气管扩张的诊断。囊状支气管扩张的临床严重程度较其他两种类型的支气管扩张重。HRCT显示的支气管扩张的程度除了与肺功能相关，也与肺动脉高压的发生有相关性。

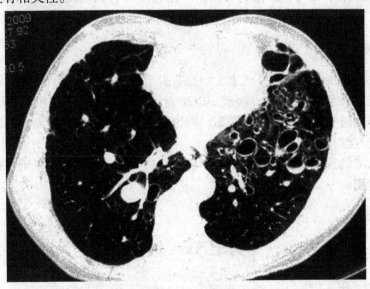

图17-1　支气管扩张症患者的胸部HRCT
显示扩张的气道和管壁增厚、多发囊状阴影，部分含有分泌物

4. 肺功能检查　由于肺脏具有极大的通气储备能力，病变比较局限的支气管扩张，患

者的肺功能可无明显改变。柱状支气管扩张对肺功能影响较小，囊状支气管扩张因对支气管管壁破坏严重，可并发肺纤维化和慢性阻塞性肺疾病，肺功能可有明显改变。支气管扩张的肺功能损害主要表现为阻塞性通气功能障碍，FEV_1、最大通气量、FEV_1/FVC 及小气道用力呼气流速（FEE 25% ~75%）均降低，而残气量/肺总量比增高。支气管扩张发展至广泛性肺组织纤维化时，肺功能可出现弥散功能障碍。最近有研究证实，部分支气管扩张患者存在可逆性气流阻塞或气道高反应，主要表现为 FEV_1 和最大呼气流速降低。

5. 支气管镜检查　支气管镜检查对支气管扩张的诊断价值不大，但可明确支气管扩张患者的支气管阻塞或出血部位。此外，经保护性刷检和冲洗检查对确定支气管扩张感染的病原学有重要价值，且经支气管冲洗可清除气道内分泌物，对支气管扩张的病情控制有一定帮助，并可帮助发现支气管肿瘤、支气管内异物等病因。

6. 一氧化氮呼气测定　与支气管哮喘等其他慢性气道炎症性疾病不同，支气管扩张症患者的呼出气一氧化氮没有明显增高，研究报告的结果不一致，提示其应用价值有限。在肺囊性纤维化患者，呼出气一氧化氮的浓度常正常或偏低。在原发性纤毛不动症中，呼出气一氧化氮浓度降低。

7. 其他检查　周围血常规检查：白细胞计数和分类升高提示支气管扩张患者存在急性细菌感染。痰培养及药敏试验可判断致病微生物，并对抗生素的选择具有重要的指导意义。最常见的病原菌为流感嗜血杆菌和铜绿假单胞菌。非结核分枝杆菌见于 2% ~10% 的患者。血气分析可助于评价支气管扩张患者肺功能的受损程度。鼻窦片检查有助于明确支气管扩张患者是否合并鼻窦炎。汗液氯离子的测定对囊性纤维化患者具有诊断价值。疑有免疫缺陷者应进行免疫球蛋白定量测定。若怀疑纤毛不动综合征，需进行鼻和支气管黏膜活检的电镜检查以及精液检查。

诊断不应只局限于支气管扩张的诊断，应注意除外有无与支气管扩张相关的基础疾病存在。

二、诊断

支气管扩张症的诊断来自两个线索，一是有提示性的临床表现，如反复咳痰和咯血，病变部位湿性啰音；一是胸部平片、CT 或 HRCT 提示。胸片可显示在粗乱肺纹理中多个不规则环状透亮阴影或沿支气管的卷发状阴影。确诊支气管扩张的辅助诊断包括胸部 HRCT 或支气管造影显示支气管扩张改变。

支气管扩张症的诊断需要通过病史和相应的检查了解有无相关的基础疾病，同时和其他呼吸道疾病相鉴别。

（唐友勇）

第五节　治疗

1. 病因治疗　由于引起支气管扩张症的原因较多，发现并治疗基础疾病是很重要的环节。虽然特发性支气管扩张症的气道结构改变是不可逆的，但在一些继发性支气管扩张症，如变态反应性支气管肺曲菌病，通过有效的治疗后支气管扩张可以明显改善。对于一些相关联的疾病或症状，如鼻窦炎，需要得到有效的处理。下面的讨论主要针对特发性支气管扩张症。

2. 支持和对症治疗 一般性的支持治疗包括戒烟、营养支持、康复治疗、和对有氧疗指征的患者给予氧疗。针对常见的咳痰、咯血和呼吸困难，可分别给予祛痰剂、止血药物和支气管扩张剂。

气道黏液高分泌是支气管扩张症的一个显著特征。支气管解黏剂常用于急性和慢性期支气管扩张的应用。重组人 DNase I 吸入未证明对特发性支气管扩张症有帮助。甘露醇吸入是一种比较有前景的新的治疗方法。研究显示，甘露醇吸入后，黏液清除显著改善。临床常用的祛痰药均可用于治疗支气管扩张症的气道黏液高分泌，如：氯化铵、溴己新、盐酸氨溴索、乙酰半胱氨酸、羧甲司坦和厄多司坦等。

尽管缺乏临床研究支持，对于有气流阻塞和气道高反应性的支气管扩张患者，常使用支气管扩张剂来帮助患者。

3. 抗生素的应用 支气管扩张症患者常继发支气管慢性感染和急性加重，不仅导致很多症状，也导致支气管结构的进一步破坏。由于支气管扩张症常发生反复呼吸道感染，抗生素使用非常普遍，各种耐药菌也比较常见。急性感染时使用抗生素有以下注意事项：①轻中度感染病原菌在治疗后可被清除，但重症感染的病原菌很难被清除，临床上有不少患者的慢性期有病原菌定植于气道；②耐药菌以铜绿假单胞菌最为常见；③选用组织通透性高的抗生素：如大环内酯类和喹诺酮类抗生素；④重症患者选用静脉制剂，轻中度可选用口服制剂；⑤通过痰培养监测痰病原学。

对于经常反复感染发作的患者，可以考虑预防性使用抗生素。常用的方法有：长时间使用口服抗生素（每个周期至少四周），雾化吸入抗生素，或定期间断使用静脉抗生素。长时间使用口服抗生素在小规模的临床观察中没有发现可以减少发作、改善肺功能或减少病死率。但确实观察到能够减少病原菌负荷、炎症指标和改善痰的颜色和量。雾化吸入的治疗方法可能更容易被医生和患者接受，文献中使用的药物有庆大霉素和妥布霉素等。总体来说，在决定是否需要在非急性期使用抗生素时，需要考虑到可能产生的耐药菌、治疗费用和潜在不良反应等。另外，可能需要更多地考虑使用非抗生素的治疗方法来预防复发。

4. 抗炎症治疗 慢性气道炎症是支气管扩张症很重要的一个致病机制。抗炎症治疗有可能减轻气道炎症，帮助受损气道黏膜和纤毛功能的修复。有三种药物有潜在研究价值：吸入皮质激素、大环内酯类药物和白三烯受体阻断剂。除了白三烯受体阻断剂，前两者已有一些临床研究报道（表 17－2）。吸入皮质激素虽然对改善肺功能和减轻发作没有显著作用，但可以改善痰液的黏性和产生量。氟替卡松吸入剂的推荐量为 500g bid。大环内酯类药物具有抗炎症的作用，同时对减轻气道黏液分泌有作用，对破坏铜绿假单胞菌的生物膜有效。小剂量红霉素在弥漫性泛细支气管有效，但在特发性支气管扩张症没有经验。新一代大环内酯类药物，如阿奇霉素、克拉霉素和罗红霉素对支气管扩张症均有一定的效果。

表 17－2 吸入皮质激素和大环内酯类药物随机临床研究一览表

研究者（年）	例数	研究设计	治疗	发现
吸入皮质激素				
Elborn 等（1992）	20	DB，交叉，PC	丙酸倍氯米松 1 500g/d，6wk	↓痰量

研究者（年）	例数	研究设计	治疗	发现
Tsang 等（1998）	24	DB，PC	氟替卡松 500g/d，52wk	↓痰炎症指标（IL-1，IL-8，LTB$_4$）
Tsang 等（2005）	86	DB，PC	氟替卡松 1 000g/d，52wk	↓痰量 ↓铜绿假单胞菌感染者痰量
Martinez–Garcia 等（2006）	93	DB（剂量）	氟替卡松 500，1 000g/d，6mo	↓1 000g/d: ↓痰量、咳嗽、呼吸困难 ↑生命质量
大环内酯类				
Koh 等（1997）	25	DB，PC	罗红霉素 8mg/（kg·d），12wk	↓气道反应性
Tsang 等（1999）	21	DB，PC	红霉素 1 000mg/d，8wk	↓痰量 ↑FEV$_1$，FVC
Cymbala 等（2005）	12	交叉	阿奇霉素 1 000mg/wk，6mo	↓痰量 ↓急性加重
Yalcin 等（2006）	34	PC	克拉霉素 15mg/kg·d，3mo	↓痰量↓痰炎症指标

注：缩写：DB：双盲，PC：安慰剂对照，wk：周，mo：月。

5. 体位引流和物理治疗　综合性的物理治疗方法包括体位引流、胸部叩击和机械呼吸治疗等。体位引流是改善痰液引流的简单有效的手段，其效果与需要引流的部位所对应的体位很有关系（图17-2）。一般根据扩张支气管所在的部位选择不同的引流体位，其原则为将病变部位抬高，引流支气管开口向下，使痰液流入大气道而咳出，一般在饭前进行每次引流15~30分钟，每日2~3次。在体位引流时，辅以祛痰药物和胸部叩击则效果更佳。随机临床试验显示振荡正压呼气压力仪的有效性。对于选择性患者，也可通过纤维支气管镜帮助排痰。

对于大多数支气管扩张患者来说，体位引流不存在禁忌。尤其是坐位、半卧位和角度较小的倾斜位。但在头低脚高位和某些倾斜角度较大的体位，一些年老体弱，心血管功能不全及有明显呼吸困难者可能难以耐受，应慎重考虑。此类体位对于严重心脏病，心衰明显及呼吸困难伴发绀者不宜采用。对于体位引流后，可能会污染或危及置于低位的正常肺和支气管者也不宜采用。

体位引流的注意事项：①明确需要引流病灶的部位；②根据病变部位采取相应的引流体位：在一些危重患者，尤其是重症监护室的患者，往往仅能获得正位胸片，难以确定病变的叶段分布，如有引流的必要，可采用以下体位，如果病变在上肺，可采取坐位或半卧位；如果病变在中下肺，一般可采用角度较小的健侧卧位，在病情允许的条件下，也可健侧卧位，甚至加小角度的头低脚高位；③体位引流在早晨清醒后立即进行效果最好，头低脚高位引流时，为了预防胃食管反流、恶心和呕吐，应在饭后1~2小时进行，尤其是留置胃管患者；④有支气管痉挛的患者，在体位引流前可先给予支气管扩张剂，痰液干燥的患者应注意气道湿化，在引流过程中可进行叩拍，并嘱患者作深呼气，促进痰液排出，引流后应进行有意识的咳嗽或用力呼气，廓清留于大气道的分泌物；⑤体位引流：每天2～3次，总治疗时间30～45分钟，每种体位维持5～10分钟，也可根据效果调整时间长度，如果有多个体位需要引流，可先从病变严重或积痰较多的部位开始，逐一进行。

6. 手术治疗　适合于局限性的支气管扩张。对于弥漫性支气管扩张的治疗价值还不清楚。

7. 肺移植　适合于呼吸功能严重下降的支气管扩张症患者。

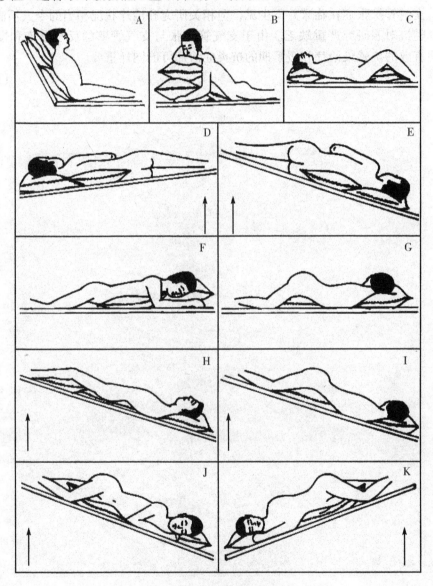

图17－2　体位引流示意图

A. 上叶尖段；B. 左上叶后段；C. 上叶前段；D. 右中叶；E. 左舌叶；F. 右上叶后段；G. 下叶背段；H. 下叶前基底段；I. 下叶后基底段；J. 下叶外基底段；K. 下叶内基底段；未标明左右者适用于双侧

8. 预防感染　针对麻疹和百日咳的儿童免疫有助于减少支气管扩张的发生。对于容易发生呼吸道感染的人群，通过每年的流感疫苗接种可以有效减少流感所致的继发性感染。肺炎疫苗可预防特定类型的肺炎及其严重并发症。免疫球蛋白缺乏者，应用免疫球蛋白可预防复杂的反复感染。对于已经发生支气管扩张症的患者，预防感染可以得到事半功倍的作用，必须将预防感染纳入治疗计划之中。通过规律的康复锻炼来增强体质和增加活动耐力对支气管扩张症有益。有吸烟习惯者必须戒烟。建议患者注射流感疫苗和肺炎球菌疫苗。含有多种常见呼吸道感染菌的口服疫苗（如：泛福舒）可能对支气管扩张症的感染预防也有效。

总之，支气管扩张症在临床并不少见，但相关研究和治疗状况相当的令人不满意，高质量的大样本随机对照研究严重缺乏。由于支气管扩张与支气管壁的反复感染和慢性炎症相关，急性期有效的抗感染治疗和缓解期的抗炎症治疗可能同样重要。

（唐友勇）

呼吸内科疾病救治关键

（下）

刘澄英等◎主编

吉林科学技术出版社

第十八章

肺不张

第一节　概述

肺不张（atelectasis）是指一侧肺或其一个或多个叶、段及亚段的容量及含气量减少，肺组织塌陷。肺不张可分为先天性或后天获得性两种。先天性肺不张是指婴儿出生时肺泡内无气体充盈，常见原因为新生儿呼吸窘迫综合征，又称肺透明膜病。由于早产等原因，患儿缺乏肺表面活性物质，呼气末肺泡萎陷，临床表现为出生不久即有进行性加重的呼吸窘迫和呼吸衰竭。临床绝大多数肺不张为后天获得性，又可根据起病时间分为急性肺不张及慢性肺不张，是本章讨论的重点。

肺的主要功能是进行气体交换，从外界环境摄取新陈代谢所需要的 O_2，排出代谢过程中产生的 CO_2。当肺组织塌陷时，影响肺通气和（或）肺换气两个环节，导致外界吸入的气体不能进入肺泡，流经病变区域的血流不能得到充分的气体交换，进一步导致低氧血症等病理生理改变。

（范荣梅）

第二节　病因和发病机制

导致肺不张的病因很多，根据其发生机制分为阻塞性（吸收性）和非阻塞性，后者包括压迫性、被动性、粘连性、瘢痕性及盘状肺不张等。而根据气道阻塞部位的不同，可将阻塞性肺不张进一步分为大气道阻塞及小气道阻塞（表18-1）。

表18-1　肺不张分类及常见原因

Ⅰ. 阻塞性肺不张：大气道阻塞

　1. 肿瘤

　　支气管肺癌

　　支气管类癌

　　腺样囊性瘤

　　转移性肿瘤

　　淋巴瘤

其他较少见肿瘤（脂肪瘤，颗粒细胞瘤）

2. 炎症

结核和真菌感染（支气管内肉芽肿、结石、支气管狭窄）

结节病，支气管内肉芽肿型（罕见）

3. 其他

左心房增大

吸入异物、食物或胃内容物

气管导管移位

支气管切开

淀粉样变

Wegener 肉芽肿

Ⅱ. 阻塞性肺不张：小气道阻塞

1. 黏液栓

胸腔或腹腔剧烈疼痛（如手术、创伤）

使用呼吸抑制药物（如吗啡）

哮喘

囊性纤维化

2. 炎症

支气管肺炎

支气管炎

支气管扩张

Ⅲ. 压迫性肺不张：肺疾病

1. 外周性肺肿瘤

2. 弥漫性间质性肺疾病（如结节病，淋巴瘤）

3. 邻近肺组织过度充气（如肺大疱、严重肺气肿及气流受限）

Ⅳ. 被动性肺不张：肺外疾病

1. 气胸

2. 胸腔积液，血气胸

3. 膈疝

4. 胸腔肿瘤（如间皮瘤，胸膜转移肿瘤）

Ⅴ. 粘连性肺不张

1. 新生儿呼吸窘迫综合征

2. 肺栓塞

3. 静脉注射碳氢化合物

Ⅵ. 瘢痕性肺不张

1. 肺结核

2. 组织胞浆菌病

3. 矽肺

4. 胶原沉着病

5. 特发性肺间质纤维化（寻常型间质性肺炎，脱屑性间质性肺炎）

6. 放射性肺炎（末期）

Ⅶ. 医源性肺不张

　　经支气管镜肺减容术治疗肺大疱

　　支气管内单向活瓣

　　堵塞物或生物蛋白胶支气管堵塞

大多数肺不张由叶或段的支气管内源性或外源性的阻塞所致，阻塞支气管远端的肺段或肺叶内的气体被吸收，使肺组织塌陷，因此又称为吸收性肺不张。压迫性肺不张系因邻近肺组织出现病变，对其周围正常肺组织的推压所致，常见原因包括肿瘤、弥漫性间质性肺疾病肺气囊以及肺大疱。被动性（松弛型）肺不张是由胸腔内积气、积液、纵隔肿瘤、膈疝等原因导致胸腔压力变化，进而压缩肺组织导致肺不张。粘连性肺不张指肺泡壁内膜表面相互粘连，导致周围气道与肺泡的塌陷，形成机制尚未完全明确，可能与缺乏表面活性物质有关，此类肺不张主要出现在以下两种疾病：新生儿呼吸窘迫综合征（透明膜病）以及肺栓塞。瘢痕性肺不张多来自慢性炎症，常伴有肺实质不同程度的纤维化。此种肺不张通常继发于支气管扩张、结核、真菌感染或机化性肺炎。盘状（线状）肺不张较为少见，其发生与横膈运动减弱（常见于腹腔积液时）或呼吸动度减弱有关。另外，最近有研究通过封堵器、单向活瓣以及生物蛋白胶封堵人为造成肺大疱组织塌陷，从而达到治疗肺大疱作用。

（一）阻塞性肺不张

叶、段支气管部分或完全性阻塞可引起多种放射学改变，其中之一为肺不张。阻塞的后果与阻塞的程度、病变的可变性、是否有侧支气体交通等因素有关。引起阻塞的病变可在管腔内、外或管壁内。当气道发生阻塞后，受累部分肺组织中的血管床开始吸收空气使肺泡逐渐萎陷。在既往健康的肺脏，阻塞后 24 小时空气将完全吸收。因为氧气的弥散速率远远高于氮气，吸入 100% 纯氧的患者在阻塞后 1 小时即可发生肺不张。空气吸收后使胸腔内负压增高，促使毛细血管渗漏，液体潴留于不张肺的间质与肺泡中，此种情况类似"淹溺肺"。但支气管的阻塞并非一定引起肺不张。如果肺叶或肺段之间存在良好的气体交通，阻塞远端的肺组织可以保持正常的通气，甚至在少见情况下还可发生过度膨胀。

1. 肿瘤性支气管狭窄　支气管肺癌是导致气道阻塞的重要原因之一。完全性支气管阻塞主要见于鳞癌和大细胞未分化癌，而腺癌和小细胞癌较为少见。典型的患者为中老年男性，有多年重度吸烟史，常有呼吸道症状如咳嗽、咯血、咳痰、胸痛和气短。胸片可见肺门增大，纵隔增宽。在某些病例肿瘤体积较大，形成"S"征。支气管抽吸物或刷片做细胞学检查或支气管活检对于明确肿瘤所致的肺不张有极高的诊断价值，支气管肺癌经皮肺穿刺或纵隔镜检查亦可得到阳性结果，特别是有肺门增大或锁骨上淋巴结肿大时，后者还可直接活检。肺内转移性肿瘤偶亦侵及支气管使其阻塞，但不易与支气管肺癌鉴别诊断，肾上腺样瘤为支气管内转移的常见原因。肿瘤转移时亦可因肿大的淋巴结压迫支气管而致肺不张。淋巴瘤亦可引起支气管阻塞和肺不张。Hodgkin 淋巴瘤可在支气管内浸润引起肺不张，同时常伴有其他部位的病变如纵隔淋巴结肿大、空洞形成、肺内结节或粗大的弥漫性网状浸润。通过纤维支气管镜活检、冲洗或痰的细胞学检查常可做出诊断。一些非 Hodgkin 淋巴瘤亦可引起肺不张，但一般见于疾病的晚期。肺泡细胞癌一般不会引起支气管阻塞。

良性支气管肿瘤比较少见，约有 10% 的畸胎瘤表现为孤立性支气管内肿瘤，除非引起阻塞性肺不张或阻塞性肺炎，一般无临床症状。其他支气管内良性肿瘤如支气管腺瘤、平滑肌瘤、纤维瘤、神经鞘瘤、软骨瘤、血管瘤、脂肪瘤等也可引起阻塞性肺不张。支气管腺瘤恶性程度相对较低，90% 的支气管腺瘤为类癌。支气管腺瘤常常较大部分位于支气管外，故在胸片上可见邻近肺门的中等大小的不透光阴影伴远端肺不张。大多数腺瘤起源于较大的主支气管，故易在纤维支气管镜下窥见肿瘤并取活检。通常腺瘤表面的支气管黏膜保持完整，纤维支气管镜下活检偶可引起大量出血。细胞学检查或支气管冲洗常无阳性发现。

2. 感染与炎症　支气管结核是引起良性支气管狭窄的最主要原因。大多数病例肺不张发生于纤维空洞型肺结核，由结核性肉芽组织及溃疡引起狭窄，病变愈合期也可出现纤维性狭窄。在原发性肺结核，支气管阻塞和肺不张主要由肿大的淋巴结在管外压迫所致。结核性支气管狭窄的 X 线征象为迅速长大的薄壁空洞，伴有肺不张或支气管扩张。支气管镜检查及痰培养可以明确诊断。有时仅从纤维支气管镜下所见即可明确狭窄的性质为结核性，结核性肺不张还可由肺实质的瘢痕所致。肺真菌病特别是变应性支气管肺曲霉菌病（ABPA）亦可引起支气管狭窄。大多数慢性炎症所致的支气管狭窄其原发病因常不明了，有时可能是由于管腔外的压迫所致。Wegener 肉芽肿也可引起支气管狭窄和肺不张，但支气管镜下活检通常不易明确诊断。

3. 其他原因　临床上黏液栓或黏液脓性痰栓引起的支气管阻塞和随后的肺叶、段或全肺不张较为常见。痰栓多位于中央气道，形成均一的肺叶段透光度降低。如果周围气道痰栓嵌塞则中央气道可出现支气管空气征。手术患者在术后 24～48 小时出现发热、心动过速与呼吸急促咳嗽有痰声但咳嗽无力，受累区域叩呈浊音，呼吸音降低需要考虑黏液栓导致的肺不张，特别是慢性支气管炎、重度吸烟或手术前呼吸道感染的患者，以及患者麻醉时间过长、上腹部手术、术中和术后气道清洁较差，更容易发生。纤维支气管镜检查常可见相应支气管有散在的黏液栓。神经疾患患者及胸部外伤患者由于呼吸肌无力、胸廓活动能力受限或昏迷状态，肺清除分泌物能力下降，也易形成黏液栓而致肺不张。慢性呼吸道疾病如慢性化脓性支气管炎、支气管哮喘急性发作、支气管扩张以及肺囊性纤维化病患者细支气管内形成黏稠的黏液栓亦可引起段或叶的不张。一般通过胸部理疗常可奏效，但有时可能需要紧急的支气管镜吸出痰栓。成年哮喘患者若发生肺不张，需注意是否有变应性支气管肺曲霉菌病所致黏液嵌塞的可能性。

异物吸入主要见于婴幼儿，常见吸入物为花生、瓜子、糖果、鱼刺、笔帽等等，偶见于戴义齿或昏迷、迟钝的老年人。面部创伤，特别是车祸伤，可吸入碎牙。有明确的异物吸入史往往能明确诊断，但如果吸入异物及症状出现时间间隙期太长，以及婴幼儿异物吸入时周围无陪伴，往往不能提供吸入史，此时诊断往往比较困难。胸部影像有相当大的诊断价值，如果异物不透 X 线，胸片即可明确诊断并定位。若为透过 X 线异物，则 X 线片上的阻塞性病变或其他的放射学改变亦可提示异物所在。支气管内活瓣性病变所致的阻塞性肺过度充气是婴幼儿异物吸入最常见的放射学改变，而成人往往表现为肺不张。如果临床上初步考虑为支气管内异物，应通过支气管镜检查证实，通过支气管镜检常常也能达到治疗的目的。大多数异物在镜下可以看到，某些植物性异物由于引起明显的炎症反应，可隐藏于水肿的黏膜下而不易发现。

支气管结石较为少见，系由支气管周围的钙化淋巴结穿破支气管壁形成，常见的病因为肺结核和组织胞浆菌病。临床症状有咳嗽、反复咯血与胸痛，咳出沙粒状物或钙化物质的病史极有诊断价值。造成阻塞的主要原因为围绕突出管腔的结石形成大量的肉芽肿组织。典型的胸片表现为肺不张与近端的多数钙化影，断层摄片和 CT 对于明确结石的存在及评价结石与支气管壁的关系更有价值，纤维支气管镜检查可以明确诊断。

邻近结构异常压迫支气管也可引起肺不张，如动脉瘤、心腔扩大（特别是左心房）、肺门淋巴结肿大、纵隔肿瘤、纤维化性纵隔炎及纵隔囊肿。外源性压迫最常见为支气管周围肿大的淋巴结，其中右侧中叶最常受累。引起淋巴结肿大的疾病主要为结核，其次为真菌感染、淋巴瘤、转移性肿瘤。普通胸片可见与肺不张同时存在的肺门肿大与血管异常，从而提示外源性压迫的可能性。胸部断层摄影和 CT 可进一步明确诊断。纤维支气管镜下在阻塞部位作黏膜活检有时可获得原发疾病的组织学资料，但在活检前必须排除动脉瘤。受压的支气管可能存在非特异性的炎症。类癌的淋巴结肿大罕有压迫支气管，而淋巴瘤和转移性肿瘤亦极少引起肺门淋巴结肿大，此种情况下的肺不张通常由支气管内的直接侵犯而非外源性压迫所致。

右肺中叶特别易于发生慢性或复发性感染以及肺不张。可能与中叶支气管解剖特点有关，其较为细长，周围有多组淋巴结环绕；另一原因是中叶与其他肺叶缺乏侧支通气。各种原因引起的中叶慢性或反复的不张称为中叶综合征，最常见的原因为非特异性感染，而此种肺不张多为非阻塞性的，肿瘤也是常见原因之一，另外，结核、支气管结石、支气管扩张等也可导致中叶肺不张。

（二）非阻塞性肺不张

1. 压迫性肺不张（compressive atelectasis）　　压迫性肺不张是指因肺组织受其邻近的肺部扩张性病变的推压所致，包括肺内肿瘤、肺大疱、肺气囊肿。压迫性肺不张往往较局限，较轻微或为不完全性，不张部位位于肺部病变周围。

2. 被动性肺不张（passive atelectasis）　　胸腔内占位性病变可推移挤压肺组织使其不张，此种不张一般较轻微或为不完全性，但偶可为完全性肺萎陷。胸腔内病变有胸腔积液、脓胸、气胸及胸腔内肿瘤。腹部膨隆亦可使膈肌上抬挤压肺脏如过度肥胖、腹腔内肿瘤、肝脾长大、大量腹水、肠梗阻以及怀孕等。

3. 粘连性肺不张（adhesive atelectasis）　　粘连性肺不张是由于表面活性物质不足而致肺容量减少，表面活性物质产生不足或活性下降常见于透明膜病、急性呼吸窘迫综合征。肺栓塞也可能导致肺不张。其产生机制目前还不明确，目前认为是肺动脉栓塞发生后数小时内肺泡表面活性物质耗竭，结果肺容积和肺顺应性降低，从而继发肺不张或肺梗死。

4. 瘢痕性肺不张（cikatricial atelectasis）　　大多数瘢痕性肺不张继发于慢性炎症过程，如结核、真菌感染、矽肺、煤尘肺石棉肺、支气管扩张、矿物油肉芽肿和慢性非特异性肺炎（机化性肺炎），其中结核导致的瘢痕性肺不张最为常见，慢性炎症伴有明显的纤维化，可引起受累肺叶的皱缩和容量减少，此种情况下肺容量的减少较其他类型的肺不张更为严重。硬皮病和其他结缔组织疾病亦可引起肺内的纤维化和瘢痕性肺不张。

5. 圆形肺不张（rounded atelectasis）　　圆形肺不张为一种特殊类型肺不张，一般位于胸膜下肺基底部呈圆形或椭圆形，其下方有支气管或血管影延伸到肺门，形似"彗星尾"常可见邻近的胸膜与叶间裂增厚。产生机制为脏层胸膜或小叶间隔纤维变性及增厚，胸膜内陷，肺组织不能充分复张，常见于石棉性胸膜炎。

6. 盘状肺不张　盘状或碟状肺不张为局部亚段肺不张，呈线状，位于横膈上方，几乎总是延伸到胸膜，常呈水平方向，但有时可呈斜或垂直的方向，这种肺不张的厚度自数毫米至1cm以上，宽2~6cm，表现为盘状或碟状阴影，随呼吸上下移动。常见于腹腔积液或过度肥胖时横膈运动减弱，或各种原因引起的呼吸动度减弱时。

7. 坠积性肺不张（hypostatic atelectasis）　肺脏存在重力依赖部分和非重力依赖部分，重力依赖部分的减少提示有肺组织灌注增加与肺泡通气下降。直立位时呼吸末肺尖与肺底肺泡容积梯度约为4：1，平卧时其比例约为2.5：1，重力梯度可在某些情况下参与肺不张的形成，如长期卧床的患者，呼吸过于表浅，黏液纤毛输送系统受损，以及肺重量增加的疾病如肺炎、肺水肿与肺充血等。

（范荣梅）

第三节　临床表现

肺不张的症状和体征主要取决于原发病因，阻塞的程度发生的速度、受累的范围以及是否合并感染。由肺不张自身导致的症状只有呼吸困难。短期内形成的阻塞伴大面积的肺组织萎陷，特别是合并感染时，除了突发的呼吸困难、发绀以外，患侧可有明显的疼痛，甚至出现血压下降、心动过速、发热。而缓慢形成的肺不张可以没有症状或只有轻微的症状。而中叶综合征多无症状，但常有剧烈的刺激性干咳。

既往病史可提示支气管阻塞和肺不张的可能性。若病史中有肺结核、肺真菌感染、异物吸入或慢性哮喘，应注意有无支气管狭窄。以前有胸部创伤史应注意排除有无未发现的支气管裂伤和支气管狭窄。某些哮喘患儿若持续发作喘息，可能因黏液嵌塞发生肺不张，此时如有发热，则需考虑是否合并变态反应性肺曲霉菌病；外科手术后48小时出现发热和心动过速（手术后肺炎）常由肺不张引起。继发于支气管结石的肺不张患者约有50%有咳出钙化物质的历史，患者常常未加以注意，需要医生的提示。部分患者比较容易发生肺不张，如重症监护病房的患者、全身麻醉手术患者，当此类患者出现不明原因呼吸急促、血氧饱和度下降等表现时，需要考虑是否发生肺不张。儿童出现呼吸系统症状时均应想到异物吸入的可能。继发于支气管肺癌的肺不张主要见于有吸烟史的中年或老年男性并常有慢性咳嗽史。

阻塞性肺不张的典型体征有肺容量减少的证据（触觉语颤减弱膈肌上抬、纵隔移位）、叩浊、语音震颤和呼吸音减弱或消失如果有少量的气体进入萎陷的区域，可闻及湿啰音。手术后发生肺不张的患者可有明显的发绀和呼吸困难，较有特征的是反复的带痰声而无力的咳嗽。如果受累的区域较小，或周围肺组织充分有效地代偿性过度膨胀此时肺不张的体征可能不典型或缺如。非阻塞性肺不张其主要的支气管仍然通畅，故语音震颤常有增强，呼吸音存在。上叶不张因其邻近气管，可在肺尖闻及支气管呼吸音。下叶不张的体征与胸腔积液和单侧膈肌抬高的体征相似。体检时发现与基础疾病有关的体征，可提供诊断线索。

（刘澄英）

第四节 辅助检查

血液常规检查对肺不张的鉴别诊断价值有限。哮喘及伴有黏液嵌塞的肺曲霉菌感染，血嗜酸性粒细胞增多，偶尔也可见于 Hodgkin 淋巴瘤、非 Hodgkin 淋巴瘤、支气管肺癌和结节病。阻塞远端继发感染时有中性粒细胞增多、血沉增快。慢性感染和淋巴瘤多有贫血。结节病淀粉样变、慢性感染和淋巴瘤可见 γ 球蛋白增高。血清学试验检测抗曲霉菌抗体对诊断变应性支气管肺曲霉菌感染的敏感性与特异性较高，组织胞浆菌病和球孢子菌病引起支气管狭窄时，特异性补体结合试验可为阳性。血及尿中检出 5 - 羟色胺对支气管肺癌引起的类癌综合征有诊断价值。

（刘澄英）

第五节 诊断

肺不张不是一种疾病而是众多疾病的一种共同的临床表现，因此，对肺不张的诊断主要包括两个部分：明确肺不张的诊断；寻找导致肺不张的基础病因（病因诊断）。

1. 明确肺不张的诊断 存在容易发生肺不张基础疾病的患者，出现呼吸困难或者呼吸困难程度迅速加重，需考虑是否在基础疾病基础上发生肺不张，而影像学检查常常能够建立诊断，在胸部平片上，除了肺部实变影，更具有诊断意义的是由于肺不张导致的不张肺容量降低而导致的影像学改变，如叶间裂移位，肺门、气管、膈以及心脏移位，肋间隙变窄，以及邻近肺代偿性气肿等。

2. 病因诊断 当通过临床症状及胸部 X 线明确肺不张诊断后，不论患者年龄大小，均需寻找阻塞原因。借助纤维支气管镜检查，可以窥视到段支气管和亚段支气管内病变，胸部 CT 则可帮助澄清发生肺不张的原因。

（刘澄英）

第六节 治疗和预防

一、治疗

1. 急性肺不张（acute atelectasis） 急性肺不张（包括手术后急性大面积的肺萎陷）需要尽快去除基础病因。如果怀疑肺不张由阻塞所致而咳嗽、吸痰、24 小时的胸部理疗仍不能缓解时或者患者不能配合治疗时，应当考虑行纤维支气管镜检查。支气管阻塞的诊断一旦确定，治疗措施即应针对阻塞病变以及合并的感染。纤维支气管镜检查时可吸出黏液栓或浓稠的分泌物而使肺脏得以复张。如果怀疑异物吸入，应立即行支气管镜检查，较大的异物可能需经硬质支气管镜方能取出。

肺不张患者的一般处理包括：①卧位时头低脚高患侧向上，以利引流。②适当的物理治疗。③鼓励翻身咳嗽、深呼吸。如果在医院外发生肺不张，例如由异物吸入所致而又有感染的临床或实验室证据，应当使用广谱抗生素。住院患者应根据病原学资料和药敏试验选择针对性强的抗生素。神经肌肉疾病引起的反复发生的肺不张可试用 $5 \sim 15 cmH_2O$ 的经鼻导管持续气道正压（CPAP）通气可能有一定的帮助。

2. 慢性肺不张（chronic atelectasis）　肺萎陷的时间越久，则肺组织毁损纤维化或继发支气管扩张的可能性越大。任何原因的肺不张均可继发感染，故若有痰量及痰中脓性成分增加应使用适当的抗生素。部分结核性肺不张通过抗结核治疗也可使肺复张。以下情况应考虑手术切除不张的肺叶或肺段：①缓慢形成或存在时间较久的肺不张，通常继发慢性炎症使肺组织机化挛缩，此时即使解除阻塞性因素，肺脏也难以复张。②由于肺不张引起频繁的感染和咯血。如系肿瘤阻塞所致肺不张，应根据细胞学类型，肿瘤的范围与患者的全身情况，决定是否进行手术治疗以及手术的方式，放射治疗与化疗亦可使部分患者的症状得以缓解。对某些管腔内病变可试用激光治疗。

二、预防

重度吸烟与 COPD 患者是手术后肺不张的主要易患因素，因此应在术前戒烟并训练咳嗽与深呼吸。应避免使用作用时间过长的麻醉方式，术后尽量少用镇静剂，以免抑制咳嗽反射。麻醉结束时不应使用 100% 的纯氧。患者应每小时翻身一次，鼓励咳嗽和深呼吸。必要时可雾化吸入支气管扩张剂，雾化吸入生理盐水也可达到湿化气道，促进分泌物排出的目的。由胸廓疾患神经肌肉疾病或中枢神经疾病所致通气不足，或呼吸浅快，以及长期进行机械通气的患者，均有发生肺不张的可能，应予以特别注意并进行严密的监护。

（刘澄英）

第十九章

肺血管疾病

第一节 急性肺源性心脏病

急性肺源性心脏病（aceute pulmonale，acute pulmonary heart disease），简称急性肺心病，是指主要来自静脉系统或右心的栓子进入肺循环，引起肺动脉主干或其分支的广泛栓塞，并伴发广泛肺动脉痉挛，使肺循环受阻，肺动脉压急剧升高，超越右心所能负荷的范围，从而引起右心室急剧扩张和急性右心衰竭。大块肺动脉栓塞尚可引起猝死。其中肺血栓栓塞症（pulmonary thromboembolism，PTE）是最常见的一种。

一、病因

急性肺心病病因较多，最常见于急性大面积肺梗死，而严重肺动脉血栓栓塞是最常见原因，栓子的主要来源有周围静脉栓塞，常见栓子来源有髂外静脉、股静脉、深股静脉、腘静脉，其次为生殖腺静脉（卵巢或睾丸静脉）、子宫静脉、盆腔静脉丛、大隐静脉等，以下肢深部静脉栓塞和盆腔静脉血栓形成或血栓性静脉炎的血栓脱落为常见。久病或手术后长期卧床、静脉曲张、右心衰竭、静脉内插管、红细胞增多症、血小板增多症、抗凝血酶的缺乏等引起的高凝状态所致血流淤滞，静脉炎后等致静脉管壁损伤均易致血栓形成。盆腔炎、腹部手术、分娩为促进局部静脉血栓形成与血栓性静脉炎的重要因素。肺、胰腺、消化道和生殖系统的肿瘤易合并肺血栓。这与肿瘤细胞产生激活凝血系统的物质（组织蛋白，组织蛋白酶）有关。其次右心血栓可导致急性肺心病，血栓可来自右心房，如长期心房颤动，右心房的附壁血栓脱落；来自右心室，如心肌梗死波及右心室心内膜下引起附壁血栓脱落时；还有心内膜炎时肺动脉瓣或三尖瓣的赘生物脱落引起肺动脉栓塞。此外，空气栓塞也占一定比例，系心血管手术、肾周空气造影、人工气腹等，因操作不当，空气进入右心腔或静脉所致的气栓。空气栓塞为目前造成非血栓肺栓塞的常见原因。还有癌栓、脂肪栓塞及其他（如细菌性心内膜炎、动脉内膜炎、化脓性静脉炎后的菌栓；分娩时羊水栓塞；急性寄生虫病有大量成虫或虫卵进入肺循环引起的广泛的肺动脉栓塞）。口服避孕药亦是导致肺动脉栓塞的危险因素。

二、病理

常见肺血栓栓塞症（PTE）病理表现为大块栓子或多个栓子阻塞在肺总动脉，骑跨在左、右肺动脉分叉处或分别阻塞左、右肺动脉。有时栓子向右心室延伸至阻塞部分肺动脉瓣。右心室扩大，其心肌及左心室心肌，尤其是心内膜下心肌，可能因休克或冠状动脉反射性痉挛引起严重缺氧而常有灶性坏死。PTE 可以是单发的，但多发或双侧性的栓塞更为常见，其成因可能是血栓反复脱落或新鲜血栓在通过心腔或进入肺动脉后由于机械和（或）纤溶作用，破碎成多个较小的血栓。常见表现为下肺多于上肺，特别好发于右下叶肺，约达85%，这与血流及引力有关。若纤溶机制不能完全溶解血栓，24h 后栓子的表面即逐渐为内皮样细胞被覆，2~3 周后牢固贴于动脉壁，血管重建。早期栓子退缩，血流再通的冲刷作用，覆盖于栓子表面的纤维素、血小板凝集物及溶栓过程，都可以产生新栓子进一步栓塞小的血管分支。栓子是否引起肺梗死由受累血管大小、栓塞范围、支气管动脉供给血流的能力及阻塞区通气适当与否决定。肺梗死（pulmonary infarction）多发生在下叶，尤其在肋膈角附近，常呈楔形，其底部在肺表面略高于周围的正常肺组织，呈红色。梗死区肺表面活性物质减少可导致肺不张。胸膜表面常见渗出，产生血性或浆液性胸腔渗液，1/3 为血性。存活者梗死处坏死组织逐渐被吸收，最后形成瘢痕。

脂肪栓塞多见于严重创伤或骨折后，尤其是长骨（如股骨干骨折）或骨盆多发性骨折、严重挫伤、挤压伤造成脂肪组织大面积损伤以及骨髓碎片或脂肪颗粒进入静脉血流，经过右心进入肺微小动脉或毛细血管所致。除脂肪滴机械阻塞外，尚存在继发性化学炎症反应机制。栓塞部位的中性脂肪在被激活的脂肪酶的作用下，释放出活性游离脂肪酸，刺激局部肺间质，发生生物化学性炎症反应，损伤毛细血管和肺泡，引起肺组织水肿、缺血、缺氧、出血甚至肺不张，严重者发生急性呼吸窘迫综合征（ARDS）。

羊水栓塞主要见于分娩过程中。在某些病理因素作用下，羊水中的胎儿产物如胎粪、鳞状上皮、毛发、胎脂、黏液等，通过有缺陷的子宫肌层或胎盘附着部位的静脉窦、破裂的宫颈内膜静脉，进入母体循环所致。胎盘早剥、胎膜破裂及早破水为此提供了通路。使用过量催产药物后宫内高压为羊水进入血循环提供了条件。羊水栓塞引起肺栓塞不完全是羊水中的有形成分引起的机械阻塞，而羊水入血后激发的一系列炎症、血管活性物质释放和过敏样反应可能是最重要的机制。

空气栓塞是内科穿刺等治疗和外科手术的严重并发症之一，少数可由外伤引起。空气栓塞又分为动脉型和静脉型两种。动脉型空气栓塞主要是由于空气进入左心房、左心室和周围动脉系统而引起的栓塞；静脉型空气栓塞主要是由于空气进入周围静脉、右心和肺动脉系统，经血液搅拌为泡沫状，严重阻碍右心室及肺动脉血流，可造成急性右心衰竭，甚至死亡，少量气泡可通过肺小动脉、毛细血管或肺内动静脉吻合支进入体循环，到达心脏、脑、肾等。

三、临床表现

（一）常见症状和体征

1. 症状 发生大块栓塞或多发性梗死时，患者起病急骤，常突然发生不明原因呼吸困难、气促、发绀、剧烈咳嗽、窒息感、心悸和咯血。其中呼吸困难严重且持续时间长，呼吸困难的特征是浅而速，呼吸频率 40~50 次/min。咯血常为小量咯血，每次数口到 20~30ml。大咯血少见。重者有烦躁不安、神志障碍、惊恐甚至濒死感。发作时因伴脑供血不足，有伴昏厥（亦可为 PTE 的唯一或首发症状）。

病变累及胸膜时，因栓塞部位附近的胸膜有纤维素性炎症，可出现剧烈胸膜炎性胸痛并放射至肩部，与呼吸有关，据此可判断肺栓塞的部位。

临床上有时出现所谓肺梗死三联征，即同时出现呼吸困难、胸痛及咯血，但仅见不足30%的患者。

肺梗死后综合征（postpulmonary infarction syndrome）：一般肺血栓后 5 ~ 15 天可出现类似心肌梗死后综合征，如有心包炎、发热、胸骨后疼痛、胸膜炎、白细胞增多及血沉快等。

2. 体征

（1）肺部体征：常见呼吸急促；肤色苍白或发绀，肺大块梗死区域因肺不张、心力衰竭、肺泡表面活性物质丧失致毛细血管渗透性改变，因此常可闻及细湿啰音。神经反射及介质作用可引起小支气管的痉挛、间质水肿等，使肺部出现哮鸣音。叩诊浊音，呼吸音减弱，或有哮鸣音和（或）细湿性音，如肺梗死病变累及胸膜可闻及胸膜摩擦音或有胸腔积液体征。偶在肺部听到一连续或收缩期血管杂音，且吸气期增强，系因血流通过狭窄的栓塞部位引起湍流所致，也可发生于栓子开始溶解时。

（2）心脏体征：心动过速往往是肺栓塞的唯一及持续的体征。大块肺栓塞患者，右心负荷剧增，心浊音向右扩大，心底部肺动脉段浊音可增宽，可伴明显搏动，肺动脉瓣区第二音亢进及分裂，有响亮收缩期喷射性杂音伴震颤，可有舒张期杂音及奔马律，吸气时增强，若用 Valsalva 方法检查时，即减轻或消失。当有心搏出量急骤下降时，肺动脉压也下降，肺动脉第二音可不亢进。脉细速，血压低或测不到，心率增快，心前区奔马律、阵发性心动过速、心房扑动或颤动等心律失常。

（二）非典型表现

1. 心脏骤停　老年人急性肺心病可出现心脏骤停。

2. 症状不典型　无咯血胸痛，仅表现为胸闷与气短。

3. 其他体征　可伴发热，早期可有高热，低热持续一周或一周以上。右心衰竭时，颈静脉怒张，肝大并有疼痛及压痛。急性期下肢水肿多不明显。如有横膈胸膜炎或充血性脏器肿大时可伴有急性腹痛。

四、诊断

（一）实验室检查

1. 血浆 D - 二聚体测定　血浆 D - 二聚体的快速测定对血栓栓塞性疾病具有早期诊断价值，能够反映疾病的发展变化、严重程度，了解血栓形成过程，估计抗凝、溶栓治疗效果和预后。血浆 D - 二聚体诊断肺血栓栓塞症的敏感度高达 92% ~ 100%，但特异度较低，仅40% ~ 43%。血浆 D - 二聚体如小于 $500\mu g/L$ 提示无肺栓塞存在。但病程长又无新的血栓形成时，血浆 D - 二聚体可不高；外伤、手术、心血管病、肿瘤、炎症、高龄等因素可使其升高，故血浆 D - 二聚体测定最好用于疑似肺血栓栓塞症而不合并急性全身疾病的患者，应当结合其他临床资料综合分析。

2. 动脉血气分析　常表现低氧血症，低碳酸血症，PaO_2 平均为 8.3kPa（62mmHg），原有心肺疾病的患者肺栓塞时 PaO_2 更低，但 PaO_2 无特异性，无低氧血症也不能排除肺栓塞。部分患者的血气结果可以正常。

（二）器械检查

1. 心电图

（1）常见心电图表现：心电图检查主要表现为急性右心室扩张和肺动脉高压，典型的心电图表现：①电轴显著右偏，极度顺钟向转位，右束支传导阻滞。②Ⅰ、aVL 导联 S 波加深，Ⅲ、aVF 导联出现 Q 波，T 波倒置。③肺型 P 波。④Ⅰ、Ⅱ、Ⅲ、aVL、aVF 导联 S－T 段降低，aVR 导联和右胸导联 R 波常增高，右侧心前区导联 T 波倒置。⑤胸导联过渡区左移，可出现房性或室性心律失常，完全性或不完全性右束支传导阻滞。这些变化可在起病 5～24h 出现，如病情好转，数天后消失。对心电图改变，需动态观察。心电图检查也是鉴别急性心肌梗死的重要方法。

（2）非典型心电图表现：V_1～V_3 导联 ST 段弓背向上抬高，V_5～V_6 导联 ST 段轻度下移。

QRS 电轴多数右偏，少数也可左偏（≤－30°），或出现 $S_I S_{II} S_{III}$ 征和顺钟向转位。

2. 胸部 X 线

（1）常见表现：由于肺栓塞的病理变化多端，所以 X 线表现也是多样的，应连续做胸部 X 线检查。

1）肺梗死发病后 24h，肺梗死形成早期，X 线检查可无特殊发现，或仅见肋膈角模糊，一侧肺门阴影加深及同侧膈肌上升及呼吸幅度减弱等间接征象。

2）发病 1～2 天后：肺梗死已甚明显，常见改变如下。

A. X 线发现肺门阴影和肺血管影可较正常为宽，但当一个较大的肺叶或肺段动脉栓塞时，X 线表现为周围肺动脉阴影可有局部变细，阻塞区域的肺纹理减少，以及局限性肺野的透亮度增加。多发性肺动脉有小的 PTE 可引起普遍性肺血流量减少，因此显示肺纹理普遍性减少和肺野透亮度的增加。

B. 心影向两侧扩大，伴上腔静脉及其静脉增宽。

C. 肺梗死区呈卵圆形或三角形密度增高影，底部向外与胸膜相连，可有胸腔积液影像。两肺多发性肺栓塞时，其浸润阴影颇似支气管肺炎。

D. 肺动脉高压征象较大的肺动脉或较多肺动脉分支发生栓塞时，由于未被栓塞的肺动脉内血流量突然增加，高度充血及扩张，肺动脉段明显扩大突出。尤其在连续观察下，若右下肺动脉逐渐增粗，横径大于 15mm，则诊断意义更大。一般扩张现象在发病后 24h 出现，2～3 天达最大值，持续约 1～2 周。另一个重要征象是外围的肺纹理突然变纤细，或突然终止，如"残根"样。

E. 一侧或双侧横膈抬高：发生率为 40%～60%；胸膜增厚、粘连、少量胸水；盘状肺不张。

F. 特异性 X 线表现：Hampton 驼峰征：即肺内实变的致密区呈圆顶状，顶部指向肺门，常位于下肺肋膈角区。另为 westermark 征：栓塞近侧肺血管扩张，而远侧肺血管纹理缺如。

（2）非典型影像表现：急性肺心病主要原因为肺动脉栓塞，肺栓塞影像表现可不典型，可表现为双下肺球形阴影，与肺炎性假瘤、结核球、肺癌相似，广泛肺栓塞表现似支气管肺炎。可出现多发性腔隙性胸腔积液。

3. CT 肺血管成像　CT 肺血管成像（CTPA）不仅可以直接看到血栓和血流阻断，而且有助于排除其他胸部疾病，因而大大提高了诊断正确率。主要发现肺动脉或其分支堵塞呈

"截断"现象，或管腔不规则充盈缺损征象者提示肺栓塞。在诊断主干肺动脉和叶干肺动脉上发生的大块时，特异性和敏感性超过95%，而非确定性诊断率仅为3%～10%。但由于分辨率的限制，仅能可靠地显示肺动脉2～4级分支，即便通过采用薄层和多方位重组提高了肺段及肺亚段动脉血栓的显示率，但由于支气管的变异性较大，对亚段及亚段以下动脉的血栓显像存在局限性，同时由于需要迅速推注造影剂，也限制了该检查的应用范围，在原有心功能不全或肾功能不全患者中应用需慎重。

4. 肺动脉造影

（1）常见表现：肺动脉造影（conventional pulmonary angiography，CPA）是目前诊断肺动脉栓塞最可靠的方法，其敏感度约为98%，特异度为95%～98%。可以确定阻塞的部位及范围，若辅以局部放大及斜位摄片，甚至可显示直径0.5mm血管内的栓子，一般不易发生漏诊，假阳性很少。肺栓塞时的肺动脉造影的X线最有价值的征象是：①血管腔内充盈缺损：肺动脉内有充盈缺损或血管中断对诊断肺栓塞最有意义。②肺动脉截断现象：为栓子完全阻塞一支肺动脉后而造成的。③某一肺区血流减少：一支肺动脉完全阻塞后，远端肺野无血流灌注，局限性肺叶、肺段血管纹理减少或呈剪枝征象。④肺血流不对称：栓子造成不完全阻塞后，造影过程中，动脉期延长，肺静脉的充盈和排空延迟，未受累血管增粗、扭曲，为血流再分配所致。⑤肺动脉高压征象：中心肺动脉增宽，段以下分支变细，右心增大。肺动脉造影有一定危险，特别是并发严重肺动脉高压和急性肺心病者危险性更大。

（2）非典型表现：CPA易将重叠血管结构误诊为肺栓塞，或难以辨认未完全阻塞的血管，加用数字电影血管造影，可使重叠结构在相对运动中观察更清楚，并可见到往返运动的栓子及造影剂在栓子旁流过的情况，以提高诊断率。

5. 超声心动图

（1）常见表现：由于超声心动图敏感性较低，且难以发现肺动脉远端的栓子，故对肺动脉的诊断价值有限，但其快速、便捷、无创，并可以在急诊室或重症监护病房进行床旁检查，在对急危患者的诊断和病情评估中占有重要地位，且能够除外其他心血管疾患。

经胸部或经食管二维超声心动图可以直观地看到位于右心房血栓、活动蛇样运动的组织和不活动无蒂极致密的组织，若同时患者临床表现符合急性肺栓塞，则可以做出诊断；或右心发现肺动脉近端的血栓也可确定诊断。此为直接征象，直接检出肺动脉内栓子并评估其位置、阻塞程度、累及范围，有利于制订治疗方案。

间接征象提示急性肺栓塞有：①心腔内径改变：右心室和右心房扩大，尤以右心室增大显著；室间隔左移、左心室内径变小和运动异常等。多数病例的左心室前后径小于40mm，反应肺栓塞造成的左心充盈不良。RV/LV的比值明显增大。右室壁局部运动幅度降低。②室壁运动异常：室间隔运动异常，表现为左心室后壁的同向运动，其幅度常大于其他原因造成的室间隔的异常运动，随呼吸变化幅度增大；右心室游离壁功能异常，右心血流动力学改变、不能解释的右心舒张功能障碍。③三尖瓣环扩张伴少至中量的三尖瓣反流。④肺动脉高压：M超声显示肺动脉瓣曲线a波浅至消失，CD段切迹；二维图像上肺动脉增宽，肺动脉瓣关闭向右室流出道膨凸；近端肺动脉扩张内径增加、明显的三尖瓣反流等。

（2）非典型表现：有些部位的栓子常难以发现。但超声心动图检出率较低，主要原因是：①经胸超声仅能显示左、右肺动脉主干，不能显示其远端分支，位于叶、段动脉内的血栓无法观察。②该病例新鲜陈旧血栓混合，新鲜血栓回声若趋近于无回声区则不能识别。

6. 放射性核素肺扫描

（1）常见表现：放射性核素肺扫描是临床无创伤性、对肺动脉栓塞诊断价值较高的常用技术。肺灌注扫描常用^{99m}锝标记的人体白蛋白微粒静脉注射，几乎全部放射性颗粒都滞留在肺毛细血管前小动脉，放射性核素的分部与肺血流量呈比例。肺栓塞者肺灌注扫描的典型所见是呈肺段分布的灌注缺损，不呈肺段分布者诊断价值有限。肺灌注扫描正常者基本可排除肺动脉栓塞。一般可将扫描结果分为三类。①高度可能：其征象为至少1个或更多叶、段的局部灌注缺损，而该部位通气良好或X线胸片无异常。②正常或接近正常。③非诊断性异常：其征象介于高度可能与正常之间，需要做进一步检查，包括下列检查策略：D-二聚体测定和临床可能性评估、一系列下肢检查、肺螺旋CT、肺动脉血管造影等。结果呈高度可能具有诊断意义。

（2）非典型表现：值得注意的是，单独灌注显像缺乏特异性，由于某些疾病，如肺炎、肺不张、气胸及慢性阻塞性肺疾病等，当通气降低时，肺血流灌注也降低。肺实质性病变，如肺气肿、结节病、支气管肺癌及结核等也可引起通气及灌注的降低。因此，上述灌注的缺损并非特异性，仍需有肺通气显像，让患者吸入^{133}Xe等放射性气体，也可用放射性气溶胶发生器，将^{99m}Tc-MAA的某些药物（植酸钠）雾化成放射性气溶胶让患者吸入，沉着于肺泡，然后体外显像，以反映气道的通畅情况。此外检查时机、显像是否为同期进行均可影响结果的分析。

（三）诊断

急性肺源性心脏病的诊断是比较困难的，在临床工作中易忽略及误诊，如不及时诊断，往往使患者失去了抢救时机。在诊断过程中应注意以下几点。

（1）发现可疑患者，根据突然发病剧烈胸痛、与肺部体征不相称的呼吸困难、发绀、心悸、昏厥和休克，尤其发生于长期卧床、手术后、分娩、骨折、肿瘤、心脏疾病（尤其合并心房纤颤）、肥胖及下肢深静脉炎等患者，应考虑肺动脉大块栓塞引起急性肺源性心脏病的可能；排除急性心肌梗死、降主动脉瘤破裂或夹层动脉瘤、急性左心衰竭、食管破裂、气胸等。

（2）对可疑患者进一步检查，结合肺动脉高压的体征，急性右心衰竭的临床表现及心电图、X线检查结果，可以初步诊断。高分辨CT或（和）放射性核素肺灌注扫描检查和选择性肺动脉造影可以诊断栓塞的部位和范围。

（四）鉴别诊断

鉴别诊断急性肺源性心脏病的临床表现为非特异性，与其他许多疾病的临床表现相类似，因此临床已发现的可疑患者必须做进一步的鉴别诊断。

1. 常见表现

（1）心肌梗死：疼痛在胸骨后呈压榨性或窒息性，并有一定放射部位，疼痛与呼吸无关，除有肺水肿外，一般无咯血，不出现肺实变体征，部分病例有心包摩擦音、血清转氨酶明显升高、心电图出现特征性改变，出现异常Q波，且不易消失。

（2）细菌性肺炎：可有与肺梗死相似的症状和体征，如呼吸困难、胸膜痛、咳嗽、咯血、心动过速、发热、发绀、低血压、X线表现也可相似。但肺炎有寒战、脓痰、菌血症等。

（3）胸膜炎：约1/3的肺栓塞患者可发生胸腔积液，易被诊断为结核性胸膜炎。但是并发胸腔积液的肺栓塞患者缺少结核病的全身中毒症状，胸腔积液常为血性、量少，消失也快。

2. 非典型表现

（1）癫痫：部分大面积PTE表现为癫痫样发作，而且病程长者可因下肢深静脉血栓长期慢性脱落，造成反复的癫痫样小发作，往往被误诊为癫痫而长期服用抗癫痫药。但这些患者一般较年轻，既往没有癫痫病史或诱因，往往存在PTE的危险因素，如下肢深静脉血栓形成、手术、骨折等。癫痫样发作考虑与大块血栓栓子严重阻塞中心肺动脉，导致呼吸衰竭引起严重低氧血症、呼吸性酸中毒及PTE导致右心衰引起脑部低灌注有关。对突然出现的不能解释的癫痫样发作，同时伴有严重低氧血症、心动过速，呼吸急促的患者，应警惕PTE的可能。

（2）主动脉夹层动脉瘤：急性PTE患者剧烈胸痛、上纵隔阴影增宽（上腔静脉扩张引起），伴休克、胸腔积液时要与主动脉夹层动脉瘤相鉴别，后者多有高血压病史，起病急骤，疼痛呈刀割样或撕裂样，部位广泛，与呼吸无关，发绀不明显，患者因剧烈疼痛而焦虑不安，大汗淋漓，面色苍白，心率加快，多数患者血压同时升高。有些患者临床上有休克表现，但血压下降情况与病情轻重不平行，同时可出现夹层血肿的压迫症状和体征。病变部位有血管性杂音和震颤，周围动脉搏动消失或两侧脉搏强弱不等；如主动脉夹层累及主动脉瓣，可引起急性主动脉瓣关闭不全的症状和体征。超声心动图可进行鉴别。

（3）高通气综合征：又称焦虑症。呈发作性呼吸困难、胸部憋闷、垂死感；情绪紧张或癔症引起呼吸增强与过度换气，二氧化碳排出增加，动脉血气常呈呼吸性碱中毒，心电图可有T波低平或倒置等，需与急性PTE相鉴别。高通气综合征常有精神心理障碍，情绪紧张为诱因，较多见于年轻女性，一般无器质性病变，症状可自行缓解和消失，动脉血气虽有$PaCO_2$下降，但氧分压正常可行鉴别。

五、治疗

（一）血栓性肺栓塞的治疗

1. 用药方法　大块肺动脉栓塞引起急性肺源性心脏病时。必须紧急处理以挽救生命。治疗措施包括：①给予氧气吸入。②抗休克治疗，可用多巴胺20～40mg加入200ml 5%葡萄糖溶液中静脉滴注，目前常用多巴酚丁胺5～15μg/（kg·min）静脉滴注。③胸痛可用罂粟碱30～60mg皮下注射或哌替啶50mg或吗啡5mg皮下注射以止痛及解痉。④心力衰竭时用快速强心药物。⑤溶栓疗法和抗凝治疗，美国食品药品管理局批准的是：链激酶负荷量30min 25 000IU，继而100 000IU/h，维持24h静脉滴注；尿激酶负荷量10min 2 000IU/1b（磅）静脉滴注，继而每小时2 000IU/1b（磅）维持24h静脉滴注；重组组织型纤溶酶原激活剂2h 100mg，静脉滴注。国内常用尿激酶2～4h 20 000IU/kg静脉滴注；重组组织型纤溶酶原激活剂2h 50～100mg，静脉滴注。溶栓主要用于两周内的新鲜血栓栓塞。溶栓治疗结束后继以肝素或华法林抗凝治疗。对小的肺动脉栓塞也可只用肝素抗凝治疗。

2. 治疗矛盾　溶栓治疗急性肺栓塞可以：①通过溶解血栓，可迅速恢复肺灌注，逆转血流动力学的改变，及早改善肺的气体交换。②通过清除静脉血栓，减少肺栓塞的复发。③快速而完全地溶解栓子，可减少慢性肺栓塞和慢性肺动脉高压的发生。④通过以上各种机制，溶栓治疗可以降低肺栓塞的发病率和病死率。但溶栓治疗的主要并发症为出血、过敏反应、溶栓后继发性栓塞（如心、脑、肺等）等。溶栓治疗存在一定危险，是治疗上的矛盾，在治疗上如何评估治疗中出血及继发性栓塞的危险性，是临床上需要探讨的问题。

3. 对策　为探讨溶栓的恰当性，有关专家把急性肺栓塞患者分为两类：①出现休克或出现机体组织灌注不足（包括低血压、乳酸性酸中毒、心搏出量减少）的肺栓塞。②血流动力学稳定的肺栓塞。对于后组患者，已有足够的证据表明，溶栓治疗较之单独应用肝素治疗并不能减少患者的病死率和肺栓塞的复发率，且溶栓可明显增加出血的危险性，所以不推荐溶栓治疗。对于前组患者，除非有绝对的禁忌证，此类患者均应接受溶栓治疗，因为溶栓治疗已被反复证明具有减少栓子负荷、提高血流动力学参数和患者存活率的优势。但在溶栓治疗 PTE 时应注意：①溶栓应尽可能在 PTE 确诊的前提下慎重进行。②严格根据溶栓适应证及禁忌证筛选溶栓病例。③提倡溶栓药物剂量个体化。④用药前充分评估出血及继发性栓塞的危险性，必要时应配血，做好输血准备。⑤溶栓中严密观察，溶栓前宜留置外周静脉套管针，以方便溶栓中取血监测，避免反复穿刺血管。⑥溶栓后继续观察，绝对卧床 3 周。⑦绝对卧床 1 周后，血液处于高凝状态时应高度警惕血栓栓塞的可能。

急性 PTE 溶栓治疗的注意事项：溶栓前用一套管针做静脉穿刺，保留此静脉通道至溶栓结束后第 2 天，此间避免做静脉、动脉穿刺和有创检查。为预防不测，溶栓前需验血型及备血，输血时要滤出库存血块。准备新鲜冷冻血浆和对抗纤溶酶原活性的药物，如氨基己酸、对羧基苄胺等。一般小量出血者可不予处理，严重出血时即刻停药，输冷沉淀和/或新鲜冷冻血浆及给予对羧基苄胺或氨基己酸等。颅内出血请神经外科医师紧急会诊。

对血流动力学稳定的急性肺栓塞可行抗凝治疗。

肺动脉血栓摘除术：适用于经积极的保守治疗无效的紧急情况，要求医疗单位有施行手术的条件与经验。患者应符合以下标准：①大面积 PTE，肺动脉主干或主要分支次全堵塞，不合并固定性肺动脉高压者（尽可能通过血管造影确诊）。②有溶栓禁忌证者。③经溶栓和其他积极的内科治疗无效者。

经静脉导管碎解和抽吸血栓：用导管碎解和抽吸肺动脉内巨大血栓或行球囊血管成形，同时还可进行局部小剂量溶栓。适应证：肺动脉主干或主要分支大面积 PTE 并存在以下情况者：溶栓和抗凝治疗禁忌；经溶栓或积极的内科治疗无效；缺乏手术条件。

（二）非血栓性肺栓塞的治疗

1. 脂肪栓塞（fasembolism，FES）　到目前为止，尚无特效治疗手段，主要是支持和对症治疗。自从 1966 年首次应用糖皮质激素治疗 FES 以来，临床已广泛使用该类药物治疗且取得较好的疗效。早期给予肾上腺皮质激素可减轻生物化学性炎症反应、降低血管通透性、减轻间质肺水肿，缓解脂肪栓塞的严重程度。出现 ARDS 或病情危重者，可给予大剂量、短疗程（连用 3~5 天）激素治疗，及时给予氧疗和呼吸支持，建立人工气道，给予辅助正压通气或呼气末正压通气，并保护脑功能，防止各种并发症的发生。肝素治疗疗效不确切，选择时应慎重。有报道静脉输注白蛋白可通过与血中游离脂肪酸结合，降低血中脂肪酸水平，有助于减轻脂肪酸炎症反应。有条件者可应用抑肽酶注射治疗。

2. 羊水栓塞　治疗原则主要是针对羊水栓塞的病理生理特点给予血流动力学支持，针对凝血功能障碍给予成分输血。具体措施包括抗过敏、抗休克、减轻肺动脉高压、缓解呼吸困难、纠正心力衰竭、补充血容量、确保输液通道（要有 2 条以上的输液通道）、纠正酸中毒、保护肾脏功能，肝素的使用要视病情而定，凝血功能障碍早期可用肝素，至出现纤溶现象时可增加补充纤维蛋白原和新鲜血或新鲜血浆，吸氧、呼吸机辅助呼吸，对症和支持治疗。产后大出血不能控制，应果断切除子宫，避免子宫血窦中的羊水栓子进一步释放至血液而加重子宫出血，即使在休克状态下也要创造条件果断进行手术。凡分娩期间在疑似羊水栓塞患者外周血中找到羊水成分，应高度怀疑有羊水栓塞可能，并给予重视，及早采取抢救措施，挽救患者生命。

3. 空气栓塞　治疗原则是排除心腔内的气体和防止空气继续进入。发现栓塞应立即终止手术操作，让患者取左侧卧位和头低足高位。头低足高位有利于患者在吸气时增加胸膜腔内压力，以减少进入静脉的气体量；左侧卧位使肺动脉位置低于右心房、右心室，以尽可能使空气局限于右心房的上侧壁，偏离右心室出口处，以迅速解除血流停滞。空气量较多者，还可取头、胸低位，通过穿刺针或导管进入右心房与上腔静脉交界下 2cm 处将空气吸出。病情稳定后可考虑进行高压氧治疗以改善循环和脑功能，并促进血管内空气泡的排出。有报道静脉推注 32% 乙醇溶液 20~40ml 可有效地减少或消除气栓。血液灌注对空气栓塞也有一定效果。

（唐友勇）

第二节　慢性肺源性心脏病

慢性肺源性心脏病（chronic cor pulmonale）简称慢性肺心病。

一、流行病学

慢性肺心病在我国属常见病、多发病，其发病率随年龄增长而增高，男女发病比例无显著差异，40 岁以上人群患病率较 40 岁以下人群高，吸烟者较不吸烟者高，寒冷地区较温暖地区高，高原山区较平原高，农村较城市高，居住条件差，空气污染严重地区患病率增高。从肺部基础疾病发展为肺心病，一般需 10~20 年的过程（约占 75.2%），亦有短至 1 年或长达 50 年者。急性发作以冬、春季多见，急性呼吸道感染为导致心肺功能衰竭的主要诱因。

二、病因

引起慢性肺心病的原发疾病可归纳为以下几种：

（一）支气管肺疾病

包括以影响气道为主的病变和以影响肺间质或肺泡为主的病变，前者以慢性阻塞性肺疾病（COPD）最常见，占 80%~90%，其次为支气管哮喘、支气管扩张等引起气道阻塞时，后者肺泡弹性减退或扩张受限，常见疾病有肺结核、肺尘埃沉着病（尘肺）、放射病、特发性弥漫性间质纤维化、弥漫性泛细支气管炎、结节病、肺泡微石病等。

（二）胸廓疾病

广泛胸膜粘连、类风湿性脊柱炎、胸廓和脊柱畸形等使胸廓活动受限，肺脏受压，支气管扭曲变形，肺泡通气不足，动脉血氧分压降低，肺血管收缩，最终导致肺循环高压和慢性肺心病。

（三） 神经肌肉疾病

如重症肌无力、急性炎症性脱髓鞘性多发性神经病、脊髓灰质炎等。由于呼吸中枢兴奋性降低或神经肌肉传递功能障碍或呼吸肌麻痹，呼吸活动减弱，肺泡通气不足。

（四） 通气驱动力失常性疾病

包括肥胖－低通气综合征、原发性肺泡低通气、睡眠呼吸暂停综合征等，由于肺泡通气不足致低氧血症。

（五） 肺血管疾病

广泛或反复发生的结节性肺动脉炎及多发性肺小动脉栓塞，其他原因所致肺动脉炎，原发性肺动脉高压等，致肺动脉高压，右心负荷加重，发展为慢性肺心病。

三、病理

（一） 肺部原发病变

根据 1990 年全国肺心病病理科研协作组 662 例肺心病尸检结果，肺部主要病变为慢性阻塞性肺疾病，包括慢性支气管炎、肺气肿、支气管哮喘，占病因的 82.2%。其基本病理变化为支气管黏膜柱状上皮细胞变性、坏死、增生、再生或鳞状化生，纤毛粘连倒伏以致脱落，纤毛运动功能减弱，杯状细胞明显增生，黏液腺肥大、增生，分泌过度旺盛。炎症过程同时累及细支气管，导致柱状细胞增生，炎症细胞浸润管壁，管腔内黏液栓塞，平滑肌增多，管壁周围纤维组织增生，支气管扭曲。COPD 患者尸检资料提示小气道是气流阻塞发生的主要部位。小气道发生炎症时易向周围肺组织扩散、肺泡间隔损伤断裂，肺泡壁弹力纤维遭破坏，很容易出现肺气肿，炎症还可以引起肺间质修复增生，特别是肺泡间质纤维化，造成弥散功能障碍。

（二） 血管病变

1. 肺心病肺小动脉病变　管径 $<60\mu m$ 伴行于肺泡管、肺泡囊的无肌细动脉，主要改变为中膜肌层和新鲜血栓形成，中膜肌层可能为前一级肺小动脉因缺氧而痉挛，或真正的平滑肌细胞增生肥大，向无肌层细动脉延伸所致，同时管腔发现扩张现象也较明显。管径 $>60\mu m$ 肺小动脉以中膜平滑肌肥大和内膜弹力纤维增多为突出表现，可有微血栓形成。

2. 肺血管的毁损　严重的肺气肿可致肺泡间隔断裂，肺泡壁毛细血管毁损，血管床数目减少，当超过 70% 时可致肺动脉高压，并发展成肺心病。肺广泛纤维化，瘢痕组织收缩，严重肺气肿等均可压迫肺血管使其变形、扭曲，血管阻力增加，引起肺动脉高压并发生肺心病。

（三） 心脏的改变

主要表现为心脏重量增加，左右心室均可发生肌壁增厚，尤以右心肥厚、扩张更明显，心腔显著扩大，肺动脉圆锥膨隆，心尖圆钝。镜下可见心肌纤维肥大、萎缩、变性、间质纤维化，心肌可有小灶性坏死，空泡变性、肌浆凝集和肌细胞溶解等。

（四） 其他脏器病变

缺氧和高碳酸血症除对心脏有影响外，对其他重要器官如脑、肝、肾、胃肠、内分泌及血液系统均有影响，引起多脏器功能衰竭。肺性脑病患者脑重量增加，脑膜血管扩张充血，可见蛛网膜下腔出血，脑水肿明显。镜下见脑淤血水肿，神经细胞和小血管周围间隙增宽，见灶性出血；神经细胞肿胀，尼氏小体消失，有些出现变性坏死。上消化道出血和溃疡患者见胃黏膜糜烂，多发点状出血和浅表溃疡。肝脏损害者见肝组织明显出血，肝细胞脂肪变性、灶性坏死和淤血性肝硬化。肾脏损害者见肾间质充血，肾皮质灶性出血，肾小管上皮细胞坏死和腔内蛋白管型。肾上腺皮质灶性出血坏死，各层细胞空化和肾上腺皮质萎缩。

四、发病机制

（一）肺动脉高压

1. 肺血管的器质性改变　肺心病患者反复发生支气管周围炎时，间质炎症可波及邻近的肺动脉分支，引起动脉壁增厚、狭窄或纤维化。因此肺毛细血管床明显减少，肺循环阻力增大。长期肺循环阻力增加，可使小动脉中层增生肥厚，加重肺循环阻力，造成恶性循环。肺血管床的减少不会致明显肺动脉压力升高，只要当毛细血管床总横断面积减少超过70%时，肺动脉压力才明显上升。

2. 肺血管功能性改变　缺氧、高碳酸血症和呼吸性酸中毒可致肺血管收缩痉挛，低氧性血管收缩可能是致轻中度肺动脉高压的最常见原因。局部肺组织病变所致的局限性低氧性血管收缩是有益的，可改善其他部位的通气血流比例。但广泛性肺泡低氧可致肺动脉压力的升高。肺动脉高压可使上叶通气区域血管床开放，补充非病变区域的新生血管，故在心排出量恒定的情况下，可加重右心室负荷。急性增高的肺动脉压在程度上有一定限制性，常伴右心室射血分数和心排出量的显著下降。当肺动脉高压反复持续出现，可致右室肥厚及肺动脉肌化（muscularize），肺泡低氧更加显著，最终导致高水平的肺动脉压力而无心排出量的下降。某些因素可加重肺血管收缩，如运动、压力、肺泡二氧化碳水平升高、红细胞增多症、血液黏滞度增加、肺气肿肺血管减少合并肺部感染、慢性间质纤维化等。肺血容量及流量的增加、肝病、应用肺血管扩张剂及麻醉剂如三氟溴氯乙烷等可改善肺血管收缩。低氧性血管收缩的机制目前认为有如下几方面：

（1）体液因素：缺氧可激活肥大细胞、嗜酸性粒细胞、嗜碱性粒细胞和巨噬细胞，使肺血管内皮细胞受损，释放一系列介质，如组胺、血管紧张素Ⅱ（AT-Ⅱ）、5-羟色胺（5-HT）及花生四烯酸（AA）代谢产物，包括白三烯、血栓素、多种前列腺素等。其作用于血管壁时，可引起血管收缩，PGI_2 和 PGE_1 使血管扩张。缺氧时缩血管活性物质增多，肺血管对低氧的收缩反应取决于局部缩血管和扩血管物质的比例。此外，内皮源性舒张因子（EDRF）如一氧化氮和内皮源性收缩因子（EDCF）如内皮素的平衡失调在缺氧性肺血管收缩中也起一定作用。

（2）组织因素：缺氧可直接使肺血管平滑肌收缩，其机制可能为缺氧使平滑肌细胞膜对 Ca^{2+} 的通透性增高，Ca^{2+} 内流增加，细胞内 Ca^{2+} 含量增高，肌肉兴奋-收缩耦联效应增强，引起肺血管收缩。高碳酸血症时过多的 H^+ 使局部肺血管对缺氧的收缩敏感性增强，肺动脉压增高。

（3）神经因素：缺氧和高碳酸血症可刺激颈动脉窦和主动脉体化学感受器，反射性兴奋交感神经，儿茶酚胺分泌增加，肺动脉张力增加和顺应性降低，α-受体阻断剂可减弱缺氧所致肺血管收缩，说明此反应中存在交感神经的作用。

3. 肺血管重构　慢性缺氧使肺血管收缩，管壁张力增加可直接刺激管壁增生，同时缺氧时肺内产生多种生长因子，主要表现为小于 $60\mu m$ 的无肌层肺小动脉出现明显的肌层，大于 $60\mu m$ 的肺小动脉中层增厚，内膜纤维增生，内膜下出现纵行肌束以及弹力纤维和胶原纤维性基质增多，使血管变硬，管腔狭窄，血流阻力增加。

4. 血容量增多和血液黏稠度增加　肺心病患者由于长期慢性缺氧，促红细胞生成素分泌增加，导致继发性红细胞增多症，血液黏稠度增加，肺血管阻力增高，加重肺动脉高压。COPD 患者因肺毛细血管床的减少和肺血管顺应性下降等因素，血管容量的代偿性扩大明显受限，因而肺血流增加时，肺血管不能相应扩张，肺动脉压升高更明显。此外，缺氧和高碳酸血症使交感神经兴奋，可增加心排出量，又使肾小动脉收缩，肾血流减少，加重水、钠潴留并增加肺血流量，从而加重肺动脉高压和右心负荷。

（二）心功能的改变

1. 右心功能的改变　COPD 患者随病情进展，早期心排出量多正常，晚期发生右心功能不全时，心排出量下降。慢性肺疾病患者影响右心功能的因素主要为右心前后负荷增加。前负荷的增加可能与组织缺氧引起心排血量代偿性增加有关；慢性缺氧引起的红细胞增多和血容量增加；低氧血症和高碳酸血症引起的肾血流量减少，肾小球滤过率下降，并激活肾素－血管紧张素－醛固酮系统导致水、钠潴留和血容量进一步增加。后负荷增加则主要由于肺动脉高压。右心室后负荷增加，心室壁张力增加，心肌耗氧量增加，冠状动脉阻力增加，血流减少及肺血管输入阻抗增加，顺应性下降等损害右心功能。低氧血症对心肌有直接损害，特别在前、后负荷增加的情况下缺氧更易导致心肌的损害。右心室在慢性压力负荷过重的情况下，早期发生室壁肥厚，以克服增加的后负荷，维持正常的泵功能，过重的后负荷将导致心肌收缩功能的下降和出现泵功能衰竭。扩张的下肺和胸膜表面张力可致心窝外部负荷增大，也是右室肥厚、衰竭的原因之一。

2. 左心功能的改变　多数资料表明，肺心病可累及左心。肺心病急性加重期部分患者可出现左心室射血分数下降，左心室功能曲线异常和舒张末压升高。左心功能不全可加重肺动脉高压和右心负荷。

五、临床表现

（一）肺、心功能代偿期

常见症状包括慢性咳嗽、咳痰和喘息，活动后心悸、气促、乏力明显，劳动耐力下降，有不同程度的发绀等缺氧表现。胸痛可能与右心缺血有关，或因胸壁胸膜或纵隔纤维化及粘连所致。可有咯血，多为支气管黏膜表面的毛细血管或肺小动脉破裂所致。体格检查见明显肺气肿表现，如桶状胸、肋间隙增宽、肺部叩诊过清音、肝上界和肺下界下移，肺底活动度缩小，听诊普遍呼吸音降低，急性期常可闻及干湿啰音。右心室扩大，心音遥远，肺动脉瓣第二音亢进，提示有肺动脉高压存在。三尖瓣可能闻及收缩期杂音，剑突下可及心脏收缩期搏动，提示右心室肥厚和扩大。因肺气肿胸腔内压升高，腔静脉回流障碍，可出现颈静脉充盈，肝下缘因膈肌下移而可在肋缘触及。

（二）肺、心功能失代偿期

1. 呼吸衰竭　急性呼吸道感染为最常见诱因。主要表现为缺氧和二氧化碳潴留所致的一系列症状。患者发绀明显，呼吸困难加重，被迫坐位，患者呼吸节律、频率和强度均表现异常。常有头痛，夜间为著。当有中、重度呼吸衰竭时可出现轻重不等的肺性脑病表现。体格检查见球结膜充血水肿、眼底网膜血管扩张和视盘水肿等颅压升高表现。腱反射减弱或消失，锥体束征阳性。此外，高碳酸血症可导致周围血管扩张，皮肤潮红，儿茶酚胺分泌亢进而大量出汗。早期心排出量增加，血压升高，晚期血压下降甚至休克。

2. 心力衰竭　主要表现为右心衰竭。患者心悸、气短、发绀更明显，腹胀、食欲不振、尿少，查体颈静脉怒张，肝大有压痛，肝颈静脉回流征阳性，可出现腹腔积液及下肢水肿。此时静脉压明显升高，心率增快或可出现心律失常，剑突下可闻及收缩期反流性杂音，吸气时增强，可出现三尖瓣舒张中期杂音甚至三尖瓣舒张期奔马律。少数患者可出现急性肺水肿或全心衰竭。

3. 其他器官系统损害　包括肺性脑病、酸碱平衡失调、水电解质代谢紊乱、消化道出血、肾脏损害、肝脏损害、休克等。

六、辅助检查

1. 血液检查　在缺氧的肺心病患者，外周血红细胞计数和血红蛋白可增高，血细胞比容、血液黏滞度增高，合并感染时，可见白细胞和中性粒细胞增加。部分患者出现肝肾功能异常及电解质、酸碱失衡。

2. X线检查　可见肺部原发疾病的表现，如肺透光度增加，肺纹理增粗紊乱，膈肌下移等，尚可见肺动脉高压和右心增大等表现。肺动脉高压时，胸片见上肺血管影较正常粗大，右下肺动脉扩张，横径≥15mm，其横径与气管比值≥1.07，肺动脉段突出≥3mm，中央肺动脉扩张，外周肺血管纤细，右前斜位肺动脉圆锥突出≥7mm。右心室增大者见心尖上翘或圆突，右侧位见心前缘向前隆凸，心前间隙变小，有时可见扩大的右心室将左心室后推与脊柱阴影重叠。右心衰竭时心脏面积多呈明显扩大，肺淤血加重，心力衰竭控制后心脏扩大、肺动脉高压和肺淤血情况可有所缩小或控制。

3. 心电图检查　主要为右心房、心室增大的表现，可见肺型P波，电轴右偏，右束支传导阻滞及低电压等，有时需与心肌梗死相鉴别。

4. 超声心动图检查　可表现为右心室内径增大，左右心室内径比值变小，右心室流出道内径增宽，右心室流出道/左心房内径比值增大。室间隔运动减低，出现矛盾运动，右心室射血前期/右心室射血期比值增高，可见肺总动脉和右肺动脉内径增宽。

5. 血气分析　如为慢性阻塞性肺病出现呼吸衰竭时可表现为低氧血症和高碳酸血症，如为原发性肺血管疾病或肺间质病变可仅表现为低氧血症。pH值视酸碱平衡而定。

6. 其他　右心导管检查有助于肺心病的早期诊断，核素心血管造影有助于了解右心室功能的变化。

七、诊断

诊断需结合病史、症状、体征和辅助检查全面分析、综合判断。以下各项可作为诊断肺心病的参考：①具慢性肺、胸疾病病史。②有慢性阻塞性肺气肿或慢性肺间质纤维化等基础疾病体征。③出现肺动脉高压的征象。④出现右心室肥厚、扩张的表现。⑤肺心功能失代偿期的患者出现呼吸衰竭和心力衰竭的临床征象。

八、鉴别诊断

（一）冠状动脉粥样硬化性心脏病（简称冠心病）

肺心病和冠心病均多见于老年人，可以同时并存。冠心病有典型心绞痛、心肌梗死的病史或心电图表现，体征及辅助检查可见左心室肥大为主的征象，可有冠心病的高危因素如原发性高血压、高脂血症、糖尿病等。对肺心病合并冠心病者需仔细询问病史，并行有关心、肺功能检查以鉴别。

（二）风湿性心脏瓣膜病

风湿性心脏病应与肺心病相鉴别，尤其三尖瓣病变。前者多有风湿性关节炎和心肌炎病史，可同时多瓣膜受累，X线、心电图和超声心动图有助于鉴别。

（三）其他

尚需与先天性心脏病、原发性心肌病及慢性缩窄性心包炎等相鉴别。

九、治疗

（一）急性加重期

积极控制感染，保持呼吸道通畅，改善呼吸功能，纠正缺氧和二氧化碳潴留，控制呼吸和心力衰竭。

（1）控制感染：可参考痰菌培养及药物敏感试验选择抗菌药物，在没有培养结果前，可根据症状、体征、血象、X线及感染的环境和痰涂片革兰染色选用抗生素。院外感染以革兰阳性菌为主，院内感染以革兰阴性菌多见。应用广谱抗生素时须注意避免继发真菌感染。

（2）保持呼吸道通畅：是改善通气功能的重要措施，除加强护理工作，如翻身、拍背、吸痰、雾化吸入等措施外，可予支气管扩张剂如选择性 β_2 受体激动剂、茶碱类药物，必要时可予皮质激素治疗以消除气道非特异性炎症，COPD 患者气道阻塞具有可逆性时可考虑应用。同时可予气道黏液溶解剂和祛痰剂治疗。

（3）纠正缺氧和二氧化碳潴留：合理氧疗可提高 PaO_2，降低呼吸肌做功和肺动脉高压，减轻右心负荷。适当应用呼吸兴奋剂以增加通气量，促进二氧化碳排出。必要时需建立人工气道并呼吸机辅助呼吸。

（4）纠正水、电解质、酸碱失衡。

（5）降低肺动脉压

1）长程氧疗：长期氧疗可明显降低肺心病患者的患病率和病死率。多中心研究表明，对于严重低氧和二氧化碳潴留、存在不可逆气道阻塞性肺病的患者，每日至少15个小时的低浓度鼻管吸氧可明显降低患者静息和运动肺动脉压力，且5年病死率较对照组明显降低。长程氧疗的指征包括：①静息非吸氧状态 $PaO_2 < 55mmHg$ 或 $SaO_2 < 88\%$。②$PaO_2 > 55mmHg$ 或 $SaO_2 > 88\%$，有继发性红细胞增多症、右心室肥厚、有精神或认知功能异常表现者。③运动时 $PaO_2 < 55mmHg$ 或 $SaO_2 < 88\%$，氧疗可明显改善其运动耐量者。④睡眠状态$PaO_2 < 55mmHg$ 或 $SaO_2 < 88\%$，合并心律失常、心肌缺血或肺动脉高压者。

2）血管扩张剂：如 α 受体阻断剂、钙离子通道阻断剂、血管紧张素转换酶抑制剂、茶碱类药物、β 受体激动剂、前列环素等均可扩张肺血管，有助于降低肺动脉压。

3）血心房钠尿肽（atrial natriuretic peptide，ANP）和脑钠尿肽（brain natriuretic peptide，BNP）有血管扩张剂的活性，它可通过调控环磷酸鸟嘌呤核苷酸，作用于血管平滑肌细胞致血管扩张，ANP 和 BNP 还可通过抑制醛固酮的生物合成直接抑制肾素 – 血管紧张素 – 醛固酮系统（RAAS）。ANP 的释放与心房急性扩张有关，BNP 的释放与心室后负荷持续升高有关。Cargill 等对 8 例肺心病患者静脉注射 ANP 3pmol/（kg·min）研究表明，ANP 和 BNP 能显著降低肺动脉压，肺血管舒张程度与 ANP 和 BNP 呈剂量正相关，且不影响血氧饱和度和系统性血流动力学。

（6）控制右心衰竭

1）利尿剂：适当使用利尿剂可减轻水肿、腹腔积液、肝淤血，减轻右心负荷，但需警惕其降低心室灌注压力致心排出量下降。

2）强心剂：可改善左室收缩功能异常，但对于单纯右心功能衰竭效果欠佳，且因低氧易出现心律失常等毒副作用。

3）正性肌力药物：持续静滴正性肌力药物可用于治疗严重心功能衰竭患者。小剂量多巴胺可改善血压、心排出量、肾脏灌注，并促进尿钠排泄，有利尿作用。

（7）抗凝剂：抗凝治疗可减少血栓形成和血栓栓塞的危险性，降低病死率，前瞻性和回顾性研究均表明抗凝治疗可延长生存期，患者 3 年存活率提高近 1 倍。

（8）积极治疗并发症：包括对肺性脑病、酸碱失衡、电解质紊乱、心律失常、休克、消化道出血、弥散性血管内凝血等的治疗。

（9）加强营养支持治疗。

（二）缓解期治疗

主要包括呼吸锻炼，提高机体抵抗力等，可采用中西医结合的综合措施。

十、预后

COPD 合并肺动脉高压者预后较差，其确诊后 4 年的预期生存率为 33%，而肺动脉压正常者为 64%。

十一、预防

积极宣传，提倡戒烟，积极防治原发病的各种诱发因素，开展群众性体育活动和卫生宣教，提高卫生知识，增强抗病能力。

（唐友勇）

第三节　肺栓塞

肺栓塞（pulmonary embolism，PE）是以各种栓子阻塞肺动脉系统为其发病原因的一组疾病或临床综合征的总称，包括肺血栓栓塞症、脂肪栓塞综合征、羊水栓塞、空气栓塞等。而肺血栓栓塞症（pulmonary thrombo embolism，PTE）为来自静脉系统或右心的血栓阻塞肺动脉或其分支所致疾病，以肺循环和呼吸功能障碍为其主要临床和病理生理特征。PTE 为肺栓塞的常见类型，占 PE 中的绝大多数，通常所称 PE 即指 PTE。肺动脉发生栓塞后，若其支配区的肺组织因血流受阻或中断而发生坏死，称为肺梗死（pulmonary infarction，PI）。

一、病因和发病机制

1. 年龄　肺栓塞的发病率随年龄的增加而上升，儿童患病率约为3%，60岁以上可达20%，肺栓塞以50～60岁年龄段最多见，90%致死性肺栓塞发生在50岁以上。

2. 血栓形成　血栓70%～95%来源于深静脉血栓，血栓脱落后随血循环进入肺动脉及其分支。原发部位以下肢深静脉为主，如股、深股及髂外静脉，文献报告达90%～95%，尤行胸、腹部手术，患脑血管意外及急性心肌梗死的患者中深静脉血栓的发生率很高。手术中或手术后24～48h内，小腿深静脉内可形成，但活动后大部可消失，其中5%～20%该处的血栓可向高位的深静脉延伸，3%～10%于术后4～20d内引起肺栓塞。腋下、锁骨下静脉也有血栓形成，但来自该处的血栓仅1%。盆腔静脉血栓是妇女肺栓塞的重要来源。静脉血栓形成的基本原因是血流停滞、血液高凝状态及血管壁损伤。常见的诱因是卧床少动、创伤、术后，肥胖超过标准体重的20%、糖尿病、红细胞增多症、吸烟及某些凝血、纤溶机制的先天性缺陷等。

3. 心脏病　慢性心、肺疾病是肺栓塞的主要危险因素，25%～50%肺栓塞患者同时有心、肺疾病，特别是心力衰竭伴心房纤颤患者。以右腔血栓最多见，少数亦源于静脉系统。细菌性栓子除见于亚急性细菌性心内膜炎外，亦可由于起搏器感染引起。前者感染性栓子主要来自三尖瓣，偶尔先心病患者二尖瓣赘生物可自左心经缺损分流入右心而到达肺动脉。

4. 肿瘤　在我国为第二位死亡原因，占35%，以胰腺癌、肺癌、泌尿系癌、结肠癌、胃癌、乳腺癌等较常见。恶性肿瘤并发肺栓塞仅约1/3为瘤栓，其余均为血栓。恶性肿瘤患者易并发肺栓塞的原因可能与凝血机制异常有关。故肿瘤患者肺栓塞发生率高，甚至是首发症状。

5. 妊娠和避孕药　孕妇肺栓塞的发生率比同龄未孕妇女高7倍，易发生于妊娠的头3个月和围产期。服避孕药的妇女静脉血栓形成的发生率比不服药者高4～7倍。避孕药能引起凝血因子、血小板、纤维蛋白酶系统的活化。羊水栓塞是分娩期的严重并发症。

6. 其他　长骨、髋骨骨折致脂肪栓塞、空气栓塞、寄生虫和异物栓塞等也有报道。没有明显的促发因素时，还应考虑到抗凝因素减少或纤维蛋白溶酶原激活抑制剂的增加。

二、病理和病理生理改变

(一) 病理

肺栓塞可单发也可多发。多部位或双侧性的栓塞更常见。一般认为栓塞更易出现在右侧和下叶，这可能是由于右肺和下叶血流更充沛的关系。栓子可从几毫米至数十厘米，按栓子大小可以分为以下几种。

1. 急性巨大肺栓塞　均为急性发作，肺动脉被栓子阻塞达50%，相当于两个或两个以上的肺叶动脉被阻塞。

2. 急性次巨大肺栓塞　不到两个肺叶动脉受阻。

3. 中等肺栓塞　即主肺段和亚肺段动脉栓塞。

4. 肺小动脉栓塞　即肺亚段动脉及其分支栓塞。

当肺动脉主要分支受阻时，肺动脉即扩张，右心室急剧扩大，静脉回流受阻，产生右心衰竭的病理表现。若能及时去除肺动脉的阻塞，仍可恢复正常，如没有得到正确治疗，并反复发生肺栓塞，肺血管进行性闭塞至肺动脉高压，继而出现慢性肺源性心脏病。血栓溶解几乎伴随着栓塞同时出现，在纤溶系统的作用下，急性肺动脉血栓栓子可在7d至数月内完全或部分溶解。肺梗死与肺栓塞不同，通常无心肺疾患的患者发生肺栓塞后，很少产生肺梗死。这主要是因为肺组织的供氧来自肺动脉、支气管动脉、周围气道。只有当支气管动脉和（或）气道受累时才发生肺梗死。如患者存在慢性心、肺疾病时，即使小的栓子也易发生肺梗死。

（二）病理生理

肺栓塞的病理生理改变，不仅取决于栓子的大小、栓塞的部位和程度，同时还取决于患者的神经体液反应状态和基础心肺功能。主要表现在呼吸功能和血流动力学的影响两方面。

1. 呼吸生理改变

（1）肺泡无效腔增加：肺栓塞时被栓塞区域有通气无血流，造成 V/Q 失调，无灌注的肺泡不能进行有效的气体交换，故肺泡无效腔增大。

（2）通气功能障碍：较大的肺栓塞可引起反射性支气管痉挛，同时 5 - 羟色胺、缓激肽、血小板活化因子等也促进气道收缩，气道阻力明显增加，使肺泡通气量减少，可引起呼吸困难。

（3）肺表面活性物质减少：在栓塞后24h最明显，因不能维持肺泡张力，发生萎陷，肺顺应性下降；肺表面活性物质下降又促进肺泡上皮通透性增加，引起局部或弥漫性肺水肿和肺不张，使通气和弥散功能进一步下降。

（4）低氧血症：由于上述原因，低氧血症常见，并还有 V/Q 比例失调、动静脉交通支开放和非梗死区血流增加等原因。

（5）对 $PaCO_2$ 的影响：在肺栓塞患者中由于过度通气 $PaCO_2$ 下降，表现为呼吸性碱中毒。

2. 血流动力学改变　血流动力学改变主要决定于下列因素。

（1）血管阻塞的程度。

（2）栓塞前心肺疾病状态。

（3）神经体液因素。

栓子堵塞肺动脉后，受机械、神经反射和体液因素的综合影响，肺血管阻力和肺动脉压增高，约70%的肺栓塞患者肺功脉平均压（MPAP）大于 2.67kPa，常为 3.33～4.00kPa。当达到 5.33kPa 时，可发生急性右心衰竭（即急性肺源性心脏病）。当肺血管被阻塞20%～30%时，开始出现一定程度的肺动脉高压；肺血管床被阻塞30%～40%时，MPAP 可达 4.00kPa 以上，右心室平均压可增高；肺血管床被阻塞40%～50%时，MPAP 可达 5.33kPa，右心室充盈压增加，心脏指数下降；肺血管床被阻塞50%～70%时，出现持续严重的肺动脉高压；阻塞达85%时，出现所谓"断流"现象，可猝死。

三、临床表现

肺栓塞的临床症状和体征常常是非特异性的，且变化大，症状轻重与栓子大小、栓塞范围有关，但不一定成正比，往往与原有心肺疾病的代偿能力有密切关系，可从轻症患者的 2～3 个到严重患者 15～16 个肺段不等。

（一）症状

最常见的症状有以下几种。

1. 呼吸困难　尤以活动后明显。栓塞较大时，呼吸困难严重且持续时间较长，为不祥之预兆。呼吸频率 40～50 次/min。

2. 胸痛　小的周围性肺栓塞常有类似胸膜炎性的胸痛，随呼吸运动而加重，占 75% 左右。较大的栓子可呈剧烈的挤压痛，位于胸骨后，难以忍受，向肩和胸部放射，酷似心绞痛发作，约占 4%，可能为冠状动脉痉挛所致。

3. 咯血　多在肺栓塞后 24h 内发生，量不多，血色鲜红，几日后变为暗红色，占 30%。

4. 惊恐　发生率约为 55%，原因不清，可能与胸痛或低氧血症有关。

5. 咳嗽　重的或慢性肺栓塞都会出现咳嗽，干咳，无痰。

6. 晕厥　约占 13%，小的肺栓塞常有阵发性头晕，这是肺循环功能暂时性失调的反映。急性大块肺栓塞可引起晕厥，这是脑血流降低所致。

（二）体征

1. 一般体征　发热、呼吸加快、心率加快、发绀、黄疸等。

2. 肺部体征　可出现呼吸音减低，哮鸣音，干、湿性啰音，也可有肺血管杂音，其特点是吸气过程杂音增强，部分患者有胸膜摩擦音和胸腔积液的体征。

3. 心脏体征　心动过速往往是肺栓塞患者唯一及持续的体征，肺动脉第二音亢进，胸骨左缘第 2 肋间闻及收缩期喷射性杂音，颈静脉充盈、搏动、肝颈反流征阳性。

4. 下肢深静脉血栓的检出是诊断肺栓塞的主要体征　可有下肢肿胀、压痛、色素沉着和浅静脉曲张等。

（三）实验室检查

1. 动脉血气分析　肺血管床堵塞 15%～20% 时可出现低氧血症，发生率 76%，而且 PaO_2 可完全正常；93% 有低碳酸血症；86%～95% 有 $P_{(A-a)}O_2$ 增大，后二者正常是诊断肺栓塞的反指征。

2. 胸部 X 线检查　无特异性，仅凭 X 线片不能确诊或排除肺血栓栓塞症，但是对提供疑诊肺血栓栓塞症线索和除外其他疾病具有重要价值。

（1）局部性肺血管纹理变细、稀疏或消失，肺叶透亮度增加。

（2）肺野局部浸润阴影，尖端指向肺门楔形阴影。

（3）肺膨胀不全或肺不张，胸腔积液（少量至中量）。

（4）右下肺动脉干增宽（也可正常或变细）或肺动脉段突出，右心室扩大。

（5）患侧横膈抬高。

3. 心电图　多为一过性，动态观察有助于对本病的诊断。常见的心电图改变是 QRS 电轴右偏，$S_I Q_{III} T_{III}$ 型，肺型 P 波，右心前区导联及 Ⅱ、Ⅲ、aVF 导联 T 波倒置，顺钟向转位至 V_5，完全性或不完全性右束支传导阻滞。大多数患者心电图正常，或仅有非特异性改变，因此，ECG 正常不能排除本病。

4. 核素肺通气及灌注（V/Q）显像　为无创伤性、简便、安全、敏感性较高的方法，主要用于筛查临床疑诊为肺栓塞的患者。灌注显像是用标记药物 $^{99m}Tc-MAA$（人血浆白蛋白聚合颗粒），通过血流到达肺循环，通过扫描可以发现被阻塞的肺动脉供应区放射性分布稀少或缺损，但肺灌注显像的假阳性率较高。如与肺通气显像或 X 线胸片结合，可明显降低假阳性率，使诊断的准确率达 87% ~ 95%。肺血流灌注结合肺通气显像或结合 X 线胸片对 PTE 诊断标准如下。

（1）高度可能性：①大于或等于 2 个肺段的血流灌注稀疏、缺损区，同一部位的肺通气显像与 X 线胸片均未见异常；或肺血流灌注缺损面积大于肺通气或 X 线胸片异常的面积。②1 个较大面积（1 个肺节段的 75% 以上）和 2 个以上中等面积（1 个肺节段的 25% ~ 75%）的肺血流灌注稀疏、缺损区，同一部位的肺通气显像与 X 片检查正常。4 个以上中等面积肺血流灌注稀疏、缺损区，同一部位的肺通气显像和 X 线胸片检查正常。

（2）中度可能性：①1 个中等面积，2 个以下较大面积的肺血流灌注稀疏、缺损区，同一部位的肺通气显像和 X 线胸片正常。②出现在肺下野的血流灌注、通气显像均为放射性分布减低、缺损区，与同一部位 X 线胸片病变范围相等。③1 个中等面积的肺血流灌注，通气缺损区，同一部位的 X 线胸片检查正常。④肺血流灌注，通气显像均为放射性分布减低、缺损区，伴少量胸腔积液。

（3）低度可能性：①肺多发的"匹配性"稀疏、缺损区，同一部位 X 线胸片检查正常。②出现在肺上、中叶的肺气流灌注，通气缺损区，同一部位 X 线胸片正常。③双肺血流灌注、通气显像均为放射性分布减低、缺损，伴大量胸腔积液。④肺血流灌注稀疏、缺损面积小于 X 线胸片显示阴影的面积，肺通气显像正常或异常。⑤肺内出现条索状血流灌注稀疏、缺损，通气显像正常或异常。⑥4 个以上面积较小（1 个肺节段的 25% 以下）的肺血流灌注稀疏、缺损区，通气显像正常或异常，同一部位 X 线胸片检查正常。⑦非节段性肺血流灌注缺损。

5. 超声心动图　经胸与经食管二维超声心动图能直接显示肺栓塞的征象，前者适用于肺动脉主干及其左右分支栓塞；后者为右室扩大，室间隔左移，左室变小，呈"D"字形，右室运动减弱，肺动脉增宽，三尖瓣反流及肺动脉压增高等。

6. CT 肺动脉造影（CTPA）　由外周浅静脉快速注入碘造影剂，造影剂经腔静脉回流，以首次通过的方式使肺动脉显影，通过 CT 扫描而成像的方法。CTPA 通常应用螺旋 CT（SCT）或电子束 CT（EBCT）进行扫描。由于 CTPA 检出肺栓塞敏感性与特异型可达 95%，多数学者认为 CTPA 可作为急性 PTE 临床一线筛查方法。

CTPA 还可以做栓塞的定量分析。分析的结果与临床严重程度有很好的相关性，对准确进行临床分型、指导治疗有潜在价值。

CTPA 诊断肺栓塞的依据有直接征象和间接征象。

（1）直接征象：指血栓的直接征象，在纵隔窗观察。①管腔部分性充盈缺损：表现为肺动脉及其分支内充盈缺损影，呈圆形，半圆形等。②管腔梗阻：肺动脉及其分支的部分或完全性梗阻。肺动脉及其分支完全闭塞且管腔缩小者为慢性 PTE 征象。③飘浮症：血栓游离于肺动脉腔内，又称"轨道征"，多为新鲜血栓征象。④马鞍征：条状血栓骑跨于左右肺动脉分支部，呈"马鞍"形充盈缺损，为新鲜血栓征象。⑤管壁不规则：主肺动脉及左右肺动脉管壁不规则，为慢性 PTE 征象。⑥血栓钙化：为慢性 PTE 征象，较少见。

（2）间接征象：指造成肺组织心脏，特别是右心房、室和体肺循环的继发改变，在肺窗或纵隔窗观察。①肺血管分布不均匀。②肺实质灌注不均匀形成"马赛克"征。③肺梗死征象。早期为三角形实质变影，反映肺出血，肺不张；中期可以坏死溶解形成空洞；晚期可形成陈旧纤维条索，可并存胸腔积液，膈肌升高。④主动脉增粗，右心室扩大等肺动脉高压症象。⑤右心功能不全的表现——右心房、室增大、腔（奇）静脉扩张，胸腔积液或并存心包积液。⑥胸膜改变，可见胸腔积液等。

7. 磁共振血管造影（MRPA） 二维增强 MR 血管造影（MRA）是另一种无创性检查方法，用它进行 MR 肺动脉造影（MRPA）可准确地检出 PTE 主肺动脉、肺叶及肺段动脉内的栓子，对亚段肺动脉水平的栓子检出能力还有待于进一步研究。MRPA 无放射性损害，很少引起过敏反应，使用对比剂［钆－二乙烯三胺五乙酸（Gd－DTPA）］无肾脏不良反应，检查简便，易行、经济，患者无需住院。MR 影像显示的形态学改变：①肺动脉增粗或右心室增大。②黑血序列中肺动脉内流空信号消失或出现软组织信号。③亮血序列中肺动脉内有充盈缺损。

MRPA 显示的形态学改变：①肺动脉内充盈缺损。②肺动脉分支中断。③血管缺支。④未受累血管扭曲、增粗。

8. 血浆 D－二聚体 D－二聚体是交联纤维蛋白在纤溶系统作用下产生的可溶性降解产物，血栓时因血栓纤维蛋白溶解使其增高，D－二聚体对急性肺血栓栓塞症诊断敏感性92%，特异性40%。因手术、肿瘤、炎症感染、组织坏死等情况均升高，若其含量低于500μg/L，可基本除外肺血栓栓塞症。

9. 肺动脉造影（PA） PA 始终被认为是诊断肺栓塞最可靠的方法和"金标准"，其敏感性98%，特异型性95%～98%。征象为肺动脉内有充盈缺损或血管中断；局限性肺叶、肺段血管纹理减少或呈剪枝征象；造影过程中动脉期延长，肺静脉的充盈和排空延迟。作为一种有创性的检查技术，肺动脉造影有一定危险性，因此造影前要权衡利弊，慎重考虑，应严格掌握其适应证。

10. 下肢深静脉检查 肺栓塞的栓子70%～90%来自下肢深静脉，故下肢深静脉的检查对诊断和防治肺栓塞十分重要。①深静脉造影可清楚显示静脉堵塞的部位、性质、程度、范围和侧支循环以及静脉功能状态，但可致局部疼痛、过敏反应及静脉炎加重，因此传统静脉造影目前已较少应用。②放射性核素静脉造影，与传统静脉造影符合率达90%。③血管超声多普勒检查，准确性为88%～93%。④肢体阻抗容积图，与静脉造影的符合率为77%～95%。

四、诊断与鉴别诊断

（一）诊断

凡有可以引起肺栓塞的原因，如外科手术、分娩、骨折、心脏病（尤其是合并心房纤颤）的患者，突然发生呼吸困难、胸痛、咯血、发绀、心悸、休克、晕厥等的症状，而没有其他原因者应考虑有肺栓塞，但有典型肺栓塞征象的患者不多。患者通常仅有一两个提示可能有肺栓塞的症状，如突发"原因不明"的气短，特别是劳力性呼吸困难，当伴有一侧或双侧不对称性下肢肿胀、疼痛者更需考虑有肺栓塞的可能。需进一步做心电图、胸片、核素肺扫描、CT 或 MR 血管造影，必要时行肺动脉造影以明确诊断。

血栓栓塞性疾病的诊断问题一直是近年来的研究热点。在新近完成的 PTE 诊断前瞻性研究（PIOPED）Ⅱ中，多排螺旋 CT 肺动脉造影（CTPA）联合 CT 静脉造影（CTV）诊断PTE 的敏感性高于单纯 CTA（90% vs 83%）。当临床与 CTA 结果不符时需作进一步检查。

PIOPED Ⅱ的研究者们建议对所有疑诊 PTE 患者根据临床评估进行分层。D - 二聚体检查阴性结合低或中度临床概率可排除 PTE。如果通过上述检查 PTE 不能除外，建议继续行 CTPA 或 CTPA/CTV 检查，以 CTPA/CTV 检查为宜。当临床评估与 CTPA 检查结果不一致时，建议根据临床评估的结果做进一步检查。对妊娠妇女多数研究者建议首选 V/Q 扫描。PIOPED Ⅰ研究阐明了肺通气灌注扫描在肺栓塞诊断中的价值；PIOPED Ⅱ的研究目的则在于着重阐明 CTPA/CTV 的作用；PIOPED Ⅲ研究亦正在进行当中，主要是评价钆增强 MRA 造影在 PE 诊断中的特异性和灵敏度。来自 PIOPED 研究者的推荐意见将对肺栓塞的诊断和治疗带来了巨大的影响。

（二）鉴别诊断

肺栓塞主要与下列疾病鉴别。

（1）肺炎：发热、咳嗽、白细胞增多、X 线胸片示肺浸润性阴影与肺栓塞相混淆。如能注意较明显呼吸困难，下肢静脉炎，X 线胸片显示反复的浸润阴影的呼吸困难，下肺纹理减少以及血气异常等，应疑有肺栓塞，再进一步做肺通气/灌注显像等检查，多可予鉴别。

（2）结核性胸膜炎：约 1/3 肺栓塞患者可发生胸腔积液，易被诊断为结核性胸膜炎。但是并发胸腔积液的患者缺少结核病的全身中毒症，胸腔积液常为血性、量少、消失也快，X 线胸片可同时发现吸收较快的肺浸润或梗死等阴影。

（3）术后肺不张：可能与术后并发的肺栓塞相混淆，周围静脉检查正常有助于区别，需要时可做放射性核素肺灌注扫描或可动脉造影以资鉴别。

（4）冠状动脉供血不足：典型者有劳力性心绞痛，而无劳力性呼吸困难。约 19% 的肺梗死可发生心绞痛，原因有：①巨大栓塞时，心输出量明显下降，造成冠状动脉供血不足，心肌缺血。②右心室压力升高，冠状动脉中可形成反常栓塞（或矛盾栓塞）。故诊断冠状动脉供血不足时，如发现患者有肺栓塞的易发因素时，则需考虑肺栓塞的可能性。

（5）夹层动脉瘤：多有高血压病史，疼痛部位广泛，与呼吸无关，发绀不明显，超声心电图检查有助于鉴别。

（6）慢性阻塞性肺疾病合并肺源性心脏病：有时会与慢性栓塞性肺动脉高压混淆，但仔细询问病史，进行肺功能和 $PaCO_2$ 测定两者不难鉴别。如肺动脉高压伴有严重低氧血症，而 $PaCO_2$ 不随之上升甚至降低，肺通气功能、肺容量也大致正常时，应警惕慢性血栓栓塞性肺动脉高压。

（7）原发性肺动脉高压（PPH）：与慢性血栓栓塞性肺动脉高压难以鉴别，但肺灌注显像正常或普遍稀疏有助于 PPH 诊断，最后鉴别有赖于开胸肺活检。

（8）急性心肌梗死、心肌炎、降主动脉瘤破裂、心包填塞、急性左心衰竭、食管破裂、气胸、纵隔气肿、支气管哮喘、骨折、肋软骨炎和高通气综合征等也可表现呼吸困难、胸痛，也应与肺栓塞鉴别。

五、治疗

治疗原则是对高度疑诊肺血栓栓塞症但不具备确诊条件或病情暂不能进行相关确诊时，在比较充分排除其他疾病的可能，并无显著出血风险的前提下，可考虑溶栓和抗凝治疗，以免延误病情。

1. 一般治疗

（1）严密的生命体征和心电图监测。

（2）大面积肺血栓栓塞症要入住监护病房，绝对卧床，防栓子再次脱落，保持大便通畅。

（3）对症处理疼痛、发热。

2. 呼吸循环支持治疗

（1）吸氧治疗：严重呼吸衰竭时用无创面罩机械通气或气管插管通气，避免气管切开，以免影响溶栓抗凝治疗。

（2）循环治疗：①对右心功能不全，正排血量下降但血压尚正常者给一定的肺血管扩张和正性肌力药物，如多巴酚丁胺和多巴胺。②出现血压下降者可增大多巴酚丁胺和多巴胺的剂量或用间羟胺、肾上腺素治疗。

3. 溶栓治疗　适用于大面积肺栓塞［即因栓塞所致休克和（或）低血压］的病例，对于次大面积肺栓塞，即血压正常但超声心动图显示右室运动功能减退的病例，若无禁忌证可以进行溶栓，对于血压和右室运动均正常的病例不推荐进行溶栓，溶栓的时间窗一般定为14d。

绝对禁忌证有活动性内出血。相对禁忌证有2周内的大手术、分娩、器官活检或不能以压迫止血部位的血管穿刺，2个月内的缺血性脑卒中；10d内的胃肠道出血；15d内的严重创伤；1个月内的神经外科或眼科手术；难于控制的重度高血压（收缩压>180mmHg，舒张压>110mmHg）；近期曾行心肺复苏；血小板计数低于10 000/mm^3；妊娠；细菌性，心内膜炎；严重肝肾功能不全；糖尿病出血性视网膜病变等。对于大面积PTE，属上述绝对禁忌证。

主要并发症为出血，溶栓前配血，宜置外周静脉套管针，避免反复穿刺血管。

以下方案与剂量供参考使用。

（1）尿激酶：负荷量4 400IU/kg，静脉推注10min，随后以2 200IU/（kg·h），持续静脉滴注12h，另可考虑2h溶栓方案；以20 000IU/kg量持续滴注2h。

（2）链激酶：负荷量250 000IU，静脉注射30min，随后以100 000IU/h，持续静脉滴注24h。链激酶具有抗原性，故用药前需肌注苯海拉明或地塞米松，以防止过敏反应。

（3）rt-PA：50~100mg持续静脉滴注2h，使用尿激酶、链激酶溶栓期间勿用肝素。对以rt-PA溶栓时是否需停用肝素无特殊要求。溶栓治疗结束后，应每2~4h测定一次凝血酶原时间或活化部分凝血酶时间（APTT）。

4. 抗凝治疗　当APTT水平低于正常值的2倍，即应重新开始规范的肝素治疗。为PTE的基本治疗方法，抗凝药物主要有肝素、低分子肝素和华法林（warfarin）。抗血小板药物的抗凝作用尚不能满足PTE或DVT的抗凝要求。

（1）肝素：临床疑诊PTE时，即可使用肝素或低分子肝素进行有效的抗凝治疗。应用肝素/低分子肝素前应测定基础APTT、凝血酶原时间（PT）及血常规（含血小板计数，血红蛋白）；注意是否存在抗凝的禁忌证，如活动性出血、凝血功能障碍、未控制的严重高血压等。对于确诊的PTE病侧，大部分为相对禁忌证。普通肝素的推荐用法：予3 000~5 000IU或接80IU/kg静推，继之以18IU/（kg·h）持续静脉滴注。在开始治疗后的最初24h内每4~6h（常为6h）测定APTT，根据APTE调整剂量，尽快使APTT达到并维持于正常值的 1.5 ~ 2.5 倍。达稳定治疗水平，改每天测定 APTT 一次。使用肝素抗凝务求有效水平。若抗凝不充分将严重影响疗效并可导致血栓复发率的显著增高。

肝素亦可用皮下注射方式给药，一般先予静注负荷量 3 000 ~ 5 000IU，然后按 250IU/kg 剂量每 12h 皮下注射一次。调节注射剂量使在下一次注射前 1h 内的 APTT 达到治疗水平。

APTT 并不是总能可靠地反映血浆肝素水平或抗栓效果。若有条件测定血浆肝素水平，使之维持 0.2 ~ 0.4IU/ml（鱼精蛋白硫酸盐测定法）或 0.3 ~ 0.6IU/ml，作为调整肝素剂量的依据。

肝素可能会引起血小板减少症，若血小板持续降低达 30% 以上，或血小板计数 < 100 000/mm³，应停用肝素。

（2）低分子肝素（LMWH）：不需监测 APTT 和调整剂量，但对过度肥胖者或孕妇监测血浆抗 Xa 因子活性，并据调整用量。

法安明：200anti – XaIU/（kg·d）皮下注射。单次剂量不超过 18 000IU。

克赛：1mg/kg 皮下注射 12h 1 次；或 1.5mg/（kg·d）皮下注射，单次总量不超过 180mg。

速避凝：86anti – XaIU/（kg·d）皮下注射。

肝素或低分子肝素须至少应用 5d，对大面积 PTE 或髂股静脉血栓，肝素约需至 10d。

华法林：可以在肝素开始应用后的第 1 ~ 3d 加用。初始剂量为 3.0 ~ 5.0mg。由于肝素需至少重叠 4 ~ 5d，当连续两天测定的国际标准化比率（INR）达到 2.5（2.0 ~ 3.0）时或 PT 延长至 1.5 ~ 2.5 倍时，即可停止使用肝素，单独口服华法林治疗。疗程至少 3 ~ 6 个月。对于栓子来源不明的首发病例，需至少给予 6 个月的抗凝；对癌症、抗凝血酶Ⅲ缺乏、复发性静脉血栓栓塞症、易栓症等，抗凝治疗 12 个月或以上，甚至终生抗凝。妊娠期间禁用华法林，可用肝素或低分子量肝素治疗。

5. 其他　肺动脉血栓摘除术，经静脉导管碎解和抽吸血栓，静脉滤器。

（苏海兵）

第四节　肺动脉高压

肺动脉高压（pulmonary artery hypertension，PAH）是临床常见的一种病症，由多种心、肺或肺血管本身疾病所引起，表现为肺循环压力和阻力增加，可导致右心负荷增大，右心功能不全，肺血流减少，而引起一系列临床表现。由于肺静脉压力主要取决于左心房压力的变化，因此多以肺动脉压力表示肺静脉压力。目前广泛采用的 PAH 血流动力学定义为：静息状态下肺动脉平均压 > 25mmHg，或运动状态下 > 30mmHg。

随着对病理生理和诊断技术研究的深入，PAH 新的治疗药物也不断出现。2003 年威尼斯第三届世界 PAH 会议上，修订了 PAH 的临床分类标准（表 19 – 1）；美国胸科医师协会（AC-CP）和欧洲心脏病协会（ESC）分别于 2004 年 7 月和 12 月制订了 PAH 的诊断和治疗指南，提出了很多指导性意见。与 1998 年 Evian 分类比较，新的分类方法和推荐意见更全面、操作更方便，更有利于临床医生评估病情及制订规范化治疗、预防措施，也更便于推广。

表 19 – 1 PAH 的分类命名（2003，威尼斯）

肺动脉高压（pulmonary arterial hypertension, PAH）

特发性（idiopathic PAH, IPAH）

家族性（familial PAH, FPAH）

相关因素（associated, APAH）

胶原血管病（collagen vascular disease）

分流性先天性体 – 肺分流（congenital systemic to pulmonarv shunts）

各种类型（large, small, repaired or non repaired）

门静脉高压（portal hypertension）

HIV 感染（HIV infection）

药物/毒素（drugs and toxins）

其他（other）

糖原贮积症（glycogen storage disease）

戈谢病（gaucher disease）

遗传性出血性毛细血管扩张症（hereditarv hemorrhagic telangiectasia）

血红蛋白病（hemoglobinopathies）

骨髓增生异常（myeloprohferauve disorders）

脾切除（splenectomy）

肺静脉和（或）毛细血管病变所致（associatedwith significant venous or capillary involvement）

肺静脉闭塞病（pulmonary veno – occlusive disease）

肺毛细血管瘤（pulmonary capillary hemangiomatosis）

新生儿持续性肺动脉高压（persistent pulmonary hypertension of the newborn）

肺静脉高压（pulmonary venous hypertension）

左心房/左心室性心脏病（left – sided atrial or ventricular heart disease）

左心瓣膜病（二尖瓣或主动脉瓣）（left – sided valvular heart disease）

肺疾病和低氧血症相关的 PAH（pulmonary hypertension associated with lung diseases and hypoxemia）

慢性阻塞性肺疾病（COPD）

间质性肺疾病（interstitial lung disease）

睡眠呼吸障碍（sleep – disordered breathing）

肺泡低通气病变（alveolar hypoventilation disorders）

慢性高原缺氧暴露（chronic exposure to high altitude）

慢性血栓和（或）栓塞性 PAH（PAH due to chronic thrombotic and/or embolic disease）

肺动脉近端血栓栓塞（thromboembolic obstruction of proximal pulmonary arteries）

肺动脉远端血栓栓塞（thromboembolic obstruction of distal pulmonary arteries）

肺栓塞（pulmonary embolism）

肿瘤、寄生虫、异物等（tumor, parasites, foreign material）

其他复杂疾病（miscellaneous）

结节病（sarcoidosis）

续　表

组织细胞增生症 X（histiocytosis X）

淋巴管瘤病（lymphangiomatosis）

肺静脉压迫性病变（compression of pulmonary vessels）

淋巴结肿大、肿瘤、纤维素性纵隔炎（adenopathy，tumor，fibrosing mediastinitis）

以特发性肺动脉高压（idiopathic pulmonary arterial hypertension，IPAH）和家族性肺动脉高压（familial pulmonary arterial hypertension，FPAH）替代原发性肺动脉高压（primary pulmonary hypertension，PPAH）。近50年来PPAH用于病因不清的PAH，而食欲抑制剂、结缔组织病、门静脉高压等已知病因引起的PAH都归为IPAH。IPAH在第二届世界PAH会议Evian分类中已被停止使用，而PPAH的诊断名称已为医学界广泛熟悉和接受，当时仍被保留。近年来在部分PAH患者中骨形成蛋白Ⅱ型受体（bone morptlogerletic protein receptorⅡ，BMPRⅡ）基因突变的发现，促使新的分类标准中用"IPAH"的诊断名称取代"PPAH"。

新分类明确了某些危险因素或疾病相关性PAH，包括结缔组织病、先天性体－肺分流、门静脉高压、HIV感染、药物和毒素，以及糖原贮积症、代谢病、遗传性出血性毛细血管扩张症、血红蛋白病、骨髓增生异常综合征、脾切除等；由于近年来毒品和药物滥用的问题，强化了药物和中毒相关的PAH。目前发现肺静脉闭塞病（PVOD）和肺多发性毛细血管瘤（PCH）在病理学上有相似表现，在新分类中被共同列在同一个亚类中。

新的指南分类中对其他几个分类的概念的内涵进行了延展，体现了PAH研究的深入与扩展。对先天性体－肺分流性疾病进行重新归类；肺静脉高压主要指左心房（室）病变或左心瓣膜病引起肺静脉淤血和压力增高者，如左心衰竭、二尖瓣狭窄、关闭不全等，此时肺动脉内的血液只有克服肺静脉高压才能通过毛细血管流向肺静脉，肺动脉压力常增高。低氧血症相关的PAH简称为肺疾病和低氧性PAH，缺氧或伴有肺毛细血管床破坏为其主要原因。慢性血栓和（或）栓塞性PAH，除了包括近端或远端的肺血栓栓塞外，还包括肿瘤、寄生虫、异物等的引起的栓塞。

一、病因和流行病学

PAH流行病学迄今无确切资料。美国国立卫生院（NIH）报道"原发性PAH"发生率为（1~2）/100万。欧洲一项病例注册研究中发现特发性、家族性、减肥药相关、结缔组织病相关、先心病相关、门静脉高压、HIV感染相关的PAH患者的比例分别为39.2%、3.9%、9.5%、15.3%、11.3%、10.4%和6.2%，占总人群的15%。1998年全美住院患者的统计资料中发现，PAH发病率为（30~50）/100万，死亡率为3.1/10万人。

PAH是结缔组织病重要的并发症，其中进行性系统性硬化最多见，发病率为9%，其次为系统性红斑狼疮（SLE）和混合性结缔组织病。资料显示硬皮病患者PAH的发病率为6%~60%，系统性硬皮病患者中大约33%继发PAH，同时合并或不合并肺间质纤维化。而CREST综合征的患者大约有60%继发PAH。类风湿关节炎（RA）在65岁以上人群中发病率高达5%，没有其他心肺基础疾病的RA患者中有21%合并轻度PAH。

慢性肝病和门静脉高压容易发生PAH，美国NIH门静脉高压患者中有8%存在PAH；肝移植患者PAH发生率分别为4%~5%；其发生机制尚不清楚，可能与肝脏清除的血管收缩物质和血管增殖物质由门 – 体分流直接进入肺循环有关。HIV 感染者 PAH 发生率为 0.5%；而瑞士和法国的 HIV 感染者中，5 年 PAH 发生率分别为 0.57% 和 0.1% ~ 0.2%。可能是 HIV 通过反转录病毒有关介质的释放，激活巨噬细胞和淋巴细胞引起 PAH。减肥药物如阿米雷司、芬氟拉明、右苯丙胺等可能导致 PAH。抑制食欲药物和 PAH 存在明显相关关系，相对危险为 6.3，且与服药时间明显相关，服药时间 >3 个月相对危险估计为 23.1。欧美国家报道新型食欲抑制剂芬氟拉明与 PAH 有关。

镰状细胞贫血并发 PAH 的发病率为 20% ~ 40%，其他类型的溶血性贫血如遗传性球形细胞增多症、珠蛋白生成障碍性贫血、阵发性睡眠性血红蛋白尿症等并发 PAH 的发病率与之相似。10% ~ 20% 睡眠呼吸障碍患者合并有 PAH。艾森门格综合征中 PAH 发生率仅为 3%，而当缺损 >1.5cm、分流量较大时，发生率则高达 50%，对其进行早期纠正可防止 PAH 发生。

遗传学研究发现 BMPR II 基因突变是许多家族性和特发性 PAH 的发病基础。目前已发现 46 种 BMPR II 基因突变类型，其中 60% 的 BMPR II 基因突变可提前中止转录过程，携带 BMPR II 基因的突变人群中仅有 15% ~ 20% 可发生 PAH，因此，BMPR II 在 PAH 发病中的作用有待进一步研究。由于 IPAH 女性的发病率较高，许多患者体内可发现独特的白细胞抗原表型和自身免疫性抗体，用免疫抑制剂治疗后 IPAH 病情好转等，提示免疫因素也可能在 IPAH 的发病机制中起重要作用。

二、病理

各种 PAH 病理学改变相似，病变在肺血管床中的分布和所占比例不同。

（一）肺动脉病变

主要见于 IPAH、FPAH 和 APAH。主要组织病理学改变包括中膜增生肥厚、内膜增生、外膜增厚以及丛样病变（complex lesions）。由于肌性动脉中膜内的平滑肌纤维肥厚、增生以及结缔组织基质和弹力纤维增多，肺泡前和泡内肺动脉中膜截面积增加，表现为中膜增厚；内膜增生细胞可呈现成纤维细胞、肌成纤维细胞、平滑肌细胞特征，并表现为向心层状、非向心或向心性非层状增厚；外膜增厚较难判断，见于多数 PAH 患者；丛样病变是指局灶性内皮过度分化增生，并伴有肌成纤维细胞、平滑肌细胞、细胞外基质的增生；动脉炎以动脉壁炎症细胞浸润和纤维素样坏死为特征，可能与丛样病变有关。

（二）肺静脉病变

主要见于肺静脉闭塞症。特征表现为不同直径的肺静脉和肺小静脉出现弥漫性、不同程度的闭塞，可为完全性闭塞或偏心性层状阻塞；肺泡巨噬细胞、II 型肺泡细胞的胞质及细胞间质中含铁血黄素沉积；毛细血管扩张、突出变形，肺小动脉出现中膜肥厚和内膜纤维化；肺小叶间隔常出现渗出，进一步发展可出现肺间质纤维化。丛样病变和纤维素样动脉炎的改变不见于闭塞性肺静脉病。

（三）肺微血管病变

也称肺毛细血管瘤，是一种罕见的病理情况。主要表现为以肺内毛细血管局限性增殖为特征，呈全小叶和部分小叶分布；异常增生的毛细血管可穿过动静脉壁，侵犯肌层，引起管腔狭窄；病变区域可见巨噬细胞和 II 型肺泡细胞含铁血黄素沉积；肺动脉也可出现明显的肌层肥厚和内膜增生。

三、病理生理和发病机制

PAH 的病理生理和发病机制一直是该领域研究热点。目前认为 PAH 的发生是一个多种因素参与的过程，涉及多种细胞和生物化学路径。肺血管阻力升高的机制包括血管收缩、肺血管壁闭塞性重塑、炎症反应和血栓形成。PAH 不同发病机制之间的相互作用并不清楚，还有待进一步研究，以便确定引发 PAH 的最先触发点和最好的治疗靶点。

（一）肺血管收缩

在 PAH 发生早期起主要作用，主要与以下因素有关：肺血管平滑肌细胞 K^+ 通道表达或功能异常；血管扩张剂和抗增殖物如血管活性肠肽的血浆水平降低；血管内皮功能异常时缩血管物质血栓烷 A_2（TXA_2）和内皮素 - 1（endothelin - 1，ET - 1）生成增多，而舒血管物质一氧化氮（NO）和前列环素生成减少。

（二）肺血管重塑

PAH 随病情进展，出现内皮细胞、平滑肌细胞、成纤维细胞等过度分化增生，并累及血管壁各层，导致闭塞性病变；血管壁外膜细胞外基质产物如胶原、弹力蛋白、纤维连接蛋白及黏胶素增多；血管生成素 - 1（angiopoietin - 1）是肺血管发育的关键细胞因子，PAH 患者血管生成素 - 1 浓度增高，且与病情呈正相关。

（三）炎症反应

炎症细胞和血小板在 PAH 的发生中具有重要作用。炎症细胞在 PAH 的病变部位广泛存在，并且伴有促炎症介质明显升高。另外观察到血小板中的缩血管物质 5 - 羟色胺（5 - HT）的代谢途径在 PAH 时也发生了改变。

（四）原位血栓形成

研究证实 PAH 存在凝血状态异常，在弹性动脉和微循环血管中常可见血栓。在 IPAH 患者反映凝血酶活性的纤维蛋白肽 A 水平及 TXA_2 浓度均升高。

（五）遗传机制

家族研究发现 FPAH 存在 BMPR Ⅱ 基因突变，但此突变和 PAH 发生之间的确切关系仍不明确。BMPR Ⅱ 突变者中仅有 20% 发病，显然还有其他因素参与发病。与 PAH 相关的其他基因多态性包括 5 - HT 转运体基因、一氧化氮合酶（NOS）基因、氨甲酰合成酶基因等，或任何能够破坏肺血管细胞生长调控的刺激。此外，在家族性或非家族性遗传性出血性毛细血管扩张症的 PAH 患者中发现有 TGF - β 受体、激活素受体样激酶 - 1（activin receptor - like kinase - 1，ALK - 1）和内皮因子（endoglin，与内皮细胞增殖相关的抗原），调节组织修复和血管生成，被认为是一种 TGF - β 受体突变。血管收缩、血管重塑、原位血栓形成导致肺血管阻力增加，K^+ 通道表达和功能异常以及内皮功能不全与过度的肺血管收缩有关，并且导致了血管舒张因子的缺乏，从而导致肺血管收缩和重塑、PAH 形成。PAH 患者体内可能存在血管舒张因子和收缩因子的失衡、生长抑制因子和促有丝分裂因子的失衡，以及抗栓和促凝因素的失衡。

四、诊断

PAH 病因复杂，临床表现也缺乏特异性。病理、病因识别技术的提高促进了 PAH 的临床诊断。PAH 的诊断应包括 4 个方面：结合临床表现和危险因素识别可疑的 PAH 患者；对高危或疑诊患者行血流动力学检查，明确是否存在 PAH；对证实 PAH 患者进行病因学分析和临床归类；对 PAH 进行临床评估和功能评价。

（一）结合临床表现和危险因素，进行初步检查识别可疑的 PAH 患者

1. 临床表现　最常见症状为进行性活动后气短，以及乏力、晕厥、胸痛、咯血、雷诺现象等。临床上无基础心肺疾病的人出现呼吸困难，或出现不能单纯用心肺疾病来解释的呼吸困难，都应考虑到 PAH 的可能。严重患者会于静息状态下出现症状。出现右心衰竭时可表现为下肢水肿、腹胀、厌食等；相关疾病的某些症状如结缔组织病的皮疹、红斑、关节肿痛等。体征包括左侧胸骨旁抬举感、肺动脉瓣第二音（P_2）亢进、分裂，剑突下心音增强；胸骨左缘第 2 肋间收缩期喷射性杂音，肺动脉明显扩张时可出现肺动脉瓣关闭不全的舒张早期反流性杂音（graham - steel 杂音）；右心室扩张时，胸骨左缘第 4 肋间及三尖瓣全收缩期反流性杂音，吸气时增强。右心衰竭患者可见颈静脉充盈、肝脏肿大、外周水肿、腹水及肢端发冷。可出现中心型发绀。肺部听诊往往正常。

2. 常规检查

（1）心电图：右心室肥厚或负荷过重、右心房扩大改变可作为支持 PAH 的诊断依据，但心电图对诊断 PAH 的敏感性和特异性均不高，不能仅凭心电图正常就排除 PAH。

（2）胸部 X 线：多可发现异常，包括肺门动脉扩张伴远端外围分支纤细（"截断"征）、右心房室扩大。还可排除中、重度肺部疾病及左心疾病所致肺静脉高压。胸片正常不能排除轻度的左心疾病所致或肺静脉闭塞性 PAH。

（3）动脉血气分析：PaO_2 通常正常或稍低于正常值，$PaCO_2$ 常因过度通气而降低。

（二）对高危或疑诊患者行血流动力学检查，明确是否存在 PAH

1. 超声心动图　经胸多普勒超声心动图（TTE）是一项无创筛查方法，可以较清晰地显示心脏各腔室结构变化、各瓣膜运动变化及大血管内血流频谱变化，间接推断肺循环压力的变化。超声心动图能够间接定量测定肺动脉压。常用方法包括：三尖瓣反流压差法，通过伯努力方程（$4V^2$，V 表示三尖瓣反流峰速）计算收缩期右心房室压差，加上右心房压即等于肺动脉收缩压；右心室射血间期法，运用右心室射血前期、右心室射血时间、血流加速时间、血流减速时间等参数，通过建立的回归方程式估测肺动脉压。肺动脉压力增高引起的某些间接征象包括右心室肥大、肺动脉内径增宽和膨胀性下降、三尖瓣和肺动脉瓣反流等有助于诊断。超声心动图有助于鉴别诊断和病情评估，可发现左、右心室结构和功能，三尖瓣、肺动脉瓣和二尖瓣的异常，右心室射血分数和左心室充盈情况，下腔静脉直径以及心包积液等，还能够直接判断心脏瓣膜和左心室舒缩功能，明确是否存在肺静脉高压的因素；TTE 有助于左心瓣膜性心脏病、心肌病所致肺静脉高压以及先天性体 - 肺分流性心脏病的确诊；明确分流性先天性心脏病，有助于先天性心脏病的诊断。声学造影有助于卵圆孔开放或小的静脉窦型房间隔缺损的诊断。而经食管超声可用于小的房间隔缺损的诊断和缺损大小的确定。

2. 右心漂浮导管检查　右心漂浮导管测压是目前临床测定肺动脉压力最为准确的方法，

也是评价各种无创性测压方法准确性的"金标准"。除准确测定肺动脉压力外，其在PAH诊断中的作用还包括：①测定肺动脉楔嵌压，提示诊断肺静脉性PAH。②测定心腔内血氧含量，有助于诊断先天性分流性心脏病。严格讲，如无右心导管资料，不能诊断PAH。ACCP诊治指南建议，所有拟诊PAH者均需行右心导管检查以明确诊断、明确病情严重程度及指导治疗。

右心导管可用于证实PAH的存在、评价血流动力学受损的程度、测试肺血管反应性。右心导管检查时应测定的项目包括心率、右心房压、肺动脉压（收缩压、舒张压、平均压）、肺毛细血管嵌楔压（PCWP）、心排血量（用温度稀释法，但有先天性体－肺循环分流时应采用Fick法）、血压、肺血管阻力（PVR）和体循环阻力、动脉及混合静脉血氧饱和度（如存在体－肺循环分流，静脉血标本应取上腔静脉血）。PAH的判定标准：静息平均肺动脉压（mPAP）>25mmHg，或运动时mPAP>30mmHg，并且PCWP≤15mmHg，PVR>3mmHg/（L·min）（Wood单位）。

（三）对证实PAH患者进行病因学分析和临床归类

不同类型PAH的治疗原则不同，因此当明确PAH后还应做出分类诊断。一方面，应仔细询问病史，如有无减肥药物服用史，有无肝脏或心脏基础疾病、结缔组织病、血栓危险因素等相应病史；另一方面，各型PAH具有相应不同的临床特点，需要仔细鉴别。如不能明确，应进行相应辅助检查以助于进一步分类诊断。

1. 血液学检查 血常规、血生化应作为常规检查；血清学检查某些自身抗体如抗Scl－70抗体、抗RNP抗体、抗核抗体（包括抗dsDNA抗体、抗Sm抗体等）以及类风湿因子，对于诊断结缔组织病相关性PAH意义较大，抗核抗体滴度有意义升高和（或）有可疑结缔组织病临床征象的患者都应进一步行血清学检查；肝功能与肝炎病毒标记物、甲状腺功能、HIV抗体的检查也可提示门静脉高压、甲状腺疾病及HIV感染相关性PAH的可能；抗磷脂抗体检查，即狼疮抗凝物和抗心磷脂抗体等有助于筛查有无易栓症。右心室负荷过重的PAH患者脑钠肽（BNP）升高，且与右心功能不全严重程度及病死率相关，PAH患者治疗前和治疗后肌钙蛋白升高提示预后不佳。神经内分泌激素如去甲肾上腺素、ET－1血浆水平与生存率相关。

2. 肺功能测定 PAH患者一般呈轻度限制性通气障碍和弥散功能障碍，无气道阻塞，CO弥散功能（DLco）通常降低，占预期值的40%~80%；如表现为阻塞性通气障碍或严重限制性通气障碍，为提示存在COPD、ILD等诊断提供帮助，多为低氧性PAH。

3. 多导睡眠监测 对伴有打鼾的PAH患者应行多导睡眠监测，以诊断睡眠呼吸障碍引起的低氧性PAH。

4. 肺通气/灌注扫描 如果肺通气/灌注扫描表现为不同程度的肺段或肺叶灌注缺损，提示存在诊断慢性栓塞性肺动脉高压（CTEPH），而其他类型的PAH无此表现。PAH患者肺通气/灌注显像结果可完全正常。鉴别CTEPH与IPAH的敏感性和特异性分别高达90%~100%和94%~100%。需注意，肺静脉闭塞症同样可见通气/灌注不匹配现象，因此需要进一步检查。

5. CT检查 包括普通CT、HRCT及CT、肺动脉造影（CTPA），根据不同的临床情况选用。HRCT能发现ELD、肺气肿，以及淋巴结疾病、胸膜阴影、胸腔积液。当出现双侧小叶间隔线增厚、小叶中心边界不清的小结节状模糊影，常提示肺毛细血管瘤。对肺实质性疾病（如COPD、弥漫性ILD）的诊断意义重大，此外对肿瘤、纤维纵隔炎等引起的PAH也有较高的诊断价值。如肺灌注显像提示段或亚段肺灌注缺损，而通气正常，即通气/灌注不匹配，应选择行 CTPA，为判定 CTEPH 的存在及病变程度提供依据。

6. 肺动脉造影和 MRI　经 CTPA 仍不能明确诊断的患者，应行肺动脉造影检查。肺动脉造影应作为 CTEPH 的常规检查，用于判定 CTEPH 患者能否进行肺动脉血栓内膜剥脱术。MRI 在 PAH 患者的应用呈增加趋势，可用来评价心肺循环病理改变和功能状态，但目前尚不成熟。

（四）对 PAH 患者进行病情严重程度的评估和动能评价

PAH 尤其是 PAH 严重度的评估对治疗方案的选择以及预后判断具有重要意义。

1. 肺动脉压力　PAH 的血流动力学分级根据静息状态下肺动脉平均压将 PAH 分为三级：轻度，26~35mmHg；中度，36~45mmHg；重度，>45mmHg。

2. 靶器官损害　主要指右心结构和功能的改变。肺动脉压力的增加，右心后负荷加大，出现代偿性右心室肥厚；随病情进展，肺动脉压进一步增加，右心失代偿出现形态学改变即右心房和右心室扩大；最终出现右心衰竭。超声心动图及右心导管检查有助于右心功能的判断。

3. 功能分级　参照纽约心脏学会（NYHA）心功能分级标准，即Ⅰ级：体力活动不受限，日常活动不引起过度的呼吸困难、乏力、胸痛或晕厥；Ⅱ级：体力活动轻度受限，休息时无症状，日常活动即可引起呼吸困难、乏力、胸痛或晕厥；Ⅲ级：体力活动明显受限，休息时无症状，轻于日常活动即可引起上述症状；Ⅳ级：不能从事任何体力活动，休息时亦有呼吸困难、乏力等症状以及右心衰竭体征，任何体力活动后加重。

4. 运动耐量　运动试验能够客观评估患者的运动耐量，对于判定病情严重程度和治疗效果有重要意义。常用检查包括6分钟步行试验（6 - min walk test，6 - MWT）和心肺运动试验。

6 - MWT 是评价 PAH 患者活动能力的客观指标，简单易行且经济，结果与 NYHA 分级呈负相关，并能预测 IPAH 患者的预后。6 - MWT 通常与 Borg 评分共同评估劳力性呼吸困难的程度。针对 IPAH 的研究表明，6 - MWT 结果与肺血管阻力显著相关，对 IPAH 预后的判断具有重要意义。

心肺运动试验通过测量运动时肺通气和气体交换，能够提供更多的病理生理信息。PAH 患者峰值氧耗、最大做功、无氧阈及峰值氧脉搏降低；而代表无效通气的 VE/VCO_2 斜率增加。峰值氧耗与患者的预后相关。

五、治疗

不同类型 PAH 的治疗原则不尽相同。对于低氧、肺静脉淤血及栓塞相关性 PAH，基础疾病改善后 PAH 多可缓解，因此应以治疗基础疾病、去除引起肺血管改变的原因为主；对于直接影响肺血管功能或结构的 PAH，治疗上以纠正或逆转肺血管改变为主；对于严重的 PAH，可以考虑介入或手术治疗。

（一）一般治疗

1. 活动和旅行　适当调整日常活动，体力活动强度不应过强。避免在餐后、气温过高及过低情况下进行活动。低氧能够加重 PAH 患者肺血管收缩，尽量避免到海拔1 500 ~ 2 000米的低压低氧区。尽量避免乘飞机旅行，如必须乘坐时应吸氧。

2. 预防感染　PAH 易发生肺部感染，肺炎占总死亡原因的7%，推荐使用流感和肺炎球菌疫苗。采用静脉导管持续给予前列环素的患者，若出现持续发热，应警惕导管相关感染。

3. 避孕、绝经期后激素替代治疗 怀孕和分娩会使患者病情恶化。育龄期妇女应采取适宜方法避孕。若怀孕应及时终止妊娠。若采用激素药物避孕，应考虑到对凝血功能的影响。绝经期妇女能否采用激素替代治疗尚不明确。

4. 降低血液黏度 PAH 患者长期处于低氧血症（如存在右向左分流），往往出现红细胞增多症，血细胞比容升高。当患者出现头痛、注意力不集中等症状，伴有血细胞比容 > 65% 时，可考虑放血疗法以降低血液黏度，增加血液向组织释放氧的能力。

5. 抗凝治疗 PAH 患者容易发生肺动脉原位血栓形成，加重 PAH，需要抗凝治疗。常用口服抗凝剂华法林，一般认为 INR 目标值为 1.5 ~ 2.5。但对于门静脉高压相关性 PAH 患者，由于消化道出血概率增加，应慎用抗凝药物。影响抗凝剂药效或增加胃肠道出血风险的药物应避免使用。

6. 氧疗 对于各型 PAH 患者，低氧均是加重肺循环压力的一个重要因素，一般认为应给予氧疗以使 SaO_2 达到 90% 以上。

7. 抗心力衰竭治疗 利尿剂可消除水肿，减少血容量，减轻右心负荷，改善患者症状，对于存在右心功能不全的患者尤为适用，但应避免使用过快，以免引起低血压、电解质紊乱及肾功能不全；存在右心功能不全的患者可以小剂量应用洋地黄类药物，但应注意密切监测血药浓度；多巴胺、多巴酚丁胺能够增强心肌收缩、增加肾血流量，增大剂量尚能够维持血压，在晚期 PAH 患者适当应用有利于改善症状；血管紧张素转换酶抑制剂和 β 受体阻滞剂对于 PAH 的疗效还没有得到证实。

8. 心理治疗 IPAH 患者发病年龄较早（年龄中位数为 40 岁），因体力活动受限、生活方式打乱，且常受到一些不良预后信息的影响，所以许多患者存在不同程度的焦虑和（或）抑郁。应为患者提供足够信息，与家属配合治疗。必要时建议患者接受心理医生的治疗。

9. 病因治疗 低氧性 PAH 应治疗基础肺部疾病，纠正缺氧是最主要的治疗方法。如继发于 COPD 的 PAH 患者，直接治疗措施应是积极控制呼吸道感染、改善通气、减轻组织缺氧等。

左心系统疾病引起的肺静脉淤血和压力增高是形成 PAH 的主要原因。积极治疗左心病变为主，包括增强心肌收缩力、及时治疗左心瓣膜病等。

对于急性肺血栓栓塞所致的 PAH，溶栓和抗凝治疗疗效显著；对肺动脉近端的慢性机化血栓可以行肺动脉血栓内膜剥脱术，有效的抗凝治疗可以防止疾病进一步发展。

有明确相关疾病或危险因素者，应治疗相关疾病如结缔组织病、肝病等，去除相关危险因素如减肥药、毒素等。

（二）药物治疗

近年来针对 PAH 肺血管功能和结构改变的药物治疗取得了较大进展。

1. 钙通道阻滞剂（CCB） CCB 通过抑制 Ca^{2+} 进入肺血管平滑肌细胞，扩张肺动脉，降低肺血管阻力，可明显降低静息及运动状态肺动脉压力和阻力。常用的 CCB 有硝苯地平和地尔硫䓬。心率较慢时通常选择硝苯地平，心率较快时选用地尔硫䓬。IPAH 患者的有效剂量通常较大，如硝苯地平为 120 ~ 240mg/d，地尔硫䓬 240 ~ 720mg/d。急性血管反应试验阳性患者治疗宜从较小剂量开始（硝苯地平 30mg，每日 2 次；地尔硫䓬 60mg，每日 3 次），数周内增加至最大耐受剂量。对新一代 CCB 如氨氯地平和非洛地平的有效性、耐受性及有效剂量尚缺乏评价。仅有少数患者，即急性血管反应试验阳性，对长期 CCB 治疗能持续保持反应，长期服用 CCB 使生存率得到改善。

2. 前列环素类药物　前列环素可能通过以下机制起作用，松弛血管平滑肌、抑制血小板聚集、修复内皮细胞、抑制细胞迁移和增殖而逆转肺血管的重塑、改善肺部对 ET - 1 的清除能力、增加肌肉收缩力、增强外周骨骼肌的氧利用、改善运动时血流动力学情况。前列环素类似物包括静脉用依前列醇、口服贝前列素、吸入依洛前列素等。

（1）依前列醇：半衰期短（在循环中仅 3 ~ 5 分钟），需持续中心静脉泵入，治疗可以从 2 ~ 4ng/（kg·min）开始，根据不良反应的情况逐渐加量至目标剂量，最初 2 ~ 4 周剂量为 10 ~ 15ng/（kg·min），为达到最佳疗效应继续加量，理想剂量为 20 ~ 40ng/（kg·min）。部分患者可能因突然停药而出现 PAH 反弹，使病情恶化甚至死亡，因此应避免突然停药。适用于各种类型的 PAH，包括 IPAH、结缔组织病所致 PAH、体 - 肺分流的先天性心脏病所致 PAH，以及门静脉高压、代谢病、HIV 感染等所致 PAH。

（2）曲前列环素：是一种三苯环的前列环素类似物，室温下仍保持稳定，可以采用皮下注射。不良反应与依前列醇类似，皮下注射部位的疼痛常限制剂量增加。

（3）贝前列环素钠：是第一个化学性质稳定、口服具有活性的前列环素类似物。空腹吸收迅速，口服后 30 分钟血药浓度达峰值，单剂口服的半衰期为 35 ~ 40 分钟。

（4）伊洛前列环素：是一种化学性质稳定的前列环素类似物，可通过静注、口服和雾化吸入给药。雾化吸入伊洛前列环素（万他维）可以选择性地作用于肺循环，具有一定优势。吸入沉积在肺泡的伊洛前列环素可以直接作用于肺泡壁上的小动脉而产生舒张作用。为确保药物能沉积在肺泡，应使雾化颗粒直径足够小（3 ~ 5μm）。单次吸入伊洛前列环素可以使 mPAP 降低 10% ~ 20%，作用持续 45 ~ 60 分钟，需多次吸入才能维持疗效（每日 6 ~ 12 次）。该药耐受性较好。不良反应常有咳嗽、面部潮红和头痛。静脉用伊洛前列环素疗效与依前列醇相当。

3. ET - 1 受体拮抗剂　ET - 1 是强血管收缩剂，并能刺激肺血管平滑肌细胞增殖。ET - 1 有 A 和 B 两种受体，激活 ETα 受体使血管收缩，血管平滑肌细胞增殖；激活 ETB 受体则能促进血管扩张和 NO 释放。博森坦是最早合成的具有口服活性的 ET - 1 受体拮抗剂，同时阻滞 ETα 受体和 ETβ 受体。常用初始剂量为 62.5mg，每日 2 次。4 周后增量至 125 ~ 250mg，每日 2 次，至少服药 16 周。博森坦的量 - 效关系不明显，但其肝功能损害却与剂量成正比。除肝功损害外，其不良反应还包括贫血、致畸、睾丸萎缩、男性不育、液体滞留和下肢水肿等。

塞塔生坦（sitaxsentan）是一种具有口服活性的选择性 ETα 受体拮抗剂。剂量为 100 ~ 300mg，每日 1 次，共 12 周，肝功能损害发生率与剂量明显相关。塞塔生坦能够抑制华法林代谢过程中的肝酶 CYP2C9 P450 酶，与华法林同用时应减少华法林量。安博森坦（ambrisentan）是另一种选择性的、具有口服活性的 ETα 受体拮抗剂，初步研究显示其能改善患者的运动耐量、血流动力学状态。

4. 磷酸二酯酶抑制剂 - 5（PDE - 5）　西地那非是具有口服活性的选择性环磷鸟苷（cGMP）- PDE - 5 抑制剂，通过增加细胞内 cGMP 浓度使平滑肌细胞松弛、增殖受抑而发挥药理作用。25 ~ 75mg 每日 3 次，均能改善心肺血流动力学状态和运动耐量，且不良反应发生率很低（如头痛、鼻腔充血和视力异常）。对于不适合应用已批准的治疗 PAH 的药物或治疗失败的患者，可考虑使用西地那非。2005 年 6 月美国 FDA 已批准西地那非（20mg 每日 3 次）用于 PAH 的治疗。

5. NO 与 L - 精氨酸　NO 是一种血管内皮舒张因子，吸入 NO 可激活肺血管平滑肌细胞内鸟苷酸环化酶，使细胞内 cGMP 水平增高，游离钙浓度降低，从而选择性扩张肺血管。L - 精氨酸为 NO 的前体物质，口服或注射 L - 精氨酸可促进 NO 合成。吸入 NO 或应用 L - 精氨酸均能不同程度地降低肺动脉压。NO 的长期应用价值尚无充分证据。

6. 急性血管扩张试验与药物策略选择　PAH 病变早期血管平滑肌收缩经常存在，对药物治疗反应较好；晚期血管内膜和中层纤维化、血栓形成等限制了血管扩张，对治疗反应不佳，甚至出现矛盾反应。因此，ACCP 建议对所有 PAH 患者包括 IPAH 及结缔组织病、先天性体 - 肺分流、门静脉高压、HIV 感染、药物、毒素等危险因素相关性 PAH 均应进行急性血管扩张试验。急性血管扩张试验的首要目标就是筛选出可能对口服 CCB 治疗有效的患者，并通过试验选择进一步治疗方案。不应根据经验应用 CCB，以免加重患者病情。如 IPAH 患者病情不稳定或合并严重右心功能衰竭而无法接受 CCB 治疗时，则不必进行血管扩张试验。肺静脉高压、低氧性 PAH、栓塞性 PAH 以及其他类型 PAH，由于治疗原则不同，无需进行试验；对于合并严重右心衰竭或病情不稳定而无法接受 CCB 治疗者，也不必进行试验。

（1）试验药物和方法

1）一氧化氮吸入：$10 \times 10^{-6} \sim 20 \times 10^{-6}$。

2）静脉应用依前列醇：初始 2ng/（kg·min）持续静滴，以后每 10 ~ 15 分钟增加 2ng/（kg·min），一般不超过 12ng/（kg·min）。

3）静脉应用腺苷：初始 50μg/（kg·min），以后每 2 分钟增加 50μg/（kg·min），最大不超过 500μg/（kg·min）。用药过程中应用右心导管每 10 ~ 15 分钟监测一次血流动力学指标，当发生下列任何一种情况时中止试验：①肺动脉压下降达到目标值。②体循环收缩压下降 30% 或 <85mmHg。③心率增加 >40%。④心率 <65 次/min 并出现低血压症状。⑤发生不可耐受的头痛、头晕、恶心等不良反应。⑥血管扩张剂已用至最大剂量。

（2）判断标准：通过常规右心导管检查测量肺动脉压及肺血管阻力。其敏感性的评价标准尚未完全统一，ACCP 及 ESC 的评价标准为：应用血管扩张剂后肺动脉压力下降 10 ~ 35mmHg，心排血量增加或不变，表示肺血管对药物治疗反应良好，即急性血管反应性试验阳性。有研究表明，急性反应越敏感的患者，预示 CCB 长期有效的可能性越大。

急性血扩张试验阳性患者选择长期应用 CCB，其生存率能明显提高。目前主张小剂量开始，逐渐加大剂量，心功能不全患者慎用。对于 CCB 疗效判定，目前尚无统一的标准，多数资料建议 CCB 治疗过程中监测血流动力学变化，如治疗 12 ~ 16 周后 PAH 功能分级达到或维持 Ⅰ 或 Ⅱ 级、血流动力学接近正常者为有效，否则应改用其他药物治疗。

急性血管反应性试验阴性及 CCB 疗效不佳者，治疗上根据 PAH 功能分级的不同而不同。急性血管反应性试验阴性而 PAH 功能分级为 Ⅰ 级或 Ⅱ 级者，可口服非选择性 ET - 1 受体拮抗剂波生坦治疗，能阻止甚至逆转肺血管重塑及右心室肥厚。选择性 ETα 受体拮抗剂塞塔生坦能明显改善心功能 Ⅱ 级 PAH 患者的血流动力学，提高其 6 分钟步行距离。

PAH 功能 Ⅲ 级或 Ⅳ 级患者的治疗药物包括前列环素类药物及 ET 受体拮抗剂。急性血管反应性试验阴性患者长期应用前列环素类药物仍然有效。ET 受体拮抗剂也适用于 PAH 功能分级 Ⅲ 级或 Ⅳ 级的患者，能明显改善血流动力学，改善其功能分级。

以上治疗效果不佳者可考虑选择 PDE－5，西地那非能降低 PAH 患者平均肺动脉压和肺血管阻力，但它对体循环血流动力学也产生一定影响，ACCP 建议对于其他药物治疗无效的 PAH 患者可考虑应用西地那非。

7. 联合用药　恰当的联合用药可增加疗效，减少药物剂量，减轻毒副作用。西地那非能增强 NO 吸入的降压疗效，并能防止 NO 突然停用时的肺血管收缩；西地那非联合吸入依洛前列素较两者单用时肺血管阻力降低更为显著。长期静脉应用依前列醇效果不佳者，加用西地那非后血流动力学明显改善。其他药物的联合应用尚在进一步研究中。

（三）介入及手术治疗

介入及手术治疗均建议在有经验的医疗中心实施，以降低操作风险。

1. 房间隔球囊造口术　尽管右向左分流使体动脉血氧饱和度下降，但心房之间的分流可增加体循环血流量，结果氧运输增加。因此，房间隔缺损存在对严重 PAH 者可能有益。此外，心房水平分流能缓解右心房、室压力，减轻右心衰竭的症状和体征。适应证为晚期 NYHA 功能Ⅲ、Ⅳ级，反复出现晕厥和（或）右心衰竭者；肺移植术前过渡或其他治疗无效者。

2. 肺移植或心肺联合移植　肺和心肺移植术后 3 年和 5 年存活率分别为 55% 和 45%。目前更多实施双肺移植，对于艾森门格综合征以及终末期心力衰竭患者，应考虑施行心肺联合移植；对某些复杂缺损及某些室间隔缺损的患者，心肺联合移植存活率更高。肺移植或心肺联合移植适应证为晚期 NYHA 功能Ⅲ、Ⅳ级，经现有治疗病情无改善的患者。

3. 肺血栓动脉内膜剥脱术　对于明确的 CTEPH，且病变部位在近端，可考虑进行肺血栓动脉内膜切除术，手术必须在经验丰富的医学中心开展。

（苏海兵）

第五节　肺血管炎

血管炎（vasculitis）是以血管壁的炎症性改变为主要病理表现的一组疾病。血管炎症可导致血管破坏，故有时又称坏死性血管炎。血管炎包括的疾病很广泛，既可以是原发性血管炎，也可以伴随或继发于其他疾病；侵犯的血管可以动脉为主，也可以同时累及动脉、静脉和毛细血管；可以小血管为主要侵犯对象，也可以是以较大血管为主的疾病；血管炎可以是系统性的，引起多系统、多器官的功能障碍，也可以局限于某一器官。肺血管炎，顾名思义，就是指肺血管受侵犯的血管炎，通常是系统性血管炎的肺部受累，少数可以是局限于肺血管的炎症；一些肺血管炎比较少见，诊断比较困难，应该引起临床足够重视。

一、概论

（一）分类

1837 年 Schonlein 最早将血管炎作为一有特殊临床病理表现的独立疾病提出。此后随着人们对血管炎认识的不断深入，对血管炎的定义和分类不断进行修改和补充，出现了很多分类标准。之所以学者们对血管炎的分类各有侧重，未能统一，是因为：①这些血管炎病因大都不很清楚。②临床病理及血清学指标缺少特异性。③不同器官以及器官的不同部位其病理表现并不完全一样，且可能处于不同进展阶段以至于组织活检常为非特异表现或出现假阴性。④每一种血管炎其具体临床表现差异较大，严重程度不等。⑤其他一些非血管炎性疾病如肿瘤、药物毒副反应、心内膜炎等临床表现类似血管炎表现，这些因素给血管炎的临床诊断和分类造成很大困难。

美国风湿病学会1990年通过对807例患者的研究讨论提出了7种原发性血管炎的分类标准，包括Takayasu动脉炎（大动脉炎）、巨细胞动脉炎（颞动脉炎）、结节性多动脉炎（未区分经典型和显微镜下型）、韦格纳肉芽肿（目前建议采用坏死性肉芽肿性血管炎这一名称）、Churg–Strauss综合征（变应性肉芽肿性血管炎）和超敏性血管炎。需要指出，这些分类标准并不能包括这些原发性血管炎所有临床病理表现，因而对具体血管炎患者的诊断并不总是十分合适。但这些标准为临床医师评价及描述这些血管炎的流行病学资料以及治疗提供可比研究。

此后，1994年在美国Chapel Hill会议上，来自6个不同国家、不同中心和不同专业学者经过认真讨论，对原发性血管炎的一系列命名和分类标准进行了总结，见表19–2。Chapel Hill会议还讨论了非肉芽肿性小血管炎累及上或下呼吸道，伴或不伴有坏死性肾小球肾炎，且无抗肾基底膜抗体或免疫复合物的这一类患者，并建议对这一类疾病的诊断采用显微镜下多血管炎（显微镜下多动脉炎）一词，因这些患者肺血管炎主要是肺泡毛细血管炎。

表19–2 Chapel Hill会议关于系统性血管炎的命名及其定义

一、大血管的血管炎病

1. 巨细胞（颞）动脉炎 主动脉及其分支的肉芽肿性动脉炎，特别易发于颈动脉的颅外分支。常累及颞动脉，多发于50岁以上患者，多伴有风湿性多肌痛

2. Takayasu动脉炎 主动脉及其主要分支的肉芽肿性炎症，多发于50岁以下患者

二、中等大小血管的血管炎病

1. 结节性多动脉炎（经典的结节性多动脉炎） 中动脉及小动脉的坏死性炎症，不伴有肾小球肾炎，无微小动脉（arte–riole）、毛细血管（capillary）或微小静脉（venule）的炎症

2. 川崎（Kawasaki）病 累及大、中、小动脉的血管炎，并伴有皮肤黏膜淋巴结综合征。常累及冠状动脉，并可累及主动脉及静脉，多见于儿童

三、小血管的血管炎

1. 韦格纳肉芽肿* 累及呼吸道的肉芽肿性炎症，涉及小到中血管的坏死性血管炎（如毛细血管、微小静脉、微小动脉、小及中等动脉），坏死性肾小球肾炎多见

2. Churg–Strauss综合征*（变应性肉芽肿性血管炎） 累及呼吸道的高嗜酸性粒细胞肉芽肿性炎症，涉及小到中等大小血管的坏死性血管炎，并伴有哮喘和高嗜酸性粒细胞血症

3. 显微镜下多血管炎* 累及小血管（毛细血管、微小静脉或微小动脉）的坏死性血管炎，很少或无免疫物沉积，也可能涉及小及中等动脉。坏死性肾小球肾炎很多见，肺的毛细血管炎也常发生

4. 过敏性紫癜（Henoch–Schonlein purpura） 累及小血管（毛细血管、微小静脉、微小动脉）的、伴有IgA免疫物沉积为主的血管炎，典型的累及皮肤、肠道及肾小球，伴有关节痛或关节炎

5. 原发性冷球蛋白血症 血管炎累及小血管（毛细血管、微小静脉、微小动脉）的、伴有冷球蛋白免疫物沉积和冷球蛋白血症的血管炎。皮肤及肾小球常被累及

6. 皮肤白细胞碎裂性血管炎 局限性皮肤白细胞碎裂性血管炎，无系统性血管炎或肾小球肾炎

注：大血管指主动脉及走向身体主要部位（如肢体、头颈）的最大分支。中等动脉指主要脏器动脉（如肾、肝、冠状、肠系膜动脉）。小血管指微小动脉、毛细血管、微小静脉及实体内与微小动脉连接的远端动脉分支。有些小及大血管的血管炎病可能累及中等动脉，但大及中等血管的血管炎不累及比中等动脉小的血管。正常字体代表各项命名定义的必备内容，斜体字部分为常见但不必要；

*与抗中性粒细胞胞质抗体（ANCA）密切关联。

（二）流行病学

至今我国尚缺乏原发性系统性血管炎的发病率和患病率的资料。肺血管炎在临床并不常见，以继发于弥漫性结缔组织病较为多见；随着对血管炎认识的不断提高，抗中性粒细胞胞质抗体（ANCA）相关血管炎，包括坏死性肉芽肿性血管炎（Wegener 肉芽肿）、Churg‑Strauss 综合征和显微镜下多血管炎，临床上发病率呈增高趋势。原发性系统性血管炎中Takayasu 动脉炎和白塞病可累及肺动脉；而 ANCA 相关性血管炎主要侵犯肺实质。

血管炎各年龄段均可发现，但一些具体病种有年龄和性别倾向。川崎病和过敏性紫癜以青少年儿童多见；Takayasu 动脉炎以青中年女性多见；巨细胞动脉炎多见于老年人；结缔组织病的继发性血管炎则以育龄期女性多见。坏死性肉芽肿性血管炎和 Churg‑Strauss 综合征中青年男性患者占多数，而显微镜下多血管炎老年患者不少见。

原发性系统性血管炎的发病率有明显的地域和种族差异：巨细胞动脉炎主要见于欧美的白种人，而 Takayasu 动脉炎在日本、中国等亚洲国家和南美洲地区较为常见；ANCA 相关性血管炎中欧美国家以坏死性肉芽肿性血管炎为主，日本和中国则以显微镜下多血管炎较多见；白塞病的高发区为土耳其等地中海周围的国家，其次为中国、韩国和日本，欧美人则明显少见。

（三）病理

血管炎病理特点是血管壁的炎症反应，常常贯穿血管壁全层，且多以血管为病变中心，血管周围组织也可受到累及，但支气管中心性肉芽肿病是个例外。大中小动静脉均可受累，亦可出现毛细血管炎症。炎症常伴纤维素样坏死、内膜增生及血管周围纤维化。因此肺血管炎可导致血管堵塞而产生闭塞性血管病变。炎症反应细胞有中性粒细胞、正常或异常淋巴细胞、嗜酸性粒细胞、单核细胞、巨噬细胞、组织细胞、浆细胞和多核巨细胞，且多为多种成分混合出现。如以中性粒细胞为主时，即表现为白细胞碎裂性血管炎；以淋巴细胞为主时，则是肉芽肿性血管炎的主要表现。但不同血管炎的不同病期，浸润的炎症细胞种类和数目也会有变化。如在白细胞碎裂性血管炎急性期过后也会出现大量淋巴细胞浸润，而在肉芽肿性血管炎晚期，炎症细胞可以单核细胞、组织细胞及多核巨细胞为主而非淋巴细胞。

（四）病因和发病机制

近年来，血管炎的治疗取得了很多进步，但血管炎的病因和发病机制仍不十分清楚。目前认为在遗传易感性基础上，在环境因素作用下，通过免疫异常介导的炎症反应所致，参与血管炎发病的因素见表 19–3。

如前所述，有些血管炎的发生率有种族差异，部分血管炎有家族聚集现象，均提示遗传因素是其发病原因之一。近年研究发现了不同血管炎的多个易感基因，但是其研究结果在不同人群之间不一致。血管炎的发生率也存在地域差异，提示可能有环境因素参与，包括感染及药物等。许多研究提示病毒（乙型肝炎病毒、丙型肝炎病毒、EB 病毒、巨细胞病毒、细小病毒 B_{19}、HIV 病毒等）和细菌（金黄色葡萄球菌及结核分枝杆菌等）感染与不同类型血管炎可能相关，如乙型肝炎病毒与结节性多动脉炎、丙型肝炎病毒与原发性冷球蛋白血症血管炎、金黄色葡萄球菌与坏死性肉芽肿性血管炎（Wegener 肉芽肿）、结核分枝杆菌与 Takayasu 动脉炎及白塞病，但均缺乏直接证据。研究提示接触硅物质与坏死性肉芽肿性血管炎（Wegener 肉芽肿）发病有关。丙硫氧嘧啶、甲巯咪唑、肼屈嗪等药物可引起 ANCA 阳性，部分患者出现血管炎表现。白三烯受体拮抗剂与 Churg‑Strauss 综合征发病有一定关系。

表 19‑3 参与血管炎发病机制的细胞和因子

细胞	细胞因子和趋化因子
T 淋巴细胞	肿瘤坏死因子（TNF）
B 淋巴细胞	干扰素 γ（IFN‑γ）
单核细胞/巨噬细胞	白介素（IL）‑I，IL‑1Ra
血小板	IL‑2
NK 细胞	IL‑4
嗜酸性粒细胞	IL‑6
中性粒细胞	IL‑10
内皮细胞	IL‑12
生长因子	IL‑15
血管内皮生长因子（VECF）	IL‑17
血小板来源生长因子（PDCF）	IL‑18
粒细胞集落刺激因子（G‑CSF）	IL‑8
巨噬细胞集落刺激因子（M‑CSF）	RANTES
自身抗体	黏附因子/细胞受体
抗中性粒细胞胞质抗体（ANCA）	β_2‑integrin
抗内皮细胞抗体（ACEA）	E‑selectin
补体成分	ICAM‑1
药物	VCAM‑1
感染性因素（病原体）	Fcγ 受体

如表 19‑3 所示，参与血管炎发病机制因素可能是多方面的，具体包括病理性免疫复合物在血管壁的形成和沉积、体液免疫反应（抗中性粒细胞胞质抗体、抗内皮细胞抗体）、细胞免疫反应和肉芽肿形成，由病原微生物、肿瘤以及毒物导致血管内皮细胞功能受损。大量证据显示免疫细胞之间、淋巴细胞和内皮细胞之间以及细胞因子和黏附因子之间的相互作用，在血管炎的发病机制中都起一定的作用。参与不同类型血管炎发病的因素和具体机制也不相同。

致病免疫复合物的形成及沉积在血管壁，通过经典途径激活补体而导致血管壁炎症。已经证实经典型结节性多动脉炎、原发性冷球蛋白血症血管炎和过敏性紫癜等主要影响小到中等血管的血管炎的主要发病机制为免疫复合物沉积。

越来越多研究表明抗中性粒细胞胞质抗体（ANCA）在血管炎发病机制中起重要作用。ANCA 是一种以中性粒细胞和单核细胞胞质成分为靶抗原自身抗体，通常以乙醇固定的底物用间接免疫荧光法检测，根据荧光染色模型分为胞质型（cytopalsmic pattem，c‑ANCA），其靶抗原为蛋白酶 3（PR3），在乙醇固定过程中，初级颗粒破裂，PR3 释放，因其电荷性不强，因此间接免疫荧光染色就表现为粗糙颗粒样胞质内染色类；核周型（Peinuclear pattem，p‑ANCA）ANCA 主要针对颗粒中丝氨酸蛋白酶，如髓过氧化物酶（MPO）、弹力蛋白酶、乳铁蛋白等成分，这些成分多带阳性电荷，在间接免疫荧光染色中，随着颗粒破裂释放，易与带负电荷的细胞核结合，表现为核周型。目前认为，针对 PR3 的 c-ANCA 主要在活动性坏死性肉芽肿性血管炎（Wegener 肉芽肿）患者血清中检测到，且特异性较高，大多数情况下 PR3-ANCA 滴度与病情活动呈正相关。而针对 MPO 的 p-ANCA 在显微镜下多血管炎（包括特发性新月体肾小球肾炎）和 Churg-Strauss 综合征中更常出现。因此，坏死性肉芽肿性血管炎（Wegener 肉芽肿）、显微镜下多血管炎（包括特发性新月体肾小球肾炎）和 Churg-Strauss 综合征（变应性肉芽肿性血管炎）被称为 ANCA 相关性小血管炎（ANCA-associated small-vessel vasculitis，AAV）。而针对其他成分的不典型 p-ANCA，则在许多疾病如炎症性肠病、自身免疫性肝病、结缔组织病、慢性感染及类风湿关节炎中均可出现，甚至在一小部分正常人中亦可出现。有时在间接免疫荧光染色中 ANA 也可出现类似 p-ANCA 的染色模型，被误认为 p-ANCA 阳性。因此，在评价 p-ANCA 阳性结果时，需结合其所针对的抗原以及临床表现进行具体分析，很多情况下，不典型 p-ANCA 仅提示存在慢性炎症反应，对血管炎诊断并无特异性。因此，仅 PR3-ANCA 和 MPO-ANCA 阳性对系统性血管炎诊断较为特异，需要结合临床表现和病理学结果进行具体分析。

ANCA 抗原大多数都是中性粒细胞在宿主防御反应中用以杀菌成分。但为何会针对这些自身抗原产生免疫反应以及感染在其中起何作用目前尚不很清楚。确实反复细菌感染可导致血管炎加重；而且坏死性肉芽肿性血管炎患者鼻腔金葡菌带菌状态会导致血管炎复发。研究表明复方磺胺异噁唑对治疗局限型坏死性肉芽肿性血管炎是有效的，而且对多系统受累的患者可以减少复发。

在动物模型中，已经证实 MPO-ANCA 具有致病性；而 PR3-ANCA 的致病性尚不明确。ANCA 在血管炎中的发病机制有几种假说。一种理论认为一些前炎症因子如 IL-1、TCF-β、TNF 或病原成分可以激活中性粒细胞，导致胞质颗粒中的一些成分移位到细胞表面，中性粒细胞表面表达 PR3 和 MPO，能够与 ANCA 相互作用。这些细胞因子还导致内皮细胞过度表达黏附因子。ANCA 也可诱导中性粒细胞释放活性氧自由基及溶酶体酶，导致局部内皮细胞受损。这些中性粒细胞可以穿过受损的内皮细胞，聚集在血管周围。还有人认为血管内皮细胞本身可以表达 ANCA 抗原。总之，ANCA 可以促使中性粒细胞黏附于血管内皮细胞，间接导致内皮细胞损伤，促进中性粒细胞移位，进入血管周围组织。

抗内皮细胞抗体（AECA）可见于坏死性肉芽肿性血管炎、显微镜下多血管炎、Takayasu 动脉炎、川崎病以及伴血管炎的系统性红斑狼疮和类风湿关节炎，检出率约为 59% ~ 87%。在动物模型中，AECA 可诱发鼠血管炎的发生，表现为肺肾小动脉和静脉周围淋巴样细胞浸润，以及部分血管壁外有免疫球蛋白沉积，是 AECA 致病的直接证据。AECA 通过补体介导的细胞毒作用或抗体依赖性细胞介导的细胞毒作用导致内皮细胞的破坏和溶解。AECA 能与内皮细胞结合，通过 NFKB 途径诱导内皮细胞活化，促进其表达黏附分子，以及上调细胞因子分泌，从而使得白细胞易于在该部位募集，并黏附于内皮细胞表面造成细胞损伤。

近年研究表明 T 淋巴细胞介导的细胞免疫反应也是血管炎的主要发病机制之一，包括辅助性 T 淋巴细胞（Th1、Th2 和 Th17）、调节性 T 淋巴细胞（CD_4^+ CD25high $Foxp^{3+}$）和细胞毒性 T 淋巴细胞均参与。部分血管炎患者外周血和（或）病变部位激活的 CD_4^+T 细胞增加，它们表达 CD25、CD38、CD45RO 和 HLA-DR 明显增加，提示这是一类被活化的记忆 T 细胞。T 细胞参与血管炎发病机制最直接的证据是证实患者的外周血中有抗原特异性的 T 淋巴细胞，应用体外淋巴细胞增殖试验，抗 PR3 - ANCA 阳性的坏死性肉芽肿性血管炎患者的淋巴细胞对纯化的 PR3 的反应更多且更强，故认为患者体内存在 PR3 特异性的 T 淋巴细胞。Th1 淋巴细胞及其产生的 INF - γ 和 IL - 2 是肉芽肿性血管炎发病机制中的主要因素，INF - γ 是巨细胞动脉炎和 Takayasu 动脉炎病变关键的细胞因子，与巨细胞形成、内膜增厚、组织缺血以及新生血管形成有关。有人提出坏死性肉芽肿性血管炎的病理过程可能是一个"Th1/Th2 的二相转换"，开始为 Th1 型反应为主的肉芽肿形成阶段，T 淋巴细胞主要表达和分泌 Th1 型细胞因子（INF - γ 和 IL - 2）；随后 Th1 型细胞因子诱导和刺激中性粒细胞和单核细胞的活化并表达 ANCA 靶抗原，使 ANCA 发挥作用，转变为以 Th2 型为主的体液免疫反应，表达 IL - 4 相对增多，导致广泛的血管炎症病变。

（五）临床表现

肺血管炎的全身症状包括发热、乏力、消瘦和盗汗等，尤其是系统性血管炎和弥漫性结缔组织病患者。有肺动脉受累的 Takayasu 动脉炎可出现呼吸困难。坏死性肉芽肿性血管炎和显微镜下多血管炎可出现咳嗽、呼吸困难、胸痛及咯血，弥漫性肺毛细血管炎所致的弥漫性肺泡出血患者可出现大咯血。白塞病患者也可出现咯血，尤其是肺动脉瘤破裂而出现致命性大咯血。Churg - Strauss 综合征常伴有反复发作呼吸困难及哮喘病史。

体征和受累器官相关联。如白细胞碎裂性血管炎其皮疹及溃疡多较明显，关节畸形提示存在类风湿关节炎。鼻及上呼吸道溃疡提示可能存在坏死性肉芽肿性血管炎或淋巴瘤样肉芽肿，前者还可（浅层）巩膜炎及球后肉芽肿。白塞病多伴有口腔、外阴痛性溃疡及眼色素膜炎。结节性多动脉炎及 Churg - Strauss 综合征常出现周围神经受累，而巨细胞动脉炎早可出现中枢神经系统受累体征。肺部的体征也因病变性质及其严重程度而异。

（六）诊断和鉴别诊断

在所有血管炎中，均或多或少出现一些皮肤病变、全身及肌肉关节症状，实验室检查出现一些炎症反应指标异常。出现这些异常应该注意排除血管炎。血管炎的全身表现包括发热、食欲减退、体重下降和乏力等。肌肉关节表现包括风湿性多肌痛样症状、关节痛或关节炎、肌痛或肌炎等。实验室检查常出现正细胞性贫血、血小板增多症、低白蛋白血症、多克隆丙种球蛋白增高、红细胞沉降率增快及 C 反应蛋白增高等，这些均提示炎症急性相反应。

要诊断血管炎，首先要对不同血管炎临床表现有充分的认识，结合具体患者的临床、实验室、组织病理或血管造影异常加以诊断，并注意与一些继发性血管炎进行鉴别诊断。

1. 感染性血管炎 许多不同病原体感染均可引起血管炎样表现，包括细菌（如链球菌、葡萄球菌、沙门菌、耶尔森菌、分枝杆菌及假单胞菌等）、真菌、立克次体、伯氏疏螺旋体以及病毒感染（如甲、乙、丙型肝炎病毒、巨细胞病毒、EB 病毒、带状疱疹病毒及 HIV 病毒等），根据其临床表现以及相应实验室检查大多容易鉴别。感染性疾病引起的过敏性血管炎多以皮肤病变为主。

2. 肿瘤或结缔组织病继发血管炎 当患者出现血管炎样表现（尤其是以皮肤病变为主）时，如果同时伴有肝脾肿大、淋巴结肿大、血细胞减少或外周血涂片异常时，应注意排除肿瘤继发血管炎可能。恶性淋巴瘤和白血病容易出现这种表现，而实体瘤相对少见。此外，一些结缔组织病也可出现继发血管炎表现，常见的有系统性红斑狼疮、类风湿关节炎、干燥综合征以及皮肌炎等，需注意加以鉴别。

血管炎确诊需靠组织活检病理和（或）血管造影所见，应该尽可能进行这些检查以明确血管炎的诊断。因为血管炎一旦确诊，多需长期治疗，而治疗药物毒副作用较多。表19 - 4列出血管炎诊断常见活检部位及血管造影的敏感性，但这种敏感性在不同的研究者及不同的研究人群中是有差异的。

表 19 - 4　血管炎诊断检查的敏感性

检查	阳性率
肌活检（有症状或肌电图异常部位）	33% ~66%
腓肠神经活检（有症状或肌电图异常）	约75%
经皮肾活检	13% ~100%
鼻黏膜活检	20% ~55%
睾丸活检（有症状）	约70%
肝活检	0% ~7%
内脏血管造影	83% ~88%

一般来说，应对有症状且比较方便易取的部位进行活检，对无症状部位如肌肉、睾丸或周围神经进行盲检阳性率较低；皮肤、肌肉、鼻黏膜及颞动脉活检耐受性好，且容易获取；尽管对于确诊某一血管炎皮肤活检缺乏特异性，但结合临床、实验室及放射学表现，往往可以对血管炎做出诊断。睾丸受累不多见，且睾丸活检需进行全麻，患者有时难以接受。若患者有周围神经受累的临床表现或肌电图及神经传导速度测定异常，则进行腓肠神经活检很有帮助，但活检常有下肢远端局部感觉障碍后遗症。超声引导下经皮肾活检并不危险，但血管炎表现不多见，其最常见的组织病理改变为局灶节段坏死性肾小球肾炎。对于诊断肺血管炎，经支气管镜肺活检阳性率不高，应行开胸活检或胸腔镜肺活检。

对于怀疑血管炎，却无合适的活检部位，应行血管造影，血管炎血管造影典型表现为节段性动脉狭窄，有时出现囊样动脉瘤样扩张及闭塞。一般采用腹腔血管造影，有时尽管并无腹部表现血管造影亦可出现异常，在肾脏、肝脏以及肠系膜血管均可出现异常。血管造影出现囊样动脉瘤表现提示病情多较严重。有效的治疗可以逆转血管造影异常。但血管造影特异性不高，多种原发性系统性血管炎及继发性血管炎均可引起类似血管造影异常，如结节性多动脉炎、坏死性肉芽肿性血管炎、Churg - Strauss 综合征、类风湿关节炎及系统性红斑狼疮血管炎以及白塞病等。另外，其他一些疾病，如左房黏液瘤、细菌性心内膜炎、血栓性血小板减少性紫癜、抗磷脂综合征、腹部结核、动脉夹层、肿瘤及胰腺炎等均可引起血管造影异常。在巨细胞动脉炎、大动脉炎、Buerger 病其血管造影有一定特点，受累血管分布不同且没有囊样动脉瘤表现。

（七）治疗

血管炎的主要治疗药物为糖皮质激素及免疫抑制剂（以环磷酰胺最为常用），尤其对病变广泛且进展较快的患者更应积极治疗。

二、各论

（一）主要影响大血管的血管炎

1. 巨细胞动脉炎　其常见临床表现包括头痛、颞动脉区压痛、间歇性下颌运动障碍、肌痛、视力受损及脑血管意外等；多见于 60 岁以上老年患者，女性多见，多伴贫血、红细胞沉降率和 C 反应蛋白明显升高，对皮质激素治疗有良好的疗效。颞动脉活检可见淋巴细胞及巨细胞浸润伴内膜增生及弹性层破坏，且病变多呈跳跃性分布。巨细胞动脉炎常伴风湿性多肌痛表现如发热、乏力、体重下降及近端肢带肌无力及僵硬。此外，亦有报道本病亦可累及大动脉如主动脉和肺动脉。

2. 多发性大动脉炎　又称 Takayasu 动脉炎。主要累及主动脉及其分支，如无名动脉（头臂干）、左颈总动脉、左锁骨下动脉、胸主动脉、腹主动脉以及肾动脉等。其病理多表现为单个核细胞浸润和肉芽肿形成，引起受累血管狭窄、闭塞和动脉瘤形成，从而出现发热、无脉、肢痛、腹痛、失明、脑血管意外、高血压、心力衰竭以及动脉瘤等一系列临床表现。病情活动常伴血白细胞、红细胞沉降率及 C 反应蛋白升高。体检时常可发现无脉或两侧桡动脉搏动强度不等，在颈部或胸背腹部可听到血管杂音，血管彩超、CT 血管成像（CTA）、磁共振显像（MRI）及动脉造影可进一步明确诊断。

肺动脉受累较常出现，有报道达 50%，可伴肺动脉高压，也可出现显著临床表现，如咯血、胸痛等。有研究表明，即使在无明显肺部症状患者，其肺活检及血管造影亦有肺动脉受累表现。

在疾病活动期需予中等至大剂量皮质激素治疗，必要时加用免疫抑制剂。动脉狭窄、闭塞和动脉瘤形成者需寻求球囊扩张伴支架植入等介入治疗或外科手术治疗的可能。国内有报道本病结核菌感染伴发率高，注意排除结核感染可能，但不主张对所有患者均予抗结核治疗。

（二）主要影响中等大小血管的血管炎

结节性多动脉炎：是一累及多系统的全身性疾病，是原发性系统性血管炎的原型，主要病理表现为中、小肌性动脉中性粒细胞浸润，伴内膜增生、纤维素样坏死、血管闭塞及动脉瘤形成等，以致受累组织出现缺血和梗死。较常出现关节肌肉、肝和肠系膜血管、睾丸、周围神经系统及肾脏动脉受累。肺脏及其肺血管是否受累曾有不同意见。目前大多数意见认为结节性多动脉炎很少累及肺。因此若出现肺血管受累证据应注意与显微镜下多血管炎、Churg - Strauss 综合征及坏死性肉芽肿性血管炎鉴别。

（三）主要影响小血管的血管炎

1. 坏死性肉芽肿性血管炎　又称为 Wegener 肉芽肿。其临床主要表现为上下呼吸道坏死性肉芽肿性炎症、系统性坏死性血管炎及肾小球肾炎，也可累及眼、耳、心脏、皮肤、关节、周围和中枢神经系统。若病变仅局限于上、下呼吸道，则称为局限型。本病各年龄均可发病，但以中年男性多见。

肺部病变可轻可重，严重者可出现致命的弥漫性肺泡出血。2/3 患者可出现胸部 X 线异常，可单侧受累，也可双侧受累。主要表现肺部浸润影或结节，有的伴空洞形成；由于支气管病变可引起肺不张，也可出现胸膜增厚及胸腔积液。病理活检往往表现为肺组织坏死，伴肉芽肿炎症，浸润细胞包括中性粒细胞、淋巴细胞、浆细胞、嗜酸性粒细胞以及组织细胞，血管炎症可导致血管阻塞及梗死。1/3 患者可出现肺毛细血管炎而咯血，此外，有些患者还可出现肺间质纤维化、急慢性细支气管炎和闭塞性细支气管炎等。

大量临床研究表明，90% 以上病情活动的坏死性肉芽肿性血管炎患者血清中出现 ANCA

阳性，多为胞质型（C-ANCA），其针对的靶抗原是蛋白酶3（PR3-ANCA），病情静止时约40%的患者阳性，因此 PR3-ANCA（C-ANCA）不但有重要诊断意义，而且与疾病的活动性有关，可作为监测疾病活动度的一项重要指标。

随着细胞毒药物，尤其是环磷酰胺的应用，坏死性肉芽肿性血管炎的死亡率已明显下降。对有重要器官功能受损的活动期患者，诱导缓解期通常给予每天口服环磷酰胺 1.5~2mg/kg，也可用环磷酰胺 1.0g 静脉冲击治疗，每 2~3 周 1 次，多与皮质激素联合应用。疾病缓解后需要应用环磷酰胺或硫唑嘌呤维持治疗 2 年或以上，过早停药则复发率高。无重要器官严重受累的轻型患者可予甲氨蝶呤诱导缓解和维持治疗。局限型、上呼吸道携带金黄色葡萄球菌或容易复发患者可加用复方磺胺异噁唑。危重型（如弥漫性肺泡出血、急进性肾功能不全等）则需要血浆置换、甲泼尼龙静脉冲击治疗等。难治性病例可试用利妥昔单抗等生物制剂治疗。

2. Churg-Strauss 综合征　又称变应性肉芽肿性血管炎。是以支气管哮喘、嗜酸性粒细胞增多和肉芽肿性血管炎为主要特征的一种全身性疾病，以中年男性多见，常伴有变应性鼻炎、鼻息肉和支气管哮喘史。肺、周围神经、心脏、胃肠道和皮肤均较常受累。早期文献报道与坏死性肉芽肿性血管炎相比，本病肾脏受累少见且病变较轻；目前认为约半数患者有肾脏受累，严重时亦可出现肾功能不全。Churg-Strauss 综合征呼吸系统表现除支气管哮喘外，还可出现咳嗽、咯血，胸部影像学可见游走性斑片状浸润影或结节影，空洞罕见。约半数患者 ANCA 阳性，多为 MPO-ANCA（P-ANCA），与肾脏损害、多发性但神经炎和肺泡出血等血管炎表现相关；而嗜酸性粒细胞增高则与心脏病变有关。糖皮质激素是主要治疗药物，若存在肾脏、胃肠道、中枢神经系统和心脏等严重病变，提示预后不良，需积极联合免疫抑制剂治疗。

3. 显微镜下多血管炎　又称为显微镜下多动脉炎，是从结节性多动脉炎中分离出来的一种独立的血管炎。其临床表现为坏死性微小动脉、微小静脉及毛细血管炎症，主要累及肾脏、皮肤和肺脏，是肺出血，急进性肾炎综合征常见原因之一，多伴有 ANCA 阳性。组织病理特点为受累血管没有或很少有免疫球蛋白和补体成分沉积；受累血管可出现纤维素样坏死及中性粒白细胞和单核细胞浸润，可伴血栓形成；肾脏则表现为局灶节段性肾小球肾炎，有时伴新月体形成；肺脏受累则表现为坏死性肺毛细血管炎。

本病中老年常见，男性略多。起病时多伴乏力、体重下降、发热和关节痛等全身症状。肾脏受累常见，表现为蛋白尿、（镜下）血尿、细胞管型尿和肾功能不全，很多患者表现为快速进展性肾小球肾炎（RPCN）。皮肤受累以紫癜或结节多见，也可出现眼、胃肠道及外周神经受累。肺部表现为肺部浸润影及肺泡出血，有时可出现大咯血，肺间质纤维化也不少见。约80%患者 ANCA 阳性，是重要诊断依据之一，其中约60%抗原是髓过氧化物酶阳性（MPO-ANCA，p-ANCA），肺受累及者常有此抗体，另有约40%的患者为抗蛋白酶3阳性（PR3-ANCA，C-ANCA）。治疗原则同坏死性肉芽肿性血管炎，5 年生存率约60%，死亡多出现在第 1 年，肾衰及感染是死亡主要原因。

4. 过敏性紫癜　又名 Henoch-Schonlein 紫癜，儿童多见，成人亦可发病，是一种白细胞碎裂性血管炎。多伴有上呼吸道前驱感染，随后出现臀部及下肢紫癜，关节炎及腹痛，有些患者亦可出现镜下血尿及蛋白尿（肾小球肾炎），呼吸道受累相对少见，可表现为肺泡出血及肺门周围片状浸润影。血清 IgA 可升高，组织活检病理免疫荧光也可见到 IgA 沉积。皮肤及关节病变仅需对症处理，胃肠道（腹痛、消化道出血和穿孔）、肾脏（高血压、蛋白尿和肾功能异常）及其他脏器严重病变（如肺泡出血、神经系统病变等）则需要大剂量皮质激素治疗，必要时加用免疫抑制剂。

5. 原发性冷球蛋白血症性血管炎　反复发作的（皮肤）紫癜、关节痛/关节炎、肾脏及其他内脏器官受累，伴有血清冷球蛋白含量增高及类风湿因子阳性是本病临床特点。白细胞浸润性血管炎，血管壁有免疫球蛋白和补体沉积是其组织学特点。肺也可受侵犯常表现为弥漫性间质性浸润，肺血管也呈现上述炎症性改变。与丙型肝炎病毒感染有关。

（四）白塞病

白塞病既可累及大血管，又可累及小血管；既可累及动脉，又可累及静脉。其临床主要表现为反复发作口腔痛性溃疡、外阴溃疡和眼色素膜炎三联症，可伴关节炎、结节红斑或脓疱样丘疹和下肢静脉血栓性静脉炎，亦可累及消化道、心血管、（中枢）神经系统、肾脏以及肺脏。活动期患者可出现针刺反应阳性。受累部位可出现 IgG 及补体沉积。

10% 患者可出现肺脏受累，表现为反复发作肺炎及咯血，有时可出现致命性大咯血。咯血原因可能是由于肺小血管炎或支气管静脉破裂，也可能是由于肺动脉瘤破裂或动静脉瘘所致。白塞病伴有重要脏器，如眼、神经系统、胃肠道以及肺脏等受累者应予积极免疫抑制治疗，联合应用大剂量皮质激素和免疫抑制剂（硫唑嘌呤、环孢素及环磷酰胺等），严重时可应用 α 干扰素、抗肿瘤坏死因子 α（TNF - α）制剂。病情活动所致的咯血单纯手术治疗效果不佳，容易复发或出现新的动脉瘤，需要免疫抑制性药物治疗；危及生命的大咯血可予介入栓塞或支架治疗。

（五）继发于结缔组织病的血管炎

1. 系统性红斑狼疮　系统性红斑狼疮肺部受累主要表现为胸膜炎、胸腔积液，也可出现肺不张、急性狼疮性肺炎、弥漫性肺间质病变以及血管炎等。肺血管炎主要是一种白细胞碎裂性血管炎，可伴纤维素样坏死，但在红斑狼疮中的具体发生率各家报道不一。有部分患者可出现肺动脉高压，多为轻至中度。北京协和医院的资料表明严重者亦可出现重度肺动脉高压甚至右心衰竭，此类患者预后差。上述胸膜、肺实质及肺血管病变对大剂量皮质激素和免疫抑制剂治疗通常有效。

2. 类风湿关节炎　除关节受累外，亦可出现血管炎表现，如单发或多发性单神经炎、皮肤溃疡和肢端坏疽等。其肺部受累主要表现为胸膜炎或胸腔积液、肺内结节和肺间质病变，极少部分患者可出现肺血管炎及肺动脉高压。上述关节外表现常常需要大剂量皮质激素联合免疫抑制剂（环磷酰胺最常用）治疗。

3. 系统性硬化　主要临床表现为指端硬化及躯干四肢皮肤硬化。患者常伴有明显雷诺现象、肺间质病变和（或）肺动脉高压。可出现小动脉和（微）细动脉的内膜增生，向心性纤维化致使小动脉狭窄和闭塞；但炎症细胞浸润和纤维素样坏死并不常见。因此，严格意义上来说，属于血管病而不能称之为血管炎。对（皮质）激素及免疫抑制剂治疗大多无效。

4. 干燥综合征　是以外分泌腺上皮受累为主的一种自身免疫疾病。国外及国内的流行病学资料表明干燥综合征并非少见病。有观点将之称为自身免疫性上皮炎，因其不仅可以影响唾液腺（和泪腺）引起口干与眼干，还可累及肾小管上皮引起肾小管酸中毒，累及肝胆管上皮、胰管上皮及胃肠道腺体上皮引起消化道症状，累及肺细支气管上皮引起肺间质纤维化及肺动脉高压。

干燥综合征血管炎及高丙种球蛋白血症亦是肺间质纤维化及肺动脉高压的重要致病机制。治疗上强调在肺间质病变早期予以积极皮质激素及免疫抑制剂治疗。

（六）其他偶发性肺血管炎

此类疾患均为肺部（病变）为主的疾病，也可能有肺血管炎的表现。

1. 淋巴瘤样肉芽肿病　是一种以血管为中心的肉芽肿病，肺无例外均被侵犯。1972 年首次由 Liebow 等所描述。组织形态学主要表现为上下呼吸道、皮肤、中枢神经系统中以血管为中心破坏性的浸润性病变。浸润细胞主要为淋巴母细胞、浆细胞、组织细胞以及含有不正常核分裂象的不典型大淋巴细胞，并形成肉芽肿性病变。

此病较少见，至 1979 年文献才有 507 例报告。与坏死性肉芽肿性血管炎不同，上呼吸道和肾脏极少受累，下呼吸道症状较多见如胸痛、呼吸困难及咳嗽等。但胸部 X 线所见也是多发结节状阴影伴有空洞形成，与坏死性肉芽肿性血管炎很相似；胸腔积液多见，但肺门淋巴结罕有侵及。中枢和周围神经系统常被侵及，出现脑梗死和周围神经病变等。实验室检查常难帮助诊断，皮肤病损活检可能有帮助，需依靠病理组织学检查以确定诊断。

未经治疗的淋巴瘤样肉芽肿一般迅速恶化，最终多死于中枢神经系统病变。约半数患者经环磷酰胺和皮质激素治疗可能缓解，平均生存期为 4 年，治疗不能缓解时将发展为血管中心性 T 细胞性淋巴瘤。但也可有良性类型的存在，后者主要表现为多形性淋巴细胞浸润的血管炎和肉芽肿形成，很少有组织坏死，治疗反应良好，也曾被称为"淋巴细胞血管炎和肉芽肿病"。

2. 坏死性结节病样肉芽肿病　1973 年首先由 Liebow 报道。其组织学特点是肺内融合的肉芽肿性病变，其形态与结节病相似，但伴有肺动脉与静脉的坏死性肉芽肿性血管炎病变，约半数患者不伴肺门淋巴结肿大，和典型结节病不同。本病预后良好，常可自然缓解，可能此病是结节病的一种变型。

3. 支气管中心性肉芽肿病　临床症状可有发热、乏力、咳嗽和哮喘等，嗜酸性粒细胞计数可以增高，胸部 X 线片显示浸润性或结节状阴影，也可出现肺不张，与其他全身性（系统性）血管炎疾病不同处为多无多器官受累，半数患者与曲（霉）菌或其他真菌接触有关；肺部以支气管为中心，由淋巴细胞和浆细胞浸润使小气道破坏，肉芽肿形成是基本组织（病理）学改变，病变附近的小动静脉可受侵犯，因此肺血管炎是继发性的病理过程。预后较佳，可以自然缓解，只需对症治疗，症状重者方需皮质激素治疗。

（杨秀青）

第二十章

肺癌

第一节 肺癌的流行病学与预防

肺癌系指原发于肺、气管及支气管的恶性肿瘤。20 世纪初，肺癌在全世界都是罕见的肿瘤。由于吸烟的流行，接近 20 世纪中叶时，肺癌的发病率和病死率先是在发达国家，随后在发展中国家迅速增高，肺癌已成为全世界最常见的恶性肿瘤。目前，我国肺癌发病率每年增长 26.9%，如不及时采取有效控制措施，预计到 2025 年，我国肺癌患者将达到 100 万，成为世界第一肺癌大国。

一、肺癌的流行情况

（一）发病率与死亡率

近半个世纪以来，肺癌的发病率及死亡率均在逐年增加。20 世纪初，肺癌还是比较少见的疾病，到 20 世纪末肺癌已居恶性肿瘤死亡的首位。近 20 年来，世界卫生组织（WHO）定期公布的资料显示，肺癌的发病率和死亡率在世界各国均呈明显上升的趋势，尤其是工业发达的国家。28 个发达国家公布的调查统计资料显示，肺癌已成为恶性肿瘤中最常见的死亡原因。例如美国从 40 年代到 80 年代，肺癌发生率在男性提高 22.5 倍，由 2.7/10 万人口到 89/10 万人口，几乎每年增高 3%。同期，女性肺癌由 7/10 万人口到 35/10 万人口，而且仍在不断升高。到 1990 年美国肺癌的新增病例数为 15.4 万人，死亡人数是 14.6 万人，居男性发病率及死亡率的首位。据美国癌症协会（ACS）统计，在 1998 年美国肺癌死亡将占癌症死亡总数的 28% ~ 29%。日本从 1950 年到 1980 年，肺癌死亡率男性升高了 10 倍，女性升高了 7.5 倍。2002 年全世界肺癌新增病例大约为 135 万，死亡 118 万，肺癌在全球死亡的总人数已跃居各类恶性肿瘤的首位（占 17.8%）。其中，男性死于肺癌的有 84 万，占男性全部癌症死者 22.3%，居男性死因第 1 位。女性死于肺癌的有 33 万，占女性癌症死者 11.3%，仅次于乳腺癌，是女性第 2 位癌症死因。2005 年与 2000 年相比，全球男性肺癌发病率上升 14.0%，女性肺癌发病率上升 19.9%。列男性常见恶性肿瘤的第 1 位，列女性常见恶性肿瘤的第 2、3 位。2008 年美国预计肺癌新发 215 020 人，161 840 人死于肺癌相关疾病。估计到 2030 年，全球将有 830 万人死于吸烟相关的疾病其中肺癌占 3.1%。

许多国家的研究人员对不同人种、不同地域、不同职业等人群进行了大规模的流行病学调查，获得了许多宝贵的资料，为我们进一步了解肺癌的发生和发展奠定了基础。例如，美国得克萨斯州在 1944 年至 1966 年进行了连续 23 年的严密对照研究，观察了 56 个相邻县和 3 个主要民族的癌症发病率，涉及约 400 万人口，占全州总人口的 1/3 左右。该研究结果显示，在美国得克萨斯州 6 个不同地区的男性肺癌标准化发病率总计为 47.6/10 万，其中白人为 53.6/10 万，有色人种为 48.9/10 万，西班牙后裔者为 10.3/10 万。白人和有色人种的男性与女性的肺癌发病率之比接近 6∶1，而西班牙裔男性与女性的肺癌发病率之比约为 3∶1，显示出种族之间有明显的差异。在得克萨斯州 Paso 和 Laredo 地区，西班牙裔女性的肺癌发病率几乎 2 倍于白种人女性，而同一地区的西班牙裔男性的肺癌发病率则明显低于白种男性，约为 1∶2。

从我国近年来城乡前 10 位恶性肿瘤构成来看，肺癌已代替肝癌成为我国首位恶性肿瘤死亡原因，占全部恶性肿瘤死亡的 22.7%，且发病率和死亡率仍在继续迅速上升。我国 1973—1975 年全国肿瘤死亡回顾调查表明，当时肺癌占男性常见恶性肿瘤的第 4 位，在女性中占第 5 位。1990—1992 年的抽样调查肺癌调整死亡率男性由 70 年代 9.94/10 万提高到 21.96/10 万，增加 120.93%；女性由 4.59/10 万提高到 8.74/10 万，增加 90.41%。我国肺癌死亡率从 20 世纪 70 年代中期至 90 年代初期的 20 年增加 1.5 倍，是增长最快的恶性肿瘤。根据卫生部全国肿瘤防治办公室提供的资料显示，2000—2005 年，中国肺癌的发患者数估计增加 12 万人。其中，男性肺癌患者从 2000 年的 26 万人增加到 2005 年的 33 万人，同期女性肺癌患者从 12 万人增加到 17 万人。广州市 2000—2002 年共死亡肺癌 4 916 例，死亡率 45.4/10 万，其中男性 60.6/10 万，女性 29.2/10 万，男女性死亡率均居所有恶性肿瘤的第 1 位。肺癌在城市肿瘤死因中由原来的第 4 位上升为第 1 位，农村上升最快的也是肺癌。

（二）年龄、性别和地区分布

全世界男、女性不同年龄组肺癌发生率水平有较大差异（表 20-1）。肺癌的发病率随年龄的增加而上升，有研究显示发达国家肺癌发生的年龄段有下移趋势。加州大学洛杉矶分校的一项研究显示，因为过去 30 年发达国家青少年吸烟率上升 2 倍和人口老年化，50 岁以前和 80 岁以后的肺癌诊断率上升。克罗地亚 1978—2002 年新发肺癌病例分析结果显示，女性肺癌发生率随着年龄的增长有所上升，80 岁以上男性肺癌发病率相对有所增加。我国男性和女性各年龄组的肺癌发病率也有较大差异，随着年龄增长，男性和女性肺癌发病率一直保持持续升高趋势。值得注意的是，所有的男性老龄组和半数女性老龄组的肺癌发病率已经超过世界男性的平均水平。

表 20-1 全世界肺癌的发病率及年龄组发病率（1/10 万）

性别	标化发病率*	发病率				
		0~14 岁	15~44 岁	45~54 岁	55~64 岁	>65 岁
男	35.5	0.02	3.37	43.84	122.05	77.37
女	12.1	0.01	1.69	17.76	40.00	89.33

注：*：世界人口标化（数据来源：IARC：Globocan2002）。

近年来在一些发达国家，女性肺癌发病率上升超过了男性，女性肺癌患者在发生率、病理组织学类型以及治疗预后方面与男性存在差异，女性肺癌发生率增加与吸烟、被动吸烟及暴露于室内烹调油烟等因素相关。女性肺癌病理类型以腺癌居多，男性吸烟者以鳞癌多见。

塞尔维亚1990年与2003年肺癌流行病学资料分析结果显示，13年间肺癌的总发病数上升了64.83%，女性肺癌患病率显著升高，男女性别比1990年为4.6∶1；2003年为3.7∶1；组织学分类，2003年肺腺癌发病率比1990年明显升高，分别为23.0%和13.3%，其中女性1990年为25%，2003年为36.49%，男性腺癌发病率也有所增高（19.51%和10.66），但幅度小于女性。我国对全国30个省、直辖市、自治区进行的普查资料显示，中国人男性肺癌年龄标准化发病率为27.2/10万，女性肺癌年龄标准化发病率为16.7/10万，分别占男性和女性各种癌症发病率的13.15%和7.3%。

我国城市和农村的肺癌死亡率有明显差别，城市平均值高于农村，城市越大肺癌死亡率越高（表20-2）。从全国的分布来看，上海、北京、东北和沿海几个较大城市的死亡率最高，而在云南则有两个突出的高发区，即宣威和个旧。北京地区和近郊区主要恶性肿瘤调整死亡率趋势预测中，肺癌1992年分别为33.7/10万及37.6/10万，到2001年将上升到43.1/10万及64.5/10万，远远超过食管癌、胃癌、肝癌及乳腺癌等主要的常见恶性肿瘤而位居首位，且差距仍在继续扩大。类似情况也出现在上海、广州、天津等各大中心城市和一些老工业区。个旧市肺癌死亡率为41.19/10万人口，占全部恶性肿瘤的48.28%，居全国首位；宣威肺癌死亡率为23.14/10万人口，占全部恶性肿瘤的46.40%，在农村地区是最高的。

表20-2 中国城市和农村肺癌死亡率（1/10万）

城市或农村	合计		男		女	
	死亡率	占肿瘤（%）	死亡率	占肿瘤（%）	死亡率	占肿瘤（%）
城市（大）	12.92	16.58	16.83	17.75	8.99	13.80
（中）	9.94	12.57	12.75	13.63	5.66	8.81
（小）	7.34	10.21	9.98	11.91	4.53	7.63
农村	4.39	6.21	6.01	7.15	2.84	4.91

（三）病理组织学类型的变化趋势

肺鳞癌、肺腺癌、大细胞肺癌和小细胞肺癌4种类型肺癌占肺癌总数的90%。国外资料显示，20世纪上叶，吸烟所致的肺癌中，鳞癌最多，小细胞未分化其次。然而，从20世纪70年代开始，肺腺癌发病率迅速增加，目前已取代肺鳞癌，已成为最常见的肺癌病理类型。20世纪90年代，肺腺癌发生率比70年代升高62%；2000—2003年，腺癌已占全部肺癌病例的47%，其中在男性肺癌中占42%，女性肺癌中占52%；在50岁以下肺癌占59%。我国上海和沈阳两地80年代中期全人群肺癌病理类型比较（表20-3）。

表20-3 上海和沈阳肺癌新病例的组织学类型构成（%）

组织学类型	上海		沈阳	
	男性 （679例）	女性 （542例）	男性 （507例）	女性 （378例）
鳞癌	48.2	22.0	50.8	31.5
腺癌	32.7	60.5	26.9	38.4
小细胞癌	9.3	6.3	14.5	17.2
其他	9.9	11.2	7.8	13.0

流行病学研究结果显示，近几十年肺癌的不同组织学类型在不同性别和不同国家之间随着时间的变化有相当大的变化。这归因于许多因素，包括基因易感性，但更可能是由所吸入的香烟烟雾中的不同烟草化学物所致，其随着时间的改变有了巨大的变化，中国女性肺癌危险性的增加与室内烹调油烟的空气污染有关，特别是菜籽油、生物燃料、二手烟的污染。一般来说，中国女性以及亚洲女性有较低的吸烟率，但是在大多数地区吸烟率在增长，因此，肺癌组织学的变化除了与女性吸烟相关肿瘤的增加有关外，可能还与不同环境中香烟的变化有关。目前，在男性吸烟率仍较高的国家已经发现占优势的鳞癌发生率向腺癌移动。

二、肺癌的病因学

（一）烟草暴露与肺癌发病

自 20 世纪 50 年代初，英国和美国在回顾性分析病例和对照研究中发现了吸烟与肺癌发病率增加有很强烈的关联以来，很多国家的流行病学研究相继印证了这一发现，揭示吸纸烟、烟斗和嚼烟叶等烟草消费行为不仅增加肺癌、口腔癌、喉癌、食管癌、肝癌和肠癌等恶性肿瘤的患病风险，与心脏病、中风和高血压等慢性疾病也有着密切的病因关系。比较分析 20 世纪 80 年代中期我国 24 个城市和 74 个农村县 35～69 岁吸烟者和非吸烟者死亡率的结果发现，吸烟与我国多种肿瘤及多种疾病的死亡密切关联。吸烟可增加我国居民肺癌、食管癌、胃癌、肝癌呼吸道疾病、慢性阻塞性肺病、缺血性心脏病和脑卒中等死亡风险，其中对肺的危害最大。城市 35～69 岁男性每日吸香烟 1～19、20 和 >20 支的肺癌相对危险度分别为 2.08、3.59 和 6.92，农村男性分别为 2.23、3.65 和 7.26，有明确的剂量反应关系，提示肺癌死亡与吸烟直接相关；对我国上海市区中老年男性居民随访了 15 年的前瞻性观察发现，45～64 岁每日吸香烟 1～19 和 ≥20 支者与非吸烟者相比较的相对危险度分别为 4.27 和 8.61，74% 肺癌死亡归因于吸烟；持续每日吸烟 1～19 和 ≥20 支者与一直从不吸烟者相比较，肺癌死亡相对危险度分别为 6.14 和 10.73。调查北京市妇女被动吸烟发现，被动吸烟显著增加妇女发生肺癌的危险，随着被动吸烟指数和被动吸烟年限的增加，肺癌的发病显著增加。中国人群吸烟率调查结果显示，2002 年我国男性吸烟率为 66.0%，女性为 3.08%，与 1996 年调查结果相比，虽然总吸烟率下降 1.8%，但 15～24 岁人群吸烟率在上升，被动吸烟率为 52%。由此预测，如果不能有效控制人群吸烟行为的蔓延和年轻人群吸烟率上升，我国居民近期肺癌发病水平仍将继续上升。

（二）室内空气污染与肺癌

除烟草暴露外，室内空气污染与肺癌，特别是与女性肺癌的发病有重要的关系。在地处山区、农村人口占 90% 的我国云南省宣威县，男性和女性肺癌平均死亡率分别为 27.66% 和 25.33%。高于我国一些大、中城市。调查发现，宣威肺癌的高发与工业污染未见明显联系，吸烟不是主要的危险因素，但生活燃料、室内燃煤空气污染却与肺癌发病关系密切。宣威县肺癌死亡率为 2.08%～4.21%，差异很大。高、中和低发区肺癌死亡率分别为 26.06%、22.27% 和 5.56%，烧烟煤的人口百分率分别为 87.6%、60.1% 和 23.6%，二者之间存在相关关系。采集燃煤农户室内空气分析苯并芘浓度发现超过建议卫生标准 6 000 倍，远远超过焦炉顶工作的暴露水平。分析认为，宣威肺癌高发区主要燃料烟煤将大量的致癌物排入室内，导致居民肺癌高发。对上海市区妇女非吸烟者肺癌危险因素的研究发现，厨房小环境污染是肺癌发病的主要危险因素之一。有研究指出，油炸煎炒食物可造成空气中苯并芘明显污染。家庭妇女尿中苯并芘含量增高显然是来自厨房的空气污染。经常食用炸菜和经常食用菜油等，其相对危险度分别为 1.94、2.12 和 2.16；影响鳞癌发病的主要危险因素有厨房在卧室内和做饭时厨房内有较多烟雾等，相对危险度分别为 2.35 和 4.40。

（三）职业暴露与肺癌

WHO 国际癌症研究中心公布的工业致癌物中，有 9 种被列为肺癌的致癌物，包括砷和某些砷的化合物、石棉、二氯甲醚和氯甲基甲醚、铬及铬酸盐、芥子气、焦油、煤的燃烧产物、矿物油和氯化乙烯；还有 12 种其他化合物被列为可疑致癌物，有镍和某些镍的化合物、红铁矿（氧化铁）、丙烯腈、铍和某些铍的化合物、镉和镉的化合物、硫酸二甲酯、表氯醇、六氯环己烷、异烟肼、铅和某些铅的化合物、2.3～7.8 四氯二苯并对二噁英和氯化亚乙烯等。

调查研究结果发现，我国云南锡矿工人中肺癌发病率异常增高主要与职业性暴露因素有关，如氡子体、砷和粉尘等，以及与职业因素有协同作用的如吸烟、慢支、受教育年限等因素。云锡矿工的肺癌发病风险，随着工作年限和暴露于氡和砷的年限增加而增加。高水平氡暴露矿工的肺癌风险是低水平暴露的 3.91 倍。随访广州市工厂职工的研究结果发现，接触粉尘者的肺癌死亡相对危险度为 1.53，其中男性接触粉尘者为 1.67，接触煤尘者为 3.24。男性职业接触粉尘和吸烟者全死因、恶性肿瘤（其中 >50% 为肺癌）和呼吸系统疾病的协同指数分别为 3.16、1.67 和 2.25，表现了职业接触粉尘与吸烟的协同作用。此外，接触环境焦炉逸散物、粉尘、温石棉和青石棉者均有增加肺癌的风险。

（四）饮食营养与肺癌

营养与肺癌的关系是目前广泛重视的领域。维生素 A 和它的类似物（通称维甲类）与上皮分化有关。食物中如缺少维甲类，实验动物对致癌物质的敏感性增强。维甲类能抑制正常细胞因受辐射、化学致癌物或病毒引起的细胞转化过程，能抑制由化学致癌物诱导的大鼠移行细胞癌和鳞状细胞癌。进一步研究证明，维甲类能作为抗氧化剂直接抑制甲基胆蒽、苯并芘、亚硝胺的致癌作用和抑制某些致癌物与 DNA 的结合，拮抗促癌物的作用，因此可直接干扰癌变过程。最近，其他微量营养素如维生素 C、E、硒等均被认为能够降低肺癌危险度，土壤中硒、锌含量低的地区癌的发病率较高。越来越多的研究提示，绿茶中的茶多酚可能对具有预防作用。另外，在烹饪方面防癌也有关注。高温条件下烹饪肉类会产生杂环胺，已经发现其摄入过多会增加肺癌危险度。

（五）遗传因素与肺癌

肺癌发病机制的分子生物学、免疫学和遗传学领域的研究目前十分活跃。越来越多的证据表明，遗传因素在肺癌发病的危险度方面起重要作用。所有组织学类型肺癌的发生都与多步骤累积的遗传学改变有关。这些遗传学改变包括等位基因缺失杂合性丢失、染色体不稳定和失衡、癌基因和抑癌基因突变，通过启动子超甲基化所致的表遗传性基因沉默和控制细胞增殖基因的异常表达等。在非小细胞肺癌中常见的基因异常包括 p53 突变，表皮生长因子受体（EGFR）及其配体 TGF - α 表达异常。此外，肺癌特别是小细胞肺癌存在分子遗传学事件是直接引起肺癌发病，抑或是恶性转化过程中产生的基因不稳定尚不清楚。

三、肺癌的预防

目前发现与肺癌发病密切相关的病因有吸烟、职业暴露、空气污染等，因此肺癌的预防即从消除这些危险因素入手。

（一）控制吸烟

大量的流行病学研究证明了吸烟与肺癌发生的密切关系，吸烟使肺癌的发病率和病死率持续上升。在因肺癌死亡的患者中，90%是由吸烟，包括被动吸烟引起的，男性吸烟者肺癌病死率是不吸烟者的 8 ~ 20 倍，同时吸烟与肺癌的发生呈剂量 – 效应关系。有数据为证，如果每天吸烟 25 支，连续吸烟 20 年以上，肺癌的发病率就是 2.27‰；如果每天吸烟 15 ~ 24 根，则可能降低到 10 万分之 139；如果每天吸烟量为 1 ~ 14 支，则低至 0.75‰。研究结果显示，在因肺癌死亡的病例中，80%男性、75%女性跟吸烟有关。有证据表明，和吸烟者生活在一起从而吸二手烟的人群罹患肺癌的风险上升 20% ~ 30%，每个公民都应该被告知吸烟和暴露于烟雾环境可对健康产生危害，导致成瘾并可威胁生命。中国是世界上最大的烟草生产国，我们目前年生产 17 000 亿支香烟，是世界第二烟草生产国——美国的 2.5 倍。同时我国也是世界上最大的烟草消费国，目前全球一共有 11 亿烟民。我国占了 3.5 亿；当然我国也是世界上最大的烟草受害国，每年约有 100 万人死于烟草相关疾病。如果现在的吸烟模式不变，控烟工作还不努力，估计到 2025 年，我国每年约有 200 万人死于烟草的相关疾病。到本世纪中叶，估计每年将有 300 万人死于烟草的相关疾病。

显然，降低肺癌死亡率需要采取有效的公共卫生措施来预防吸烟以及监督烟草制品和其他控制烟草措施。肺癌防治与控烟是关系我国人民健康十分重要和紧迫的事，关系着全面建设小康社会目标的实现和民族的强盛。我国政府历来重视控烟与癌症防治工作。2003 年 12 月卫生部颁布了《中国癌症预防与控制规划纲要》（2004—2010 年），其中将肺癌防治列为重中之重，同时将控烟作为我国癌症预防与控制的主要策略。

吸烟和有吸烟史的人发生肺癌的风险明显增高，对于这些人，目前尚无可用的化学预防药物。如有可能，应该鼓励这些人参加化学预防研究。然而，我们也应该看到，中国的控烟与肺癌防治工作面临十分复杂而艰巨的情况，涉及社会经济增长与就业、某些地区的生计、烟民的行为习惯、青少年的教育、研究和开发有效的戒烟措施，以及有效的基于人群的控烟模式和经验。政府有关部门和相关的社团组织，只有持之以恒，通过长期不懈的努力，才能使这一问题逐步得到解决。

（二）控制大气污染及职业防护

做好环境保护工作，有效地控制大气污染，从而达到预防肺癌的目的。随着城市和农村工业化进程和现代化进程的加快，空气污染、水污染、食品污染、环境污染，包括室内装修所造成的环境污染也都已经成为癌症发病率增高重要的因素。长期暴露于工作场所的致癌物质是导致肺癌高发的另一重要原因。解决职业暴露的关键问题是立法和执法，应尽量制定不同致癌物暴露的阈值，同时对从事相关职业的员工进行健康教育和防护培训也十分必要。对开采放射性矿石的矿区，应采取有效的防护措施，尽量减少工作人员受辐射的量。对暴露于致癌化合物的工人，必须采取各种切实有效的劳动防护措施，避免或减少与致癌因子的接触。

（三）改变生活方式

中青年人由于工作、事业、婚姻、家庭、生活方面的种种压力，易产生精神上的压抑和抑郁，再加上不健康的生活方式，如吸闷烟、喝闷酒，对身心都会带来"污染"，从而导致免疫机制下降而引发疾病。值得强调的是，这些人群目前健康体检的意识并不强，往往到临床确诊时多已是肺癌晚期，失去了最佳治疗的时机。水果和蔬菜的高摄入与肺癌危险度降低相关。在不吸烟的肺癌患者中，可能影响肺癌的生活、饮食习惯的因素中保护因素是多吃胡萝卜和饮茶，危险因素是吃油炸食物和熏肉。1991 年加拿大和美国两组报告说明胡萝卜素的摄入和肺癌的发生相关以后，很多地区开展了以胡萝卜素为主的干预试验。但在美国和芬兰开展的双盲临床试验迄今均为阴性结果，即补充高剂量的胡萝卜素不能降低肺癌的发生率，在芬兰的试验中甚至是有害的。健康的生活方式对肺癌发病率的影响越来越受到人们的关注。

（四）肺癌的普查

随着医学现代化进程的加快，新一代螺旋 CT 扫描机和正电子计算机扫描技术（PET 或 PET - CT）的普及和推广，人民群众健康意识和健康体检意识的增强，医务人员对肺癌诊疗水平的提高，健康教育工作的不断深入，以及肺癌高发地区的高危人群筛查项目的开展等等，使早期肺癌的确诊率有所提高。NCCN - NSCLC 专家组建议有肺癌高危因素的人群应参加低剂量、非增强螺旋 CT 筛查的前瞻性研究，或其他可行的临床试验，鼓励高危人群参加正在进行的临床试验。目前，应用计算机进行痰细胞检查，不但可以初筛痰中的异常细胞，而且可以对相应的基因异常进行分析。这样不但大大提高了肺癌细胞的诊断率，而且可以诊断癌前病变，但仍需进一步验证。

（蒋　慧）

第二节　肺癌病理学

一、肺癌的病理学

肺癌有若干种组织学类型。本文分类根据 WHO 第四版（2004）肺肿瘤组织学分类。数项独立的研究已经证明该分类有很好的可重复性和应用价值（表 20 - 4）。

表 20 - 4　肺癌的 WHO 组织学分类（2004）

1. 鳞状细胞癌	4. 大细胞癌
1.1 乳头状	4.1 大细胞神经内分泌癌
1.2 透明细胞	4.1.1 复合性大细胞神经内分泌癌
1.3 小细胞	4.2 基底样癌
1.4 基底样	4.3 淋巴上皮瘤样癌
2. 小细胞癌	4.4 透明细胞癌
2.1 复合性小细胞癌	4.5 伴横纹肌样表型的大细胞癌
3. 乳腺癌	5. 腺鳞癌

3.1 腺癌，混合性亚型	6. 肉瘤样癌
3.2 腺泡性腺癌	6.1 多形性癌
3.3 乳头状腺癌	6.2 梭形细胞癌
3.4 细支气管肺泡癌	6.3 巨细胞癌
3.4.1 非黏液性	6.4 癌肉瘤
3.4.2 黏液性	6.5 肺母细胞瘤
3.4.3 混合性非黏液性及黏液性或未定性	7. 类癌
3.5 伴有黏液的实性腺癌	7.1 典型类癌
3.5.1 胎儿型腺癌	7.2 不典型类癌
3.5.2 黏液性（胶样）腺癌	8. 唾液腺肿瘤
3.5.3 黏黏液性囊腺癌	8.1 黏液表皮样癌
3.5.4 印戒细胞腺癌	8.2 腺样囊性癌
3.5.5 透明细胞腺癌	8.3 上皮－肌上皮癌

应当指出，该分类是基于光镜标准，使用不同的方法会严重影响分类结果。比如，腺鳞癌根据电镜的标准进行分类其比例要比单纯基于光镜的标准高得多；许多大细胞癌在超微结构上可归于腺癌、鳞状细胞癌或腺鳞癌（后面详细介绍）。

二、组织标本收集

适当的组织标本收集方法对于正确的肺肿瘤分类非常重要，有以下几种方法：①细胞学检查，包括痰液细胞学检查、支气管肺泡灌洗、支气管镜刷取和冲洗、细针穿刺细胞学以及胸液细胞学检查等。②活体组织学检查，包括纤维支气管镜活检、胸腔镜活检、手术切除获取标本和经皮肺穿刺活检等。组织标本离体后迅速固定在微创检查中非常重要，因为一般微创检查所取标本较少，很容易干涸、自融而影响制片和镜下观察，造成诊断困难。当获取的小标本不能显示细胞分化方向不能作出具体分类时，可仅限于 SCLC 和 NSCLC 的分类。

三、组织学异质性

肺癌常表现组织学异质性，在显微镜下不同的切片中甚至同一切片不同的视野中可观察到不同的细胞形态和分化。约 50% 的肺癌可表现不只一种主要的组织学类型特征，这对肺肿瘤的分类具有重要意义，特别是在对小标本进行解释时。

1999 年 WHO 分类中所确定的关于最低限度的定义如腺鳞癌具有 10% 的腺癌和鳞癌成分，或多形性癌中具有梭形和/或巨细胞癌成分仍然被保留，但已认识到这些标准比较武断，因为组织标本的大小会影响这些肿瘤的分类。虽然通过小标本如支气管镜或穿刺活检标本怀疑病变为这些肿瘤，但明确的诊断需要手术切除标本。然而，定义某种组学成分的比例对于某些病种如腺鳞癌和多形性癌的诊断非常有用。

四、肺神经内分泌肿瘤的概念

（一）具有神经内分泌形态特征的肿瘤

肺的神经内分泌肿瘤是一类具有独特的形态学、超微结构、免疫组化和分子学特征的肿瘤，虽然在 WHO 分类中将它们归类于不同的形态学类型，但是关于这类肿瘤的一些概念值得讨论。形态学上可以识别的神经内分泌肿瘤的主要类型是小细胞癌（SCLC）、大细胞神经内分泌癌（LCNEC）、典型类癌（TC）和不典型类癌（AC）。至于采用"典型类癌"和"不典型类癌"的命名有很多原因。临床医生对这些名称较为熟悉，而且这些肿瘤具有独特的形态特征，类似于身体其他部位发生的类癌。典型类癌和不典型类癌患者的年龄较 SCLC 和 LCNEC 患者年轻。高级别神经内分泌肿瘤中的 SCLC 和 LCNEC 形态学表现是有区别的，目前还未证实用于 SCLC 患者的化疗方案对 LCNEC 患者是否也有效。

关于四种主要类型的神经内分泌肿瘤的鉴别（见表 20 - 5），这四种类型的肿瘤在光镜下均表现不同程度的神经内分泌形态特征，包括器官样癌巢、栅栏状、小梁状排列和菊形团样结构，主要鉴别特征是核分裂活性和有无坏死的存在。不典型类癌的核分裂计数为 5 ~ 10 个/10HPF，但是该标准最近被修改成 2 ~ 10 个/2mm^2（10HPF）。另外，出现坏死也是区分不典型类癌和典型类癌指标。细胞学的异型性不是可靠的诊断特征。核分裂计数 ≥11 个/2mm^2（10HPF）是区分 SCLC 和 LCNEC 与不典型类癌的主要标准。SCLC 和 LCNEC 通常有很高的核分裂率，坏死也往往比不典型类癌更广泛。LCNEC 与 SCLC 的区别是：细胞大、胞浆丰富、明显的核仁、泡状核或粗糙的染色质、多角状而非梭形细胞形态。LCNEC 的细胞形态类似于大细胞癌。关于不典型类癌与 LCNEC 有必要做进一步研究，以便更好的认识它们的临床特征和更适宜的治疗方法。

表 20 - 5　肺神经内分泌肿瘤的鉴别

组别	核分裂（/10 HPF）	坏死	其他
类癌	<2	无	肿瘤直径 ≥5 cm
不典型类癌	2 ~ 10	可有点状坏死	
LCNEC	≥11	有，多为大片坏死	瘤细胞体大，多边形，胞质丰富，染色质细/粗，核仁明显
SCLC	≥11	常见，多为大片坏死	瘤细胞体小，短梭形，胞质稀少，染色质细，核仁无或不明显

越来越多的证据表明与 LCNEC 和 SCLC 相比，TC 和 AC 之间的关系更为密切。在临床上，20% ~ 40% 的典型类癌和不典型类癌患者是不吸烟者，而实际上所有的 LCNEC 和 SCLC 患者均为吸烟者。LCNEC 和 SCLC 可具有组织学异质性，伴有其他类型的肺癌发生（如鳞状细胞癌、腺癌等），而在典型类癌和不典型类癌中不存在。与 LCNEC 相反，大多数典型类癌和不典型类癌可在光镜下诊断而无需进行免疫组化或电镜观察。遗传学资料也提示 LC-NEC 与 SCLC 之间的关系比 TC 和 AC 更密切。许多遗传学标记物异常如 p53、Bcl2/bax、Cyclin D1、Rb 缺失和 3p 的 LOH 可在多数 LCNEC 和 SCLC 患者中存在，而表现这些遗传学异常的 TC 和 AC 患者较少见。

（二）具有神经内分泌分化的非小细胞癌

一些肺癌在光镜下并不表现神经内分泌形态学特征，但可通过免疫组化和/或超微结构证实神经内分泌分化的存在。在 10% ~ 20% 的鳞状细胞癌、腺癌和大细胞癌中，可通过免疫组化显示神经内分泌分化特征，最常见的是腺癌。这些肿瘤总称为具有神经内分泌分化的非小细胞癌（NSCLCND）。学者们对此产生了更大的兴趣，这些患者的预后比缺乏神经内分泌分化特征的 NSCLC 是更好还是更差，以及它们对化疗的反应是更好还是更差等问题尚存在较大争议。因此到目前为止，这些肿瘤应根据传统的分类方法进行分类，同时注明是否存在神经内分泌分化。

五、各型肺癌的组织学特征

（一）鳞状细胞癌

鳞状细胞癌是常见的肺癌类型，约占肺癌的 40%。大多（80%）发生在男性，与吸烟关系密切。据报道，每日吸烟数量越多，发生鳞癌的概率越高。多数病例发生于段支气管，因而在 X 线检查时出现肺门或肺门周围肿块，但亦可见于周边，甚至位于胸膜下。约半数的患者有支气管阻塞的症状，如阻塞性肺炎、肺不张、肺萎缩。痰脱落细胞学阳性率较其他类型肺癌高。周围性鳞癌常呈结节状生长，边界清楚，较大的肿物，易发生中心坏死及空洞形成，发生钙化罕见。

1. 大体检查　肿块一般环绕大支气管，呈灰白灰褐色，质地较硬、粗糙。较大肿块，中心坏死形成空洞，形成空洞的癌常为鳞癌。少数情况下，肿块向支气管内呈息肉状突起，而支气管外蔓延较轻微。

早期鳞状细胞癌

肺门型早期肺癌的定义是：①肿瘤位于主要支气管内（上至段支气管转入亚段支气管的位置）。②肿瘤局限于支气管壁内。③无淋巴结转移。

此种肺门型早期癌多数属于鳞癌，肉眼上可分为如下亚型：息肉型、结节型、浅表浸润型、混合型。肺门型早期鳞癌 5 年生存率超过 90%。

周围型 $PT_1N_0M_0$ 鳞癌不全是预后良好，5 年生存率少于 90%。由于直径 ≤2cm 的周围型鳞癌淋巴结转移的机会很低，因此周围型早期鳞癌应限定为直径 ≤2cm 的 $T_1N_0M_0$ 肿瘤。但此种小肿瘤实际工作中少见，可能是由于鳞癌较腺癌生长较快的原因。

2. 镜下特点　诊断恶性的依据是细胞异型性和浸润，如果出现角化和（或）细胞间桥，则为鳞状细胞癌。角化可以表现为单个细胞浆内的嗜酸性小体，或以角化珠的形式位于细胞外的团块。核具有异型性和多形性，通常表现为核深染，伴有锯齿状的胞界。如果细胞有较广泛的分化特征则为高分化；如在 20% 的癌组织内见有细胞角化、癌珠形成，为中分化；如仅见很少的角化细胞，或仅见有细胞间桥，则为低分化。如果上述诊断标准不够明确，有三种情况有助于诊断：①肿瘤细胞巢分层，即靠近周围结缔组织的一层细胞呈立方状或多边形，但其内的细胞变扁平，并与癌细胞和结缔组织的分界线平行分布。②肿瘤细胞巢中央坏死，这种图像亦见于腺癌。③鳞状细胞癌比其他类型显示更明显的结缔组织增生。

在典型的鳞状细胞癌中出现少数细胞内黏液仍应诊断为鳞状细胞癌，有研究发现，肺门型鳞癌有 10% 具有腺细胞的特点，而周围型鳞癌有 60% 具有腺癌特点。也就是说，半数以上的周围型鳞癌从严格意义上讲是腺鳞癌。

鳞状细胞癌中常见到对角蛋白的异物巨细胞反应，栅状排列的肉芽肿，间质纤维组织增生及急、慢性炎症反应。

3. 电镜观察　鳞状细胞癌具有诊断意义的超微结构特征是，癌细胞之间有桥粒连接，并可见张力微丝附着，胞质内有成束的张力微丝存在。

4. 免疫组化　大多数鳞状细胞癌表达高分子量角蛋白（34pE12）、CK5/6 和 CEA，一些表达低分子角蛋白，极少表达 TTF－1、CK7 等。常见 p53 突变。

变异型

（1）乳头状亚型：为支气管内纤细的乳头状肿物，表面衬覆有异型的鳞状细胞，极轻或无间质浸润，可根据明确的细胞不典型性而确诊。

（2）透明细胞亚型：由于多数细胞富含糖原而呈透明，但仍可见细胞角化及间桥。

（3）小细胞亚型：是一类分化差的肿瘤细胞小的鳞状细胞癌，这些小瘤细胞保留非小细胞癌的特点，并显示局部鳞状分化。这种鳞癌的变异型，必须与复合性小细胞癌区别，后者为鳞状细胞癌和真正的小细胞癌相混合；前者缺乏小细胞癌特征性的核特点，具有粗或泡状的染色质，核仁更明显，胞浆更丰富，细胞界限更清楚，可见局部细胞间桥。

（4）基底样亚型：呈明显的鳞状上皮分化的区域与实性肿瘤团块并存，周边部癌细胞具有明显的栅栏状排列，后者的中心可见凝固性坏死。此癌的预后较差，5 年生存率为 10%，Ⅰ、Ⅱ期的中位生存期为 22 个月，其预后介于小细胞癌和可手术的非小细胞肺癌之间。

（二）小细胞癌

小细胞癌占肺癌的 10%～20%，患者多为中、老年人，80% 以上为男性，与吸烟关系密切，85% 以上的患者为吸烟者。肿瘤生长迅速，早期易转移。

1. 大体检查　肿瘤大多为中央型，发生在大支气管，浸润性生长，将支气管包绕形成巨块。切面白色到褐色，质软易碎，常见出血坏死。偶尔可发生在肺外周部呈孤立结节。

2. 镜下特点　癌细胞较小，呈圆形、卵圆形、梭形、雀麦形，较淋巴细胞大，胞质稀少，胞界不清。核染色质呈细颗粒状，深染，核仁不明显或无。核分裂象多见，平均为60～70 个/10HPF。癌细胞形成岛状、小梁状，并有菊形团，有时含有黏蛋白阳性物质。间质无促纤维形成反应也无明显的淋巴细胞或其他炎细胞的浸润。它可破坏、侵蚀支气管上皮，但很少取代支气管上皮。目前，尚未发现小细胞癌有原位癌这个侵袭前阶段。

有研究小组企图将未分化型小细胞癌从经典的小细胞癌中分出来。这种未分化的小细胞癌是由具有如下特征的小细胞构成：①核富含染色质、粗颗粒状或空泡状。②核仁小而显眼。③少而易见的胞浆。④细胞界限比较清楚。⑤免疫组化具有较多的上皮性特点，而较少的神经内分泌特点。此型肿瘤可划分到小细胞型鳞癌内。

支气管镜活检标本常有人为挤压，对于此种标本病理医生不得不仔细寻找有无完好区域，即使很小甚至远离组织块的单个游离肿瘤细胞，对于诊断很有帮助。内镜医生如果能在活检同时做细胞学涂片，对于是否为小细胞癌也很有帮助，在区分小细胞癌和非小细胞癌方面细胞学更有优势。

3. 免疫组化　大多数病例对于神经内分泌标记如 NSE、Syn、CgA、Leu7 呈阳性反应。角蛋白阳性。少于 10% 的小细胞癌神经内分泌标记阴性。约 90% 的小细胞癌 TTF－1 阳性。血清 NSE 升高，可作为检测小细胞癌病情的标记。与 Ewing 瘤/PNET 不同，小细胞癌常为 O^{13} 阴性。Bcl－2 阳性。

4. 电镜　至少 2/3 病例胞质内可见直径 >100nm 的神经内分泌颗粒。

小细胞癌是个光镜诊断，不必通过电镜或免疫组化显示其神经内分泌分化，亦不必分级，因为所有的小细胞癌都属于高级别。化疗或放疗后约20%的病例转变为非小细胞癌。

变异型

复合性小细胞癌小细胞癌与另外一种成分复合组成的癌，这种复合成分可以是任何类型的非小细胞癌，通常为腺癌、鳞癌或大细胞癌，也可为少见的梭形细胞或巨细胞癌。非小细胞癌的类型特别注明，如复合性小细胞癌和腺癌。

如果肿瘤中含有异质性肉瘤成分，则为复合性小细胞癌和肉瘤，应先将其归为小细胞癌的一个亚型，而不是癌肉瘤。

（三）腺癌

腺癌发病率不断增长，约占肺癌的20%，约占女性肺癌的50%，在男性所占比例较低，但其绝对数仍男性多于女性。它与吸烟有关，但腺癌也是非吸烟者中最常见的肺癌类型。大约65%位于周边部，77%的肿瘤累及胸膜，常导致胸膜纤维化和胸膜皱褶，故有人称之为"疤痕癌"。Auerbach复习82例疤痕癌，其中72%是腺癌。究竟是癌在前，还是疤痕在前，一直存在争论。最新的疤痕中胶原的免疫表型研究提示，癌组织中的疤痕形成是在癌发展过程中，宿主对肿瘤的一种促纤维形成反应。少数伴有假间皮瘤样生长方式的腺癌，可像间皮瘤一样使胸膜呈树皮样增厚。

1. 大体检查　腺癌通常位于周边部，可单发或多发，常侵犯胸膜，伴疤痕形成，使之呈楔形。肿瘤境界不清，呈灰黄色。如分泌大量黏液，则呈胶样。较大的肿瘤可发生坏死，但空洞极少见。偶尔，腺癌似鳞癌一样，在支气管内形成息肉样肿物。

2. 镜下特点　腺癌分为以下类型：

（1）混合型腺癌：是最常见的亚型，约占手术切除肺癌的80%。除了组织亚型的混合外，其分化程度（高、中、低分化）和细胞不典型性（轻、中、重度）在不同的区域和组织块之间也存在混合。经验证明，许多直径小于1.5cm的腺癌是有一种细胞类型构成，而较大的肿瘤常由2种或2种以上的细胞类型构成的。因为肿瘤细胞可由一种细胞类型化生成另一种细胞类型，而肿瘤细胞的间变则使问题更加复杂。

（2）腺泡样型：具有腺泡和小管结构的腺癌，这些腺泡和小管通常有产生黏液的、类似于支气管腺或支气管衬覆上皮的细胞组成。

（3）乳头状型：具有突出的乳头状结构，并由乳头状结构取代原来肺泡结构的腺癌。有两种乳头状结构：一种表面衬覆立方到低柱状非黏液（clara细胞/Ⅱ型肺泡细胞）细胞组成复杂的二级或三级乳头状分支；另一种由高柱状或立方状细胞组成，这些细胞有或无黏液分泌，沿自身的纤维间质生长并侵袭肺实质。单纯的乳头状分化非常少见。乳头状腺癌偶尔伴有砂粒体。

（4）细支气管肺泡癌：镜下必须具有单纯的细支气管肺泡样生长方式，并且无间质、血管或胸膜侵犯证据的腺癌。因为这个定义，需要对切除标本进行仔细的组织学检查，排除侵袭成分才能确诊。因而小的活检标本，如果呈细支气管肺泡样排列，可诊断为"腺癌，可能是细支气管肺泡癌"。如果发现侵袭成分，则应归类为腺癌与细支气管肺泡癌混合亚型，而不是单纯的细支气管肺泡癌。

细支气管肺泡癌又分为：

1）非黏液性：通常是一个周围型肺结节，并见明显肺泡间隙，切面界限模糊，可见胸膜凹陷。通常与中央肺泡萎陷（纤维化）有关，易被误认为疤痕癌。镜下由 clara 细胞和（或）Ⅱ型肺泡细胞构成，沿肺泡壁生长并无间质浸润。

下列现象提示有间质浸润：即在通常伴有胶原化成纤维间质中，非黏液性肿瘤细胞排列成腺泡状、乳头状、管状或实性巢状，并伴有细胞不典型性和黏蛋白产物。侵袭性生长包括肿瘤侵犯胸膜、淋巴管、血管或转移。弹力纤维染色可显示胸膜和血管侵犯。此时应归类为混合性腺癌。

伴有复杂的二级或三级分支，衬以 clara 细胞/Ⅱ型肺泡细胞的乳头状生长方式者，被归类为乳头状腺癌，因为在肿瘤的其他部位容易见到明显的侵袭性生长。

近来研究提示，细支气管肺泡癌与不典型腺瘤样增生密切相关，或前者是后者发展的结果。与不典型增生相比，细支气管肺泡癌不典型性更明显、细胞更显柱状、细胞更拥挤，典型者大于 5mm（一般 >1cm）。

2）黏液性：由高柱状细胞组成的黏液腺癌，癌细胞质内黏液量不多，肺泡腔扩张而充满黏液。典型的细胞核位于基底部，核中度不典型性，可从小而深染到中等大小，可见小核仁。沿肺泡壁生长，无间质侵袭。

此类肿瘤往往经气道播散，在肺内形成卫星灶。肿瘤可表现为孤立结节、多个结节或向大叶性肺炎那样整个肺叶因肿瘤而实变。肺的转移性腺癌可能极像黏液性细支气管肺泡癌。目前尚未发现此型的癌前病变。

3）混合性黏液与非黏液或中间细胞型：一类由黏液（杯状细胞）和非黏液细胞（clara 细胞/Ⅱ型肺泡细胞）混合组成的类型，或一个肿瘤中无法区分这两种细胞类型。肿瘤沿肺泡壁生长，无间质浸润。此型少见。

（4）伴有黏液的实性腺癌：这类腺癌缺乏腺泡、腺管和乳头状结构，癌细胞呈实性团块。癌细胞分化好者呈印戒状，分化差者细胞较小，核居中，胞质内含黏液不明显。至少大于 5 个/2HPF 或更多的黏液细胞才能诊断此型。

组织化学染色黏蛋白对黏液卡红或经淀粉酶消化的 PAS 染色阳性，以此与大细胞癌区分。鳞状细胞癌和大细胞癌中可见少量的黏液小滴，且 <5 个/2HPF。

（5）伴有混合亚型的腺癌：大多数腺癌为上述组织学亚型的混合体。这些肿瘤被称为混合性腺癌，组织排列方式在注释中说明。如腺癌伴有明显的已有侵袭的细支气管肺泡癌成分，则应被称为混合性细支气管肺泡癌和腺泡样腺癌。

（6）变异型

1）分化好的胎儿腺癌（同义词：上皮型肺母细胞瘤，似胎儿肺的内胚层瘤）本癌发生于 12～73 岁，临床上 2/3 患者无任何症状。

大体检查可发生在大支气管内，呈息肉状，并向支气管外扩散，侵至肺实质。

镜下肿瘤有较密集的分支状腺管，被覆假复层柱状上皮，类似胎儿肺小管结构，核下和核上糖原小泡使肿瘤表现为子宫内膜样，PAS 染色阳性。常见胞质丰富的、嗜酸性的实性细胞球体（桑葚胚），特别之处这些细胞核常呈毛玻璃样。可见核分裂象，无坏死。肿瘤间质稀少，为成熟的纤维性间叶组织。分化好的胎儿腺癌，可视为双向型肺母细胞瘤单向上皮分化的亚型，与双向型肺母细胞瘤的区别是，前者预后很好并无 p53 突变。Koss 等对 28 例肺高分化胎儿型腺癌进行随访（平均 97 个月），结果发现本瘤术后复发率为 29%，死于本病的仅 14%，远低于肺母细胞瘤的术后复发率 43% 和因肺母细胞瘤而死亡的比例为 52%。因此，在小的活检标本中，见到分化好的胎儿腺癌，不能除外双向型肺母细胞瘤的可能。

2）黏液样（胶样）腺癌：常有肺部透视发现，与为周围型，柔软的实性肿块。镜下与胃肠道相同名称的肿瘤一样，瘤细胞呈小簇状漂浮在充满黏液的肺泡中，或衬覆于肺泡壁。

3）黏液样囊腺癌：与卵巢相同名称的肿瘤相似，衬覆黏液柱状上皮的囊腔内充满大量黏液，此型预后比黏液样腺癌好的多。

4）印戒细胞腺癌：大部分癌细胞呈印戒细胞样。

5）透明细胞腺癌：腺癌细胞胞质广泛透明变。

（四）大细胞癌

大细胞癌的组织学诊断是在排除鳞癌、腺癌、小细胞癌和其他特殊型肺癌之后做出的，约占外科手术切除肺癌的 15% ~20%，男性多见。

1. 大体检查 约50%大细胞癌发生在大支气管，亦可有外周型。肿瘤常较大，直径 >3cm，坏死或囊腔少见。

2. 镜下特点 大多数大细胞癌由多角形细胞构成，排列成实性细胞巢。癌细胞较大，胞质丰富，通常淡染、颗粒状或胞质透亮。核空泡状，核仁明显，核形多样，呈圆形、卵圆形或不规则形，常见核分裂、坏死灶及侵犯血管淋巴管，纤维间质较少。常可见到黏液，如果明显见到黏液产生应划归腺癌，若仅有少数或偶见产生黏蛋白的细胞存在，可归大细胞癌。

3. 电镜 大细胞癌无任何独立存在的超微结构特征，可出现细胞内或细胞间腔（腺癌分化特征，约50%），分化好的桥粒和多量张力原纤维（鳞状细胞癌证据，约11%），或两种特征都有（腺鳞癌，约占15%），亦可见神经内分泌颗粒。近期运用免疫组化技术，对其进行分化表型研究证实，大细胞癌可向腺、鳞、神经内分泌单向分化，有的还可双向、三向分化。故在某种意义上，大细胞癌是一种杂类癌，在另一种意义上，它是一种暂时的类型。

变异型

（1）大细胞神经内分泌癌：癌细胞一般较大，胞质中等量至丰富，核染色质从空泡状到细颗粒状。核仁常见，且通常较明显，此点可与小细胞癌区分。核分裂数不等，典型者≥11 个/10HPF，平均为 75 个/10HPF。癌细胞排列成器官样巢、小簇状、菊形团和栅栏状等一系列显示神经内分泌分化的特征。常见大面积坏死。

免疫组化或电镜证实神经内分泌分化特征。

复合性大细胞神经内分泌癌

伴有腺癌、鳞状细胞癌、巨细胞癌和（或）梭形细胞癌成分的大细胞神经内分泌癌。如果大细胞神经内分泌癌与小细胞癌混合，则归为小细胞癌的复合亚型。

（2）基底细胞癌：癌细胞相对较小，呈立方状到梭形，核染色质中等，呈细颗粒状，缺乏或只有点状核仁，胞质少，核分裂象多见，可达 15 ~44 个/ 10HPF。癌细胞排列成小叶状、小梁状，周边呈栅栏状等基底细胞样生长方式。粉刺型坏死常见，1/3 可见菊型团，无细胞间桥和单细胞角化。大约一半的病例与原位癌相关。免疫组化及电镜无神经内分泌分化特征。这种类型的肿瘤大约一半是单纯的基底细胞样癌，被归为大细胞癌的亚型，其余具有少量（<50%）的鳞状细胞癌或腺癌成分的病例，分别被归为鳞状细胞癌（基底样亚型）或腺癌。此癌预后较差，5 年存活率为 10%。

（3）淋巴上皮样癌：此癌在西方国家少见，在东南亚却不少见，发生常和 EB 病毒有关。镜下与鼻咽部的淋巴上皮癌相似，癌细胞较大，核呈空泡状，核仁明显，形成片块或巢状，癌巢内及间质中富于淋巴细胞。

（4）透明细胞癌：以癌细胞大、多角形、胞质水样透明或泡沫样为特点，可有/无糖原，核异型性明显，形状不规则，可见核分裂象。如见到鳞状或腺样分化，则应归类为鳞状细胞癌或腺癌的透明细胞亚型。应注意和转移性肾、甲状腺和唾液腺的透明细胞癌鉴别。

（5）具有横纹肌样表型的大细胞癌：少见。常发生于具有大细胞癌形态肿瘤内分化较差的成分中，胞质内具有明显嗜酸性小球，小球由中间丝组成。

（五）腺鳞癌

在同一个肺癌内，光镜下有明确的腺癌和鳞状细胞癌两种成分，其中每种成分至少占全部肿瘤的10%。大多位于外周部，常伴有疤痕形成，提示与腺癌关系更密切。

（六）肉瘤样癌

旧版称"伴多形性肉瘤样或肉瘤成分的癌"，是指一类含有肉瘤或肉瘤样（梭形和/或巨细胞）成分的低分化非小细胞癌。现包括形态学上有连续的5个亚型：多形性癌（非小细胞癌和超过10%梭形细胞/巨细胞成分的癌）、梭形细胞癌、巨细胞癌、癌肉瘤和肺母细胞瘤。前3个亚型旧版列入"伴有梭形和/或巨细胞的癌"，这一名称现已弃用。

大体所见：中央型的肿块可沿支气管腔向周围扩展而呈分支样结构，亦可呈息肉状向管腔内突出，常阻塞或破坏支气管；周围型肿块常侵及胸膜或累及纵隔、心包、胸壁，切面呈灰白灰红色，质中等，可呈鱼肉样，境界不清，常伴出血坏死灶。

1. 多形性癌　由同源性肉瘤样的梭形细胞或巨细胞成分与非小细胞癌组成。这些非小细胞癌可以是鳞状细胞癌、腺癌、腺鳞癌或大细胞癌。应注明多形性癌中出现的腺癌或鳞癌成分，大细胞癌灶常见，但无须特别注明。梭形细胞和（或）巨细胞癌成分至少应占肿瘤的10%。梭形细胞成分必须是同源性，可表现为梭形细胞癌、纤维肉瘤、平滑肌肉瘤、恶性纤维组织细胞瘤等；如果发现小细胞癌成分，则肿瘤应归类为复合性小细胞癌。如出现异质性成分，如明确的横纹肌肉瘤、软骨肉瘤、骨肉瘤等，则应诊断为癌肉瘤。

免疫组化 Keratin 和 EMA 阳性，可用来证实梭形细胞成分中癌的分化，但即使上皮标记阴性，这些肿瘤亦应被归为多形性癌。

2. 梭形细胞癌　一类只有梭形肿瘤细胞组成的癌。梭形细胞排列成束状或编织状，酷似梭形细胞肉瘤。从组织发生学上，这类肿瘤与鳞状细胞癌关系更密切。单纯的梭形细胞癌非常少见。如果梭形细胞成分与鳞状细胞癌、腺癌、巨细胞癌或大细胞癌成分混合存在，则应诊断为多形性癌。

免疫组化 Keratin 阳性，但某些肿瘤只表达 Vimentin。

3. 巨细胞癌　一组只有高度多形的多核和（或）单核瘤巨细胞组成的大细胞癌。这些多形性的癌细胞多弥漫分布，互不黏附。呈大多角形，胞质丰富，多呈嗜酸性或细小空泡状，单核或多核，核染色质深，粗颗粒状，核仁明显。癌细胞之间常有炎细胞浸润，除淋巴细胞外，尤以嗜中性白细胞为著，有的癌细胞内充满嗜中性白细胞。有些病例可见腺样分化灶，有黏液分泌，故有的学者认为此癌为分化差的腺癌的变型。

4. 癌肉瘤　为含有癌和异质性肉瘤成分的恶性肿瘤。癌成分以鳞癌最多见，且常为非角化型，仅在个别区域见到灶性角化珠，此外，亦可见腺癌，细支气管肺泡癌或诸种成分混合。肉瘤成分为软骨肉瘤、骨肉瘤或横纹肌肉瘤，可以一种成分为主或几种成分混合。

5. 肺母细胞瘤　此瘤罕见，可发生在成人、儿童，男性为多。胸膜肺母细胞瘤在诊断时几乎均≤于6岁。

（1）大体所见：常位于肺的外周，亦可在大支气管内，大小不等，大多呈巨块状，直径3~18cm，质地较软，呈灰白色或橘黄色，部分可见坏死。

（2）镜下特点：有类似于分化好的胎儿腺癌的原始上皮成分和原始间叶成分的双向性肿瘤。这些胚胎性的上皮成分散在分布于间质中，管形直或略有分支，极似胚胎发育第二期的腺管期肺，上皮细胞以立方形或柱状上皮为主，细胞核下胞质区含糖原而呈透明状。间质以黏液样基质为背景，并见胚胎性的间叶细胞，圆形或短梭形，核染色质深，无明显核仁，核分裂象易见。偶尔可有灶状的软骨肉瘤、骨肉瘤或横纹肌肉瘤。

（七）类癌瘤

1. 典型类癌　是由神经内分泌细胞发生的一种肺癌。分为：

（1）中央型类癌：最常见，多发生于成人，亦见于儿童。类癌是儿童最常见的原发性肿瘤之一。男女发病相等。可出现咯血，阻塞性肺炎的症状，多无内分泌异常表现，少数患者有典型的类癌综合征和尿中5-HIAA升高。

1）大体观察：肿瘤常呈息肉状，突入支气管腔内，表面被覆支气管黏膜，也可浸润支气管壁，至周围肺组织，甚至侵及胸膜，大多直径2~4cm，切面灰黄色。

2）镜下特点：瘤细胞呈均匀一致的小圆细胞，胞质中等量，透明或略嗜酸性，核居中，染色质细颗粒状，可见核仁。核分裂象<2个/10HPF，无坏死。癌细胞排列呈器官样、小梁状、岛状、栅栏状、带状或菊形团。少数呈乳头状、滤泡样和腺样。血管丰富，间质可明显玻璃样变，灶状钙化和骨化。肿瘤内或周围淋巴管内可见癌细胞。

特殊组织形态的类癌

A. 嗜酸性细胞类癌：特征是瘤细胞质丰富，呈嗜酸性颗粒状。电镜下，除见神经内分泌颗粒外，胞质内含有大量的线粒体。

B. 梭形细胞类癌：瘤细胞以梭形细胞为主，大小一致，与外周型类癌相似。

C. 透明细胞类癌：组织结构同典型类癌，特征是癌细胞的胞质透明。

D. 印戒细胞类癌：癌细胞核偏位，胞质淡染，呈印戒状，PAS染色呈阳性。电镜：癌细胞内除见神经内分泌颗粒外，尚见数量不等的黏液颗粒。

E. 乳头状类癌：癌细胞呈立方状或低柱状，被覆于乳头表面，乳头状结构突出。光镜下与其他乳头状腺癌不易区别，需借助免疫组化及电镜检查。

免疫组化　常呈角蛋白、5-HT、NSE、CGA、SYN、Leu-7、S-100阳性。

电镜癌细胞胞质内含多量神经内分泌颗粒，大小均等或不一，粗面内质网丰富，可见含有膜结构的髓样小体及微丝、微管。

中央型类癌为低度恶性肿瘤，5年存活率90%，5%发生支气管周淋巴结转移，远处转移少见。

（2）外周型类癌：发生于细支气管上皮内的神经内分泌细胞，故常位于胸膜下，多无症状而被偶然发现。

1）大体检查：常为多发性结节，瘤结节无包膜，呈灰褐色。

2）镜下特点：瘤细胞呈梭形，似平滑肌细胞，易被误诊为平滑肌瘤，但细胞排列无规律，有一定程度的多形性，可见核分裂象，肿瘤主间质分界清楚，可见淀粉样物质和黑色素。

3）免疫组化：除显示一般神经内分泌标记外，降钙素亦阳性。

外周型类癌预后良好，淋巴结转移罕见，由于多灶性结节，宜做肺叶切除。

（3）微瘤型类癌：常与支气管扩张和其他伴有疤痕形成的疾病相伴随。常多发，直径 <0.5cm。镜下表现为肺实质及肺泡腔内梭形细胞结节状增生，形成小巢，呈浸润性生长。少数微瘤，瘤细胞胞质较少，核深染，似小细胞癌，但无坏死及核分裂象。

此瘤总体为良性。

2. 不典型类癌　从总体结构，超微结构和免疫组化特点与类癌相同，但核分裂数 2～10个/10HPF，和/或伴有坏死（通常为点状），另外有细胞数量增多，核多形性，大小不等，核染色质深染。伴有淋巴细胞浸润。

此癌的恶性度介于小细胞癌和类癌之间。据报道不典型类癌的淋巴结转移率为 70%，而典型类癌约 5%。5 年生存率，类癌 95%，不典型类癌 65%，小细胞癌 25%。因此把它从肺癌中区分出来，有实际意义。

（八）唾液腺型癌

起源于支气管内腺体。包括：

1. 腺样囊性癌　发生在气管及主支气管，男女发病率相同，平均年龄 45 岁。

（1）大体观察：肿瘤呈息肉状突入主支气管内，可浸润软骨壁至周围肺实质。

（2）镜下特点：与唾液腺型同名肿瘤相同，癌细胞较小，大小一致，排列成筛状结构或腺管、实性条索，沿气管支气管壁浸润性生长。

此癌发展缓慢，病程较长，放射治疗可使肿瘤缩小，但不能治愈，最终预后不良。

2. 黏液表皮样癌　此癌发生于主支气管内，较少见，除成人外，亦可发生于儿童。

（1）大体观察：肿瘤成息肉状突入支气管内，可穿过支气管壁浸润周围肺实质。

（2）镜下：有表皮样细胞，分泌黏液的细胞及中间型细胞组成。高分化者，黏液细胞占 50% 以上，常见黏液细胞构成腺腔及囊腔，并有增生的黏液细胞突入其中，囊内有黏液及脱落的黏液上皮细胞，表皮样细胞分化良好，中间细胞不多，无核异形，核分裂极少。低分化者，肿瘤主要由表皮样细胞和中间细胞构成，瘤细胞异型性明显，核分裂多见，黏液细胞少于 10%，多单个散在于表皮细胞之间。中分化者为介于两型之间，表皮样细胞，中间细胞与黏液细胞数量大致相等，混合组成，表皮样细胞轻度异型性，偶见核分裂。

此癌分化好者主要为局部浸润，未见有转移，手术彻底切除，预后良好。高度恶性者，最好分类为腺鳞癌，侵袭性大，可发生远距离转移，预后不良。

3. 其他　起源于支气管腺的恶性唾液型肿瘤罕见，如腺泡细胞癌、上皮肌上皮癌和恶性混合瘤等。

（九）转移性肿瘤

转移性肿瘤，尤其是腺癌，是最常见的肺肿瘤，而且肺也是肺外肿瘤最常见的转移部位。肺原发癌形态学变异大，与转移癌相似或完全一致，鉴别困难，比如，肺乳头状腺癌与转移性甲状腺乳头状癌、肺原发性与转移性的胃肠黏液腺癌及印戒细胞癌等非常相似。除病史和大体特点外，免疫组化标记对鉴别诊断帮助很大（表 20-6）。肺乳头状腺癌黏液染色阳性，甲状腺球蛋白阴性和肺泡表面蛋白（SP-A）阳性可与转移性甲状腺乳头状癌鉴别。高达 75%~80% 的肺腺癌甲状腺转录因子（TTF）核阳性，而除甲状腺癌外，其他转移性腺癌 TTF 大多阴性。与转移性结直肠腺癌 CK7 阴性、CK20 阳性不同，肺腺癌通常 CK7 阳性、CK20 阴性。

另外，肺原发性腺癌有时和上皮型恶性间皮瘤镜下形态很相似，单凭常规切片鉴别困难，除结合临床、大体、光镜及电镜改变外，免疫组化标记也很有帮助（表 20-7）。

表 20-6 肺原发与转移腺癌免疫

原发部位	抗原表达
肺	$CK7^+$，$CK20^{-/+}$，TTF^+，SP^-A^+
甲状腺	TG^+，TTF^+，$CK19^+$
结肠	$CK7^-$，$CK20^+$，TTF^-，$CDX2^+$
乳腺	$GCDFP15^+$，ER^+，乳球蛋白$^+$，TTF^-
肾细胞癌	$AE1/AE3^\pm$，$CK7^+$，Vim^+，TTF^-
卵巢癌	$CA125^+$，$N-cadherin^+$，ER^+，$Inhibin^+$，CEA^-，TIF^-
胃	胃蛋白酶原C^+，TTF^-
前列腺	PSA^+，$PSAP^+$，TTF^-
胰腺	$TFF2^+$，$PSCA^+$，TTF^-

组化标记鉴别表

表 20-7 肺腺癌与间皮瘤的鉴别

原发部位	抗原表达						
	AE1/AE3	CEA	CD15	TTF1	Vim	CK5/6	CR
肺腺癌	+	+	+	+	-/+	-/+	-
间皮瘤	+	-	-	-	+	+	+

（范荣梅）

第三节 肺癌的临床表现

肺癌的症状和体征与肿瘤发生的部位、大小、病理类型、病程长短、有无转移和有无并发症有关。大致可以归纳为四大类，即由于原发肿块、胸内蔓延、远处转移引起的症状和肺外表现。从诊断意义上来讲，肺癌早期患者约 1/3 以上无症状；中心型癌与周围型癌由于其位置和功能损害不同，所产生症状也不尽相同；而晚期患者临床表现多样，易与其他疾病相混淆。

一、原发肿块症状

（一）咳嗽

是肺癌首发的常见症状，在疾病的发展过程中几乎都要咳嗽，尤以中心型最为突出。肺癌咳嗽特点为早期多为干咳，无痰或仅有少量白色泡沫样黏痰；如肿瘤长在总支气管或隆突附近，干咳更为剧烈，镇咳药物不易控制；肿瘤长在细小的支气管黏膜上，可无咳或少咳；肺癌的咳嗽多是阻塞性咳嗽，继发感染时，痰量增加，呈脓性；在肺泡细胞癌是可有大量泡沫样痰液，系病变肺泡分泌所致。

（二）咯血痰或咯血

痰中带血是肺癌的第 2 个常见症状，其发生率虽低于咳嗽，但诊断肺癌意义较咳嗽更为重要。这主要是生长在支气管黏膜上的肿瘤表面破溃而出血，常见于中心型肺癌。其特点为间歇性少量血痰，往往血多于痰，且较鲜。肺癌侵蚀血管时可引起大咯血。血痰常来自肺癌肿块区，混有大量肺癌细胞，痰细胞学检出肺癌细胞率较高。

（三）发热

肺癌发热的原因，一是肿块压迫或阻塞支气管，炎症分泌物滞留、感染；另一种是癌性发热，肿瘤本身释放致热原，或代谢产物刺激体温中枢引起的。前者经抗感染治疗有效，但易反复出现；后者需用消炎痛及皮质激素才能退热。

（四）胸痛

纵隔、胸膜、气管等胸内器官以及神经根、肋间神经等受侵或受压迫均可导致胸痛。肺癌早期胸痛较轻，主要表现为闷痛、隐痛、部位不定，与呼吸的关系也不确定。固定位置持续发生的胸部闷痛或钝痛，往往是其肺内相应部位有癌灶的反映，特别是持续、剧烈、尖锐的疼痛，说明胸膜和胸壁及肋骨已被侵犯。

（五）呼吸困难

肿瘤的存在使正常肺功能受到影响，以中央型肺癌最为明显。肿瘤长于支气管口，管腔阻塞，出现通气功能障碍或肺不张，活动时表现气急或呼吸困难。当有胸膜转移伴胸膜腔积液时，也可发生此症状。呼吸困难的程度因肺功能、病变范围和发展速度、患者的耐受力不同而异。

二、局部区域组织和器官受侵症状

（一）声音嘶哑

肿瘤或淋巴结压迫或侵犯喉返神经，则声带麻痹出现声音嘶哑。喉返神经左右两侧行走途径不同，右侧在锁骨下动脉之前离开迷走神经，绕动脉的前、下、后再折向上行，沿气管食管沟的前方上升，在环状软骨后方进入喉内；左侧行走途径较长，在迷走神经过主动脉弓时离开迷走神经，绕主动脉弓部之前、下、后，然后沿气管食管沟上行，在环甲关节后方进入喉内。左侧喉返神经临床受累明显多于右侧，左上肺肿瘤直接侵犯或 5、6 区淋巴结转移均可累及左侧喉返神经，有时声音嘶哑为患者就诊的首要症状。

（二）吞咽困难

肿瘤转移纵隔，压迫食管可引起吞咽困难。

（三）心包积液

肺腺癌有时累及心包引起恶性心包积液，出现胸闷、气短、水肿等心功能不全等症状。

（四）胸腔积液

通常提示肿瘤转移累及胸膜或肺淋巴回流受阻。胸腔积液量多时，出现呼吸困难活动后加重，有时会有胸痛。

（五）Homer 综合征

指的是植物神经主要是颈部交感神经节的损伤等引起的特征性的一群眼部症状，颈部交感神经径路的任何一段受损都可发生本病。肺癌患者常有颈部和锁骨上淋巴结压迫颈交感神经节，表现为患侧眼球凹陷，上眼睑下垂，瞳孔缩小，眼裂狭小，患侧上半胸部及脸部皮温较高、无汗等。

（六）Pancoast 综合征

又称肺尖肿瘤综合征，是指因肺尖部的肿瘤浸润、压迫而引起的上肢顽固性疼痛和同侧 Hom - er 综合征的一组病症。本征由 Pancoast 于 1924 年首先提出。生长在上叶尖部的肺癌压迫或侵犯位于胸廓上口的器官组织，如第 1 肋骨、上胸椎、锁骨下动静脉、臂丛神经、颈交感神经节等，可产生肩、背持续加重的剧烈疼痛，并扩展到上臂和前臂的尺侧，上肢静脉怒张水肿，上肢感觉异常，运动功能障碍，手部肌肉萎缩，以及 Horner 综合征。

（七）上腔静脉综合征

是一组由于通过上腔静脉回流到右心房的血流部分或完全受阻相互影响所致的症候群。患者出现急性或亚急性呼吸困难和面颈肿胀，常见症状为气短、气急、头颈部及胸背部浮肿、咳嗽、头痛，卧位时尤甚；头晕、眼花、胸闷，晕厥等。从体征检查上可能见到颈静脉曲张、胸壁或腹壁静脉曲张，可出现皮肤毛细血管扩张，面部水肿、紫绀、上肢水肿、胸水（右侧为主）、锁骨上窝淋巴结肿大、舌及喉头水肿、视神经乳头水肿等。具体来说，奇静脉入口上方受压仅表现为头颈部水肿；奇静脉入口下方或奇静脉本身受压，则上臂、胸腔和腹壁静脉扩张，可能下腹壁及腹股沟的静脉亦受累，血流方向相反，即由上向下引流。奇静脉入口以下梗阻，则头颈和胸壁静脉回流必须经下腔静脉回心脏，表现出一系列症状。

三、远处转移症状

肺癌易于发生远处转移，其发生部位依其频度依次为脑、骨、肾上腺、肝等。有时转移灶症状为其首发症状，需引起注意。

（一）脑转移

恶性肿瘤的脑转移 25% ~30% 由肺癌引起，脑转移的临床症状及体征，随着转移部位、脑水肿范围及颅内压力而异。以颅内压增高表现者，可出现进行性头痛、眩晕、恶心、喷射性呕吐及语言不清或失语、复视、视力模糊，一侧肢体无力，动作震颤，肢体感觉异常和疼痛，深部腱反射消失，进行性瘫痪等。精神上的改变也是脑转移常见的表现。有些患者脑转移的症状出现在肺部症状之前。

（二）骨转移

最常见的骨转移部位为脊柱、骨盆、肩胛骨、肋骨等，主要表现为局部、持续性、进行性刺痛和明显的压痛。脊柱转移可压迫或侵犯脊髓，导致阻塞或压迫症状，可表现为尿滞留或失禁、便秘，甚至造成该脊椎水平以下截瘫；如转移至长骨，除局部疼痛、压痛外，还可见局部红肿胀大；累及关节时常有临近组织受累征象，如疼痛、活动受限等。当有骨转移时，可在某种外来原因作用下产生病理性骨折。

（三）肾上腺转移

一般无明显自觉症状，可呈现 Addison 病，血浆皮质醇减少或消失。临床上呈现乏力易倦、食欲减退、恶心呕吐、腹泻、皮肤色素增加、腋毛脱落、低血压等。

（四）肝转移

临床表现为明显的食欲减退、恶心、消瘦、肝区疼痛；检查时肝脏在短期呈进行性肿大，正常轮廓消失，柔韧度不一致，触之有高低不平结节，甚至可见黄疸、腹水，腹部叩诊有移动性浊音。

（五）其他位置转移

肺癌的转移可涉及身体各个部位，呈现的体征也多种多样。较常见的还有皮肤、皮下组织、肌肉、腹腔内等部位的转移，症状常与转移部位相关。

四、肺外表现

熟悉肺癌的肺外表现对于肺癌早期诊断、指导治疗、随诊、监测病情有着重要意义。肺癌出现肺外表现往往起病隐匿，临床表现复杂；由于患者缺乏呼吸道症状和体征，或肺外表现出现在呼吸道症状和体征之前；及临床医师对肺外表现与肺癌之间的生物关系认识不足或缺乏认识，容易误诊或漏诊。因此对于出现肺外表现者，尤其是肺癌高危人群，应警惕有隐性恶性肿瘤的可能。需要注意的是，不少肺外表现对肺癌早期诊断具有重要的价值；不应把所有以肺外表现为首发症状的肺癌患者都当作晚期肿瘤患者，应根据临床表现仔细鉴别，使那些有肺外表现、病变尚局限的患者得到正确及时的治疗，这一点具有十分重要的临床意义。

（一）抗利尿激素分泌异常（SIADH）

肺癌患者的稀释性低钠血症与肺癌细胞合成 ADH 有关。肺癌患者的 ADH 分泌异常，虽然患者的血钠水平通常很低（<120mEq/L），但只有 27%～44% 表现出临床症状，这可能与肿瘤生长时间较长有关，通常的症状包括恶性精神错乱、癫痫发作、谵妄神志昏迷。肺癌 SIADH 最有效的治疗是针对原发病本身，80% 的患者可通过化疗症状得以纠正，大部分患者的血钠水平 2 周内可恢复至接近正常水平。在肿瘤复发的患者中，60%～70% SIADH 同时复发。在病理未明确而不能确定化疗方案时，可通过严格限制水摄入及药物治疗缓解症状，纠正低血钠。

（二）高钙血症

高钙血症的发病率大概在 8%～12.5%，可能由转移癌导致的骨质破坏、肿瘤分泌甲状旁腺激素导致骨对钙的重吸收、甲状旁腺激素相关蛋白的产生所致。鳞癌患者好发，其发病率高达 23%。临床症状及体征包括恶心、呕吐、腹痛、便秘、厌食、多饮、多尿、精神状态异常、反射减弱。心电图改变包括 PR 和 QRS 间期延长，QT 间期缩短，心动过缓及心脏传导阻滞。出现高钙血症的肺癌患者预后较差，中位生存期仅为 1 个月。血钙 >150pmol/L 者更容易出现骨转移，而且生存期更短。

（三）异位库欣综合征（Ectopic Cushing's syndrome，ECS）

ECS 是由于肿瘤细胞过量分泌 ACTH 及其前体而出现的皮质醇增多症，约占所有库欣综合征的 12%。癌伴 ECS 的患者中，肺癌约占 50%，其中 27% 为小细胞肺癌，21% 为肺类癌。多数肺癌患者可以检测出免疫反应产生 ACTH，而且半数以上出现血清 ACTH 水平升高，但是仅有 1.6%～4.5% 的小细胞肺癌患者出现 ECS。ECS 的临床表现并不相同，伴 ECS 的小细胞肺癌患者很少出现所有的典型的库欣综合征症状，有 40%～52% 呈现特征性满月脸，几乎所有患者都有低血钾，多数患者出现高血糖。64%～87% 的化疗敏感性较低，其中位生存期约为 4 个月。伴 ECS 的类癌患者与典型的库欣综合征表现相近，明显的高血压，约 50% 的患者出现低血钾。有报道出现 ECS 的类癌可能是一种新的亚型，更容易出现局部浸润和淋巴结转移。

（四）杵状指和肺性肥大性骨关节病

非小细胞肺癌患者，特别是鳞癌患者经常出现杵状指，其中有一小部分发生肺性肥大性骨关节病。杵状指并不是肺癌特有的，可发生于慢性肺疾患和发绀性先心病等。肺性肥大性骨关节病多见于肺癌，通常是腺癌患者，可以作为肺癌的首发症状，极少见于慢性肺疾病。其他的肺和胸膜肿瘤，尤其是单发的胸膜孤立性纤维瘤也可有肺性肥大性骨关节病。杵状指和肺性肥大性骨关节病可能在肺癌确诊前几个月即出现，通常肺癌切除术后，疼痛可以缓解。

（五）副肿瘤神经综合征（paraneoplastic neurological syndrome，PNS）

PNS 是恶性肿瘤间接效应引起的一组神经系统症状体征，并不是由肿瘤本身或其转移造成，也不是由感染、局部缺血或代谢障碍引起。肿瘤患者 PNS 发病率很低，不到 1/10 000，只有 Lamber - Eaton 综合征相对发病率较高，约 1% 的小细胞肺癌患者出现此综合征。PNS 可累及脑、脊髓、周围神经、神经肌肉接头及肌肉等多处结构，临床表现多样，常见 Lambert - Eaton 综合征（Lambert - Eaton myasthenic syndrome，LEMS）、脑脊髓炎（encepha - lomyelitis）、感觉神经元病（sensory neuronopahty，SN）、亚急性小脑共济失调，边缘叶脑炎（limbic encephalitis，LE）、斜视眼震挛 - 肌阵挛（opsoclo - nus - myoclonus，OM）、视网膜性变性（retinopathy）、多发性肌炎（polymyositis，PM）或皮肌炎（dermato - myositis，DM）、僵人综合征（stiff - person syndrome，SPS）等。临床表现有精神失常、神志抑郁或痴呆。小脑退化变性者，则呈现共济失调，步履困难；感觉神经受累者，则出现周围神经感觉异常、腱反射消失、失聪；运动神经受累者，则呈现肢体近端肌群无力，进行性肌炎和肌肉萎缩等。这些临床表现常在肺癌的早期就出现，有时在肺癌确诊前数年即已呈现。多数观点认为，PNS 与肿瘤表达一种特异抗原有关，只有正常神经系统表达这种抗原。虽然肿瘤表达的抗原与神经系统表达抗原结构相同，但是仍被机体认为是外来物，从而导致对肿瘤和神经系统的免疫应答反应。近年来，很多 PNS 特异性神经抗体被报道，可这些抗体的描述还比较混乱，因为特定的抗体可以在不同的症状中出现，而特定的症状又与不同的抗体相关。

（六）贫血和血液系统异常

多种血液系统的异常与肺癌相关。约 60% 的肺癌晚期患者出现血小板增多症。约 20% 的肺癌患者出现正色性正常红细胞贫血，缩短红细胞寿命、降低血清铁浓度及降低铁结合能力均能够导致贫血。其他与肺癌相关的血液系统异常还有铁粒幼红细胞性贫血、溶血性贫血、红细胞再生障碍性贫血、红细胞增多症、白血病样反应、血小板减少症、特发性血小板减少性紫癜、弥散性血管内凝血等。

（七）　血栓

肿瘤细胞有促进血栓形成的能力，部分肺癌患者血液处于一种高凝状态容易形成血栓。肺癌合并血栓病的发生率可高达58%，腺癌最高。表现为游走性栓塞性静脉炎、非细菌性栓塞性心内膜炎、弥漫性血管内凝血等。

（八）　皮肤

很多皮肤系统异常与肺癌相关，常发生于腺癌患者，进展较快，包括皮肌炎、黑棘皮症、匐行性回状红斑、获得性胎毛增多症等。

（九）　自身免疫症状

肿瘤相关的自身抗体可能产生一些自身免疫症状。有报道肺癌以白细胞分裂性脉管炎、过敏性紫癜和系统性硬皮病为首发症状。

（朱同刚）

第四节　肺癌的诊断

肺癌的诊断包括三个方面或层面，一是定性诊断，即确定病变性质是癌，这就需要细胞学和病理学证实。按肺癌的定义，只有组织学或细胞学证实的病变才是真正的肺癌（见《肺癌临床实践指南》）。因此，定性诊断至关重要。二是定位诊断，即明确病变部位，如中心型或是周围型，左肺抑或是右肺等。三是分期，按TNM系统分期。

一、定性诊断

定性诊断是肺癌诊断的根本，定性诊断要严格，有依据，决不能轻率下结论，否则会造成误诊、漏诊，乃至过度诊断，继而必然导致误治和漏治。临床上对非肺癌患者进行抗癌治疗，而真正的肺癌患者却延误治疗，失去最佳治疗时机的现象时有发生。因此，临床医生应该仔细、全面地查找诊断依据，最大可能地做出确切的定性诊断。为保证最大限度地降低误诊、漏诊率，需要临床医生、放射学、病理学，乃至核医学科等人员的共同协作来完成。国外有专门的多学科协作诊断小组，极大地提高了诊断的准确性。

定性诊断包括临床诊断和细胞、病理学诊断。严格地讲，没有细胞、病理学依据的临床诊断不能称之为肺癌。但临床上由于各种因素限制，有时很难获得细胞、病理学依据，只能依据危险因素、症状、体征、化验、影像等多因素综合考虑做出临床诊断，但一定要慎重、依据要充足、可靠，具有排他性。必须强调，临床医生不要轻易地停留在临床诊断层面，必须重视细胞、病理学诊断的重要性。

（一）　临床诊断

临床诊断依据危险因素、临床症状、体征、化验及影像等多因素综合判断。因为这些因素都是非特异性的，因此，都不能作为确诊依据，但却为定性诊断和定位诊断的必需依据，尤其是影像学检查，有时可作为临床诊断的独立因素，甚至是唯一因素或依据。

1. 危险因素　危险因素是肺癌发病的易感基础。肺癌的危险因素随时间和环境而变化。常见的危险因素为年龄、吸烟、环境污染、粉尘接触、慢性基础肺病（如肺结核、慢性阻塞性肺病）等。年龄以老年人居多，但近年肺癌发病年龄日趋年轻，50 岁以下患者发病明显增加，甚至 <20 岁者亦非罕见，我们曾经诊断过年龄仅 5 岁的肺癌患者。吸烟是肺癌发病的独立危险因素，长期吸烟者肺癌发病率明显升高。一般吸烟指数 >400 年支（年×每日支数），其肺癌发病率为不吸烟者的 16 倍，因此，吸烟是肺癌发病的最重要危险因素。但近年发现，非吸烟者发病率明显增加，尤其是女性。其原因除与被动吸烟（二手烟）有关外，更重要的可能与环境污染有关。近年环境污染对肺癌发病的影响甚至超过吸烟。粉尘接触、基础肺病对肺癌发病的影响同前，相对处于较次要的危险因素之列，但其相关者也是很重要的肺癌发患者群。另外，遗传易感性也是重要的危险因素，并且与其他肿瘤存在交叉易感性。

2. 临床症状　咳嗽、血痰是肺癌重要的两大症状，但是非特异性的。其他症状如胸痛、憋气或呼吸困难、发热等并不普遍，或是在较晚期出现。这些症状一般不会被忽视，常常是促使患者就诊、医生进行影像学检查的原因。但有些患者并无呼吸道症状，称之为"无症状肺癌"，其占临床诊断肺癌的 10% 左右。我们在 10 年前曾经统计 500 例肺癌患者，其中"无症状者"有 20 例。所谓"无症状"，一是指完全没有临床症状，患者均为健康查体或其他检查时无意中发现的；这部分患者多为较早期，且随着健康查体的日趋重视和诊断手段的发展，其占诊断肺癌的比例不断提高。二是指"无呼吸道症状"，但有其他系统症状，且这些症状与肺癌有关，如肺癌转移病变的症状，常见有骨转移、颅内转移等表现；或是肺癌的肺外表现，如骨关节病变、异位内分泌表现、神经系统表现等。临床出现这些表现，应考虑到肺癌的可能。另外，应注意基础肺病症状掩盖肺癌症状，若不重视，仅以基础病解释，可能会造成漏诊。因此对于有基础性肺病，如慢性阻塞性肺病、肺结核（陈旧性），若临床症状出现不能以当前病变解释时，如慢阻肺患者出现持续性干咳或反复血丝痰等，陈旧性肺结核患者出现新发的咳嗽、咯血等要注意进行相应检查，不要想当然地认为是基础病表现而将肺癌漏诊。

3. 体征　肺癌的体征在不同部位、不同时期而不同。有些患者甚至没有明显的体征。胸部体征要注意有无胸腔积液表现，特别注意气管移位情况。若一侧有大量胸腔积液，而气管不移位，甚至向患侧移位，就要高度怀疑患侧胸腔积液同时有阻塞性肺不张，恶性可能性较大。胸外体征应特别注意颈部、锁骨上窝等浅表淋巴结有无肿大以及有无双下肢浮肿及杵状指、男性乳房发育等肺外表现的体征。有时浅表淋巴结可能成为明确诊断的关键依据，我们曾经多次接诊肺部阴影患者以颈部或锁骨上窝淋巴结肿大而确诊，患者双下肢不能解释的浮肿和杵状指也常常是肺癌的重要甚至是早期表现。男性乳房发育是异位内分泌所致，应该予以重视。

4. 化验　作为临床诊断的辅助检查，化验检查是非特异性的，但如果两项以上的非特异性检查结果联合判断，可能对肺癌的诊断具有重要的提示意义。如血白细胞计数和血沉，如果持续在高水平，特别是呈进行性升高，而又不能用其他疾病解释；若同时肺内有不能定性的阴影时，要高度重视肺癌的可能，若两项同时存在，其提示意义更大。碱性磷酸酶的持续高水平或进行性升高也是一个重要的提示。目前，开展的多项肿瘤标记物检测对肺癌的诊断具有重要的诊断意义，但每项指标都有其局限性。肺癌标记物分为癌细胞表面表型蛋白标记物和基因标记物，通过分子生物学手段检测其表达水平。因此，测定结果受许多因素影响，如检测方法、肿瘤分期及其他病理改变的影响等，其特异性和敏感性都受到限制。因此，在对结果进行判断时，既要考虑升高的水平，又要考虑综合的临床情况，不宜单凭检测结果轻率下结论，特别是轻度升高时，不少良性病变也可以低水平升高。所以，必须对升高的结果进行复查或动态观察，持续高水平或动态性升高才具有诊断意义。多种标记物联合检测，可明显提高诊断特异性和敏感性。目前，普遍开展的 CEA 检测是 NSCLC 的重要标记物，特别是腺癌。其特异性较好，尤其是高水平表达时，诊断特异性达 90% 以上，但敏感性较差，约 50%。NSE 是 SCLC 的一项重要标记物，其敏感性和特异性较好，达 60% 以上。CYFRA21 – 1 为 NSCLC 的标记物，尤其是鳞癌，阳性率达 80% 以上。其他标记物还有许多，如糖链抗原（CA）等。癌基因的检测也是肺癌诊断的一项重要分子生物学手段。标记物的检测对肺癌的诊断可能将是以后发展的一个重要方向。

5. 影像学 影像学检查是肺癌诊断最为重要，有时是独立的依据。现代影像学检查技术发展快、种类多，目前常用的有 X 线平片、CT、MRI、PET – CT 和超声检查等，支气管镜和纵隔镜也属于影像学范畴，是肺癌诊断的重要手段。影像学既是一种独立的诊断技术，也是一种细胞学、病理学检查的基本平台。如 CT、超声可以引导进行穿刺获取细胞学、病理学标本，而支气管镜和胸腔镜检查最主要的目的就是获取细胞、组织学标本。每一种影像学检查技术都有其适用范围、优势和不足。如 X 线平片检查简单、经济，但空间及密度分辨率不足。因此，对肺内早期病变，如微小病变发现率低，或被其他影像掩盖，特别是对纵隔淋巴结的分辨不理想。MRI 对肺内病变显示不清，尽管近年国外通过一些技术改进，如特殊介质，对肺内病变显示有所提高，但目前国内在肺癌诊断中应用较少。其主要优势在于对纵隔淋巴结及大血管情况的检查，用于肺癌的分期。超声检查主要用于引导淋巴结或肺内周围型病变的穿刺及胸腔积液的定位。PET – CT 是新近应用于临床的一项分子影像学技术，主要用于 CT 等常规影像发现肺内病灶不能定性、肺癌临床分期及复发的检查，也用于早期诊断，但不提倡作为肺癌筛查之用。其对肺部结节性病变诊断敏感性达 92% ~ 97%，特异性 78% ~ 90%；对骨转移诊断敏感性为 92%，特异性达 99%；对纵隔、肺门淋巴结敏感性为 85% ~ 95%，特异性为 81% ~ 100%；对肺癌的再分期敏感性和特异性分别为 97% ~ 100% 和 62% ~ 100%，但支气管肺泡细胞癌和类癌的假阴性率较高。肺结核、炎症或结节病等良性病变可出现假阳性。

（二）细胞学、病理学诊断

细胞学、病理学诊断为肺癌的确诊依据，因此，每例患者都应尽量获取标本进行细胞病理学检查。

1. 细胞学 细胞学标本的获取有多种途径，痰液脱落细胞学检查是最基本和最简便的，中央型肺癌痰细胞学检查的阳性率可达 70% ~ 90%，周围型肺癌痰检的阳性率则仅为 50% 左右。一般最好检查 6 ~ 8 次，前 3 次的阳性率可达 60%。留取标本的质量对阳性率影响较大，合格的标本要求晨起留取，先弃去口咽部分泌物，漱口后留取深部痰液，最好带有血丝。痰液留取后要在 2h，最好 1h 内处理，放置过长，痰液中细胞会变性坏死。细胞学诊断与组织学诊断的符合率以小细胞肺癌为最高，其次为鳞癌，腺癌的符合率低。其主要原因是某些低分化腺癌、鳞癌和大细胞未分化癌在鉴别上有困难，有时非常难定型。临床经常遇到脱落细胞学检查阳性，即查到癌细胞，但无法判断类型。支气管镜下冲洗、毛刷及 TBNA 也是获取细胞学标本的重要途径，冲洗因液体较多，细胞学阳性率低，毛刷对可视病变刷取，阳性率高，TBNA 主要用于纵隔淋巴结检查以进行分期。胸腔积液脱落细胞学检查为肺癌胸膜转移重要的检查手段。对于小细胞肺癌，骨髓细胞学检查具有重要价值。细胞学检查采取三级分类，即未查到癌细胞（阴性）、查到可疑癌细胞和查到癌细胞（阳性）。

2. 组织病理学　组织病理学是肺癌诊断的金标准。获取组织病理学标本的途径有支气管镜、胸腔镜或纵隔镜下活检。对周围型肺癌需要经皮肺穿刺活检。病理学检查以普通光镜检查为主，辅以免疫组化检查。病理学分型按国际卫生组织分型较复杂，一般临床病理主要分为鳞癌、腺癌（包括支气管肺泡细胞癌）、大细胞癌、腺鳞混合癌和小细胞癌；而从治疗角度考虑，仅分为两大型，即 NSCLC（包括前 4 种）和 SCLC。

二、定位诊断

定位诊断对于外科手术及放疗至关重要，尤其是外科手术。肺癌定位最好定位准确至肺段，并确定距隆突、支气管分叉或开口的距离，与周围器官（如血管）的关系、与胸膜、胸壁的距离等以便于确定手术切除范围。应注意肿瘤周围有无侵犯或播散病灶，特别注意，其黏膜浸润可以呈跳跃性。

三、分期

肺癌分期一直沿用国际抗癌联盟（UICC）发布的 TNM 分期系统。近年，对 SCLC 采用美国退伍军人医院和国际肺癌研究会（IASLC）制定的 VA 分期，即分为局限期和广泛期两期。2009 年 IASLC 在大量病例基础上对 TNM 分期进行了更为细致的修改。肺癌分期分为临床分期，用 c 为前缀，外科病理分期，用 p 为前缀，再治疗分期，用 r 为前缀。近年提出的分子分期，用 m 为前缀，但尚不成熟。

四、肺癌的早期诊断

肺癌的预后与诊断时的临床分期关系密切。尽管近年诊断技术不断提高，但早期诊断仍很困难，约 80% 的患者诊断时已属晚期。因此，提高肺癌的早期诊断率对肺癌的预后有重要意义。

提高早期诊断率首要的问题是提高重视程度，定期健康查体有助于早期发现肺癌征象，尤其是肺癌的高危人群，要动态观察。

目前，用于肺癌筛查和早期诊断的简便方法是痰液脱落细胞学检查，痰标本能从 DNA、RNA、蛋白质和细胞形态学等多方面提供肺癌早期诊断的线索。其最大优势在于无创，易被检者接受。影像学技术是肺癌筛查及早期诊断最常规方法，普通 X 线检查分辨率低，容易遗漏一些微小病变，但其费用低，便于普及；CT 检查提高了分辨率，但常规 CT 可能滤掉部分早期病变，且费用高，目前国内并不推荐用于常规筛查，但对普通 X 线可疑病变者，CT 检查是必要的。近年国外开展的低剂量螺旋 CT（Low－dose spiral CT，LDCT）可显著提高肺癌的检出率，是进行肺癌筛查与早期诊断的良好方法。但其主要对早期周围型肺癌较敏感，而对侵袭前期和微侵袭期中央型肺癌的敏感性较差，且假阳性率高。如何改进 LDCT 检查方法，并联合应用其他检查技术提高检出率和诊断率仍然是急需探讨的问题。PET－CT作为分子影像学技术的临床应用，使肺癌可以在未形成明显肿块时得到发现，但其高昂的费用限制其用于筛查。荧光纤维支气管镜是发现支气管黏膜癌变的灵敏技术，但也难以用于筛查。对反复血丝痰的患者进行检查，有助于发现早期的黏膜浸润。

肿瘤标记物的检查是一项简便的诊断方法，但目前开展的项目，其水平大多与肺癌的分期有关，早期诊断的敏感性尚差。因此，探讨用于早期诊断敏感性高的标记物检查将是今后的一个发展方向。

（徐国鹏）

第五节　肺癌的当代临床分期

一、肺癌分期的来源

肺癌的分期对于制定治疗策略、判断预后、各研究中心之间比较研究资料和临床试验结果起着至关重要的作用。国际抗癌联盟（Union Intema – tionale Contrele Cancer，UICC）制定的恶性肿瘤的 TNM（tumor – node – metastasis）分期系统已在临床上广泛应用。TNM 分期系统，最早是由 Pierre Deno – iX 在 1946 年提出的，他从解剖角度对癌症患者的受侵范围进行描述。1953 年国际抗癌联盟与国际癌症分期协作组举行了联合会议，同意采用由 De – noix 早先发展的 TNM 系统作为所有肿瘤分类的基础。1973 年美国癌症委员会（AJCC）发表了对肺癌分期的建议，同年日本的 Ishikawa 也设计了另一分期方案，并在该国实行。1977 年，AJCC 对分期作了修改，1985 年再一次修改，以解决它和广泛用于欧洲的国际抗癌联盟（UICC）及日本肺癌协会分期中的分歧，并于 1986 年推出了新的 AJCC 分期法。在北美，外科界普遍采纳的是 AJCC 于 1978 年所提出的分期方案。放射治疗专家们也提出稍加修改的方案，它和 UICC 的方案以及欧洲外科界所普遍采用的方案相似。几经各方修改之后，经美、日及其他有关国家同意，1986 年由 Mountain 发表的肺癌国际分期标准作为我国普遍采用的标准。经 10 年的实践，1996 年，AJCC 和 UICC 的分期委员会分别在各自的年会上通过了修订后的肺癌国际分期。1997 年，由 Mountain 根据 MD Anderson 医院手术治疗肺癌病员的生存率对肺癌的分期进行了修改，成为目前，国际上广泛使用的统一的 UICC 肺癌 TNM 分类和分期标准。目前，世界各国使用的 UICC 第 6 版肺癌 TNM 分期标准是 2002 年颁布的，它继续沿用了 1997 年第 5 版肺癌 TNM 分期标准。随着全球肺癌研究合作的不断增多，国际肺癌研究会（IASLC）于 1996 年提出重新修订肺癌分期的建议。国际抗癌联盟（UICC）最新版恶性肿瘤的 TNM 分期标准计划于 2009 年颁布实施。此次新分期收集了 1990—2000 年来自欧洲、北美洲、亚洲、澳大利亚的 100 869 例肺癌患者的临床资料，最终有 81 015 例病例满足 TNM 分期、病理和生存期的随访要求，其中包括 67 725 例 NSCLC 和 13 290 例 SCLC，第 7 版的大体结构仍与第 5、6 版相似，但细节方面做了一些改动，较以前的各个版本更具有科学性及说服力。

二、肺癌的 TNM 分期

（一）TNM 中各个字母的概念

TNM 系统内容包括 T（pnmary tumor）、N（re – gional lymph nodes）、M（distant metastasis）分期系统。T：Tumor（Topography），代表原发肿瘤的范围；N：Lymph Node，代表区域淋巴结转移的存在与否及范围；M：Metastasis 代表远处转移的存在与否。根据 TNM 分类情况分为Ⅰ、Ⅱ、Ⅲ和Ⅳ期。

（二）TNM 分期的类型

1. 临床诊断分期（cTNM） 指非手术者。

2. 外科评价分期（sTNM） 指经外科开胸探查或（和）活检，可勾画出病变范围者。

3. 手术后病理分期（pTNM） 指有完整的切除标本及病理检查结果。如有残留肿瘤需作记录，用"R"标明，无残留肿瘤为 R_0，显微镜下见到残留灶为 R_1，肉眼可见为 R_2，并要写明残留部位。

4. 再治分期（rTNM） 治疗失败后再给予其他治疗者，此时常为 rTNM。

5. 尸检分期（aTNM） 分期依据均来自尸检解剖。

（三）病理学分级（G）

Gx：不能确定肿瘤的分化程度；G_1：高分化；G_2：中度分化；G_3：低分化；G_4：未分化。

注意某些情况下 G_3、G_4 可以合并记录为 $G_{3\sim4}$，称为低分化或未分化。

（四）NSCLC 的 UICC1997 年版分期

1. TNM 的定义 见表 20 - 8。

表 20 - 8 TNM 的定义

原发肿瘤（T）	
T_0	无原发肿瘤证据
T_x	原发肿瘤不能评价；或痰癌细胞阳性但影像学或支气管镜没有可视肿瘤
T_{is}	原位癌
T_1	肿瘤≤3cm；周围为肺或脏层胸膜所包绕，镜下肿瘤没有累及叶支气管以上*（即没有累及主支气管）
T_2	肿瘤大小或范围符合以下任何一点： 肿瘤 >3cm 累及主支气管，但距隆突≥2cm 累及脏层胸膜 扩展到肺门的肺不张或阻塞性肺炎，但不累及全肺
T_3	任何大小的肿瘤已直接侵犯了下述之一者： 胸壁（包括上沟瘤）、膈肌、纵隔胸膜、心包 肿瘤位于左右支气管（距隆突 <2cm），未累及隆突；全肺的肺不张或阻塞性炎症
T_4	任何大小的肿瘤已直接侵犯了下述结构之一者： 纵隔、心脏、大血管、气管、食管、椎体、隆突 恶性胸水或恶性心包积液** 原发肿瘤同一叶内出现单个或多个的卫星结节
区域淋巴结（N）	
N_x	不能确定区域淋巴结受累
N_0	无区域淋巴结转移
N_0	转移到同侧气管旁和（或）同侧肺门淋巴结（包括直接侵入肺内的淋巴结）
N_2	转移到同侧纵隔和（或）隆突下淋巴结
N_3	转移到对侧纵隔、对侧肺门或对侧斜角肌、或锁骨上淋巴结

原发肿瘤（T）	
远处转移（M）	
M_x	不能确定有远处转移
M_0	无远处转移
M_0	有远处转移

说明：＊：任何大小的非常见的浅表肿瘤，其侵犯程度局限在支气管壁，即使累及主支气管，也被定义为 T_1 期。

＊＊：多数与肺癌有关的胸腔积液是由于肿瘤所致，然而，也有患者经胸水的多次细胞病理学检查未发现肿瘤。积液为非血性和非渗出性。有这些因素及临床判断提示积液与肿瘤无关时，积液的条件应被排除在分期因素之外。

＊＊＊：同侧非原发肿瘤肺叶的其他肺叶出现的转移瘤也被定义为 M_1。

2. 分期标准 见表 20-9。

表 20-9 分期标准

分期	TNM
0 期	$T_{is} N_0 M_0$
Ⅰ A 期	$T_1 N_0 M_0$
Ⅰ B 期	$T_2 N_0 M_0$
Ⅱ A 期	$T_1 N_1 M_0$
Ⅱ B 期	$T_2 N_1 M_0$，$T_3 N_0 M_0$
Ⅲ A 期	$T_3 N_0 M_0$，$T_{1-3} N_2 M_0$
Ⅲ B 期	T_4 任何 N M_0 或任何 T $N_3 M_0$
Ⅳ 期	任何 T，任何 N，M_1

3. 肺癌胸腔内淋巴结分组定位 见表 20-10。

表 20-10 肺癌胸腔内淋巴结分组定位

淋巴结分站	解剖标记
1. 最高纵隔淋巴结	N_2 淋巴结 所有的 N_2 淋巴结均在纵隔胸膜内 1~4 站淋巴结为上纵隔淋巴结 位于左侧无名静脉上缘水平线上的淋巴结，该水平线指的是左无名静脉向左穿过气管前方中线处的静脉上缘水平线
2. 上气管旁淋巴结	位于主动脉弓和第一组淋巴结下缘线之间的淋巴结
3. 血管前和气管后淋巴结	可称为 3A（血管前）和 3P（气管后）组，位于中线的淋巴结列为同侧淋巴结
4. 下气管旁淋巴结	位于气管中线一侧，包绕在纵隔胸膜内，上界为主动脉弓上缘水平线，下界为横跨右主支气管且经过右肺上叶支气管上缘的一条直线 右侧有研究以奇静脉上缘为界，将下气管旁淋巴结分为 4S（上）和 4I（下）两个亚组
5. 主动脉下淋巴结 （主、肺动脉窗）	纵隔胸膜内，主动脉窗内，位于动脉韧带和左肺动脉第一分支间

淋巴结分站	解剖标记
6. 主动脉旁淋巴结	位于升主动脉、主动脉弓以及无名动脉前方及侧面，主动脉弓上缘水平线以下
7. 隆突下淋巴结	7、8、9 站淋巴结为下纵隔淋巴结 位于隆突下，但不包括肺内动脉和支气管周围的淋巴结
8. 食管旁淋巴结（低于隆突）	位于中线一侧附于食管壁的淋巴结，隆突下淋巴结除外
9. 肺韧带淋巴结	位于肺韧带以内，包括下肺静脉后壁和地位的淋巴结 N_1 淋巴结：所有的 N_1 淋巴结均在纵隔胸膜反折远侧脏层胸膜内
10. 肺门淋巴结	所有的 N_1 淋巴结均在纵隔胸膜反折远侧，位于脏层胸膜内 纵隔胸膜反折外侧最近的肺叶淋巴结，在右侧还包括中间支气管旁的淋巴结
11. 叶间淋巴结	位于两叶之间的淋巴结
12. 叶淋巴结	附着于叶支气管远侧的淋巴结
13. 段淋巴结	附着与段支气管旁的淋巴结
14. 亚段淋巴结	亚段支气管周围的淋巴结

（五）NSCLC 的 AJCC 2002 年版分期

1. TNM 的定义　见表 20 – 11。

表 20 – 11　TNM 的定义

原发肿瘤（T）	
T_x	支气管分泌物包括痰或冲洗液中找到恶性细胞，影像学或支气管镜下未见肿瘤，或不能测量的任何原发肿瘤
T_0	无任何原发瘤的依据
T_{is}	原位癌
T_1	肿瘤最大直径≤3cm 被肺或脏层胸膜所包绕（未累及脏层胸膜） 未侵及主支气管*
T_2	肿瘤的大小或扩散范围有以下任何一项特征： 瘤体最大直径＞3cm 累及主支气管，但距隆突≥2cm 脏层胸膜受侵 肿瘤扩散到肺门引起肺不张或阻塞性肺炎，但并未累及全肺
T_3	无论肿瘤大小，只要直接侵犯以下任一部位： 胸壁（肋骨、包括上沟瘤）、横膈、壁层胸膜（纵隔胸膜）、壁层心包等 侵及主支气管距隆突＜2cm，但未及隆突 由其引起全肺的肺不张、阻塞性肺炎
T_4	无论肿瘤大小，只要侵犯以下任一部位 纵隔或心脏、大血管、气管、食管、椎体、气管隆突 或肿瘤伴有恶性胸水、心包积液** 或肿瘤的卫星灶局限在原发肺叶内

续 表

原发肿瘤（T）	
区域淋巴结转移（N）	
N_x	不能确定有无区域淋巴结转移
N_0	无区域淋巴结转移
N_1	转移至同侧支气管周围淋巴结和/或同侧肺门淋巴结，包括原发肿瘤的直接侵犯
N_2	转移到同侧纵隔和（或）隆突下淋巴结
N_3	转移到对侧纵隔、对侧肺门、同侧或对侧斜角肌或锁骨上淋巴结
远处转移（M）	
M_x	不能确定有远处转移
M_0	无远处转移
M_1	有远处转移＊＊＊

注：＊：少见的任何大小的浅表肿瘤，其侵犯程度局限在支气管壁，但可能累及主支气管近端，也被定义为 T_1 期。

＊＊：多数与肺癌有关的胸腔积液是由于肿瘤所致，然而，也有患者经胸水的多次细胞病理学检查未发现肿瘤。这些病例，积液不是血性，且不是渗出液。有这些因素及临床判断提示积液与肿瘤无关时，积液的条件应被排除在分期因素之外，而根据病情分为 T_1、T_2 或 T_3 期。心包积液的分期也根据相同原则。

＊＊＊：非连续的同侧非原发瘤肺叶的转移瘤也被定义为 M_1。

2. 分期标准　见表 20 – 12。

表 20 – 12　2002 修订的肺癌国际分期

分期	TNM
0 期	$T_{is} N_0 M_0$
Ⅰ A 期	$T_1 N_0 M_0$
Ⅰ B 期	$T_2 N_0 M_0$
Ⅱ A 期	$T_1 N_1 M_0$
Ⅱ B 期	$T_2 N_1 M_0$ 或 $T_3 N_0 M_0$
Ⅲ A 期	$T_3 N_1 M_0$ 或 $T_{1\sim3} N_2 M_0$
Ⅲ B 期	T_4 任何 N M_0 或任何 T $N_3 M_0$
Ⅳ 期	任何 T 任何 NM_1

3. 特殊情况的分期说明

（1）脏层胸膜和壁层胸膜不连续的肿瘤结节位于脏层胸膜和壁层胸膜的肿瘤结节，如同原发肿瘤直接侵犯的胸膜不连续，应定义为 T_4；但如不连续的肿瘤结节超出壁层胸膜范围，如位于胸壁和膈肌，则定义为 M_1。

（2）喉返神经受累：表现为声音嘶哑，可能是肿大的淋巴结压迫或侵犯喉返神经所致定义为 T_4。

（3）膈神经受累：表现为患侧膈肌升高或顽固性呃逆，应定义为 T_3，可以手术。

（4）大血管受累：T_4 的大血管包括：主动脉、上腔静脉、下腔静脉、肺动脉主干、左、右肺动脉干的心包内部分和上下腔静脉的心包内部分。

（5）椎体受累：大部分患者不能手术和预后不良，应定义为 T_4。

（6）肺上沟瘤：如伴有真正的 Pancoast 综合征（①Homer 综合征。②臂丛神经受累），则定义为 T_4。

（7）同期的多原发肺癌：同期的多原发肺癌应该分别独立分期，应以期别最高和预后最差的为主要分期。

（8）支气管肺泡癌

1）弥漫性病变：①位于一侧肺，定义为 Tx；②双侧肺定义为 M_1。

2）孤立结节分期同前。

（六）NSCLC 的分期进展

国际肺癌协会（IASLC）Peter 等在 2007 年第 12 届世界肺癌会议上提出了对新的 UICC 和 AJCC 关于 TNM 分期的修改建议。该建议主要变更内容如下。

1. T 分期

（1）将 T_1 分为 T_{1a}（≤2cm）及 T_{1b}（>2cm，≤3cm）。

（2）将 T_2 分为 T_{2a}（>3cm，≤5cm）及 T_{2b}（>5cm，≤7cm）。

（3）肿瘤 >7 cm 由原来的 T_2 归为 T_3。

（4）原发肿瘤同一肺叶出现其他癌结节由原来的 T_4 归为 T_3。

（5）原发肿瘤同侧胸腔内不同肺叶出现癌结节由原来的 M_1 归为 T_4。

（6）胸膜播散（恶性胸腔积液、心包积液或胸膜结节）归为 M_1。

2. N 分期　继续使用原 N 分期方法。

3. M 分期　将 M_1 分为 M_{1a} 及 M_{1b}：①胸膜播散（恶性胸腔积液、心包积液或胸膜结节）以及对侧肺叶出现癌结节归为 M_{1b}。②远处转移（肺/胸膜外）归为 M_{1b}。

4. TNM 分期

（1）$T_{2b}N_0M_0$ 由 Ⅰ B 期改为 Ⅱ A 期。

（2）$T_{2a}N_1M_0$ 由 Ⅱ B 期改为 Ⅱ A 期。

（3）$T_4N_{0~1}M_0$ 由 Ⅲ B 期改为 Ⅲ A 期。

5. 肺癌 TNM 分期（第 7 版）修订稿　见表 20 - 13。

表 20 - 13　TNM 的定义

原发肿瘤（T）	
T_x	未发现原发肿瘤，或者通过痰细胞学或支气管灌洗发现癌细胞，但影像学及支气管镜无法发现
T_0	无原发肿瘤的证据
T_{is}	原位癌
T_1	肿瘤最大径≤3cm，周围包绕肺组织或脏层胸膜，支气管镜见肿瘤侵及叶支气管，未侵及主支气管
T_{1a}	肿瘤最大径 >2cm
T_{1b}	肿瘤最大径 >2cm，≤3cm
T_2	肿瘤最大径 >3cm，≤7cm；侵及主支气管，但距隆突 2 cm 以外；侵及脏胸膜；有阻塞性肺炎或者部分肺不张，不包括全肺不张。符合以上任何一个条件即归为 T_2
T_2	肿瘤最大径 >3cm，≤5cm
T_{2b}	肿瘤最大径 >5cm，≤7cm

原发肿瘤（T）	
T_3	肿瘤最大径>7cm；直接侵犯以下任何一个器官，包括：胸壁（包含肺上沟瘤）、膈肌、膈神经、纵隔胸膜、心包；距隆突<2cm（不常见的表浅扩散型肿瘤，不论体积大小，侵犯限于支气管壁时，虽可能侵犯主支气管，仍为T_1），但未侵及隆突；全肺肺不张肺炎；同一肺叶出现孤立性癌结节。符合以上任何一个条件即归为T_3
T_4	无论大小，侵及以下任何一个器官，包括：纵隔、心脏、大血管、隆突、喉返神经、主气管、食管、椎体；同侧不同肺叶内孤立癌结节
区域淋巴结转移（N）	
N_x	区域淋巴结无法评估
N_0	无区域淋巴结转移
N_1	同侧支气管周围及（或）同侧肺门淋巴结以及肺内淋巴结有转移，包括直接侵犯而累及的
N_2	同侧纵隔内及（或）隆突下淋巴结转移
N_3	对侧纵隔、对侧肺门、同侧或对侧前斜角肌及锁骨上淋巴结转移
远处转移（M）	
M_x	不能被判定有远处转移
M_0	没有远处转移
M_{1a}	远处转移
M_{1a}	胸膜播散（恶性胸腔积液、心包积液或胸膜结节）以及对侧肺叶出现癌结节（许多肺癌胸腔积液是由肿瘤引起的，少数患者胸液多次细胞学检查阴性，既不是血性也不是渗液，如果各种因素和临床判断认为渗液和肿瘤无关，那么不应该把胸腔积液考虑入分期的因素内，患者仍应分为$T_{1\sim3}$）
M_{1b}	肺及胸膜外的远处转移

6. 分期标准 见表20－14。

表 20－14 修订后的第7版 TNM 分期标准

分期	TNM
0 期	$T_{is} N_0 M_0$
ⅠA 期	$T_{1a,b} N_0 M_0$
ⅠB 期	$T_{2a} N_0 M_0$
ⅡA 期	$T_{1a,b} N_1 M_0$；$T_{2a} N_1 M_0$；$T_{2b} N_0 M_0$
ⅡB 期	$T_{2b} N_1 M_0$；$T_3 N_0 M_0$
ⅢA 期	T_1，$T_2 N_2 M_0$；$T_3 N_0$，$N_2 M_0$；$T_4 N_0$，$N_0 M_0$
ⅢB 期	$T_4 N_2 M_0$；任何 T 分期 $N_3 M_0$
Ⅳ 期	任何 T 分期任何 N 分期 M_{1a}，M_{1b}

（七）SCLC 的分期

目前，SCLC 的分期标准采用美国退伍军人医院的肺癌研究组（veterans administration lung cancer study group，VALG）和1989年6月第3届 SCLC 专题讨论会制定的局限期（limited disease，LD）和广泛期（extensive disease，ED）的 SCLC 两期分期方法。2002年版 AJCC 肺癌分期引用的 27 626 例 SCLC 中Ⅰ、Ⅱ期仅占12.38%，Ⅲ、Ⅳ期分别占30%和

58.1%，绝大部分病例在诊断时已属Ⅲ、Ⅳ期，故 TNM 分期系统在 SCLC 中的预测价值不如 NSCLC 重要。目前，TNM 分期在 SCLC 主要应用于少数需要外科切除的早期病例。局限期定义为肿瘤局限于一侧胸腔和区域淋巴结包括同侧肺门、纵隔、同侧斜角肌锁骨上和对侧肺门淋巴结，这些区域容易被包括于一个可耐受的放射野里。广泛期定义为超过局限期的病变。根据这个定义，同侧胸腔积液、左喉返神经累及、上腔静脉压迫综合征也属于局限期。这种分期方法简单实用，已被临床广泛采用。定义中对侧纵隔、锁骨上淋巴结及同侧恶性胸腔积液的分期存在争议，1989 年 IASLC 发布了一个共识，该报告引入了与 VALG 不同的分期方法，建议局限期应包括局限于一侧胸腔的病灶伴有区域性淋巴结转移，如包括肺门淋巴结、同侧和对侧纵隔淋巴结及同侧和对侧锁骨上淋巴结；也建议不管细胞学检查是阳性还是阴性，同侧胸腔积液的患者只要不是胸腔外转移，都可认为是局限期，即 TNM 分期中的ⅠA～ⅢB 期。进一步分析 SCLC 的 LD、ED 两期分期标准提示无胸腔积液的 LD、有胸腔积液的 LD 和 ED 患者的 MST 分别为 18、12 和 7 个月（P <0.000 1）。以上结果推荐将胸腔积液定义为 LD 和 ED 的分界标准，并建议进一步探讨胸腔积液中细胞学阳性、阴性的预后差异。NCCN 肿瘤临床指南中局限期包括了对侧纵隔淋巴结、同侧锁骨上淋巴结，面对侧肺门淋巴结、对侧锁骨上淋巴结、恶性心包积液和恶性胸腔积液则归于广泛期。目前国内临床应用的局限期定义：病变局限于一侧胸腔、纵隔、前斜角肌及锁骨上淋巴结，但不能有明显的上腔静脉压迫、声带麻痹和胸腔积液。

三、TNM 分期有关的检查

肺癌的分期除手术、剖胸和尸体解剖外，都需要应用各种检查手段确定病变范围和有无远处转移。除询问病史和详细查体外，应拍摄 X 线正、侧位胸片，胸部 CT 和行支气管镜检，以了解肺内病灶大小、范围、局部侵犯和胸内淋巴结转移与否。分期检查，除胸部 CT 外，包括脑、腹部 CT（腹部也可用 B 超替代）、骨核素检查。纵隔镜检查对判断有无纵隔淋巴结转移及对决定进一步治疗有益（尤其手术治疗）。PET 在上述检查仍有怀疑时可采用。

TNM 分期包括临床、外科和病理评价。治疗前使用最小的侵入性检查技术，许多患者仅能做出临床分期，而外科和病理分期则为最后分期。尽管可能不充分，但临床上对所有肺癌患者应在治疗前（临床分期）和治疗后（外科和病理分期）做出适当的分期。

对疑有隐匿性肺癌患者，取得细胞学或病理学诊断就像分期一样至关重要。

许多用于诊断的方法在临床分期中也很重要。其内容如下。

（一）病史和体征

详细的病史和体格检查是评价肺癌患者最重要的步骤。吸烟史、既往暴露于环境致癌物和家族肿瘤史提示患肺癌的可能性较大。新的症状包括咳嗽的变化、咯血或反复呼吸道感染史。胸痛、喉返神经麻痹或上腔静脉梗阻的症状提示局部区域侵犯。远处转移的常见症状包括脑转移的症状、骨痛和体重减轻。体格检查应注意寻找部分性或完全性气道阻塞、肺不张或肺炎以及胸腔积液的体征。

（二）痰细胞学检查

痰细胞学检查是目前诊断肺癌简单方便的非创伤性诊断方法之一，其最大优点是可在影像学发现病变以前便得到细胞学的阳性结果。

（三）超声检查

气管支气管超声检查可作为肺癌非侵袭性术前诊断和分期的方法，能较准确地探测纵隔淋巴结的大小，同时还能对气管支气管壁侵犯程度作出判断。食管超声检查可发现 CT 未能显示的纵隔淋巴结，对术前分期有辅助作用。腹部 B 超有助于肺癌分期检查，确定有无肝、肾上腺等转移。

（四）影像学检查

影像学检查包括胸部 X 线片及胸部 X 线透视、CT 扫描、MRI、放射性核素扫描、正电子发射计算机断层扫描（PET）和纤维支气管镜检查等。

（五）经皮细针抽吸活检

肺结节细针抽吸活检是获得阳性细胞学或病理学标本、识别良恶性病变的极好方法。对于肺部的病变，经常规的痰细胞学或纤维支气管镜等非创伤性检查仍不能确诊的病例而扫描证实骨、肝脏或肾上腺有转移时，可以经过超声或 CT 引导细针抽吸活检技术证实。

（六）胸腔穿刺及胸膜活检

肺癌伴有胸腔积液者为明确积液性质，进行胸腔穿刺及胸膜活检获得细胞学或病理学结果，以利分期及制订治疗方案，可在超声或 CT 定位引导下进行。

（七）纵隔镜检查

以纵隔淋巴结大小作为判断淋巴结转移有否，仍然是目前 CT 诊断的主要方法。纵隔镜检查可用于纵隔淋巴结取样进行病理学诊断，使肺癌患者的临床分期更加准确。

（八）胸腔镜检查

电视辅助胸腔镜外科（video - assisted thoracicsurgery，VATS）是近年来发展相当迅速的微创外科技术，在肺癌的诊断、鉴别诊断、分期和治疗上的作用越来越重要。

胸腔镜检查属创伤性检查，故对诊断性胸腔镜检查，一般是在其他非创伤性检查后仍未能确诊的病例才考虑应用。胸腔镜对拟行手术的肺癌患者进行胸内探查和术前分期，可以提高术前分期准确率。

四、肺癌分期的临床意义及重要性

肺癌是人类癌症中死亡率最高的病症，其预后主要取决于诊断时肺癌的病变范围。正确的分期能评定其局部范围和远处的病变，对判断病变切除可能性和预后是十分重要的。该系统的主要作用包括：①帮助临床医师制订治疗计划。②提供预后分析。③评价治疗效果。④便于各个治疗中心之间交换信息。⑤有助于人类研究肿瘤的连续性。

新的国际分期法能更准确地反映肺癌不同期别的预后，IASLC 基于对 67 725 例 NSCLC 的生存结果分析，推荐了新分期标准，第 7 版肺癌分期标准主要是根据患者的 5 年生存率及中位生存期来制定的，IASLC 的研究者发现将 T_1 分为 T_{1a}（≤2 cm）及 T_{1b}（>2cm，≤3cm），将 T_2 分为 T_{2a}（>3cm，≤5cm）及 T_{2b}（>5cm，≤7cm），肿瘤 >7cm 由原来的 T_2 归为 T_3 后，细分后不同期别的患者有着不同的预后，并且在统计学上有意义，较第 6 版能更好的反映各期别患者的预后。他们还发现，与原发肿瘤在同一肺叶内出现的其他癌结节以及与原发肿瘤同侧不同肺叶内出现的癌结节的患者接受手术后，其预后明显要好于其他Ⅳ期患者，故将原发肿瘤同一肺叶出现其他癌结节由原来的 T_4 归为 T_3，将原发肿瘤同侧不同肺叶出现癌结节由原来的 M_1 归为 T_4，并将 $T_4 N_{0\sim1} M_0$ 由ⅢB期改为ⅢA期，使这两期的患者又重新纳入可以手术治疗的范围内。由于胸膜播散（恶性胸腔积液、心包积液或胸膜结节）以及对侧肺叶出现癌结节的患者同肺/胸膜外远处转移的患者有着不同的预后，且统计学上有差异，故将 M 分为 M_{1a} 及 M_{1b}。修订后的 T 分期和 M 分期较第5、6版能更加准确的反映患者的预后。

临床分期是进行常规治疗前对疾病程度的最好估计，肺癌患者的临床全面检查和分期（cTNM）为外科和其他治疗提供客观适应证；经外科治疗包括电视辅助胸腔镜外科手术（VATS）和开胸手术切除所得的标本送病理检查可对疾病程度作出较准确的病理 TNM 分期（pTNM），为患者进一步治疗和推测预后提供参考。

需强调的是，手术分期（sTNM 分期）也很重要，因术者探察病变范围后未能或不能切除送检病理时，病理分期会不够全面。因此，评价分期尤其对手术治疗患者应综合临床、病理和手术分期才能作出较为准确的分期。

肺癌患者治疗方案的制订及生存期受多种因素的影响。肺癌的组织细胞类型和恶性程度分级是决定治疗和预后的重要因素。其他重要的影响因素有肿瘤本身引起的症状及持续时间、年龄、性别、伴随疾病、肿瘤的生长速度、肿瘤的分期等。上述各种因素中，组织细胞类型和分期可能是决定治疗和估计预后重要的因素。根据分期标准确定期别后，结合细胞类型、分化程度及细胞生物学行为，按期别制订治疗方案。肺癌治疗策略的制订和终点疗效评价均有赖于准确的分期。

肿瘤的分期是指对肿瘤解剖范围的描述。通过分期检查可确定原发灶部位及大小范围、病变有无向邻近组织或器官侵犯状况、有无胸内淋巴结或其他器官转移。分期检查对判定病情轻重和制订最佳治疗方案起决定性意义，临床不乏因忽视分期检查贸然手术，术后数个月出现脑、骨等部位转移或术中肿瘤不能切除，导致患者接受不必要的手术痛苦，甚至加速病情恶化，应引以为戒。故必须认真做好分期检查，它是指导治疗的准则。肺癌诊断和治疗的进步，与多学科治疗的运用及精心筛选治疗过程相关，是多学科治疗的基础。

（徐国鹏）

第六节　肺癌的治疗

根据肿瘤生物学特性和临床特征的不同，在临床实践中，一般把肺癌分为非小细胞肺癌non - small cell lung cancer，NSCLC）和小细胞肺癌（small cell lung cancer，SCLC）两大类。NSCLC 的分期沿用 TNM 分期，而 SCLC 的分期则一般沿用美国退伍军人医院肺癌研究组的分期法，即分为局限期和广泛期。局限期是指肿瘤局限在一侧胸腔和局部淋巴结转移，其可操作的定义为肿瘤的范围能够被合理的放射治疗（放疗）照射野所包括，而广泛期则是指肿瘤超出上述界限。

SCLC 患者在接受治疗后的最初一段时间内，症状、体征及影像学的表现会有明显的改善，甚至达到完全缓解，这给患者及其家属带来了"曙光"。但是，临床医师却必须明白这样一个事实，即无论 SCLC 患者的近期疗效有多好，绝大多数患者仍将死于肺部肿瘤的复发和转移，因此，对 SCLC 的治疗，我们应该有计划地合理地应用现有的多学科的各种有效治疗手段来取得最佳的效果，同时很大程度地改善患者的生活质量。局限期小细胞肺癌（limited – stage small cell lung cancer，LSCLC）有潜在的治愈可能性，而广泛期小细胞肺癌（extensive – stage small cell lung cancer，ESCLC）的 5 年生存率不到 5%。因此，在临床实践中，明确肿瘤的分期是合理综合治疗的第 1 步，治疗方案应根据分期来制定。本节将分两部分来加以阐述。

（一）小细胞肺癌临床评估和治疗原则

1. 初步评估　原发灶或转移灶活检或细胞学检查诊断为小细胞（SCLC）或混合性小细胞肺癌，需完成以下检查，将疾病初步分为局限期和广泛期。

·病史和体检　·骨扫描
·病理回顾　·血常规，血小板计数
·胸部 X 射线　·电解质，肝功能，LDH
·胸部/肝脏/肾上腺 CT　·血尿素氮（BUN）和肌酐（Cr）
·头部 MRI（优选）或 CT　·PET 扫描

2. SCLC 分期

（1）局限期：病变局限于同一侧胸腔，并可包括在一个可耐受的照射野内。

（2）广泛期：肿瘤超出一侧胸腔、恶性胸腔积液或有明显转移。约 67% 患者就诊时已有明显转移，常见转移脏器是肝、肾上腺、骨、骨髓及脑。$I \sim IIIb$ 相当于局限期，IV 期相当于广泛期。

3. 进一步检查

（1）局限期：对特殊患者（有核红细胞、粒细胞减少、血小板减少或 LDH 升高）行单侧骨髓穿刺/活检。如果胸部 X 射线片示胸水，可选用胸穿或胸穿 + 胸腔镜（如果胸穿不能确定）。大多数胸水由癌引起。如果胸水太少而不能做影像引导下穿刺时可划为局限期。但如果反复检查胸水未见癌细胞、胸水不呈血性也非渗出性，并且临床判断支持非癌性胸水，那么胸水就不再作为分期因素。必要时行肺功能检查（PFTs）。骨扫描或 PET 扫描示摄取异常者，异常区拍 X 射线片。如果 X 射线片阴性或不能确定，病灶骨组织行 MRI 检查骨髓或胸穿活检或骨活检发现转移：按广泛期处理。

（2）广泛期：对骨扫描显示不正常的负重骨拍 X 射线平片。

4. 治疗

（1）局限期

1）临床分期 $T_{1 \sim 2}$，N_0

纵隔镜或纵隔分期阴性：先做 PET 扫描来识别远处转移并判断纵隔受侵情况，再做纵隔镜或纵隔分期阴性：肺叶切除术（优先选择）和纵隔淋巴结清扫。N_0：化疗。Nx（淋巴结转移情况不明）：同步化疗 + 纵隔放疗。N +：同步化疗 + 纵隔放疗。

纵隔镜或纵隔分期阳性：身体状况好，同步化疗 + 纵隔放疗。身体状况较差（由于并发症），化疗 + 放疗。

2）超过 $T_1 \sim T_2$，N_0 的局限期

身体状况好：化疗 + 同步放疗。

身体状况较差（由于并发症）：化疗或化疗 + 放疗。

A. 早期 SCLC 的手术切除治疗原则

诊断为Ⅰ期 SCLC 的患者不足 5%。

$T_{1\sim2}$ 分期以上的 SCLC 患者不能从手术中获益。

临床分期为Ⅰ期（$T_{1\sim2}$，N_0）的 SCLC，并经过标准分期评估（包括胸部和上腹部 CT，全身骨 ECT、影像检查甚至 PET）后可考虑手术切除。术前应做纵隔镜或其他外科纵隔分期术以排除隐性纵隔淋巴结转移；所有患者术后（优选肺叶切除＋纵隔淋巴结清扫或取样术）都要常规化疗，淋巴结阴性者单纯化疗，淋巴结阳性者还要在化疗基础上增加放疗。

由于完全切除后进行 PCI 能延长无病生存期和总生存期，因此，全切者在辅助化疗结束后开始 PCI。

B. 局限期 SCLC 放疗原则

放疗有两种方案：①1.5Gy 每天 2 次，至总量为 45Gy。②1.8～2.0Gy/d，至总量 60～70Gy；于化疗的第 1 或第 2 周期开始放疗（1 类）；放疗靶体积设定以制订放疗计划时的 CT 为准，参考化疗前 CT，把最初累及的淋巴结包括在放射野内；合适患者优先同步化放疗，序贯治疗为次选；如有条件，3D 适形放疗优选；预防性全脑照射（PCI）当胸部肿瘤完全缓解、治疗瘢痕残留或 CT 示瘤体不足原来 10% 的要进行 PCI（1 类），获部分缓解者可考虑 PCI（2B 类）。剂量：25Gy 分 10 次。

（2）广泛期

1）无症状性局部病灶、无脑转移的广泛期

联合化疗，包括支持疗法方案。

$PS_{3\sim4}$ 及极度虚弱者：个体化治疗，包括支持疗法或化疗。

2）有症状的广泛期

上腔静脉综合征或阻塞性肺不张或骨转移者，化疗或化疗症状部位放疗，有骨质破坏时参见骨肿痛治疗。

脊髓受压者，化疗或化疗＋有症状部位的放疗。

3）有脑转移

有脑转移症状，全脑放疗后化疗。

无脑转移症状，可先化疗后放疗。

5. SCLC 化疗原则及常用方案

（1）一线化疗

1）局限期：$PS_{0\sim2}$ 同步放化疗，$PS_{3\sim4}$（由 SCLC 引起）则化疗＋放疗

DDP60mg/m²，第 1 天，VP－16 120mg/m²，第 1～3 天，共 4 周期。

CBP AUC＝5－6，VP－16 100mg/m²，第 1～3 天，共 4 周期。

化疗＋放疗期间，推荐使用 DDP、VP－16。

2）广泛期：以化疗为主，如肿瘤引起上腔静脉综合征、一叶肺不张（阻塞）、骨转移或脊髓压迫时则可做减轻症状的姑息性放疗。$PS_{3\sim4}$ 时做个体化治疗和支持治疗。当脑转移无症状时可先行全身化疗，有脑转移症状时可先做全脑放疗。

DDP 75mg/m²，第 1 天；VP－16 100mg/m²，第 1～3 天，共 4～6 周期。

DDP 80mg/m²，第 1 天；VP－16 80mg/m²，第 1～3 天，共 4～6 周期。

DDP 25mg/m²，第 1～3 天；VP－16 100mg/m²，第 1～3 天，共 4～6 周期。

CBP AUC = 5 – 6；VP – 16 100mg/m^2，第 1 ~ 3 天，共 4 ~ 6 周期。

DDP 60mg/m^2，第 1 天；CPT – 11 60mg/m^2，第 1，第 8，第 15 天，共 4 ~ 6 周期。

CBP AUC = 5，CPT – 11 60mg/m^2，第 1，第 8，第 15 天，共 4 ~ 6 周期。

CTX 1 000mg/m^2，第 1 天；ADM 45mg/m^2，第 1 天；VCR 1.4mg/m^2，第 1 天，共 4 ~ 6 周期。

（2）二线化疗：优先考虑临床试验。

2 ~ 3 月内复发，$PS_{0~2}$；异环磷酰胺、紫杉醇、多西他赛、吉西他滨、伊立替康、拓扑替康；2 ~ 3 月到 6 月复发：拓扑替康、伊立替康、CAV（CTX \ ADI \ UVCR）、吉西他滨、紫杉醇、多西他赛、口服 VP – 16，长春瑞滨；6 月后复发：原始方案。

6. 治疗后疗效评价及监测

（1）疗效评价检查项目

胸部 X 射线检查。

胸部/肝脏/肾上腺 CT 检查。

如果行预防性脑照射（PCI）则做头部 MRI 或 CT 检查。

如有临床指征，做其他影像学检查来评估原有侵犯病灶。

血常规，血小板计数检查。

电解质，肝功能，Ca，BUN，肌酐检查。

（2）疗效评价：CR 或放疗后留下瘢痕或 CT 示病灶为原来 10% 或更小者，不论为局限期或广泛期，均应给予预防性脑照射。

部分缓解（PR）。

原发灶进展。

（3）治疗结束后的监测

随访：第 1 年内每 2 ~ 3 个月 1 次，第 2，3 年内每 3 ~ 4 个月 1 次，第 4，5 年内每 4 ~ 6 个月 1 次，然后每年 1 次。

每次随访包括：病史和体检，胸部影像学检查及必要的血液检查。

随访 2 年后肺内再出现结节，按新生原发灶进行检查。

劝其戒烟。

原发灶进展者接受姑息治疗。

7. 二线治疗/姑息性治疗

（1）复发的处理

二线化疗：持续治疗直至获得最大效益或发生耐药或出现不能耐受的毒性，之后参加临床试验或给予姑息减症治疗（包括姑息性放疗）。

或临床试验。

或姑息减症治疗（包括姑息性放疗）。

（2）原发灶进展

姑息减症治疗，包括局部放疗。

或临床试验。

或二线化疗（$PS_{1~2}$）。

8. 其他

（1）肺神经内分泌肿瘤：伴神经内分泌特征的 NSCLC 或大细胞神经内分泌肿瘤，处理同 NSCLC。

（2）小细胞肺癌和非小细胞肺癌混合型。处理同 SCLC。

（3）类癌及不典型类癌

Ⅰ~ⅢA 期：做肺叶切除或其他切除术或纵隔淋巴结切除。

典型类癌：Ⅰ~Ⅲ期观察；不典型类癌，Ⅰ期观察，Ⅱ，Ⅲ期化放疗。

ⅢB、Ⅳ期或无法切除：全身治疗，奥曲肽扫描阳性或有类肿瘤状，应用奥曲肽。

（二）局限期小细胞肺癌的综合治疗

局限期小细胞肺癌的治疗模式是一个渐进性发展的过程。直到 20 世纪 90 年代，全身化学药物治疗（化疗）和胸部放疗的综合治疗模式的确立及应用，其疗效才有了显著地提高，5 年生存率达 25% 左右。手术治疗仅在很小一部分（T_1、$2N_0M_0$）患者中应用。目前对 LSCLC 的治疗，建议行全身联合化疗，早期同期应用胸部放疗；对完全缓解的患者行预防性全脑照射。

1. 手术治疗　肺功能为估价患者是否应行手术治疗时需要考虑的一重要因素。若用力肺活量超过 2L，且第 1 秒用力呼气量（FEV_1）占用力肺活量的 50% 以上，可考虑行手术治疗。

（1）非小细胞癌：Ⅰ、Ⅱ期非小细胞肺癌手术治疗效果良好，只要患者一般状况允许，心肺功能能耐受即可进行。有报道 731 例和 145 例 Ⅰ期肺癌患者，术后 5 年生存率为 66.1% 和 69.4%，有报道治疗早期肺癌 75 例，5 年生存率为 81.3%，都说明早期治疗可取得良好的效果。对ⅢA 期患者是否手术存在争论，T_3 原发肿瘤已有局部周围组织受侵，N_2 是同侧纵隔淋巴结受侵，均属可切除的范围。但由于只能切除肉眼可见的病变，很难完全切净，远期结果不理想，所以术后多主张进行放疗和（或）化疗。对于Ⅲb 期患者一般认为已无手术指征。肺癌的气管成形全肺切除术：包括隆突切除的气管重建术国内已开展多年。支气管袖式合并肺动脉袖式切除肺叶切除术，国内最近也有报道，比过去在切除肿瘤的基础上保留更多的健康组织和避免全肺切除又前进了一步。二次原发肺癌的切除：由于人类寿命普遍延长，以及外科手术技术的改进，多发原发肺癌的出现日益增多。治疗仍以手术切除为主。

（2）小细胞肺癌：早年的报道在少见的孤立性小细胞肺癌，手术治疗的效果良好。Ⅰ期患者，手术切除后 5 年生存率为 36%。但这样的患者只占就诊人数的 1%。近年来很多人重新对小细胞肺癌的手术治疗有兴趣，其原因有二：①有效的辅助化疗可以提高Ⅰ、Ⅱ期小细胞肺癌患者的生存率。②化疗和（或）放疗后手术去除残存的耐药细胞及可能存在的非小细胞成分，能在相当程度上提高治愈率。现在十分受人重视的是先期化疗，以后再手术。美国退伍军人肺癌研究组曾将 132 例可手术的 SCLC 患者随机分为二组：一组在术前先做化疗；另一组只做手术。结果两组 5 年生存率 $T_{1~2}N_0$ 患者分别为 60% 及 28%；$T_{1~2}N_1$ 患者为 30% 和 9%；T_3 和 N_2 患者为 3.6% 和 0，说明先做化疗后手术患者的生存率高于单一手术的患者。小细胞肺癌 90% 以上在就诊时已有胸内或远处转移，在确诊时 11%~47% 有骨髓转移、14%~51% 有脑转移。此外，尚有潜在性血道、淋巴道微转移灶。因此，国内主张先化疗、后手术，5 年生存率 28.9%~51%，而单一手术的 5 年生存率仅 8%~12%。

2. 放射治疗　SCLC 对放疗敏感。放射生物学研究显示，在肺癌各病理类型中其受照射后的细胞存活率是最低的。胸部放疗是一种非常有效的方法，起效快，作用机制与化疗不同，与化疗结合有相加和协同的作用，对正常组织的损伤亦不同，与化疗同期应用时毒性不会累加。放疗是一局部治疗手段，可以集中较高的照射剂量在肿瘤及其浸润的区域，有效地杀灭肿瘤细胞，而周围的正常组织则因受到较低或很低的剂量而受到保护。对 LSCLC 来讲，胸部放疗的参与，可以对胸部原发灶及转移淋巴结区域进行高剂量的照射，有效地杀灭肿瘤细胞，从而减少了转移及具抵抗性的肿瘤细胞后代产生的可能，使得局部病灶得到有效控制。

(1) 照射范围：对 LSCLC 来讲，其最初的定义就本质而言是该局限性肿瘤容易被可接受的放疗照射野所包容。因此，在早期经典的 LSCLC 患者的胸部放疗中，照射范围是比较大的，不仅包括肿瘤原发灶及受累的淋巴结，而且包括全纵隔和双侧锁骨上区。随着化疗的进展、现代放疗的进步和多学科综合治疗的广泛应用，目前的倾向是照射的范围较早期经典的为小，一般仅包括化疗后的原发肿瘤病灶及受累及的淋巴结区。

(2) 照射总剂量：胸部放疗的主要目的是消灭肺部原发灶和受累及的淋巴结区域。通过根除局部病灶或消灭化疗抵抗的肿瘤干细胞，有望改善患者的生存率。LSCLC 对照射敏感，早期的一些实验及临床研究均显示较低的照射剂量就能达到较好的局部控制，因此，LSCLC 的照射总剂量较 NSCLC 为低，一般常规照射 45~55Gy。但是，每日 1 次的常规照射中等剂量 45~55Gy 的局部失败率在随访 2 年后高达 50%~75%，而当剂量提高到 60Gy 时，局部失败率则降低到 3%。照射总剂量对局部控制的影响，所进行的临床Ⅲ期试验为数不多。在 Coy 等的临床Ⅲ期试验中，患者随机分成两组，一组照射 25Gy/（10 次·2 周），另一组照射 37.5Gy/（15 次·3 周）。结果显示，治疗后 2 年的局部复发率，前组为 80%，后组为 63%（P<0.05）。另外一些非随机的回顾性或前瞻性的资料也证实较高的照射剂量能获得较好的局部控制。

目前的倾向为照射的总剂量接近于 NSCLC 的照射剂量。建议的照射总剂量为 45~56Gy（每日照射 2 次）或 60Gy（每日照射 1 次）。

(3) 照射分割方式：传统的分割放疗即所谓的常规放疗是指每次照射 1.8~2.0Gy，每日照射 1 次，每周照射 5d，周六、周日不予照射。此常规放疗的分割方式经近百年来的临床实践证实是有效实用且符合放射生物学原理的。在上皮源性恶性肿瘤的放疗中，常规放疗给予肿瘤灶 60~70Gy 的吸收剂量，能达到约 50% 的局部控制率。对 LSCLC 而言，常规分割放疗给予 60Gy 或以上的吸收剂量亦能达到较好的局部控制率。随着放射生物学的发展，研究证实 SCLC 增殖较快，其潜在倍增时间为 5~7d，对照射敏感。从理论上来讲，降低每次照射的分割剂量即能指数性地有效地杀灭肿瘤细胞，同时又能较好地保护后期反应组织；每日多次照射，使增殖周期中的 G_2/M 期肿瘤细胞重新分布，使得杀灭肿瘤的效应更强。因此，每日多次较低分割剂量的照射即所谓的超分割照射能够获得治疗增益。总之，对 LSCLC 胸部放疗的分割方式，目前建议采用分割剂量为 1.4~1.5Gy，每日照射 2 次，每周照射 5d，总剂量为 45~56Gy 为好。

(4) 照射总疗程：近数十年来，逐渐认识到，许多肿瘤在常规放疗的 1 个多月的过程中，其增殖速度较治疗前明显加快。放射生物学的研究提示，当所有的细胞丢失活动都停止时，肿瘤干细胞的倍增时间甚至会超过其潜在倍增时间。因此可以认为，当照射的总疗程延长时，残留肿瘤干细胞发生的加速再增殖会抵消部分照射的杀灭效应。通过缩短照射总疗程以减少残留肿瘤干细胞发生加速再增殖的机会，能够获得治疗增益。大量的实验和临床资料证实，照射的总疗程对肿瘤的局部控制有明显的作用。实验研究显示，放疗开始后的肿瘤干细胞的潜在倍增时间较放疗前明显缩短，也就是说，残留肿瘤干细胞发生了加速再增殖。因此，照射疗程延长，总照射剂量若不增加，肿瘤的局部控制率必然会降低。在 LSCLC 的治疗中，不仅要考虑照射的总疗程，而且还要考虑从治疗开始到放疗结束的时间长短。一项临床Ⅲ期试验研究显示，当照射的总疗程为 19d 时，胸部肿瘤完全缓解后的局部失败率为42%；而当照射的总疗程为 33d 时，胸部肿瘤完全缓解后的局部失败率为 75%（P < 0.01）。不仅照射的总疗程对局部控制有影响，而且从治疗开始到放疗结束的时间长短对其也有影响。局部控制率超过 50% 的两项研究表明，从治疗开始到放疗结束的时间均不超过 30d，其中一项研究组为 19d，另一项研究组为 24d，两组研究的 5 年局部失败率均为 42%。

总之，目前建议从治疗开始到结束的总疗程以不超过 30d 为宜。

（5）照射技术：肿瘤的放疗需要团队的协作，良好的质量保证和质量控制对疗效的取得有很大的影响。在肺癌的放疗中，重要的照射技术因素包括：①根据各项检查主要是影像学检查以确定照射的靶区。②治疗的设备参数。③质量保证的方法，用准确的成像 CT 扫描来确定最佳的照射野和减少放疗损伤。现代先进的照射技术如三维适形放疗及调强放疗主要就是利用了上述方法。这些放疗计划制订技术运用 CT 模拟定位以利准确地勾画正常组织，从而能够保护关键的正常组织以利于提高肿瘤组织的照射剂量。这种技术方面的进步要达到何种程度才能导致临床疗效的提高目前还不清楚，但似乎能较安全地给予肿瘤组织更高的照射剂量，同时能够减少正常组织的照射。先进放疗技术的运用对疗效的提高有必然的影响，但在放疗的实施过程中，质量的控制也是一关键的要素，如怎样以恰当的放疗方案来确保照射靶区的大小和正常组织的防护。回顾性临床分析提示，失败的模式正是受上述因素的影响。随着 CT 模拟定位技术引导的治疗计划系统的出现，通过应用斜野、侧野及旋转技术，使得给予肿瘤靶区的高剂量照射的同时又能避免周围关键脏器受量过高变得相对易行。

（6）注意事项：对 LSCLC 而言，胸部放疗能产生明显的效果。在放疗的实施中注意：①照射范围较早期经典的为小，包括化疗后的原发肿瘤病灶及受累及的淋巴结。②照射总剂量接近于 NSCLC 的照射剂量，建议的剂量为 45 ~ 56Gy（每日照射 2 次）或 60Gy（每日照射 1 次）。③放疗分割方式，建议分割剂量为 1.4 ~ 1.5Gy，每日照射 2 次，每周照射 5d，总剂量为 45 ~ 56Gy。④从治疗开始到结束的总疗程建议以不超过 30d 为宜。⑤良好的质量保证和质量控制对疗效的取得有很大的影响。

3. 化学治疗　对肺癌有效的药不少。20 年来已有很多新药试用于肺癌，但总的来说对非小细胞肺癌还难达到痊愈 CR；对小细胞肺癌有效率虽然已明显提高，但远期效果还不理想，多年来的抗癌治疗中得出一个比较一致的共识，那就是联合化疗比单一药物治疗好；较大剂量的突击疗法比小剂量、长程给药为佳；主张化疗应和手术、放疗、免疫等方法综合进行，局部应用和全身治疗相结合。

SCLC 是肺癌各病理类型中最为凶险的一种，确诊后未经治疗的患者，其中位生存期仅为 2 ~ 4 个月。大多数患者的死因为远处转移。有人研究证实 SCLC 容易早期发生远处转移。该研究对一组手术后 1 个月内死亡的患者进行尸检，发现术前检查没有明确远处转移的患者绝大多数发生了远处转移。鉴于这一生物学特性，对有潜在治愈可能性的 LSCLC，化疗应该成为其主要的治疗手段。

（1）单药化疗：SCLC 对多种化疗药物敏感。20 世纪 50 年代，采用盐酸二甲基氯乙胺治疗，结果半数以上的患者肿瘤缩小，第 1 次证明了 SCLC 对化疗药物敏感。对首次治疗的患者，很多化疗药物的有效率在 30% 以上。这些药物包括氮芥（HN_2）、多柔比星（ADM）、甲氨蝶呤（MTX）、异环磷酰胺（IFO）、依托泊苷（鬼臼乙叉苷，VP – 16）、替尼泊苷（鬼臼噻吩苷，VM – 26）、长春新碱（VCR）、长春碱酰胺（VDS）、顺铂（DDP）和卡铂（CBP）等。在近十几年中，又发现了几种新的有效药物，包括紫杉醇、托泊替康、伊立替康、长春瑞滨及双氟脱氧胞苷等。

（2）联合化疗：近 20 年来，LSCLC 的化疗主要采用联合化疗。从治愈可能性的角度来讲，LSCLC 的联合化疗优于单药化疗。尽管有效药物很多，但单药化疗较难达到完全缓解且缓解期短，而联合化疗的总有效率达 80% ~ 90%，完全缓解率可达 50%，中位生存期约 20 个月，因此，目前临床上 LSCLC 很少应用单药化疗。20 世纪 70 年代的临床研究表明，联合化疗在延长生存期方面明显优于单药化疗。联合化疗是能耐受治疗的患者的必然选择。

1）常用联合化疗方案：对 LSCLC 而言，应用最广泛的化疗方案有 EP 方案（依托泊苷 + 顺铂）、CAV 方案（环磷酰胺 + 多柔比星 + 长春新碱）和 CAVE 方案（环磷酰胺 + 多柔比星 + 长春新碱 + 依托泊苷）。

20 世纪 70 年代末和 80 年代初，主要采用以环磷酰胺为基础的化疗方案，尤其是 CAV 方案。对 LSCLC 而言，只有在其对正常组织的毒性反应较轻的前提下有机的结合，联合化疗与同期胸部放疗的综合才可实施。虽然环磷酰胺、多柔比星、长春新碱的联合化疗加同期放疗比单独化疗能更有效地杀灭肿瘤并延长生存期，但是此优势却往往被不能耐受的心、肺毒性和骨髓抑制毒性所抵消，因此，制约了 CAV 方案与胸部放疗联合的临床应用。20 世纪 80 年代中期，顺铂和依托泊苷的联合化疗方案使 LSCLC 的治疗有了新的进展。在 EP 方案中，常规剂量的顺铂不会导致严重的食管炎和胃炎，骨髓抑制毒性也较轻，而治疗剂量的依托泊苷骨髓抑制毒性是其唯一的严重副反应。顺铂虽有轻度的放疗增敏性，但对正常组织的毒性没有环磷酰胺、多柔比星、长春新碱等协同照射的毒性作用严重。再者，顺铂和依托泊苷没有"放射记忆"的毒性。因此，EP 方案和放疗的综合应用是一大进步，可以同期应用，毒性可耐受，既不需要化疗药物的减量，也不影响放疗的实施。在 LSCLC 的同期放化疗中，EP 方案可能是最适合的一个联合化疗方案。在目前的大多数临床研究中，EP 方案是作为标准化疗方案而使用的。

2）非交叉耐药化疗方案的交替应用：要达到最好的抗肿瘤效应，多种有效药物应同时使用，而且每种药物的剂量应该是其单独应用时的最佳剂量。由于各种药物的毒性反应相互有重叠，临床上要做到这一点其实很困难。采用数学模型，将两个无交叉耐药且疗效相当的化疗方案交替应用，有可能减少肿瘤耐药的产生同时不产生严重的毒性反应。因此，交替给予无交叉耐药的联合化疗是可行的。20 世纪 70 年代末期，人们对交替化疗进行过尝试，80 年代，对交替化疗进行了大量的临床研究。目前对于 SCLC 给予交替化疗的观点多来自于。ESCLC 患者的临床随机对照试验的分析。在 ESCLC 患者中并没有长期存活者存在，提示到目前为止所使用的交替药物潜在的耐药性问题仍未得到彻底解决。在 LSCLC 的回顾性分析中比较交替化疗和序贯化疗，并没有得出和 ESCLC 相同的结论。4 项临床随机试验比较了交替化疗与非交替化疗的作用，所得到的结果是不一致的。

3）局限期 SCLC 顺铂/依托泊苷联合同步胸部放疗

适应证：

局限期小细胞肺癌（SCLC）。

ECOG 的 PS 评分 0 或 1。

适合胸部放疗。

排除标准：

ECOG 评分 >2。

在过去 3 个月里体重下降 5%。

分期检查：

·胸部 CT　　·脑 CT 或 MRI

·腹部 B 超或 CT　　·血细胞减少或疑及骨髓侵犯引起贫血时，做骨髓细胞学检查

·骨扫描

实验室检查：

基准值：血常规，肌酐，肝功能（包括胆红素）。

每次治疗前：血常规，肌酐。有临床指证：胆红素。

化疗前预防用药：

DDP 每日用量不足 50mg 时按中等强度致吐性化疗方案处理，每日用量大于 50mg 时按高强度致吐性化疗方案预防恶心呕吐。

有 VP-16 过敏史者用氢化可的松和苯海拉明做预处理。

一般计划在第 2 周期化疗开始时启动胸部放疗，临床上可因具体情况推迟放疗

每 21d 重复 ×6 周期；根据实际情况，也可每 28d 为一个周期。

对白细胞减少性发热高风险的患者，建议化疗结束开始口服复方甲基异噁唑 1 片，每日 2 次，或每天服用左氧氟沙星 500mg 一次，连续 10d。

完全缓解或接近完全缓解者还要做预防性全脑照射（PCI）。

总之，非交叉耐药化疗方案的交替应用在 LSCLC 的综合治疗中，疗效并未取得明显改善。

（3）高剂量化疗：在动物实验中，加大药物剂量能提高完全缓解率和长期生存率，从而有望获得治愈。在临床实践中，有多种策略可用来提高 LSCLC 的化疗剂量，主要有：①提高化疗方案中某一药物的剂量。②缩短化疗间隔周期，加快给药。③提高化疗方案中的某一药物的剂量，同时缩短化疗间隔周期。④使用多药方案每周给药或通过集落刺激因子支持治疗或自体骨髓移植来增加剂量。目前关于加大化疗剂量强度的试验对象大都是 ESCLC 患者。对 LSCLC 患者有关结果的 Meta 分析显示 CAV、EP 和 CAVE 剂量和剂量—强度的变化并没有引起相应的有效率和生存期的变化。

研究发现，在环磷酰胺-依托泊苷-多柔比星-顺铂方案中，对第 1 周期中环磷酰胺与顺铂加量，与对照组的标准剂量进行比较，结果提示前者对提高 2 年生存率有帮助（43% 对 26%，P=0.02）。但是前者有更大的血液学毒性（严重粒细胞减少 39%，对 23%，P=0.09）。这项研究所包含的样本量太少，而且使用超分割放疗，并且其所谓的标准剂量偏高（顺铂 100mg，/m^2、环磷酰胺 300g/m^2×4d）。同一研究者发现进一步将第 1 周期的环磷酰胺加量至 400mg/m^2×4d，对提高生存期亦无任何帮助。另外两项试验比较含烷化剂标准剂

量方案和相同方案加环磷酰胺，结果并未表明后者能提高生存期。另外一项试验共入组295例 LSCLC 患者，随机分成两组，化疗方案是顺铂-环磷酰胺-多柔比星-依托泊苷方案。一组是常规剂量，另一组将第 1 周期环磷酰胺加量（从 1 200mg/m^2 加量至 1 600mg/m^2）。结果表明，增加的 25% 环磷酰胺剂量并没有提高有效率（76%，对78%）。因此该研究认为，在该化疗方案中，环磷酰胺的最佳剂量应该是第 1 个周期 1 200mg/m^2，然后推荐为900mg/m^2。两项研究表明加快给药有优势，但是并未被其他研究者所重复证实。Steward 等研究发现 3 周给药卡铂-依托泊苷-异环磷酰胺方案优于同样方案 4 周给药，仅仅增加少量毒性反应。

有一项研究比较标准 3 周环磷酰胺-依托泊苷-多柔比星方案和相同方案但药物加量、加快给药（每 2 周给药）并给予集落刺激因子支持治疗，结果并没有提高生存期。一项对LSCLC 高剂量化疗的 Meta 分析显示，无论是 LSCLC 或是 ESCLC，剂量和结果没有必然的联系。一项随机试验显示，在化疗的第 1 周期将顺铂和环磷酰胺的剂量增加 25% 可以提高LSCLC 患者的生存期，经 33 个月的随访，高剂量组和低剂量组的 2 年生存率分别是 43% 和26%。最近几项研究表明提高化疗剂量可以为 LSCLC 患者带来益处。一项关于 ACE（多柔比星—环磷酰胺—依托泊苷）方案的研究，把标准的 3 周方案与 2 周高剂量（加量33%）并使用粒细胞集落刺激因子方案进行比较，结果显示高剂量组的 2 年生存率提高 5%（P = 0.04），而两组间的毒副反应差不多。对高剂量化疗在 LSCLC 治疗中的应用一直存在争论。由于有一些试验显示增加药物剂量可能会提高患者的生存期，所以目前仍期待更进一步的研究。

（4）化疗持续时间：六项随机临床试验探讨 LSCLC 的化疗持续时间。在其中的 4 项试验中，对诱导化疗有缓解或稳定的患者，接受巩固维持化疗或不再继续化疗，其中 3 项试验表明诱导化疗后行巩固化疗未能提高生存期。有一项试验仅入选 LSCLC 患者，结果表明巩固化疗在统计学意义上对提高生存期有损害。资料表明巩固化疗会增加毒性和（或）降低生活质量。两项试验研究缩短化疗的持续时间的可行性。研究发现接受 4 个周期与 6 个周期EP 方案之间并没有生存期的显著性差异。但是该项试验的样本数较小，缺乏很强的说服力。研究发现 196 例 LSCLC 患者接受 4 周期和 8 周期环磷酰胺-依托泊苷-长春新碱方案，结果显示生存期之间亦无明显差异。

（5）总之，对成人 LSCLC 患者而言，建议把具有治愈性的 EP 方案作为联合放化疗中的化疗方案；交替使用 EP 方案与 CAV 方案是可以接受的，但是，如果联合化疗与胸部放疗同期使用，则应避免应用 CAV 方案；建议使用标准剂量化疗，目前尚无证据提示常规应用高剂量化疗的优势；化疗的最佳用药周期数还不确定，没有充分的证据表明巩固化疗能提高生存期，目前推荐 6 个周期的化疗。

4. 综合治疗　全身化疗和胸部放疗联合治疗：LSCLC 胸部放疗和化疗的最佳联合方案的制订需要了解治疗失败的原因和与长期生存有关的因素。某一治疗方案是否合理及最佳，不仅要有科学的理论基础，还需要临床随机对照试验来证实其有效性，其目标是通过减少局部复发和远处转移来提高生存率。

（1）LSCLC 理论：模型根据是否存在化疗耐受干细胞及其所处位置，LSCLC 患者可分为 3 群。第 1 群比例很小（约占 9%），不存在耐受干细胞，单一化疗就能提供足够的治疗强度或剂量从而获得治愈。对于这群患者，除非化疗不足且唯一持续存在的病灶能被包含在放疗照射野之内，否则胸部放疗对于治愈患者无任何益处。第 2 群占 30% ~ 40%，患者存在耐药，但耐药的干细胞还隐藏在肿瘤干细胞的原始储藏部位，如果在它们扩散到放疗范围外之前给予治疗剂量的胸部放疗，有可能根除这些干细胞。除非化疗耐受的于细胞比例很高，否则即使局部肿瘤未被放疗根除，放疗也能减少亚临床的耐药病灶，这样的话，一个恰当的化疗方案就能控制局部残存的和远处的化疗敏感病灶。第 3 群占 50% ~ 60%，大多数 LSCLC 患者属于这一群体。这群患者治疗失败的原因很简单，化疗耐受的干细胞广泛存在于胸部放疗范围之外，因此放疗不能根除它们。虽然胸部放疗可提高其局部控制率，却不能改变 LSCLC 患者最终的结局。只有在全身治疗对远处转移病灶产生治愈后，局部治疗方能起到根治性的作用。全身化疗成功地治愈了远处转移病灶，但未能治愈局部病灶时，胸部放疗才能提高这些患者的长期生存率，因此，对 LSCLC 而言，胸部放疗能提高长期生存率是基于全身化疗能有效地治愈远处病灶的基础上。LSCLC 中对化疗适度有效的患者，胸部放疗能达到治愈；如化疗无效或效果很差，则胸部放疗只有很弱的治愈潜力。如果化疗能治愈大多数患者，那么很难证实放疗的局部治疗效果。

（2）胸部放疗和化疗的有机结合方式：对 LSCLC 来讲，虽然对放化疗敏感，但放化疗的任意组合并不能产生最佳的疗效。理想的治疗模式的目标是最大程度地杀灭所有的局部的和远处转移的肿瘤干细胞，从而达到治愈。对放疗和化疗两种治疗方式的联合策略，可简单地分为两种方式。第 1 种方式（早期联合方案）的策略为力求在短时间内尽可能多地杀灭肿瘤细胞，其特点为快速地应用多种方案；多方式配合，要求早期多方法参加；治疗的副反应更多。有四个观点（理论基础）支持早期放化疗的结合：减少转移的可能性；降低化疗耐受的可能性；降低放疗耐受的可能性；减少肿瘤细胞的快速增殖。第 2 种方式（序贯联合方案）强调序贯的合理性，其特点为两种治疗方法在应用上有时间上的分离；肿瘤细胞分阶段地杀灭，辅助配合少，治疗措施按顺序进行；治疗的副反应较少。其理论基础为：通过新辅助化疗使最初不能进行放疗者变得可行；可逆性耐药的可能。无论支持早期放化疗结合还是赞同化疗与胸部放疗序贯应用，两者间的争论依据都是假设的，必须通过临床试验来证实。最佳放化疗结合的重要临床资料来自于胸部放疗时机选择的临床随机对照试验。

（3）临床随机对照试验：迄今为止，有 7 项大型的关于 LSCLC 患者放化疗综合治疗中胸部放疗时机的临床随机试验，其中的一些试验有重要的临床参考价值。肿瘤和白血病 B 组试验（CALGB 试验）：1981—1984 年，共 339 例 LSCLC 患者进入该项试验研究。患者分为 3 组：第 1 组为单纯化疗组（CEVA 方案），第 2 组为早期放化疗组（胸部放疗 50Gy、全脑放疗同时给予化疗），第 3 组为延迟放化疗组（化疗的第 4 个周期即第 9 周时给予胸部放疗和全脑放疗）。结果显示：第 2 组和第 3 组的治疗有效率、疾病进展时间、总生存率与第 1 组相比，均显示出明显的优势；但第 2 组和第 3 组间并未发现统计学差异，中位生存时间分别为 13 个月和 15 个月，5 年生存率分别为 7% 和 13%。需注意的是，在该试验中，化疗的给予各组间并不相同，因此胸部放疗时机的疗效可能的差异也就变得不明显。早期放化疗组在给予 1 个周期化疗后所致的骨髓抑制使得下 1 个疗程的化疗剂量减为原计划的 1/2。该试验结论明确支持对 LSCLC 患者化疗加胸部放疗，但放化疗结合组的 5 年生存率较低（<13%）。肺癌组试验：1981—1989 年，199 例 LSCLC 患者进入该试验。患者分成两组：第 1 组为早期放化疗组（胸部放疗 40 ~ 45Gy，同时给予化疗），第 2 组为晚期放化疗组（化疗的第 18 周时给予胸部放疗）。两组均给予 9 个周期的化疗：3 个周期的 EP 方案和 6 个周期的

CAV 方案。EP 方案化疗结束后序贯给予早期胸部放疗而不是与 EP 方案同时给予。结果显示：第 1 组和第 2 组的中位生存时间分别为 11 个月和 13 个月，5 年生存率均为 10%，两组间未显示出统计学差异。需注意的是，该试验中，EP 方案中剂量为顺铂 60mg/m²，依托泊苷 120mg/m²，只用 1d。标准的 EP 方案中依托泊苷至少连用 3d。Aarhus 试验并未遵从公认的标准方案，将依托泊苷的剂量减少到标准剂量的 1/3。该试验中预防性全脑放疗的实施亦未按照随机化的原则来给予。加拿大国立肿瘤协会试验（NCIC 试验）：1985 年至 1988 年进行的该项临床试验，总共纳入 308 例 LSCLC 患者，所有患者均接受 3 个周期 CAV 方案和 3 个周期 EP 方案的交替化疗。患者分成两组：第 1 组早期放化疗组即 EP 方案第 1 个化疗周期（第 3 周时）同时给予 40Gy 的胸部放疗，第 2 组晚期放化疗组即 EP 方案第 3 个周期（第 15 周时）同时给予 40Gy 的胸部放疗。化疗的剂量强度和总剂量在两组间一致，近 90% 的患者按计划完成治疗。结果显示：两组间完全缓解率无明显差异（第 1、2 组分别为 64% 和 56%，P＝0.14）；5 年生存率有显著性差异，第 1、2 组分别为 22% 和 13%，P＝0.013；中位生存时间第 1、2 组分别为 21 个月和 16 个月。该试验是第 1 个证明 LSCLC 患者早期放化疗综合治疗可使 5 年生存率超过 20%，的临床随机对照试验。

前南斯拉夫试验：1988 年至 1992 年进行的该项试验总共纳入 103 例患者。所有患者均给予 1.5Gy/次，2 次/d，总剂量 56Gy/（36 次·3.5 周）的加速超分割放疗，同时每日给予卡铂/依托泊苷，随后给予连续 4 个周期的 EP 方案化疗。患者分成两组，第 1 组为早期放化疗组，在化疗的第 1~4 周同时给予胸部放疗；第 2 组为晚期放化疗组，在化疗的第 6~9 周同时给予胸部放疗。结果显示：早期放化疗组的中位生存时间为 34 个月，而晚期放化疗组的为 26 个月；5 年生存率分别为 30% 和 15%，两组间有显著性差异（P＝0.027）。研究表明，早期联合化疗和强化的胸部放疗可使得 LSCLC 患者的中位生存时间几乎达 3 年，5 年生存时间可达 30%。日本临床肿瘤组试验（JCOG 试验）：1991 年至 1995 年，总共 228 例 LSCLC 患者进入该项临床试验。化疗方案为 EP 方案（4 个周期），胸部放疗为 45Gy/（30 次·3 周）（1.5Gy/次，2 次/d）。患者分成两组，第 1 组为早期放化疗组即在化疗的第 1 周同时给予胸部放疗，第 2 组为晚期放化疗组即在化疗的第 15 周同时给予胸部放疗。结果表明，早期放化疗组的中位生存时间为 31 个月，而晚期放化疗组的为 21 个月；5 年生存率分别为 30% 和 15%，两组间差异有统计学意义（P＜0.05）。

（4）衰弱和年老的 LSCLC 患者的治疗：老年肿瘤患者在治疗过程中，医师应当更谨慎，需注意有损其生存质量的毒性。适宜的老年患者不能仅仅因为他们的年龄就否定标准的治疗方案和不让其进入临床试验。虚弱的老年患者或合并有其他严重疾病的任何年龄的患者均很难接受标准方案，尽管如此，这些患者仍不应放弃长期生存的希望。研究表明，短期化疗（如 2 个周期）加胸部放疗可能减轻症状，延长中位生存期和取得长期生存的机会。Murray 等的一项研究中，平均年龄 73 岁的 55 例患者，仅接受 2 个周期化疗（1 个周期 CAV，1 个周期 EP），应用 EP 方案同时给予胸部放疗。结果显示，中位生存期 54 周，实际 5 年生存率为 18%。

（5）总之，患者确诊为 SCLC 后，应尽快进行分期。治疗应选取一公认的方案而不是任意组合方案，且治疗应及早进行。原则如下：①放化疗结合：理论和临床资料均表明，最佳的综合治疗方案是全身化疗与胸部放疗相结合，胸部放疗在治疗的早期尽早与全身化疗相结合。②化疗方案：标准化疗方案有 EP 方案和 CAV/EP 交替方案，常规间隔 3 周，同期放化疗时采用 EP 方案，化疗剂量以标准剂量为宜，以不引起严重骨髓抑制为度，4～6 个周期化疗是必需的。对年老的、衰弱的及不合作的 LSCLC 患者不能完成标准疗程时，仅给予短期化疗（2 个周期）和胸部放疗也可缓解病情，并有长期生存的可能。③胸部放疗：Meta 分析及临床随机试验均提示，胸部放疗与化疗早期（第 1 或第 2 周期）同时施行能取得最佳的疗效。根据 CT 模拟定位，照射范围包括所有原发灶和纵隔可见病灶，对所有潜在的纵隔转移灶给予足够剂量的照射是不可能的，现代的放疗技术能使肿瘤照射剂量增加而正常组织照射减少。照射总剂量接近于 NSSCLC 的剂量，建议的剂量为 45～56Gy（每日照射 2 次）或 60Gy（每日照射 1 次）。分割方式，建议分割剂量为 1.4～1.5Gy，每日照射 2 次，每周照射 5d，总剂量为 45～56Gy。从治疗开始到结束的总疗程建议以不超过 30d 为宜。良好的质量保证和质量控制对疗效的取得有很大的影响。④支持治疗：在抗肿瘤治疗有效控制 LSCLC 症状以前，对症支持治疗是必需的，不仅因其能提高患者的生活质量，还由于这些措施可增加综合治疗的疗效。在治疗过程中，副作用及并发症的预防和积极处理也能使综合治疗完整地实施。临床医师还得评估患者的社会、心理需求，并寻求相关专业同行的帮助。如果患者的心理支持不足，即使是最好的治疗也会受到影响。LSCLC 治疗成功后，应劝其戒烟，可减少发生与吸烟有关的二重肿瘤的可能性。

5. 预防性全脑照射　LSCLC 经综合治疗后，50% 的患者能取得完全缓解，5 年生存率可达 20%～30%。随着新的化疗药物的出现和放疗设备及技术的发展以及最佳综合治疗模式的逐渐形成，经综合治疗后，LSCLC 患者的长期生存率有望得到进一步的提高。随着生存时间的延长，脑转转的发生率逐年提高，在长期生存的患者中，约 80% 的患者最终会出现脑转移。脑转移将严重影响患者的生存质量并可直接导致患者的死亡。为了进一步提高生存率并改善生存质量，如何减少 LSCLC 的脑转移就成了临床医师值得关注的问题。

（1）脑转移发生的来源、概率及危害：LSCLC 患者脑转移的病灶来源主要包括两个方面：①临床确诊时已存在的脑部亚临床转移灶。②脑外病灶控制失败后由进展的肿瘤细胞向颅内转移。经综合治疗后，LSCLC 患者的生存期得到进一步的延长。在最初的研究报道中，Hansen 发现随着生存期的延长，脑转移的发生率明显增加。

（2）预防性全脑照射的临床研究：除非脑部以外的病变所造成的死亡危险能被清除，否则，我们不能期望通过 PCI 杀灭脑内病灶就能够提高 LSCLC 治愈的可能性。因此，能从 PCI 中获益的患者应该是那些在未接受 PCI 的情况下脑部是第 1 个且是唯一一个转移的部位的患者。如果 PCI 将在晚期给予，应当只选择那些达到 CR 的患者。

（3）预防性全脑照射的照射剂量、分割方式及靶区和应用时机：PCI 的目的是杀灭脑部的亚临床病灶，同时将照射对正常脑组织的损伤降到最低。为了达到这个目的，就需要采取适当的照射剂量、分割方式和照射靶区。

1）照射的总剂量：只要不引起严重的正常组织并发症，或者说在正常组织的急性反应和后期损伤能够耐受的情况下，随着照射剂量的提高，肿瘤的局部控制率也会提高。

2）照射的分割剂量及分割方式：脑组织为晚反应组织，对每次分割剂量的大小较早反应组织更为敏感，因此若要将神经系统毒性反应出现的风险降到最低的程度，每次照射的剂量应限制在 2Gy 以内。应用超分割或加速超分割放疗可以降低每次分割剂量的大小而总治疗时间不变或有所缩短。虽然该方法在胸部病灶的治疗中取得了可喜的结果，但在 PCI 中尚未见有应用的报道，在临床实践中，PCI 一般为常规照射，每日 1 次，每次分割剂量为

1.8～2.0Gy。

3）照射的靶区：PCI的照射一般采用两侧水平野相对照射，照射剂量以颅中间平面计算。PCI的照射靶区：上界、前界及后界应在皮肤外缘，下界一般应延伸至颈2的水平。

4）应用时机：脑转移的发生率随着生存期的延长而增加，因此可以推论若在化放疗综合治疗后尽早给予PCI可能会取得更好的效果，因为此时脑部亚临床转移瘤的负荷最小。

（4）毒性：任何一种治疗方法的使用，都要考虑到治疗获益与治疗损伤这两方面的因素。作为预防性应用的PCI，目前一致的结论是能降低脑转移的发生率，提高LSCLC经化放疗后患者的生存率。对临床医师和患者而言，主要考虑的是治疗的毒性问题。PCI的急性毒性反应主要包括恶心、呕吐、头痛和暂时的脱发，地塞米松等皮质激素的使用可以减轻其症状。PCI的晚期毒性是临床上关心的主要问题。反对行PCI的临床医师主要就是考虑行PCI后患者的生活质量下降的问题。①需要明确的是，对SCLC患者而言，疾病本身就会导致一定的神经系统并发症，其影响不依赖于且先于PCI的应用而存在。②全身化疗会对神经系统产生一定的损伤。③关于PCI神经毒性的报道的发生率变化范围很宽，从10%到75%不等，大部分为回顾性的临床分析，而且大部分研究缺乏治疗前神经系统功能状态的评价。因此，PCI后的神经毒性发生原因就比较混杂，除了有基础疾病和全身化疗的因素以外，还与不恰当的分割剂量等因素有关。④在前瞻性的研究中，行或不行PCI的神经系统损伤的发生率并无统计学方面的差异，脑部CT扫描发现脑皮质萎缩和脑室扩大的发生率方面也无统计学方面的差异。行PCI的LSCLC患者，出现晚期神经系统毒性的原因是多方面的，除了基础疾病本身和全身化疗的因素以外，不恰当的分割剂量和同期化疗等因素也在其中起作用。从前瞻性研究来看，并无明确证据显示以常规分割方式给予目前总剂量的PCI是晚期神经系统毒性的原因。

（5）总之，根据现有的临床资料和实践，目前对于PCI较一致性的结论为，对经化放疗综合治疗后达到CR的LSCLC患者，在化疗结束后应尽早给予PCI，一般为常规照射，每日1次，分割剂量为1.8～2.0Gy，建议的照射总剂量为（30～36Gy）/（15～18次）。

6. 其他治疗

（1）冷冻治疗：肺癌的冷冻治疗亦已开展近10年。过去主要针对术中无法切除的癌瘤进行冷冻治疗，有的患者存活5年以上。

（2）支气管动脉灌注及栓塞治疗：国内很多单位已开展，为缩小肿瘤创造手术切除条件，起到良好作用，也为不能担负手术切除的患者延长生命。目前的适应证为：中晚期肺癌的姑息性治疗；可手术的肺癌患者，但局部肿块较大者做术前准备。

（3）激光肺切除法：有人采用激光刀对26例患者的32个瘤灶做局部切除，应用的是YAG激光，对肺功能差及肺深部病灶不宜楔性切除者有利。

（4）生物缓解调解剂（BRM）：BRM为小细胞肺癌提供了一种新的治疗手段，如小剂量干扰素（2×10^6U）每周3次间歇疗法。转移因子、左旋咪唑、集落刺激因子（CSF）在肺癌的治疗中都能增加机体对化疗、放疗的耐受性，提高疗效。

（5）中医药治疗：祖国医学有许多单方、配方在肺癌的治疗中可以与西药治疗起协同作用，减少患者对放疗、化疗的反应，提高机体抗病能力，在巩固疗效，促进、恢复机体功能中起到辅助作用。

（三）广泛期小细胞肺癌的综合治疗

ESCLC 的病期晚，存在广泛的远处转移，预后非常差，5 年生存率不到 5%。在确诊为 SCLC 的患者中，1/2～2/3 的患者属于 ESCLC，因此，对这些患者姑息性治疗的改进与提高，将对大多数患者症状的改善、生活质量的提高有帮助，也将改善其有效率和生存期。随着现代化疗的进展和其他治疗特别是放疗的综合参与，ESCLC 患者的中位生存期有了一定的提高，从未经治疗患者的 6～8 个月延长至 8～10 个月。全身联合化疗是 ESCLC 治疗的基础与标准治疗，对残存病灶给予局部放疗能改善症状并提供延长生存期的机会。

1. 以化疗为主的综合治疗　ESCLC 是一全身性广泛播散的疾病，对这些患者的治疗是姑息性的。在 ESCLC 患者中，全身化疗的作用是显而易见的，中位生存期的延长使化疗成了此期患者的标准治疗方案。因为患者已不能获得真正的治愈，所以选择理想的姑息性治疗方案是困难的。在选择治疗时，不能仅仅追求肿瘤的杀灭，这就涉及姑息性治疗的疗效评价问题。传统的评价标准是治疗的有效性和生存期，但它们不再是唯一的标准，因为传统意义上的治疗无效的患者可以出现症状的缓解及生活质量的改善。因此，在 ESCLC 患者的姑息性化疗方案的选择上，有效性和生存期是疗效评价的一部分，同样重要的是症状的缓解和生活质量的提高。

（1）单药化疗和联合化疗：SCLC 对多种化疗药物敏感，已如前述。就 ESCLC 患者而言，大多数临床试验显示联合化疗优于单药化疗，其有效率尤其是完全缓解率更高，中位生存期更长，即使是一般状态较差的患者，联合化疗也是可供选择的治疗方式。临床上常用的联合化疗方案。关于联合化疗的一个问题是多少种药物组合为最佳的联合化疗方案。在一个包含有 300 例患者的临床试验中，在预后差的患者中比较四药联合化疗（依托泊苷＋环磷酰胺＋甲氨蝶呤＋长春新碱）与两药联合化疗（依托泊苷＋长春新碱）的疗效。结果显示，两组的中位生存期（141d 对 137d）或 1 年生存率（12% 对 10%）没有区别，但四联化疗的毒性反应更大。在瑞士进行的一项临床研究中，比较了两联化疗每周方案（卡铂＋替尼泊苷）与交替化疗（顺铂＋多柔比星＋依托泊苷/环磷酰胺＋甲氨蝶呤＋长春新碱＋洛莫司汀）方案的疗效。在两联化疗每周方案得出的生存期没有预期的好时，该试验就提前终止了。迄今为止，没有充分的证据证明哪一个化疗方案是最理想的 ESCLC 患者的姑息性化疗方案。在 ESCLC 患者的姑息性化疗方案中，CAV 和 EP 方案是最为广泛使用的方案，在临床试验中常作为对照的治疗方案。

（2）化疗的剂量强度：动物试验及临床前研究提示，化疗所能取得的治愈率与剂量强度有一定的关系。在 SCLC 的化疗上，剂量强化是一个发展方向，但早期的临床研究并没有取得肯定的结论。虽然有证据表明生长因子支持的强化化疗能有效地延长生存期，但是这种治疗需要一般情况较好的患者，且多为局限期 SCLC 患者。在 ESCLC 患者中，由于有过多的治疗毒性且治疗目的又为姑息性的，研究者们无法强化剂量，从而阻碍了研究的进程。

提高治愈率或有效率的另一途径是应用交替的非交叉耐药的化疗方案。CAV/EP 交替化疗与其中一个和（或）另一个方案单用的比较研究中发现，交替化疗在局限期 SCLC 患者中有一定的生存优势，但在 ESCLC 患者中并没有取得相似的结果。针对 ESCLC 患者的大样本的研究显示，6 个周期 CAV、3 个周期 EP 或 3 个周期 CAV 与 3 个周期 EP 交替使用在有效率或生存期方面均没有差别。有研究比较交替 CAV 和 IE（异环磷酰胺＋依托泊苷）方案与序贯的 CAV 和 IE 方案，结果显示在生存期方面无显著性差异。交替化疗在 ESCLC 患者中的作用目前还有待肯定。

（3）化疗的持续时间：有没有一个最理想的 ESCLC 患者的化疗周期数：ESCLC 患者由于存在全身广泛的转移病灶，化疗的应用是否越多越好，以期杀灭更多的肿瘤细胞？有一些研究探讨了 ESCLC 患者理想的化疗周期数，但它们只将有效率和生存期作为疗效评价的标准，而没有包括症状缓解或生活质量改善等指标。研究显示，ESCLC 患者接受 6 个周期 CAV 方案化疗有效者如果继续接受 8 个周期的化疗，可以延长其生存期（372d 对 259d，P = 0.006）。但这是唯一一个显示在姑息性化疗中延长化疗时间有益的临床试验。其他一些包括有 ESCLC 患者的研究表明，无论是更多周期的诱导化疗，还是有效患者的维持巩固化疗都是没有益处的，延长化疗时间还会增加治疗的毒性。目前大量证据支持短期诱导化疗（4~6 个周期）以及针对残存的有症状的病灶做进一步的局部放疗。

（4）挽救性化疗：诱导化疗有效的患者一般在完成治疗后的几个月内复发。证据表明在这种情况下行挽救性化疗能够提供有效地缓解，包括症状的缓解和生活质量的改善。治疗后复发的患者应优先考虑参加临床试验。对治疗结束后 2~3 个月复发及一般情况较好者，建议应用异环磷酰胺、紫杉醇、吉西他滨等新药治疗；对治疗结束后 3~6 个月复发者，建议应用伊立替康、长春瑞滨、口服依托泊苷、CAV 方案等治疗；对治疗结束后 6 个月复发者，可考虑应用原治疗方案。

（5）广泛期 SCLC 顺铂 + 依托泊苷化疗方案

1）适应证

广泛期 SCLC。

ECOG 的 PS 评分 0~3。

2）实验室检查

基准值：血常规，肌酐，肝功能（包括胆红素）。

每次治疗前：血常规，肌酐。

有临床指证：胆红素。

3）化疗前预防用药

DDP 每日用量不足 50mg 时按中等强度致吐性化疗方案处理，每日用量大于 50mg 时按高强度致吐性化疗方案预防恶心呕吐（参见 NSCLC 一线化疗顺铂 + 长春瑞滨方案）。

有 VP - 16 过敏史者用氢化可的松和苯海拉明做预处理。

如果 DDP 剂量 <60mg 用 100ml 生理盐水，当剂量 >60mg 时用 250ml 生理盐水溶解。

如果顺铂毒性大或体弱或大于 75 岁，则用卡铂替代顺铂。

4）药物：卡铂，剂量 AUC5，第 1 天，剂量 = AUC × （GFR + 25），用法：加入 5% 葡萄糖溶液 250ml 中，滴注 30min。

5）GFR 最好根据核素肾图，否则用以下公式

GFR = N × （140 - 年龄）× 体重（kg）/ 血清肌酐（μmol/L） N = 1.04（女）或 1.23（男）。

剂量调整和注意事项：见局部进展期 NSCLC 同步化放疗——顺铂、依托泊苷联合同步放疗。

（6）总之，ESCLC 是一种全身播散性疾病，联合化疗是有效的姑息性治疗手段，也是标准的治疗方案。在化疗方案的选择上，不仅要考虑有效率和生存期，还要考虑症状的缓解

和生活质量的改善。CAV 方案和 EP 方案是最为广泛使用的方案，建议使用标准剂量的化疗，没有充分证据表明交替化疗能改善疗效。有证据支持短期诱导化疗（4~6 个周期）以及针对残存的有症状的病灶做进一步的局部放疗。挽救化疗有一定的疗效。

2. 放疗在治疗中的作用　放疗的一个基本原则就是区分对肿瘤患者是给予根治性治疗或是姑息性治疗。对这样一种全身播散性疾病同时又对照射敏感的 ESCLC 来讲，在全身化疗的同时或先后，放疗的参与是一种非常有效的姑息性治疗方法。放疗不仅能有效地缓解症状、改善生活质量，甚至还能延长生存期。对某些急症情况，如脑转移、脊髓压迫综合征及上腔静脉压迫综合征等，放疗的及时参与能取得比化疗更有效和及时的临床效果。

（1）应用姑息放疗时的注意事项：制订患者的姑息放疗方案可能比制订根治性方案更加复杂。这是因为 ESCLC 患者通常都很虚弱，伴发多种器官和心理的疾病，所以常需要局部更加复杂的综合治疗和有力的支持治疗。在选择姑息放疗时，以下的因素需加以综合考虑和判断：①病理确诊：ESCLC 患者一般都有明确的病理诊断，但有两种临床情况需加以重视。第 1 种情况是指既往无恶性肿瘤病史的患者。患者多以脑转移性病灶、脊髓压迫综合征或上腔静脉综合征为首发症状，而这些症状在临床上又都是需要紧急处理的急症。在采用包括放疗在内的任何抗肿瘤治疗方法之前，目前都必须强调获得病理诊断。第 2 种情况是指有明确病理诊断的患者出现单个部位的转移病灶。此时，在姑息性放疗前是否行活检是一个重要的临床问题。ESCLC 患者的远处转移常常是脑和骨骼。在全部脑转移中，单发转移病灶的可能性占 30%~50%。在一组单发脑转移病例中，采用手术切除加术后全脑放疗取得了改善生存的效果。因此在姑息性放疗前，因诊断和治疗原因而给予手术治疗的这类患者可能是有益的。而在所有采用放射性核素骨显像检查发现转移的患者中，单发的骨病灶仅占 6%~8%。②患者的预期寿命：在做任何有关姑息性放疗决定时必须考虑患者的预期寿命，这是因为晚期难治性的 ESCLC 患者很少能通过治疗获益。此时采用单次大分割剂量照射也许对患者来说是恰当的。③患者的一般状况和伴发疾病：一般状况是影响及预测患者对放疗反应的重要预后因素。一般状况差者疗效明显不如一般状况较佳者。伴发疾病也会影响患者的放疗效应，在实施放疗前应尽可能地控制伴发疾病。④临床与放射影像学的联系：在实施姑息性放疗时，最为重要的步骤就是照射靶区的准确定位。临床资料和放射影像学资料的相结合能帮助我们对局部病变给予最大治疗效益的放疗。姑息放疗中常用的放射影像评估方法有普通 X 射线片、骨显像、CT、MRI 以及动脉造影、脊髓造影等。对有典型的临床症状和明确的病变部位的患者来说，普通 X 射线片仍是十分有用的一种检查方法，但现今人们越来越多地趋向于将 CT 或 MRI 技术用做最初的检查以替代普通 X 射线片。⑤放射损伤与预期放射效果之间的关系：ESCLC 患者预期寿命短，姑息放疗的目的主要是减轻患者的痛苦，改善其生活质量。因此，姑息放疗一般是采用较少分次较大分割剂量的短程放疗。

（2）姑息放疗的时间、剂量和分割：姑息放疗的设计和实施中选择恰当的时间、剂量和分割是很重要的。一般来讲，姑息放疗采用较少分次较大分割剂量短疗程的放疗过程。一般每次分割剂量为 2.5~3.0Gy，每日照射 1 次，每周照射 5d，总剂量为（30.0~37.5Gy）/（2~3 周）。虽然放射生物学已证实这种放疗分割方式可能使晚期放射并发症的发生率增加，但由于绝大多数患者的生存期都很短而没有观察到这些毒性，所以这种治疗方式还是经常应用的。但需注意，统计表明仍有约 10% 的患者在接受姑息性治疗后能存活 1 年以上，因此不加选择地对所有的患者使用这种治疗方法就有可能导致一些生存期较长的患者出现晚期并发症。所以，对预期寿命较长的患者应该区别对待，以免产生晚期并发症。

3. 胸腔内病灶的姑息性放疗 SCLC 对化疗极其敏感，ESCLC 患者在经过 4～6 个周期全身化疗后，总的有效率可达 50%～70%，完全缓解率可达 20%～40%。但缓解期短，一般在数月内复发，不到 10% 的患者在确诊后能存活 2 年。因此，对胸腔内的残存病灶行放疗就有可能使得仅以胸腔病灶复发作为其治疗失败唯一原因的患者改善预后。

（1）胸腔内残存病灶姑息性放疗的照射范围：ESCLC 患者在经过有效的全身化疗之后，对胸腔内的残存病灶行姑息性放疗能有效地改善患者的局部控制情况，进而有可能改善生存。由于 SCLC 对照射敏感，对 ESCLC 来讲放疗又是姑息性的，因此对胸腔内残存病灶的照射范围就无需行淋巴引流区的预防性照射，仅需包括临床可见的肿瘤病灶及周围 1.5～2.0cm 的正常组织。

（2）胸腔内残存病灶姑息性放疗的时间、剂量和分割：ESCLC 患者经过 4～6 个周期化疗后，对胸腔内残存病灶行巩固性放疗，能减少局部残存病灶的复发。在放疗的实施中，对具体的时间、剂量和分割有一定的讲究。对全身其他病灶获得完全缓解、一般情况较好和预期寿命较长的患者，可给予与局限期小细胞肺癌一样的放疗。而对全身其他病灶未获得完全缓解、一般情况较差和预期寿命较短的患者，就可仅给予大分割少分次短疗程的放疗以缓解症状改善生活质量，如 30Gy/（10 次·2 周）或 37.5Gy/（15 次·3 周）等放疗方案。

（3）胸腔内残存病灶姑息性放疗的时机：ESCLC 为全身广泛性疾病，全身化疗是治疗的基础。胸腔内残存病灶的放疗一般应在化疗有效控制之后才予应用，也就是说，在 4～6 个周期化疗后再考虑采用放疗。在全身其他病灶获得完全缓解的患者，采用胸部残存病灶的放疗能减少胸腔内的复发，进而可能延长生存期；在全身其他病灶未获得完全缓解的患者，胸腔病灶的放疗亦能取得缓解症状及改善生活质量的效果。

（4）总之，对 ESCLC 患者而言，经过 4～6 个周期全身化疗以后，如果全身其他病灶获得完全缓解，对胸腔残存病灶建议给予与 LSCLC 一样的放疗，照射范围仅包括临床可见的肿瘤病灶外加周围 1.5～2.0cm 的正常组织；如果全身其他病灶未获得完全缓解，则对胸腔残存病灶建议给予姑息性放疗，如 30Gy/（10 次·2 周）或 37.5Gy/（15 次·3 周）等方案。

4. 脑转移的放疗 SCLC 患者在确诊时约有 10% 出现脑部转移病灶，在其病程中有 25%～35% 的患者将出现脑转移。如果未给予预防性全脑照射，随着 SCLC 患者生存期的延长，存活 2 年以上的患者出现脑转移率将达到 50%～80%。脑转移病灶的出现往往有显著的临床症状，使得患者及其家属痛苦不堪，而超过半数的患者最终将死于脑转移。因为脑转移病灶是造成 ESCLC 患者并发症和死亡的重要因素之一，所以对这些患者必须仔细地评估和治疗，以期改善患者的生活质量和延长生存期。

（1）自然病程及预后因素：肺癌患者脑转移半数以上为多发病灶，尸检后的发生率可能更高。肺癌患者一般以多发性脑转移病灶为典型表现。肺癌发病到出现脑转移的时间比其他组织部位（如乳腺、直肠）相对较短。ESCLC 患者的脑转移更常见和更广泛。若不治疗，所有脑转移患者的中位生存期为 4～8 周，而经过积极治疗后可达到 3～6 个月，少数患者可有 1 年或 2 年的生存率。有报道显示，1 292 例经 CT 证实的脑转移患者的 6 个月、1 年和 2 年的生存率分别为 36%、12% 和 4%，该作者还报道了患者的一般状况、对糖皮质激素的反应、全身肿瘤活跃的程度以及血清 LDH 水平的高低是仅次于治疗方法而对患者生存有影响的预后因素。单纯给予糖皮质激素治疗的患者中位生存时间只有 1.3 个月，而接受放疗的患者能达到 3.6 个月。美国肿瘤放射治疗协作组（RTOG）提出的较佳预后因素有：Karnofsky 评分（90～100）、原发病灶状况（消失或控制）、患者年龄（＜60 岁）、神经功能（1 级）、脑是唯一转移部位、转移灶的数量（单个）。具有其中 4 项者 6 个月的生存率达 52%，而缺乏者则不到 10%。

（2）临床表现和诊断：ESCLC 患者脑转移的诊断应该以病史、神经系统检查和相关的影像学检查为基础。临床表现有头痛（超过 50%）、乏力（40%）、癫痫发作（15%）、感觉丧失以及共济失调等。通常患者是由其家属注意到他们嗜睡、情绪不稳以及行为异常而被发现的。体检可能会发现具体的神经系统体征，但这些体征往往并不重要。因为患者表现的症状和体征并不能与其他颅内占位性病变相区别，所以仅靠临床检查不能作为诊断的依据。除此之外，代谢紊乱、癌性脑膜炎和副瘤综合征也能表现出与脑转移相似的症状。对上述情况应加以鉴别。脑部 CT 和 MRI 都是敏感性和特异性很高的诊断方法，它们不仅用于脑转移的诊断，还用于脑转移的治疗计划的制订、评价治疗的效应以及随访、治疗脑转移的复发和并发症。

（3）治疗

1）一般处理：为了避免并减轻神经系统的进行性损伤，ESCLC 患者一经确诊发生脑转移则必须及时地进行治疗，此为临床上的急诊处理对象。防止神经功能的进一步恶化远比恢复已丧失的神经功能有价值。患者生活质量的改善取决于医生所采取的治疗措施。当患者发生颅内高压时，最初的标准治疗方法是给予糖皮质激素（地塞米松、甲泼尼龙或泼尼松）和脱水利尿剂（呋塞米、甘露醇等）。临床一般用法为 20% 甘露醇 125～250ml 加上地塞米松 5～10mg，静脉滴注，每日 1 次，严重者可每日 2 次或 3 次。需注意的是，糖皮质激素应随放疗结束后逐渐减量至能控制神经症状的最低剂量，渐至停止使用。抗癫痫药物治疗（苯妥英钠、卡马西平等）在治疗脑转移中不应作为一种常规治疗，仅在癫痫发作时使用。

2）脑转移的放疗：在明确脑转移后或对伴有颅内高压的患者作一般处理的同时，应立即给予全脑放疗。一般应用直线加速器所产生的 4～6MV 的 X 射线进行全脑外照射。常规采用双侧水平野对穿照射，上界、前界和后界在皮肤外缘，下界一般应延伸至第 2 颈椎的水平。最佳的时间、剂量分割目前尚无一致的结论，建议的总剂量为（30.0～36.0Gy）／［（10～13 次）·（2～2.5 周）］。

3）脑转移放疗后复发脑部病灶的再程放疗：ESCLC 患者脑转移经全脑放疗后仍有 30%～50% 的患者会出现脑部复发。一旦出现复发则预后非常差，中位生存期不到 6 个月。然而也有很少一部分患者经积极有效的治疗后有较长的生存期。因此，选择恰当的病例进行治疗仍有一定的收益。全身化疗无明显效果，局部再程放疗有一定的疗效。进行再程放疗的患者需有较长的预期寿命，距离上次脑部放疗至少 4 个月以上且以神经系统功能损伤为主要临床表现。再程放疗的方式有几种可供选择。第 1 种为针对脑部多发转移病灶的全脑放疗。建议的总剂量为 25.0Gy／（10 次·2 周）。第 2 种为针对脑部单发病灶的局部放疗。可行局部病灶的分次适形放疗或立体定向放射外科治疗（即所谓的 γ 刀治疗或 X 刀治疗）。鉴于患者短的中位生存时间和治疗的便利性，建议采用立体定向放射外科治疗。

（4）总之脑转移病灶是造成 ESCLC 患者死亡的重要原因之一，对该部分患者进行积极地治疗，可改善患者的生活质量并可能延长其生存期。当患者有颅内高压症状时，开始的标准治疗方法是给予糖皮质激素（地塞米松、甲泼尼龙或泼尼松）和脱水利尿剂（呋塞米、甘露醇等）等对症处理。同时应给予全脑放疗，建议的总剂量为（30.0～36.0Gy）／[（10～13次）·（2～2.5周）]。对脑转移放疗后脑部复发的处理，对选择的病例可考虑行再程放疗。

5. 预防性全脑照射在 ESCLC 中的应用　预防性全脑照射可以减少 LSCLC 患者的脑转移率，延长其总生存时间。在过去的几十年中，这种方法并未应用到 ESCLC 的治疗中。最近的一项研究打破了这种局面，预防性全脑照射同样能够降低 ESCLC 患者的脑转移率，延长其生存时间。这项研究是由欧洲肿瘤研究和治疗组织（EORTC）发起的。研究者将 286 例经标准化疗后获得任何程度缓解的 ESCLC 患者随机分为接受或不接受 PCI 两组，PCI 组患者在化疗完成后 4～6 周内开始治疗。两组患者的均衡性良好，75.5% 的 PCI 组和 76.9% 的对照组患者在随机分组时均存有胸部病灶，69.2%（PCI 组）和 72.7%（对照组）的患者在分组时存在远处转移。结果显示，PCI 组患者发生脑转移的可能性更小，总的生存时间更长。PCI 组中位随访 170d，16.8% 的患者出现脑转移，而对照组中位随访 156d，41.3% 的患者发生脑转移，PCI 组出现脑转移症状的风险降低了 73%，有统计学意义，这是该研究的主要方向。在 1 年时 PCI 组 14.6% 的患者出现了 1 个或多个有症状的脑转移瘤，而对照组为 40.4%。对于无治疗失败生存率，PCI 组也具有边缘性的统计学意义，6 个月时 PCI 组 23.4% 的患者无疾病进展，而对照组为 15.5%。总生存率的效果则更为显著，接受 PCI 患者的 1 年生存率为 27%，而对照组仅为 13%。急性毒性反应是轻微的，最常见的为头痛，少数患者出现恶心、呕吐。生活质量两组间并无明显差别。

根据这项研究的结果，研究者认为，化疗后达到缓解的 ESCLC 患者从现在起就应当常规地接受 PCI。无论对局限期还是广泛期小细胞肺癌，PCI 都是明智的选择。

6. 预后　肺癌的预后取决于早发现、早治疗。隐性肺癌早期治疗可获痊愈。

一般认为鳞癌预后较好，腺癌次之，小细胞未分化癌较差。近年来用综合治疗后小细胞未分化癌的预后有了很大改善。

（四）非小细胞肺癌的化疗

1. 非小细胞肺癌的治疗原则

（1）Ⅰa 期（$T_1N_0M_0$）：手术探查和切除，纵隔淋巴结采样或清扫。

1）R_0 切除：观察随访；高危患者＋可辅助化疗（高危患者包括：低分化癌、侵犯脉管、楔形切除术、肿瘤靠近切缘）。

2）R_1，R_2 切除：再手术或手术＋化疗（化疗为 3 类建议）；化疗或化疗＋放疗（化疗为 3 类建议）；或放疗（2 类）。

说明：R_0＝无肿瘤残留，切缘阴性；R_1＝镜下肿瘤残留，切缘阳性；R_2＝肉眼肿瘤残留。

（2）Ⅰb 期（$T_2N_0M_0$）：手术探查和切除，纵隔淋巴结采样或清扫。

1）R_0 切除：观察，或辅助化疗。

2）R_1，R_2 切除：再切除→化疗，或放疗＋化疗。

（3）Ⅱ期（Ⅱa：T_1N_1，Ⅱb：T_2N_1）：手术探查和切除，纵隔淋巴结采样或清扫。

1）R_0：无不良因素——辅助化疗；有不良因素——辅助化疗，或放疗＋化疗（不良因素包括：纵隔淋巴结清扫不充分、包膜外侵犯、多个肺门淋巴结阳性、肿瘤靠近切缘）。

2) R_1，R_2：再切除→化疗，或放疗 + 化疗。

（4）临床分期：$T_{1\sim3}N_{0\sim1}$，术中发现为 N_2（Ⅲa 期）

1) R_0：化疗，或化放疗 + 化疗。

2) R_1，R_2：化放疗→化疗。

（5）肺上沟癌：（$T_{3\sim4}N_{0\sim1}$，肺上沟瘤难区分 T_3 和 T_4）

1) 可切除：术前同步化放疗→手术切除→辅助化疗。

2) 接近可切除：先行同步化放疗，如肿瘤缩小后可切除者则手术→化疗；仍不可切除者完成根治性化放疗。

3) 不可切除：根治性同步化放疗。

（6）胸壁、接近气道或纵隔（$T_{3\sim4}N_{0\sim1}$）

1) 可直接手术（首选），或同步化放疗，或化疗，或放疗后再手术。

2) R_0 切除：辅助化疗。

3) R_1 或 R_2：再切除 + 化疗，或放疗 + 化疗。

（7）Ⅲa 期（$T_{1\sim2}$：N_2M_0）

1) 根治性同步化放疗或诱导性化疗 ± 放疗，治疗后。

2) 无进展：手术 + 辅助化疗 + 放疗（如未曾）。

3) 如果经化疗或放疗疾病进展，则放疗（如未曾）± 化疗。

（8）Ⅲa 期（$T_3N_2M_0$）

根治性同步化放疗。治疗效果较好者可以评价手术的可能性。

（9）Ⅲb 期（$T_4N_0\sim1$）

1) 可切除的卫星灶：手术→化疗。

2) 可切除的非卫星灶：同步化放疗或诱导化疗→手术。

R_0：辅助化疗；R_1，R_2：放疗（如未曾）+ 化疗。

3) 直接手术：R_0，辅助化疗 ± 放疗；R_1，化放疗 + 化疗；R_2，同步化放疗 + 化疗。

（10）Ⅲb 期（$T_4N_{0\sim1}$）不可切除，无胸水：同步化放疗→化疗。

（11）Ⅲb 期（$T_{1\sim3}N_3$）：同步化放疗→巩固化疗。

（12）Ⅲb 期（$T_4N_{2\sim3}$）

1) 对侧纵隔淋巴结（－），同侧纵隔淋巴结（＋）：同步化放疗 + 巩固化疗。

2) 对侧纵隔淋巴结（＋）：同步化放疗→巩固化疗。

（13）ⅢB 期：T_4 – 胸腔或心包腔积液。

1) 如有指征胸穿或心包穿刺 + 胸腔镜，确定积液性质，如为阴性，按上述相应的 TNM 分期进行处理。

2) 如为阳性，必要的局部治疗（如胸膜固定术、引流术、心包开窗术），并按Ⅳ期肺癌治疗。

（14）Ⅳ期 ~ M_1 单发转移

1) 脑转移治疗

A. 切除脑转移灶 ± 放疗（全脑放疗，或立体定向放疗）；或立体定向放疗 ± 全脑放疗。

B. 肺部病变为 $T_{1\sim2}$：$N_{0\sim1}$，或 T_3N_0 者：肺肿瘤切除→化疗；或先化疗→肺肿瘤切除。

C. 如肺部肿瘤难以切除，如 $T_{1\sim2}N_2$；$T_3N_{1\sim2}$；任何 TN_3；T_4 任何 N：全身治疗（化疗

和最佳支持治疗）。

2）肾上腺转移

A. 首先做细针穿刺或切除活检，经病理确诊如果根据 T 和 N 分期，肺部病灶有切除治愈可能，则切除肾上腺转移灶（3 类）。或者做全身治疗。

B. 肺部病变为 $T_{1\sim2}N_{0\sim1}T_3N_0$ 者：肺肿瘤切除后化疗，或先化疗后肺肿瘤切除。

C. 如肺部病变为 $T_{1\sim2}N_2$；$T_3N_{1\sim2}$；任何 TN_3；T_4 任何 N：全身治疗一线化疗和最佳支持治疗。

（15）IV 期（MI）——弥漫病变：全身化疗和最佳支持治疗。

·PS0～1 化疗：贝伐单抗 + 化疗（需符合的条件：非鳞癌、无咯血史、无未治疗的中枢神经系统转移。贝伐单抗不单独应用，只有初始时与化疗联合者才可做维持应用）。

非鳞癌：顺铂 + 培美曲塞；西妥昔单抗 + 长春瑞滨 + 顺铂〔要符合的条件：有胸水的 IIIB 期、IV 期 NSCLC，EGFR 免疫组化阳性（≥1 个阳性肿瘤细胞），≥18 岁，ECOG $PS_{0\sim2}$，无脑转移，未接受过化疗或抗 EGFR 治疗〕。

·PS 2 西妥昔单抗 + 长春瑞滨 + 顺铂（符合上述条件）；化疗。

·PS 3～4 最佳支持治疗。

（16）全身化疗注意事项

A. 第 1 周期结束后进行疗效评价（3 类），如果有效或稳定，开始第 2 周期，再次评价疗效，如仍有效或稳定，则完成共计 4～6 周期（推荐）化疗，或持续化疗直到疾病进展（2B 类），或用培美曲塞维持治疗（非鳞癌者）（2B 类）。

B. 如在化疗第 1 周期或第 2 周期化疗后疾病进展：PS 0～2 者则开始二线、三线治疗；PS 3～4 者最佳支持治疗。

C. 一线治疗停止后复发者：PS 0～2 者则开始二线、三线治疗；PS 3～4 者最佳支持治疗。

D. 二线治疗：如果化疗 1 或 2 周期后进展，且 PS 0～2，可进行二线治疗，均为单药治疗，选以下其一：多西他赛、培美曲塞、厄洛替尼、吉非替尼。

E. 三线治疗：如果经二线治疗后，病情又有进展且 PS 0～2，可接受三线治疗厄洛替尼；吉非替尼。

F. 经过三线治疗，如再度进展且 PS 0～2，最佳支持治疗或 I／II 期临床试验。

G. 在开始或治疗过程中，一旦出现了 PS 评分 3～4，则只做最佳支持治疗。

2. 与放疗联合的化疗方案

（1）同步化放疗方案

顺铂 50mg/m²，第 1，第 8，第 29，第 36 天。

依托泊苷 50mg/m²，第 1～5 天，第 29～33 天同步胸部放疗，总量 61Gy。

顺铂 100mg/m²，第 1，第 29 天。

长春花碱 5mg/m²，每周 1 次 ×5。

同步放疗，总量 60Gy。

紫杉醇 45～50mg/m²，1h，每周 1 次。

卡铂 AUC2，30min 滴注，每周 1 次。

同步胸部放疗 63Gy/7 周（2B 类）。

随机研究结果支持全量顺铂，含卡铂方案未得充分验证。

（2）序贯化疗，放疗方案

顺铂 100mg/m²，第 1，第 29 天。

长春花碱 5mg/m²，第 1，第 8，第 15，第 22，第 29 天。

然后于第 50 天开始放疗，30 次共 60Gy。

紫杉醇 200mg/m²，2h，每 3 周 1 次，2 周期。

卡铂 AUC6，2 周期。

然后，于第 42 天开始胸部放疗，共 63Gy。

（3）同步化放疗，随后化疗

顺铂 50mg/m²，第 l，第 8，第 29，第 36 天。

依托泊苷 50mg/m²，第 1～5 天，第 29～33 天。

同步胸部放疗，总量 61Gy。

化放疗结束后 4～6 周，多西他赛 75mg/m²，每 21d 重复，共 3 周期。

紫杉醇 45～50mg/m²，每周 1 次。

卡铂 AUC2，每周 1 次。

同步胸部放疗 63Gy。

之后，紫杉醇 200mg/m² + 卡铂 AUC6，共 2 周期。

3. 晚期或转移性 NSCLC 全身治疗原则

（1）晚期 NSCLC 药物治疗价值

1）治疗前的肿瘤分期、体重减轻、PS 和性别等基本情况能预测生存期。

2）与最佳支持治疗相比，以铂类为基础的化疗更能延长生存期、改善症状并提高生活质量。

3）在适合化疗的患者中，新型药物与铂类的二联化疗代表了目前的治疗成就：总有效率（ORR）25%～35%，疾病进展时间（TTP）4～6 月，中位生存时间 8～10 月，1 年生存率 30%～40%，2 年生存率 10%～15%。

4）体格好的老年患者也可接受适当的化疗。

5）年迈体弱者（PS 3～4）难以从化疗中获益。

6）以铂类为基础的联合方案中，没有哪一个方案比其他方案明显优越。

（2）一线治疗

1）化疗或化疗 + 贝伐单抗适用于 PS0～1 的晚期或复发性：NSCLC。

2）西妥昔单抗 + 长春瑞滨棚顷铂用于 PS 0～2、符合西妥昔单抗使用条件的晚期或复发性 NSCLC。

3）目前有证据表明，在非鳞癌方面顺铂/培美曲塞比顺铂/吉西他滨方案有较好的疗效和较小的毒性。

4）首先推荐两药方案，增加一个细胞毒药物（三药方案）不能延长生存，除了初治 PS0～1 的 NSCLC 在两药的基础上加用贝伐单抗或西妥昔单抗。

5）PS 2 或老年患者，可选择单药或以铂类药为基础的联合化疗。

6）PS 3 或 4 者不适于全身化疗。

7）对于局部进展期 NSCLC，化放疗优于单一放疗，同步化放疗优于序贯应用。

8）对晚期、不能治愈的疾病，含顺铂的联合化疗优于最佳支持治疗，可延长中位生存期 6～12 周，可使 1 年生存率提高 1 倍（绝对值提高 10%～15%）。

9）顺铂或卡铂可与以下任一种化疗药物联合应用都有一定疗效：紫杉醇、多西他赛、吉西他滨、长春瑞滨、伊立替康、依托泊苷、长春花碱和培美曲塞。

10）如果有资料证明非铂类的新药联合方案（如：吉西他滨/多西他赛）有一定疗效和可耐受的毒性，就可成为一种备选化疗方案。

11）如果明确有 EGFR 活化突变或基因扩增且患者无吸烟史，可考虑 EGFR‒TKI（厄洛替尼或吉非替尼）±化疗（2B 类）。如果发现有 KRAS 突变，则不用 EGFR‒FKI 类药物。

（3）二线治疗

1）在一线治疗过程中或结束后疾病进展者，多西他赛、培美曲塞、厄洛替尼或吉非替尼单药已被确立为二线治疗药物。

2）在延长生存期和提高生活质量方面，多西他赛优于最佳支持治疗、长春瑞滨或 IFO 化疗。

3）培美曲塞与多西他赛疗效相当，但前者的毒性更小。

4）厄洛替尼比最佳支持治疗更有效，能显著延长生存期，推迟症状恶化出现。

（4）三线治疗：与最佳支持治疗相比，厄洛替尼能延长生存期。

（刘澄英）

第七节 肺癌大咯血

咯血是指声门以下部位出血并咯出，是肺癌的常见症状，咯血量大小不等，可自少量痰中带血到致死性大咯血。一般来讲 24h 咯血量＞600ml 或每次咯血量＞100ml 称为大咯血，若抢救不及时可导致死亡，死因为窒息和失血性休克。由于肺癌患者的基础心肺功能差别很大，同等量的咯血对患者的影响差别很大，例如在心肺功能很差的肺癌患者 200ml 的咯血即可导致窒息死亡，而在心肺功能基本正常的肺癌患者每日 1 000ml 的咯血也不至于引起窒息死亡。大咯血比较科学的概念应为"能引起窒息死亡的咯血即为大咯血"，由于患者基础心肺功能不同，其每日咯血可自 200ml～600ml 不等。肺癌本身破溃出血多为痰中带血至中等量咯血，当肿瘤侵及较大血管尤其是支气管动脉系血管时可引起大咯血，由于肿瘤患者一般状况较差，若不及时处理可造成窒息死亡。

一、一般处理

一般患者在咯血前常有自觉胸闷、胸前区灼热感、心慌、头晕、咽喉部发痒、口有腥味或痰中带血丝等，应及时发现大咯血的先兆，立即建立 2 条静脉通道。采取正确体位以免窒息，以患侧卧位或＜30°半卧位为宜，头偏向一侧，以利血液咯出，防止出血灌入健侧，出现窒息时可将患者取头低脚高位或倒置 45°～90°，同时轻拍背部以利于血液、血块流出。大咯血时应暂禁食，咯血停止后才能进食，给予高蛋白、高热量、易消化、无刺激、温凉适宜的流质或半流质饮食，少食多餐，喂食不宜过急。大咯血患者一般精神紧张，应安慰患者并可给予镇静剂。如无低血压可给予冬眠灵 25mg，2 次/d 口服，既可镇静又可扩张血管减少回心血量，有利于止血。严密监护血压、呼吸、脉搏及心电变化，观察皮肤黏膜及神志等变化，注意咯血的性质和量，防止窒息。有缺氧时给予吸氧，剧咳无痰时给予镇咳药，如美沙芬糖浆，但尽量不用强镇咳药如吗啡等以防抑制呼吸。应准备好吸痰器及气管插管等器械，以备窒息时紧急给予气管插管。

二、药物止血

1. 垂体后叶素　主要通过收缩支气管及肺的小动脉达到止血目的。其用法为大咯血时垂体后叶素 5～10U 加 5% 葡萄糖 20ml 缓慢静推，然后 0.1U/（kg·h.1）持续静脉点滴，咯血停止后再静滴 24h 后逐渐减量。本法止血效果较好，但有高血压、冠心病等疾病时及孕妇忌用。

2. 酚妥拉明　为低选择性 α-肾上腺素受体阻断剂，主要通过扩张血管，减少回心血量降低肺动脉压及体循环压达到止血目的。一般用法为酚妥拉明 10～20mg 加到 5% 葡萄糖注射液 500ml 中以 1～2ml/min 的速度缓慢静滴，根据血压调整滴速，并注意血压监测，防止血压过低，用前应注意补足血容量。该药可兴奋胃肠道平滑肌引起恶心、呕吐而诱发或加重胃炎或胃、十二指肠溃疡，可同时给予 654-2 10mg，每日 3 次肌注，能加强止血效果。

3. 其他药物　不如上述药物效果好，主要通过凝血纤溶系统起止血作用：①鱼精蛋白 5～8mg/（kg·d），分两次间隔 6h，加生理盐水 500ml 静滴，以中和内源性肝素达到止血目的，连用不超过 3d。②维生素 K_1、K_3 或 K_4：用于维生素 K 缺乏症、肝胆疾病等引起的出血。用法：维生素 K_1 10 mg，肌注或静注，1～2 次/d；维生素 K_3 2～4mg，肌注或口服，2～3 次/d；维生素 K_4 2～4 mg，口服，2～3 次/d。③6-氨基己酸：作用机理为抑制纤溶酶原的激活，用于纤溶亢进性出血，如脑、肺、子宫、前列腺等外伤引起的出血，禁用于过去有血栓性血管病者。用法：4～6g 加生理盐水 100ml 30min 滴完，然后 4～6g 加生理盐水 500ml 缓慢静滴，由于本药半衰期较短（103min），故需持续静滴给药。④止血芳酸：作用机理同 6-氨基己酸，但作用强，毒性低。⑤安络血：可增强毛细血管对损伤的抵抗力，降低毛细血管的通透性，促进毛细血管受损端回缩而止血。用法：5～10mg，肌注或口服，每日 3 次。⑥立止血：是由巴西蛇的毒液中分离得到的一种血液凝固酶，其主要成分为类凝血酶和类凝血激酶，有凝血和止血的双重作用。用法：每 12h 皮下注射 1kU（克氏单位），必要时再加静注 1kU。

三、经纤维支气管镜止血

在大咯血活动期进行纤支镜检查时对上、下呼吸道的刺激，及抽吸支气管内的积血时造成支气管内的负压均可加重出血。纤支镜吸引管内径小，如不能在短期内迅速吸除积血，可能出现窒息，危及生命，有一定的危险性，应严格掌握适应证。一般来讲，肺癌患者出现下述情况时适合纤支镜检查及治疗：①有窒息前兆、休克以及内科药物常规治疗大咯血措施无效。②患者对止血药物（如脑垂体后叶素）有禁忌，又找不到迅速有效的止血方法。③肺癌术后咯血，需了解血是否来自支气管残端。④大咯血，内科治疗无效，且无法采取外科手术治疗。此时采取纤支镜检查及治疗大咯血是非常必要的，但须做好充分准备。

（一）镜检前准备

由于纤支镜活检孔小，大出血时吸引不及可造成窒息，应予注意。可在充分麻醉的基础上在咯血间期进行镜检，应选择活检孔道大的治疗用纤支镜，如奥林巴斯 XT 系列，以便快速吸出出血防止窒息，并便于止血操作。同时准备好气管插管、除颤器、简易呼吸器等抢救器械及抢救药品，进行血压及经皮脉搏血氧饱和度监测，吸氧使血氧饱和度 > 90%。准备好肾上腺素冰盐水及凝血酶等止血药物，有条件时应准备经纤支镜电凝或微波治疗设备。进镜前可在纤支镜上外套气管插管，出血多，有窒息危险时可将气管插管顺纤支镜插入气管，以便迅速将血吸出以防窒息。出血多时用硬质气管镜检查更为安全。

（二）经纤支镜局部用药止血

进镜后吸净气道内积血，发现新鲜出血部位后局部用药止血。中心型肺癌多可直视出血部位，周围型肺癌可找到出血的支气管。如果镜检时无新鲜出血亦可向术前确定的肿瘤所在的肺段支气管注药止血。常用的止血药物有：①1：20 000 的肾上腺素盐水（4℃）5ml 或1：1 000 的肾上腺素盐水（4℃）1ml：原理为经支气管局部降温，致支气管动脉收缩，而使破裂的血管出血明显减少或停止出血；同时，可稀释气管及支气管内的积血及血块，以利于经纤支镜吸引管吸出，局部应用肾上腺素，进一步加强血管收缩作用。②凝血酶：500～1 000 单位加生理盐水 5ml 注入出血部位，与新鲜出血接触后形成牢固的凝血块而止血。③麻黄素 30mg 加生理盐水（4℃）60ml：机理同肾上腺素冰盐水。④若能直视出血部位，可经注药管局部注入 5% 孟氏液 2ml 收敛止血。

（三）气囊导管压迫止血

可选用 Fogarty 气囊导管、Foley 气囊导管、Swan－Ganz 肺动脉气囊导管等，经纤支镜放入出血的支气管后充气堵塞止血并避免血液流入其他支气管，此法特别适合于支气管血管瘘等所致的大咯血。一般较多选用 Fogarty 气囊导管，长度 80cm，外径 1mm，气囊充气后直径 4～14mm，充气量 0.2～5ml，充水 0.05～2.5ml，经纤支镜活检管道插入出血的叶或段支气管，充气或充水使气囊膨胀将出血支气管堵塞，达到止血的目的。

（四）若为中心型肺癌肿瘤表面出血，局部用药效果不佳时可用高频电凝或微波止血，高频电凝效果较好

将导线经纤支镜活检管道插至肿瘤部位，一般选用圆头电极，用 20～50W 能量在出血肿瘤表面进行止血治疗，并可同时消减肿瘤，减轻支气管肺阻塞性炎症。必须在直视下进行止血操作，出血污染镜头时应用 1：20 000 的肾上腺素冰盐水冲洗净后再操作，以免误伤正常组织或损坏纤支镜。每处电凝时间以 2～5s 为宜，尤其在管壁浸润生长的肿瘤，以免烧灼过深造成术后更大出血。

（五）ND：YAG 激光止血

ND：YAG 激光的波长为 1.06μm，为近红外光，是不可见光，其穿透组织深度大，能直接凝固及汽化组织。通常较低功率时，可使毛细血管和小血管受热收缩，立即出现机械性的血管闭塞和在血管内形成血栓，达到止血目的，可用于局部应用止血药物效果不佳的肺癌大咯血患者。但由于 ND：YAG 激光对组织的穿透较深，在治疗时需注意：①激光治疗前必须仔细检查光纤，保证没有折断及损伤漏光处，最好装一同轴的 He－Ne 激光管，使光纤末端发出红色指示光。如在使用激光照射时，看不到红色指示光，提示石英光导纤维在内窥镜内折断或有故障，应立即停止治疗，查找原因。否则，如继续照射，激光可从折断处发出，穿透内窥镜，从而损坏支气管镜。②术中避免同时吸氧，以免发生气道内燃烧及爆炸。③光

纤末端若附着分泌物，则会降低激光发出的功率，应及时清除。④治疗同时进行负压吸引，将气化产生的烟雾及时清除，以免刺激患者咳嗽及污染镜头，影响视野。⑤光纤末端应伸出纤支镜镜头 0.5~1.0cm，以免损坏纤支镜镜头。

四、支气管动脉插管栓塞止血

肺癌患者咯血量大并经止血药物止血治疗无效时，应考虑经支气管动脉插管注入栓塞剂进行止血。经股动脉插管，进至胸主动脉后在 5、6 胸椎水平寻找支气管动脉，将导管插入支气管动脉后注射造影剂进一步证实，并证实无脊髓动脉显影后注入栓塞剂，以防将脊髓动脉栓塞造成截瘫。最常用的栓塞剂为明胶海绵及聚乙烯醇颗粒。明胶海绵有粉状和块状两种剂型，块状应用时应剪成不同大小的颗粒，压缩并与造影剂混合后通过导管注入支气管动脉。明胶海绵来源广泛，价格低廉，无毒性，使用方便，可立即闭塞血管达到止血目的，1~3 周可被吸收，为临床最常用的血管栓塞材料之一。其缺点为吸收后有可能咯血复发。聚乙烯醇（Polyvinglalchol，商品名为 Ivalon）为另一常用的栓塞材料，其颗粒直径小的为 150μm，大的 600~1 000μm。由于支气管动脉与肺动脉间有交通支，其直径最大为 60~70μm，若注入颗粒过小，则栓塞部位位于肺动脉交通支远端。由于缺少侧支循环可造成支气管黏膜缺血坏死，并可能漏入肺动脉而造成肺栓塞。因此应选择直径 <200μm 的颗粒，栓塞在支气管动脉与肺动脉交通支的近端，以使其交通支畅通，避免发生支气管壁缺血坏死。若有病理性支气管动脉与肺动脉瘘，应选择更大的直径，以防进入肺动脉。其他可用的材料还有绵钢丝圈，钢丝圈以不锈钢、钛合金等材料制成，为弹簧状，表面附有尼龙纤维，可增加血流阻力促进血栓形成，压缩后放入特制导管内，进入支气管动脉后释放开。其制成不同的直径，一般用于阻塞支气管动脉的近端，可与颗粒状栓塞剂合用。肺癌患者做支气管动脉插管栓塞止血时尚可注入化疗药物，或先注入栓塞颗粒，再注入化疗药物，后注入栓塞颗粒，能同时起到化疗作用，常用的药物有丝裂霉素、顺铂、卡铂、阿霉素等。栓塞本身亦明显减少肿瘤供血，抑制肿瘤生长。

五、手术治疗

肺癌患者少有因大咯血进行手术治疗者，因有手术指征的肺癌患者不管有无咯血均首选外科手术治疗，而晚期肺癌多已失去手术机会，即使出现大咯血也无法手术，可选择支气管动脉栓塞治疗等方法。如患者高度怀疑为有手术指征的肺癌而又出现大咯血，则应在充分准备的前提下首选手术治疗，术中快速冰冻病理检查，确诊肺癌后在止血同时将肿瘤切除。

（徐国鹏）

第八节　肿瘤溶解综合征

急性肿瘤溶解综合征（Acut tumor Lysis syndrome，ATLS）是自发或细胞毒药物治疗后引起肿瘤细胞快速崩解，细胞内容物释放入血循环，超过肾脏的排泄能力，产生危及生命的电解质紊乱和代谢异常。其特点是高尿酸血症、高钾血症、高磷酸血症、低钙血症或肾功能不全。常发生于对细胞毒药物治疗敏感的增殖快、负荷大的肿瘤，包括恶性淋巴瘤、急性白血病及小细胞未分化肺癌等。

一、病理生理及临床表现

（一）高钾血症

高钾血症可在细胞毒药物治疗后 6 ~ 72h 内发生，可抑制心脏传导系统，表现为肌肉无力、嗜睡、感觉异常、心电图改变（T 波高尖和 QRS 增宽）心动过缓、晕厥、致死性心律失常及猝死。

（二）高磷酸血症和低钙血症

肿瘤崩解释放细胞内储存的磷，引起高磷酸血症及相关的低钙血症和高磷酸盐尿。低钙血症是高磷酸血症的后果，主要因为磷酸钙在软组织中的沉积，钙磷代谢异常可在细胞毒治疗后 24 ~ 48h 内发生，磷酸钙结晶沉积在肾小管导致急性肾功能衰竭。早期有感觉异常、四指刺痛或发麻，较重时可有手足搐搦、痛性痉挛、膈肌痉挛，并伴神情不安、恐惧、烦躁和记忆力减退，心肌受累时呈心动过速、心律失常，严重者可猝死。

（三）高尿酸血症

高尿酸血症是 ATLS 患者发生急性肾衰竭的最重要的信号。尿酸是人体嘌呤代谢的终末产物，在肝脏内经过嘌呤和次嘌呤的氧化而产生，在酸性尿时会在远曲小管、集合管和肾实质中形成尿酸结晶，导致急性肾功能衰竭。早期和轻度的高尿酸血症可以没有症状，随着血尿酸水平的升高即可出现各种症状，痛风性关节炎为最常见的表现，反复发作可致关节畸形、病理性骨折和功能障碍；发生肾脏并发症可出现多尿、血尿、蛋白尿，严重者发生少尿或尿闭，血尿素氮和肌酐升高并发展为尿毒症。

二、治疗

ATLS 严重者可致命，所以应引起警惕，预防是治疗的基础，高危人群在化疗前 24 ~ 48h 开始水化，纠正电解质酸碱平衡紊乱，别嘌呤醇治疗应该和其他降低血尿酸的措施一起应用；血清电解质、尿酸、磷酸盐和肌酐应在细胞毒药物治疗后 3 ~ 4d 重复检查，并定期监测；明显的高血钾和低血钙应进行心电图检查和进行心电监护，监测有无心律失常，静注葡萄糖酸钙纠正低钙血症，高血钾（ > 5.5mmol/L）可口服钠 - 钾离子交换树脂（如聚苯乙烯黄酸钠 15g 口服，1 次 6h），或胰岛素 + 葡萄糖治疗等。肾功能急剧恶化者，应尽早开始透析治疗，以快速控制血清钾、钙、尿酸及其他与尿毒症有关的成分。许多经肾排泄或肾损害的药物应随时调整剂量。

（徐国鹏）

第九节　恶性胸腔积液

恶性胸腔积液（malignant pleural effusion，MPE）是指由恶性肿瘤累及胸膜或胸膜原发性肿瘤所致的胸腔积液，是晚期恶性肿瘤的常见并发症。恶性胸腔积液多由肺癌引起，其次为乳腺癌。如不及时治疗，患者的平均生存期仅为 3.3 个月。

一、病理机制

胸膜腔正常情况下有微量滑液，其产生和吸收经常处于动态平衡，任何病理原因加速其产生（或）减少其吸收，就出现胸腔积液。恶性胸腔积液的病理机制主要是肿瘤累及胸膜，使其表面通透性增加，或淋巴引流受阻，或伴有阻塞性肺炎累及胸膜。

二、诊断

根据临床表现和影像学表现作出诊断。

（一）临床表现

少量积液无症状。中等及大量积液时有逐渐加重的呼吸困难、胸痛和心慌等。体检见患侧肋间饱满、呼吸动度减弱，语颤减低或消失，气管、纵隔移向对侧，叩诊呈实音，呼吸音减低或消失。

（二）影像学表现

胸腔积液量0.3 ~0.5L时，X线仅见肋膈角变钝；更多的积液显示有向外侧、向上的弧形上缘的积液影。平卧时积液散开，使整个肺野透亮度降低。液气胸时积液有液平面。大量积液时整个患侧阴暗，纵隔推向健侧。CT检查胸膜病变有较高的敏感性与密度分辨率，较易检出X线平片上难以显示的少量积液。B超可探查胸液掩盖的肿块，协助胸腔穿刺的定位。

三、实验室检查

多为渗出液，比重 > 1.018。蛋白含量胸液/血清值 >0.5。恶性胸液中约有60%可查到恶性肿瘤细胞，反复多次检查可提高检出率。胸水中恶性肿瘤细胞常有核增大且大小不一、核畸变、核深染、核质比例失常及异常液有丝核分裂等特点。

四、治疗

（一）全身治疗

对于少量胸腔积液，主张应用全身用药。尤其是SCLC，原发病得到控制后，胸水可以自行吸收。

（二）局部治疗

全身用药治疗的同时，可行局部治疗。

1. 闭式引流　中等及大量胸腔积液，行胸腔闭式引流术，以缓解咳嗽、胸闷等局部症状。最好采用中心静脉导管作为引流管。其损伤较小，避免反复穿刺胸腔，留置时间长，可以控制引流量和引流速度，患者可自由活动，耐受性和依从性好。

2. 局部药物灌注　目前，顺铂腔内灌注化疗仍然是治疗恶性胸水的有效方法，单药有效率约60%。生物免疫治疗既能诱导产生免疫效应细胞而发挥抗肿瘤作用，又可使胸膜产生化学性炎症粘连而闭塞胸膜腔，且对机体刺激轻微，无骨髓抑制和消化道反应等，因此近年来广泛应用于恶性胸腔积液的治疗。目前常用的生物免疫调节剂有 IL - 2、TNF、甘露聚糖肽及沙培林等；与顺铂合用，有效率可达80%以上。当引流量较小时（ <100ml/24h）可以拔出引流管。滑石粉等硬化剂现已很少应用。

（徐国鹏）

第十节　肺癌疼痛

一、概述

疼痛可定义为："一种不愉快的感觉和情绪上的感受，伴有实质或潜在的组织损伤。"疼痛是癌症患者常见的、令人恐惧的并发症。据 WHO 统计，全世界每年新发癌症患者 700 万，其中至少有 400 万人忍受着癌症疼痛的折磨。研究表明，中或重度疼痛的发生率在诊断时是 30% ~40%，在癌症晚期是 60% ~100%，大部分患者有 2 种以上的疼痛。当疼痛使患者自控能力失控时，他们就会出现心理上的不平衡，并感到孤立无助和脆弱。癌痛患者的生活质量明显低于无痛患者。虽然随着 WHO 癌症三阶梯止痛治疗原则的推广应用，癌痛治疗工作取得了巨大进步。但是由于各国治疗水平参差不齐，在很多国家特别是发展中国家并没有很好地实施，疼痛未得到足够止痛治疗的现象普遍存在。为此，要实现 WHO 提出的"使癌症患者不痛"的战略目标，我们仍有很多工作要做。

二、病因

（一）肿瘤因素

肺癌肿瘤一般呈膨胀性或者浸润性生长，压迫或侵犯神经、血管、淋巴管和胸膜等而导致疼痛，另外，肿瘤细胞的高代谢和乏氧易造成组织代谢产物增加，特别是一些致痛物质如氢离子的增加，从而引起疼痛。

1. 肺癌局部侵犯神经、血管、胸膜、骨膜等造成疼痛　如侵及肋骨、肋间神经和胸膜，腋窝淋巴结转移侵及臂丛神经，均可刺激引起疼痛。

2. 肺癌局部压迫　肺癌颅脑转移造成颅压升高引起疼痛；肺癌阻塞支气管后引流不畅导致肺炎而出现胸痛；侵犯淋巴管、血管及软脑膜，造成淋巴液、血液及脑脊液回流障碍，导致机体局部水肿而引发疼痛。

（二）与肺癌相关的疼痛

（1）由于部分肺癌有内分泌功能，可产生非转移性全身症状而出现疼痛。如骨关节病综合征（杵状指、骨关节痛、骨膜增生等）等。

（2）晚期肺癌患者由于机体过度消耗，营养不良所致一系列病理生理变化，如褥疮、便秘、肌肉痉挛等引起的疼痛。

（三）与肺癌治疗有关的疼痛

1. 手术治疗　在切除肿瘤的同时难免会损伤神经、血管及淋巴管等，术后局部引流不畅、切口感染、不愈合、瘢痕形成，均可引起疼痛。

2. 化学治疗　在化疗过程中，由于使用药物不同，所致疼痛机制复杂而表现各异。神经毒性药物（长春碱类）以周围神经痛为多见，除肢端麻木，还表现为腹痛和手足烧灼样疼痛，停药后多可以消失。化疗药物多可以引起静脉炎，外渗时可引起无菌性炎症，如阿霉素、丝裂霉素等。有些药物本身是发泡剂，当溢出血管外时可引起剧烈烧灼样疼痛，常使患者彻夜难眠。某些药物（如环磷酰胺）在体内代谢后，经输尿管排至膀胱，刺激膀胱及尿管而发生疼痛。

3. 放射治疗 可致放射性皮炎，尤其是放射性皮肤溃疡可产生不同程度的疼痛。放疗后引起局部纤维组织增生压迫而产生疼痛。骨肿瘤经过高剂量放射治疗后，可降低骨密度，甚至出现骨折而引起疼痛。放射治疗也可使神经损伤产生疼痛。

4. 其他因素 放疗、化疗均可使患者免疫力低下，尤其是两者联合应用，或晚期肿瘤患者免疫功能低下，易伴发带状疱疹等而产生疼痛。

三、疼痛分类

（一）躯体痛

是由于皮肤和深部组织中受损伤感受器的激活而产生的，特点是酸痛、刺痛，如骨转移和手术后疼痛。

（二）内脏痛

是由胸部和腹部内脏的浸润、压迫、膨胀或牵张引起。这种疼痛定位差，常被描述为深部或挤压般疼痛，并被认为是起源于远离病灶部位的皮肤某部，如膈肌刺激时的肩部疼痛。

（三）神经疼痛

是由肿瘤生长或肿瘤治疗引起的末梢和（或）中枢神经系统受损所致。性质为持续性钝痛伴短暂的、严重的烧灼样或挤压样疼痛，或触电样感觉异常，如皮肤麻木、针刺或虫爬感，可伴有运动和感觉功能丧失，如臂和腰骶丛痛就是这类疼痛。

（四）爆发痛

是癌症患者在正规接受阿片类药物治疗过程中，突然爆发的短暂而剧烈的疼痛。

四、疼痛评估

到目前为止，还没有一种客观的评估方法，对疼痛进行定性和定量的评估。目前临床上常根据主诉疼痛程度分级法（VRS）、疼痛数字分级法（NRS）和疼痛目测相似分级法（VAS）评估疼痛的的程度。

（一）根据疼痛主诉分级法（VRS）

0度：无痛；Ⅰ度：轻度，可耐受，不影响睡眠，可正常生活。Ⅱ度：中度，疼痛明显，睡眠受干扰，需要用一般性止痛、镇静、安眠药。Ⅲ度：重度，疼痛剧烈，伴有植物神经功能紊乱，睡眠严重受干扰，需要用麻醉性药品。

（二）数字疼痛分级法（NRS）

如下图所示，数字从 0 ~ 10，表示从无痛到最剧烈的疼痛，由患者自己指出一数字，表示患者的疼痛程度。

0 1 2 3 4 5 6 7 8 9 10

无痛　　　　　　　　　最剧烈的疼痛

（三）目测相似疼痛分级法（VAS）即划线法

用一约 10cm 长的线条，左端代表不痛，右端代表最剧烈疼痛，由患者在最能代表其疼痛程度处划线标明。如图：

| 无痛 | 最剧烈的疼痛 |

以上分级法对应关系为：0 为无痛，1~3 为轻度疼痛（Ⅰ度），4~7 为重度疼痛（Ⅱ度），8~10 为重度疼痛（Ⅲ度）。

五、疼痛治疗

在所有癌痛的治疗手段中，药物治疗是基本的。癌痛治疗常规可概括为：①选择适用于患者、家属和在各种环境下的疼痛治疗方案。②及时、合理、协作的方式实施疼痛治疗方案。③教会患者和家属，让他们最大限度地掌握止痛的方法。

（一）药物止痛

1. 原则

（1）口服给药：应首选口服给药途径，尽可能避免创伤性给药途径，这样便于患者长期用药。尤其是强阿片类药物，适当口服给药极少产生精神依赖性（成瘾性）或身体依赖性。这是因为癌痛患者所要求的是镇痛效果，而不是精神上的享受。同时，口服吗啡不符合吸毒者的需求和效果。

（2）按时给药：癌痛使用止痛药，也必须有规律地按时给药，而不能一有疼痛便马上用药，疼痛-缓解便马上停药。

（3）按阶梯给药：这是 WHO 推荐的癌痛治疗方案。即轻度疼痛时，使用非阿片类药物（常用解热镇痛药）和辅助性药物；中度疼痛时，使用弱阿片类药物、非阿片类药物和辅助性药物；重度疼痛时，使用强阿片类药物、非阿片类药物和辅助性药物。

（4）用药个体化：止痛药物的使用剂量，应坚持从小到大的原则。能使疼痛明显减轻甚至消失，即为最佳剂量。不应对用药剂量限制过严，否则难以达到满意的止痛效果。

（5）注意具体细节，对用止痛药的患者注意监护，密切观察反应。

2. 药物选择　WHO 三阶梯治疗根据患者疼痛的轻、中、重程度，分别选用第一、第二、第三阶梯的不同止痛药物。第一阶梯（轻度疼痛）非阿片类药±辅助药，以阿司匹林、布洛芬、消炎痛、双氯酚酸钠为代表的非甾体类抗炎药（NSAID），有"天花板"效应，即当药物增加到一定剂量后，疼痛仍不能控制再增加剂量也不能提高疗效而只能增加不良反应。因此当使用一种 NSAID 类药物，疼痛得不到缓解，不易再换用其他同类药物（除非是因为副作用而换药），而应直接升到第二阶梯用药。此类药对轻度疼痛有肯定疗效，并能增强第二、第三阶梯用药效果，因其作用在外周，阿片类生物碱的镇痛作用在中枢两者联合，从不同环节阻断致痛物质的作用。第二阶梯（中、重度疼痛）弱阿片类药±非阿片类药±辅助药，以可待因、氨酚待因、洛芬待因、强痛定、曲马多为代表。第三阶梯（剧烈疼痛）强阿片类药±非阿片类药±辅助用药，代表药物为吗啡、芬太尼透明帖剂、美沙酮等。此类药物无"天花板"效应。WHO 的癌痛治疗方案显示吗啡对多数癌痛有效。口服吗啡的给药剂量可以从 5~1 000mg，必须根据病情随时调整剂量。口服长效吗啡分为控释片和缓释片，两者有着相似的镇痛效果，在缓解癌痛方面都有效并能改善生活质量（QOL），安全且方便。吗啡的给药方法须按照 THE 原则，即滴定幅度要小（titrate，T），处理突破性疼痛（manage，M），逐渐增加剂量（elevate，E）。目前，临床上成人的起始剂量一般为 10mg（每 4h，短效）或缓释片 30mg（每 12h），每 24h 调整一次剂量，每次按 30%~50% 的短效剂量递增，而美式康 30mg 递增，如果患者在使用第一剂量后出现嗜睡而不觉疼痛，第二次给药量应该减少50%。对肝、肾功能不全或营养不良者，起始剂量要减少；对衰弱患者或老年人，为避免引起定向力障碍，最好只将睡前剂量增加一半。一般情况下，应增加每次给药剂量，而不增加给药频率，直至达到理想止痛为止。当剂量调整期间发生突破性疼痛时，应用速释吗啡处理，其剂量是所用吗啡剂量的1/4～1/3。芬太尼透明帖剂系人工合成强阿片类药，通过帖剂，缓慢经皮吸收入血，贴上第1片后一般在12～18h疼痛可得到缓解，1帖可用3d以上。美沙酮效力强，半衰期长，易于蓄积，一般用量为20mg，6～8h1次。近年发现哌替啶（杜冷丁）生物利用较低，止痛强度仅为吗啡的1/8，药效持续时间较短（2.5～3.5h），且长期使用其毒性代谢产物（去甲哌替叮）在体内蓄积，会导致烦躁、震颤、肌痉挛和癫痫，故不适宜治疗癌性疼痛患者。

3. 辅助药物　用于增强止痛效果，治疗疼痛并发症。在治疗特殊类型疼痛时，辅助药物可产生独立的止痛作用，因此可用于任何止痛阶段。如抗惊厥药对针刺样疼痛有效，皮质激素对颅内高压、急性脊髓压迫、骨转移、肝包膜扩张等所致疼痛和肿瘤侵犯所致神经伤害性疼痛均有作用，精神安定药、抗焦虑药和抗抑郁药可改善患者的精神心理症状。

（二）放疗和化疗

当肿瘤压迫或浸润神经引起疼痛时，70%～85%的患者可以通过放疗使疼痛缓解。神经根痛伴有脊髓压迫、神经丛压迫的肿瘤浸润灶对放疗不是全部敏感，同时还有考虑放疗后的并发症。内脏顽固性疼痛呈局限性也可用放疗止痛，但必须考虑到脏器之间有形成瘘管的危险。SCLC对放疗最敏感，疗效较好。特别是对骨转移者，局部放疗后可使疼痛大大缓解。化疗是控制疼痛的一种必要手段，可以从病因上消除肿瘤所致的疼痛。但必须掌握其适应证，否则会对患者造成更大的痛苦。

（三）手术治疗

手术治疗在癌痛治疗中占有重要地位，对于肿瘤压迫、刺激所致的梗阻性疾病，手术是必须且有效的方法。其他有麻醉、神经阻滞、神经核的毁损如立体定向放射外科等方法。近年来骨水泥治疗癌转移性骨痛效果明显。

（四）放射性同位素治疗

国内外采用的放射性核素有锶（^{89}Sr）、磷（^{32}P）、碘（^{131}I），钇（^{90}Y）、铼（^{186}Re）、钐（^{153}Sm）等。锶（^{89}Sr）是一种天然亲骨剂，其特点是在反应性骨组织中浓聚和存留，对骨转移灶有良好的止痛效果。由于它是一种靶性放射性核素治疗，与照射相比，具有特异性高、对正常组织损伤小、毒性低等优点。刘加美等用锶（^{89}Sr）治疗骨转移癌疼痛的总有效率达78.1%。蒋长英等^{153}Sm、EDT－MP治疗骨继发性肿瘤40例总有效率为82.5%，不良反应轻微，患者生活质量明显提高。

（五）双磷酸盐

双磷酸盐能抑制破骨细胞对骨小梁的溶解和破坏，因此能阻止肿瘤引起的溶骨性病变，减轻骨吸收，减轻疼痛。李永强等对癌性骨痛采用博宁（帕米磷酸二钠）和唑来膦酸钠治疗后进行临床分析，结果博宁组有效率为75%，唑来膦酸钠组有效率为100%，提示唑来膦酸钠对癌性骨转移性疼痛有更好的临床疗效。但近年有报道唑来膦酸钠可以引起下颌骨坏死，应引起注意。

六、癌痛治疗中应注意的几个问题

（一）我国癌痛控制水平仍然较低

我国癌痛控制水平仍然较低有着多方面的原因。从当前国家政策看，已没有任何阻碍麻醉药合理使用的限制性规定，因此，癌痛控制水平低的最主要原因是治疗观念和用药习惯上存在误区。对麻醉药品的"成瘾恐惧"心理，不仅在广大患者和家属中存在，也是束缚医护人员用药的主要因素。因此必须向医护人员和患者反复讲明"成瘾性"的正确含义，严格区分非医疗目的非法用药需求（吸毒）和医疗目的的合法需求，不应将耐受性当作成瘾性。不合理的处方习惯即大量处方杜冷丁，也是影响癌痛控制水平的主要因素。我国已经修改麻卡的使用规定，限制杜冷丁的不合理使用，推荐使用阿片类药物的控、缓释制剂。此外，麻醉药品控、缓制剂价格过高也是影响推广使用的障碍之一。

（二）杜冷丁不作为慢性癌痛的治疗选择

北京大学中国药物依赖性研究所蔡志基教授认为，WHO 已明确提出，杜冷丁不适于中、重度慢性疼痛的治疗。杜冷丁是人工合成的阿片受体激动剂，它在体内会产生一种名为去甲哌替啶的毒性代谢物，对中枢神经系统有着明显兴奋毒性，且在体内代谢缓慢，半衰期长，经常应用会产生蓄积，依据蓄积浓度的高低分别产生战栗感、震颤、抽搐、癫痫样惊厥大发作等严重神经毒性症状。再一方面，注射杜冷丁后，血中与脑内浓度迅速上升，容易达到引起"飘"感的高浓度，是该药易发生流弊的主要原因。近 20 年来，全球杜冷丁的医疗消耗量呈下降趋势，不少国家特别是发达国家已不用或少用杜冷丁来缓解慢性疼痛。我国许多医生长期习惯于给癌痛患者开写度冷丁处方，造成我国度冷丁医疗消耗量不但不降，反而上升的状况。当代提倡以吗啡作为缓解重度癌痛的主要用药而非杜冷丁，应该引起国内医生重视，改变不合理处方习惯所带来的用药结构不合理格局。

（三）癌症患者使用麻醉药品止痛不易成瘾

蔡志基教授认为，长期的临床实践证明，以镇痛治疗为目的，阿片类药物常规剂量下产生成瘾的现象是非常罕见的。国外两项大样本调查的结果表明，产生成瘾现象者分别只占 0.029% 和 0.033%，也就是说每 1 万例长期使用阿片类药物止痛的患者中，成瘾者仅为 3 名，因此，得出"癌痛患者长期使用阿片类药物成瘾罕见"的结论是有临床实践依据的。在说明这一现象的道理时应注意到，药物的作用与机体的机能状态有关这一规律，即正常和病理状态下对药物的反应是有区别的。癌痛患者中枢神经系统中存在强烈疼痛病灶，在这种病理状态下使用阿片类药物，其镇痛效力得到充分发挥，而欣快即"飘"感则退居非常次要地位。反过来，正常人不存在慢性剧烈疼痛状态，若长期使用阿片类药物，其作用双重性中好的一面即镇痛效力无从发挥，而其坏的一面即成瘾性就有机会大显身手。另外，药物进入人体后的药效还会受其药代动力学所影响，注射药物尤其是静脉注射使血药浓度迅速增高，脑内浓度也明显增高超过所需的镇痛浓度，达到引起"飘"感的更高浓度。在上世纪 80 年代初，WHO 提出《癌症三阶梯止痛方案》以来的 20 多年中，国际上大力提倡在慢性癌痛患者中使用吗啡控、缓释口服制剂（美施康定为控释制剂的代表），这类制剂应用高科技手段使药物在胃肠道缓慢释放吸收，血药浓度能在较长时间内保持较稳定镇痛浓度，不会造成血药浓度迅速上升到引起"飘"感的浓度。

（四）疼痛控制的规范化标准

1. 规范化治疗原则包括　有效消除疼痛；限制药物不良反应的发生；把疼痛及治疗带来的心理负担降到最低，全面提高患者生活质量。规范化治疗的关键是遵循三阶梯止痛治疗原则，即口服给药；按时给药；按阶梯给药；用药个体化。控制疼痛的标准是数字评估法的疼痛强度 <3 分或达到 0。每天爆发痛次数 <3 次，或需要解救药的次数 <3 次，达到对生活质量干扰小的目的。要达到上述目标，可通过及时准确地对疼痛进行评估、合理增加给药剂量来实现。达到了上述目标，就可以认为是有效地控制了疼痛。国外学者认为，患者在睡眠时无痛、在休息时无痛、在活动时无痛，这就是满意的治疗目标。

科学评估疼痛是规范化治疗的第一步，疼痛可发生在癌症病程的始终，所以单次评估是绝对不够的，这是一项连续性的工作。要把疼痛评估提高到生命指征的重要高度，要鼓励患者和家属参与，让患者不要忍受疼痛，得到他们在治疗上的配合。

一般来讲，按照规范方法进行止痛治疗，可使 90% 以上的患者达到理想的疼痛控制。对那些 10% 左右达不到理想疼痛控制的患者可以采取其他办法，如使用 PCA 泵，不主张肌肉注射。应该尽量减少有创止痛方法，大力提倡无创的口服给药方式。

（五）药物剂型和给药途径的选择

绝大部分患者可以选用口服剂型给药，这是最方便、最经济的方法。对于一些特殊的不能口服用药的晚期患者，可以采用舌下、经皮途径或直肠阴道给药，静脉连续用药也是常用的替代途径。

一般急性疼痛，通常采用止痛药物的即释剂型或针剂，显效快。对于癌性慢性疼痛通常采用控释或缓释剂型，按时给药后达到的有效药物浓度平稳，止痛效果持久。因为没有给药后血浆的峰浓度，所以更不容易出现"成瘾"现象。

（六）重视爆发痛

爆发痛是在按时应用阿片类药物治疗时，出现的短暂剧烈的疼痛。这提示：①病情进展。②对止痛药物出现了耐药。在爆发痛时立即舌下含化吗啡即释片，如果每日出现 3 次以上，应适当加大阿片类药物每日的常规剂量。

（七）要正确看待吗啡的不良反应

吗啡类药物的不良反应是疼痛治疗的主要障碍之一。不良反应的处理应作为常规处理，在用吗啡类药物时候同时给予预防不良反应的药物。不要等到出现不良反应、患者耐受不了时才考虑对症处理，这样会影响患者的依从性。

七、展望

随着医护人员、患者及其家属对阿片类药物认识的深入，WHO 癌症三阶梯止痛治疗原则有望得到更好的实施，从而实现 WHO 提出的使癌症患者"不痛"的战略目标。随着分子生物学技术的发展和对疼痛机制的深入理解，细胞和基因水平的镇痛治疗作为新的干预手段，已成为传统三阶梯治疗的有效补充。目前，细胞水平的疼痛治疗主要有细胞植入治疗和基因治疗，但大多还处于动物实验阶段。细胞植入治疗是将体外培养的自体细胞或细胞株移植入体内，通过类似生物微泵的作用让这些移植细胞持续分泌抗痛蛋白、抗痛蛋白调控因子、酶和信号转导因子，从而增加抗痛蛋白，达到镇痛效果。国外已将肾上腺嗜铬细胞、交感神经节细胞和一些神经细胞用于细胞镇痛的研究。基因治疗通过改变人体内的基因表达、特异地干预疼痛的生物学行为，以达到治疗的目的。在疼痛研究中基因治疗有两个方向，即上调抗痛基因和下调疼痛基因表达，从而控制疼痛。未来细胞水平的疼痛治疗和基因治疗可能成为癌痛治疗的重要方法。

（李海峰）

第十一节 肺癌的平喘治疗

一、概述

憋喘是肺癌的主要临床表现之一，特别是晚期肺癌患者，由于肺内病变范围广泛，并发阻塞性肺炎、肺内转移、胸腔积液、心包积液等，引起严重的呼吸困难，导致患者生活质量低下。因此，及时正确判断肺癌患者憋喘病因，合理选用平喘药物及措施，减轻患者的憋喘症状，提高其生活质量，为放化疗提供条件，尤为重要。肺癌引起憋喘有以下原因。

肿瘤引起支气管狭窄，特别是中央型肺癌，在早期患者感到气短、咳嗽、咯血，活动时加重，可闻及固定喘鸣音，随病情进展，继发阻塞性肺不张或肺炎导致肺通气及换气功能障碍，憋喘加重。胸部X线或胸部CT示肺门类圆形阴影，边缘毛糙，分叶或单侧性肺门肿块，肺不张或阻塞性肺炎并存，形成S形的典型的征象为间接征象为肺不张、阻塞性肺炎、局限性肺气肿。

肿瘤转移到肺门淋巴结，肿大的淋巴结压迫主支气管或隆突，患者可出现持续性憋喘，伴阵发性加重，多于体位变动或排痰时出现加重，伴剧烈刺激性咳嗽、咯血。支气管镜见病变气管或支气管外压性狭窄或闭塞，或隆突变形。

肿瘤转移至胸膜或纵隔淋巴结肿大阻塞淋巴回流，发生大量胸腔积液，出现胸痛，进行性憋喘加重，干咳，患者喜患侧卧位或坐位。体格检查可见气管移位，患侧胸廓塌陷，叩浊音，呼吸音减低或消失，语音低。胸部X线见外高内低弧形高密度影或呈白肺。

肿瘤转移至心包发生心包积液患者多喜坐位，出现心包填塞时则憋喘加重，伴烦躁不安、大汗、心音遥远、心率增快，胸片见心影大，呈烧瓶心，心脏超声见心包内大量液性暗区。因心包积液或肿瘤压迫可出现快速型或缓慢型心律失常，心电图检查可见窦性心动过速或过缓、房性心律失常、房室传导阻滞等。

其他肿瘤引起的膈麻痹或上腔静脉阻塞以及肺部广泛受累继发支气管痉挛等，均可影响肺功能，导致肺通气或换气障碍。患者感胸闷、气急，如果原有慢性阻塞性肺病，或合并有自发性气胸，胸闷、气急更为严重。临床需要综合判断，寻求病因，予以及时合理处理急救措施。

二、平喘药物的临床应用

平喘治疗主要是解除由于肿瘤腔内生长及继发性感染转移所致气道痉挛狭窄及受压，包括平喘药物应用、放化疗使瘤体缩小、气管镜下介入治疗以及胸腔积液心包积液治疗等。本节主要讲述平喘药物治疗。

（一）支气管扩张剂

即止喘药。主要是解除支气管痉挛，控制憋喘症状，由于支气管扩张剂作用快而明显，易被患者接受，但不能过度依赖这些缓解症状的药物。

1. β₂ 肾上腺素受体激动剂　其药理机制是由于选择性刺激呼吸道内的 β₂ 肾上腺能受体，从而松弛气道平滑肌，达到支气管扩张效应。β₂ 肾上腺能受体广泛分布于支气管平滑肌和肺组织内，激动剂进入体内后与气道平滑肌细胞表面的具有高亲力状态的 β₂ 肾上腺能受体结合并相互作用，借助核苷酸偶合蛋白，激活腺苷酸环化酶。该酶将三磷酸腺苷转变成 3，5 - 环磷酸腺苷（CAMP），使 CAMP 在细胞内的浓度增加。CAMP 将信息传递给细胞内的蛋白激酶 α，产生脱羧酶作用，并抑制肌球蛋白的磷酸化使其轻链激酶的活性降低，刺激了胞内的钙离子泵，使胞内钙离子排除细胞外，胞外离子浓度降低，造成胞内粗细丝微细结构发生改变，导致肌节延长，从而松弛气道平滑肌。按服用方法分口服、吸入制剂及雾化吸入液，按作用时间分为短效、中效和长效。

（1）短效剂型（药物维持时间 4～6h）

1）沙丁胺醇（舒喘灵，salbtamol）：代表药物为喘乐宁气雾剂（ventolin）、喘乐宁片、喘乐宁针剂。沙丁胺醇一般以气雾吸入给药，可迅速缓解哮喘急性症状。也可口服给药，静脉注射或滴注的平喘效果并不比气雾吸入强，而作用持续时间短，骨骼肌震颤和代谢紊乱等不良反应较多见，因而不常采用。沙丁胺醇仅用于病情紧急，需要即刻缓解气道痉挛者。气雾吸入给药，除直接作用与气道平滑肌外，小部分吸收入支气管静脉到右心室，然后进入肺循环，所以这种给药方法最快，对心脏作用最小。而口服给药需在血液浓度达到一定水平方能奏效，有一定的心脏反应，因此目前推荐气雾吸入方式给药。其扩张支气管的作用强度为异丙基肾上腺素的 10～20 倍，而对心血管的副作用仅为异丙基肾上腺素的 1/10，作用持续时间为异丙基肾上腺素的 3～4 倍。因该药起效快，故适用于解除肺癌患者的支气管痉挛。应用过程中的不良反应主要有：①骨骼肌震颤：四肢和面颈部为好发部位。②心脏反应：一般治疗量时少见，但超过治疗量数倍至几十倍，可见窦性心动过速，但无严重心律失常或中毒致死的病例报告。③代谢紊乱：可引起血乳糖和丙酮酸升高，并出现酮体。在糖尿病患者应用时尤其注意。过量应用或与糖皮质激素合用时，可能引起低血钾，从而导致心律失常。

2）克伦特罗（双氯醇胺，咳喘素，clenbuterol）：支气管扩张作用为沙丁胺醇的 100 倍，较特布他林强 170 倍。分口服、气雾剂及栓剂。喘乐宁气雾剂 100～200μg/次，每日 3～4 次。喘乐宁片：2～4mg/次，每日 3～4 次。

其他各种短效 β₂ 受体激动剂也主要用于支气管痉挛等症。总的特点为起效快、支气管扩张作用较强、对心血管系统影响较少，但药效持续时间短，一般为 5h 左右。

（2）中效型（药效维持时间 6～12h）

1）间羟叔丁肾上腺素（叔丁喘宁，特布他林，terbutaline）：代表药为博利康尼，喘康速气雾剂，作用维持时间为 6～8h。与沙丁胺醇比较，支气管扩张作用更强，选择性更好。口服剂型博利康尼 2.5～5.0mg/次，每日 2～3 次。喘康速气雾剂 250μg/次，每日 3～4 次。

2）盐酸并卡特罗（美普清，Meptin，Procaterolhydrochlorid）：起效时间约 30min，作用时间为 10～12h。与沙丁胺醇比较，对 β₂ 受体选择性更强。美普清：25～50μg/次，口服，每日 1～2 次。因其起效较短效 β₂ 受体激动剂慢，而药效持续时间有较长效 β₂ 受体激动剂短，故其应用率近期相对下降。

（3）长效剂型（药效维持时间 12～24h）：长效类以沙美特罗、班布特罗为代表，选择性更强，作用持续时间较长，可以较有效地预防憋喘发作，目前在临床上应用广泛，较为重视。

1）沙美特罗（施立稳，salmeterol）：是第一个具有明显抗炎活性的支气管扩张药。近年研究表明，沙美特罗的药用机理与短效 β_2 受体激动剂并不相同，其药理作用可以被 β_2 受体拮抗剂迅速而完全的扭转，其长效机制与其侧链结构有关。其结构中长而无极性的侧链不影响其 β_2 受体激动剂活性，但可以紧贴细胞膜与 β_2 受体外位点结合，使分子的柔性头部自由地与受体的活性位点相互作用，激动 β_2 受体。由于沙美特罗尾部结构与受体外位点结合，使之不易脱离外位点受体，从而作用强而持久（12h）。该药对 β_2 受体具有较高的选择性，其对 β_2 受体的作用强度为 β 受体的 5 万倍，故心血管作用极少。动物实验证明，沙美特罗具有一定的气道抗炎作用，其抗炎作用强度是沙丁胺醇的 10～20 倍。分吸入及口服制剂。亲脂性最强，易穿透细胞膜，作用维持时间长。吸入剂 50μg/次，每日 2 次。

2）佛莫特罗（奥克司都宝，formoterol）：其长效作用是由于其侧链结构较长和亲脂性较强而与 β_2 受体结合牢固有关。该药能使 1s 用力呼气容积、用力肺活量和呼气峰流速增加，吸入后数分钟即可减少特殊气道阻力，在 2h 内达到支气管扩张作用，维持 12h。其支气管扩张作用明显比同剂量的沙丁胺醇和特布他林要强。口服比吸入起效慢，但作用时间长。佛莫特罗的长效作用与其亲脂性有关。给药方式不同则产生不同的效果，吸入佛莫特罗使支气管扩张作用持续长效，而口服则作用时间与短效的肾上腺素 β_2 受体兴奋剂沙丁胺醇相似。口服佛莫特罗 80μg，4h 后扩张作用最强，其效应与口服沙丁胺醇 4mg 相当，且作用持久。其还具抑制炎症介质释放，发挥抗炎作用，与其能抑制人嗜碱性细胞和肺肥大细胞释放组胺有关。其作用是沙丁胺醇的 400 倍，与酮替芬相当。口服剂型 40μg/次，每日 1～2 次，吸入剂 6～12μg/次，每日 1～2 次。

3）班布特罗（邦备，banbuterol）：是特布他林的前体药物。特布他林药理学上的活性部分与间苯二酚 2 个酚羟基团相联结，如果其中之一被阻断，那么它就失去了活性。班布特罗的分子结构中，2 个酚羟基团各自和二甲基氨基甲酸酯结合，后者参与了血浆胆碱酯酶的可逆性抑制，其中之一为班布特罗分解代谢为特布他林所需的酶。随着水解的进行，血浆胆碱酯酶的活性下降，结果使得转换为特布他林的量明显减少。因此，班布特罗通过调节自身水解代谢的速度起到了"内储备"的作用，口服后保证了特布他林血浆浓度的恒定。小鼠动物模型证明，班布特罗与肺组织有很高的亲和力。ryrfeldt 等将小鼠单次灌胃氚标记的班布特罗（1μmol/kg）后 12h，测定组织/血浆浓度比，肺为 25 倍，骨骼肌为 2.5 倍，脑部为 2.4 倍。因此本药比其他 β_2 受体激动剂的震颤、心悸的副作用少，并有增加黏膜纤毛的廓清能力。分口服片及口服液，10mg/次，睡前服用。

但是，β_2 激动剂最好是在有症状时按需作用。β_2 激动剂除了用气雾剂吸入外，还可以用舒喘灵水溶液，用空气压力泵或氧气筒作动力，通过雾化器雾化给药，作用快而副作用小，是目前肺癌致憋喘患者急救时的首选方法。

2. 茶碱类

（1）氨茶碱（aminophylline）：与 β_2 激动剂作用相似，可以松弛气道平滑肌，并有兴奋心脏和中枢神经系统的作用，使呼吸道分泌物易排出，还能恢复呼吸肌疲劳。常用的有普通氨茶碱片、长效茶碱等。其止喘作用也较好，血液中药物浓度在 5～20μg/ml 时起作用。由于该药个体代谢差异大，如果能进行药物浓度测定，据此来调整用药，使血中药物浓度保持在最佳有效浓度范围，效果更佳。一般普通氨茶碱片为 6～8h 服药 1 次，儿童每次可用 4～5

mg/kg。长效茶碱 12h 间隔服药，每次 8～10mg/kg，成人一般每次用 0.1～0.15g，每天 2 次。现在还有每日服 1 次能维持 24h 的制剂"优喘平"。但是茶碱有时可以引起恶心、腹部不适，食欲受影响，故在饭后服用为宜。

（2）二羟丙基茶碱（喘定，diprophylline）：该药水溶液为中性，对胃刺激性小、易吸收，作用较氨茶碱弱，对心血管副作用却减少，仅为氨茶碱的 1/10，尤适合于老年人。0.1～0.2mg，每日 3 次。

（3）多索茶碱（doxofylline）：是甲基黄嘌呤的衍生物，属支气管扩张剂，可直接作用与支气管，通过抑制平滑肌细胞内的磷酸二酯酶，松弛支气管平滑肌，从而达到抑制哮喘的作用。成人每次 200mg，1 次/12 h，以 25% 葡萄糖注射液稀释至 40ml 缓慢静脉注射，时间应在 20min 以上，5～10d 为一疗程或遵医嘱。也可将本品 300mg 加入 5% 葡萄糖注射液或生理盐水注射液 100ml 中，缓慢静脉滴注，1 次/1 d。凡对多索茶碱或黄嘌呤衍生物类药物过敏者、急性心肌梗死患者及哺乳期妇女禁用。不良反应为恶心、呕吐、上腹部胀痛、头痛、失眠、易怒、心动过速、期前收缩、呼吸急速、高血糖、蛋白尿。如过量使用还会出现严重心律不齐、阵发性痉挛等。

胆茶碱与喘定相似，副作用较氨茶碱轻，但作用亦较氨茶碱弱。0.1～0.2mg，每日 3 次。

（4）三丙基黄嘌呤（恩并菲林，enprofylline）：为新型的无腺苷拮抗作用的制剂，不经肝脏代谢，而由肾脏清除，避免了清除率大的波动，对中枢无兴奋作用，是很有前途的药物。缓释片：300mg/片，300mg，每日 2 次。

3. 抗胆碱药　抗胆碱药物通过与乙酰胆碱竞争 M 受体上的相同结合部位而发挥竞争性拮抗作用，从而减轻支气管的张力，缓解支气管哮喘的气道阻塞症状。大量临床研究表明，稳定期哮喘雾化吸入抗胆碱药后均发挥显著的支气管舒张作用，但与选择性 β_2 受体激动剂相比较，其相对疗效目前争议颇大。研究抗胆碱药与 β_2 受体激动剂联合用治疗稳定期哮喘的疗效，绝大多数结果显示，联合用药疗效，不但强于各自单用，而且维持时间也显著延长。这两类药经不同机制发挥气道舒张作用，因而疗效互不依赖，联合用时产生相加作用。有研究者认为，抗胆碱能药物是治疗 COPD 的支气管扩张剂中最有效的一类药物，因为迷走神经张力过高是 COPD 气流阻塞唯一可逆的因素。抗胆碱能药物还可以抑制黏膜高分泌。

（1）异丙托溴铵（ipratropium bromide）：是一种对支气管平滑肌有较高选择性的强效抗胆碱药，松弛支气管平滑肌作用较强，对呼吸道腺体和心血管系统的作用不明显。其扩张支气管的剂量仅及抑制腺体和加快心率剂量的 1/20～1/10。其吸入剂可阻断 M_2 受体，通常每日应用 3～4 次，每次 40～80μg，几乎没有全身吸收，故全身不良反应很少见。

（2）噻托溴铵（tiotropium bromide）：是一种新的长效抗胆碱能药物，近来被应用于临床。与异丙托溴铵每日 4 次给药相比，噻托溴铵每日 1 次给药更有效。其可改善肺功能，减轻症状，减少急性发作次数。该药耐受性好，唯一需引起注意的不良反应是口干，但通常不会导致长期治疗中断。

（二）糖皮质类固醇

因肺癌引起哮喘可能与下列因素有关：①癌肿的局部压迫和各种感染的炎症反应引起多种炎症细胞，炎症细胞和炎症介质相互作用引起气道痉挛。②癌细胞产生的某些化学递质（如 5-羟色胺、神经激肽）引起平滑肌收缩。③肺内占位病变，通过神经反射引起哮喘。

而糖皮质激素的药理作用有：①抗炎作用。②抗过敏作用。③松弛气道平滑肌的作用。④可阻止迟发性变态反应和降低支气管的高反应性。因此，糖皮质类固醇激素可用于治疗肺癌所致憋喘。

泼尼松龙和泼尼松常口服用，成人每日 30mg，数天后产生最大功效，减量维持在 5～15mg。常用疗程为 7d。氢化可的松可注射用，首次剂量 4mg/kg 体重，1 次/6 h，一般用 1～3d，有效后改口服。皮质激素（类固醇）吸入剂：常用的皮质激素有丙酸倍氯松（"必可酮"、"信可松"）等气雾剂。它们能消除支气管壁黏膜的非特异性炎症，防止黏膜水肿，能制止黏膜分泌产生刺激性化学介质。由于局部吸入用药直接到达肺部，避免了口服给药的副作用，是目前最安全、有效的常用药物。雾化吸入剂量 ≤800μg/d。

长期口服皮质激素治疗，会形成满月脸、骨质疏松、肥胖、高血压、溃疡病等。儿童长期服用也会影响生长发育。

三、肺癌憋喘的非药物治疗

对于由于胸腔积液、心包积液及肿瘤阻塞性肺不张，除常规的放化疗及药物治疗，现在由于微创技术及支气管镜介入技术的发展，在临床治疗中得到进步应用。

胸腔积液、积气及心包积液多应用胸膜腔或心包穿刺抽液或抽气术减轻症状，但因每次抽液抽气量的限制，需多次穿刺，给患者带来操作的痛苦及恐惧，易引发胸壁及胸膜腔内感染，而常规的胸腔闭式引流术，创伤大。近几年单腔或双腔中心静脉导管的胸腔内或心包内置入术＋胸腔闭式引流治疗胸腔积液及心包积液，因为其创伤小，使用方便，避免了常规胸膜腔穿刺的反复操作，在临床达到广泛应用。

中晚期肺癌，特别是中央型肺癌，由于肿瘤的腔内生长或累及主支气管管壁或外压性狭窄，导致远端出现阻塞性肺炎、肺不张，临床表现为憋喘、气短、发热等，而常规平喘药物疗效差。近 20 年，随着支气管镜诊疗技术的提高，肺癌的多种介入治疗方法先后在临床上得到广泛应用，成为减轻中晚期肺癌的有效治疗手段。

（一）中央型腔内生长的中晚期肺癌

1. 经支气管镜微波热凝治疗　微波热凝治疗适用于中央型肺癌腔内生长型，通过温度变化促使瘤组织自我消化、变性、坏死。用于治疗的微波机一般选用 2 450MHz 频率，输出功率 30～80W。常规支气管镜至气道靶位，从操作孔置入微波天线并刺入病变组织内，辐射时间 3～7s，一次选用 2～4 点，3～6d1 次为 1 疗程，每次治疗前用活检钳清除表面坏死组织。有效率在 95% 左右。

2. 经支气管镜高频电烧灼治疗　频率在 100MHz 以上是称为高频电，采用大功率、短时间以及单极技术，使电流集中于照射部位，局部组织由于温度增高而变性、凝固、坏死，从而达到治疗腔内肿瘤，解除其道梗阻，缓解憋喘症状。

3. 经支气管镜 Nd－YAG 激光治疗　Nd－YAG 激光为红外线的一种不可见光，用这种激光照射组织，其热效应高度集中并转化为高温，使肿瘤组织变性、凝固、坏死和汽化。有效率 70% 左右，气道狭窄缓解 4～6 月。

4. 瘤体内注入化疗药物及气道腔内后装入放射治疗　瘤体瘤体内注入化疗药物，近期疗效明显，能迅速使瘤体缩小，解除气道梗阻，缓解憋喘症状，30% 的肿瘤消失或明显缩小，70% 左右又不同程度的缩小，总有效率 94%。气道腔内后装入放射治疗为腔内近距离照射，憋喘缓解率为93%。

（二）中央型管壁浸润型或外压性管腔狭窄的中晚期肺癌

在支气管镜或 X 线引导下将支架成功置入到气管或支气管狭窄处。目前采用硅酮橡胶支架、支架有不锈钢丝支架及镍钛记忆合金钢丝支架等，后两种根据需要又有带膜和不带膜支架。支架放置术后同时给予全身及局部放化疗，近期有效率97%，无严重并发症发生，是一种有效的姑息治疗方法。

（李海峰）

第二十一章

重症间质性肺疾病

第一节 急性间质性肺炎

肺间质主要包括结缔组织、血管和淋巴管。因为结缔组织的密度稀疏，所以在其间存在有一定的间隙或腔隙。这种间隙从其解剖学分布看可被分为：①脉管周围的间质间隙：主要为围绕于血管、神经、淋巴管以及支气管囊周围的结缔组织，与血管等组织共同形成了 X 线中的肺纹理。②肺实质周围的间质间隙：又称间质腔，是指肺泡壁内的存在于肺泡上皮细胞基底膜和肺泡毛细血管内皮细胞基底膜之间的结缔组织腔隙。后者也正是人们通常所说的间质性肺病的发生部位。正常情况下，间质由少量的间质巨噬细胞、成纤维细胞、肌成纤维细胞以及肺基质、胶原、大分子物质、非胶原蛋白等组成。当肺间质发生病变时，上述成分的数量和性质都会发生改变——炎症细胞的激活和参与、组织结构的破坏、成纤维细胞的增殖、胶原纤维的沉积和修复等共同构成了间质性肺病的组织病理学特性。需要指出的是，炎症的浸润和纤维的修复绝不仅限于间质，在肺泡、肺泡管、呼吸性和终末性细支气管气道内也可见到。

1944 年，Hamman 和 Rich 报道了一组以暴发起病、快速进展为呼吸功能衰竭并迅速死亡为特征的肺部疾病。虽然这类患者的胸部 X 线片提示有广泛的肺部弥漫性浸润影，但病理检查中并无类似于细菌性肺炎的肺泡腔中大量炎性细胞的浸润；而是特异性地表现为肺间质中结缔组织的弥漫增生。因而，他们将这种新的疾病命名为"急性弥漫性间质纤维化"（acute diffuse interstitial fibrosis），即所谓的 Hamman – Rich 综合征。因为从临床角度看，该综合征可以等同于不明病因的急性呼吸窘迫综合征（ARDS），而组织学上又属于弥漫性肺泡损伤（diffus alveolar damage，DAD）；所以在一段时间内，人们对其应归属何类疾病一直有争议。其中一种比较流行的看法是将其归入特发性肺纤维化（IPF）的范畴。众所周知，IPF 几乎已成为慢性肺纤维化的代名词；故此种分类不仅在组织学上不准确，而且会使这种具有潜在逆转可能的急性肺损伤与那些不可逆的慢性进行性肺纤维化病变在临床和病理特征上发生混淆。1986 年，Katzenstein 报道了 8 例与 Hamman – Rich 综合征相似的病例，均有急性呼吸衰竭，并在症状出现的 1~2 周内使用机械通气；7 例在半年内死亡，1 例康复。组织上主要为肺泡间隔增厚水肿，炎症细胞浸润，活跃的成纤维细胞增殖但不伴成熟的胶原沉积，广泛的肺泡损伤和透明膜形成。以后正式提出以急性间质性肺炎（acute interstitial pneumonia，AIP）取代已使用多年的 Hamman – Rich 综合征等相关名词，并纳入 IIP（idiopathic interstitial pneumonia）范畴，以此与 IIP 中的寻常型间质性肺炎（UIP）、脱屑型间质性肺炎（DIP）和非特异性间质性肺炎（NSIP）等慢性疾病加以区别。现在这一命名已基本得到确认。

一、病因及发病机制

虽然目前已将 AIP 归入 IIP 范畴，但由于其临床表现及病理表现与 ARDS 几乎一致，而其发病时又无明确病因。有人认为，AIP 的发病与病毒急性感染密切相关，只是限于目前的检测技术尚无法测定病毒而已。病毒与 IIP 的关系一直是该病病因学研究的热点之一，其中研究最多的是腺病毒和 EB 病毒。现在初步认为病毒在 IIP 发生、发展中所起的作用可能有 3 种情况：①病毒感染的人体细胞所表达的病毒蛋白可以促进慢性炎症和修复过程，如 EB 病毒的隐性膜蛋白可以提高 β‐淋巴细胞的 Ⅱ 类抗原的表达。②病毒的感染可以激活肺泡上皮细胞的 Ⅰ 型胶原基因。③病毒基因是一种转活化因子，可以与 DNA 结合或接触，以调节 RNA 蛋白转录和修改细胞的生物特性。然而遗憾的是，这些研究结果均来自 IIP 的慢性类型；也许是由于病例数偏少，至今尚未有 AIP 与病毒关系的研究报告。

有研究报道，部分患者肺周边淋巴细胞、淋巴滤泡及浆细胞中有自身抗体，肺泡壁上有免疫复合物沉积。而诸如血沉，部分患者丙种球蛋白高，抗核抗体效价上升，类风湿因子、免疫球蛋白、狼疮细胞阳性，补体水平降低都表明该病可能与炎症免疫过程有关。也有报道称本病可能具有遗传因素。

AIP 的急性肺损伤是一种大范围的、病理表现单一的肺实质性变化，这与已知的 ARDS 的表现并无二致；但与其他 IIP 类型中所见的急性损伤、反复数年的多灶性损伤迥然不同。这种不同造成了二者在组织病理和临床表现上各具特色；并就此推测二者的发病机制亦有差别。虽然目前的研究已深入到蛋白甚至基因水平，人们已知诸如促炎症因子、抗炎症因子、金属蛋白酶及抑制因子和凋亡等在 IIP 中的相应作用，但 AIP 的确切发病机制目前尚不清。

二、病理表现

病理显示，肺大体标本呈暗红色，重量增加，外观饱满，质实变硬，触压不萎陷。肺切面为暗红色斑点与灰白色相间，并有交错分布的灰白纤维组织条索和小灶性瘢痕组织。光镜检查：早（渗出）期病变（肺损伤后约 1 周内）时，肺泡间隔因血管扩张、基质水肿和炎性细胞浸润而弥漫增厚；其中以淋巴细胞浸润为主，亦有浆细胞、单核（或巨噬细胞）、中性粒细胞和嗜酸性粒细胞及少许成纤维细胞；肺泡上皮增生和化生形成柱状，加宽了肺泡间隔；肺泡腔内则正常或有少许蛋白性物质及细胞渗出。此时的肺泡间隔相对较薄、肺泡结构尚正常，对治疗反应良好。随着病情的进展，血管内皮及肺泡上皮细胞受损、坏死和脱落；肺泡腔内形成均匀粉染的嗜酸性物质透明膜。约 2 周时，DAD 进入晚（增殖或机化）期；肺泡间隔出现广泛增生的成纤维细胞和肌成纤维细胞，而胶原沉积却较少，这使得肺泡间隔明显增宽。毛细血管被纤维组织替代而数量减少；肺小动脉内膜增生、管壁增厚；有时在中小肺动脉内可见机化的栓子。肺泡因纤维化和闭锁而减少，残存的肺泡形状不规则，大小不一，或呈裂隙状或异常扩张。由于 Ⅰ 型肺泡上皮细胞的坏死，Ⅱ 型上皮细胞增生，呈柱状或鞋钉样排列，衬于肺泡表面；这与 UIP 中有相当数量的细支气管上皮细胞参与分布于肺泡表面的情况有所不同。另外，呼吸性细支气管上皮可出现鳞状化生。数周后，蜂窝肺即可出现。

电镜检查：Ⅰ型肺泡上皮细胞丧失，局部乃至大面积的肺泡上皮细胞基底膜剥脱，Ⅱ型肺泡上皮细胞及毛细血管内皮细胞的胞质水肿和坏死脱落。细胞碎片与纤维蛋白、红细胞及表面活性类物质的混合物沿肺泡表面分布，这尤其见于镜下的透明膜形成区。散在的炎性细胞，尤其是巨噬细胞、淋巴细胞和浆细胞存在于肺泡腔中；而间质中水肿的基质及不同数量的胶原和弹性纤维周围分布着大量成纤维细胞、少量炎症细胞及散在的原始实质细胞。进一步的研究发现，间质中大量成纤维细胞及少量胶原的存在并不是造成间质增厚的唯一原因。由于肺泡上皮细胞基底层的剥脱，使得大部分肺泡均有不同程度的塌陷。此种塌陷的另一特征是塌陷的肺泡部分中，有许多邻近的上皮细胞基底层相互重叠和对折。这种由二层基底层组成的结构以匍行的方式插入肺泡壁，在间隔内部形成深的裂隙。当Ⅱ型肺泡上皮细胞沿剥脱的基底层增重新上皮化时，细胞并不深入裂隙之间，而是沿裂隙的两个外侧面覆盖。而若肺泡全部塌陷，相互分离的肺泡间隔此时也会发生对折。Ⅱ型肺泡上皮细胞重新生长时，它并不是全部直接生长在脱落的基底层表面，有部分的上皮细胞与基底层之间存在有一层残留的炎症初期时的肺泡腔内渗出物。这两种现象的结果是，当Ⅱ型肺泡上皮细胞增殖重新覆盖脱落的上皮基底层时，细胞所覆盖的是塌陷部分，而不是沿完整的基底层重新呈线样排布和重新扩张肺泡；由于一层部分重叠的肺泡壁结合进了单一增厚的肺泡间隔，再加上部分区域肺泡腔内渗出物的"渗入间隔"，这就与其他因素一起造成了镜下所见的间质纤维化。

三、临床表现及诊断

AIP起病突然、进展迅速、迅速出现呼吸功能衰竭、多需要机械通气维持、存活时间很短，大部分在1~2个月内死亡。

AIP的发病无性别差异，文献中的发病年龄范围是7~83岁，平均49岁。大多数患者既往体健、发病突然；绝大部分患者在起病初期有类似上呼吸道病毒感染的症状，可持续1天至几周，虽经广泛研究仍无病毒感染的证据。半数以上的患者突然发热，干咳，继发感染时可有脓痰；有胸闷、乏力、伴进行性加重的呼吸困难，可有发绀、喘鸣、胸部紧迫或束带感；很快出现杵状指（趾）。双肺底可闻及散在的细捻发音。部分患者可发生自发性气胸。抗生素治疗无效，多于2周至半年内死于急性呼吸衰竭和有心功能衰竭。如早期足量应用糖皮质激素，病情可缓解甚至痊愈。实验室检查不具有特异性；外周血WBC可增多，少数有嗜酸性粒细胞轻度增多，RBC和Hb因缺氧而继发增高。血沉多加快，可达60mm/h，血清蛋白电泳示 α_2 或 γ 球蛋白增高，IgG和IgM常增高，IgA较少增高；血气分析为呼吸衰竭Ⅰ型，偶见Ⅱ型。

本病并没有特异性的临床诊断指标，所以最重要的是考虑到该病存在的可能。之后应在AIP和ARDS之间做出鉴别。AIP缺乏明确的病因和系统性的损伤、无原先也已存在的可引起弥漫性肺泡损伤的疾病；而后者往往都有比较明确的诱因。若要明确诊断，必须依赖临床诊断和肺组织活检，尤其是开胸肺活检。

绝大部分的IIP患者为慢性类型，表现为进行性加重的肺部受损，其平均存活期为4年。但有些患者也会在慢性病程的任何阶段出现病情的急性加重，而这又往往被误诊为肺部感染。其中的原因尚不清楚。

Kondoh曾报道了3例急性加重的IIP病例，持续时间为3~20天，于慢性病程发生6~

24 个月后出现。病情可以定义为：①突然恶化的呼吸困难达数周。②X 线胸片出现新近的弥漫性肺部浸润影。③持续恶化的低氧血症（$PaO_2/FiO_2 < 225$）。④无感染的依据。患者起病时可表现为流感样症状或咳嗽伴发热；3 个病例均有血白细胞增多和 C - 反应蛋白升高；随经多种检测均无感染存在的证据；BALF 示中性粒细胞和白蛋白含量升高；加重后 2 周所做的开胸肺活检示无透明膜形成的 DAD 伴 UIP 的表现。经糖皮质激素治疗，3 位患者均病情转而稳定。

Akira 也报道了 17 例类似的病例，其中 9 例有系统的 HRCT 和病理资料，并将 HRCT 的表现分为外周型、多发灶型和弥漫型肺实质浸润 3 种情况，发现：①全部的外周型患者（6 人）和一半的多发灶型患者（3/6）对糖皮质激素治疗有反应。②弥漫型患者全部（5/5）死亡，50% 的多发灶型病例死亡，而外周型的患者则全部存活。③在病理中，多发灶型和弥漫型肺实质浸润的病理符合急性 DAD，而外周型则为活跃的成纤维细胞灶。

在一部分系统性疾病，特别是结缔组织病和血管炎中，也可出现与 AIP 的临床和病理表现相同的病例。通过对文献的复习以及临床经验来看，有人认为，尚不应将这两种类似于 AIP 的疾病划入 AIP 范畴。因为这类疾病的确切病因尚不清；AIP 只见于既往无肺部疾患的患者，而后二者均已有肺部损伤；这两大类疾病在对治疗的反应和预后上的确存在差异。

四、影像学表现

AIP 的影像学表现并不具备特异性，与 ARDS 差别不大。在早期，部分患者的胸部 X 线片可正常；多数则为双肺中下野散在或广泛的点片状、斑片状阴影，此时与支气管肺炎不易鉴别。随着病情的进行性加重，双肺出现不对称的弥漫性网状、条索状及斑点状浸润性阴影，并逐渐扩展至中上肺野，尤以外带明显；但肺尖部病变少见，肺门淋巴结不大；偶见气胸、胸腔积液及胸膜增厚。胸部 CT 多为双肺纹理增厚、结构紊乱、小片状阴影并可见支气管扩张征；也有双侧边缘模糊的磨玻璃样改变，或为双侧广泛分布的线状、网状、小结节状甚或实变阴影，偶见细小蜂窝样影像。

Ichikado 等总结了 14 例 AIP（3 例开胸肺活检，11 例尸检）的病理结果与 HRCT 的关系。他首先将肺部的病理表现分为急性渗出、亚急性增殖和慢性纤维化三期，其分别代表如下表现的存在：透明膜、肺泡内的水肿、渗出或出血；Ⅱ型肺泡上皮细胞增生、成纤维细胞在间质及肺泡腔中增殖；大量成纤维细胞和胶原结缔组织增殖和肺内蜂窝样改变。随后通过 HRCT 技术，比较病理分期与影像学所见之间的相互关系。发现：①渗出期：会有部分残存的正常肺组织影像接近阴影区［指磨玻璃样变和（或）实变区］或存在于阴影区之中；不论是何种阴影表现，均不伴有支气管扩张影像的出现。②增殖期：磨玻璃样变和实变区内支气管扩张影像的出现概率近乎相同。③纤维化期：近乎全部肺阴影区均伴有支气管扩张影像的出现，并发现有 1 例患者有小蜂窝样改变。从这一结果的分析中我们可以看出，HRCT 对 AIP 的诊断不具有特异性，影像学的表现也无法做到像病理表现那样划界分明；支气管牵拉性扩张影像的出现预示着渗出期将尽而某种程度的机化也已出现。但无论怎样，对疑为 AIP 的患者及时进行 HRCT 检查，至少对于指导开胸肺活检的取样部位、尽早取得相应的正确诊断和采取适时的治疗措施仍是有益的。

Akira 对 AIP 和 IIP 急性加重期的 CT 改变作了比较，发现 AIP 患者从不出现胸膜下玻璃样变的影像学表现，只有在 7 天后才会逐渐出现支气管的牵拉性扩张和蜂窝肺；而在 IIP 的急性加重期，却可以见到双侧的弥散或多发灶性玻璃样变和胸膜下的蜂窝样变同时存在。

五、病理诊断

能够产生 DAD 表现的疾病很多，诸如各种类型的感染、药物性 DAD、吸入有毒气体、急性放射性肺炎、结缔组织病和血管炎等。所以，除了临床鉴别之外，必须进行病理学方面的鉴别诊断。

（一）慢性间质性肺炎

包括 UIP、DIP 和 NSIP，其共同特点是起病多隐匿、病程较长，一般存活时间为 4～5 年。患者多表现为进行性的胸闷、气短。胸部 CT 可见蜂窝影或网状影，胸膜下弓形线状影及支气管扩张；田山雅行曾报道，这些患者全部有影像学上的蜂窝影。其组织学的共同特点是纤维化区域内多为成熟的胶原纤维束，而活化的成纤维细胞很少出现，甚至没有。这与 AIP 的表现正好相反。对于具体的某种类型的病理表现分述如下。

1. UIP　最大的特点为，当转换低倍镜视野时，正常肺组织、间质纤维化、炎症细胞浸润和蜂窝样改变尽显微镜察。大部分纤维组织由大量嗜酸性胶原及少许相应的炎症或基质细胞组成。胶原的沉积增厚了肺泡壁并形成片状痕迹或伴蜂窝样改变。在蜂窝状扩大的气腔中，支气管上皮细胞或增生的 II 型肺泡上皮细胞覆盖于气腔表面；气腔中多含有浓缩的黏液组织、中性粒细胞及其他炎症细胞。肺泡之间有由胶原和不同数量的慢性炎症细胞所致的增厚的肺泡壁分隔。虽然大部分的纤维化区域是由无细胞成分的胶原组织构成的，它揭示出纤维化的"陈旧性"；但也有些区域会出现活化的成纤维细胞的聚集，它体现出纤维化尚处于活动期；此种"新旧"纤维化同时出现于标本中的表现是诊断 UIP 的关键。整个标本中，炎症反应通常只呈中等程度，主要以小淋巴细胞为主，其次是巨噬细胞及中性粒细胞。这些炎症细胞主要出现在胶原沉积区域或蜂窝样变化的区域，这与人们所推测的不明原因的慢性炎症引起慢性纤维修复是 IIP，尤其是 UIP 发病机制的假设相吻合。对偶尔出现的急性加重的 UIP 病例，除病理表现外，临床表现也是有力的鉴别手段。

2. DIP　最大的特点是大量巨噬细胞聚集于肺泡腔，宛如肺泡上皮细胞大量脱落，故而得名。实际上，这些细胞多为单个核细胞，也有少量分散的多核巨细胞存在。肺泡壁上的肺泡上皮细胞呈增生形态。肺泡间隔因胶原的沉积和少量炎性细胞的浸润而呈轻～中度增宽。在低倍镜下，DIP 的表现很是单一，不仅不存在成纤维细胞聚集区，蜂窝样改变也很少出现；这与 UIP 的组织学特点形成了鲜明的对照。

3. NSIP　肺泡壁中的炎症和纤维化的程度变化较大，缺乏诊断 UIP、DIP 和 AIP 的特异性指征，自然也就无法纳入上述的任何一种类型。近一半的 NSIP 标本以间质炎症为主，纤维化的程度较轻甚至缺如。浸润于肺泡间质中的慢性炎症细胞包括淋巴细胞和大量浆细胞；这些细胞的浸润密度在所有类型的 IIP 中被认为是最高的。所以，这种表现在组织学上极易识别，也被认为是 NSIP 的特异表现。另外 40% 的 NSIP 病例，其炎症细胞的浸润和纤维化的程度基本相近；但有时，这种表现也不易与 UIP 区分。鉴别的要点是标本的总体变化相当一致，没有明显的蜂窝样变，成纤维细胞聚集区也很少见。另外，所剩的 10% 以间质胶原沉积为主，它可局限或弥散存在；但是沉积区中很少见到活跃的成纤维细胞，而多为成熟的胶原束；所以与 AIP 也很易鉴别。

（二）ARDS

其组织学特征为肺间质水肿和 DAD。而 AIP 的病理表现就是 DAD 的增殖或机化期的表现，所以二者在临床表现和组织上均难以鉴别。但 ARDS 多有原发病及明确的病因，如感染、外伤等，故 ARDS 的诊断不应依赖肺活检，通过结合临床对典型病例往往不难诊断。有部分学者仍推测 AIP 源于某些病毒的感染且属于 ARDS 范畴；遗憾的是至今也无任何证据。所以 Ash 认为，对二者的鉴别有时需做大量工作来寻找 ARDS 的病因。可以理解为何某些文献将 AIP 称为特发性 ARDS 以及临床上会将 AIP 误认为是 ARDS。但目前看来，这二者是有区别的。一方面是病因方面的差异；另一方面是在应用糖皮质激素后，AIP 的预后可望改善，而 ARDS 对糖皮质激素的治疗反应常属无效。

（三）闭塞性细支气管炎伴机化性肺炎（BOOP）

发病较急，但进展缓慢。X 线胸片上双肺多发性斑片影在病程中常有明显的游走现象。胸部 CT 可见层状或结节状分布的较强的密度增高区，不见血管影像，其边缘区域有"气状征"。病理特点是阻塞性细支气管炎，有肉芽组织堵塞于扩大的小气道内，有时延伸至肺泡管；肺泡壁及间隔有以单核细胞为主的浸润；这些改变多局限于次小叶范围。影像及病理学的病变区和正常区界限分明，通常不会与 AIP 混淆。

因为 DAD 具有机化期，所以在极少见的情况下会出现 BOOP 和 NSIP 的病理表现与 AIP 无法区分的情况。此时，病史的表现就成为了鉴别诊断的要点。

六、治疗和预后

因为对病因和发病机制尚知之甚少，所以对本病并无特异性的治疗手段。综合有限的文献资料，可以认为，AIP 是一种具有潜在逆转可能的急性肺损伤性疾病，如在病变早期及时治疗可完全康复而不遗留肺部阴影或仅有少许条索状阴影。本病对肾上腺皮质激素反应尚好，而且应该早期、大量和长期地运用。用法：泼尼松 40～80mg/d，持续 3 个月，病情稳定后方逐渐减量，维持时间当视病情发展而定，但疗程不宜短于 1 年。如果减量过程中病情复发加重，应当重新加大剂量以控制病情。如果病情凶险，可使用冲击疗法：静脉注射甲基泼尼松龙 500～1 000mg/d，持续 3～5 天；病情稳定后再改为口服。此外，还有联合应用免疫抑制剂，如甲基泼尼松龙 250mg/d + 环磷酰胺 1 500mg/d + 长春新碱 2mg 并取得满意疗效的报道。

既然将 AIP 划归 IIP 范畴，那么间质成纤维细胞的增殖活化作用应视为极为重要的发病机制。从病理学的电镜所见看，部分区域肺泡腔内渗出物的"渗入间隔"也必然会伴有纤维化的发生。所以，糖皮质激素的应用应该对抑制纤维化的发生起重要作用。当然，单纯的药物治疗是远远不够的，急速恶化的呼吸功能衰竭往往是主要的致命因素；所以，机械通气通常是必须的。如果肺泡的塌陷可以明显促进纤维化的发生、发展并且加重肺泡间隔的增厚，那么在机械通气时加用一定水平的 PEEP 就显得尤为重要；甚至有人认为，人工合成的表面活性物质也具有一定的应用价值。这充分表明了 AIP 与 ARDS 的相似性。

应用大剂量糖皮质激素治疗 ARDS 一直未能取得令人满意的疗效。从病理学角度看，ARDS 可分为渗出期和纤维增殖期二大阶段；但在临床中尚无法区分。我们以 ARDS 的最常见病因败血病为例，纤维增殖期的 ARDS 患者也会有发热、白细胞增多、气道脓性分泌物以及 X 线胸片上新近出现浸润灶或原有浸润灶的进一步加重。这就使得在临床上对何时运用糖皮质激素无法明确掌握。从现有资料看，绝大部分治疗无效的报道都集中在病变的早期（<48 小时）应用糖皮质激素时。但是 Keal 等人将 31 例至少已使用呼吸机 7 天的 ARDS 患者分成两组，再行大剂量糖皮质激素治疗研究。发现治疗组的病死率是 38%（5/13），而对照组为 67%（12/18）。

更为有意义的是，5 例患者在糖皮质激素应用后的 48 小时，其 PaO_2/FiO_2 值较用前的 48 小时明显改善（P<0.05），另有 3 例则在用药后 5~6 天内也出现了 PaO_2/FiO_2 比值的改善。其原因是在 ARDS 的早期，死亡率主要取决于原发疾病的类型及其严重程度；而在之后则直接或间接地决定于肺纤维增殖过程的影响，进一步加重气血交换的障碍。也就是说，大剂量糖皮质激素的作用在纤维增殖期更为重要也更为合理。很显然，这种看法的提出说明了 AIP 和 ARDS 这两种疾病在发病机制上可能还是存在差异的。

AIP 的平均病死率为 78%（60%~100%），平均存活期为 33 天。虽然尚无法预示存活率的组织病理指征，但存活者多有严重的肺实质损害，而死亡者则少有之。现在 ARDS 的病死率因治疗手段的不断改进已降至 50% 以下；而 AIP 的病死率却一直居高不下。总之，医学界应进一步加强对 AIP 的研究。

（范荣梅）

第二节　特发性肺间质纤维化急性加重

一、概述

特发性肺间质纤维化（idiopathic pulmonary fibrosis，IPF）也是特发性的间质性肺炎（idiopathic interstitial pneumonias，IIPs）的一种类型，是一种不明原因的肺间质炎症性疾病，其典型症状表现为干咳、进行性呼吸困难、经数月或数年逐渐恶化，多在出现症状 3~8 年内进展至终末期呼吸衰竭或死亡。主要病理特点为肺间质和肺泡腔内纤维化和炎细胞浸润混合存在。IPF 属于特殊的独立的 ILD，其临床演变规律、对治疗的反应和预后与其他类型的 IIP 有明显区别。

而特发性肺间质纤维化急性加重（Acute exacerbation of idiopathic pulmonary fibrosis，AEIPF）作为实际存在的一种临床现象，日趋为人们认识。AEIPF 临床表现特殊，死亡率高，但临床报道及研究尚少。

二、流行病学

IPF 无准确的流行病学资料。国外资料估计发病率 3/10 万~6/10 万，个别国家 27/10 万~29/10 万。大部分患者年龄为 50 岁以上，高峰发病在 70 岁左右。之后，随年龄增加，发病率增高。35~44 岁的人群发病率为 2.7/10 万，75 岁以上的老人发病率大于 175/10 万，儿童 IPF 极为罕见，男性略高于女性。

三、病因和发病机制

IPF 的病因不明。可能与病毒、真菌、环境污染、细胞毒性物质、病毒感染和吸烟有关。遗传基因对发病过程可能有一定影响。

IPF 的发病可能是炎症、组织损伤、修复持续叠加的结果。致病因素导致肺泡上皮细胞损伤和上皮下基底膜破坏，启动成纤维细胞募集、分化、增殖，致使胶原和细胞外基质过度生成。损伤的肺上皮细胞和浸润的白细胞通过自分泌和旁分泌的形式，分泌 TNF - α、TGF - β和 IL - 8 等。这些炎症介质促进肺纤维化过程。肺泡内氧化负荷过重，也可能参与肺泡损伤过程。这种慢性损伤和纤维增生过程，最终导致肺纤维化。

四、病理

IPF 的病理改变与病变的严重程度有关。主要特点是病变在肺内分布不均，可以在同一低倍视野内看到正常、间质炎症、纤维增生和蜂窝肺的变化，以下肺和胸膜下区域病变明显。肺泡壁增厚，伴有胶原沉积、细胞外基质增加和灶性单核细胞浸润。炎症细胞不多，通常局限在胶原沉积区域或蜂窝肺区。肺泡腔内可以见到少量的 II 型肺泡细胞聚集。可以看到蜂窝肺气囊、纤维化和纤维增殖灶。继发的改变有肺容积减少、牵拉性支气管扩张和肺动脉高压。

五、分类

ATS/ERS 最新的临床 - 影像 - 病理（clinical radiologic pathologic diagnosis，CRP）分类，IIPs 包括 7 种类型。见表 21 - 1。

表 21 - 1 ATS/ERS 最新的临床 - 影像 - 病理（CRP）分类

组织学分类	临床 - 影像 - 病理（CRP）分类
1. 普通型间质性肺炎（UIP）	1. 特发性肺纤维化（UIP/IPF）/隐源性致纤维化性肺泡炎（CFA）
2. 非特异性间质性肺炎（NSIP）	2. 非特异性间质性肺炎（NSIP）
3. 机化性肺炎（OP）	3. 隐源性机化性肺炎（COP）
4. 弥漫性肺泡损伤（DAD）	4. 急性间质性肺炎（AIP）
5. 呼吸性细支气管炎（RB）	5. 呼吸性细支气管炎伴间质性肺病（RBILD）
6. 脱屑性间质性肺炎（DIP）	6. 脱屑性间质性肺炎（DIP）
7. 淋巴细胞性间质性肺炎（LIP）	7. 淋巴细胞性间质性肺炎（LIP）

六、临床表现

起病隐匿，主要症状为干咳和劳力性气促。随着肺纤维化的发展，发作性干咳和气促逐渐加重。通常无肺外症状，但也可见消瘦、乏力、食欲减退、合并感染时可有高热。有时也出现关节酸痛，胸痛极少见。

查体时可发现呼吸频率增快，重症患者均有发绀、低氧血症。听诊双肺可闻及吸气末 Velcro 啰音，通常位于肺底。20% ~50% 有杵状指。晚期可出现呼吸衰竭和肺心病的表现。

七、检查

1. 影像学检查　胸片显示双肺弥漫的网格状或网格小结节状浸润阴影，以双下肺和胸膜下明显，通常伴肺容积减少。个别早期患者胸片肺间质浸润灶、肺泡不透光区（毛玻璃样变）。随着病情进展，可出现直径多在 3 ~ 15mm 大小的多发性囊状透光影（蜂窝肺）。高分辨率 CT 可发现早期病变，如肺内呈现不规则线条网格样改变，伴有囊性小气腔形成，较早在胸膜下出现，小气腔相互连接可形成胸膜下线，是诊断 IPF 的重要手段之一。

2. 肺功能检查　进行性限制性通气功能障碍和弥散量减少，且多早于肺容积的减少。静息时动脉血气可能正常或有低氧血症（继发于通气/灌流比例失调）、呼吸性碱中毒等，可在用力后出现或加重，因此运动时的气体交换是监测临床过程的敏感参数。

3. 实验室检查　为非特异性变化，可有血沉加快，血乳酸脱氢酶增高和丙种球蛋白增高，10% ~26% 患者类风湿因子和抗核抗体阳性。

4. 支气管肺泡灌洗检查　BAL 在 IPF 诊断中主要起到排除其他疾病的作用，为一些特殊疾病的诊断提供依据，如恶性肿瘤、感染、嗜酸性粒细胞性肺炎、肺组织细胞增生症 X、尘肺等。此外，炎症细胞类型对鉴别 IIP 的病理类型有一定帮助。70% ~90% 的 IPF 患者，BAL 中嗜中性粒细胞 >5% ；40% ~60% 的患者 EOS >5% ；10% ~20% 的患者淋巴细胞升高。但这种变化可发生于许多纤维化性肺疾病。BAL 中中性粒细胞增多，说明纤维性病变的可能性增大，如 UIP/IPF、类风湿性疾病导致的纤维性肺泡炎、石棉肺或纤维化性结节病。BAL 中淋巴细胞增加，更多的提示 NSIP、肉芽肿疾病或药物所致的肺疾病。

5. 肺活检　通过支气管肺活检或外科肺活检获取肺组织是明确 IPF 的重要诊断手段，是肺间质疾病诊断的金标准。

八、诊断与诊断标准

诊断主要根据临床特征、胸部 X 线表现、肺通气及弥散功能、病理活检及排出其他原因导致的 ILD。依据有无肺活检结果，有两种确诊标准。

（一）诊断标准一

（1）肺活检显示组织学符合普通间质性肺炎的改变。

（2）同时具备下列条件

1）除外其他已知病因所致的间质性肺疾病（ILDs），如药物、环境因素和胶原血管疾病所致的肺纤维化。

2）肺功能异常：包括限制性通气障碍：肺活量（VC）减少、常有第一秒用力呼出气量（FEV_1）/用力肺活量（FVC）比例增加和/或换气功能障碍；休息或活动时肺泡 – 动脉血氧分压差（$AaPO_2$）增加或 CO 弥散量（DLco）减少。

3）普通胸片或高分辨 CT（HRCT）示两肺基底部、周边部的网状阴影。

（二）诊断标准二

无肺活检结果时，IPF 诊断依据符合以下所有的主要诊断标准和至少 3 条次要标准。

1. 主要标准

（1）除外其他已知原因的 ILDs，如药物因素、环境暴露和结缔组织疾病。

（2）肺功能异常包括限制性通气障碍和换气障碍。

（3）胸片或 HRCT 示两肺基底部、周边部网状影。

（4）经支气管肺活检（TBLB）或支气管肺泡灌洗（BAL）不支持已知原因的 ILD 诊断。

2. 次要诊断标准

（1）年龄大于 50 岁。

（2）隐袭发生的、不明原因的活动后气促。

（3）起病时间≥3 个月。

（4）两肺基底部吸气期爆裂音（性质干燥或呈 velcro 啰音）。

间质性肺疾病的诊断程序见图 21 - 1。

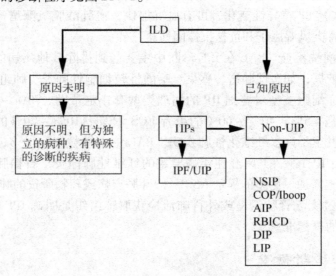

图 21 - 1　间质性肺疾病的诊断程序

九、鉴别诊断

1. 脱屑型间质性肺炎（DIP）　DIP 非常罕见（占不到 3% 的 ILDs）。吸烟者在 40～50 岁时易发病。大多数患者呈亚急性起病（数周到数月），表现为气促和咳嗽。胸片改变较 IPF 轻，20% 的患者无胸片异常；部分患者胸片和 CT 显示为中、下叶的弥漫性毛玻璃影。肺活检显示为均匀的、弥漫分布的、肺泡腔内巨噬细胞聚集，以呼吸性细支气管周围为重，沿肺实质呈弥漫性分布，很少有纤维化。

2. 呼吸性细支气管炎伴间质性肺病（RBILD）　RBILD 是发生在吸烟者的一种临床综合征。临床表现与其他 IIP 相似。胸片显示广泛分布的网状、结节状阴影，而肺容积正常；HRCT 上呈模糊阴影。肺功能常表现为阻塞与限制性通气障碍混合存在，残气量可增加。肺活检示呼吸性细支气管腔内有着色深的巨噬细胞。低倍镜下，病灶呈片状分布，沿着细支气管中心分布。在呼吸性细支气管，肺泡管和细支气管周围的肺泡腔内有成簇的棕灰色的巨噬细胞，伴有片状的黏膜下和细支气管周围的淋巴细胞和组织细胞浸润。

3. 非特异性间质性肺炎（NSIP）　临床表现与 IPF 相似。胸片示两下肺网状影，呈斑片状分布。HRCT 显示两侧对称的毛玻璃影或气腔实变。主要的组织学改变为肺间质均匀的炎症或纤维化改变。其病变在受累部分是均匀的，但在整个进展过程中呈片状分布于未受累肺区域。

4. 急性间质性肺炎（Hamman - Rich 综合征，AIP）　AIP 是一种急性起病、爆发性的肺损伤。症状在几天至数周内出现，既往多健康。病程发展迅猛，死亡率很高。临床表现为发热、咳嗽、气促。胸片示两侧弥漫性混浊影。CT 示两侧片状、对称性毛玻璃影，以胸膜下多见，与 ARDS 相似。多数患者有中至重度低氧血症，常发展至呼吸衰竭。AIP 的诊断要求：ARDS 的临床症状；弥漫性肺泡损伤（DAD）的病理表现。AIP 肺活检与 DAD 一致，包括渗出期、增殖期和/或纤维化期。典型者病变呈弥漫分布，但不同区域严重程度有所不同。

5. 特发性闭塞性细支气管炎伴机化性肺炎（COP/iBOOP） 是一种原因不明的临床病理综合征。本病通常发生于 50～60 岁的成人，男女发病相似。约 3/4 的患者在 2 个月内出现症状，表现似流感：如咳嗽、发热、不适、疲劳、体重下降等。常有 velcro 啰音。肺功能变化以限制性通气障碍最常见。休息和活动后出现低氧血症。胸片表现为两肺弥漫分布的肺泡阴影，肺容积正常。HRCT 呈片状的气腔实变、毛玻璃影、小结节影和支气管壁增厚或扩张。影像学变化特点为"五多一少"：多发病灶、多种形态、多迁移性、多复发性、多双肺受累；蜂窝肺少见。组织学特征为：小气道和肺泡管内过多的肉芽组织增殖（增殖性细支气管炎），伴周围肺泡的慢性炎症。肺泡腔内肉芽组织呈芽生状，由疏松的结缔组织将成纤维细胞包埋而构成，可通过肺泡孔从一个肺泡扩展到邻近的肺泡，形成典型的"蝴蝶影"。对激素有良好反应，2/3 患者可获临床治愈。

6. 淋巴细胞性间质性肺炎（LIP） LIP 是 IIP 中的少见类型。通过单纯的淋巴细胞 - 浆细胞浸润与 DIP 和 UIP 鉴别。此外，肺泡腔内可发现淋巴细胞，沿着淋巴管分布可见淋巴样细胞聚集。这种淋巴细胞聚集也可出现在血管中心部位。胸片与 HRCT 的特征性变化为小叶中心性小结节影，毛玻璃影，间质和支气管肺泡壁增厚，薄壁小囊腔。多数患者与某种异常蛋白血症形成有关（单克隆或呈多克隆丙球蛋白病），或与 Sjogrens' 综合征（原发的或继发的）有关，或与艾滋病（AIDS）有关。

（范荣梅）

第三节　过敏性肺炎

一、概论

过敏性肺炎（hypersensitivity pneumonitis），又称外源性过敏性肺泡炎（extrinsic allergic alveolitis），是易感人群反复吸入各种具有抗原性的有机气雾微粒、低分子量化学物质所引起的一组肉芽肿性、间质性、细支气管性及肺泡填塞性肺部疾病。以前认为本病罕见，由于逐渐认识到抗原性物质在环境中的普遍存在、沉淀素对本病仅具有一定的诊断的意义、采用了更加敏感的诊断方法，过敏性肺炎要比以前所预料的更为常见。

吸入抗原的性质、接触抗原的具体情况及宿主的免疫反应均与是否发生过敏性肺炎有关。本病的典型表现为淋巴细胞性肺泡炎及肉芽肿性肺炎，停止接触抗原后则病情改善或完全恢复。连续不断地接触抗原则常导致进行性肺间质纤维化。仅根据其病史或临床特点无法确诊本病，诊断依赖于对二者的综合分析。当怀疑本病时，必须进行正确的临床评估并对环境进行干预，以免发生进行性不可逆的肺损伤。

二、病原学

能够引起过敏性肺炎的抗原多不胜举，而且还在不断地发现新的接触方式、新的病种。能够引起本病的抗原大致可以分为3类：微生物性抗原、动物蛋白及小分子量化学物质，见表21-2。大多数颗粒性抗原具有可吸入的大小并可在肺泡内沉积，一些（如链格孢属真菌）则可沉积于气道上，然后再被溶解吸收。能够引起过敏性肺炎的抗原可触发T淋巴细胞性肺泡炎，肺泡巨噬细胞不能消化的抗原能够固定补体并充当免疫辅助剂增强肺的免疫反应、激活炎性细胞。除此之外，能够引起过敏性肺炎的药物不断增多，但这不是本章的讨论内容。

表21-2　过敏性肺炎病原学分类

微生物

　　细菌：嗜热放线菌，枯草杆菌，克雷白菌，非结核分枝杆菌等

　　真菌：曲菌属，青霉菌属，分枝孢子菌属，毛孢子菌属，链格孢属，短柄霉属，头孢子菌属等

　　阿米巴

动物蛋白：鸟禽，鱼，鼠尿，软体动物壳，麦象鼻虫，桑蚕幼虫等

化学致敏物：异氰酸盐，酸酐，除虫菊，重氮苯等

三、微生物

细菌、真菌、阿米巴等微生物是过敏性肺炎最常见的原因。这些微生物在室内环境中普遍存在，它们所引起的过敏性肺炎可能比临床确诊的病例要多得多。温暖而湿润的环境常是微生物生长、繁殖的理想的条件，一旦吸入这些微生物性抗原即可导致过敏性肺疾病。

1. 细菌　细菌是单细胞原核微生物，有细胞膜，但没有明显的细胞核及结合于细胞膜上的细胞器。大多数细菌呈杆状（杆菌），球状（球菌）或分枝状（放线菌），直径一般为1~5μm，适宜在多种不同的环境中生存，在室内、室外不同理化环境中繁殖。

1932年Campbell首先报道，嗜热菌属可以引起典型的过敏性肺炎、农民肺。这类细菌可以在10~55℃潮湿的环境中生长并分泌能够导致植物，如干草、甘蔗、蘑菇等腐败的酶引起农民肺（farmer lung disease）、甘蔗尘肺及蘑菇工人肺等。通风湿化系统中水温最高可达60℃的滞水中也常被其污染而导致湿化器肺（humidifier lung）。

在低温环境中生存的室内细菌也可以引起过敏性肺炎。有报道因家庭装修而接触被枯草杆菌污染的浴室木地板屑引起一家6名成员暴发肺泡炎。革兰阴性的克雷白菌也可引起湿化器肺。2名儿童曾因在不通风的地下室用被细菌污染的水淋浴而导致过敏性肺炎。革兰阴性细菌本身及其细胞壁内含有的内毒素不仅可以激发α-肿瘤坏死因子、白介素-1等细胞因子的活性，也可充当免疫辅助剂增强炎症反应，导致肺泡炎及肉芽肿形成。

接触金属处理液可以引起包括过敏性肺炎在内的一系列职业性呼吸系统疾病。对因接触金属处理液而导致过敏性肺炎的病例进行调查，发现接触被不常见的微生物（可能为非结核分枝杆菌或真菌）污染了的处理液可以导致本病的发生。对发生在一个汽车发动机零件生产厂的30名职业性呼吸系统疾病患者进行的研究中发现，7例为过敏性肺炎，其中6例血清不动杆菌沉淀素阳性。

休闲性或职业性接触被细菌污染的水雾均可引起过敏性肺炎。接触被非结核分枝杆菌污

染的温浴盆可以引起一种表现为过敏性肺炎的肉芽肿性肺病，一旦脱离接触即可自行消失。有报道在一室内游泳池中工作的 33 名救生员暴发肉芽肿性肺炎，因其气雾中内毒素水平比无此病发生者升高，推测本病的暴发可能与水雾中存在被污染的细菌有关，故本病被命名为救生员肺（lifeguard lung）。

2. 真菌　真菌是不能自行移动的真核微生物，具有坚硬的细胞膜，缺乏叶绿素，通过孢子繁殖，空气为其传播载体，其孢子结构多适于经空气传播。真菌孢子出芽后其形态具有多样性，如霉变和发酵。霉变是由分枝的菌丝组成，发酵则由多个圆形、卵圆形的或细长的细胞组成。这些细胞通过发芽而形成湿润的或黏液样的集落，其胞壁含有葡聚糖、聚乙酰氨基葡糖等多糖及糖蛋白。真菌的许多组分包括真菌孢子、菌丝碎片、代谢产物、部分降解的底物及真菌毒素均可作为抗原通过空气传播而导致本病的发生。

空气中的真菌孢子主要来源于能够通过风能传播的真菌。对于特定的某种真菌而言，其在空气中的浓度主要取决于风、温度、季节性气候因素、昼夜节律、降水情况、空气湿度及底物的含量与可利用度。美国的几组研究发现分枝孢子菌属、链格孢属、担子孢子属为空气中最常见的孢子；而在加拿大，通过对空气中的真菌计数发现，链格孢属、分枝孢子菌属及酵母菌最为多见，且以 7～10 月为高峰季节。室内孢子的分布情况既反映了室外孢子的组成，又反映了室内真菌丛，后者以青霉菌、曲菌、酒曲菌属、白霉属等半知菌纲及酵母菌为主。室内真菌生长的地方包括垃圾容器、食物储存场所、壁纸、家庭装饰材料及浴室窗帘、窗框、窗式空调器、潮湿的地下室、雾化器释放的凉爽而潮湿的雾气等湿度大的地方。蒸气浴、热水浴，甚至自来水都可能被微生物污染而引发本病。

多种真菌在不同职业接触及环境中可以引起过敏性肺炎。自然界中，尤其是水、土壤及有机碎屑中，可吸入的曲菌属分生孢子无处不在。许多职业环境下，如酿造工人、养鸟者、农场工人、从事堆肥、木工、蘑菇种植、烟草、蔗糖、谷物加工者，在生产绳子、帆布、凉鞋、垫子、篮子及纸张过程中接触细茎针草的工人均可以发生过敏性肺炎，而曲菌是其主要的污染源。木塞工人、奶酪工人、实验室工作者、农场及伐木工人所患的过敏性肺炎与青霉菌有关。泥炭苔加工厂工人所患的过敏性肺炎也与真菌污染有关。加拿大 3 名农场工人所患的致死性过敏性肺炎也为青霉菌污染所致。链格孢属、分枝孢子菌属、短柄霉属及其他属真菌也可引起过敏性肺炎，如多种真菌混合污染的木屑、树皮可以引起木材加工工人、伐木工人及其他处理木材的工人患过敏性肺炎。

导致过敏性肺炎的真菌抗原常与室内微生物污染有关。日本最常见的类型为夏季型过敏性肺炎，它是由以毛孢子菌属为主的季节性真菌污染所致。在澳大利亚城市内的居住区，过敏性肺炎最常见的原因为接触室内腐烂变质的木料及潮湿的墙壁。许多患者的居室内存在多种真菌，包括地丝菌属、青霉菌属、链格孢属、镰刀菌属及曲菌属等，提示所接触的致敏微生物可能是其混合物，而不是单一的可被检出的抗原。曾报道 1 例因使用被红类酵母菌属、曲菌属及念珠菌属污染了的家用超声湿化器而发病。

3. 阿米巴　阿米巴是微小的单细胞真核微生物，它经常通过伪足的形成与消失而改变形态。自然界中的阿米巴可以摄食革兰阴性细菌、分解保护军团菌属等细菌使其免于环境应激的有机物质。阿米巴见于植物、油及水（特别是温水，如工业处理用水、温泉、游泳池及眼药水加工厂等）中。接触被耐格里原虫属及棘阿米巴属阿米巴污染的湿化器可以导致过敏性肺炎，但它们确切的病原学作用需要进一步研究。

4. 动物蛋白 许多动物脱落可以被呼吸道吸入的蛋白质颗粒，一旦吸入就可能导致过敏性肺炎，其中最具临床意义且研究最多的是接触鸟禽类动物。1960 年 Plessner 首先报道了接触鸟禽抗原所致的过敏性肺炎，称为养鸟者肺。已经证明，火鸡、鸡、鹅、鸭、鹦鹉、鸽子、相思鸟、金丝鸟等宠物鸟甚至当地土生土长的鸟禽类，其羽毛、脱落物及血清中均含有抗原性很强的动物蛋白，尤其是在清扫它们的窝时接触抗原最多。英国人口中大约有 12% 的人以相思鹦鹉作宠物，养鸟者肺也就比较常见。

与动物打交道的人，如实验室工作人员也有患过敏性肺炎的危险，因为动物的毛皮、血清及粪便中均含有可吸入的动物蛋白。吸入含有象鼻虫的谷物也可患一种被称为磨房工人肺的过敏性肺炎。从事丝绸制造的养蚕者因接触其幼虫分泌物及茧颗粒也可患过敏性肺炎。切割、打磨软体动物壳制作纽扣的工人也可因接触其粉尘而患过敏性肺炎。过去曾用经鼻吸入牛或猪垂体的方法治疗糖尿病，其中所含的蛋白质也可导致过敏性肺炎，称鼻吸者肺。

5. 化学致敏物 尽管工业中一些无机抗原所致的疾病是常见的，但其在过敏性肺炎中发病中的重要性可能要比微生物及动物蛋白少。

在制造弹性或刚性泡沫塑料、人造橡胶、黏合剂及表面涂料时均需要使用异氰酸盐或酯以大量制造聚亚胺酯聚合体。接触异氰酸盐或酯，包括二异氰酸盐（酯）甲苯、二异氰酸盐（酯）二苯基甲烷及二异氰酸盐（酯）环己烷，除了可引起较常见的职业性哮喘外也可引起过敏性肺炎。异氰酸盐或酯的预聚物较二异氰酸盐（酯）产生的蒸气压少，故被认为其致敏性也低，但近来在有其接触史的汽车零件生产工人中发现 1 例由其诱发的急性过敏性肺炎。在由二异氰酸盐（酯）引发的以 CD_8 为主的 T 淋巴细胞肺泡炎患者的血清及支气管肺泡灌洗液中已检出对其具有特异性的 IgG 抗体。

用于制造塑料、油漆及树脂的三苯六甲酸酐被认为是过敏性肺炎样综合征（该综合征常伴有贫血）的原因。三苯六甲酸酐似乎以半抗原的形式与内源性蛋白质结合形成新的抗原决定簇，从而引发 IgE 或 IgG 反应。环氧树脂及环氧油漆中的邻苯二甲酸酐可以引起过敏性肺炎，接触除虫菊杀虫剂、层析用的重氮苯磺酸钠及喷洒葡萄园用的波尔多液（硫酸铜）所致者也偶有报道。

四、流行病学

过敏性肺炎的发病情况尚不清楚。有关发病率的数据多来自对从事农业的人群所进行的调查。通过问卷调查，苏格兰 3 个农业区农民肺的发病率为 2.3% ～ 8.6%，美国一农场为 3%，接触霉草的男性农民发病率为 9% ～ 12%，养殖蘑菇者 20% 有蘑菇工人肺症状。芬兰临床确诊的农民肺发病率平均为 44/10 万，瑞典则为 23/10 万。从事农业的工人中，具有过敏性肺炎症状的人要比临床确诊者高得多，这说明本病确诊的困难性。有关在被微生物污染的办公场所暴发本病的报告很多，发病率相差悬殊，最高可达 70%，但通常是比较低的。

估计养鸟者中过敏性肺炎的发病率因接触的情况不同，可从 0.5% 到 21% 不等。珠母贝纽扣生产者的发病率为 23%。动物蛋白所致过敏性肺炎的发病率比微生物稳定，可能是因为血清沉淀素的测定在这种情况下对于确诊更为可靠。

接触化学性抗原物质者的发病率罕有报道。通过二苯基甲烷二异氰酸盐（酯）特异激发试验，167 名木板生产工人中有 8（4.7%）人诱发，其中只有 1 例为持续接触，提示间断接触可以诱发本病。鉴于这些患者均是已提出索赔要求而在对其鉴定中发现的，故其实际发病率要比这个数据高得多。

有关本病的发病率各家报道相差悬殊，可能与所研究的人群、接触抗原的性质及强度、所采用的诊断标准及宿主的不同有关，尤其是对于宿主的影响目前所知甚少。但是，对从事农业的工人及养鸟者的流行病学研究提示，在高危职业环境中过敏性肺炎可能是很常见的。

五、职业及环境接触

习惯认为急性症状是由大剂量、间断接触抗原所致，慢性症状则是由低水平、长时间接触所致，但是有关环境接触的数据甚少，况且接触环境中的抗原与症状发作之间的潜伏期不一，可从几周到几年，其确切的剂量－反应关系难以确定。

环境中抗原的浓度、可溶性、颗粒的大小、接触抗原的频度、症状出现前的接触时间、呼吸系统的防护情况及工作中的各种未知因素都可影响疾病的发病率、潜伏期及严重程度。农民肺以晚冬最为常见，因为这时正是用储存的干草喂养牲畜的季节，降雨量大而严寒的冬季干草潮湿更适合微生物的生长、繁殖。夏季型过敏性肺炎见于日本和朝鲜，其特点是：症状在夏季发作，发病以家庭为单位，用寄生在家中潮湿而变质的木质材料或草垫中的真菌进行激发试验则可引起相应的症状。对养鸽者进行的研究发现，养鸽者肺患者特异抗体水平呈季节性变化，在晚夏季节达高峰，因为此时正是赛鸽的旺季，抗原的接触也最多。以上所述为过敏性肺炎最常见的几种形式，其发病有季节性及地域性。

间接地接触似乎是微不足道的小量鸟禽类抗原也可以成为诱发过敏性肺炎的重要危险因素。接触养鸽者工作服上的灰尘可以引发本病，接触与鸽舍相毗邻的屋子也可发病。含鹅毛的衣被、软毛披肩及枕头、用来做钓鱼饵料或装饰花冠的羽毛等均可成为变应原而引发过敏性肺炎，提示鸟禽类抗原是免疫性肺病强有力的诱发因素，当怀疑过敏性肺炎时，在病史采集中，一定要仔细寻找这方面的因素。

六、宿主因素

尽管很多人在接触环境中与过敏性肺炎有关的抗原后，一些人血清中产生了相应的抗体或支气管肺泡灌洗液中淋巴细胞增多或二者皆有，但只有少数人出现临床症状，提示独特的宿主易感性或抵抗能力影响了个体对吸入性抗原的反应性。对过敏性肺炎患者的人类白细胞抗原单纯型进行研究，没有发现本病与某个特定组织相容性位点相关。对100名农民肺患者及有或无沉淀抗体的健康农民进行的比较研究，也没有发现本病与人类白细胞抗原－A、－B或－C位点抗原有显著相关性。养鸟者肺亦然。

很多研究表明，非吸烟者患本病的机会多于吸烟者，其机制未明。吸烟的养鸽者中，鸽抗原的沉淀抗体阳性率及经 ELISA 测定的血清抗鸽蛋白抗体 IgG、IgA 水平均低于不吸烟或已戒烟者，提示吸烟可能抑制机体对吸入的抗原产生的依赖或不依赖 T 细胞的免疫反应。与不吸烟者相比，吸烟的农民肺患者复发的可能性大，症状隐袭者多于急性起病者，肺活量占预计值的比例低，10 年存活率低。尽管本病似乎多见于非吸烟者，但是，吸烟者预后差，说明不吸烟或戒烟在本病中也具有重要的意义。

本病也可见于婴幼儿，但确诊更困难。儿童患者最常见的抗原是鸟禽蛋白。通过对 5 例儿童养鸽者肺患者进行的研究，Stiehm 等学者发现在儿童，亚急性或慢性比急性多见。接触微生物抗原引发的儿童过敏性肺炎也有报道。1 名 5 岁男童患了复发性流感样疾病，3 个月后发展为严重的呼吸衰竭，活检证实为过敏性肺炎。仔细询问病史发现，该患童的父亲用干草为患童做了一个舒适的床垫以便干杂活时使用。当时干草发霉严重，通风又差。在避免接触干草并应用皮质激素治疗后，临床症状完全缓解。1 名 10 个月婴儿出现喘鸣、呼吸急促，2 个月后发展为严重呼吸衰竭，需要机械通气。通过肺活检证实本病。血清青霉菌沉淀素阳性。对其居室环境采样分析发现主要为青霉菌，但其来源不明。将其移出该居室并应用皮质激素治疗，14 个月后临床症状逐渐消失。当儿童患有反复发热性呼吸道疾病及无法解释的间质性肺病时，就要考虑过敏性肺炎之可能。应该仔细询问其父母，了解儿童在家中及学校潜在的抗原接触情况。

对于患有养鸽者肺的妇女，妊娠及分娩似乎可以诱发症状的出现，使其由隐性变为显性，但有关的激素与免疫改变尚不清楚。

七、免疫学发病机制

过敏性肺炎的特点是支气管肺泡灌洗液中存在被活化的 T 淋巴细胞，间质有单核细胞浸润。其发病与下列因素有关：①反复接触抗原。②宿主对抗原的免疫激活。③免疫介导的肺损伤。由吸入性抗原所激发的这种导致淋巴细胞性肺泡炎及肉芽肿性肺炎的免疫性炎症，似乎是由免疫复合物介导的体液及细胞介导的迟发型免疫反应（Ⅳ型）共同作用所致。尽管有关文献颇丰，本病的具体发病机制尚不甚清楚。

动物模型提示细胞介导的免疫反应在发病中起重要作用。对致敏的动物（包括豚鼠、兔子、近亲繁殖的老鼠）淋巴细胞进行培养，然后被动转移到从没接触过该抗原也没被其致敏的动物身上，继之让这些未致敏的动物吸入抗原或向其肺内灌注该抗原，则可引起类似于人类过敏性肺炎的病变。在试管内用有丝分裂原或抗原预先激活 T 淋巴细胞，然后将其被动转移也可以得到类似结果。对表达编码 γ - 干扰素的基因敲除鼠进行实验，发现 γ - 干扰素对于过敏性肺炎症状的出现是必不可少的。另一些研究则支持 Th1 淋巴细胞亚群在过敏性肺炎的发病中具有同等重要的意义。也有研究提示，病毒感染可能影响宿主对本病的易感性。

利用支气管肺泡灌洗液对本病的细胞及体液的特征性改变进行了研究。在致敏的宿主接触抗原后的头 48 小时内，中性粒细胞迅速增加，可能为气道内产生的免疫复合物、补体旁路激活或吸入抗原的内毒素效应所致。几天后，局部免疫反应演变为以 T 淋巴细胞为主的肺泡炎，通常淋巴细胞占 60% ~ 70%。细胞重新分布，从周围血转移到肺组织；淋巴细胞原位增殖，二者的共同作用导致肺 T 淋巴细胞数量增加。过敏性肺炎患者肺泡灌洗液中自然杀伤细胞比不吸烟者及结节病患者多。接触抗原后，肥大细胞数量也增加，避免抗原接触后 1~3 个月恢复到正常范围，但轻度的中性粒细胞增多（80% ~ 10%）仍可继续存在。此外，亚急性养鸟者肺可出现浆细胞增加。

对有症状的过敏性肺炎患者支气管肺泡灌洗液中淋巴细胞亚群进行的研究发现，激活的 T 淋巴细胞常以具有抑制/细胞毒功能的 CD_8^+ 细胞为主，CD_4^+/CD_8^+ 比值常少于 1。但很多研究者发现这个比值的变化范围很大，有些患者 CD_4^+ 细胞数量正常甚至增加。尽管具体原因尚不清楚，但有关资料提示过敏性肺炎的分型（急性或慢性）及肺泡灌洗与最后一次抗原接触的时间间隔可能影响细胞的表型。以 CD_4^+ 为主的淋巴细胞增多可见于本病的纤维化期。吸烟也可影响细胞表型。Trentin 等学者对仍处于农场环境，但不再接触特定变应原的农民肺患者进行随访发现，6 个月后其 CD_4^+ 细胞数量恢复正常，CD_8^+ 细胞数量下降，CD_4^+/CD_8^+ 比值上升至正常。

巨噬细胞通过在免疫反应的早期阶段加工、递呈抗原给 CD_4^+ 细胞，在发病中起关键作用。肺泡巨噬细胞被特异性抗原/抗体复合物激活的早期，释放细胞促炎因子 α - 肿瘤坏死因子（TNF - α）、白介素 - 1 及巨噬细胞衍生的脂质氧化酶产物等，为过敏性肺炎的发病提供了条件。被激活了的具有 Th1 表型的 T 淋巴细胞产生白介素 - 2 及 γ - 干扰素，二者可以使巨噬细胞致敏，转录、分泌的 α - 肿瘤坏死因子及白介素 - 1 的数量增加。巨噬细胞衍生的具有淋巴细胞趋化功能的细胞因子白介素 - 1、白介素 - 8 等可能促进了被特定抗原致敏了的 CD_8^+ 细胞向患肺内积聚。这些 CD_8^+ 及一些 CD_4^+ T 淋巴细胞可以通过 Th1 或 Th2 样细胞因子调节肉芽肿的形成。炎性与免疫效应细胞的积聚、由活化了的肺巨噬细胞及成纤维细胞释放的纤维结合素及其他基质蛋白多糖均与常见于慢性过敏性肺炎的基质重建、肺纤维化有关。

许多可以导致过敏性肺炎的颗粒性抗原不仅可以刺激 T 淋巴细胞介导的反应，也是有效的免疫辅剂。可以导致农民肺的嗜热细菌可以诱发人巨噬细胞释放促炎因子白介素 - 1 及 TNF - α，二者均可诱发发热及炎症，也是组织损伤与重建的重要介质。

八、组织病理学

过敏性肺炎的组织病理学有其自身特点，但均不具备特征性，且组织学特点随活检时病变的不同时相而异。典型的组织学三联征包括：①细胞性细支气管炎（气道中心性炎症）。②间质性单核细胞性浸润。③散在的小的非坏死性肉芽肿。但是有相当数量的过敏性肺炎不具备这些典型的特点。

急性、亚急性者，单核细胞（主要为淋巴细胞和浆细胞）呈斑片状浸润肺泡壁，并沿细支气管中心分布，常可见上皮样肉芽肿或巨核细胞。尽管急性接触后管腔内可见中性粒细胞，但中性粒细胞及嗜酸性粒细胞并不常见。含气腔内泡沫细胞（泡沫巨噬细胞）是气道炎症的特征性表现。1982 年 Reyes 等对 60 例急性农民肺进行了研究，发现肺间质炎性浸润 100%，肉芽肿 70%，机化（不消散）性肺炎 65%，间质纤维化 65%，泡沫细胞 65%，异物 60%（通过极化光显示），孤立性巨细胞 53%，闭塞性细支气管炎 50%。对日本 475 例夏季型过敏性肺炎进行的研究发现，间质性炎症 95%，肉芽肿 65%，阻塞性细支气管炎/机化性肺炎约 30%。

本病的晚期，尤其是慢性者，可出现肺间质纤维化伴蜂窝肺，这时肉芽肿可能已经消散。肺间质纤维化可以气道为中心，难与寻常型间质性肺炎相鉴别。过敏性肺炎的病理组织学表现不一，且缺乏特征性，易与其他疾病相混淆，诊断本病时一定要结合其他临床表现。

九、临床表现

1. 病史　详细的病史采集是诊断过敏性肺炎的关键所在，对制订干预抗原接触措施也是必不可少的，具体内容见表 21 - 3。临床症状的出现与从事某些活动在时间上有相关性，常是诊断过敏性肺炎的最初线索，尽管对于亚急性或慢性者之间的关系可能没有这么明显。职业史应对过去与现在所从事的工作按时间顺序进行采集，尤其是要详细地询问具体的工作及接触史。可以引起过敏性肺炎的抗原接触，在特定情况下，也可发生于几乎所有的室内环境中，所以不能仅依据职业史就排除本病的可能性，如一位教师患了与学校室内空气质量问题有关的慢性过敏性肺炎，持续数年才得到确诊。

表 21－3　职业及环境接触史的采集内容

职业接触史

　按时间顺序询问现在、过去所从事的职业

　工作惯例及具体程序

　所接触的化学物质、尘埃及其他空气中所含有的可吸入微粒，如谷尘、动物接触、植物及食品加工、冷却塔、喷泉、淋浴、金属处理液等

　阅读所接触材料的安全性说明，以便发现化学致敏物

　阅读有关工作场所的工业卫生评估或环境测试报告

　脱离工作场所症状是否改善，接触特定的环境症状是否加重

　有接触史的工作人员是否有持续的呼吸系统或全身症状

　工作时的防护措施

环境与居所情况

　宠物及其他家养动物，尤其是鸟类

　爱好及休闲活动，尤其是接触化学物品、羽毛、皮革、植物材料及有机尘

　是否使用湿化器、去湿器、室内排湿干衣机及其他产湿源

　是否进行过热水浴、蒸气浴

　室内漏水或被水淹过

　被水浸泡的地毯、家具

　肉眼可见的霉变

　羽毛制作的枕头、围巾及其他窗上用品

　家庭成员或居住在同一室内的其他人中，是否有相同的症状

　　采集环境接触史时，应仔细询问是否接触过宠物及其他家养动物，尤其是鸟禽类；是否有园艺、养护草坪等爱好，这些爱好都可能接触化学致敏物，如除虫菊脂；是否进行过休闲活动，如热水浴、室内游泳等；是否使用湿化器、冷水雾化器及湿化空调，这些活动都可能接触含有微生物的气雾；所处环境中是否有漏水、水淹史，所用的地毯、家具是否被水浸泡过；居室内是否可见霉变等；是否用过药物治疗，包括处方及非处方药，以便判断是否存在由药物引起的肺病。

　　2. 症状与体征　将过敏性肺炎分为急性、亚急性及慢性型可能不妥，因其临床表现经常重叠。但是，不同的临床表现是不同的病理损害所致。急性型通常在接触抗原后 4～12 小时发病，出现呼吸系统及全身症状，包括咳嗽、呼吸困难、胸闷、发热、寒战、全身不适、肌痛等，可能伴有发热、呼吸急促、心动过速、出现在吸气相的啰音等体征。周围血可出现白细胞增多、淋巴细胞减少。需要注意的是，血中嗜酸性粒细胞增多并不常见。急性症状不具特异性，常误诊为呼吸道感染。急性症状反复发作就应考虑到过敏性肺炎之可能，应仔细询问有关抗原接触史。

　　临床上出现的亚急性及慢性型表现也应该引起对本病的高度重视，以便进一步确诊并进行适当处理。劳力性呼吸困难与咳嗽为其主要症状，咳痰、疲乏不适、厌食、体重下降等也较常见。体格检查可能无异常发现，也可能在其肺底部闻及啰音。一些患者可出现喘息，可能反映了抗原介导的炎症对气道的影响。发生严重肺纤维化时，发绀及右心衰竭可能很明显。在一组研究中发现，近一半的养鸽者肺患者有杵状指（趾），此体征常提示本病预后不

良，但是对于其他类型过敏性肺炎而言，杵状指（趾）并不常见。

十、实验室检查

1. 沉淀抗体　尽管过去曾认为沉淀抗体阳性是过敏性肺炎的标志，事实上它既不敏感也不特异。疑为过敏性肺炎的患者，其血清出现特异性 IgG 沉淀抗体，仅说明曾接触过足以引发体液免疫反应的抗原，可能为本病的诊断提供一定的线索。沉淀素在发病中似乎不起作用，仅作为抗原接触的标志，缺乏临床症状者也常呈阳性。血清沉淀素阳性可见于 3% ~ 30% 的无临床症状的农场工作者、近 50% 的无临床症状的养鸽者。无症状人群中，沉淀素阳性率随时间波动，有时阳性，有时阴性，可能是不同程度抗原接触的反映。

过敏性肺炎患者特异性沉淀抗体常呈阴性。一组研究发现，30% ~40% 农民肺患者其血清中测不到由常见抗原产生的特异性沉淀素。阴性结果也可能与抗原缺乏标准化、质量控制问题、所用的测定技术敏感性低、抗原的选择错误及血清过度稀释有关。应用传统的 Ouchterlony 双免疫扩散技术（ouchterlony double – immunodiffusion technique）进行检测，一些患者的抗体反应很弱，无法产生沉淀素反应。用敏感的测试方法，如 ELISA 检测特异性 IgG 抗体，虽然阳性率增加，但由于特异性降低，临床上难于对测定结果做出正确的解释。血清沉淀素可能在停止接触抗原后的某个无法确定的时间消失，这就更增加了确定致敏抗原的难度。有些情况，尤其是在接触含有多种微生物混合组成的可吸入颗粒，过敏性肺炎可能不是由单一的一种而是由空气中多种抗原累加反应所致，但现有试验室可供使用的抗原是有限的，在此情况下就可能无法做出准确的判断。

2. 其他实验室检查　反映急、慢性炎症的指标，如血沉、C – 反应蛋白、免疫球蛋白 IgG、IgM 或 IgA 均可轻度升高。血清血管紧张素转换酶升高仅见于少数急性症状反复发作的患者。抗核抗体及其他自身抗体罕见阳性。速发型及迟发型皮肤试验均无助于诊断。

3. 肺功能检查　如果可能，所有怀疑过敏性肺炎的患者都应接受肺功能检查，包括肺容量、肺活量及弥散功能。急性者常表现为限制性肺功能异常，FVC、肺总量及弥散功能均降低。经常出现低氧血症，运动后 PO_2 下降是肺功能受损的早期征象。这些急性损伤需要 4~6 周才能完全恢复正常。急性期过去、慢性肺间质纤维化尚未出现时肺功能检查可能正常。

亚急性者肺功能检查可能仍在正常范围内，此时如果无病前检查结果相对照，则很容易造成判断错误。亚急性及慢性者则可出现限制性及阻塞性肺功能异常，尤以混合型常见。1965 年 Pepys 与 Jenkins 二位学者对 205 例农民肺患者进行了研究，发现有 10% 的患者仅表现为阻塞性通气功能障碍而无限制性通气功能障碍。弥散功能障碍比较常见，尤其是运动后。用乙酰甲胆碱进行激发试验，发现 22% ~60% 的患者出现非特异性气道高反应。所以，当非吸烟而出现肺气肿的表现或表现为气道阻塞、非特异性气道高反应状态的患者都应该与过敏性肺炎相鉴别。

静息及运动后的肺功能检查是诊断过敏性肺炎的重要指标，但均缺乏特异性及敏感性。肺活量测定正常不能排除本病。诊断一旦确立，就应动态测定肺功能直到完全恢复或稳定，以评估治疗效果、指导选择治疗方法。

4. 放射学检查　急性过敏性肺炎 X 线胸片的典型表现是微小的结节影或磨玻璃样改变。平片罕见肺门或纵隔淋巴结肿大。但胸片可以表现正常，尤其是在疾病的早期，所以不是对高危人群进行过敏性肺炎筛查的有效工具。对一组患者进行的研究发现，40%的急性农民肺患者胸片表现正常；40%～45%只有很小的改变且容易忽略；胸片异常的程度与症状或肺功能损害的程度相关性差。对于急性病例，如果停止进一步的接触，胸片的异常可在4～6周减轻或消散。慢性者则可出现纤维化，表现为条状及网格影，肺容积减少，蜂窝肺。

胸部CT扫描对于诊断过敏性肺炎较X线胸片敏感。CT最典型的表现是弥漫性、边界不清的、以小叶为中心的微小结节影，可能是细胞性细支气管炎的反映。弥漫性磨玻璃样改变可能是主要的或唯一的CT所见。本病的早期阶段CT表现也可正常。慢性期肺纤维化，表现为网格状阴影，肺容积减少，蜂窝肺。有研究发现，多数亚急性、慢性养鸟者肺患者表现为弥漫性磨玻璃样改变，蜂窝肺仅见于50%的慢性患者，其中一部分同时可见小结节及磨玻璃样改变。肺气肿样改变见于亚急性及慢性患者，他们大多数不吸烟，可能与细支气管炎症、阻塞有关。呈马赛克样的局灶性透亮度增高为本病的一个显著特点，其形成可能与细支气管中心性炎症及其所闭陷的气体有关。CT检查常见轻度反应性纵隔淋巴结肿大，常见少数淋巴结受累，并且直径最大不超过15mm。

5. 吸入激发试验　因缺乏标准化的抗原和技术，实验室吸入激发试验在诊断过敏性肺炎中的应用受到限制。当吸入可疑的雾化抗原之后数小时内出现符合本病的急性症状及其他临床异常时，则对诊断最有帮助。对于有丰富经验的实验室而言，激发试验有助于鉴别鸟禽抗原所致的慢性过敏性肺炎及其他间质性肺病。对于出现急性症状的某些病例，先让其接触可疑环境，并对其接触后的症状、体温、白细胞计数、肺活量测定、弥散功能及X线胸片进行动态检查可能比单纯进行实验室吸入激发试验更有意义。临床上，解释吸入激发试验结果时常会遇到困难，故对于大多数疑及过敏性肺炎的患者，并不提倡将本试验作为常规检查。

6. 支气管肺泡灌洗检查　支气管肺泡灌洗检查是确定肺泡炎存在与否的敏感方法。一般可见淋巴细胞显著增多（占30%～70%），经常以CD_8^+为主，嗜酸性粒细胞或中性粒细胞不增多。总白细胞计数增多，常达正常值的5倍。尽管因淋巴细胞数量增加而使巨噬细胞所占百分比下降，但其绝对计数与对照组相似。浆细胞数量升高可见于有症状的过敏性肺炎。IgG、IgM及IgA抗体的浓度升高（尽管吸烟可能减轻这种结果），总蛋白及白蛋白也见升高。

由于进行支气管肺泡灌洗时疾病所处的时相及最后一次抗原接触距灌洗检查的时间间隔不一，灌洗液中各种细胞成分所占的比例变化很大。脱离抗原接触后，尽管其他临床指标出现改善，淋巴细胞增多仍可持续数年，使其在动态观察病情发展、判断避免抗原接触的效果方面受到限制。接触致敏抗原但无主、客观异常者也可能发生淋巴细胞性肺泡炎，进一步降低了肺泡灌洗检查对本病的特异性。肺泡灌洗液检查与放射学检查、肺功能检查、沉淀抗体等似乎无相关性。

7. 肺活检　当确诊依据不充分或为了排除有特殊治疗方法的其他疾病时可以考虑肺活检。经支气管肺活检，特别是在CT指导下，常可取得满意结果。取6～10块标本可增加确诊率。病理可见淋巴细胞性间质性肺炎、肉芽肿及细支气管炎等改变。气道中心性炎症反应常需要行外科手术肺活检证实。特殊染色与培养对于鉴别本病与真菌、分枝杆菌等所致的感染性肉芽肿具有重要意义。过敏性肺炎与结节病不同，前者表现为肉芽肿以远的间质区可见炎性浸润，而结节病的浸润常发生在肉芽肿内部及周围。鉴于这类肉芽肿性疾病在组织学上有很多相同之处，如果不结合临床，仅凭病理不足以确诊本病。

十一、诊断路径

确诊过敏性肺炎意味着可以避免进一步接触抗原。对于一切可疑的患者都应按下列路径进行：①详细地询问病史。②体格检查。③除 X 线平片有典型的异常外，都应行高分辨 CT（HRCT）检查。④肺功能检查：包括肺容量、使用支气管扩张剂前后的肺活量检查及 DLco。⑤纤维支气管镜检查：常同时行支气管肺泡灌洗检查及经支气管肺活检，包括针对致病微生物的特殊染色及培养。对于劳力性呼吸困难而肺功能正常或仅有轻微异常的患者，运动生理检查常有助于进一步确定损伤的程度，对于指导选择治疗方法，如吸氧具有重要的意义。乙酰甲胆碱激发试验并非必要，也无法对本病与支气管哮喘做出鉴别。血清沉淀素阳性有助于确诊养鸟者肺及其他由已制成试剂的可疑抗原引起的过敏性肺炎，但是沉淀素阴性不能排除本病。

十二、诊断标准

目前已提出了很多过敏性肺炎的诊断标准。Terho 提出将农民肺的诊断标准分为主要与次要标准。如果符合所有的主要标准及最少 2 个次要标准，并排除其他相似疾病，则可确诊本病。主要的诊断标准包括：①通过询问病史、环境检测或测定抗原特异性 IgG 抗体确证有令人不适的抗原接触史。②接触抗原后几小时出现与过敏性肺炎相符的症状。③X 线胸片表现异常，符合过敏性肺炎。需要注意的是，如果活检符合，X 线胸片可以阴性。次要诊断标准包括肺底部捻发音；弥散功能降低；静息或运动时氧分压、氧饱和度降低；符合过敏性肺炎的组织学异常；工作接触或实验室吸入激发试验阳性。1998 年 Cormer 等学者提出了相似的诊断标准，包括接触史、劳力性呼吸困难、吸气相啰音及淋巴细胞性肺泡炎。支持本病的诊断标准包括复发性发热、X 线胸片出现浸润影、DLco 下降、针对致敏性抗原的沉淀抗体阳性、肺活检证实肉芽肿（通常不必进行此项检查）、避免接触则好转。目前，所有的过敏性肺炎诊断标准均有待进一步证实。

诊断标准过于严格，可能漏诊一些 X 线胸片表现正常或症状不明显的病例。一组对1950—1980 年间的病例分析显示，胸片对诊断过敏性肺炎的敏感性逐渐下降。抗原接触史是诊断本病的基本条件，职业、环境接触史采集不当可能影响本病的确诊。影响本病确诊的因素还包括：①本病的症状、体征及其他临床检查结果缺乏特异性，需与其他疾病，如支气管哮喘、流感、病毒性肺炎、结节病、原发性肺纤维化等相鉴别（表 21-4）。②本病早期的肺部听诊、静息肺功能检查、胸片等均可正常。③许多引起本病的微生物在普通的环境中生长、繁殖，病史中难以发现。④沉淀抗体常为阴性，并且可在停止接触后消失，可能无法识别由本病导致的肺纤维化性疾病。

表 21-4 过敏性肺炎的鉴别诊断

	临床表现	BALF 淋巴细胞增多	组织病理学
支气管哮喘	++	+	-
结节病	++	++	+
吸入热（如 ODTS）	++		-
病毒/支原体肺炎	++	+	

	临床表现	BALF 淋巴细胞增多	组织病理学
分枝杆菌感染	+ +	+ +	+
真菌感染	+	+	+
其他 ILD（胶原血管性及 IPF）	+	+	+
慢性铍中毒	+	+ +	+
淋巴瘤/白血病	+	+	+
有毒烟雾的吸入	+	-	-

注：过敏性肺炎包括急性、亚急性或慢性；＋＋：与过敏性肺炎非常相似；＋：相似；－：不相似；BALF：支气管肺泡灌洗液（bronchoalveolar lavage fluid）；ILD：间质性肺病（interstitial lung disease）；IPF：特发性肺纤维化（idiopathic pulmonary fibrosis）；ODTS：有机管道中毒综合征（organic duct toxic syndrome）。

十三、自然病史及预后

过敏性肺炎的自然病程表现不一，但如果能早期确诊，一般预后良好。

本病的急性型，发热、寒战、咳嗽等症状常可在停止抗原接触后几天内消失，全身不适、乏力、呼吸困难可持续数周。肺活量及弥散功能常在急性发作后 2 周内迅速改善，但轻微的肺功能异常可持续数月。一般说来，单纯的急性发作具有自限性。少数病例在脱离抗原接触后仍可进展。偶有报到，反复急性发作甚至一次严重发作后，症状仍可持续存在、肺功能损害仍然进展。

亚急性或慢性型症状潜隐，临床上不易发现，确诊时多为晚期，预后常较急性者差。对有症状的养鸽者肺患者在确诊 18 年后随访发现，其肺功能平均下降率是对照组的 4 倍。对 4 名儿童及 5 名成人慢性鸟禽型过敏性肺炎患者的观察发现，在其激素治疗、减少或避免抗原接触后 6 个月到 10 年内，9 人中仅有 5 人症状完全消失，但血清沉淀素全部持续阳性，有的肺功能异常仍然存在，1 例因肺移植失败而最终死于过敏性肺炎。有报道，慢性养鸟者肺可并发致死性弥漫性肺泡损伤。通常，慢性型长期病死率为 1% ~ 10%。

过敏性肺炎可能最终发展为肺气肿（常见于农民肺的晚期）及肺纤维化（常由养鸟者肺发展而来）。对 81 例农民肺患者与正常农民进行的对照研究发现，农民肺患者有 23% 发生肺气肿，其中，不吸烟者为 18%，吸烟者为 44%，明显高于正常农民对照组的 7%，且农民肺的反复发作与肺气肿的发生有关。动态观察 14 年后，农民肺患者与对照组比较弥散功能显著降低，存在更为明显的限制性通气功能障碍。另有一组对农民肺患者进行的随访研究发现，仅有 50% 完全恢复正常，而对于那些没有痊愈者，肺气肿所致的阻塞性肺功能障碍最为常见。对完全符合农民肺诊断标准的一组芬兰患者进行的研究发现，确诊后 3 年内发生需要应用药物控制的支气管哮喘的危险性增加；5 年后哮喘发病率显著升高。鸟禽抗原所致的过敏性肺炎发生纤维化性限制性肺病的危险性似乎较农民肺高，其 5 年存活率与特发性肺纤维化相似。尽管有些患者完全恢复正常，本病永久性后遗症包括支气管哮喘、肺气肿及肺间质纤维化，且有的肺间质纤维化呈进行性。

对于有些患者而言，继续抗原接触可能并不导致病情恶化。Bourke 等学者发现，21 例急性养鸽者肺患者中，尽管多已改善了通风条件并采取了相应的呼吸防护措施，仍有 18 例在确诊 10 年后仍经常接触鸽子，但仅有 6 人有持续的呼吸道症状。某些动物模型也存在这种现象：已被致敏的动物再反复吸入变应原可能使肺部的炎性反应消散而不是进展。目前对于这种炎性反应的调节机制尚不完全了解，故不提倡用免疫疗法治疗本病。

目前尚无发现可用来预测本病消散或进展的标志物。本病患者支气管肺泡灌洗液中的淋巴细胞增多可在脱离抗原接触数年并且已经取得临床恢复后仍然持续存在。患者在确诊时的年龄、症状出现后的抗原接触时间及确诊前抗原接触时间对判断养鸽者肺康复的可能性似有一定价值。若接触少于 2 年，改善或完全恢复的可能性大。确诊时的临床类型（急、慢性）及肺功能异常的程度均与能否康复无关，但确诊时患者年轻、症状发作后接触抗原时间少于 6 个月者，则完全康复的可能性大。

十四、治疗

已经证实，大多数过敏性肺炎如果继续接触抗原，肺功能将急剧恶化。早期诊断并避免接触抗原是治疗的关键所在，药物治疗仅对部分病例具有重要辅助作用。

1. 避免接触抗原　从患者的接触环境中除去致敏抗原不仅对于治疗具有关键作用，同时也可以预防过敏性疾病的发生。在美国，因改善原料处理方法，尽量减少微生物生长机会，枫树皮病及甘蔗渣尘肺已变得非常罕见。日本也证明，除去已破损或已有微生物生长的部分，消毒、清除导致季节性真菌污染的环境，可以有效地预防夏季型过敏性肺炎的复发。开放式喷水通风系统被真菌污染可以导致过敏性肺炎的暴发，此暴发可以通过彻底清洗通风系统及相关的工作区并代之以干燥式通风系统进行控制。由微生物污染空调器引起的大暴发，采用清洗、水处理等措施可以有效地降低抗原浓度。之后可以利用本病患者的抗血清通过固相放射免疫检测法监测空气中的抗原水平、评估控制措施的效果。对于湿化器肺及热浴肺，清除污染源则是最简单有效的方法。

当不能确定是否有职业接触史，尤其是疾病还在不断进展时，请有经验的卫生学家对其工作及居室环境进行现场调查是很有必要的。对于真菌污染，可以利用间接免疫荧光试验法对采自工作场所及个人用品的样品进行孢子特异性 IgG 抗体检测，以评估居室空气质量及患者是否对真菌过敏。然而，对采自居室空气中含有微生物的悬浮微粒进行微生物抗原定性检测，既耗时又昂贵，对多数临床工作者又不便利，且需具有丰富经验的工业卫生学家及有关实验室的帮助。即使按要求进行了，对其结果做出合理解释也是困难的。阴性的结果不能排除本病或抗原接触史。用盘子采样评估室内是否存在微生物污染是不可靠的。

有时，从环境中除去变应原是相当困难的。对 5 个已经不养鸟的家庭采用 IELISA 法进行动态检测发现，尽管采取了各种环境控制措施，其抗原水平仍呈逐渐下降，其中 1 家 18 个月后抗原水平仍然很高。不养鸟类的家庭，如果其居室外野鸟的粪便很多或经鞋等带回家，其家中也可检测到鸟类抗原。鞣酸可用来有效地减少室内猫及螨虫性抗原水平，但却不能有效地降低养鸟者肺患者体内的鸟类抗原水平。

当不可能完全清除抗原或者无法确定特异性变应原时，为了避免抗原接触，通常采用的方法是让患者脱离可能含有变应原的环境。这种方法对于康复既简单又稳妥，但是，出于对患者社会与经济方面的考虑，这种方法有时很难严格执行。对一组农民肺患者进行的随访发现，6 年后仍有 50% ~ 60% 留在农场，15 年后这一数字增加到 70%。对患者，尤其是那些无法完全避免抗原接触者，定期随访其症状、X 线胸片、肺功能等指标对于评估疗效、选择进一步避免抗原接触的措施是十分必要的。

2. 药物治疗　一般认为对于急性过敏性肺炎，全身应用皮质激素治疗是有益的，但这一结论缺乏临床对照研究的支持。对于肺功能损害轻微，避免抗原接触可自行康复的患者，不必使用激素治疗。病情较重的患者可使用泼尼松，通常开始剂量为 60mg/d，除此之外尚需卧床休息，缺氧者则给予吸氧及其他必要的支持治疗。治疗的前 4 周内应动态进行肺功能检查，如果客观指标改善，则应逐渐减少激素用量，直至停用。Monkare 认为，用激素治疗农民肺，疗程为 12 周的效果并不比 4 周好。鉴于对激素治疗本病的临床研究尚不充分及全身应用激素的不良反应，治疗必须依据有关指标的动态观察及正确的临床判断。

皮质激素治疗对于各种类型过敏性肺炎的远期效果少有研究。Kok karinen 等将 36 例患者（多为农民肺）随机分为两组，一组接受泼尼松龙治疗，另一组给予安慰剂，疗程均为 2 个月。激素治疗组 1 个月后生理异常（尤其是弥散功能）迅速改善，但 5 年后两组间没有差别。值得注意的是，激素治疗组农民肺有症状的复发在随访的 5 年中比安慰剂组高，尽管此结论无统计学意义。de Gracia 等对养鸽者肺进行了研究，发现用与不用激素治疗的患者其临床结果没有显著差异，避免抗原接触后肺功能改善或恢复正常的平均时间均为 3.4 个月。

吸入激素及 β 受体激动剂可能有助于减轻胸闷、咳嗽等症状，改善阻塞性肺功能障碍。但是尚无有关吸入激素治疗过敏性肺炎的临床对照研究。

临床上，已有用细胞毒性药物，如环磷酰胺、环孢素及硫唑嘌呤治疗难治性、进行性过敏性肺炎，但对其疗效少有研究。对治疗无反应的患者，肺移植可能是最后唯一的选择。

十五、预防

在特定环境下，第一例过敏性肺炎的确诊是发现健康问题的开始，预示着需要对其环境进行调查、干预。如室内微生物污染常与湿度控制不当有关，保持室内相对湿度低于 70% 则可使其明显减少。保持湿化器清洁、经常换水，可以减少微生物生长的机会。增加室外空气的流入可以稀释室内的污染，通风设备加用高效过滤装置可以净化空气。彻底清除室内抗原有时是不现实的，所以一旦患有过敏性肺病，让患者搬家常是必要的。

为了降低农民肺的发病率，推荐的措施包括在储备干草、谷物时要对其进行彻底干燥；应用机械化的喂食系统；改善农场建筑的通风措施。对法国农民进行的研究显示，血清沉淀素及患农民肺的危险性与加工喂牛用的干草有关，该病的发病率并没有因改变传统干燥方法为机械加工方法而显著下降。对于从事易患本病的那些职业，对从业者进行教育以使其避免抗原接触、及早识别症状可能是有帮助的。

各种口罩在预防本病的发生、控制病情进展中的作用尚不清楚。头盔形电动净化口罩已被用于预防过去曾有过敏性肺炎急性发作患者的间断性接触。很多患过敏性肺炎的养鸟者仍不愿意放弃他们的高危爱好，对他们的呼吸道防护情况进行研究发现，22 名中有 13 名戴电动净化口罩，另 9 名拒绝使用。对这些人的鸽子特异性 IgG 抗体进行动态观察发现，戴口罩者血清抗体水平在 14 个月内下降了 65%，而拒绝使用者则没有下降。但对这二组的症状、肺功能改变情况则没有报道。因多数口罩使用不便，长期戴口罩进行防护受到限制。防尘口罩对于有机尘埃有很大的防护作用，但对于一些人而言显然是不够的。对于已经致敏者，则不作为预防措施加以提倡。

十六、结语

具有抗原性的物质普遍存在于环境中，随着对其认识的不断深入，加之诊断手段的不断完善，由接触职业性及非职业性环境中的变应原而导致的过敏性肺炎不断增加。由于其临床表现的多样性，且缺乏"黄金诊断标准"，过敏性肺炎的确诊仍存在不少困难。根据临床表现，结合相应的接触史及放射学、肺功能、组织病理学检查结果可以做出诊断。值得注意的是，如果单独考虑其中的一项表现，则均缺乏特异性，很容易与其他肺部疾病相混淆。过敏性肺炎是可治的，如果发现得早甚至是可愈的；若能确定变应原接触且能有效降低抗原水平，也是可以预防的。若漏诊、误诊或没有给予治疗，则可导致永久性的损害，发生支气管哮喘、肺气肿、肺间质纤维化等。本病的确诊常引发更广泛的公共卫生问题，同一环境中的其他人均接触同一抗原，也有患病的危险。即使只确诊 1 例，也应该寻找处在同一环境中的其他可能病例，并立即采取相应措施以避免进一步接触。

（任　涛）

第二十二章

睡眠呼吸障碍疾病

睡眠呼吸障碍（sleep related breathing disorders，SRBD）是一种发生在睡眠中的呼吸异常性疾病，在国际睡眠疾病分类中被分在第八类睡眠疾病，疾病编号为 ICSD2。睡眠呼吸障碍疾病涵盖多种不同的疾病类型，首先是阻塞性睡眠呼吸暂停综合征（obstructive sleep apnea syndromes，OSAS），这部分患者占睡眠呼吸障碍疾病的绝大多数。还有患者表现为与 OSA 几乎相同的临床症状，睡眠中有轻度低通气但无明确低氧，睡眠中微觉醒（microarousal）频发。由于这种睡眠呼吸异常的发生主要与睡眠中上气道阻力增高有关，被称为上气道阻力综合征（upper airway resistance syndrome）。其次是中枢性睡眠呼吸暂停（central sleep apnea syndromes），包括陈－施氏呼吸型中枢性睡眠呼吸暂停（central sleep apnea due to Cheyne－Stokes breathingpattem）、高原间歇性呼吸型中枢性睡眠呼吸暂停（central sleep apnea due to high－altitude penodicbreathing），药物或医源性中枢性睡眠呼吸暂停（central sleep apnea due to medical condition or drug）和原发性婴儿呼吸暂停（primary sleep apnea of infancy）。最后一类睡眠呼吸障碍疾病称之为睡眠相关低通气或低氧综合征（sleep related hypoventilation/hypoxaemic syndrome），包括特发性肺阻塞性肺泡低通气综合征（idiopathic sleep related alveolar hypoventilation syndrome）、先天性中枢性肺泡低通气综合征（congenital central alveolar hypoventilation syndrome），和因下气道阻塞、神经肌肉和胸壁疾患、肺实质和肺血管病变引发的睡眠低通气－低氧综合征等。在睡眠呼吸障碍疾病中患病率最高的还是睡眠呼吸暂停综合征。因此，在不同场合和不同文献提到睡眠呼吸障碍时多指睡眠呼吸暂停综合征。

第一节　阻塞性睡眠呼吸暂停低通气综合征

睡眠呼吸暂停低通气综合征是一个常见的睡眠呼吸疾病。以睡眠中打鼾或不打鼾，伴有间断的通气量减低和呼吸暂停为特征。临床上多表现为晨起头痛、日间不同程度的嗜睡，常伴发心脑血管合并症和糖与脂类代谢紊乱。临床实践中，中枢型睡眠呼吸暂停的患者比例很小，患者多为阻塞性睡眠呼吸暂停低通气综合征（OSAS）。本章将主要介绍阻塞性睡眠呼吸暂停低通气综合征。

OSAS 为上气道阻塞引起睡眠中反复打鼾伴低通气和（或）呼吸暂停。患者多在 40 岁以上，患病率男性高于女性。睡眠低氧血症、高碳酸血症和睡眠结构的破坏是该综合征主要的病理生理学改变。调查显示 OSAS 的平均患病率为 2%～9%。其中患病率最高者为 15%，最低者为 1.4%，近年报道患病率有增长趋势。

一、病因和发病机制

OSAS 患者上气道异常阻塞的发生有三个基本特征是明确的：上气道阻塞通常发生在咽部；OSAS 患者通常出现咽部解剖结构的异常；吸气过程中咽腔的大小取决于吸气时咽内产生向内变窄的力与咽腔肌肉产生向外扩张之间力的平衡。OSAS 的发病机制，既有局部的异常，又有全身因素的参与，同时也受性别与年龄的影响。

（一）病因学

OSAS 发生的主要原因是上气道的狭窄和阻塞，上气道是指由鼻孔至声带段的呼吸通道。上气道任何部位的狭窄或阻塞都可以引起 OSAS，而多数患者阻塞的部位发生在咽部。咽部又分为鼻咽、口咽和喉咽三个不同部位，狭窄和阻塞可发生在其中一个或多个部位，咽腔的塌陷部位会随睡眠分期和体位不同而发生变化。鼻腔的肿物、鼻甲肥大、鼻中隔偏曲、扁桃体肥大、巨舌、软腭松弛、肥厚和下垂及小下颌等颌面结构异常都是发病的直接原因，遗传因素也与发病有关。中老年男性、绝经期后的妇女、肥胖者、甲状腺功能低下和肢端肥大症患者等都是 OSAHS 发生的高危人群。

（二）发病机制

上气道是一个缺乏骨和软骨性支持的管腔型器官，其解剖学特点决定了它具有较高的顺应性和易塌陷性，这种情况 40 岁以后随年龄的增长而增加。患者睡眠中会使本来狭窄的上气道顺应性进一步增加，在吸气负压作用下极易闭合并发生呼吸暂停。上气道的机械性狭窄对睡眠中上气道的塌陷和闭合起到重要作用，而上气道解剖结构的狭窄则是发生机械性狭窄的病理学基础。上气道狭窄直接影响是气道内气流的加速和跨腔压增加，构成上气道闭合和塌陷力学基础。

在形成阻塞性睡眠呼吸暂停过程中，上气道扩张肌群维持咽部通畅作用非常重要。上气道的畅通取决于气道塌陷的力，如腔内负压、管外组织压增加和维持气道畅通的咽扩张肌收缩力间的平衡。上气道通畅的决定因素是跨壁压，它代表咽腔内压和周围组织压间的差值。跨壁压对上气道的塌陷作用受到咽腔顺应性的影响。患者清醒状态下上气道具有正常或低于正常水平的顺应性，即使有可以引起气道塌陷的跨管腔压力作用，也不会引起气道的闭合。睡眠状态则使本来狭窄的上气道的顺应性增加和跨管腔压加大，上气道在高的跨管腔压和吸气负压作用下极易闭合和发生呼吸暂停。

保持上气道的开放，有赖于咽腔部位的扩张肌和扩张肌与神经反射功能的正常。上气道扩张肌的活动是受中枢呼吸神经元控制的，扩张肌的活动主要靠胸内负压的刺激启动和维持。患者打鼾的物理性震荡和气道压力异常变化对上气道局部组织的损害，和缺氧对中枢神经系统的损害都可以造成睡眠时上气道扩张肌收缩的神经反射钝化。致使上气道扩张肌收缩力下降，易于发生气道的塌陷。另外，中枢性原因或成分在 OSAS 发病中也起到一定的作用，患者呼吸中枢对体内二氧化碳刺激反应的异常和呼吸调节紊乱 OSAHS 发病的主要中枢机制。近年来，中枢性通气不稳定、唤醒阈值（arousal threshold）和中枢呼吸反馈的环状增益（loop gain）异常等在 OSAS 发病机制中的重要作用越来越被重视。

二、临床表现

OSAS 患者多为 40 岁以上的男性和绝经期后的女性。患者夜间表现为睡眠中打鼾和他人目击与反复发生的呼吸暂停、肢体抽动和睡眠的中断。重者可发生睡眠中憋醒、尿床和神志丧失，少数患者会因为致命性低氧血症引发猝死。日间表现为疲乏无力、咽干、头痛和不同程度的日间嗜睡，常因白天嗜睡而发生恶性交通或生产事故。还可以出现智力和记忆力的减退，抑郁、性格改变。性欲减低与胃食管反流亦不少见。患者多同时伴有高血压、冠心病、脑血管和代谢紊乱等多系统的合并症。

体格检查对 OSAS 是必需的，患者多为肥胖，特别是腹型肥胖，颈围增粗 40cm 以上有诊断意义。常可见鼻腔、咽腔狭窄或阻塞，部分患者可见下颌后缩或小下颌。患者口咽平面的狭窄多见，程度可分为轻、中、重。由甲状腺功能低下和肢体肥大症引发的 OSAS 者，可分别出现非指凹性水肿，舌体、下颌及肢端的肥大。OSAS 引起夜间睡眠中反复发生的低氧和（或）高碳酸血症及睡眠结构的紊乱。该综合征的间歇性低氧是呼吸疾病中特有的低氧模式，造成全身性氧化应激反应和炎症反应。这种系统性的病理反应对全身多个系统和器官造成不同程度的损害，出现诸多的合并症。如高血压、心律失常、缺血性脑血管病、肺动脉高压和肺心病、胰岛素抵抗及 2 型糖尿病、胃食管反流病、认知功能损害、性功能障碍、红细胞增多症和肾脏损害等。

三、实验室检查

多导睡眠监测（polysomnography，PSG）报告的呼吸暂停和低通气指数（apnea hypopnea index，AHI）大于或等于 5 次/小时，或整夜 7 小时睡眠超过 30 次即可初步考虑 OSAS 的诊断。呼吸暂停是指每次呼吸中断的时间大于 10 秒；低通气指呼吸的气流或胸腹呼吸运动的幅度减少 50% 以上，时间大于 10 秒，同时伴有血氧饱和度下降等于或大于 4%。整夜 PSG 的睡眠监测是诊断 OSAS 的最佳手段，简单的睡眠初筛试验亦可以作出初步诊断。

不具备睡眠实验室的医院可以应用简易的包括血氧饱和度、鼾声等关键指标简易型睡眠呼吸初筛仪器进行诊断。指标多为血氧饱和度下降次数，而不是 AHI，一般以每小时 10 次或以上为 OSAS 诊断标准。具有监测功能的自动式气道正压通气机（Auto - CPAP）也可以用于患者的初筛诊断。

根据 OSAS 诊断指南，除了临床症状、查体和 AHI 符合标准外，还需要评价患者的日间嗜睡状态。国际通用的嗜睡评分为 Epworth sleepinessscale（ESS）评分，大于或等于 9 分者才可以诊断 OSAS。OSAS 的病情严重程度分级：AHI 为 5 ~ 15，夜间最低血氧饱和度在 85% ~ 89% 间为轻度；AHI 为 16 ~ 30，夜间最低血氧饱和度在 80% ~ 84% 间为中度；AHI 为 30 以上，夜间最低血氧饱和度在 50% 以下为重度。

四、诊断与鉴别诊断

诊断 OSAS 首先要善于发现该综合征的高发人群，对于肥胖、睡眠打鼾和日间嗜睡者，高血压、冠心病和 2 型糖尿病患者需要给予重点关注。诊断 OSAS 要根据病史、体格检查和实验室指标综合分析后作出。需要注意的是患者夜间睡眠的情况需要向患者同屋睡眠者询问。根据打鼾及目击者提供的睡眠中反复发生呼吸暂停的病史，中年以上肥胖、短颈、晨起头痛、日间嗜睡者，及口咽平面狭窄和局部充血水肿，可初步考虑 OSAS 的存在。需要注意的是部分有临床症状的青少年和颌面畸形者不要轻易排除 OSAS 的诊断。PSG 和睡眠呼吸初筛监测是确立诊断必需和必不可少的，但不能仅依靠实验室指标做诊断。与 OSAS 有着相近临床表现的疾病都是应该鉴别的。表22-1列出了需要与OSAS鉴别诊断的疾病与诊断要点。

表22-1 需要与OSAS鉴别诊断的疾病与诊断要点

症状	需要鉴别的疾病和诊断要点
睡眠打鼾	单纯鼾症或习惯性打鼾：睡眠中有鼾声、无或很少呼吸暂停、无睡眠血氧饱和度减低或睡眠低氧血症 上气道阻力综合征：睡眠打鼾、日间疲劳或嗜睡，脑电图水平的觉醒次数≥10次/小时，无睡眠血氧饱和度减低
日间嗜睡	发作性睡病：日间不能克制的睡意和发作性睡眠、与情感刺激相关的发作性猝倒，睡眠幻觉和睡眠麻痹。睡眠潜伏期缩短，提前出现的快动眼（REM）睡眠 睡眠不足：睡眠时间不能保证或短于需要的睡眠时间，引起的嗜睡 失眠：因为夜间睡眠差和不足，引起日渐疲劳、瞌睡
睡眠低通气与呼吸暂停	中枢型睡眠呼吸暂停低通气综合征：中枢病因引发的睡眠呼吸暂停，无鼾声、呼吸暂停发生时无胸腹呼吸运动，存在间歇性睡眠低氧或高碳酸血症。实验室诊断标准除鼾声外与OSAS诊断标准和病情严重程度判定相同。临床上，除睡眠打鼾外，可以具有OSAS的日间和夜间症状和合并症。相当比例的患者同时伴有充血性心力衰竭 肥胖低通气综合征：有睡眠低通气和（或）呼吸暂停，睡眠低氧和高碳酸血症。体重指数（BMI）大于30kg/m², 清醒状态PaO_2小于70mmHg，$PaCO_2$大于45mmHg

五、治疗

对OSAS的治疗首先要明确治疗的目的，即治疗OSAS绝不限于消除打鼾、睡眠低氧血症和日间嗜睡等临床症状。治疗的最终目的是预防和治疗OSAS引起的多系统合并症，从整体上改善患者的生活和生命质量。

1. 非手术治疗

（1）一般治疗：戒烟、减肥、睡前禁饮酒与禁服镇静安眠药、改卧位为侧位睡眠等措施，对OSAS均可收到一定的治疗效果。目前尚无理想的药物治疗。

（2）持续正压气道通气装置（continuous positive airway pressure，CPAP）的治疗：CPAP是一个可以产生压力的小气泵，它与鼻腔相连接使上气道保持一定的压力（通常为5~18cmH_2O）可有效地防止睡眠过程中上气道的塌陷。以此来维持上气道的通畅，达到治疗的目的。目前CPAP的设计已从单一的压力型改为双相压力型（BIPAP），即呼气与吸气时相给予不同的压力。使之更符合自然的生理过程，更易于患者的适应和接受。近年临床应用的带有反馈系统的自动CPAP（Auto-CPAP），只在患者发生气道闭合时和需要的时候工作。CPAP是目前治疗OSAS的主要手段和第一选择。

（3）口腔矫治器：是一种防止睡眠中上气道闭合的口腔装置。通过牵拉下颌前伸，使舌根及上气道前壁前移来完成这一功能的，对轻中度OSAS患者有较好的疗效。

2. 手术治疗 手术是治疗OSAS的重要手段，但非首选。其中以悬雍垂软腭咽成型术（UPPP）最为普遍。

（1）悬雍垂软腭咽成型术：是OSAS手术治疗最常选的术式，手术需切除扁桃体、部分扁桃体前后弓及部分软腭后缘（包括悬雍垂）。使口与鼻咽的入口径线增加，防止睡眠时上气道的阻塞，严格的选择适应证对预后是非常重要的。

（2）气管切开和气管造口术：对严重的 OSAS 患者，睡眠中氧饱和度低于 50%、伴严重的心律失常、肺感染并发心衰，气管切开可谓"救命措施"。部分患者经造口术后，长期保留造口亦取得良好的治疗效果。

（3）下颌骨前移"舌骨悬吊术"适于 UPPP 手术失败、舌根与后咽壁间气道狭小者。手术的目的是将舌骨悬吊于前上位置，解除舌根对上气道的阻塞。由于手术难度大、适应证严格，目前尚未广泛开展。

（4）激光和射频消融术：已经作为手术治疗的一部分被临床采用，其临床疗效，特别是远期临床疗效仍在观察中。

（5）胃减容手术：对于重度肥胖患者通过手术缩小胃的容积，进而减少患者的进食量来达到减肥的目的。国外最先开展该手术对治疗 OSAS 取得不错的临床疗效，国内也在尝试中。

（楚荷莹）

第二节　以指南指导睡眠呼吸暂停综合征的临床诊治

我国阻塞性睡眠呼吸暂停综合征诊治工作的开展经历了至少三十个年头，近十年来得到迅速的发展和普及，不完全统计具有 OSAS 诊治条件的医院约 200 余家，几十万患者得到及时的诊断和治疗。这是全体致力于 OSAS 同道们艰苦开拓、执着进取的硕果和阶段性标志。同时，我国还拥有世界上最大的 OSAS 患者人群，仅就原有相对苛刻的诊断标准推算患者可达 3 000 万，而实际数字和 OSAS 高危人群远超过这个数字。如何保证如此庞大的患者人群能得到科学、合理和规范的诊断与治疗，是保证患者免受睡眠 OSAS 危害及提高患者生活和生命质量的大事情。为此，2002 年中华医学会呼吸病学分会睡眠呼吸障碍学组组织制定了国内首个"阻塞性睡眠呼吸暂停综合征诊治指南"，"指南"对前一段临床和研究工作起到了很好的指导和规范作用，其在期刊的引用次数达 810 次，居各呼吸疾病指南引用频次之首，反映了临床和研究工作对"指南"的需求和同道们良好的遵循指南的意愿。

然而，首个"指南"发表已经过去了九年，OSAS 的学科领域在发展，更多的循证医学证据得以发表，新的临床问题不断出现，原有"指南"不适合的地方逐渐显现。为此，睡眠呼吸障碍学组的全体成员认真阅读和复习了国内外相关信息和资料，经过反复的讨论推敲，制订了新的一版"阻塞性睡眠呼吸暂停综合征诊治指南"。与原"指南"比较新的指南更加贴近和符合 OSAS 诊断和治疗的临床实际需求，其内容既与国际相关指南接轨，又适合我国的国情。如以往的 OSAS 诊断过分强调嗜睡的程度，将没有嗜睡或达不到嗜睡标准患者排除在诊断之外。这一点在新的指南中得到恰当的处理。多导睡眠图（PSG）报告中，关于 OSAS 病情分级的新标准和分别做呼吸暂停低通气次数（AHI）和低氧程度两个诊断的规定，更加符合临床对病情客观的判断。新指南保留了初筛睡眠监测部分内容，充分肯定初筛监测对 OSAS 诊断的应用价值，初筛监测更适合我国的基层和没有睡眠实验室条件的学科开展工作。结合国内外循证医学数据在治疗方面着重强调了无创通气治疗为主和首选，及手术治疗为辅和严格手术适应证的 OSAS 治疗策略。对国内治疗 OSAS 手术过多、过滥的现状是一个有力的纠正。新指南还就 OSAS 多系统、多器官损害的问题，提起呼吸、耳鼻喉之外的学科要认识和重视 OSAS 诊断，避免以呼吸之外合并症就诊患者的误诊和漏诊。

诊断和治疗 OSAS 的两个重要环节是睡眠实验室建设和日常工作的规范管理，与无创通气技术科学合理的应用。由于我国睡眠呼吸疾病领域发展迅速，在实际诊治工作中难免存在不合理和不规范的地方。之前我国没有任何无创通气治疗睡眠呼吸疾病的指导性文件，各医院的无创通气的治疗缺乏统一的标准和必要管理规定。包括无创通气适应证、不同机型适应证，治疗前压力滴定，使用中存在的问题如何处理和治疗的随访与管理等方面。国内睡眠实验室的建设相对随意，实验室的操作规程差异颇大，PSG 的分析没有严格的要求，单纯靠监测仪器出报告的现象非常普遍，人员资质更是无从谈起。结合国内实际状况和国外现有科学严格规范 OSAS 诊治管理经验和理念。2012 年发表的"阻塞性睡眠呼吸暂停低通气综合征患者持续气道正压通气临床应用专家共识（草案）"和"睡眠呼吸病实验室的建立、管理及人员培训的建议"。将就国内现有睡眠实验室工作和无创通气技术的应用提供有章可循的指导意见。期望这些文件的发表能对进一步规范我国 OSAS 诊治工作起到必要和应有的作用，进而推动我国睡眠呼吸暂停综合征疾病临床诊治工作的健康可持续发展，因为它关系到众多 OSAS 患者的健康和生命。

指南的制定和共识的撰写都需要有可靠的循证医学证据为基础，特别是我国自己的指南，更需要我们自己的研究结果和数据。期待着所有关心和从事 OSAS 临床和研究的同道们，不断地积累和丰富我国诊治 OSAS 的经验和设计合理的循证医学证据，为我国科学规范 OSAS 诊治的硕大工程添砖添瓦。我们完全有资格和能力为我国，也为世界的 OSAS 领域的工作多做贡献。

（楚荷莹）

第三节　无创正压通气在阻塞性睡眠呼吸暂停综合征的应用

无创通气技术从开发到应用于阻塞性睡眠呼吸暂停综合征治疗至少经历了三十几年的历史，以治疗 OSAS 为目的的无创通气技术研究开始于 80 年代初。1981 年，澳大利亚、悉尼大学的 Sullivan 医生首先应用无创正压通气装置（CPAP）治疗 OSAS。在过去的 15 年里，CPAP 装置在 OSAS 治疗领域获得令人信服的成功。成为治疗 OSAS 的最主要的主流产品，在美国 CPAP 的研发和生产获得工业赞助及政府基金管理机构、健康维护组织要求的推动。近 10 年来，CPAP 压力传送装置和面罩设计的技术得到不断改进，使 CPAP 在使用数量和质量上均有大幅度的提高，目前世界范围接受 CPAP 治疗的患者高达几千万。尽管目前 CPAP 是治疗 OSAS 的最佳措施，问题是尚有相当数量患者并不使用或不规律使用 CPAP，治疗的依从性较差。急需规范临床 CPAP 使用，提高患者的依从性，以提高疗效，减少不良反应和并发症。

任何一种临床治疗疗效的评价都需要必要的循证医学证据为依据。国外相关研究已证实以 CPAP 为主的无创通气技术治疗 OSAS 是安全有效的，根据证据的级别不同可将疗效分为以下几方面。A 类证据：降低呼吸紊乱低通气指数（AHI < 10）；改善白天嗜睡（主观、客观嗜睡）。B 类证据：提高患者生活质量；改善夜间睡眠质量（增加 3、4 期睡眠）；提高认知功能；降低昼夜血压；降低肺动脉压；降低心血管事件的发生率；降低交通事故的发生；减少夜尿次数；降低夜间交感神经兴奋性；减少炎性介质的释放；降低复律后房颤的复发率；改善伴有 OSA 心力衰竭患者的射血分数。以上证据阐明了无创通气技术治疗 OSAS 的

安全性和可靠性，因此国内外的指南都强调了无创通气或 CPAP 应该作为 OSAS 治疗的首选和一线治疗。

哪些患者适合，哪些患者不宜应用无创通气治疗问题涉及到它的适应证和禁忌证。首先是适应证：①中、重度 OSAHS 患者（AHI≥15）；②轻度 OSAHS（5≤AHI<15）患者但症状明显（如：白天嗜睡、认知障碍、抑郁等），合并或并发心脑血管疾病、糖尿病等；③经过其他治疗（如：UPPP 手术、口腔矫正器等）后仍存在的 OSA；④OSAHS 合并 COPD 者，即"重叠综合征"；⑤OSAHS 患者的围术期治疗；需要说明的是无创正压通气治疗的疗效很大程度上决定于患者呼吸状态的稳定性和机器性能（反应的敏感性和反应速度），不同 CPAP 之间的性能差别很大，其适用范围也有所不同，在临床使用过程中应根据 CPAP 的适应证及患者的实际情况来选择合适的机型，进而达到良好的治疗效果。对 OSAS 无创通气的禁忌证包括：①胸部 X 线或 CT 检查发现肺大疱；②气胸或纵隔气肿；③血压明显降低（血压低于 90/60mmHg）或休克时；④急性心肌梗死患者血流动力学指标不稳定者；⑤脑脊液漏、颅脑外伤或颅内积气；⑥急性中耳炎、鼻炎、鼻窦炎感染未控制时；⑦青光眼等。有些属于相对禁忌，要根据患者的具体情况而定，适当的压力调整可能会使一部分必须使用无创通气治疗而又存在相对禁忌的患者从治疗中得到益处，又保证治疗的安全。

OSAS 患者接受无创通气治疗必须遵守基本操作原则及程序。强调应由具备睡眠及呼吸医学知识、经过无创呼吸机使用培训的医师或呼吸机治疗师对患者进行 CPAP 的治疗操作。使用 CPAP 治疗 OSAS 过程中需要遵循以下程序：①必须经可靠诊断方法确诊的 OSAS 患者；②选择良好的环境和监护条件做为 CPAP 治疗场所；③使用前对患者及家属进行教育，使其理解治疗的目的及注意事项，以便其与操作人员密切配合；④让患者选择舒适体位；⑤选择符合患者面型的鼻罩（或鼻面罩）、头带及合适的连接器（判断是否需要漏气阀等特殊连接器；根据患者面部结构特点、呼吸习惯等选择不同大小和形状的连接设备，并通过试用确定最适合的连接方式）；⑥选择合适类型的呼吸机；⑦将呼吸机与患者连接，摆好体位和调节好头带的松紧度，连接呼吸机管道，指导患者有规律地放松呼吸；⑧采用整夜或分夜的压力滴定来确定合适的治疗压力；开启呼吸机，根据压力滴定设置呼吸机初始化参数，之后逐渐增加辅助通气的压力，使患者逐步适应 CPAP 的治疗；⑨CPAP 使用过程中必须有监测手段评价疗效，一般是通过多导睡眠呼吸监测仪来判断 CPAP 治疗是否有效；⑩CPAP 开始治疗的前几周需要随访确定患者是否能正确使用呼吸机、所设定的压力是否合适、呼吸机的模式是否正确；⑪CPAP 治疗后需要长期随访，每年定期检查面罩、加热湿化器、呼吸机的功能以及使用过程中的其他问题；⑫定期对使用 CPAP 治疗的 OSAS 患者进行疗效评价，观察其白天嗜睡是否改善、夜间有无打鼾等，并根据病情合理调节呼吸机的压力；⑬注意观察治疗并发症和不良反应。

关于 CPAP 压力滴定，选择合适的治疗压力是长期有效 CPAP 治疗的基础。治疗压力过低会影响疗效；治疗压力过高可增加患者的不适感及影响睡眠，并可能导致患者放弃治疗。所以，在接受长期 CPAP 治疗前需要确定最适合压力，即在多导睡眠生理记录仪监测下找出能够消除所有睡眠分期及不同睡姿下发生的阻塞事件、鼾声以及恢复正常睡眠结构等的最低治疗压力，这一过程被称为"压力滴定"。理想的压力滴定标准是满足下列条件的最低有效压：①消除睡眠期和各种体位时呼吸暂停及低通气事件，达到每小时呼吸暂停及低通气事件发生次数（AHI）小于 5 次/小时；②消除鼾声、气流受限；③消除微觉醒，恢复正常睡眠结构；④消除心律失常事件；⑤消除低血氧事件，维持夜间 $SaO_2 > 90\%$ 。

压力滴定一般在紧接前一天的 PSG 诊断后进行；传统的 CPAP 滴定通过人工增减气流压力，通过反复调压以准确获取最低的有效治疗压力，此方法虽可靠但烦琐。Auto – CPAP 进行压力滴定，自动压力滴定当晚对患者进行治疗相关知识教育并选择合适的鼻面罩连接 Auto – CPAP 后让患者入睡，第二天根据自动报告确定治疗压力。虽然此方法简单方便，但如果鼻罩或连接管漏气则会显著干扰压力调定结果，因此其结果需有经验的医师判读，以识别可能存在的漏气。

CPAP 治疗的问题、副作用及对策：CPAP 治疗可能的副作用，如不及时处理会影响患者对 CPAP 治疗的依从性、影响、疗效，因此早发现、早处理非常重要，是决定 CPAP 治疗成功与否的关键。由面罩引起结膜炎和皮肤压痕、压伤。可选择合适的面罩及固定方式；避免头带过紧，或更换为其他类型的面罩。鼻塞、充血等鼻部症状，可给予吸入糖皮质激素、抗组胺药物，夜间使用局部缩血管剂，鼻吸入异丙托溴铵，鼻腔内滴入盐水或加用加温湿化等。压力不能耐受或胃胀气，更改机型，重新设置压力上升梯度、降低治疗压力，或改变治疗方式（减肥、侧卧、抬高床头）。使用 BiPAP、PR – PAP 型呼吸机，或降低治疗压力。

无创通气治疗失败原因分析及对策。在70% 的睡眠时间里患者每夜使用 CPAP 少于 4 小时被定义为治疗失败。首先要询问和分析失败原因，协助患者克服心理障碍和焦躁情绪、提高耐受性，尽可能地协助患者解除使用机器的不适感和 CPAP 引起的副作用。必要时对患者进行使用 CPAP 技术训练。对于面罩不合适或鼻腔过敏问题应及时调换合适的面罩，有针对性地治疗鼻腔充血和过敏性鼻炎。确定 CPAP 治疗失败后首先考虑不给予任何治疗患者危险性有多大，尤其是那些严重日间嗜睡和有严重多系统合并症伴日间低氧血症者。对仍不能接受 CPAP 治疗的轻、中度患者可以考虑口腔矫治器或颌面及咽部手术，重度患者必要时做气管造口术。夜间氧疗有一定的辅助治疗作用，但不能替代 CPAP。

提高 OSAS 患者无创通气治疗的依从性。无创通气的治疗依从性一直是影响治疗效果的重要因素，患者对治疗的依从是疗效的保证。依从性良好的标准：治疗期间患者有 $\geq 70\%$ 的夜晚接受 $\geq 4h/$晚的 CPAP 治疗。研究显示患者坚持长期（≥ 6 个月）使用 CPAP 仅为 25.7% ~ 29%。如何提高依从性，应从下列几个方面入手：①与患者进行良好的沟通，加强患者对 OSAHS 的临床预后及治疗意义的认识，在心理上充分做好接受长期治疗的准备。②正确评估 CPAP 治疗过程中可能存在的其他因素，如鼻腔阻力过高等，必要时协同耳鼻喉科医生共同解决。③正确的操作程序可使患者逐渐适应 CPAP 治疗，选择合适的机型、工作模式及鼻面罩是获得良好依从性的关键性因素。新型的鼻面罩如防侧漏的动态鼻罩、鼻枕等更强调舒适性、轻便性及开放性等，患者更易于接受。④理想的压力滴定，CPAP 参数的合理设置，个体化解决方案是最终获得良好依从性的根本所在。⑤定期随访，尤其在 CPAP 治疗的第一周及第一个月内可以及时发现问题，寻找引起患者不适和不能耐受的原因，及时处理可明显提高依从性。⑥健康教育，社会及家庭的支持和鼓励可帮助 OSAHS 患者树立良好的心态，增加治疗的信心，从而提高 CPAP 治疗的长期依从性。

CPAP 治疗成功的关键在于患者接受治疗的依从性、医师的经验和技术人员的熟练程度，以及深入的健康教育和有效的随访工作。通常情况下，CPAP 治疗的第一周、第一个月内要进行严密的随访工作，了解患者在佩戴过程中有何不适，疗效、依从性及耐受性如何，是否需给予必要的处理，并将随访的情况记录在病案中。在 CPAP 治疗的第六个月和一年后应建议患者进行 PSG 监测，了解 CPAP 参数设定是否需要调节。

（楚荷莹）

第四节　阻塞性睡眠呼吸暂停综合征的系统性损害

阻塞性睡眠呼吸暂停综合征是一个极为常见的睡眠呼吸疾病，人类对这个疾病认识的历史很短，因为它发生在人们很难感知的睡眠过程中，不易被发现，特别是不易为患者本人发现。很多人还误把睡眠中响亮鼾声视作睡眠质量好的标志，以至于患病很久也不去就医，甚至发生了睡眠猝死还不知道真正的死因是 OSAS。同时 OSAS 还是一个极易发生合并症，对身体多个系统都会造成损害的疾病，是一个名副其实的全身性疾病。

OSAS 对人类的危害始于生命的孕育阶段，妊娠女性发生 OSAS 的概率增加，尤其在妊娠的后期，妊娠会使孕前已经存在的 OSAS 病情加重。OSAS 对母体和胎儿造成诸多的损害，使孕妇发生妊娠高血压与先兆子痫的概率增加。研究显示 OSAS 孕妇血压均明显高于非 OS-AS 者，夜间血压增高更为突出。妊娠合并 OSAS 者发生妊娠高血压的概率是非 OSAS 者 7.5 倍。先兆子痫孕妇中鼾症和 OSAS 患病率高达 85%。OSAS 直接影响和恶化胎儿生长发育的环境，影响胎儿生长发育和出生后的健康，严重者会发生死胎。数据显示 OSAS 者胎儿生长发育受影响率为 7.1%，非 OSAS 者为 2.6%。OSAS 者新生儿生理评分低于 7 者的比例明显高于非 OSAS 者。国内研究证实，OSAS 孕妇早产率和剖宫产、产后出血比率均显著增高，还会发生肺动脉高压、妊娠糖尿病及巨大胎儿、胎儿畸形等。

OSAS 对心血管系统的损害涉及高血压、肺动脉高压、冠心病、心律失常和心衰等多个方面。有文章称 OSAS 是一种新的心血管疾病。为此 2008 年美国 7 个心血管疾病相关学术组织联合发表了"睡眠呼吸暂停与心血管疾病"的专家共识，以大量循证医学证据全面地分析了两者间的关系，并提出相应的诊断和治疗策略及措施。对指导我国睡眠呼吸暂停与心血管疾病患者的防治起到了很好的作用。国内 20 家医院的数据证实，我国 OSAS 高血压患病率为 49.3%，OSAS 患者中 24 小时非杓形、反杓形血压改变及夜间高血压的现象非常普遍。有研究证实顽固性高血压患者中 OSAS 患者高达 83%，这部分患者治疗 OSA 对血压的下降有肯定的疗效。大量研究结果反复证实 OSAS 对肺动脉高压、冠心病、心律失常和心功能衰竭的影响和成因是确定的，治疗 OSA 对预防和治疗心血管损害的作用是可靠的。

脑卒中是一个致死致残率很高的疾病，OSAS 显著增加卒中的发生率。大规模流行病学研究显示睡眠呼吸暂停次数与缺血性卒中的发病密切相关，OSAS 人群发生卒中的概率是对照组的 4.33 倍，死亡率是对照组的 1.98 倍，而患者发生卒中后 OSAS 的发生率亦显著提高，且增加已有 OSAS 的严重程度。另一项荟萃分析显示卒中患者呼吸暂停低通气指数（AHI）大于 5 的比例达 72%，20 以上达 38%，且反复发生卒中患者伴 OSAS 的比例为 74%。研究还证实合并冠心病的 OSAS 患者一旦发生脑卒中，死亡率大大提升，是对照组的 5 倍。因此，合并冠心病的患者治疗 OSAS 不但有预防卒中的作用，还是保护生命重要措施。

OSAS 与慢性阻塞性肺疾病（COPD）均为常见的呼吸疾病，者并存率很高，被称为"重叠综合征"。OSAS 患者中 22% 伴有 COPD，COPD 患者中 29%~40% 患 OSAS。"重叠综合征"与任何单一疾病比较，其夜间低氧和日间低氧与高碳酸血症更严重，更易发生肺动脉高压并导致死亡率增加。日间高碳酸血症发生率，单纯 COPD 为 8%，单纯睡眠呼吸暂停为 11%，重叠综合征为 27%，而夜间低氧血症近 50%。单纯呼吸暂停患者肺动脉高压率为 12% ~ 20%，而重叠综合征发生率为 75%。重叠综合征会加重机体的系统性炎症，进而加重冠状动脉硬化，导致心血管合并症与死亡率的增加。

OSAS 与哮喘相互影响，研究证实 OSAS 患者哮喘患病率为 35.1%。哮喘患者 37% 伴习惯性打鼾，40% 具有高度 OSAS 可能，这种 OSAS 发生率与哮喘的严重程度有关。慢性咳嗽调查发现，患者中 44% 患有呼吸暂停，93% 患者治疗呼吸暂停同时咳嗽严重程度减轻。由于 OSAS 会导致机体的凝血机制紊乱和血管内皮损伤，因此患者肺栓塞发生的可能性会增加，目前该方面的研究还很少，已经引起了临床的关注。

OSAS 对消化系统系统的损害以胃食管反流最为突出，调查证实 OSAS 人群的胃食管反流症状发生率在 50% ~ 76%，24 小时食管 pH 监测显示 53.4% 的反流事件与睡眠呼吸暂停和低氧相关。CPAP 治疗 OSAS 后反流事件明显减少，药物治疗胃食管反流呼吸暂停事件明确减少，睡眠结构紊乱好转。OSAS 还可以引发低氧性肝损害，研究发现 OSAS 人群肝脏转氨酶水平升高，病理学检查发现肝脏组织存在炎症反应和炎性因子和脂类过氧化物水平提高。一项 163 确诊 OSAS 患者研究发现 20% 肝脏酶升高。Sing 等发现在 190 位转氨酶增高患者中，影像学与病理诊断为非乙醇性肝损害患者中 87 人，占 46% 有 OSAS 的临床症状。肝脏活检证实病情严重者伴有 OSAS 症状的比率高达 63%。

OSAS 对代谢的影响集中表现为胰岛素抵抗、糖尿病和血脂代谢紊乱，流行病学调查显示 OSAS 与糖代谢紊乱及糖尿病密切相关，两者有很高共患率，特别在肥胖人群。OSAS 患者中糖尿病患病率 > 40%，而糖尿病患者中 OSAS 患病率可达 23% 以上。对 OSAS 人群的研究证实患者空腹血糖增高、胰岛素抵抗和糖尿病发生率远高于健康人群。睡眠呼吸次数和睡眠最低血氧饱和度与胰岛素抵抗独立相关。重要的是呼吸暂停和胰岛素抵抗的关联也存在于非肥胖患者，说明 OSAS 对糖代谢的影响是独立于肥胖的。研究发现睡眠血氧饱和度下降与空腹和口服葡萄糖耐量试验（OGIT）2 小时血糖浓度显著相关，OSAS 严重程度与胰岛素抵抗程度相关。3 个月的 CPAP 治疗可提高胰岛素敏感性，非肥胖 OSAS 患者疗效优于肥胖者。治疗不但可改善胰岛素敏感性，还有助于控制血糖和降低糖化血红蛋白，这些都可以反证 OSAS 对糖代谢影响的存在。

血脂异常在 OSAS 人群普遍存在，研究证实 OSAS 患者的高血脂与 AHI、呼吸暂停持续时间、夜间 SaO_2 降低程度和持续时间有关，且随 OSAS 程度的加重而改变。总胆固醇（TC）、低密度脂蛋白（LDL）和载脂蛋白 – B 与体重指数（BMI）、AHI 呈正相关，载脂蛋白 – A 与 BMI、AHI 呈负相关，高密度脂蛋白（HDL）与 BMI 呈负相关，说明 OSAS 与肥胖共同影响了血脂代谢。与对照组比较，OSAS 患者存在高密度脂蛋白和氧化低密度脂蛋白功能异常，AHI 可以解释 30% 的高密度脂蛋白功能异常。研究还发现 OSAS 患者高密度脂蛋白保护低密度脂蛋白不被氧化的能力减低，这种减低与 OSAS 和氧化应激的严重程度相关。OSAS 还在调整和修饰体内低密度脂蛋白和胆固醇为过氧化形式，成为动脉粥样硬化的重要成分。

实际上，OSAS 对身体的损害远不止这些，患者的日间嗜睡会导致严重的生产和交通事故，因此每年被夺取的生命成千上万。日间症状和患者健康状态不同程度影响生活和工作质量。除此之外，OSAS 还造成对泌尿生殖、内分泌、神经、血液等系统多方面的影响。由于患者红细胞增多和血小板功能改变，发生凝血机制异常，在动脉粥样硬化和栓塞性疾病中起重要作用。OSAS 对患者性与生殖功能的损害，影响正常的生活质量甚至人类的繁衍。最近还发现部分患者发生青光眼、视神经病变和视野缺失等眼部疾患。随着研究的深入和认识的提高，相信一些不被认识的损害还会不断地被揭示和认识。然而，OSA 作为一个系统性损害疾病的概念是不会改变的，需要患者、医生和社会给予这个疾病更多的重视和及时采取有效的诊治措施。

（楚荷莹）

第五节　睡眠呼吸暂停综合征研究热点

阻塞性睡眠呼吸暂停综合征的合并症之多，对健康和生命危害之大，在呼吸乃至其他系统疾病中均为少见。究其原因主要与 OSAS 特定的病理损伤因素和异样的病理生理学机制有关。其中近年来关注较多的研究热点是睡眠呼吸暂停模式的间歇低氧的损害及其机制。仅从国家自然科学基金资助项目分析，从 2007 年以来的 6 年中，与间歇低氧相关的课题被资助高达 20 余项，近 2013 年就有 5 项。检索 PuMed，与间歇低氧相关的文章近 10 年来呈快速增长，特别是最近 5 年。所以睡眠呼吸暂停相关性间歇低氧的研究成为睡眠呼吸疾病领域，乃至呼吸、心脑血管和代谢疾病的热点。

研究反复证实 OSAS 核心的病理损伤因素是体内长期存在的间歇低氧环境，尽管同时存在睡眠质量低劣、胸腔压力异常和可能伴随的间歇高碳酸血症等。近年有关 OSAS 的基础研究多是围绕间歇低氧进行的，在去除其他影响因素后，单纯的试验性间歇低氧条件近乎完全地显现了 OSAS 患者体内的主要病理生理学过程和结果。OSAS 造成的间歇低氧被称为睡眠呼吸暂停模式间歇低氧，具有正常氧和低氧交替出现、发生频率高、低氧程度严重、血氧变化幅度大等特点，因此机体难以适应且损伤程度严重。需要强调的是，此种间歇低氧存在再氧合或复氧时相，再氧合过程中产生大量的自由氧簇，引发氧化应激反应和一系列过氧化损伤。这种低氧/再氧合损伤机制与心脑血管疾病的缺血/再灌注非常类似，只是缺血再灌注损伤影响是局部，而间歇低氧的损伤影响的是全身。与持续低氧不同，间歇低氧不但可以使交感神经兴奋性持续增强，还启动和促进了全身的氧化应激和炎性反。临床表现为多器官的功能障碍，病理生理学基础是一系列细胞和基因水平的损伤和改变。

从整体水平讲间歇低氧引发机体的异常反应主要表现为交感神经兴奋性持续增强，研究分别报告了 OSAS 患者血中去甲肾上腺素和尿中儿茶酚胺水平增高，11 年后研究证实了 OSAS 患者肌肉交感神经周期性兴奋增强。研究还证实长期间歇低氧会引发中枢及外周交感神经系统的长期易化（long term facilitation，LTF），即随着化学感受器的敏感性增加，交感神经对低氧刺激的反应性和兴奋性持续增强，同时这种长期易化现象还表现在呼吸系统。这些反应是间歇低氧独有的特点，而非持续性低氧所具备。颈动脉体作为低氧感受器在间歇低氧而非高碳酸血症引发的交感神经兴奋性增强过程中起到重要作用，间歇低氧选择性引起颈动脉体功能和结构的异常改变，在交感神经兴奋增强的同时还伴随肾素 - 血管紧张素 - 醛固酮系统活性增强，其结果致使心率增快、呼吸增强、代谢增强和紊乱、全身耗氧量增加、血小板积聚力增强、血管内皮功能损伤和血管扩张能力减低等异常病理改变，进而发生高血压、心脑血管疾病和代谢综合征等与交感神经过度兴奋相关的临床表现或疾病。

近年来，多个临床和实验性研究证明间歇低氧的细胞损伤主要与氧化应激和炎症机制有关。研究证实间歇低氧会导致机体多个器官细胞的氧化应激和炎性生物标志物增高，包括循环血、血管内皮细胞、心肌细胞、中枢和外周神经细胞、肝细胞、胰岛细胞、肌细胞等，且其增高程度与细胞功能改变和损伤的程度有关。2003 年，David 结合多项研究结果首先提出 OSAS 是一种氧化应激性疾病的概念，后继的研究不断地证实和充实了这一概念。氧化应激的发生主要与间歇低氧的周期性再氧合时相的存在有关，再氧合时相细胞线粒体中不稳定的氧分子急剧增加，产生大量的活性氧基团（ROS）。ROS 是高度活性的化学分子，可造成细胞的损伤和凋亡，通过脂质、蛋白质、糖和核酸等大分子的过氧化，改变细胞的生理过程，包括膜的功能改变、蛋白激酶的生成与激活、离子通道平衡的失调及对一些基因转录的启动和调整。因此，未加控制的 ROS 是引发多种疾病的根源，特别是心脑血管和代谢性疾病。实际上，氧化应激损伤是机体氧化和抗氧化系统的平衡失调的表现，研究证明间歇低氧在激发过氧化反应的同时还造成机体抗氧化系统活性减低。

早在 1997 年有研究报告 OSAS 患者血清中细胞因子 IL－6 和 TNF－α 升高。之后的研究不断发现 OSAHS 患者血清或间歇低氧动物实验受损伤组织细胞中具有增高的肿瘤坏死因子α（TNF－α）、白介素 6（IL－6）、白介素 8（IL－8）、C 反应蛋白（CRP）、内皮素 1（ET－1）、基质金属蛋白酶 9（MMP－9）、黏附分子等介导 OSAS 系统性损害。因此，全身性炎症反应并不是单纯的临床现象，已经成为 OSAS 重要的病理生理学特点和发病机制。研究特别注意到间歇低氧引发的炎性反应与血管内皮功能障碍和动脉粥样硬化有一定的因果关系，这一动向受到国内外的普遍关注。

而氧化应激与炎症反应之间又是一种什么关系？目前研究结果倾向前者引发后者，且炎症与氧化应激反应相互作用，互相加重。实验证实炎症反应是 ROS 及相应产物作用的结果，氧化应激反应和产物诱导炎症相关易感基因表达与炎症蛋白等生物活性物质的合成，引发炎症反应，引起细胞的生理和病理学改变。ROS 及其产物激活敏感性信号通路和转录因子如核因子－κB（NF－κB）和激活蛋白－1（AP－1），进而上调相关炎症因子基因的表达，大量细胞因子和黏附分子的产生和释放，形成炎症瀑布效应，导致系统性炎症反应和细胞、组织的损伤。氧化应激产物既是氧化应激的结果，又是氧化应激的介质，它将导致炎症反应的永恒化和持续的氧化损伤。

自 2002 年以来，间歇低氧系统性损伤机制的研究受到普遍关注和重视，国内相关研究论文发表于 2003 年。在睡眠呼吸病学组的倡导下，研究工作正在不断地深入，水平在不断提高，结果是可信的和有说服力的。在了解了发病机制后，我们可以想象从机制上阻断间歇低氧的系统性损伤，很可能成为防治 OSAS 系统性损伤的新策略。有临床观察发现应用 β 受体阻滞剂对睡眠呼吸暂停相关的高血压有肯定的治疗作用，如何降低过度增强的交感神经兴奋性有望成为一个新的治疗切入点。针对炎症反应治疗的研究通过抑制核因子－κB 活性和控制炎性因子转录达到了抗感染治疗的效果，目前还停留在试验阶段。因为 OSAS 被定位为氧化应激性疾病，近年临床和基础研究更多注重于开拓抗氧化治疗，研究发现不同靶点抗氧化治疗不仅减低了氧化应激标志物水平、缓解过氧化损伤，还兼有缓解炎症反应和降低交感神经兴奋性的作用，有可能起到防治间歇低氧系统性损伤的疗效，可见抗氧化治疗策略不但可行，而且有很好应用前景。

　　为此我们可以预见，随着临床实践和研究的深入，以发病机制为基础的新的 OSAS 治疗策略和方法创立和应用于临床的日子不会很久了。它将对单纯的针对呼吸暂停的 OSAS 治疗是一种无可替代的补充和完善，必将造福于 OSAS 患者和人类的健康。

（楚荷莹）

第二十三章

急性呼吸窘迫综合征

第一节　概述与发病机制

一、概述

急性呼吸窘迫综合征（acute respiratory distress syndrome，ARDS）是以低氧血症为特征的急性起病的呼吸衰竭。病理基础是各种原因引起的肺泡－毛细血管损伤，肺泡膜通透性增加，肺泡表面活性物质破坏，透明膜形成和肺泡萎陷，肺顺应性降低、通气血流比例失调和肺内分流增加是 ARDS 典型的病理生理改变，进行性低氧血症和呼吸窘迫为 ARDS 特征性的临床表现。

1967 年 Ashbaugh 首先描述并提出 ARDS。4 年以后，"成人呼吸窘迫综合征"被正式推广采用。根据病因和病理特点不同，ARDS 还被称为休克肺、灌注肺、湿肺、白肺、成人肺透明膜病变等。1992 年欧美危重病及呼吸疾病专家召开 ARDS 联席会议，以统一概念和认识，提出了 ARDS 的现代概念和诊断标准。①急性而非成人：ARDS 并非仅发生于成人，儿童亦可发生。成人并不能代表 ARDS 的特征，急性却能反映 ARDS 起病的过程。因此，ARDS 中的"A"由成人（adult）改为急性（acute），称为急性呼吸窘迫综合征。②急性肺损伤与 ARDS 是连续的病理生理过程：急性肺损伤是感染、创伤后出现的以肺部炎症和通透性增加为主要表现的临床综合征，强调包括从轻到重的较宽广的连续病理生理过程，ARDS 是其最严重的极端阶段。这一认识反映了当前 ARDS 概念的转变和认识的深化，对早期认识和处理 ARDS 显然是有益的。③ARDS 是多器官功能障碍综合征的肺部表现：ARDS 是感染、创伤等诱导的全身炎症反应综合征（SIRS）在肺部的表现，是 SIRS 导致的多器官功能障碍综合征（MODS）的一个组成部分，可以肺损伤为主要表现，也可继发于其他器官功能损伤而表现为 MODS。④推荐的诊断标准包括：急性发病；X 线胸片表现为双肺弥漫性渗出性改变；氧合指数（PaO_2/FiO_2）小于 300mmHg；肺动脉嵌顿压（PAWP）≤18mmHg，或无左心房高压的证据，达上述标准为急性肺损伤（ALI），PaO_2/FiO_2 小于 200mmHg 为 ARDS。

创伤是导致 ARDS 的最常见原因之一。根据肺损伤的机制，可将 ARDS 病因分为直接性和间接性损伤。创伤后 ARDS 病因复杂，常有多因素交叉作用。早期主要是直接损伤，包括肺钝挫伤，吸入性损伤和误吸，后期主要为间接性损伤，主要是持续的创伤性休克，挤压综合征和急性肾损伤，积极的液体复苏以及创面的反复感染和菌血症。由于这些因素的长期作用，导致创伤后 ARDS 病程持续时间较长，而且可以出现多次反复，临床上必须高度重视。

时至今日，虽然 ARDS 治疗策略不断改进和更新，但与 1967 最初提出 ARDS 相比，ARDS 的病死率没有显著改善，仍高达30% ~ 40%。患者年龄、病变严重程度、导致 ARDS 病因以及是否发展为 MODS 均是影响 ARDS 预后的主要因素。其中，感染导致的 ARDS 患者病死率高于其他原因引起的 ARDS。研究表明，发病早期低氧血症的程度与预后无相关性；而发病后24 ~ 72 小时之间 OI 的变化趋势可反映患者预后；另外，肺损伤评分（LIS）（表 23 – 1）也有助于判断预后，有研究显示，LIS > 3.5 患者生存率为18%，2.5 < LIS < 3.5 生存率为30%，1.1 < LIS < 2.4 生存率为59%，LIS < 1.1 生存率可达66%。

表 23 – 1　LIS 评分表

胸片	低氧血症 （PaO_2/FiO_2） （mmHg）	PEEP 水平 （mmHg）	呼吸系统顺应性 （ml/cmH$_2$O）
0 分	无肺不张	≥300	≤5	≥80
1 分	肺不张位于 1 个象限	225 ~ 299	6 ~ 8	60 ~ 79
2 分	肺不张位于 2 个象限	175 ~ 224	9 ~ 11	40 ~ 59
3 分	肺不张位于 3 个象限	100 ~ 174	12 ~ 14	20 ~ 39
4 分	肺不张位于 4 个象限	<100	≥15	≤19

注：上述 4 项或 3 项（除肺顺应性）评分的总和除以项目数（分别为 4 或 3），得到肺损伤评分结果。

二、发病机制

虽然 ARDS 病因各异，但发病机制基本相似，不依赖于特定病因。大量研究表明，感染、创伤等各种原因引发的全身炎症反应综合征（SIRS）是 ARDS 的根本原因。其中炎症细胞如多形核白细胞（PMN）的聚集和活化、花生四烯酸（AA）代谢产物以及其他炎症介质为促进 SIRS 和 ARDS 发生发展的主要因素，彼此之间错综存在，互为影响。

（一）炎症细胞的聚集和活化

1. 多形核白细胞　多形核白细胞（PMN）介导的肺损伤在 ARDS 发生发展中起极为重要的作用。研究显示，ARDS 早期，支气管肺泡灌洗液（BALF）中 PMN 数量增加，PMN 蛋白酶浓度升高，两者与 ALI 的程度和患者的预后直接相关。由脓毒血症导致 ARDS 而死亡的患者 BALF 中，PMN 及其蛋白酶浓度持续升高。

正常情况下，PMN 在肺内仅占1.6%，PMN 包括中性、嗜酸性和嗜碱性粒细胞，其中中性粒细胞所占比例最高，对 ARDS 的发生和发展的作用也最大。机体发生脓毒血症后数小时内，肺泡巨噬细胞产生白介素（ILs）和肿瘤坏死因子 α（TNF – α），同时上调肺毛细血管内皮细胞和中性粒细胞表面黏附分子的表达，均促进 PMN 在肺内积聚和活化，通过释放蛋白酶、氧自由基、花生四烯酸（AA）代谢产物等损伤肺泡毛细血管膜。另外 PMN 还可通过释放上述炎症介质激活补体、凝血和纤溶系统，诱发其他炎症介质的释放，产生瀑布级联反应，形成恶性循环，进一步促进和加重肺损伤。在 ARDS 发生和发展的过程中，PMN 发挥着中心作用。

2. 巨噬细胞　为多功能细胞，主要来自骨髓内多核细胞，在机体的防御中起重要作用。

根据所在部位不同，巨噬细胞分为不同亚型，包括肺泡巨噬细胞、肺间质和肺血管内巨噬细胞、胸膜巨噬细胞、血管巨噬细胞和支气管巨噬细胞等。肺泡巨噬细胞主要分布在肺泡膜表面的一层衬液中，是体内唯一能与空气接触的细胞群，组成肺组织的第一道防线。受到毒素等的刺激后产生炎症介质如肿瘤坏死因子（TNF）-α、白细胞介素（IL）-1 等细胞因子和白三烯等，有助于杀灭病原体；同时在肺泡局部释放大量氧自由基、蛋白溶解酶，强烈趋化 PMN 在肺内聚集，进一步促进炎症介质大量释放，导致肺泡-毛细血管损伤。肺间质巨噬细胞与间质内其他细胞及细胞外基质密切接触，具有较强的调节功能，形成肺组织防御的第二道防线。该细胞产生和释放炎症介质的能力明显低于肺泡巨噬细胞，但有较强的分泌 IL-1 和 IL-6 的功能。肺血管内巨噬细胞受到毒素等刺激后，也可产生氧自由基、溶酶体酶、前列腺素和白三烯等炎症介质，参与 ALI 的发病。

3. 淋巴细胞 耗竭绵羊的 T 淋巴细胞可缓解内毒素诱导的肺动脉高压，提示 T 淋巴细胞可能释放 TXA_2，参与 ARDS 发生。

4. 上皮细胞和内皮细胞 有害气体吸入后，首先损伤肺泡上皮细胞。而创伤或感染等产生的有害物质首先损伤肺毛细血管内皮细胞，释放氧自由基，并表达黏附分子。黏附分子诱导粒细胞和巨噬细胞黏附于血管内皮，损伤内皮细胞。研究表明，肺毛细血管内皮细胞损伤 2 小时后可出现肺间质水肿，严重肺损伤 12~24 小时后可出现肺泡水肿。

（二）炎症介质合成与释放

1. 花生四烯酸代谢产物 花生四烯酸（AA）存在于所有的细胞膜磷脂中，经磷脂酶 A_2（PLA_2）催化后通过两个途径代谢产生氧化产物。经脂氧酶催化，最终转化为白三烯 A_4（LTA_4）、LTB_4、LTC_4 和 LTD_4 等物质。LTB_4 具有强大的化学激动和驱动作用，PMN 的趋化活性几乎全部来源于 LTB_4。LTC_4 和 LTD_4 具有支气管平滑肌和毛细血管收缩作用，增加血管渗透性。另外经环氧合酶途径代谢为前列腺素 $F_{2\alpha}$（$PGF_{2\alpha}$）、PGE_2、PGD_2、血栓素 A_2（TXA_2）和前列环素（PGI_2）。TXA_2 显著降低细胞内环磷酸腺苷（cAMP）水平，导致血管的强烈收缩和血小板聚集。PGI_2 主要来自血管内皮细胞，可刺激腺苷酸环化酶，使细胞内 cAMP 水平升高，因此具有对抗 TXA_2 的作用。

脓毒血症、休克、弥散性血管内凝血等导致 TXA_2 与 PGI_2 的产生和释放失调，是引起肺损伤的重要因素。ARDS 动物的血浆和肺淋巴液中 TXA_2 水平明显升高，布洛芬、吲哚美辛等环氧化酶抑制剂能部分缓解 ARDS，ARDS 患者及动物血浆中 LT 亦明显升高。AA 代谢产物是导致 ARDS 的重要介质。

2. 氧自由基 氧自由基（OR）是诱导 ARDS 的重要介质。PMN、肺泡巨噬细胞等被激活后，细胞膜上 NADPH 氧化酶活性增强，引起呼吸爆发，释放大量 OR。OR 包括超氧阴离子（O_2^-）、羟自由基（OH^-）、单线态氧（$^1O_2$）和过氧化氢（H_2O_2）。OR 对机体损伤广泛，损伤机制主要包括：①脂过氧化：主要作用于生物膜磷脂的多不饱和脂肪酸，形成脂过氧化物，产生大量丙二醛及新生 OR。该反应一旦开始，则反复发生。细胞膜上的多不饱和脂肪酸的损失及丙二醛的作用可使细胞膜严重损伤，导致细胞功能改变。细胞线粒体膜受损伤后，失去正常氧化磷酸化过程，导致三羧酸循环障碍和细胞呼吸功能异常。溶酶体膜损伤导致溶酶体酶释放和细胞自溶。核膜的破坏可造成 DNA 等物质损伤。②蛋白质的氧化、肽链断裂与交联：OR 可氧化 α_1-抗胰蛋白酶等含巯基的氨基酸，使该类酶和蛋白质失活。

③OR可导致 DNA 分子的断裂，从而影响细胞代谢的各个方面。④与血浆成分反应生成大量趋化物质，诱导粒细胞在肺内聚集，使炎症性损伤扩大。

3. **蛋白溶解酶** 蛋白溶解酶存在于白细胞的颗粒中，白细胞、巨噬细胞等炎症细胞激活时可释放大量蛋白溶解酶，直接参与 ARDS 的发生发展。主要包括中性粒细胞弹性蛋白酶、胶原酶和组织蛋白酶等，其中中性粒细胞弹性蛋白酶具有特异性水解弹性蛋白的作用，破坏力最强。弹性蛋白是构成气血屏障细胞外基质的主要成分，被分解后上皮细胞之间的紧密连接破坏，大量蛋白和活性物质渗透至肺间质。中性粒细胞弹性蛋白酶还分解胶原蛋白和纤维连接蛋白等结构蛋白；降解血浆蛋白；激活补体；诱导细胞因子表达，分解表面活性蛋白，降低表面活性物质的作用。可见中性粒细胞弹性蛋白酶的多重效应构成一个级联网络而形成恶性循环。正常肺组织有 α_1 - 抗胰蛋白酶（α_1 - AT）等抑制物对抗中性粒细胞弹性蛋白酶的破坏作用。但随着病情的发展，机体 α_1 - AT 保护性作用受到破坏，导致急性肺损伤。

4. **补体及凝血和纤溶系统** 补体激活参与 ARDS 发生。ARDS 发病早期，首先补体系统被激活，血浆补体水平下降，而降解产物 C3a 和 C5a 水平明显升高，导致毛细血管通透性增加。脓毒血症导致的细菌毒素或细胞损伤等可直接激活凝血因子Ⅻ，引起凝血系统的内源性激活，导致高凝倾向和微血栓形成，是导致 ARDS 的重要原因；Ⅻa 可使激肽释放酶原转化为激肽释放酶，引起缓激肽的大量释放，诱导肺毛细血管扩张和通透性增高，导致肺损伤。

5. **血小板活化因子** 血小板活化因子（PAF）主要来自血小板、白细胞和血管内皮细胞。血小板受到血循环中的致病因子或肺组织炎症的刺激，在肺内滞留、聚集，并释放 TXA_2、LTC_4、LTD_4 和 PAF 等介质。PAF 引起肺 - 毛细血管膜渗透性增加的机制为：①PAF 是很强的趋化因子，可促使 PMN 在肺内聚集，释放炎症介质。②PAF 作用于肺毛细血管内皮细胞膜受体，通过第二信使磷酸肌醇的介导，使内皮细胞中 Ca^{2+} 浓度升高，使微丝中的肌动蛋白等收缩成分收缩，内皮细胞连接部位出现裂隙，通透性增加。

6. **肿瘤坏死因子** 肿瘤坏死因子（TNF - α）是肺损伤的启动因子之一。主要由单核 - 巨噬细胞产生。TNF - α 可使 PMN 在肺内聚集、黏附、损伤肺毛细血管内皮细胞膜，并激活 PMN 释放多种炎症介质；刺激 PCEC 合成前凝血质和纤溶酶原抑制物；刺激血小板产生 PAF；导致凝血 - 纤溶平衡失调，促使微血栓形成。TNF - α 还能抑制肺毛细血管内皮细胞膜增生，增加血管的渗透性。

7. **白细胞介素** 与 ARDS 关系密切的白细胞介素（IL）包括 IL - 1、IL - 8 等。IL - 1 主要由单核 - 巨噬细胞产生，是急性相反应的主要调节物质，亦为免疫反应的始动因子，具有组织因子样促凝血作用。IL - 1 与 IL - 2 和 γ 干扰素同时存在时可显著增强 PMN 趋化性。IL - 1 还诱导单核 - 巨噬细胞产生 IL - 6、IL - 8、PGE_2 等。IL - 8 是 PMN 的激活和趋化因子，IL - 8 不能被血清灭活，在病灶内积蓄，导致持续炎症反应效应。

（三）肺泡表面活性物质破坏

表面活性物质的异常是 ARDS 不断发展的主要因素之一。表面活性物质由肺泡Ⅱ型上皮细胞合成，为脂质与蛋白质复合物，其作用包括：降低肺泡气液界面的表面张力，防止肺泡萎陷；保持适当的肺顺应性；防止肺微血管内液体渗入肺泡间质和肺泡，减少肺水肿的发生。脓毒血症、创伤等导致Ⅱ型肺泡上皮细胞损伤，表面活性物质合成减少；炎症细胞和介质使表面活性物质消耗过多、活性降低、灭活增快。表面活性物质的缺乏和功能异常，导致大量肺泡陷闭，使血浆易于渗入肺间质与肺泡，出现肺泡水肿和透明膜形成。

（四）神经因素

脓毒血症、休克和颅脑外伤等都通过兴奋交感神经而收缩肺静脉，导致肺毛细血管充血、静水压力升高和通透性增加，导致 ALI。动物实验显示使用 α - 肾上腺能阻断剂，可防止颅脑外伤导致的肺水肿，提示交感神经兴奋在 ARDS 发病机制中的作用。颅内压增高常伴随周围性高血压，使肺组织血容量骤增，也是诱发 ALI 的原因。

（五）肝脏和肠道等器官在 ALI 发生中的作用

1. 肝功能　正常人大约 90% 的功能性网状内皮细胞存在于肝脏，主要为 Kupffer 细胞，能够清除循环中的毒素和细菌。肝脏功能损害可能加重 ARDS，主要机制如下：①肝功能不全时，毒素和细菌可越过肝脏进入体循环，诱导或加重肺损伤。②肝脏 Kupffer 细胞受内毒素刺激时，释放大量 TNF - α、IL - 1 等炎症介质，进入循环损伤肺等器官。③Kupffer 细胞具有清除循环中的毒性介质的功能，肝功能不全时炎症介质作用时间会延长，可能使 ARDS 恶化。④肝脏是纤维连接蛋白的主要来源，肝功能损害时，纤维连接蛋白释放减少，将导致肺毛细血管通透性增高。α_1 - 抗胰蛋白酶主要也来源于肝脏，对灭活蛋白酶具有重要作用。

2. 肠道功能　胃肠黏膜的完整性是机体免受细菌和毒素侵袭的天然免疫屏障。胃肠黏膜对缺血、缺氧以及再灌注损伤的反应非常敏感，脓毒血症、创伤、休克等均可导致胃肠黏膜缺血缺氧性损伤，造成肠道黏膜对毒素和细菌的通透性增高，毒素和细菌移位入血，诱导或加重肺损伤。

（六）炎症反应在 ARDS 发病机制中的地位

目前认为，ARDS 是感染、创伤等原因导致机体炎症反应失控的结果。外源性损伤或毒素对炎症细胞的激活是 ARDS 的启动因素，炎症细胞在内皮细胞表面黏附及诱导内皮细胞损伤是导致 ARDS 的根本原因。代偿性炎症反应综合征（CARS）和 SIRS 作为炎症反应对立统一的两个方面，一旦失衡将导致内环境失衡，引起肺内、肺外器官功能损害。

感染、创伤等原因导致器官功能损害的发展过程常表现为两种极端。一种是大量炎症介质释放入循环，刺激炎症介质瀑布样释放，而内源性抗炎介质又不足以抵消其作用，结果导致 SIRS。另一种极端是内源性抗炎介质释放过多，结果导致 CARS。SIRS/CARS 失衡的后果是炎症反应扩散和失控，使其由保护性作用转变为自身破坏性作用，不但损伤局部组织细胞，同时打击远隔器官，导致 ARDS 等器官功能损害。就其本质而言，ARDS 是机体炎症反应失控的结果，也就是说是 SIRS/CARS 失衡的严重后果。

总之，感染、创伤、误吸等直接和间接损伤肺的因素均可导致 ARDS。但 ARDS 并不是细菌、毒素等直接损害的结果，而是机体炎症反应失控导致的自身破坏性反应的结果。ARDS 实际上是 SIRS/CARS 失衡在具体器官水平的表现。

（任　涛）

第二节 病理和病理生理

一、病理学改变

各种原因所致 ARDS 的病理变化基本相同，分为渗出期、增生期和纤维化期，三个阶段相互关联并部分重叠（图 23 – 1）。

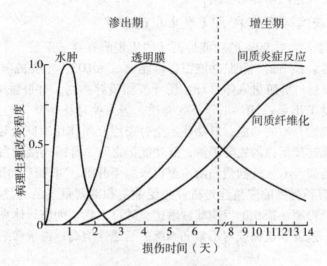

图 23 – 1 ARDS 病理分期

1. 病理分期

（1）渗出期（early exudative phase）：发病后 24～96 小时，主要特点是毛细血管内皮细胞和Ⅰ型肺泡上皮细胞受损。毛细血管内皮细胞肿胀，细胞间隙增宽，胞饮速度增加，基底膜裂解，导致血管内液体漏出，形成肺水肿。由于同时存在修复功能，与肺水肿的程度相比，毛细血管内皮细胞的损伤程度较轻。肺间质顺应性较好，可容纳较多水肿液，只有当血管外肺水超过肺血管容量的 20% 时，才出现肺泡水肿。Ⅰ型肺泡上皮细胞变性肿胀，空泡化，脱离基底膜。Ⅱ型上皮细胞空泡化，板层小体减少或消失。上皮细胞破坏明显处有透明膜形成和肺不张，呼吸性细支气管和肺泡管处尤为明显。肺血管内有中性粒细胞扣留和微血栓形成，有时可见脂肪栓子，肺间质内中性粒细胞浸润。电镜下可见肺泡表面活性物质层出现断裂、聚集或脱落到肺泡腔，腔内充满富蛋白质水肿液，同时可见灶性或大片性肺泡萎陷不张。

（2）增生期（proliferative phase）：发病后 3～7 天，显著增生出现于发病后 2～3 周。主要表现为Ⅱ型肺泡上皮细胞大量增生，覆盖脱落的基底膜，肺水肿减轻，肺泡膜因Ⅱ型上皮细胞增生、间质多形核白细胞和成纤维细胞浸润而增厚，毛细血管数目减少。肺泡囊和肺泡管可见纤维化，肌性小动脉内出现纤维细胞性内膜增生，导致管腔狭窄。

（3）纤维化期（fibrotic phase）：肺组织纤维增生出现于发病后 36 小时，7～10 天后增生显著，若病变迁延不愈超过 3～4 周，肺泡间隔内纤维组织增生致肺泡隔增厚，Ⅲ型弹性纤维被Ⅰ型僵硬的胶原纤维替代。有研究显示，死亡的 ARDS 患者其肺内该胶原纤维的含量增加至正常的 2~3 倍。电镜下显示肺组织纤维化的程度与患者死亡率呈正相关。另外可见透明膜弥漫分布于全肺，此后透明膜中成纤维细胞浸润，逐渐转化为纤维组织，导致弥漫性不规则性纤维化。肺血管床发生广泛管壁增厚，动脉变性扭曲，肺毛细血管扩张。肺容积明显缩小。肺泡管的纤维化是晚期 ARDS 患者的典型病理变化。进入纤维化期后，ARDS 患者有 15%~40% 死于难以纠正的呼吸衰竭。

2. 病理学特征　ARDS 肺部病变的不均一性是其特征性、标志的病理变化，这种不均一性导致 ARDS 机械通气治疗策略实施存在困难。不均一性主要包括：病变部位的不均一性、病例过程的不均一和病理改变的不均一。

（1）病变部位的不均一性：ARDS 病变可分布于下肺，也可能分布于上肺，呈现不均一分布的特征。另外病变分布有一定的重力依赖性，即下肺区和背侧肺区病变重，上肺区和前侧肺区病变轻微，中间部分介于两者之间。

（2）病理过程的不均一性：不同病变部位可能处于不同的病理阶段，即使同一病变部位的不同部分，可能也处于不同的病理阶段。

（3）病因相关的病理改变呈多样性：不同病因引起的 ARDS，肺的病理形态变化有一定差异。全身性感染和急性胰腺炎所致的 ARDS，肺内中性粒细胞浸润十分明显。创伤后 ARDS 肺血管内常有纤维蛋白和血小板微血栓形成。而脂肪栓塞综合征则往往造成严重的肺小血管炎症改变。

二、病理生理改变

1. 肺容积减少　ARDS 患者早期就有肺容积减少，表现为肺总量、肺活量、潮气量和功能残气量明显低于正常，其中以功能残气量减少最为明显。严重 ARDS 患者实际参与通气的肺泡可能仅占正常肺泡的三分之一。因此，ARDS 的肺是小肺（small lung）或婴儿肺（baby lung）。

2. 肺顺应性降低　肺顺应性降低是 ARDS 的特征之一。主要与肺泡表面活性物质减少引起的表面张力增高和肺不张、肺水肿导致的肺容积减少有关。表现为肺泡压力 - 容积（P - V）曲线与正常肺组织相比有显著不同，需要较高气道压力，才能达到所需的潮气量。

以功能残气量（FRC）为基点，肺泡压力变化为横坐标，肺容量变化为纵坐标绘制的关系曲线为肺顺应性曲线（肺 P - V 曲线）。正常肺 P - V 曲线呈反抛物线形，分为二段一点，即陡直段和高位平坦段，二段交点为高位转折点（upper inflection point，UIP）。曲线陡直段的压力和容量的变化呈线性关系，较小的压力变化即能引起较大的潮气量变化，提示肺顺应性好；而在高位平坦段，较小的容量变化即可导致压力的显著升高，提示肺顺应性减低，发生肺损伤的机会增加。正常情况下，UIP 为肺容量占肺总量 85%~90% 和跨肺压达 35~50cmH$_2$O 的位置。

ARDS 患者由于肺泡大量萎陷，肺顺应性降低，故肺 P - V 曲线呈现"S"形改变，起始段平坦，出现低位转折点（lower inflection point，LIP），同时 FRC 和肺总量下降，导致中间陡直段的容积显著减少。低位平坦段显示随着肺泡内压增加，肺泡扩张较少，提示肺顺应性低；随着肺泡内压的进一步升高，陷闭肺泡大量开放，肺容积明显增加，肺 P - V 曲线出现 LIP，代表大量肺泡在非常窄的压力范围内开放；随着肺泡内压的进一步增加，正常肺组织和开放的陷闭肺组织的容积增加，出现陡直段；同正常肺组织相似，肺容积扩张到一定程度，曲线也会出现 UIP 和高位平坦段，提示肺泡过度膨胀，肺顺应性降低。

在 ARDS 的纤维化期，肺组织广泛纤维化使肺顺应性进一步降低。

3. 通气/血流比例失调　通气/血流比值失调是导致低氧血症的主要原因。ARDS 由于肺部病变的不均一性，通气/血流比值升高和通气/血流比值降低可能同时存在于不同的肺部病变区域中。

（1）通气/血流比值降低及真性分流：间质肺水肿压迫小气道、小气道痉挛收缩和表面活性物质减少均导致肺泡部分萎陷，使相应肺单位通气减少，通气/血流比值降低，产生生理性分流。另外，广泛肺泡不张和肺泡水肿引起局部肺单位只有血流而没有通气，即出现真性分流或解剖样分流。ARDS 早期肺内分流率（Qs/Qt）可达 10%～20%，甚至更高，后期可高达 30% 以上。

（2）通气/血流比值升高：肺微血管痉挛或狭窄、广泛肺栓塞和血栓形成使部分肺单位周围的毛细血管血流量明显减少或中断，导致无效腔样通气。ARDS 后期无效腔率可高达 60%。

4. 对 CO_2 清除的影响　ARDS 早期，由于低氧血症致肺泡通气量增加，且 CO_2 弥散能力为 O_2 的 20 倍，故 CO_2 排出增加，引起低碳酸血症；但到 ARDS 后期，随着肺组织纤维化，毛细血管闭塞，通气/血流比值升高的气体交换单位数量增加，通气/血流比值降低的单位数量减少，无效腔通气增加，有效肺泡通气量减少，导致 CO_2 排出障碍，动脉血 CO_2 分压升高，出现高碳酸血症。

5. 肺循环改变

（1）肺毛细血管通透性明显增加：由于大量炎症介质释放及肺泡内皮细胞、上皮细胞受损，肺毛细血管通透性明显增加。通透性增高性肺水肿是主要的 ARDS 肺循环改变，也是 ARDS 病理生理改变的特征。

（2）肺动脉高压：肺动脉高压，但肺动脉嵌顿压正常是 ARDS 肺循环的另一个特点。ARDS 早期，肺动脉高压是可逆的，与低氧血症和缩血管介质（TXA_2、$TNF-\alpha$ 等）引起肺动脉痉挛以及一氧化氮生成减少有关。ARDS 后期的肺动脉高压为不可逆的，除上述原因外，主要与肺小动脉平滑肌增生和非肌性动脉演变为肌性动脉等结构性改变有关。值得注意的是，尽管肺动脉压力明显增高，但 ARDS 肺动脉嵌顿压一般为正常，这是与心源性肺水肿的重要区别。

（任　涛）

第三节　诊断和鉴别诊断

一、诊断

1. 诊断依据　具有脓毒血症、休克、重症肺部感染、大量输血、急性胰腺炎等引起 ARDS 的原发病；疾病过程中出现呼吸频速、呼吸窘迫、低氧血症和发绀，常规氧疗难以纠正缺氧；血气分析示肺换气功能进行性下降；胸片示肺纹理增多，边缘模糊的斑片状或片状阴影，排除其他肺部疾病和左心功能衰竭。

2. 诊断标准

（1）Murray 评分法诊断标准：1988 年 Murray 等提出了 ARDS 的评分法诊断标准，对 ARDS 作量化诊断。评分内容包括 3 方面内容：①肺损伤程度的定量评分。②具有 ARDS 患病的危险因素。③合并肺外器官功能不全。

根据 PaO_2/FiO_2、PEEP 水平、X 线胸片中受累象限数及肺顺应性变化的评分评价肺损伤程度。0 分无肺损伤，0.1~2.5 分为轻度~中度肺损伤，评分 >2.5 分为重度肺损伤，即 ARDS。

Murray 评分法 ARDS 诊断标准强调了肺损伤从轻到重的连续发展过程，对肺损伤作量化评价。Owens 等研究显示肺损伤评分与肺脏受累范围呈显著正相关（r=0.75，P<0.01），而且也与肺血管通透性密切相关（r=0.73，P<0.01）。可见，该标准可较准确地评价肺损伤程度。

（2）欧美联席会议诊断标准：尽管 Murray 标准有利于临床科研，但应用于临床就显得过于烦琐，难以推广。1992 年欧美 ARDS 联席会议提出新标准（表 23-2），被广泛推广采用。

表 23-2 急性肺损伤与 ARDS 的诊断标准

	起病	氧合障碍程度	X 线胸片	肺动脉嵌顿压
急性肺损伤	急性	$PaO_2/FiO_2 \leqslant 300mmHg$	双肺有斑片状阴影	肺动脉嵌顿压 ≤18mmHg，或无左心房压力增高的临床证据
ARDS	急性	$PaO_2/FiO_2 \leqslant 200mmHg$	双肺有斑片状阴影	肺动脉嵌顿压 ≤18mmHg，或无左心房压力增高的临床证据

急性肺损伤：①急性起病。②$PaO_2/FiO_2 \leqslant 300mmHg$（不管 PEEP 水平）。③正位 X 线胸片显示双肺均有斑片状阴影。④肺动脉嵌顿压 ≤18mmHg，或无左心房压力增高的临床证据。诊断 ARDS 除要满足上述急性肺损伤的诊断标准外，PaO_2/FiO_2 需 ≤200mmHg，反映肺损伤程度更严重。

该标准与以往标准有很大区别：①PEEP 改善氧合的效应具有时间依赖性，而且其水平的提高与氧合改善并不呈正相关，因此不考虑 PEEP 水平。②医师的经验及指征掌握等许多因素均影响机械通气应用，可因未及时采用机械通气，而使患者延误诊断，因此，也不把机械通气作为诊断条件。③肺动脉嵌顿压 ≤18mmHg 作为诊断条件，有助于排除心源性肺水肿。④与以往诊断标准中的 $PaO_2/FiO_2 \leqslant 100~150mmHg$ 相比，$PaO_2/FiO_2 \leqslant 200mmHg$ 作为诊断条件能使 ARDS 患者更早的得到诊断和治疗。

Moss 等将欧美 ARDS 标准与 Murray 的评分标准作比较，结果显示对于具有明确 ARDS 危险因素的患者来说，特异性分别为 96% 和 94%，灵敏度分别为 100% 和 81%，诊断准确率分别为 97% 和 90%，显然前者优于后者。对于无明确 ARDS 危险因素患者来说，欧美 ARDS 标准也略优于 Murray 的评分标准。因此，欧美 ARDS 诊断标准对临床更有价值，目前已被广泛采用。

二、鉴别诊断

ARDS 突出的临床征象为肺水肿和呼吸困难。在诊断标准上无特异性，因此需要与其他能够引起和 ARDS 症状类似的疾病相鉴别。

1. 心源性肺水肿　见于冠心病、高血压性心脏病、风湿性心脏病和尿毒症等引起的急性左心功能不全。其主要原因是左心功能衰竭，致肺毛细血管静水压升高，液体从肺毛细血管漏出，至肺水肿和肺弥散功能障碍，水肿液中蛋白含量不高。而 ARDS 的肺部改变主要是由于肺泡毛细血管膜损伤，致通透性增高引起的肺间质和肺泡性水肿，水肿液中蛋白含量增高。根据病史、病理基础和临床表现，结合 X 线胸片和血气分析等，可进行鉴别诊断（表23－3）。

表 23－3　ARDS 与心源性肺水肿的鉴别诊断

	ARDS	心源性肺水肿
发病机制	肺实质细胞损害、肺毛细血管通透性增加	肺毛细血管静水压升高
起病	较缓	急
病史	感染、创伤、休克等	心血管疾病
痰的性质	非泡沫状稀血样痰	粉红色泡沫痰
痰内蛋白含量	高	低
痰中蛋白/血浆蛋白	＞0.7	＜0.5
体位	能平卧	端坐呼吸
胸部听诊	早期可无啰音	湿啰音主要分布于双肺底
	后期湿啰音广泛分布，不局限于下肺	
肺动脉嵌顿压	＜18mmHg	＞18mmHg
X 线		
心脏大小	正常	常增大
血流分布	正常或对称分布	逆向分布
叶间裂	少见	多见
支气管血管袖	少见	多见
胸膜渗出	少见	多见
支气管气象	多见	少见
水肿液分布	斑片状，周边区多见	肺门周围多见
治疗		
强心利尿	无效	有效
提高吸入氧浓度	难以纠正低氧	低氧血症可改善

2. 其他非心源性肺水肿　ARDS 属于非心源性肺水肿的一种，但其他多种疾病也可导致非心源性肺水肿，如肝硬化和肾病综合征等。另外还可见于胸腔抽液、抽气过多、过快或抽吸负压过大，使胸膜腔负压骤然升高形成的肺复张性肺水肿。其他少见的情况有纵隔肿瘤、肺静脉纤维化等引起的肺静脉受压或闭塞，致肺循环压力升高所致的压力性肺水肿。此类患者的共同特点为有明确的病史，肺水肿的症状、体征及 X 线征象出现较快，治疗后消失也快。低氧血症一般不重，通过吸氧易于纠正。

3. 急性肺栓塞　各种原因导致的急性肺栓塞，患者突然起病，表现为剧烈胸痛、呼吸急促、呼吸困难、烦躁不安、咯血、发绀和休克等症状。动脉血氧分压和二氧化碳分压同时下降，与ARDS颇为相似。但急性肺栓塞多有长期卧床、深静脉血栓形成、手术、肿瘤或羊水栓塞等病史，查体可发现气急、心动过速、肺部湿啰音、胸膜摩擦音或胸腔积液、肺动脉第二音亢进伴分裂、右心衰竭和肢体肿胀、疼痛、皮肤色素沉着、深静脉血栓体征。X线胸片检查可见典型的三角形或圆形阴影，还可见肺动脉段突出。典型的心电图可见Ⅰ导联S波加深、Ⅲ导联Q波变深和T波倒置（即$S_I QT_{III}$改变）、肺性P波、电轴右偏、不完全或完全性右束支传导阻滞。D-二聚体（+）。选择性肺动脉造影和胸片结合放射性核素扫描可确诊本病。

4. 特发性肺间质纤维化　此病病因不明，临床表现为刺激性干咳、进行性呼吸困难、发绀和持续性低氧血症，逐渐出现呼吸功能衰竭，可与ARDS相混淆。但本病起病隐袭，多属慢性经过，少数呈亚急性；肺部听诊可闻及高调的、爆裂性湿性啰音，声音似乎非常表浅，如同在耳边发生一样，具有特征性；血气分析呈Ⅰ型呼吸衰竭（动脉血氧分压降低，二氧化碳分压降低或不变）；X线胸片可见网状结节影，有时呈蜂窝样改变；免疫学检查示IgG和IgM常有异常；病理上以广泛间质性肺炎和肺间质纤维化为特点；肺功能检查可见限制性通气功能障碍和弥散功能降低。

5. 慢性阻塞性肺疾病并发呼吸衰竭　此类患者既往有慢性胸、肺疾患病史，常于感染后发病；临床表现为发热、咳嗽、气促、呼吸困难和发绀；血气分析示动脉血氧分压降低，多合并有二氧化碳分压升高。而ARDS患者既往心肺功能正常，血气分析早期以动脉低氧血症为主，二氧化碳分压正常或降低；常规氧疗不能改善低氧血症。可见，根据病史、体征、X线胸片、肺功能和血气分析等检查不难与ARDS鉴别。

（任　涛）

第四节　治疗

ARDS是MODS的一个重要组成部分，对ARDS的治疗是防治MODS的一部分。其原因为纠正缺氧，提高全身氧输送，维持组织灌注，防止组织进一步损伤，同时尽可能避免医源性并发症，主要包括液体负荷过高、氧中毒、容积伤和院内感染。在治疗上可分为病因治疗和支持治疗。调控机体炎症反应和以纠正病理生理改变为基础的肺保护性通气策略始终是ARDS主要的研究方向。目前对于ARDS肺毛细血管通透性增加、肺泡上皮受损以及失衡的炎症反应而言，缺乏特异且有效的治疗手段。主要限于器官功能支持及全身支持治疗，呼吸支持治疗为缓解肺损伤的发展创造时间、为促进肺组织恢复和减轻炎症反应提供可能，肺保护性通气是近十多年来ARDS机械通气策略的重大突破，但大量阴性结果的RCT使得肺保护性机械通气策略面临前所未有的争议和挑战。

一、病因治疗

病因治疗仍是治疗、控制ARDS的关键。

1. 控制致病因素　原发病是影响ARDS预后和转归的关键，及时去除或控制致病因素是ARDS治疗最关键的环节。主要包括充分引流感染灶、有效的清创和使用合理的抗生素。当然，腹腔、肺部感染的迁延，急性胰腺炎的发展等都使病因治疗相当困难。

2. 调控机体炎症反应　ARDS作为机体过度炎症反应的后果，SIRS是其根本原因，调控炎症反应不但是 ARDS 病因治疗的重要手段，而且也可能是控制 ARDS、降低病死率的关键。近年来，国内外学者对 SIRS 的调控治疗进行了大量研究：①糖皮质激素：糖皮质激素是 ARDS 治疗中最富有争议的药物。前瞻性、多中心、安慰剂对照试验显示，ARDS 早期应用大剂量激素，不能降低病死率，同时可能增加感染的发生率。1998 年 Meduri 进行的临床研究显示，糖皮质激素可明显改善 ARDS 肺损伤，降低住院病死率，但该研究样本量较小，需进一步扩大样本量，进行多中心的对照研究。近几年有研究显示 ARDS 晚期应用糖皮质激素有助于阻止肺纤维化的进展，可改善患者生存率。但应用的同时必须监测患者病情，防止并发或加重感染；其作用也有待于进一步大规模临床、前瞻、对照研究进行验证。②环氧化酶抑制剂及前列腺素 E_1：布洛芬、消炎痛等环氧化酶抑制剂对炎症反应有强烈抑制作用，可改善 ARDS 炎症反应，降低体温和心率。前列腺素 E_1 具有扩张血管、抑制血小板聚集和调节炎症反应、降低肺动脉和体循环压力、提高心排血量、氧合指数和组织供氧量的作用。但有关前列腺素 E_1 对 ARDS 的治疗作用尚不肯定，需进一步研究明确其作用。③酮康唑：酮康唑是强烈的血栓素合成酶抑制剂，对白三烯的合成也有抑制作用。初步的临床研究显示，对于全身性感染等 ARDS 高危患者，酮康唑治疗组 ARDS 患病率明显降低；而对于 ARDS 患者，酮康唑能明显降低病死率。④已酮可可碱：已酮可可碱是一种磷酸二酯酶抑制剂。在全身性感染和 ARDS 的动物实验研究中，已酮可可碱能明显抑制白细胞趋化和激活，对肿瘤坏死因子等炎症性细胞因子的表达具有明显抑制效应。但已酮可可碱对 ARDS 的临床疗效尚不肯定，需进一步临床研究证实。⑤内毒素及细胞因子单抗：内毒素单克隆抗体、细菌通透性增高蛋白可阻断内毒素对炎性细胞的激活，而 TNF、IL-1 和 IL-8 等细胞因子单克隆抗体或受体拮抗剂（IL-1Ra）可直接中和炎症介质，在动物实验中均能防止肺损伤发生，降低动物病死率，结果令人鼓舞。但针对细胞因子等炎症介质的免疫治疗措施在感染及 ARDS 患者的临床试验均未观察到肯定疗效。

二、呼吸支持治疗

纠正低氧血症是 ARDS 治疗的首要任务，早期有力的呼吸支持是 ARDS 治疗的主要手段，其根本目的是保证全身氧输送，改善组织细胞缺氧。氧疗是最基本的纠正 ARDS 低氧血症、提高全身氧输送的支持治疗措施。

临床上有多种氧疗装置可供选择和应用，在选择氧疗装置时需考虑到患者低氧血症的严重程度，装置给氧浓度的精确性，患者的舒适度及对氧疗的依从性等。Beers 将氧疗装置依据流速的高低分为两大类（表 23-4）：低流速系统和高流速系统。低流速系统给氧的流速较低，一般 <6L/min，患者每次吸入的为氧疗装置送出氧与室内空气混合的气体，因此吸入的氧浓度是可变化的，它取决于氧气流速、患者呼吸的频率和潮气量。高流速系统则以高流速给氧，通常超过患者每分钟通气量的 4 倍，患者的呼吸方式对吸入氧浓度没有影响。

表 23-4　低流速系统和高流速氧疗系统氧流速与吸入氧浓度关系

氧疗系统	氧疗装置	氧流速（L/min）	吸入氧浓度（%）
低流速氧疗系统	鼻导管或鼻塞	1	25
		2	29
		3	33

氧疗系统	氧疗装置	氧流速（L/min）	吸入氧浓度（%）
		4	37
		5	41
		6	45
	简单面罩	0.5～4	24～40
		5～6	40
		6～7	50
		7～8	60
	附贮袋面罩	6	60
		7	70
		8	80
		9	90
		10	>99
	非重复呼吸面罩	4～10	60～100
高流速氧疗系统	Venturi 面罩	3（80）*	24
		6（68）	28
		9（50）	40
		12（50）	0.40
		15（41）	0.50

注：*括号内数值表示进入面罩的空气流量。

当常规氧疗不能纠正低氧血症和缓解呼吸窘迫时，应早期积极进行气管插管实施机械通气，使患者不致死于早期严重的低氧血症，为治疗赢得时间。近年来，呼吸支持治疗取得长足的进步，并系统地提出机械通气治疗的新策略，主要包括以下内容。

1. 小潮气量　避免高潮气量、限制气道平台压。

小潮气量通气是 ARDS 病理生理改变的要求和结果："小肺"或"婴儿肺"是 ARDS 的特征，ARDS 参与通气的肺容积显著减少，大量研究显示，常规或大潮气量通气易导致肺泡过度膨胀和气道平台压力过高，激活炎症细胞，促进炎症介质释放增加，引起或加重肺泡上皮细胞和肺泡毛细血管内皮细胞损伤，产生肺间质或肺泡水肿，导致呼吸机相关肺损伤以及肺外器官如肠道、肾脏损伤，诱发多器官功能障碍综合征。因此，ARDS 患者应避免高潮气量和高气道平台压，应尽早采用小潮气量（6ml/kg 理想体重，参见表 23-5 公式计算理想体重）通气，并使吸气末气道平台压力不超过 $30cmH_2O$。

目前 5 个多中心、随机、对照试验比较了常规潮气量与小潮气量通气对 ARDS 病死率的影响（表 23-5）。其中 3 项研究显示患者病死率均无显著改变。Amato 和 NIH ARDS Net 的研究则表明，与常规潮气量通气组比较，小潮气量通气组 ARDS 患者病死率显著降低。进一步对比分析各项研究显示，阴性结果的研究中常规潮气量组和小潮气量组的潮气量差别较小，可能是导致阴性结果的主要原因之一。可见，ARDS 患者应采用小潮气量通气。

潮气量个体化的选择和实施：ARDS 患者由于病因、病变类型和病变累及范围不同，塌陷肺泡区域大小、分布不同，导致肺的不均一性，患者正常通气肺泡的数量和容积存在显著差异。尽管 ARDS Net 的研究发现 6ml/kg 的小潮气量可以降低 ARDS 患者的病死率，但随后的研究和临床工作中均发现不是所有 ARDS 患者都适合 6ml/kg 的潮气量，如何实现潮气量的个体化选择呢？

表 23 – 5　MH ARDS Net 机械通气模式和参数设置方法

NIH ARDS Net 机械通气模式和参数设置方法

通气模式——容量辅助/控制通气

潮气量 6ml/kg（理想体重*）

保持气道平台压 <30cmH$_2$O

潮气量 6ml/kg 时气道平台压 >30cmH$_2$O，减少潮气量至 4ml/kg（理想体重）

动脉血氧饱和度或经皮血氧饱和度 88% ~95% 之间

不同 FiO$_2$ 对应的预期 PEEP 水平

FiO$_2$	0.3	0.4	0.4	0.5	0.5	0.6	0.7	0.7	0.7	0.8	0.9	0.9	0.9	1.0
PEEP	5	5	8	8	10	10	10	12	14	14	14	16	18	20~24

注：*理想体重的计算公式；

男性 =50 +2.3 [身高（英尺） –60] 或 50 +0.91 [身高（cm） –152.4]；

女性 =45.5 +2.3 [身高（英尺） –60] 或 45.5 +0.91 [身高（cm） –152.4]。

　　结合平台压设置潮气量较合理：ARDS 机械通气期间肺泡内压过高是产生呼吸机相关肺损伤的重要原因之一，气道平台压能够客观反映肺泡内压。Amato 对上述 5 项多中心、随机、对照研究进行综合分析，结果显示 4 项研究（NIH ARDS Net 研究除外）中小潮气量通气组气道平台压力低于 30cmH$_2$O，而常规潮气量通气组高于 30cmH$_2$O。然而进一步研究发现随着平台压的降低（ >33cmH$_2$O、27 ~33cmH$_2$O、23 ~27cmH$_2$O、<23cmH$_2$O 四组），患者的病死率显著下降，即使平台压已经小于 30cmH$_2$O，仍需考虑是否可进一步降低潮气量，降低平台压，改善患者预后。对于应用 6ml/kg 潮气量，平台压仍在 28 ~30cmH$_2$O 以上的患者，提示肺顺应性差，病情较重，需要逐步降低潮气量，降低平台压。Terragni 等的研究中以控制气道平台压在 25 ~28cmH$_2$O 为目标，减小潮气量至 4ml/kg，减轻肺的炎症反应，减轻肺损伤。因此，结合患者的平台压设置潮气量较合理，限制平台压在 28cmH$_2$O 以下，甚至更低。提示 ARDS 机械通气时应限制气道平台压力，以防止肺泡内压过高，这可能比限制潮气量更为重要。

　　肺顺应性指导潮气量的设定：顺应性差的患者给予较小的潮气量，控制其平台压，减轻肺损伤。Deans 对 ARDS Net 的研究分析发现，对于基础肺顺应性下降不明显、顺应性较好的患者，若仍给予 6ml/kg 潮气量，病死率是增加的；而肺顺应性差的患者给予 6ml/kg 潮气量预后会改善。Brander 等研究发现：肺顺应性越好，患者所需潮气量越大；肺顺应性越差，所需潮气量越小。但由于患者胸腔肺容积和胸壁顺应性的差异，潮气量与顺应性之间暂无明确的换算关系，限制了临床的实施。

　　根据肺组织应力和应变选择潮气量更为科学：目前认为引起 VILI 的始动因素是肺组织整体和局部异常的应力和应变（stress/strain）。ARDS 患者可以根据不同的 FRC 设置潮气量，以控制应力和应变在安全范围内（目前认为应力上限为 27cmH$_2$O、应变上限为

$2cmH_2O$）。即低 FRC 患者需要小潮气，而相对较高的 FRC 患者则可能应给予较大潮气量。可见，依据肺组织应力和应变有助于潮气量的个体化设置。与平台压相比，肺组织应力更为直接地反映了肺组织力学改变。由于去除了胸壁顺应性的影响，肺组织应力直接反映了克服肺组织弹性阻力所需要的压力。与平台压相比，依据肺组织应力和应变设置潮气量的方法更为合理。目前 FRC 和跨肺压的床旁监测已成为可能，依据肺组织应力和应变设定潮气量为临床医生提供新的途径。

ARDS 患者机械通气时应采用小潮气量（6ml/kg 以下）通气，同时限制气道平台压力不超过 $30cmH_2O$，以避免呼吸机相关肺损伤和肺外器官损伤，防止多器官功能障碍综合征，最终能够降低 ARDS 病死率。

高碳酸血症不再是限制小潮气量实施的主要原因：高碳酸血症是小潮气量通气最常见的并发症。虽然有研究发现 ARDS 患者可以耐受一定程度的 $PaCO_2$ 升高，但急性二氧化碳升高导致包括脑及外周血管扩张、心率加快、血压升高和心排血量增加等一系列病理生理学改变。颅内压增高是应用允许性高碳酸血症的禁忌证，而某些代谢性酸中毒的患者合并允许性高碳酸血症时，严重的酸血症可能抑制心肌收缩力，降低心脏和血管对儿茶酚胺等药物的反应性。$PaCO_2$ 升高至 80mmHg 以上时，需考虑增加呼吸频率（40 次/分），补充碳酸氢钠（最高剂量 20mEq/h）等方法处理，若 $PaCO_2$ 仍高时可用体外膜肺清除 CO_2，随着科学技术和医疗水平的提高，体外膜肺清除 CO_2 逐渐成为小潮气量通气顺利实施的有力保障。

2. 积极、充分肺复张　ARDS 广泛肺泡塌陷和肺水肿不但导致顽固的低氧血症，而且导致可复张肺泡反复吸气复张与呼气塌陷产生剪切力，导致呼吸机相关肺损伤。大量临床和实验研究均表明，适当水平呼气末正压（PEEP）防止呼气末肺泡塌陷，改善通气/血流比值失调和低氧血症。另一方面消除肺泡反复开放与塌陷产生的剪切力损伤。另外还可减少肺泡毛细血管内液体渗出，减轻肺水肿。因此，ARDS 患者应在充分肺复张的前提下，采用适当水平的 PEEP 进行机械通气。

充分肺复张是应用 PEEP 防止肺泡再次塌陷的前提。PEEP 维持塌陷肺泡复张的功能依赖于吸气期肺泡的充张程度，吸气期肺泡充张越充分，PEEP 维持塌陷肺泡复张的程度越高。

（1）肺复张手法（recruitment maneuver，RM）：是在可接受的气道峰值压范围内，间歇性给予较高的复张压，以期促使塌陷的肺泡复张进而改善氧合。目前常用的 RM 方式主要包括控制性肺膨胀（sustained inflation，SI）、PEEP 递增法（incremental PEEP，IP）及压力控制法（PCV 法）（图 23 - 2）。

控制性肺膨胀：控制性肺膨胀的实施是在机械通气时采用持续气道正压的方式，一般设置正压水平 30 ~ 45cmH_2O，持续 30 ~ 40 秒，然后调整到常规通气模式。

PEEP 递增法：PEEP 递增法的实施是将呼吸机调整到压力模式，首先设定气道压上限，一般为 35 ~ 40cmH_2O，然后将 PEEP 每 30 秒递增 5cmH_2O，气道高压也随之上升 5cmH_2O，为保证气道压不大于 35cmH_2O，高压上升到 35cmH_2O 时，可每 30 秒递增 PEEP 5cmH_2O，直至 PEEP 为 35cmH_2O，维持 30 秒。随后每 30 秒递减 PEEP 和气道高压各 5cmH_2O，直到实施肺复张前水平。

压力控制法：压力控制法的实施是将呼吸机调整到压力模式，同时提高气道高压和 PEEP 水平，一般高压 40 ~ 45cmH_2O，PEEP 15 ~ 20cmH_2O，维持 1 ~ 2 分钟，然后调整到常规通气模式。

临床上肺复张手法的实施应考虑到患者的耐受性，可予以充分的镇静以保证 RM 的顺利实施。由于 ARDS 患者存在程度不等的肺不张，因此，打开塌陷肺泡所需的跨肺压也不同。实施 RM 时临床医师需结合患者具体情况选择合适的肺复张压力。

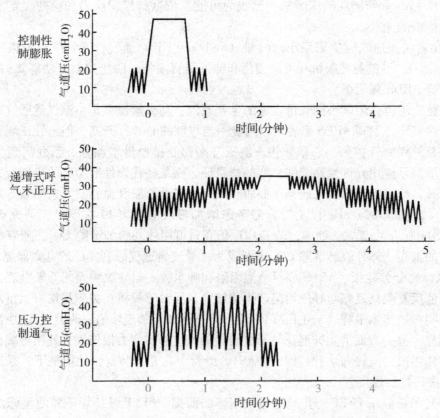

图 23 - 2　肺复张手法实施过程压力 - 时间波型

（2）肺复张效果的评价：如何评价肺泡复张效果，目前还无统一认识。CT 是测定肺复张容积的金标准，但无法在床边实时开展。目前临床上常用肺复张后氧合指数 ≥400mmHg 或反复肺复张后氧合指数变化 <5%，来判断是否达到完全复张。也可用 $PaO_2 + PaCO_2 \geq$ 400mmHg（吸入氧浓度 100%）评价肺复张的效果，Borges 等通过观察复张后氧合和胸部 CT 的关系，发现 $PaO_2 + PaCO_2 \geq$ 400mmHg（吸入氧浓度 100%）时，CT 显示只有 5% 的肺泡塌陷，而且 $PaO_2 + PaCO_2 \geq$ 400mmHg 对塌陷肺泡的预测 ROC 曲线下面积 0.943，说明 $PaO_2 + PaCO_2 \geq$ 400mmHg 是维持肺开放可靠指标。此外，电阻抗法评价肺开放效果尚处于实验阶段。目前临床上还可根据 P - V 曲线和呼吸力学的变化判断肺复张效果。

（3）肺复张的影响因素：肺复张对 ARDS 预后影响的不确定性可能与多种因素有关，以下因素影响患者对肺复张的反应性：导致 ARDS 的病因、肺损伤的严重程度、患者的病程、实施肺复张的压力、时间和频率、不同的肺复张方法、患者的体位、肺的可复张性等。

3. 最佳 PEEP 的滴定　ARDS 最佳 PEEP 的水平目前存在争议。尽管如此，Barbas 等通过荟萃分析比较了不同 PEEP 对 ARDS 患者生存率的影响，结果表明 PEEP >12cmH₂O，尤其是高于16cmH$_2$O明显改善患者生存率。通过胸部CT观察PEEP肺泡复张效应的研究也显示，PEEP水平为肺静态压力－容积曲线低位转折点对应的压力（Pflex）＋2cmH$_2$O通气条件下仍有大量肺泡塌陷。2003年由Slutsky等进行的一项临床研究显示，NIH ARDS Net研究中小潮气量通气组呼吸频率较快，导致呼气不完全，产生一定水平的内源性PEEP（5.8±3.0）cmH$_2$O，使得总PEEP水平升高，可达（16.3±2.9）cmH$_2$O，而常规潮气量组呼吸频率较慢，内源性PEEP仅（1.4±1.0）cmH$_2$O，总PEEP为（11.7±0.9）cmH$_2$O，显著低于小潮气量通气组，故小潮气量通气组患者病死率的降低可能部分源于高水平PEEP的维持塌陷肺泡复张效应。提示，ARDS需要设置较高水平PEEP防止呼气末肺泡塌陷。

ARDS患者PEEP的设置方法目前缺乏大规模、前瞻、随机、对照研究，无统一标准，实验和临床研究的设置方法各不相同。目前主要有以下几种方法：①上述NIH ARDS Net关于小潮气量的对比研究中，依赖氧合障碍的严重程度以及维持足够氧合所需的吸入氧浓度（FiO$_2$）来设置PEEP，从表23－5中可见，该方法以维持一定动脉血氧饱和度为目标，所需FiO$_2$越高，设置的PEEP水平也越高。故PEEP的设置基于患者氧合障碍的严重程度，但PEEP维持肺泡复张的效应如何不明确。②一些专家认为依据床边测定的肺顺应性来滴定PEEP水平，即设置为获得最大顺应性所需的PEEP水平，但最大顺应性并不代表最佳的肺泡复张。③以Pflex作为设置PEEP的依据（Pflex＋2cmH$_2$O），该方法综合考虑PEEP对动脉氧合和心排出量的影响，但Pflex对应的压力仅代表塌陷肺泡开始复张，随着气道压力的升高，塌陷肺泡的复张仍在继续，故Pflex＋2cmH$_2$O也不能反映充分的肺泡复张。

上述方法各有利弊，近来有学者提出新的PEEP设置方法。①Lahhaman和Amato等学者提出肺泡充分复张后依据PEEP变化引起的动脉血氧分压变化来选择PEEP。即PEEP递增法复张塌陷肺泡后逐步降低PEEP，当动脉氧分压较前一次PEEP对应的值降低5%以上时提示肺泡重新塌陷，则动脉氧分压显著降低前的PEEP为最佳PEEP。②Slutsky和Ranieri等提出通过测定恒定流速、容量控制通气条件下气道压力，时间曲线吸气支的应激指数（stress index）来确定ARDS患者的PEEP水平，应激指数位于0.9和1.1之间时，提示塌陷肺泡充分复张，该指数对应的PEEP为最佳PEEP。可见，上述两种方法从维持塌陷肺泡复张的角度设置PEEP，更加符合ARDS的病理生理改变，可能成为设置PEEP的主要方法，但其临床实用和可靠性需要循证医学的证据加以证实。③2010年Zhao等在床边利用EIT，通过观察塌陷和复张肺组织容积分布的变化及肺组织均一性的改变来滴定最佳PEEP，EIT法来滴定PEEP不再局限于既往单纯呼吸力学和氧合的变化，而是着眼于使用合适PEEP后，ARDS肺病理生理、组织形态学的改善，并且EIT可以在床旁即时反映整体及局部肺的容积变化，从而直观、快速反映肺复张和PEEP的效果、指导肺开放策略的实施，具有一定的优势和临床应用前景。④2010年Sinderby等利用单次潮气量和膈肌电活动电位（Edi）比值来滴定最佳PEEP，为PEEP选择提供全新的视角和理念。

4. 调整吸呼比　吸呼比影响肺内气体分布和通气/血流比值。对于ARDS患者，采用反比通气，有助于传导气道与肺泡之间气体的均匀分布；延长气体交换时间；升高平均肺泡压力，改善通气/血流比值，纠正低氧血症；降低气道峰值压力，减少气压伤的可能性；形成内源性PEEP（PEEPi），有助于时间常数长的肺泡保持复张状态，改善通气/血流比值。当然，通过延长吸气时间而产生的PEEPi与外源性PEEP不同，PEEPi有助于稳定时间常数长的肺泡，而外源性PEEP主要使时间常数短的肺泡趋于稳定；辅助通气时，患者触发吸气需额外做功克服 PEEPi，增加呼吸负荷；PEEPi 难以监测和调节，且 ARDS 肺单位以时间常数短的肺泡为主，因此，临床多采用外源性 PEEP 治疗 ARDS。

5. 保留自主呼吸　采用保留部分自主呼吸的通气模式是 ARDS 呼吸支持的趋势。部分通气支持模式可部分减少对机械通气的依赖，降低气道峰值压，减少对静脉回流和肺循环的影响，从而可能通过提高心排出量而增加全身氧输送；有助于使塌陷肺泡复张，而改善通气/血流比值；可减少镇静剂和肌松剂的使用，保留患者主动运动能力和呼吸道清洁排痰能力，减少对血流动力学和胃肠运动的干扰，同时，有助于早期发现合并症。当然，部分通气支持尚存在一些问题，例如自主呼吸引起胸腔内压降低，可能使肺泡的跨肺压增大，有可能增加气压伤的危险性，需进一步研究观察。

压力预设通气为减速气流，吸气早期的气流高，有助于塌陷肺泡复张，也有助于低顺应性肺泡的充气膨胀，改善肺内气体分布和通气/血流比值；吸气期气道压力恒定，使肺泡内压不会超过预设压力水平，可防止跨肺压过高，同时气道压力恒定，防止气道峰值压力过高，均可降低气压伤发生的可能性；气道平均压力较恒流高，有利于肺泡复张，改善氧合；减速气流与生理条件下的气流类似，患者易耐受，减少人机对抗。由此可见，ARDS 患者采用减速气流的通气模式更为有益。常用的支持自主呼吸的压力预设通气主要包括压力支持通气（PSV）、容量支持通气（VSV）、气道压力释放通气（APRV）及双相气道压力正压通气（BIPAP）等。

双相气道正压通气（BIPAP）是一种定时改变 CPAP 水平的通气模式，可支持患者的自主呼吸。高水平 CPAP 促使肺泡扩张，CPAP 的压力梯度、肺顺应性、气道阻力及转换频率决定肺泡通气量。在无自主呼吸情况下，BIPAP 实际上就是压力控制通气，但有自主呼吸时，自主呼吸可在高、低两个水平 CPAP 上进行。目前认为 BIPAP 是实施低潮气量通气的最佳模式之一。容量支持通气（VSV）是 PSV 的改进模式，通过自动调节 PSV 支持水平，使潮气量保持恒定，具有较好的应用前景。另外，成比例通气（PAV）是一种新型的通气模式，吸气期呼吸机提供与患者吸气气道压力成比例的辅助压力，而不控制患者的呼吸方式。该通气模式需要患者具有正常的呼吸中枢驱动。采用 PAV 时，患者较舒适，可减少人机对抗和对镇静剂的需求量；同时利于恢复和提高患者的呼吸控制能力，适应自身通气的需求。可见，PAV 是根据患者自主呼吸设计的通气模式，更接近于生理需求，或许是治疗 ARDS 的更有前途的通气模式。

6. 俯卧位通气　ARDS 病变分布不均一，重力依赖区更易发生肺泡塌陷和不张，相应地塌陷肺泡的复张较为困难。俯卧位通气降低胸膜腔压力梯度，减少心脏的压迫效应，促进重力依赖区肺泡复张，有利于通气/血流失调和氧合的改善，同时还有助于肺内分泌物的引流，利于肺部感染的控制。俯卧位通气是 ARDS 肺保护性通气策略的必要补充。既往研究显示即使已经采用小潮气量肺保护性通气和积极肺复张，仍有 10% ~ 16% 的重症 ARDS 患者死于严重低氧血症。可见严重、顽固性低氧血症仍是十分棘手的临床难题。俯卧位时通过体位改变改善肺组织压力梯度，改变重力依赖区和非重力依赖区的分布，明显减少背侧肺泡的过度膨胀和肺泡反复塌陷 - 复张，减小肺组织应力、改善肺均一性，改善氧合，并且减少肺复张时的压力和 PEEP 水平，避免或减轻呼吸机相关肺损伤。另外，俯卧位后体位的改变有利于气道分泌物的引流。因此，俯卧位不仅有利于氧合改善，减轻肺损伤，还有助于气道分泌物的引流，有利于肺部炎症的控制。早期的研究发现俯卧位通气虽然能够改善 ARDS 患者氧合，对病死率影响不大。新近的 meta 分析发现对于严重 ARDS 患者（氧合指数低于100mmHg）俯卧位通气不仅可以改善氧合，还可以明显改善患者预后。

俯卧位的持续时间及病情严重程度影响俯卧位的效果。俯卧位的持续时间长短与患者病情的严重程度及导致 ARDS 原因有关，肺损伤越严重，需要俯卧位时间越长，有研究发现对于重症 ARDS 患者，俯卧位的时间甚至需要长达 20 小时/天；另外，肺内原因的 ARDS 对俯卧位反应慢，需要时间长，肺外原因的 ARDS 患者俯卧位后氧合改善较快，需时间相对较短。一般建议看到氧合不再升高时应该停止俯卧位通气。

俯卧位通气可通过翻身床来实施，实施过程中避免压迫气管插管，注意各导管的位置和连接是否牢靠。没有翻身床的情况下，需在额部、双肩、下腹部和膝部垫入软垫。防止压迫性损伤和胸廓扩张受限。

俯卧位通气伴随危及生命的潜在并发症，包括气管内插管及中心静脉导管的意外脱落。但予以恰当的预防，这些并发症是可以避免的。对于合并有休克、室性或室上性心律失常等的血流动力学不稳定患者，存在颜面部创伤或未处理的不稳定性骨折的患者，为俯卧位通气的禁忌证。

7. 45°半卧位　机械通气患者平卧位易于发生院内获得性肺炎。研究表明，由于气管内插管或气管切开导致声门的关闭功能丧失，机械通气患者胃肠内容物易于反流误吸进入下呼吸道，是发生院内获得性肺炎的主要原因。前瞻性、随机、对照试验观察了机械通气患者仰卧位和半卧位院内获得性肺炎的发生率，结果显示平卧位和半卧位（头部抬高 45°以上）可疑院内获得性肺炎的发生率分别为 34%和 8%（P = 0.003），经微生物培养确诊后发生率分别为 23%和 5%（P = 0.018）。可见，半卧位显著降低机械通气患者院内获得性肺炎的发生。进一步相关分析显示，仰卧位和肠内营养是机械通气患者发生院内获得性肺炎的独立危险因素，哥拉斯格评分低于 9 分则是附加因素，进行肠内营养的患者发生院内感染肺炎的概率最高。因此，机械通气患者尤其对于进行肠内营养或（和）昏迷患者，除颈部术后、进行操作、发作性低血压等情况下保持平卧位外，其余时间均应持续处于半卧位，以减少院内获得性肺炎的发生。

8. 每日唤醒、进行自主呼吸测试　机械通气一方面纠正低氧血症，改善肺泡通气，促进肺泡复张，降低患者呼吸做功，另一方面可产生呼吸机相关肺炎、呼吸机相关肺损伤、呼吸机依赖等并发症。因此，机械通气期间应客观评估患者病情，相应做出合理的临床决策，每日唤醒、适时进行 SBT，尽早脱机拔管，尽可能缩短机械通气时间。

自主呼吸测试（SBT）的目的是评估患者是否可终止机械通气。因此，当患者满足以下条件时，应进行 SBT，以尽早脱机拔管。需要满足的条件包括：①清醒。②血流动力学稳定（未使用升压药）。③无新的潜在严重病变。④需要低的通气条件及 PEEP。⑤面罩或鼻导管吸氧可达到所需的 FiO_2。如果 SBT 成功，则考虑拔管。SBT 可采用 5cmH$_2$O 持续气道压通气或 T 管进行（图 23 -3）。

最近前瞻、随机、多中心、对照研究表明，对达到上述条件的机械通气患者每日进行SBT，可缩短机械通气时间，提高脱机拔管成功率。SBT 方式包括 T 管、5cmH$_2$O 持续气道正压通气（CPAP）或低水平（依据气管插管的内径采用 5 ~ 10cmHg）的压力支持通气。另外，有研究对比了 SBT 持续 30 分钟与 120 分钟对患者的影响，结果显示两种 SBT 时间对患者成功脱机拔管和再插管率均无显著差异，而 SBT 持续 30 分钟组 ICU 停留时间和总住院时间均显著缩短（表23-6）。故 SBT 推荐持续30分钟。需要指出的是该方法也适用于 ALI/ARDS 以外的机械通气患者。

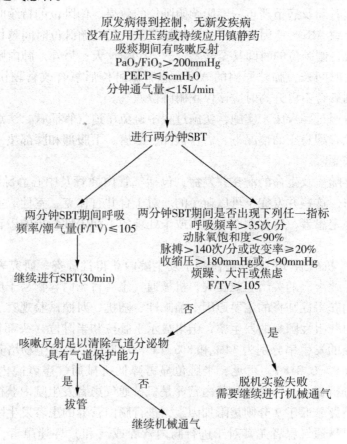

图 23-3　自主呼吸试验流程

表 23-6　SBT 持续时间（30 分钟和 120 分钟）对患者的影响

	SBT 时间（分钟）		P
	30	120	
病人数（例）	270	256	
脱机拔管率（%）	87.8	84.4	0.32
SBT 失败率（%）	12.2	15.6	0.32
48 小时无再插管率（%）	13.5	13.4	0.91
ICU 病死率（%）	13	9	0.18
住院病死率（%）	19	18	0.96
ICU 停留时间（天）	10	12	0.005
总住院时间（天）	22	27	0.02

9. 一氧化氮吸入　近年来一氧化氮在 ARDS 中的作用受到重视。其生理学效应主要表现为以下几方面：①调节肺内免疫和炎症反应：主要通过杀灭细菌、真菌及寄生虫等病原体而增强非特异性免疫功能，同时可抑制中性粒细胞的趋化、黏附、聚集和释放活性物质，减

少炎性细胞释放 TNF – α、IL – 1、IL – 6、IL – 8 等炎症性细胞因子，减轻肺内炎症反应。②减轻肺水肿：吸入一氧化氮可选择性扩张肺血管、降低肺动脉压力，减轻肺水肿。③减少肺内分流：一氧化氮吸入后进入通气较好的肺泡，促进肺泡周围毛细血管的扩张，促进血液由通气不良的肺泡向通气较好的肺泡转移，从而改善通气/血流失调，降低肺内分流，改善气体交换，改善氧合。可见，吸入一氧化氮不仅对症纠正低氧，而且还具有病因治疗作用。吸入的一氧化氮很快与血红蛋白结合而失活，可避免扩张体循环血管，对动脉血压和心排出量无不良影响。一般认为，吸入低于 20ppm 的一氧化氮就能明显改善气体交换，而对平均动脉压及心排出量无明显影响。由于一氧化氮吸入改善顽固性低氧血症，能够降低呼吸机条件和吸入氧浓度，对需高通气条件和高吸入氧浓度的重度 ARDS 患者，可能减少医源性肺损伤，并赢得宝贵的治疗时间。

10. 补充外源性肺泡表面活性物质　肺泡表面活性物质有助于降低肺泡表面张力，防止肺泡萎陷和肺容积减少，维持正常气体交换和肺顺应性，阻止肺组织间隙的液体向肺泡内转移。ARDS 时，肺泡Ⅱ型上皮细胞损伤，表面活性物质合成减少；肺组织各种非表面活性蛋白如免疫球蛋白、血清蛋白、纤维蛋白、脂肪酸、溶血卵磷脂以及 C 反应蛋白等浓度大大增加，竞争表面活性物质在气液界面的作用，稀释表面活性物质的浓度，并且抑制磷脂和表面活性物质合成和分泌；导致肺泡表面活性物质明显减少和功能异常。补充外源性肺泡表面活性物质在动物试验和小儿患者取得了良好效果，能够降低肺泡表面张力，防止和改善肺泡塌陷，改善通气/血流比例失调、降低气道压力以及防止肺部感染。另外，有研究认为外源性补充肺泡表面活性物质还具有抑制微生物生长和免疫调节的作用。

目前关于表面活性物质对成人 ARDS 治疗的时机、使用方法、剂型（人工合成或来源于动物）、使用剂量、是否需要重复使用以及应用所采取的机械通气模式和参数设置等均需进行进一步的研究和探讨。

11. 液体通气　液体通气，特别是部分液体通气明显改善 ARDS 低氧血症和肺功能，可能成为 ARDS 保护性通气策略的必要补充。目前液体通气多以 Perflubron（有人译为潘氟隆，PFC）为氧气和二氧化碳的载体。其有效性机制包括以下几方面：①促进肺下垂部位和背部肺泡复张：PFC 的比重较高，进入肺内位于下垂部位或背部，使该区域肺内压升高，有效对抗由重力引起的附加静水压，促进肺泡复张。可见，PFC 的作用类似于 PEEP 的作用，但可避免 PEEP 引起的非下垂区域肺泡过度膨胀引起的气压伤以及心排出量下降的副作用。②改善肺组织病变：PFC 可减轻血浆向肺泡内渗出，促进肺泡复张；PFC 比重较大，作为灌洗液将肺泡内渗出物及炎症介质稀释清除。③类表面活性物质效应：PFC 的表面张力低，进入肺泡可作为表面活性物质的有效补充。促进肺泡复张，改善通气/血流失调，纠正低氧血症。

尽管液体通气用于动物 ARDS 模型的研究已经取得相当成功的经验，但用于人类的研究尚处于初级阶段。由于液体通气的作用机制是针对 ARDS 的病理生理过程，故成为 ARDS 治疗的新途径。但液体通气需较强镇静甚至肌松抑制自主呼吸，循环易发生波动；PFC 的高放射密度，可能影响观察肺部病理改变；PFC 剂量和效果维持时间的进一步探讨均是应用液体通气需关注的方面。

12. 体外膜肺氧合　部分重症 ARDS 患者即使已经采用最优化的机械通气策略，仍然难以改善氧合，继而出现严重低氧血症和继发性器官功能障碍。体外膜肺氧合（extra corporeal membrane oxygenation，ECMO）是通过体外氧合器长时间体外心肺支持，也就是通过体外循环代替或部分代替心肺功能的支持治疗手段。重症低氧血症患者通过 ECMO 保证氧合和二氧化碳清除，同时积极治疗原发病，是重症 ARDS 患者的救援措施，可有效纠正患者气体交换障碍，改善低氧血症。2009 年 CESAR 和澳大利亚、新西兰用 ECMO 治疗重症甲型（H_1N_1）流感并发 ARDS 患者的多中心研究显示，若病因可逆的严重 ARDS 患者，通过 ECMO 保证氧合和二氧化碳清除，同时采用较低机械通气条件，等待肺损伤的修复，能明显降低患者病死率。由此可见，对充分肺复张、俯卧位通气、高频震荡通气和 NO 吸入等措施仍然无效的 ARDS，ECMO 可能是不错的选择。

13. 神经电活动辅助通气　神经电活动辅助通气（neurally adjusted ventilatory assist，NAVA）是一种新型的机械通气模式。NAVA 通过监测膈肌电活动信号（electrical activity ofdiaphragm，EAdi），感知患者的实际通气需要，并提供相应的通气支持。越来越多的研究显示 NAVA 在肺保护方面有下列突出优势：①改善人机同步性，NAVA 利用 EAdi 信号触发呼吸机通气，不受内源性 PEEP 和通气支持水平的影响，与自身呼吸形式相匹配。②降低呼吸肌肉负荷。由于 NAVA 能保持良好的人机同步性，并且滴定合适的 NAVA 水平，从而提供最佳的压力支持，使得患者呼吸肌肉负荷显著降低。③有利于个体化潮气量选择，避免肺泡过度膨胀。NAVA 采用 EAdi 信号触发呼吸机送气和吸/呼气切换，通过患者自身呼吸回路反馈机制调节 EAdi 强度，从而实现真正意义的个体化潮气量选择。④增加潮气量和呼吸频率变异度，促进塌陷肺泡复张。动物实验证实潮气量的变异度增加能够促进塌陷肺泡复张，改善呼吸系统顺应性，同时降低气道峰压，减少肺内分流及无效腔样通气，改善肺部气体分布不均一性。研究表明 NAVA 潮气量大小的变异度是传统通气模式的两倍，更加接近生理变异状态。⑤有利于指导 PEEP 选择。由于 ARDS 大量肺泡塌陷和肺泡水肿，激活迷走神经反射，使膈肌在呼气末不能完全松弛，以维持呼气末肺容积，防止肺泡塌陷，这种膈肌呼气相的电紧张活动称为 TonicEAdi。若 PEEP 选择合适，即在呼气末维持最佳肺容积、防止肺泡塌陷，Tonic EAdi 也应降至最低。在 ALI 动物实验中发现当 Tonic EAdi 降至最低的 PEEP 水平即为 EAdi 导向的最佳 PEEP，还需进一步临床研究证实 Tonic EAdi 选择 PEEP 的可行性和价值。

14. 变异性通气　变异性通气（variable mechanical ventilation）呼吸频率和潮气量按照一定的变异性（随机变异或生理变异）进行变化的机械通气模式。这种通气模式不是简单通气参数的变化，而是符合一定规律的通气参数的变异，可能更符合患者生理需要。临床及动物研究均发现变异性通气能改善 ARDS 氧合和肺顺应性，促进肺泡复张，减轻肺损伤。Suki 等研究发现，变异性通气可以促进重力依赖区塌陷肺泡的复张，增加相应区域血流分布，有肺保护作用。可能的原因为：变异性通气过程中产生与患者需要相匹配的不同的气道压力和吸气时间，从而使得不同时间常数的肺泡达到最大限度的复张和稳定。Gama 等在动物实验中发现 PSV 变异性通气可以明显改善 ALI 动物氧合。变异性通气的肺保护作用还需要进一步研究。

15. ARDS 机械通气策略的具体实施步骤　机械通气是 ARDS 重要的治疗手段，经过大量的临床研究和具体实践，小潮气量肺保护性通气、肺开放策略和针对重症 ARDS 的救援措施均逐步应用于临床。面对重症 ARDS，尤其是严重、顽固性低氧血症的患者，临床医生对于机械通气治疗措施的选择和实施需要有正确的判断和清晰的思路。有学者根据文献及实践经验初步拟订 ARDS 机械通气治疗流程图（图 23-4），以使 ARDS 机械通气治疗更加规范、有序，为临床医生提供清晰的治疗临床思路。

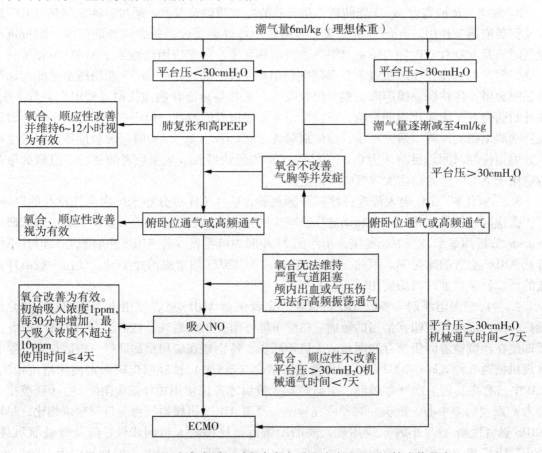

图 23 –4　ARDS 患者在脱机过程中自主呼吸试验（SBT）的实施程序

三、药物治疗

1. 糖皮质激素　全身和局部炎症反应是 ARDS 发生和发展的重要机制，调控炎症反应是 ARDS 的根本治疗措施。利用糖皮质激素的抗炎作用预防和治疗 ARDS 一直存在争议。大剂量糖皮质激素不能起到预防 ARDS 发生和发展的作用，反而增加感染等并发症已普遍被临床医生接受。小剂量糖皮质激素治疗 ARDS 的起始时间、剂量、疗程与适用人群也一直备受关注。近期 meta 分析显示，应用小剂量糖皮质激素治疗早期 ARDS 患者可改善 ARDS 患者氧合，缩短机械通气时间并降低患者的病死率，提示对于重症 ARDS 患者早期应用小剂量糖皮质激素可能是有利的，但其有益作用仍需要大规模的随机对照研究进一步证实。特别值得注意的是，近期研究显示对继发于流行性感冒的重症 ARDS 患者，早期应用糖皮质激素可能是有害的。

持续的过度炎症反应和肺纤维化是导致 ARDS 晚期病情恶化和治疗困难的重要原因，有学者提出可应用糖皮质激素防治晚期 ARDS 患者肺纤维化。但 ARDS Net 研究显示，ARDS 发病大于 14 天的患者应用小剂量糖皮质激素后病死率显著增加，提示晚期 ARDS 患者也不宜常规应用糖皮质激素治疗。因此，对于早期重症 ARDS 患者，可根据患者个体情况权衡利弊决定小剂量糖皮质激素的应用，而晚期 ARDS 患者不宜应用糖皮质激素治疗。

2. 鱼油　鱼油富含 ω-3 脂肪酸，是有效的免疫调理营养素，通过多种机制对 ARDS 患者发挥免疫调节作用。mate 分析证实，应用鱼油可以显著改善氧合和肺顺应性，缩短机械通气时间及 ICU 住院时间并降低 ARDS 患者的病死率。尽管应用鱼油治疗 ARDS 取得了较大进展，但其给药途径、时机及剂量等问题仍值得关注。肠内给予 ω-3 脂肪酸虽然能增加肠道黏膜血供，保护肠黏膜屏障功能，但吸收差，尤其是鱼油在脂质代谢过程中会大量丢失。肠外给药避开了脂质代谢的影响，目前常用于重症患者的治疗，但仍有并发感染、胆汁淤积及肝功能损伤的风险。研究显示，鱼油剂量大于 0.05g/（kg·d）时可改善危重症患者生存率并缩短住院时间。目前认为 0.2g/（kg·d）的鱼油可改善危重患者的预后，但该剂量是否适用于 ARDS 患者仍需大规模临床研究验证。

3. 一氧化氮　NO 吸入可选择性扩张肺血管，吸入 NO 后分布于肺内通气良好的区域，可扩张该区域的肺血管，降低肺动脉压，减少肺内分流，改善通气血流比例失调。临床研究及 mate 分析均显示，一氧化氮吸入治疗的 24 小时内可明显改善 ARDS 患者氧合，但并不能降低 ARDS 患者的病死率。因此，吸入 NO 不作为 ARDS 的常规治疗手段。仅在一般治疗无效的严重低氧血症时考虑应用。

4. 神经肌肉阻滞剂　多数 ICU 机械通气患者包括 ARDS 患者使用小潮气量通气和允许性高碳酸血症通气策略在恰当的镇痛、镇静下能够耐受机械通气。然而，有些重症 ARDS 患者即使在深度镇静时仍然存在明显的人机不同步，特别是在应用反比通气、俯卧位通气等非常规机械通气模式时。2002 年美国危重病医学会（SCCM）神经肌肉阻滞剂使用指南指出：ICU 中只有在其他治疗（如镇静、镇痛）均无效后才考虑使用神经肌肉阻滞剂。《新英格兰杂志》发表的多中心、随机、对照研究显示，严重 ARDS 机械通气患者与对照组相比，早期 ARDS 患者短期（48 小时）应用顺式阿曲库铵可明显提高人机同步性，降低呼吸肌氧耗，减少呼吸机相关肺损伤，改善氧合并降低 ARDS 患者病死率，但并不增加肌肉无力的发生。同时发现，对于氧合指数低于 120mmHg 的重症 ARDS 患者病死率的改善更为明显。虽然该研究结果不能推论到其他种类神经肌肉阻滞剂的应用，但仍提示对于镇静、镇痛治疗无效的部分重症早期 ARDS 患者短期应用神经肌肉阻滞剂可能有益。值得注意的是，神经肌肉阻滞剂的种类及疗程均可影响用药后肌肉无力的发生。同时，在使用神经肌肉阻滞剂前，应充分镇静以使患者达到无意识状态。

5. 其他药物治疗　ARDS 患者存在肺泡表面活性物质减少或功能丧失，易引起肺泡塌陷。因此，补充肺泡表面活性物质可能成为 ARDS 的治疗手段。但研究显示，补充表面活性物质并缩短机械通气时间也不降低病死率，而且目前药物来源、用药剂量、具体给药时间、给药间隔等诸多问题仍有待解决，因此，目前表面活性物质还不能作为 ARDS 的常规治疗手段。

鉴于炎症反应在 ARDS 发病过程中的重要作用，细胞因子拮抗剂可能成为 ARDS 治疗的药物之一。但由于炎症反应的复杂性，目前仍无有利临床证据证实任何细胞因子的拮抗剂对于 ARDS 治疗的有效性，因此，细胞因子的拮抗剂不能用于 ARDS 常规治疗。

此外，虽然部分临床或动物实验发现重组人活化蛋白 C、前列腺素 E_1、抗氧化剂等环氧化酶抑制剂可能对于 ARDS 患者具有有益作用，但目前上述药物均不能用于 ARDS 的常规治疗。

四、液体管理

液体管理是 ARDS 治疗的重要环节。ARDS 的肺水肿主要与肺泡毛细血管通透性增加导致血管内液体漏出有关，其次毛细血管静水压升高可加重肺水肿的形成。故对 ARDS 应严格限制液体输入。通过限制输液和利尿而保持较低肺动脉嵌压的 ARDS 患者，有较好的肺功能和转归。而且，早期限制输液和利尿并不增加肾衰竭和休克的危险性。因此，在维持足够心排出量的前提下，通过利尿和适当限制输液量，保持较低前负荷，使肺动脉嵌顿压不超过 12mmHg 是必要的。

1. 保证器官灌注，限制性液体管理　高通透性肺水肿是 ARDS 的病理生理特征，肺水肿程度与 ARDS 预后呈正相关，研究显示，创伤导致的 ARDS 患者，液体正平衡时患者病死率明显增加。积极的液体管理改善 ARDS 患者肺水肿具有重要的临床意义。研究表明应用利尿剂减轻肺水肿可改善氧合、减轻肺损伤，缩短 ICU 住院时间。但减轻肺水肿的同时可能会导致有效循环血量下降，器官灌注不足。因此 ARDS 患者的液体管理必须考虑二者的平衡。在维持循环稳定，保证器官灌注的前提下，限制性液体管理是积极有利的。

2. 增加胶体渗透压　ARDS 患者采用晶体液还是胶体液进行液体复苏一直存在争论。值得注意的是胶体渗透压是决定毛细血管渗出和肺水肿严重程度的重要因素。研究证实，低蛋白血症可导致 ARDS 病情恶化，机械通气时间延长，病死率增加。尽管白蛋白联合呋塞米治疗未能明显降低低蛋白血症（总蛋白 < 50 ~ 60g/L）ARDS 患者病死率，但与单纯应用呋塞米相比氧合明显改善、休克时间缩短。因此，对低蛋白血症的 ARDS 患者，有必要输入白蛋白或人工胶体液，有助于提高胶体渗透压，实现液体负平衡，减少肺水生成，甚至改善预后。

3. 改善肺毛细血管通透性　肺泡上皮细胞和毛细血管内皮细胞受损，导致通透性增加是 ARDS 主要的病理改变，因此改善肺毛细血管通透性是减轻 ARDS 肺水肿的关键。但临床上可行的方法不多，近年来有研究发现，ARDS 患者 β 受体阻滞剂雾化吸入 7 天后血管外肺水明显低于对照组、气道平台压降低，提示 β 受体阻滞剂有改善肺毛细血管通透性的作用。

五、营养和代谢支持

早期营养支持值得重视。危重患者应尽早开始营养代谢支持，根据患者的肠道功能情况，决定营养途径。肠道功能障碍的患者，采用肠外营养，应包括糖、脂肪、氨基酸、微量元素和维生素等营养要素，根据全身情况决定糖脂热量比和热氮比。总热量不应超过患者的基本需要，一般为 25 ~ 30kcal/（kg·d）。如总热量过高，可能导致肝功能不全、容量负荷过高和高血糖等并发症。肠道功能正常或部分恢复的患者，尽早开始肠内营养，有助于恢复肠道功能和保持肠黏膜屏障，防止毒素及细菌移位引起 ARDS 恶化。

六、间充质干细胞可能成为 ARDS 治疗的未来

促进损伤肺毛细血管内皮细胞和肺泡上皮细胞的有效修复可能是 LI/ARDS 治疗的关键和希望。随着干细胞工程学的发展，间充质干细胞（MSC）作为一种理想的组织修复来源，且具有低免疫原性、免疫调节及抗炎作用，在 ALI/ARDS 治疗中受到越来越多关注。MSC

具有减轻肺损伤、抗纤维化和抑制炎症反应的作用。研究发现给予外源性的 MSC 后，能明显减轻肺的炎症反应和纤维化，减少细胞外基质成分层粘连蛋白和透明质烷的分泌。另外，MSC 可增加肺泡液体清除能力，有助于维持肺泡血管屏障的完整性。MSC 还可作为基因治疗的细胞载体，使基因在肺组织高选择性和持久表达，并针对损伤局部提供治疗蛋白。

（任　涛）

第二十四章

呼吸衰竭

第一节 急性呼吸衰竭

呼吸衰竭（respiratory failure）是由于外呼吸功能严重障碍，机体不能维持足够的气体交换出现缺氧或/和二氧化碳潴留，导致一系列生理功能和代谢紊乱的临床综合征。其诊断依赖于动脉血气分析：在海平面静息状态呼吸空气的条件下，动脉血氧分压（PaO_2）低于60mmHg（8kPa）或伴有动脉血二氧化碳分压（PaO_2）高于50mmHg（6.67kPa），排除心内解剖分流和原发于心排出量降低等致的低氧因素。呼吸为气体交换过程，完整的呼吸功能包括外呼吸、内呼吸和气体运输功能。外呼吸的主要功能是保证氧合和二氧化碳的排出，包括肺通气（肺泡气与外界气体交换）和肺换气（肺泡气与血液之间气体交换）。任何引起肺通气和（或）肺换气功能障碍的因素，均可导致呼吸衰竭。呼吸衰竭系临床常见危重症之一，直接危及生命。必须做出早期诊断，并采取及时有效的抢救措施，为原发病的治疗争取时间和创造条件，才能降低病死率。

急性呼吸衰竭患者既往无呼吸道基础病，因突发因素如溺水、喉水肿、创伤、药物中毒等，在数分钟、数小时甚至数日内发生，病情发展迅速，需及时抢救。

一、病因

正常外呼吸功能的完成依赖于调节灵敏的呼吸中枢和神经传导系统、完整且扩张良好的胸廓、健全的呼吸肌、畅通的气道、正常的肺组织及与之相匹配的肺循环。按照病变的部位，临床常见以下几类。

（一）呼吸中枢驱动受抑制

镇静药中毒、酗酒、脑干受损（颅脑外伤、脑血管意外、脑肿瘤等）、代谢性脑病（缺氧、败血症、低血糖等）、中枢神经系统感染（脑炎、脑膜炎等）、一氧化碳中毒等。

（二）脊髓及神经肌肉疾患

高位颈部脊髓损伤、急性感染性多发性神经炎、重症肌无力、多发性神经病、脊髓灰质炎、破伤风、有机磷中毒、肌营养不良、肌炎、低钾周期性瘫痪等。

（三）呼吸道疾患

呼吸道烧伤、会厌炎、喉水肿、扁桃体脓肿、双侧声带麻痹或痉挛、阻塞性睡眠呼吸暂停综合征、气管异物或狭窄、溺水、支气管哮喘、急性毛细支气管炎、慢性阻塞性肺疾病（COPD）等。

（四）肺脏疾患

各种原因所致的肺炎、肺结核、肺纤维化、矽肺、肺水肿（包括心源性、非心源性如ARDS）等，肺血管疾患如肺栓塞、肺血管炎等。

（五）胸廓疾患

胸廓畸形、胸壁外伤、手术创伤、大量胸腔积液、气胸及胸膜增厚等。

（六）其他

肥胖低通气综合征、影响膈肌功能的腹部病变如肠梗阻、大量腹水等。

二、分类

根据动脉血气分析，若 PaO_2 低于 8kPa，$PaCO_2$ 正常或低于正常时即为 I 型呼吸衰竭；若 PaO_2 低于 8kPa，$PaCO_2$ 大于 6.67kPa 时即为 II 型呼吸衰竭。I 型呼吸衰竭提示呼吸功能的障碍是以氧合功能不全为主，有时称之为急性低氧性呼吸衰竭，以急性呼吸窘迫综合征为主要代表；II 型呼吸衰竭相当于通气功能衰竭或通气与氧合衰竭共存，在短时间发生者称之为急性通气功能衰竭。

按病变所累及的部位不同，又将呼吸衰竭分为泵衰竭和肺衰竭。

通气泵包括呼吸肌、胸廓和呼吸中枢等。泵衰竭主要因呼吸驱动力不足或呼吸运动受限制而引起，其呼吸功能障碍主要为通气量下降，常表现为缺氧和 CO_2 潴留。由脑、脊髓、神经肌肉和胸廓疾患所引起的呼吸衰竭，均属于泵衰竭。

主要因气道、肺脏、肺血管疾患引起的呼吸衰竭属肺衰竭。因上呼吸道阻塞引起的呼吸衰竭与泵衰竭相似，主要表现为通气量下降。因肺疾患本身引起的呼吸衰竭，其呼吸功能变化既有通气量下降，又有氧合功能障碍，通气/血流比值失调是后者的主要原因。因而，低氧血症是肺衰竭的共同表现，只有当通气量明显下降时才伴有 CO_2 潴留。

也有根据呼吸功能的障碍是偏重于氧合功能不全、还是通气功能不全，将呼吸衰竭分为氧合衰竭与通气衰竭。所有的泵衰竭均属于通气衰竭，上呼吸道阻塞引起的呼吸衰竭也属此类。肺疾患引起的呼吸衰竭主要表现为氧合衰竭，或与通气衰竭共存。

三、临床表现

急性呼吸衰竭多有突发的病史，有呼吸困难、发绀等表现。神经精神症状较慢性明显，急性严重缺氧可出现谵妄、抽搐、昏迷。如果患者缺 O_2 或和 CO_2 潴留严重或持续时间长，则可能引起机体心、肝、肾等重要脏器功能的障碍。现简要介绍下列病因所致急性呼吸衰竭的临床表现。

（一）呼吸中枢驱动受抑制引起的呼吸衰竭

多数镇静剂和催眠剂能抑制中枢呼吸驱动。全身麻醉可引起膈肌和肋间肌张力立即丧失，出现膈肌上抬、胸腔容积缩小。术后因麻醉剂的滞留效应、术后疼痛、体质虚弱等使患者不能有效咳嗽，造成呼吸道分泌物阻塞气道，容易发生肺不张，出现相应的肺部体征。麻醉所致的意识障碍、气管插管对咽喉部的刺激、药物及腹部手术对胃肠动力学影响，容易引起患者恶心、呕吐，导致胃内容物的误吸。误吸胃酸早期以化学性炎症为主，随后多数患者继发细菌性感染，严重者出现急性肺损伤。

临床常用的硝西泮和氟西泮容易引起呼吸抑制，COPD 伴轻度高碳酸血症的患者因精神兴奋而失眠，服用常规剂量的该类药物后常表现缺氧和高碳酸血症的进一步加重，出现昏迷甚至死亡。应用重复剂量或大剂量的苯唑西泮类可导致组织中的药物浓度过高，对呼吸的抑制作用可长于镇静作用，部分患者在没有意识障碍的情况下出现中枢性呼吸衰竭。过量的抗精神病药和 H_1 受体拮抗剂也可引起中枢性肺泡低通气。此外，药物性肺水肿：海洛因、水杨酸盐、苯妥英钠、氢氯噻嗪、右旋糖酐、美沙酮、甲氨蝶呤等可引起非心源性肺水肿。也有西咪替丁、可乐定和利多卡因等引起呼吸暂停的报道。

脑血管疾病导致呼吸衰竭与呼吸中枢受到直接损害、颅内压增高、神经源性肺水肿、继发肺部感染等因素有关。病变损害的部位不同，对呼吸功能的影响也各异。间脑和中脑以上的病变，可影响呼吸的频率，常出现潮式呼吸即 Cheyne–Stokes 呼吸。丘脑下部视前核病变可诱发急性肺水肿。脑桥受损时，对延髓呼吸中枢的调节作用减弱，呼吸变浅而慢。脑桥和中脑的下端损害时，出现过度通气，呈喘息样呼吸。延髓受损主要影响呼吸节律，出现间停呼吸即 Biots 呼吸，甚至呼吸暂停。

（二）脊髓及神经肌肉疾患引起的呼吸衰竭

周围神经系统病变包括脑神经核、脊髓、神经根、神经干和神经末梢疾病所致的呼吸衰竭以急性感染性多发性神经根炎为代表；神经肌肉接头部位病变所致的呼吸衰竭以重症肌无力危象和有机磷中毒为代表；肌肉本身所致的呼吸衰竭，急性起病者以周期性瘫痪为代表，慢性起病者以多发性肌炎为代表。

急性感染性多发性神经根炎主要以四肢对称性迟缓性瘫痪为主要表现，重症患者可出现呼吸衰竭。发生机制主要为呼吸肌麻痹和脑神经受累。以膈肌麻痹为主者表现为腹式呼吸减弱或消失，可出现腹式矛盾呼吸；以肋间肌麻痹为主者可表现为胸式矛盾呼吸。脑神经受累者可出现吞咽困难、呛咳、咳痰无力，分泌物在气道蓄积，诱发呼吸衰竭。

（三）呼吸道、肺及胸廓疾患引起的呼吸衰竭

患者常出现呼吸困难，辅助呼吸肌多参与呼吸运动，出现点头或提肩呼吸。有时可见鼻翼扇动、端坐呼吸。上呼吸道疾患常表现为吸气性呼吸困难，可有三凹征。呼气性呼吸困难多见于下呼吸道不完全阻塞如 COPD 等。胸廓疾患、重症肺炎等表现为混合性呼吸困难。呼吸肌疲劳时会出现呼吸浅快、腹式反常呼吸，如吸气时腹壁内陷。

不同的基础疾病常表现有特征性肺部体征，如支气管哮喘急性发作期听诊呼气延长、双肺可闻及以呼气相为主的哮鸣音。

四、诊断

动脉血气分析是反映外呼吸功能的一项重要指标，也是诊断呼吸衰竭的主要手段。由于静脉血液的气体成分随各组织、器官的代谢率、血流灌注量不同而异，通常采用动脉血气分析。血气分析仪仅能直接测定 pH、PaO_2 和 $PaCO_2$，其他指标均通过计算获得。目前仍采用 $PaO_2 < 60mmHg$ 和/或 $PaCO_2 > 50mmHg$ 作为诊断指标。临床上应注意以下几点：

（1）正常情况下，只要呼吸平稳，$PaCO_2$ 比较稳定，而 PaO_2 则随年龄、海拔高度、体位等变化而有较大差异。

（2）对于无血气分析的基层医疗单位，可根据 PaO_2 与 SaO_2 的对应关系，通过 SaO_2 大致推算出。PaO_2。从氧解离曲线的特征，$60mmHg$ 对应于 SaO_2 为 90%；PaO_2 为 $50\sim60mmHg$ 时，SaO_2 在 $85\%\sim90\%$ 之间；在 $40\sim50mmHg$ 时，SaO_2 在 $75\%\sim85\%$。

（3）一般认为，低氧血症是氧合功能障碍的共同表现，只有当通气量明显下降时才伴有 CO_2 潴留。由于 CO_2 的弥散能力较 O_2 强 20 倍，弥散障碍时常以低氧血症为主。故临床观察到 PaO_2 降低者 $PaCO_2$ 可降低、正常或升高，但 $PaCO_2$ 升高者常有 PaO_2 降低，仅在氧疗过程中出现 $PaCO_2$ 升高伴 PaO_2 正常。

（4）慢性高碳酸血症因肾脏的代偿，pH 值常趋于正常。通常可根据 pH 值判定 $PaCO_2$ 是否为急性增加，急性呼吸衰竭时，$PaCO_2$ 每升高 $10mmHg$，pH 下降 0.08，慢性呼吸衰竭时，$PaCO_2$ 每升高 $10mmHg$，pH 下降 0.03。如无代谢性酸中毒，任何水平的高碳酸血症伴有 pH <7.30，均应考虑急性呼吸衰竭的诊断。

五、治疗

急性呼吸衰竭的病程因不同的病因而异，从数分钟、数小时至数日不等。危急者如呼吸骤停，需现场复苏抢救。肺内气体交换中断 $4\sim5min$，即可造成心、脑、肾等脏器的严重缺氧，出现不可逆性损害。急性呼吸衰竭的治疗原则：首先是保持呼吸道通畅、吸氧并维持适宜的肺泡通气，其次为明确病因、治疗原发病及严密监测病情的发展。

（一）保持呼吸道通畅

1. 治疗方法　通畅的呼吸道是实施各种呼吸急救措施的必要条件。呼吸骤停患者常因体位不当、舌后坠、口咽部肌肉松弛、呼吸道分泌物等导致上呼吸道形成阻塞。呼吸急救的要点是使患者取仰卧位，头后仰、下颌向前，迅速清除呼吸道分泌物或异物。口对口呼吸是一种简便有效的临时急救措施。若患者牙关紧闭，则可改为口对鼻呼吸。当上气道阻塞不能解除时，可行紧急环甲膜切开术开放气道。

若经上述处理，仍难以维持呼吸道通畅，或因病情需要长时间维持肺泡通气者，则需及时建立人工气道。一般有简便人工气道、气管插管、气管切开三种方法。简便人工气道主要有口咽通气道、鼻咽通气道和喉罩。气管插管和气管切开是重建呼吸道最为可靠的方法。紧急情况下多选择经口插管，其操作速度快于经鼻插管。气管插管位置正确时，双肺可闻及呼吸音（一侧肺不张等例外），而胃内无气泡声。可摄胸片证实导管位置。判断气管内导管位置最可靠的方法是监测呼气末 CO_2，若无法探测到 CO_2 则表明误插入食道。

2. 治疗矛盾　建立人工气道的目的是保持患者气道通畅，有助于呼吸道分泌物的清除及进行机械通气。对接受机械通气治疗的患者，选择经鼻气管插管、经口气管插管还是气管切开，尚有一定的争议。经鼻气管舒适性优于经口气管插管，患者较易耐受，但管径较小不利于气道及鼻旁窦分泌物的引流，较容易发生医院获得性鼻窦炎，结果导致呼吸机相关性肺炎的发生增加。而经口气管插管对会厌的影响较明显，患者耐受性也较差，常需要使用镇静药。与气管插管比较，气管切开术所选择的管腔较大，气道阻力及通气无效腔量较小，有助于气道分泌物的清除，减少呼吸机相关性肺炎的发生率。但气管切开可引起皮肤出血和感染等相关并发症。

3. 对策 目前主张机械通气患者建立人工气道可首选经口气管插管，经口气管插管的关键在于声门的暴露，在未窥见声门的情况下，容易失败或出现较多并发症。对不适于经口气管插管的患者，或操作者对经鼻气管插管技术熟练者仍可考虑先行经鼻气管插管。短期内不能撤除人工气道的患者应尽早行气管切开。尽管有研究表明早期选择气管切开术，可减少机械通气天数、ICU 住院天数及呼吸机相关性肺炎的发生率，但目前认为对气管插管超过 10 ~ 14 天者可考虑实施气管切开术。

目前使用的气管插管或气管切开内套管的气囊多为低压高容型，对气管黏膜的损伤较小，不再推荐定期气囊放气。一般认为，气囊的压力维持在 25 ~ 30cmH_2O 之间既可有效封闭气道，又不高于气管黏膜的毛细血管灌注压，可预防气道黏膜缺血性损伤及气管食管瘘等并发症。应注意气道峰压过高仍可造成气道黏膜缺血性损伤。

建立人工气道后，应注意在无菌条件下行气道内分泌物的吸引和气道的湿化。机械通气时应在管路中常规应用气道湿化装置，但不推荐在吸痰前常规进行气道内生理盐水湿化，后者可导致患者的血氧在吸痰后短期内显著下降，特别多见于肺部感染的患者。临床可参照痰液的性质调整湿化液量。若痰液黏稠结痂，提示湿化不足；痰液稀薄，容易吸出，表明湿化满意。对呼吸机的管路可每周更换一次，若有污染应及时更换，管路中冷凝水应及时清除。

（二）氧气治疗（氧疗）

1. 治疗方法 氧疗是改善机体缺氧的重要手段，临床常用的方法如下。

（1）鼻导管或鼻塞给氧：为常用吸氧工具。鼻导管经鼻孔缓慢插入，直达软腭水平（离鼻孔 8 ~ 10cm）。导管前段应有 4 ~ 6 个小孔，使氧气流分散，减少气流对黏膜的刺激，并可避免分泌物堵塞。鼻塞一端与输氧管连接，另端塞入鼻前庭约 1cm 即可，该法较鼻导管舒服。吸入氧浓度（FiO_2）的计算可参照经验公式：FiO_2（%） = 21 + 4 × 氧流量（L/min）。该法简便实用，无重复呼吸，无碍咳嗽、咳痰、进食等，患者易接受。其缺点是：①FiO_2 不稳定，随着患者呼吸深度和频率的变化而异；②易于堵塞，需经常检查；③对局部有刺激性，可致鼻黏膜干燥、痰液黏稠。

（2）面罩给氧：适用于 PaO_2 明显降低，对氧流量需求较大的患者。①普通面罩：固定在鼻或口部的面罩有多种规格，一般借管道连接储气囊和氧源（中心供氧或氧气筒）。有部分重复呼吸面罩、无重复呼吸面罩、带 T 型管的面罩几种。一般吸入氧浓度达 40% 以上，适用于缺氧严重且无 CO_2 潴留的患者。②空气稀释面罩（Venturi 面罩）：据 Venturi 原理制成，氧气以喷射状进入面罩，而空气从面罩侧面开口进入面罩。因输送氧的喷嘴有一定的口径，以致从面罩侧孔进入空气与氧混合后可保持固定比例，比例大小决定吸入氧浓度的高低。因高流速气体不断冲洗面罩内部，呼出气中的 CO_2 难以在面罩中滞留，故基本为无重复呼吸。Venturi 面罩适用于 II 型呼吸衰竭患者。该法的缺点为影响患者饮食、咳痰，体位变换时面罩容易移位或脱落。

（3）正压给氧：适用于主要因肺内分流量增加引起的缺氧患者。通过间歇正压通气（IPPV）、呼气末正压通气（PEEP）或持续气道正压通气（CPAP）给氧。此法不仅限于提高吸入氧浓度，而且有维持一定的肺泡通气量及改善肺换气功能的作用。

（4）氧帐：用于儿童或不能合作的患者。患者头部置于氧帐内，氧帐内氧浓度、温度、湿度和气体滤过等可根据需要调整。吸入气为无尘的滤过空气和纯氧混合气。通常氧流量设定为 12 ~ 15L/min，使帐内最大氧浓度维持在 45% ~ 50%。

（5）高压氧治疗：系指在超过1atm的高压情况下给氧，利用氧分压与血液氧溶解度呈正比的关系以增加血氧含量，最终达到缓解组织缺氧的目的。通常需将患者送入高压氧舱内，在1.2～3.0atm下吸氧。高压氧适用于急性一氧化碳及其他有毒气体中毒、急性减压病、急性气体栓塞等。

2. 治疗矛盾　人体内氧的储备极少，仅有1.5L左右，机体每分钟耗氧量却在250ml以上。因此，缺氧可给机体造成严重危害，其程度超过CO_2潴留。但长时间吸高浓度氧可致呼吸系统、中枢神经系统、视网膜的毒性作用。研究表明，患者吸纯氧持续6h以上或FiO_2大于60%持续48h，即可出现呼吸道黏膜及肺损伤。氧中毒也是ARDS的诱因之一。早产儿吸入高浓度氧，可发生视网膜病变，严重者甚至出现失明。

3. 对策　吸氧初始阶段，可给高浓度（100%）以迅速纠正严重缺氧，一般认为，FiO_2越高，纠正缺氧的效果越好。一旦病情缓解，即应及时降低FiO_2在50%以下，使SaO_2在90%以上。必要时通过调整呼吸机参数如提高PEEP、增加平均气道压等维持目标PaO_2。在常压下FiO_2为25%～40%的长期氧疗较为安全。由于氧解离曲线的S状特点，$PaO_2 > 80mmHg$后不会再显著增加血氧含量，故应选择能保持合适PaO_2的最低FiO_2。

氧疗对不同原因所致低氧血症的效果有所差异，单纯因通气不足引起的缺氧对氧疗较敏感；其次为轻、中度通气血流比例失调和弥散障碍所致缺氧；效果最差的为重度肺换气功能障碍如肺内分流所致缺氧。氧疗的最终目的是通过提高PaO_2改善组织缺氧。若循环功能不全，即使PaO_2正常，因氧运输障碍也可能出现组织缺氧。此外，氧的运输主要以氧与血红蛋白结合的方式进行，严重贫血患者也会出现氧运输障碍。故一般要求血红蛋白的水平不低于100～120g/L。

（三）机械通气

机械通气不仅用于治疗不同病因所致的呼吸衰竭，而且也用于预防呼吸衰竭的发生或加重。对心胸大手术后和严重胸部创伤患者，利用呼吸机帮助患者度过呼吸负荷加重阶段。关于机械通气治疗适应证选择的标准，目前尚无严格的规定。临床上需要综合考虑疾病的种类、患者的具体情况、对保守治疗的反应等。

1. 无创通气　无创正压通气（NPPV）是通过鼻/面罩等方法连接患者与呼吸机的正压通气。它可减少急性呼吸衰竭的气管插管或气管切开的需要，由于无需建立人工气道，NPPV可以避免相应的并发症如气道损伤、呼吸机相关性肺炎等，同时减少患者的痛苦和医疗费用，提高生活质量，改善预后。近20年来，随着临床应用经验的积累和鼻/面罩制作技术的改进，NPPV已成为治疗呼吸衰竭的常规手段。

（1）治疗方法：患者经常规氧疗后SaO_2仍低于90%时，应当考虑使用NPPV。通常选择可提供较高流量、人 - 机同步和漏气补偿功能较好、专用于NPPV的无创呼吸机。由于NPPV的局限性，它不适用于呼吸或心跳停止、自主呼吸微弱、昏迷、无力排痰、严重的脏器功能不全（血流动力学不稳定、上消化道大出血等）、上气道或颌面部损伤/术后/畸形等。

临床常用持续气道正压和双水平正压通气两种通气模式。开始使用较低的压力，待患者耐受后再逐渐上调，尽量达到满意的通气和氧合水平，或调至患者可能耐受的最高水平。在NPPV的初始阶段，可首先选用口鼻面罩，患者病情改善后若还需较长时间应用则可换为鼻罩。

（2）治疗矛盾：自 NPPV 应用于临床后，最大的争议是对呼吸衰竭患者首选 NPPV 治疗是否一定优于有创正压通气。实践证明，不同的基础疾病显著影响 NPPV 的疗效。目前仅证实 NPPV 治疗 COPD 急性加重和急性心源性肺水肿并发呼吸衰竭的疗效，大量的证据表明 NPPV 可用于前者的一线治疗，能降低气管插管率，减少住院时间和病死率。对重症哮喘和肺炎并发的呼吸衰竭，有部分报道使用 NPPV 有效，但其有效性和安全性尚缺乏循证医学依据。

（3）对策：于呼吸衰竭患者，若无使用 NPPV 的禁忌证可首先试用 NPPV，但在使用过程中应注意及时、准确地判断 NPPV 的疗效。后者对于是继续应用 NPPV，还是转换为有创通气具有重要意义，既可提高 NPPV 的有效性，又可避免延迟气管插管，从而提高 NPPV 的安全性。如使用 NPPV 后患者经皮血氧饱和度能明显改善，呼吸频率下降，辅助呼吸肌收缩减轻或消失，胸腹矛盾运动消失，血气指标提示氧合改善、二氧化碳潴留减轻，则表明治疗有效。反之，应用 NPPV 1~4h 病情不能改善者，应及时转为有创通气。应用 NPPV 可能失败的相关因素为：基础疾病较重、意识障碍或昏迷、初始治疗反应不明显、呼吸道分泌物多、高龄、营养不良等。

2. 有创通气　传统机械通气强调维持正常的动脉血气，因而常需要较高的通气压力和较大的潮气量，容易出现呼吸机相关性肺损伤。为克服传统机械通气的局限性，近年来提倡应用一些新的机械通气策略，如压力限制通气（pressure limited ventilation）、容许性高碳酸血症（permissive hyperecapnia）等。前者指呼吸机按照设置的气道压力目标输送气体，其特点一是吸气早期肺泡迅速充盈，有利于气体交换；二是人 – 机协调性好，表现为吸气流速或压力上升时间可根据患者的需要加以调整。

容许性高碳酸血症是指采用小潮气量（5~7ml/kg）通气，容许 $PaCO_2$ 有一定程度升高。一般要求 $PaCO_2$ 上升的速度应小于 10mmHg/h，以便细胞内 pH 得到适当调整，关于 $PaCO_2$ 可以升高到何种水平，目前尚无统一标准，有认为机体可以耐受 $PaCO_2$ 在 80~90mmHg 范围内。文献报道容许性高碳酸血症可应用于 ARDS、支气管哮喘及 COPD 患者，因 CO_2 升高可扩张脑血管、增加交感神经兴奋性，故慎用于颅内压升高及心功能不全患者。应当指出，容许性高碳酸血症并不是机械通气治疗的目的，而是为了减少呼吸机相关性肺损伤采用小潮气量通气后所出现的后果。

对于大多数接受气管插管、机械通气的患者，均主张给予低水平的 PEEP（3~5cmH_2O），以补偿因仰卧体位和经喉插管引起的容量下降。对于氧合不满意的患者，可提高 PEEP 水平。调节 PEEP 的水平应在最合适的吸入氧浓度（小于 0.6）条件下达到较好地动脉血氧合，通常不超过 15cmH_2O。有条件者根据 P – V 曲线选择，PEEP 应高于低拐点 2cmH_2O。

以下介绍对不同基础疾病所致呼吸衰竭实施机械通气治疗的特点。

（1）外科手术后的机械通气治疗：外科手术特别是胸腹部手术后，对此类患者可积极行机械通气治疗，帮助患者顺利度过手术后数日内呼吸功能明显下降这一关键阶段。因胸腹部手术切口对呼吸运动有一定影响，机械通气时，可设置相对较小潮气量及较快通气频率。一般可选用 PSV 或 CPAP 等通气模式，采用 3~5cmH_2O 的 PEEP，有助于防治肺不张和低氧血症。

（2）神经肌肉性疾病的机械通气治疗：神经肌肉疾病导致的呼吸衰竭特点是通气泵衰

竭，由呼吸肌无力所致，患者的中枢呼吸驱动及肺换气功能基本正常。由于呼吸肌无力使肺不能充分膨胀，易发生肺不张，机械通气时可采用较大的潮气量（12 ~ 15ml/kg），必要时加用呼气末正压（5 ~ 10cmH$_2$O）或叹息（sigh）功能，以防止肺不张。一般根据患者自主呼吸力量的强弱，选择通气模式。若患者尚有部分自主呼吸能力，则选用辅助或支持通气模式；如果患者的呼吸肌已无力触发通气机，则选用控制或辅助 – 控制通气模式。

估计短期内有可能脱离机械通气者，可行气管插管，若机械通气超过 2 周以上者，则应考虑行气管切开。

（3）中枢神经病变的机械通气治疗：临床常见由脑血管意外、颅脑外伤、脑炎等所致的中枢性呼吸衰竭。该类患者接受机械通气时，原则上与神经肌肉性疾病的机械通气治疗类似。当伴有颅内高压时，在纠正缺氧的前提下，可采用控制性过度通气，使 PaCO$_2$ 保持在 3.3 ~ 4.0kPa 范围内，使脑血管处于轻度收缩状态，以利于降低颅内压。颅内高压改善后，应逐渐减低分钟通气量，使 PaCO$_2$ 恢复正常。部分患者的咳嗽反射减弱甚至消失，容易并发下呼吸道感染，应注意人工气道的护理。

（四）病因治疗

急性呼吸衰竭多有突发的病因，通常根据病史、体检、胸片及动脉血气即可做出诊断。针对不同病因，采取相应的措施是治疗急性呼吸衰竭的根本所在。上述各种治疗的目的也在于为原发病的治疗争取时间和创造条件。

（五）一般治疗

呼吸道感染既可诱发或加重呼吸衰竭，同时也是呼吸衰竭的常见并发症。应根据病情选用适宜的抗生素控制感染。使用抗生素的同时应注意及时清除呼吸道的分泌物。

急性呼吸衰竭患者多数有酸碱失衡，应予以及时纠正。还需要注意维护心血管、脑、肾等重要脏器的功能。

（罗来恒）

第二节　慢性呼吸衰竭

慢性呼吸衰竭多继发于 COPD、严重肺结核、间质性肺疾病等。胸廓和神经肌肉病变如胸廓畸形、脊髓侧索硬化症、肌营养不良、皮肌炎等也可导致慢性呼吸衰竭。目前关于急、慢性呼吸衰竭尚无严格的时间区分，由于后者起病缓慢，机体通常产生相应的一系列代偿性改变如血 HCO$_3^-$ 增高，动脉血 pH 可在正常范围（7.35 ~ 7.45）。临床还可见到部分慢性呼吸衰竭患者，因合并呼吸道感染、气胸等情况，病情在短时间内加重，出现 PaO$_2$ 进一步下降和/或 PaCO$_2$ 显著升高，此时可表现出急性呼吸衰竭的特点。

一、临床表现

呼吸衰竭的临床表现因原发病的影响而有很大差异，但均以缺氧和/或 CO$_2$ 潴留为基本表现，出现典型的症状和体征。

（一）呼吸困难

是呼吸衰竭的早期重要症状。患者主观感到空气不足，客观表现为呼吸用力，伴有呼吸频率、深度与节律的改变。呼吸衰竭并不一定有呼吸困难，如镇静药中毒，可出现呼吸匀缓、表情淡漠或昏睡。

（二）发绀

是缺氧的典型体征，表现为耳垂、口唇、口腔黏膜、指甲呈现青紫色的现象。因发绀是由血液中还原血红蛋白的绝对值增多引起，故重度贫血患者即使有缺氧并不一定有发绀。

（三）神经精神症状

急性严重缺氧可出现谵妄、抽搐、昏迷。慢性者则可有注意力不集中、智力或定向功能障碍。CO_2 潴留出现头痛、肌肉不自主的抽动或扑翼样震颤，以及中枢抑制之前的兴奋症状如失眠、睡眠习惯的改变、烦躁等，后者常是呼吸衰竭的早期表现。

（四）循环系统症状

缺氧和 CO_2 潴留均可导致心率增快、血压升高。严重缺氧可出现各种类型的心律失常，甚至心脏停搏。CO_2 潴留可引起表浅毛细血管和静脉扩张，表现为多汗、球结膜充血和水肿、颈静脉充盈等。长期缺氧引起肺动脉高压、慢性肺心病、右心衰竭，出现相应体征。

（五）其他脏器的功能障碍

严重缺氧和 CO_2 潴留可导致肝肾功能障碍。临床出现黄疸、肝功能异常、上消化道出血；血尿素氮、肌酐增高，尿中出现蛋白、管型等。

（六）酸碱失衡和水、电解质紊乱

CO_2 潴留则表现为呼吸性酸中毒。严重缺氧多伴有代谢性酸中毒及电解质紊乱。

二、诊断

慢性呼吸衰竭的诊断同急性呼吸衰竭一样，主要依据动脉血气分析。除上述临床表现外，可出现相应原发病的表现，如 COPD 患者可见桶状胸、叩诊呈过清音、双肺呼吸音减弱等。

三、治疗

慢性呼吸衰竭的治疗原则是改善和纠正缺氧、CO_2 潴留以及代谢功能紊乱，提高生活贡量；预防或减轻并发症的发生及其程度；积极治疗基础疾病中的可逆性病变成分。

（一）保持呼吸道通畅

原则与急性呼吸衰竭相似。对于 COPD 特别是合并有气道高反应性的患者，应考虑使用支气管扩张剂治疗。呼吸道分泌物过多或不易排出常加重通气障碍，使患者病情进一步恶化。可选用溴己新（必嗽平）16mg，3 次/d；或氨溴索（溴环己胺醇）30mg，3 次/d；稀化黏素（桃金娘油）0.3g，3 次/d。氨溴索和稀化黏素的祛痰作用较溴己新强，二者不仅降低痰液黏度，而且增强黏膜纤毛运动，促进痰液排出。另可选用中药鲜竹沥液，或使用 α-糜蛋白酶雾化吸入。对于神志清楚的患者，应鼓励咳嗽，或拍击背部，促使痰液排出。对无力咳嗽者，可间断经鼻气管吸引痰液。呼吸衰竭患者经呼吸道蒸发的水分高于常人，应注意保持体液平衡。

（二）氧疗

严重缺氧患者可在短时间内吸入高浓度氧，随后应及时将吸氧浓度调节至纠正缺氧的最低水平。一般使 PaO_2 上升至 $50 \sim 60mmHg$，SaO_2 接近 $85\% \sim 90\%$ 即可。对于 II 型呼吸衰竭患者强调控制性氧疗，因为吸氧可能会加重 CO_2 潴留和呼吸性酸中毒。

（三）抗感染治疗

呼吸道感染是诱发或加重慢性呼吸衰竭的常见原因。应选择有效的抗菌药物，采用适当的剂量和疗程控制感染，并尽可能防止药物不良反应、二重感染及细菌耐药性的产生。慢性呼吸衰竭患者因住院时间久、年老体弱、免疫功能低下或缺陷、接受机械通气治疗等因素的影响，易发生医院获得性感染。

（四）机械通气治疗

1. 无创通气　无创通气的有效性、安全性及可依从性已得到临床认可，与有创通气比较，对饮食、谈话影响小，减少了气管插管或气管切开的并发症，从而缩短住院时间，节省医药开支。

接受无创通气的患者需要具备一些基本条件：①意识清醒能够合作；②血流动力学稳定；③无面部和上呼吸道外伤；④无严重心律失常、消化道出血、误吸等。

临床常用双水平气道正压通气（BiPAP）辅助通气。BiPAP 可以对吸气相和呼气相气道压分别进行调节，在吸气时提供较高的压力（$10 \sim 20cmH_2O$），帮助患者克服肺 - 胸廓弹性回缩力和气道阻力；在呼气时提供较低的压力（$4 \sim 8cmH_2O$）防止小气道闭塞，以减轻气道阻力和促进气体在肺内均匀分布。一些拥有 BiPAP 功能的无创呼吸机由于较好地解决了人机同步和漏气补偿，用于治疗 COPD 取得了明显疗效。经鼻或鼻面罩无创通气的主要作用是辅助通气泵功能，减轻呼吸肌疲劳，因而适用于慢性呼吸衰竭的长期和家庭治疗。

无创通气失败的常见原因有：患者不合作或不能耐受面罩或有恐怖感；鼻（面）罩不合适，漏气大；气道内存在大量分泌物或不能有效咳嗽。常见并发症有漏气、胃胀气、鼻梁及面部皮肤损伤、刺激性结膜炎、误吸等。

2. 有创通气　目前对慢性呼吸衰竭尚无明确、统一的标准来决定是否使用有创机械通气。对于不同原因所致的呼吸衰竭，选择上机的标准应有所差异。在建立人工气道实施机械通气之前，应充分估计原发病是否可逆、有无撤机的可能，并综合考虑医疗、社会、经济等诸多因素。

对 COPD 所致的慢性呼吸衰竭，经积极抗感染、氧疗、扩张支气管、祛痰等综合处理后，病情未缓解或加重时应考虑使用机械通气。临床主要根据患者的一般情况（神志、呼吸频率及节律、自主排痰能力）及动脉血气指标的动态变化来判定。当出现神志障碍、呼吸频率过快或过慢、呼吸节律不规则、无力咳痰、吸氧条件下：$PaO_2 < 45mmHg$、$PaCO_2 > 75mmHg$、$pH < 7.20 \sim 7.25$ 时，提示需及时使用有创通气。由于此类患者长期存在低氧血症，选择上机的 PaO_2 值一般较急性呼吸衰竭为低。此外，患者发病前动脉血气指标的水平对于决定是否上机有重要参考价值。

根据患者的呼吸情况，选择控制性或辅助性通气模式。前者适用于自主呼吸不规则、减弱或消失，后者适用于自主呼吸存在并与呼吸机协调良好的呼吸衰竭患者。有气道阻塞或存在肺部疾患时，宜选用同步性能好的呼吸机，以减少人机对抗并确保肺泡通气量的稳定。脑部及神经肌肉疾患所致的慢性呼吸衰竭，因肺功能正常，各种类型的呼吸机均可选用。

对于不同病因所致的慢性呼吸衰竭，机械通气参数的调节应有所区别，如 COPD 患者因病情反复发作，需多次接受机械通气治疗，原则上选择气管插管，尽量避免气管切开。由于 COPD 急性发作期患者几乎均存在内源性呼气末正压（PEEPi），故可在呼气末加用一定的正压（通常为 $3\sim5cmH_2O$），以减少呼吸肌克服 PEEPi 做功，促进人机协调。慢性呼吸衰竭患者多伴有慢性呼吸性酸中毒，因肾脏的代偿，体内 HCO_3^- 增加，若 CO_2 排出过快，容易从酸中毒转变为代谢性碱中毒。故机械通气时原则上使 $PaCO_2$ 逐渐下降，在 $1\sim2$ 天达到或稍低于患者急性发作前的水平即可。

对 COPD 所致的慢性呼吸衰竭，一般采用辅助通气模式，以压力支持通气（PSV）较为常用，PSV 时，每次吸气的潮气量、吸气流量、呼吸频率和吸气时间皆受患者的自主呼吸调节，同步性好，易被患者接受。压力支持从低压（$10cmH_2O$）开始，逐渐增加压力，最高压力以 $\leq30cmH_2O$ 为妥。PSV 的主要缺点是没有通气量的保证，临床可采用同步间歇指令通气（SIMV）＋PSV，必要时设置指令性分钟通气（MMV）功能以保障机械通气的安全。

（五）呼吸兴奋剂

1. 用药方法　呼吸兴奋剂通过刺激呼吸中枢和/或外周化学感受器，增强呼吸驱动，进而增加呼吸频率和潮气量，改善肺泡通气。因使用方便、经济，目前仍被广泛应用。尼可刹米（可拉明）仍是目前国内常用的呼吸兴奋剂，能直接兴奋呼吸中枢，增加通气量，并有一定的苏醒作用。常规用量为先用 $0.375\sim0.75g$ 静脉注射，再以 $1.875\sim3.75g$ 加入 500ml 液体中，按 $1\sim2ml/min$ 静脉滴注。多沙普仑（Doxapram）既可刺激颈动脉体化学感受器，又能直接作用于呼吸中枢。一般每次用量为 $0.5\sim2mg/kg$ 静脉滴注，起始速度为 $1.5mg/min$，每日总量不超过 $2.4g$。

2. 治疗矛盾　呼吸兴奋剂因增加呼吸频率和潮气量，改善通气，患者氧耗量和二氧化碳产生量亦相应增加，并与通气量成正比。若存在气道阻塞、胸肺顺应性降低等因素时，反而增加呼吸功，加重呼吸困难。故对 COPD 引起的慢性呼吸衰竭，应用呼吸兴奋剂尚存在争议。

3. 对策　因呼吸中枢抑制而引起肺泡通气不足如镇静药中毒等，适宜用呼吸兴奋剂。脊髓及神经肌肉疾患、肺水肿、ARDS、肺间质纤维化等以换气障碍为特征的呼吸衰竭，应用呼吸兴奋剂弊大于利，应列为禁忌。COPD 引起的慢性呼吸衰竭，应用呼吸兴奋剂的疗效取决于气道阻力、胸肺顺应性、中枢反应性低下的程度等因素。当气道阻力增加、胸肺顺应性降低时，呼吸兴奋剂增加通气量的益处可能被氧耗量的增加所抵消，甚至得不偿失。对该类患者应用呼吸兴奋剂时可适当增加吸入氧浓度，须注意呼吸道分泌物的引流，特别是当患者接受呼吸兴奋剂治疗后神志转清时，应鼓励咳嗽、排痰，以保持呼吸道通畅。

（六）纠正酸碱失衡

1. 呼吸性酸中毒　在慢性呼吸衰竭中最常见。主要因通气不足，CO_2 在体内潴留产生高碳酸血症所致。对于呼吸性酸中毒失代偿患者，补充碱剂（5% $NaHCO_3$）可有效纠正 pH 值，但常引起通气量减少，加重 CO_2 潴留。原则上不应常规补充碱剂。仅当 pH < 7.20 时，可少量补充 5% $NaHCO_3$（$40\sim50ml$）。然后复查血气，再酌情处理。保持呼吸道通畅，增加肺泡通气量是纠正此型失衡的关键。

2. 呼吸性酸中毒合并代谢性碱中毒　常见于呼吸性酸中毒的治疗过程中，多为医源性因素所致。补充碱剂过量；应用利尿剂、糖皮质激素等药物致排钾增多，出现低血钾；呕吐或利尿剂使用引起低血氯；应用机械通气致 CO_2 排出过快等。碱中毒使组织缺氧加重、抑制呼吸中枢而对机体危害较大。处理原则为纠正呼吸性酸中毒的同时，只要每日尿量在 500ml 以上，可常规补充氯化钾 3~5g。若 pH 过高，可静脉滴注盐酸精氨酸 10~20g（加入 5% 葡萄糖液 500ml 中）等。

3. 呼吸性酸中毒合并代谢性酸中毒　由于严重缺氧、休克、感染、肾功能障碍，出现体内大量有机酸、磷酸盐、硫酸盐增加，肾脏保留 HCO_3^- 能力下降。发生此型失衡者常提示病情危重、预后差。处理包括增加肺泡通气量、纠正 CO_2 潴留；治疗引起代谢性酸中毒的病因；适当使用碱剂，补碱的原则同单纯性呼吸性酸中毒，一次可补充 5% $NaHCO_3$（80~100ml），以后根据血气，再酌情处理。

4. 呼吸性碱中毒　多见于 I 型呼吸衰竭患者因缺氧引起 CO_2 排出过多所致。一般不需特殊处理，以治疗原发病为主。

（七）合理应用脱水剂和镇静剂

1. 脱水剂　脑部疾患所致的中枢性呼吸衰竭常与脑水肿有关，对此类患者应尽早使用脱水剂，一般常用 20% 甘露醇，按 1.0g/（kg·次）做快速静脉滴注，每 8h 一次。

严重缺氧和 CO_2 潴留可导致脑血管扩张、脑细胞水肿，出现神经精神症状和颅内高压的表现，原则上以改善呼吸功能、纠正缺氧和 CO_2 潴留为主，仅当脑水肿症状明显或有脑疝时可短期使用 20% 甘露醇，按 0.5~1.0g/（kg·次）做快速静脉滴注，每日 1~2 次，心功能不好的患者，用量宜少。使用脱水剂时，应注意电解质的变化，并防止痰液变黏稠不宜排出。

2. 镇静剂

（1）用药方法：镇静剂因抑制呼吸中枢、加重缺氧和 CO_2 潴留，抑制咳嗽反射使痰液引流不畅，原则上应避免使用。对脑水肿患者出现明显烦躁、抽搐时，可酌情使用地西泮 5mg 或氟哌啶醇 2mg 肌内注射，但仍需密切观察呼吸情况，并做好人工机械通气的准备。

（2）治疗：近期国外对 5 183 例接受 12h 以上机械通气患者的多中心前瞻性研究发现，镇静剂的应用可延长机械通气时间、撤机时间和 ICU 入住时间。由于镇静过度不仅引起血管扩张和心排出量降低，导致血压下降，而且可抑制咳嗽反射，使气道分泌物易发生潴留而导致肺不张和肺部感染。目前对于有创通气过程中使用镇静剂的种类、剂量和时机尚存在争议。

3. 对策　对于接受有创通气的患者，如出现不耐受气管插管、人机对抗影响氧合时，实施控制通气模式为主时，可使用镇静剂。但应对镇静效果进行评价，而且，无论是间断还是持续静脉给药，每天均需中断或减少持续静脉给药的剂量，以评价患者的神志和呼吸功能，并重新调整剂量。

（八）营养支持

慢性呼吸衰竭患者因能量代谢增高、蛋白质分解加速、摄入不足，可出现营养不良。结果降低机体防御机能、感染不易控制，呼吸肌易疲劳，影响通气驱动力，降低呼吸中枢对氧的反应等，不利于患者的康复。故需注意对患者的营养支持。一般认为，接受机械通气治疗患者的能量需求为 25~35kcal/（kg·d），肠内营养配方通常含较低的碳水化合物（27%~

39%）和较高的脂肪（41%～55%），蛋白质为15%～20%。胃肠外营养适用于病情危重不能进食者，或胃肠功能欠佳者。一旦病情许可，应及时给予胃肠营养，可经口或鼻饲给予。研究表明，胃肠营养对保持胃肠黏膜的屏障功能及防止肠道菌群失调具有十分重要的作用，而且可增强患者免疫功能，提高生存率。胃肠营养时特别需注意防止吸入性肺炎的发生，它常常危及患者的生命，对昏迷、吞咽困难及反流性食管炎患者应加强护理。

（罗来恒）

第二十五章

胸膜疾病

第一节 气胸

一、分类

由于各种原因造成脏层胸膜破裂，或由于外伤壁层胸膜破裂，肺内或大气中的气体进入胸膜腔内积气称为气胸（pneumothorax）。气胸可分为以下几类：

1. 人工气胸　采用人工方法将一定数量的滤过空气注射到胸膜腔内，以便进行 X 线检查，用不着鉴别胸膜和肺内病变。此外，此法过去曾用于治疗空洞性肺结核等现已废止。

2. 创伤性气胸　因胸部穿透伤、钝伤、外科手术、胸膜腔穿刺、锁骨下静脉插管、臂从神经麻醉、针刺治疗不当等损伤胸膜所致。

3. 自发性气胸　由于各种疾病造成脏层胸膜破裂，肺内空气进入胸膜腔，自发性气胸患病率为（5~7）/10 万，男女之比为 5：1，多见于中青年人。近年来老年患者增多，可能是由于继发于慢性阻塞性肺病（COPD）、肺间质纤维化的气胸患者增多的缘故，目前临床上所报告的自发性气胸患病率可能低于实际患病率，因为小量气胸患者常无症状、容易漏诊。

二、临床表现

气胸多发生于 20~30 岁；特发性气胸也多见于年轻人，而由 COPD 引起的多见于 40 岁以上者。

（一）病史

除特发性气胸外，临床上多数为继发性气胸，病史包括如下几个方面。

（1）COPD、慢性支气管炎、阻塞性肺气肿。

（2）肺结核、化脓性肺炎、弥漫性肺间质纤维化、胸膜恶性肿瘤直接侵及脏层胸膜、正压人工通气、其他胸肺疾病如 Marfan 综合征、二尖瓣脱垂、膈下脓肿、百日咳、肺梗死、支气管囊肿、食管穿孔等也可引起气胸。

（3）月经性气胸：多发生于月经前期或月经期，其机制尚未完全明了。

（二）症状

大多起病急骤，有咳嗽、打喷嚏，或提举重物、用力排便、屏气的情况。典型临床症状包括突发性剧烈的患侧胸痛、刺激性干咳、呼吸困难、呼吸急促、不能平卧。张力性气胸患者表现为呼吸困难、呼吸浅数、发绀，甚至呼吸衰竭。循环衰竭者可有出汗，脉搏细弱而速。尚有烦躁不安、意识不清或完全昏迷。少数起病隐袭，或者可全无不适感觉，仅在胸部X线检查时发现气胸征象，或仅表现为原有的呼吸困难进一步加重，尤其是COPD患者发生气胸时。

（三）体征

典型气胸患者的体征是：患侧胸廓饱满。肋间隙膨隆，患侧呼吸运动减弱，乃至消失，呼吸浅而速，语颤减弱，气管和心尖搏动向健侧偏移。叩诊鼓音，右侧气胸时肝浊音界下降，左侧气胸时心界叩不出。呼吸音减弱或消失，语音传导减弱，左侧少量气胸时可听到与心跳一致的破裂音。少量气胸时常无明显体征，可能仅表现为患者立位或坐位时肺尖区叩诊轻度过清音，或呼吸音减低。此外包裹性气胸者体征可能很局限。

三、诊断

（一）X线检查

典型表现为向外凸出的气胸线，气胸线以外的胸腔内透光度增加，无肺纹理。大量气胸时肺被压向纵隔，肺叶边缘呈弧形，或因肺叶萎缩程度不同而形成分叶状。张力性气胸时纵隔向对侧移位。发生在下胸部的气胸X线胸片上肋膈角特别锐利，伴有胸腔积液（液气胸）时可见液气界面。肺结核或肺部化脓性炎症已使胸膜发生粘连则易形成局限性气胸，其形态则视病变部位而定。局限性气胸在后前位胸片上有时不易发现，透视下缓慢地转动患者，变换方向，多轴透视可发现气胸。

呼气相摄片有助于发现少量气胸，这是因为呼气时肺体积变小，而气胸量不变；因此气胸占胸腔的比例相对变大，另外呼气时肺密度增高而气胸的密度不变，两者对比度更加明显。

（二）胸膜腔内压力测定

用气胸箱测定胸膜腔内压力可了解气胸类型，以指导治疗。

1. 闭合性（单纯性）气胸　胸膜脏层裂口较小，可随肺萎缩而闭合，空气不再进入胸膜腔，胸膜腔内气体不多，早期胸膜腔内压力接近或稍高于大气压，抽气后胸膜腔内压力很快变为负压，且不再升高。病程中胸膜腔内气体逐渐被吸收。

2. 开放性（交通性）气胸　由于破口较大，或因胸膜粘连、妨碍肺脏回缩，使裂口难以闭合，胸膜腔与支气管腔相通，呼吸时气体可经裂口自由进出，胸膜腔内压力在0点上下，抽气后压力无变化。

3. 张力性（高压性）气胸　脏层胸膜破口单向活瓣，吸气时或剧烈咳嗽、屏气时空气经裂口进入胸膜腔内，但呼气时此口关闭，进入胸膜腔内的空气难以逸出，致使胸膜腔内压力不断升高，甚至可达2.0kPa以上，抽气后胸膜腔内压力虽然暂时下降，但不久又迅速升高。

（三）特殊情况

某些特殊情况下自发性气胸容易漏诊，故诊断时应特别注意。

1. COPD并发气胸　COPD患者很容易并发气胸，往往有如下特点：多见于40岁以上，男性多于女性，多发生于秋冬季；起病多不突然，常无明确诱因；胸痛程度不太剧烈；对于COPD患者的呼吸困难和发绀的突然或进行性加重应警惕自发性气胸的可能；COPD患者发生气胸时常为局限性，所以诊断时除普通胸片外应进行多轴透视。

2. 机械通气过程中发生气胸　下列情况之一者应警惕气胸之可能：①人工通气患者在通气过程中突然出现呼吸频率加快。②人机同步性突然变化，双方不协调。③吸气峰压急剧升高。④胸部局部呼吸音减低，叩诊鼓音。⑤出现皮下气肿。

3. 月经期自发性气胸　大多发生于30~40岁的女性；气胸发生与月经周期有关，常在月经来潮前24~48h出现症状，包括突发性胸痛、呼吸困难，也可表现为上腹痛或肩痛；可每月发生或间歇发生；妊娠期或服用抑制性排卵药物期间可不再发生气胸。绝大多数气胸发生于右侧；多数患者发生气胸时气量较少，症状轻，易漏诊，气体可在几天内吸收。

（四）鉴别诊断

诊断自发性气胸时应注意与以下疾病相鉴别。

1. 支气管哮喘急性发作　哮喘急性发作时可有呼吸困难，叩诊时可有过度充气体征，易与自发性气胸相混淆。但经详细询问病史，仔细体检，及X线检查可以鉴别。但有时严重哮喘患者可并发自发性气胸。

2. 阻塞性肺气肿　患者有活动后气短加重的病史，急性感染后呼吸困难可进一步加重，易与自发性气胸相混淆。仔细地了解病史，认真体检，特别是X线检查，有助于鉴别。

3. 急性心肌梗死　患者可有急性发作的剧烈胸骨后胸痛、呼吸困难、循环衰竭，与自发性气胸颇为相似，但急性心肌梗死患者常有高血压、动脉粥样硬化、冠心病史，心电图、胸部X线、酶学检查有助于鉴别诊断。

（五）肺栓塞

可有胸痛、呼吸困难、发绀等类似自发性气胸的临床表现，但患者可有低热、咯血、下肢或盆腔栓塞性静脉炎、骨折、心脏病特别是心房纤颤和感染性细菌性心内膜炎、长期卧床史，体检、X线胸片、肺通气/灌注扫描有助于鉴别。

此外，消化性溃疡穿孔、膈疝、胸膜炎，有时可出现急性胸痛、呼吸困难，也应与自发性气胸相鉴别。另外，自发性气胸在X线检查时还应注意与肺大疱、支气管囊肿、肺内巨大空洞相鉴别。

（六）并发症

皮下气肿和纵隔气肿、血气胸、脓气胸、呼吸循环衰竭。

四、治疗

自发性气胸治疗原则有以下三个方面：根据气胸类型选择适当的排气方式，尽快解除症状，使肺复张；预防和治疗并发症；防止和减少复发。

（一）自发性气胸的治疗

1. 一般性治疗　包括卧床休息，注意给予镇静、止痛、镇咳药物，如索米痛片（去痛片）0.5g，1~2次/天口服；剧烈咳嗽者可用喷托维林片25~50mg口服3次/d，复方甘草合剂10ml口服3次/d，症状严重影响气胸吸收者可待因片15~30mg口服1~2次/d，烦躁不安者，又无合并呼吸衰竭可用地西泮2.5~5mg口服1~2次/d。必要时吸氧，吸氧的流量一般不超过中等浓度，并密切注意观察病情变化。

2. 尽快排气以解除压迫症状 尤其是高压性气胸应急的处理措施，如有气胸箱，最好先用气胸箱穿刺抽气，并可同时测压。穿刺部位多选择患侧锁骨中线第 2~3 肋间。局限性气胸者应根据具体部位而定。紧急情况下无气胸箱可用，可以采取以下简便措施进行抢救。

（1）将已消毒过的大号针头迅速插入患侧胸腔，以排出胸腔中的气体。

（2）用大号注射器连接三通开关，通过注射针头紧急抽气。

（3）将消毒过的注射针头插入到胸腔中，尾端通过一胶管与水封瓶相连。

（4）将一粗头尾部扎上一个橡皮指套，指套末端剪一个小裂缝，将针头插入胸膜腔进行简易排气。

3. 连续排气引流 在进行上述紧急处理的同时，可着手准备连续排气引流装置。目前引流装置有两种。

（1）水封瓶连续排气法：穿刺或插管部位一般先在患侧锁骨中线第 2 肋间或第 3 肋间，或腋前线外侧第 4~5 肋间。如系局限性气胸，或为了引流胸膜腔内积血，则需在 X 线透视下确定适当的穿刺或插管的部位。局部消毒麻醉后将一粗针头插入胸膜腔，然后通过导管与水封瓶的玻璃管相连，玻璃管下端插入水面下 1~2cm。也可以局麻后沿肋骨上缘平行做一 1.5~2cm 长皮肤切口，用套管针穿刺进入胸膜腔，去除针芯，通过套管将引流管（消毒的硅胶管或导尿管，并事先将其前端剪成鸭嘴状开口，且前端侧壁再剪 2~3 个侧孔）插入，并将其固定在胸壁上。另一端通过导管与水封玻璃管相连。

（2）负压连续排气法：胸膜腔穿刺或插管方法同上，使胸膜腔保持在 $-0.8 \sim -1.2$kPa（$-8 \sim -12$cmH$_2$O）的负压。其优点是省去了负压吸引器，又能短时间内达到同样效果，但胸腔气体较多、肺压缩较久、时间较长，负压吸引较快时易导致复张后肺水肿，故应缓慢排除胸内气体。

（3）排气引流过程中的注意事项：水封瓶一定置于低于患者胸腔的地方。每天应更换引流瓶中的水，防止胸膜腔内继发感染。经常检查引流管是否通畅。如水封瓶内液面波动突然消失，患者气急加重，患处呼吸音减低，提示引流导管阻塞。拔管时机：萎陷肺完全复张后维持较低的负压水平，继续吸引 1~2 天，夹住引流管停止负压吸引，观察 2~3 天，如气胸不再复发即可拔管。

4. 手术治疗 主要适用于张力性气胸，严重的交通性气胸，双侧气胸，COPD 及弥漫性肺间质纤维化并发气胸，月经性气胸。手术方式包括切除折叠缝合肺大疱，加做胸膜摩擦术（用纱布擦拭壁层胸膜），或壁层胸膜切除术。

（二）不同类型气胸治疗方法的选择

1. 单纯性气胸 气胸量较小，无明显症状的可单纯限制活动，卧床休息。据报道气胸每日可吸收 1.5%，所以压缩 15% 的患者可在 10 天内完全吸收。气量较多时，肺萎陷 > 20% 或症状明显，可每日或隔日抽气一次，每次抽气量不超过 1L，抽气速度不宜过快，以免引起复张后肺水肿。如以抽气治疗数次气胸仍不见好转，或症状反而加重者，应尽早采用水封瓶连续排气。

2. 张力性气胸 应用水封瓶连续排气法或负压连续排气法，经过一周排气治疗，如果仍旧持续漏气，应考虑手术治疗。

3. 交通性气胸 气胸量小且无明显呼吸困难者可卧床休息，限制活动，必要时可用水封瓶引流。如破口较大，或因胸膜粘连，牵拉，裂口持续存在，单纯排气不能奏效时，可经胸腔镜行裂口粘连烙断术，促使破口关闭，如无禁忌也可考虑手术开胸结扎裂口，并用纱布擦拭壁层胸膜，促进术后胸膜粘连。

4. 月经性气胸　除采用排气减压治疗外，还可加用抑制排卵药物，如黄体酮、雌激素、炔诺酮、异炔诺酮；气胸经常复发者应进行手术，术中注意寻找横膈缺损和子宫内膜异位症。

（三）胸腔镜与纤维支气管镜替代

20 世纪 70 年代以后不少的作者提倡使用纤维支气管镜（纤支镜）替代胸腔镜，笔者医院的方法是术前数小时先行人工气胸，患者取侧卧位，在局麻下多于腋中线五、六肋间做一个小切口，先置入一个橡胶胸管或一个金属套管，然后伸入纤支镜。在治疗气胸方面，纤支镜直视下通过活检孔插入小导管到肺大疱或肺组织穿孔处，对准肺大疱或肺组织穿孔，喷注纤维蛋白胶或快速医用 CT 胶，使破口黏合。然而，该法存在许多问题，如直接以胸壁切口进入胸腔或经橡胶胸管进入，由于纤支镜本身柔软，无较硬的套管等在胸壁入口处支撑，难以操纵其末端位置，肺大疱或破口不易找到；如果使用金属或其他硬式套管，尚存在导致纤维内窥镜的末端橡胶保护层受损伤的可能。使用纤维内窥镜的最大缺陷在于其低诊断阳性率，高误诊率。

然而，现代电视胸腔镜（video assisted thoracoscopy）微小的创伤、广阔的视野和清晰的图像，使得其不仅能应用于诊断，而且能进行以前难以想象的复杂操作。使得许多原来不可能的手术操作成为现实，而且取得了比常规开胸手术更好的效果。由于胸腔镜下手术的这些优点，使得这项技术在近二三年内得到了飞速发展和推广。

目前，电视胸腔镜手术的作用远远超出诊断、治疗自发性气胸、各种原因的胸腔积液。电视胸腔镜几乎涉及胸内的每一个器官。然而，正由于这是一项崭新的领域，无疑在许多方面尚不成熟，甚至还存在着不同的看法和观点。

（四）处理并发症

1. 纵隔气肿和皮下气肿　一般无需特殊处理，有人认为吸入 95% 氧气可加速皮下气肿、纵隔气肿的吸收。如纵隔气肿张力过高，可在胸骨上穿刺或切开排气。

2. 血气胸

（1）保守治疗原则和方法

1）尽早进行有效引流，胸膜腔抽气，或胸膜腔插管闭式引流。导管口径宜稍粗，侧孔要大，以免堵塞。引流速度不宜过快。

2）吸入氧气。

3）服用止血药物。

4）及早补充有效血容量。

（2）手术指征

1）短期内胸膜胸引流量 >1L/d，或每小时持续引流量 >100ml，无出血停止倾向。

2）补足血容量后休克仍难以纠正。

3）持续胸膜腔内引流后仍有胸膜腔积液征象。

4）疑有胸膜腔内血液凝固，胸膜腔内积血难以吸引出来。

（3）脓气胸：治疗上要特别注意应紧急抽脓排气，连续保持引流通畅，静脉点滴敏感抗生素。

（4）呼吸衰竭：一般气胸患者出现呼吸困难，经抽气减压后多会减轻。若抽气减压后呼吸困难仍不能缓解，尤其是肺功能不全者可在减压排气基础上酌情进行机械辅助通气，但要特别注意吸气压力不能过高。

（5）休克：治疗上特别注意紧急抽气减压以增加回心血量，同时及时补充有效循环血量。

（五）防治气胸复发

据报告首次气胸后约有20%～30%患者在2年内复发，第二次发生气胸者中再次发生气胸的比率更高。一般而言，单纯抽气治疗者复发率较高，而采用导管闭式引流者复发率较低。20世纪70年代以后推荐胸膜粘连法以防治气胸复发，起到了很好的作用。

1. 胸膜粘连法的适应证

（1）多次复发的青年人气胸。

（2）长期漏气不止。

（3）双侧气胸史。

（4）合并肺大疱。

（5）已有肺功能不全。

2. 粘连剂

（1）单纯理化刺激剂：滑石粉、白陶土、四环素、葡萄糖。

（2）生物刺激剂：支气管炎菌苗、卡介苗、卡介苗细胞壁骨架、A型溶血性链球菌制剂、奴卡菌细胞骨架、脱氧核糖核酸酶合剂。

（3）免疫激活剂：OK_{432}。

（4）纤维蛋白补充剂：自身血、血浆、纤维蛋白原加凝血酶。

（5）直接黏合剂：氰基丙烯酸酯。

3. 常见不良反应 常见不良反应为胸痛、发热、胸水。

开胸手术切除肺大疱加胸膜摩擦是防止气胸复发的最有效方法。手术指征包括：张力性气胸引流失败者，长期肺不张，血气胸，双侧同时气胸，高度胸膜肥厚致肺膨胀不全，伴肺大疱，复发性气胸，月经性气胸，青少年气胸。

（夏淑云）

第二节 血胸

胸膜腔内积聚着血液称之为血胸（hemothorax）。真正的血胸，积血的红细胞比容或红细胞计数应该等于或大于末梢血的50%，不足50%的称之为血性胸腔积液（bloody pleural effusions）。胸膜腔积液的红细胞比容达5%时肉眼看上去就如同积血一样。

根据血胸发生原因和机制的不同，可将血胸分为创伤性血胸（traumatic hemothorax）和非创伤性血胸（momtraumatic hemothorax）。绝大多数血胸属创伤性血胸，是由于穿透性或钝性胸部创伤所引起。非创伤性血胸很少见，可继发于某些胸部或全身性疾病，极少数患者找不到明确的引起出血的原因。非创伤性血胸又称自发性血胸（spontaneous hemothorax）。此类患者均无外伤史，但有时可有咳嗽、腹压增加、负重、疲劳、运动、突然变换体位等诱因，尽管自发性血胸临床少见，但病因多种多样，若对其缺乏了解和认识，常常造成临床漏诊和误诊，导致不正确处理，产生严重后果。与创伤性血胸相似，主要也表现为内出血和胸腔内器官受压的征象。非创伤性血胸按其病因又可分为特发性血胸（idiopathic spontaneous hemothorax）、感染性血胸（infecthous hemothorax）、子宫内膜异位引起的血胸及其他原因引起的血胸、胸壁、肺、胸内大血管或心脏的穿透伤或钝性伤均可引起胸膜腔内积血称创伤性血胸，同时存在气胸时创伤性血气胸。

根据第三军医大学西南医院 47 例自发性血胸临床资料显示，自发性血胸在临床上并非罕见。约占同期住院自发性气胸的 5.8%，一般有明显诱因，有典型的临床表现，如胸痛、呼吸困难、失血貌等。

一、临床表现

小量血胸（500ml 以下），如果患者体质较好、出血速度不快，可无明显症状。大量血胸（1 000ml 以上），且出血速度较快者，可出现面色苍白、出冷汗、脉细速且弱、呼吸急促、血压下降等内出血征象和心肺受压征象。查体可发现肋间隙饱满、气管向健侧移位、叩诊呈浊音。由于肺裂伤而引起的血胸患者常伴有咯血。开放性血气胸患者可直接观察到血液随呼吸自创口涌出的情况，并可据此估计胸内出血的严重程度。

二、诊断

（一）有胸部创伤史（包括医源性所致）

自发性血胸有咳嗽、腹压增加、负重、疲劳、运动、突然变换体位等诱因。

（二）实验室检查和特殊检查

大量出血患者外周血红细胞和血红蛋白明显下降。

1. X 线胸片　积血量 <200ml 时，X 线胸片也难做出诊断。积血量 <500ml 时，肋膈角变钝，合并气胸时可见肋膈角区有液平面，卧位摄片常被遗漏，应行直立位摄片，并定时（损伤后 6h，24h）做 X 线胸片随访。积血量在 1 000ml 左右时，积液阴影达到肩胛下角平面。积血量超过 1 500ml 时积液阴影超过肺门水平，甚至显示为全胸大片致密阴影和纵隔移位。

2. 超声检查　可看到液平段。胸腔穿刺抽得不凝固血液时则可确定诊断，在凝固性血胸时不易抽得血液或抽出的量很少，但内出血症状加重，X 线胸片显示积液量增多。另外，在临床症状严重时，可以根据物理诊断检查，直接先做胸腔穿刺来确立诊断，而不必等待或根本不能先做 X 线胸片检查。

有下列情况者提示出血仍在继续应高度警惕：①患者处于严重休克状态伴有明显呼吸困难，患侧肋间隙增宽，叩诊浊，气管及纵隔向健侧移位，周围血液血红蛋白往往低于 90 ~ 100g/L。②开放性胸部创伤伴休克状态，有大量血液随呼吸从伤口涌出。③胸腔穿刺抽得的血液很快凝固（肯定不是误刺入血管），则说明胸内有活动性出血。④经输血补液后，血压不回升或升高后又迅速下降。⑤重复测定人体周围血血红蛋白、红细胞计数、红细胞比容也进行性下降。⑥胸膜腔穿刺抽不出血，但内出血症状加重，X 线胸片显示胸膜腔阴影继续增大。⑦放置胸腔闭式引流后，每小时引流量超过 200ml 并持续 2h 以上，或 24h 引流血液超过 1 000ml。⑧胸腔引流血液色鲜红，温度较高，其血红蛋白测定及红细胞计数与周围血液近似。

（三）鉴别诊断

1. 横膈破裂　胸部创伤后横膈破裂，胃疝入胸腔，患者可出现呼吸困难、休克等症状，X 线胸片显示胸腔下部液气平面，可误诊为创伤性血气胸，仔细阅片可见到胃轮廓影，下胸部有时可听到胃肠蠕动音，放置胃管注入造影剂可协助鉴别。

2. 陈旧性胸腔积液　病史不说的陈旧性胸腔积液患者，发生胸外伤后的胸片显示胸部积液阴影，可误诊为外伤性血胸，胸腔穿刺抽得黄色液体或陈旧性血性液体可以区别。

3. 创伤性乳糜胸　创伤性血胸大多发生于创伤后早期，少数迟发性血胸可发生于伤后 5～18d。创伤性乳糜胸常发生于创伤后约 2 周，与迟发性血胸可以相混淆，但前者引流量与饮食关系密切，乳糜激发试验可以协助鉴别。胸腔穿刺采集标本的性质和乳糜试验可以鉴别。

4. 脓胸　胸腔内积血可以引起中等度体温升高及白细胞增多，须与血胸继发感染形成的脓胸相鉴别。血胸继发感染后的表现有：①高热、寒战、疲乏、出汗，白细胞计数明显升高并可出现中毒颗粒。②胸穿抽得积血涂片红白细胞正常比例为 500 ∶ 1，如白细胞增多，红白细胞比例达到 100 ∶ 1 时，即可定为已有感染。③将胸腔抽出液 1ml 放于试管内，加蒸馏水 5ml，混合后放置 3min，如上部溶液为淡红色而透明，表示无感染，如溶液呈混浊或出现絮状物则多已继发感染。④将胸液做涂片检查和细菌培养，并做抗菌药物敏感测定，可以协助鉴别对治疗做出指导。

三、治疗

特发性血胸一旦确诊即应安置粗口径的胸腔闭式引流，同时补充血容量。复张的肺组织可以贴补胸膜壁层血管达到止血目的。但治愈后有复发之可能。

自发性气胸一经确诊即应卧床，补充血容量，尽快放置胸腔闭式引流，以达排气止血之目的。经内科保守治疗后仍出血不止，继续漏气或休克不能纠正，应紧急手术。闭式引流观察 3～4h，若每小时引流出血液 100ml 以上，伴血压和血红蛋白有下降趋势者，也应紧急手术。

特发性血胸的手术指征：有进行性血胸证据者，应立即开胸探查寻找出血的血管，予以结扎，必要时做肺楔形切除，对胸膜顶部出血点予以缝扎。电灼止血可以获得一定效果，但有复发出血的可能。胸管引流不能有效排出胸腔积血时也应及早开胸手术，清除血凝块，并制止出血。

近年来，一些作者采用电视胸腔镜，吸净积血电灼或置钛夹止血取得良好结果。创伤性血胸的治疗主要是防止休克，对活动性出血进行止血，清除胸腔积血，防治感染。

（一）进行性血胸

在进行输血、输液及抗休克治疗的同时及时进行开胸探查，根据术中所见对肋间血管或胸廓内血管破裂予以缝扎止血；对肺破裂出血做缝合止血，肺组织损伤严重时可行部分切除或肺叶切除术；对破裂的心脏、大血管进行修复。

对暂时不能确定是否为活动性出血时，应尽快安置胸腔闭式引流，利于进一步观察和判断，且可防止血液在胸腔内积聚。

（二）非进行性血胸

估计胸腔内积血少于 200ml 时，均可自行吸收，不需穿刺抽吸。积血量超过 200ml 时，应早期进行胸腔穿刺，尽量抽尽积血，促使肺膨胀，改善呼吸功能。对于 500ml 以上的血胸，有人主张早期安置胸腔闭式引流，可以尽快排出积血和积气，使肺及时复张，也是预防胸内感染的有力措施，同时有监测漏气及活动出血的作用。

（三）凝固性血胸

最好在出血停止后数日内剖胸，做较小开胸切口，清除血块及附着于肺表面之纤维蛋白膜。术后放置闭式引流，并做低压负压吸引，行呼吸功能锻炼，促使肺早日膨胀。小量凝固性血胸，可在数月内吸收，无需特殊处理。若血块已机化形成纤维胸时，应争取早期手术做纤维板剥脱。

（四）感染性血胸

若已继发感染应及时放置闭式引流，排除积脓，并保持引流通畅。同时大剂量全身应用对致病菌敏感的抗生素，避免慢性脓胸的形成。

（五）注意事项

应注意的是，无论任何类型的血胸均不适合用止血药物进行止血治疗，换句话讲，止血药物对防治血胸的出血是无效的，而且会导致严重的不良后果。

（刘　波）

第三节　脓胸

胸膜腔化脓性感染后产生的脓性渗出液积聚称为脓胸（empyema），按病理发展过程分为急性脓胸和慢性脓胸。按病变累及的范围分为局限性脓胸（localized empyema）和全脓胸（diffuse empyema）。若合并胸膜腔积气则称为脓气胸（pyopileumothoax）。如果引起脓胸的病因特殊，常常按其病因称作结核性脓胸（tuherculous empyema）、阿米巴脓胸（amebic empyema），以及胆固醇脓胸（cholesterol empyema）。脓胸可以向胸壁溃破形成自溃性脓胸或称为穿性脓胸。若溃向肺组织，则形成支气管胸膜瘘和脓气胸。急性脓胸迁延后则进入机化期形成慢性脓胸。

一、急性脓胸

急性脓胸是胸膜感染的急性阶段，又称为化脓性胸膜炎（purulent pleurisy），大多为继发性感染，致病菌可来自胸腔内脏器或身体其他部位的病灶。无原发病灶的特发性脓胸（idiopathic empyema）临床少见，多发生于免疫功能低下的患者。

（一）临床表现

1. 病史

（1）肺部存在化脓性病灶病史并直接累及胸膜腔。

（2）支气管扩张继发感染病灶，肺结核空洞溃破或感染的肺大疱破裂。

（3）医源性脓胸：开胸手术、支气管残端瘘。其他医疗操作，如胸腔穿刺、胸腔镜的检查和治疗、食管狭窄的扩张治疗或纤维食管镜检查造成的食管穿孔、支气管胸膜瘘、腹腔脓肿等。

（4）临近部位的化脓性感染：如膈下脓肿、肝脓肿、纵隔炎、化脓性心包炎、肾周脓肿、淋巴结脓肿、肋骨或椎骨骨髓炎等。

（5）胸部创伤后脓胸。

（6）脓毒败血症或菌血症时致病菌经血液循环进入胸膜腔。

2. 临床表现　主要表现为高热、胸痛、胸闷、呼吸急促、咳嗽、痰多、厌食、全身乏力等。继发于肺部感染的急性脓胸，常在肺炎症状好转后 7～10 天再出现症状。肺脓肿或邻近器官脓肿溃破进入胸腔时可有突发性剧烈胸痛、呼吸困难、寒战、高热和中毒症状，甚至发生休克。手术并发症引起的脓胸常在手术热基本消退后，体温又重新上升，出现高热、胸闷、憋气、虚弱等症状。支气管胸膜瘘或食管胃吻合口瘘继发的脓胸常有严重的呼吸困难、烦躁甚至休克等。

体格检查可发现心率增快、呼吸急促、气管可向健侧移位，视诊病侧胸壁肋间隙饱满，呼吸运动减弱。触诊语颤消失。叩诊呈浊音并有叩击痛，心浊音界移向健侧。听诊呼吸音减低或消失。有脓气胸时，胸上部叩诊为鼓音。

（二）诊断

（1）血常规检查：白细胞计数升高，核左移。

（2）胸部 X 线检查：因胸膜腔积液量各部位不同而表现各异，少量胸腔积液因液体集聚于下肺四周，显示胸膜反应及肋膈角消失，多量胸腔积液时可显示肺组织受压萎缩，直立位胸片上积液呈外高内低的圆弧形阴影，大量积液呈现患侧一片均匀模糊阴影，胸膜腔横径增宽，纵隔向健侧移位。局限性包裹性脓胸时，积液可位于肺叶间或肺与纵隔、横膈、胸壁之间。X 线透视时包裹性脓胸阴影不随体位改变而变动，边缘光滑，有时不易与肺不张相鉴别。脓气胸或合并支气管胸膜瘘时液平面。

（3）超声波检查：可见积液反射波，能明确病变累及的范围并做出准确定位，协助与肺不张的鉴别。

胸腔穿刺抽得脓液即可诊断为脓胸。符合下列标准之一者即可判断为脓液：①胸液为肉眼脓性渗出液；②胸液涂片革兰染色显微镜下观察发现病原菌；③胸液培养阳性。所以，抽得的脓液均必须送化验室检查，测定其密度、糖和蛋白含量、pH 值、细胞计数，还需将脓液送细菌涂片寻找革兰阳性和阴性细菌。对于未达到脓液诊断标准者，24h 小时后要重新做胸腔穿刺抽得胸液后再做分析。

（三）治疗

急性脓胸的治疗原则为：应用抗生素控制感染；促使肺早日扩张；支持疗法，改善患者全身情况。

1. 抗生素的应用　诊断脓胸后先根据胸腔穿刺抽得的脓液外观和脓液涂片染色初步推测病原菌的类别，结合临床经验选用适当的抗生素。通常根据临床经验选用青霉素类，青霉素钠盐 640 万～1 000 万单位，每日 1～2 次静脉输入；联用第三代头孢菌素类如头孢噻肟钠

2.0g，每日2~3次静脉输入；可同时给予甲硝唑或替硝唑注射液0.2g分1~2次静脉输入。然后，根据细菌培养和敏感试验选用有效的抗生素。原则是给药剂量要大，一般均需经静脉途径给药，体温正常后应再给药2周以上，以防止脓胸复发。

2. 排除脓液　方法有胸膜腔穿刺抽脓、胸腔闭式引流术、纤维膜剥脱术、开窗引流术、链激酶脓腔灌注术、胸腔镜。

（1）胸膜腔刺抽脓术：急性脓胸早期，脓液稀薄，易于经胸膜腔穿刺抽出。应及早并反复于胸腔穿刺抽脓并向胸膜腔内注入2.5%碳酸氢钠液50ml左右，反复胸腔冲洗可获得满意效果。穿刺时必须用较粗穿刺针，穿刺前应行B超定位。在腋后线穿刺时，针头应从肋骨上缘进针以免损伤肋间血管。

（2）胸腔闭式引流术：对脓液较多的全脓胸，脓液黏稠的包裹性脓胸，肺脓肿或结核性空洞溃破的张力性气胸，混合感染的腐败性脓胸，有气管胸膜瘘和食管胸膜瘘的脓胸或脓气胸均应安置胸腔闭式引流，以便及时引流脓液，尽快使肺复张，保持胸膜腔负压，预防慢性脓胸形成。对pH<7.0、葡萄糖含量<3.0g/L的胸液，也应按脓胸处理。安置闭式引流24~48h后脓液可完全排空，肺叶可全部膨胀，脓气胸也能排尽脓液和气体，全身状况也会得到改善。每天引流量<50ml，X线胸片显示肺全部复张，一般1周左右即可拔管，或改为开放引流，脓液稀薄时可经肋间安置硅胶管，脓液黏稠时须放置粗大引流管，可以肋床放置，具体手术方法是局麻+肋间神经阻滞麻醉，在置管部位做4~6cm长切口，显露肋骨，剥离肋骨骨膜，用骨剪剪除3~4cm长肋骨，经肋骨骨床切开胸膜，吸净脓液，将浅筋膜与肋骨骨床缝全，以封闭两个肋骨断端，同时切除一段肋间神经，结扎肋间血管，以手指探查脓腔，分离纤维隔膜，以利引流。放置带侧孔的引流管于胸膜腔内，其外端连接水封瓶，缝合皮肤并固定引流管。急性脓胸采用抗生素+早期胸腔闭式引流疗法的治愈率可达85%左右。

（3）纤维膜剥脱术：适用于急性脓胸安置胸腔闭式引流后2周左右，全身感染症状基本控制但脓腔不能消除，X线胸片或CT显示肺仍不能膨胀的病例。在脓腔表面做较小的局限性切口，而不必做正规的后外侧开胸切口，即可完成纤维膜剥脱，剥脱术后继续放置闭式引流。纤维膜剥脱术可以早期消除残腔，防止病程迁延形成慢性脓胸，使肺尽快复张。有支气管、食管胸膜瘘的患者不适宜做此术式。

（4）开窗引流术：对于脓腔不能消除的年老、体弱患者，急性脓胸闭式引流术2周后仍有脓液潴留，引流不畅者可考虑行开窗引流术，因为此时纵隔及胸膜已固定，开放引流不会影响胸膜腔的负压变化。此术式更适合支气管胸膜瘘引起的局限性脓胸。具体方法是局麻下做6~8cm长皮肤切口，切除脓腔表面几段肋骨，将浅筋膜与切除肋骨的骨膜缝合，在其上隔离出一个窗口，放置粗短硅胶引流管，其外端用安全别针固定，每天用抗生素溶液冲洗，持续几周脓液可望消除，脓腔缩小。待脓腔缩小到10cm以下时可改用凡士林纱布或抗生素溶液纱布引流条换药。对于支气管胸膜瘘可在开窗后进行缝合，此法的优点是适用于年老、虚弱的患者，缺点是住院时间长。

（5）胸腔镜或纤支镜代胸腔镜：对于包裹性脓胸早期行胸腔镜检查，打开分隔，消除肺表面的纤维膜，直视下准确地放置引流管，可达到协助肺扩张和消灭脓腔的目的。如发现纤维膜包裹较厚，镜下不易剥除时，可在胸腔镜引导下扩大切口行纤维板剥脱术，有医院采用纤支镜代替胸腔镜对胸腔积液患者进行了诊治，观察40余例，发现纤支镜代替胸腔镜有明显地加快胸液排除的作用，较早地发现病因，患者痛苦较小，费用低，是内科处理脓胸较好的措施。

3. 支持疗法　急性脓胸患者全身中毒症状严重，形成的脓液消耗很多能量及蛋白质，故必须加强营养，给予高热量、高蛋白及高维生素饮食，多饮水，以改善患者一般状况。对于衰竭患者，应给予静脉补液，必要时输血，每次输注 100～200ml 新鲜血液，每周 2～3 次，既可矫正贫血，又可增加机体抵抗力。

二、慢性脓胸

急性脓胸经过 4～6 周治疗后脓腔未见消失，脓液稠厚并有大量沉积物，表明脓胸已进入机化期。慢性脓胸的特征是胸膜纤维性增厚，壁层胸膜上的纤维板使胸壁收缩下陷，一般肺表现纤维板较薄，而壁层胸膜、膈面和肋膈角后方较厚，可达 2～3cm。长期肺萎缩可引致支气管扩张和肺纤维化，丧失再膨胀能力和气体交换能力，导致呼吸功能减退和缺氧，可出现明显的杵状指（趾）。气管、食管和纵隔脏器被牵向患侧。晚期患者肝肾器官可有淀粉样病变，导致肝、肾功能减退。

（一）诊断

慢性脓胸患者因长期感染，多呈消耗性体质。有发热、消瘦、贫血和低蛋白血症，并有气促、咳嗽、咳脓痰等症状。体检检查患侧胸壁下陷，胸廓呼吸活动受限，少数患者脊柱侧弯。胸部叩诊呈实音，听诊呼吸音明显减低或消失，X 线胸片显示胸膜肥厚、肋间隙变窄、纵隔向患侧移位。

（二）治疗

慢性脓胸的治疗原则是全身支持疗法，改善营养状况，增强愈合能力；消除致病原因和闭合脓腔，闭合脓腔的手术方法如下。

1. 改善原有的脓腔引流　原有引流但引流不畅的患者应先扩大引流创口，或根据脓腔造影选择适当部位另做肋床开窗引流术，使脓液排除干净。

2. 胸膜纤维板剥除术　剥除壁层及脏层胸膜上纤维板，使肺组织从纤维板的束缚中游离出来，重新扩张，胸壁也可恢复呼吸运动，既能改善肺功能，又可免除胸廓畸形，是最理想的手术。适用于病程不长，肺内无病变能复张的病例，如果患者一般情况较差，剥离壁层纤维板时出血较多，恐患者不能耐受时，也可仅剥除脏层纤维使肺游离扩张，同时刮除壁层纤维板上肉芽组织和脓块。手术创伤小，患者易耐受，但未能恢复胸壁活动度。下列情况禁忌做纤维板剥除术：如慢性脓胸病程太久者，脓腔壁进一步机化，纤维组织已侵入胸膜下使脓腔壁不能从胸膜上剥除，否则手术损伤大、出血多、手术危险大、效果差。继发性肺组织纤维化时，术后肺仍不能膨胀，手术就达不到预期效果。因此，手术宜在慢性脓胸的早期进行。手术前必须了解支气管和肺部病变情况，如脓胸前的肺部 X 线片、支气管镜检查和必要时做支气管碘油造影，有助于明确诊断，肺内已有广泛的破坏性病变、结核空洞、支气管扩张等，则不宜施行胸膜纤维板剥除术。

手术采用后外侧切口，切除一根肋骨经肋床进胸后，做胸膜外剥离，剥下壁层纤维板，恢复胸廓活动。随后剥离脏层纤维板。上方剥至胸顶，内侧至纵隔部分，下方至肋膈角，将整个脓囊袋切除，肺扩张后脓腔消失，术毕前胸第 2 肋间放置上引流管和侧后第 6～7 肋间放置下引流管，应用负压吸引使肺扩张，封闭漏气。

3. 脓胸肺切除术　慢性脓胸合并肺组织和（或）支气管有广泛病变的患者，如空洞、支气管胸膜瘘、支气管扩张或肺广泛纤维化、肺不张时，应将脓胸和病肺一并切除。可行脓胸肺叶或脓胸全肺切除术。手术时创伤大、出血多，术前需给予营养和输血改善全身情况，术中补足大量失血。根据患者情况，条件允许者要同期做胸廓改形术，如患者不能耐受手术，可延期施行胸廓改形术消除残腔。

4. 胸膜内胸廓改形术　手术目的是切除脓腔的外侧壁和支撑胸壁的坚硬组织，使胸壁剩留的软组织下陷，适用于局限性脓胸。手术时将脓腔壁层坚厚的纤维板以及肋骨一并切除。刮除脏层纤维板上的脓块和肉芽组织后，用塌陷的胸壁软组织（包括肋骨膜、肋间肌、肋间血管）填入脓腔，紧贴固定在脏层纤维板上，从而消除了脓腔。若脓腔圈套时还可利用背阔肌、前锯肌的带蒂肌瓣填充。术毕胸腔底部放引流管接水封瓶，胸壁加压包扎以帮助胸壁塌陷。胸腔下部脓胸胸廓改形术的效果差，畸形严重，一般不宜采用。此手术缺点是不能恢复肺的功能，并形成永久性胸廓畸形。

5. 带蒂大网膜移植填塞术　大网膜血运丰富、吸收功能良好，易与其他组织粘连并形成侧支管循环，再生力强。引入胸内后很快形成粘连，建立侧支循环，消灭脓胸残腔，使胸廓形状不变或轻度改变，对心肺功能影响小。带蒂大网膜移植填塞术运用于以下情况：①慢性脓胸经肺纤维板剥除术后2个月，肺仍不能满意复张，胸管不能拔除者；②对侧有广泛结核病灶或心肺功能不全者；③肺切除术后胸腔感染不愈或合并支气管胸膜瘘者；④纤维板剥除术后脓胸复发者；⑤胸廓成形术失败者；⑥青少年慢性脓胸采用某些术式可防止胸廓严重畸形。如脓腔较大做带蒂大网膜内移植术，大网膜不能占满者可行胸廓成形术弥补之，确保大网膜良好血运是大网膜移植成功的关键。裁剪大网膜时尽量多保留血管，血管需单独结扎，严禁大块成团结扎，保留血管越多，大网膜血运越好，疗效越佳。经借助膈肌切口引大网膜入胸腔比经皮下为好。因为膈肌切口径捷，而经皮下引入时大网膜易受压迫影响血运，能引入的大网膜量亦明显减少。

三、特殊脓胸

（一）结核性脓胸

结核杆菌感染胸膜后可引起胸膜腔产生脓性渗出液积聚称为结核性脓胸。常因病因诊断延误，治疗不当而形成慢性脓胸。

肺结核空洞或肺边缘干酪样病灶破裂或侵蚀胸膜腔的结核杆菌感染，是结核性脓胸最多见的原因。肺结核外科手术污染胸膜腔或并发支气管胸膜瘘形成混合性脓胸或脓气胸。结核性渗出性胸膜炎，若得不到及时正确的诊断和治疗可发展为结核性脓胸，目前其发病率已显著下降。

早期结核性脓胸与结核性渗出性胸膜炎无明确区别，渗出性胸膜炎积液长期不吸收则可逐渐发展为脓胸。结核结节的干酪样物质溃入胸腔则使胸腔积液成为脓性，形成结核性脓胸。

胸膜结核杆菌感染后也有急性炎症的变化过程，但渗出浆液中淋巴细胞含量明显高于一般感染。浆液性及浆液出血性胸膜炎持续5~6周之后，渗出物开始减少，直至完全消失，但遗留胸膜粘连比一般细菌感染的多。若脓胸进入慢性期后，形成的纤维素沉积厚而坚实，并常有钙化，是造成限制性通气障碍的主要原因；伴有支气管胸膜瘘时，脓液可经瘘口反流至对侧肺，引起结核病变扩散。

1. 诊断　结核性脓胸的确诊较为困难。患者往往有肺结核病史，大多数结核性脓胸起病缓慢，患者可有低热、盗汗、乏力、纳差、胸闷、轻微胸痛、干咳等症状。如合并有支气管胸膜瘘，可出现刺激性咳嗽。咳嗽的发作与体位有关，卧向健侧时咳嗽频繁，可咳出与胸腔积液性质相同的大量"脓痰"，有时呈血性。病程长久后出现贫血和消瘦。结核性脓胸的体征与一般细菌性脓胸相同。胸部 X 线检查可见胸膜腔积液及肺内结核病灶，但积液量多时，肺内病灶易被掩盖。如伴支气管胸膜瘘，可见液平面。胸膜腔穿刺可抽出稀薄脓液，脓液中可含有干酪样物质。确认要在胸液中查到结核杆菌。凡胸液中淋巴细胞较多，脓液细菌培养阴性者，应首先考虑为结核性脓胸。胸膜行病理学检查，有助于确诊。

2. 治疗　结核杆菌感染胸膜后可引起结核性脓胸。早期正规的抗结核治疗，可防止结核性脓胸的发生。结核性脓胸发生后，治疗措施与慢性脓胸相同，但还必须应用抗结核治疗。在脓胸早期浆液性渗出时，应注意休息，加强支持疗法，合理应用异烟肼、链霉素、乙胺丁醇及利福平等抗结核药物，脓液多能自行吸收。胸膜腔积液多时，可行胸膜腔穿刺抽液，并向胸膜腔内注入抗结核药物，但应严格无菌操作，防止一般细菌性感染，一旦并发一般细菌感染，应及时合理应用抗生素。经以上治疗久经不愈者，需考虑外科手术治疗。手术方法与治疗慢性脓胸相同，但应注意肺内结核病变情况，严格掌握手术适应证。术后应继续抗结核治疗至少半年以上，以防结核复发播散。

（二）阿米巴脓胸

阿米巴脓胸是由于胸膜腔受溶组织阿米巴感染而形成的脓胸。常继发于阿米巴肝脓肿或阿米巴肺脓肿。可直接破溃进入胸膜腔，也可经淋巴途径感染胸膜腔，常见于右侧。阿米巴肝脓肿患者中，并发胸腔及肺阿米巴病者占 10% ~ 20%。机体阿米巴感染以体循环直接蔓延至胸膜腔而致脓胸者称原发性阿米巴脓胸，临床罕见。

1. 诊断　阿米巴脓胸的临床表现与一般脓胸相似，但中毒症状较轻，常有胸痛、发热、咳嗽、咳咖啡色脓痰以及慢性消耗、乏力、贫血等表现。部分患者可有腹泻血便史。少数患者可呈现脓气胸。胸膜腔穿刺可抽出典型的巧克力样糊状脓液，镜检可以找到阿米巴滋养体。抽出脓液后立即在保温条件下镜检，可提高阳性率。如果脓液典型，但找不到阿米巴滋养体，试用抗阿米巴药物治疗，脓液迅速减少，继而脓腔愈合，也可诊断为阿米巴脓胸。

2. 治疗　阿米巴脓胸的治疗包括药物治疗和胸膜腔穿刺排脓。首选药物为灭滴灵（甲硝唑），剂量为 0.4g，每日 3 次，连服 7 天。必要时重复一个疗程。依米丁、氯喹也都是抗阿米巴的有效药物。在药物治疗的同时，应进行胸膜腔穿刺抽脓，如阿米巴肺脓肿破溃并发支气管胸膜瘘，应做胸膜腔闭式引流术。如阿米巴肝脓肿溃破引起脓胸和支气管肝瘘时应充分引流肝脓肿，如有慢性阿米巴痢疾，须同时进行相应治疗。

（三）胆固醇脓胸

胆固醇脓胸是以胸膜腔积液中含有大量胆固醇为特点的一种慢性腔积液。本病少见，病因和发病过程目前不完全清楚，可能与体脂肪代谢异常有关。

1. 诊断　本病多见于男性青壮年。病发缓慢，长期不愈，可迁延数年甚至更长。病变位于右侧胸膜腔者较多，多为包裹性脓胸，常局限在肺底部与膈肌之间。患者常有胸痛、咳嗽和轻度的呼吸困难。如无继发感染，多无发热、血白细胞增高等临床表现。胸膜腔穿刺抽出的液体呈褐红色，较黏稠而混浊，无特殊气味，不凝固。置入试管摇动时可见大量鳞片状闪闪发光的游离胆固醇结晶。放置后，结晶深沉，上层为混浊的黄色液体。镜检可见胆固醇晶体及红细胞、白细胞和脂肪球。胆固醇定量一般为 150 ~ 500mg，可确定诊断。

2. 治疗　胆固醇的治疗一般采用胸膜腔穿刺抽液法。抽液前应确定好位置，每次尽量将胸液排净。对病史较长、胸膜明显增厚或复发性胆固醇脓胸者，采用胸膜纤维层剥脱术。对全身中毒症状明显、反复穿刺抽脓效果不佳者，行胸膜腔闭式引流术。对个别并发支气管胸膜瘘的患者，可施行胸廓成形术，以消灭脓腔。

（刘　波）

第四节　乳糜胸

乳糜胸（chylothorax）系不同原因导致胸导管破裂或阻塞，使乳糜液溢入胸腔所致。

胸导管为体内最大的淋巴管，全长约 30 ~ 40cm。它起源于腹腔内第一腰椎前方的乳糜池，向上经主动脉裂孔穿越横膈而入纵隔。再沿椎体右前方及食管后方上行，于第五胸椎处跨椎体斜向左上。在椎体及食管左侧上行至颈，经颈动脉鞘后方跨过锁骨下动脉返行并注入左静脉角（左颈静脉与左锁骨下静脉汇合处）。

胸导管引流横膈以下及膈上左半侧的淋巴液。据研究，人体摄入脂肪的 60% ~ 70%，由黏膜绒毛的淋巴管收集而汇入乳糜池。肠源性淋巴液因富含甘油三酯和乳糜微粒而呈乳白色，它们以胸导管注入体循环。胸导管乳糜流量及性状随饮食而变。通常每小时约 60 ~ 100ml，日总量约 1.5 ~ 2.5L。进食含脂肪食物时，流量增多并呈乳糜状，饥饿或禁食时则量少、较亮。

当胸导管受压或堵塞时，管内压力增高致导管或其在纵隔内分支破裂，乳糜液反流、溢出而进入纵隔，继之穿破纵隔进入胸腔，形成乳糜性胸水。也有可能因胸导管压力高，发生肺内及肋间淋巴管的扩张、反流，乳糜液不经纵隔而直接漏入胸腔，由于解剖上的原因，阻塞或压迫发生在第五胸椎以下时，仅出现右侧乳糜胸，在第五胸椎以上时，则出现双侧乳糜胸。

一、临床表现

（一）病史

（1）有胸部手术史、胸部闭合伤、剧烈咳嗽或呕吐、脊柱过度伸展或骨折等少见原因，也有可能导致胸导管撕裂。

（2）纵隔恶性肿瘤，最多见的是淋巴瘤、淋巴管肌瘤病、胸导管淋巴管炎、结核病、上腔静脉综合征、结缔组织病（系统性播散性红斑狼疮、白塞病等）、丝虫病、肾病综合征、肝硬化等。Kaposi 内瘤常继发于获得性免疫缺陷综合征（AIDS），可致乳糜胸。

（3）少数先天性者，其原因是胸导管发育畸形，如扩张、缺损、闭锁或瘘管形成等。

（二）常见表现

分两部分，一是原发病表现，一是乳糜胸本身症状。创伤性胸导管破裂，乳糜液溢出迅速，可产生压迫症状，如气促、呼吸困难、纵隔移位等。由疾病引起者少有症状，可因脂肪、蛋白、电解质丢失过多而营养不良，或因 T 淋巴细胞丢失过多而出现免疫功能缺陷。

二、诊断

乳糜胸诊断靠胸水检查而确定。乳状胸水具有高度诊断价值，但在鉴别时应注意以下两点。①在真性乳糜液中，仅有 50% 呈乳状。一般呈白色混浊，也可呈浅黄色或粉红色，无异味。相对密度在 1.012 ~ 1.025 之间，pH 偏碱（7.40 ~ 7.80），蛋白 > 30g/L。细胞数较少，主要为淋巴细胞 [（0.4 ~ 6.8）×10^9/L]，罕见中性粒细胞，细菌培养为阴性。显微镜下可见脂肪小滴。乳糜液脂肪含量一般 > 40g/L，甘油三酯（TG）含量高（当大于 1.1g/L 时可诊断，若小于 0.5g/L 时可排除），胆固醇含量较低，胆固醇/甘油三酯 < 1.0。②乳状胸水并非都是乳糜胸，而有可能是脓胸或胆固醇性胸膜炎所形成的假性乳糜液。真性乳糜液加乙醚摇荡后脂肪析出而变清澈，甘油三酯含量高，苏丹Ⅲ染色阳性，脂蛋白电泳可见乳糜微粒带。假性乳糜加乙醚摇荡不能变清澈，肉眼或镜下可见析光性强的胆固醇结晶和大量退行性细胞，不含脂肪球及乳糜微粒，胆固醇多高达 2.5g/L。

进一步行放射性核素淋巴管显像或 X 线淋巴管造影术，以观察淋巴管阻塞及淋巴管外溢部位很有必要，可行胸腹部 CT 检查，了解胸导管沿途有无肿大淋巴结或其他肿物。这对确定病因是很必要的。

三、治疗

治疗方案取决于病因、乳糜量的多少及病程持续的长短，通常采用综合治疗。

（一）病因治疗

恶性肿瘤是乳糜胸的主要原因。其中，又以淋巴瘤最多见，此种患者对放疗及化疗反应皆较好，有的患者经治疗后瘤体缩小，上腔静脉或胸导管压迫解除，乳糜胸消失。放疗对 Kaposi 肉瘤所致的乳糜胸也有效。结核患者应行抗结核治疗。

（二）对症治疗

减少进食量及服用低脂饮食，可减少乳糜液的生成。溢出速度快、量大者可禁食、胃肠减压及实行静脉高营养治疗，以阻断乳糜液形成，有利胸导管损伤的修复。可食用富含中链甘油三酯的棕榈油或椰子，可防止营养不良的发生，减少乳糜液的形成。因为中链甘油三酯与长链脂肪酸不同，它自肠道吸收后不参与乳糜形成，而经门脉进入肝脏。

胸腔引流及胸膜粘连术：穿刺抽吸或闭式引流可缓解压迫症状，并可行胸膜粘连术，闭锁胸膜腔以阻止乳糜液的积聚。方法是在尽量引流的基础上，向胸膜腔内注入四环素（20mg/kg）、四环素粉针 0.5 ~ 1.0g，溶于 100ml 生理盐水中，穿刺或从闭式引流管注入胸膜腔，嘱患者反复转动体位，让药液均匀涂布胸膜，尤其是肺尖。若为引流管则需夹管 24h，观察 2 ~ 3 天，以胸透或摄片证实胸已吸收治愈，可拔除引流管。亦可用冷沉淀（纤连素、Ⅷ因子、纤维蛋白原和凝血酶），本品属于人体生理物质，不良反应较轻，少数患者出现一过性肝功能损害，一般用 1 ~ 2U 加入 5% 氯化钙液 10ml 和氨甲环酸 250mg，分 1 ~ 5 次灌注于胸腔，成功率较高，复发率为 3.7%。自体血 10 ~ 15ml 胸腔内注射可反复多次。短棒杆菌制剂等，使胸膜腔产生无菌性炎症粘连。

由于胸膜粘连术根治率不高、不良反应较大，故目前多倾向于采用胸科手术疗法。

（三）手术

溢出量大的乳糜胸患者，经正规的内科治疗（包括禁食、胃肠减压及静脉高营养等）两周以上无显著效果者，应尽早手术，以防止发生营养不良。手术方法是开胸或通过胸腔镜查找胸导管裂口，行修补缝合或予以结扎。术前可做淋巴管造影，临术前胃管注入亲脂染料等方法有助于在术前或术中确定胸导管破口或阻塞部位。手术路径单侧者经患侧切口，双侧者则经左侧进入。当开胸后难以找到破口，或因肿瘤包埋、纤维粘连难以分离时，可在膈上主动脉裂孔处结扎胸导管，顽固性乳糜胸患者可行胸腹腔转流术。

（徐国鹏）

第五节　胸腔积液

一、胸腔积液的动力学

正常人的胸膜腔内含有微量的液体（约 5～15ml）。胸膜腔内的液体不是固定不变的。而是每 24 小时有 500～1 000ml 液体形成和吸收。

胸腔内的液体经胸膜毛细血管的动脉端滤过，由于静水压的不同，其中 80%～90% 的液体从胸膜毛细血管静脉端再吸收，其余液体由淋巴系统回流到血液，滤过和再吸收处于动态平衡。胸膜腔内液体的移动一般遵守 Starling 定律。液体的净转运量与滤过系数成比例。其公式为：$F = k [(Pcap - Ppl) - 6\pi cap - \pi pl]$。F 为液体移动速率，P 和 π 分别代表静水压和渗透压，k 为滤过系数，σ 为蛋白质的胶体渗透系数，类似于肌肉毛细血管渗透系数（约等于 0.9），cap 为毛细血管，pl 为胸膜腔。简言之，F = 滤过系数 × 驱液压（图 25－1）。

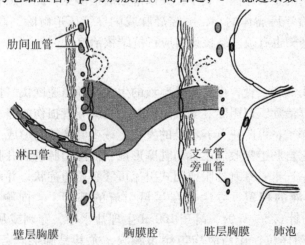

图 25－1　胸液形成与吸收的有关压力示意图

壁层胸膜毛细血管内正常的静水压类似于体循环其他毛细血管的静水压，即平均压约 3.33kPa（25mmHg）；胸膜腔内压力稍低于大气压，平均为 －0.4kPa（－3mmHg）。与静水压相反的是胶体渗透压，其压差是由于血浆内蛋白质比胸腔积液中蛋白质浓度高所致。促使胸腔积液再吸收的胶体渗透压为血浆和胸腔积液间胶体渗透压差与蛋白质的胶体渗透系数的乘积：$0.9 \times (28 - 5) = 20.7$mmHg。由于壁层胸膜毛细血管内的静水压力梯度始终超过胶体渗透压力梯度，故液体持续不断的滤入胸膜腔。在脏层胸膜毛细血管内，静水压和胶体渗透压间的平衡是相反的；虽然胶体渗透压与壁层毛细血管相同，而脏层胸膜毛细血管内静水压较低，且接近肺毛细血管压（即约10mmHg）。因此静水压与胶体渗透压的平衡促使液体经脏层胸膜面再吸收。在胸腔积液再吸收中间皮细胞也起一定的作用。钠和氯经浆膜面上的$Na^+ - H^+$和$Cl^- - HCO_3^-$的双向交换及经间皮间质侧的$Na^+ - K^+$泵主动从胸液中输出。通过胸膜 Starling 力的平衡及间皮的溶质偶合液的再吸收，胸膜腔内液体容积倾向于保持最少量。

近些年来通过动物实验，对胸腔积液形成机制较过去有了新的认识和补充，证明在正常情况下，胸腔积液转移主要在胸壁毛细血管、胸壁间质及胸腔进行，即胸液从胸壁体循环毛细血管滤过进入间质，继而入胸腔；且大部分（75%）胸液的回收是经过壁层胸膜上的淋巴孔进入淋巴管引流，而不是由脏层胸膜毛细血管吸收，故脏层胸膜不参与胸液引流；且肺毛细血管滤过的液体进入肺间质，随后也由淋巴管排出。以上情况说明间质部分和胸膜淋巴管在胸腔积液转移中的重要地位，亦是旧学说被忽略的部分。壁层胸膜内淋巴管既提供了对抗过量液体的一种安全装置，又提供一种从胸膜腔收回蛋白的机制，且把水和蛋白质排入循环的血浆中。实验还证明胸腔内液体的移动并不完全遵循 Starling 定律，胸液的转运主要是胸液流动在起作用，而不完全是取决于静水压与胶体压之间压力差。在病理情况下，如炎症、右心衰等导致胸液滤过率增加，当其过滤速度超过胸膜淋巴管引流量时，胸腔内即产生积液，为漏出液；体循环毛细血管中的蛋白渗出量增多时就形成渗出液，此时胸腔积液转运取决于静水压和胶体渗透压之间的压力梯度。

二、胸腔积液的发病机制

1. 毛细血管静水压增加　心功能不全时，体循环和（或）肺循环的静水压增高，使滤至胸膜腔的液量增加。临床上充血性心力衰竭、缩窄性心包炎或上腔静脉受压时，患者的体循环静水压增加，壁层胸膜毛细血管的液体大量滤出，导致胸腔积液。

2. 血浆胶体渗透压降低　肝硬化、肾病综合征或严重营养不良致低蛋白血症，使血浆胶体渗透压降低，导致壁层胸膜毛细血管滤过增加，脏层胸膜再吸收减少，严重者甚至停止吸收。引起水肿的血浆蛋白临界含量为 15g/L，此时血浆胶体渗透压约为 1.47kPa（15cmH_2O），若保持胸腔积液移动的其他因素不变，则壁层和脏层胸膜毛细血管的驱动液压分别为 2.55kPa（26cmH_2O）和 0.69kPa（7cmH_2O），不但有液体自壁层胸膜滤过至胸腔，而且脏层胸膜也有液体滤出，此时只有通过淋巴管部分维持胸液的吸收。

3. 毛细血管通透性增加　胸膜腔及其邻近的脏器组织炎症、感染或肿瘤时，由于炎症直接破坏或受损的细胞释放各种酶、补体以及生物活性物质如组胺等致使胸膜毛细血管通透性增加，大量含有蛋白质和细胞的液体进入胸膜腔。进一步促使胸膜腔积液。

4. 淋巴回流受阻　胸液中的液体和蛋白通过淋巴系统返回循环系统，故淋巴系统的疾病常产生胸腔积液，伴高蛋白含量。由于淋巴液回到循环的静脉端，所以全身静脉高压可阻止胸液的淋巴引流。胸部淋巴管与腹腔淋巴引流相通，且在膈肌的浆膜下层有广泛的交通。肝硬化和 Meigs 综合征患者胸液通过膈肌的转运可使壁层胸膜淋巴系统的淋巴压力增加，加重胸腔积液。

三、胸腔积液的分类

可根据病因、胸液性质和病理发展阶段做出分类。按病因分为：①感染性：如细菌（包括结核菌）、寄生虫、真菌、病毒、支原体和立克次体等。②肿瘤性：如支气管癌胸膜转移、胸膜间皮瘤及淋巴瘤、白血病等。③免疫损伤性：如系统性红斑狼疮、风湿热、类风湿关节炎等。④物理性：如创伤等。⑤化学性：如尿毒症等。按积液性质可分为血性、乳糜性、胆固醇性和脓性等胸液。按胸液发生机制可分为漏出性和渗出性胸腔积液。根据病理的演变可分为纤维蛋白性，浆液纤维蛋白性、化脓性等。根据发病过程又可分为急性和慢性胸膜炎。

最常见的漏出性胸腔积液病因为心功能不全和肝硬化。90%的渗出性胸腔积液则依次为感染性疾病、恶性肿瘤、肺栓塞和胃肠道疾病。

四、胸腔积液的检查

（一）影像学检查

1. X线检查　少量积液时，X线检查可见肋膈角模糊或消失，患者卧位摄片可进一步确认。中等量积液时，患侧胸腔下部有上界成弧形、凹面向上、最高点在腋部的大片均匀致密阴影，平卧位摄片为整侧肺野透亮度降低。大量积液时，患侧胸腔全部为致密均匀阴影，纵隔向健侧移位。积液时常遮盖肺内原发病灶；抽液后可发现肺内病变。聚集于叶间裂或沿纵隔分布的积液表现类似于肿块。包裹性积液边缘光滑饱满，不随体位改变而变动，可局限于叶间或肺与横膈之间。液气胸的胸液上界为一液平面，上部透光，可见萎陷的肺组织阴影。

2. 超声检查　超声检查是判断有无胸腔积液和指导胸膜腔定位穿刺的主要方法。胸液超声检查显示无回声或低回声带，与产生回声的脏层胸膜或肺组织形成界限，易于鉴别，在判断胸腔积液的准确性方面优于X线检查，并能多次反复检查，随访疾病演变和治疗效果。

3. CT检查　CT检查除了具有可以显示少量胸腔积液的优点外，在CT横断面上，由于避免了X线的结构重叠，且低密度的肺和高密度的胸壁之间有鲜明的对比，对根据不同的CT值判断胸腔积液的性质有帮助，如血性胸腔积液的CT值较普通渗出液（大约20Hu）为高，且密度不均。更有意义的是CT能够揭示被胸液遮盖X线平片不能显示的肺内病灶和胸膜病变，有助于病因诊断。

4. 磁共振（MRI）检查　非出血性积液在磁共振成像T_1加权呈低信号强度，含有高蛋白质或血液细胞成分则呈T_1加权中至高信号，而T_2加权均呈高信号强度。MRI的冠状面和矢状面显示对叶间积液、包裹性积液和肺底积液的诊断很有价值。但由于成像时受呼吸和心脏、大血管运动的影响，限制了应用。目前磁共振在诊断胸腔积液方面逊于超声和CT检查。

5. 正电子发射断层摄影术（positron emission tomography，PET）　PET通过测定组织器官摄取FDG值来评价病灶的代谢强度，可以帮助鉴别良、恶性胸膜疾病，对恶性肿瘤患者进行分期并协助判断肿瘤复发和治疗评估、疗效随访。

（二）胸腔穿刺术和胸液检查

通过胸腔穿刺抽液检查，有助于确定胸腔积液的性质和病因，对诊断和治疗具有重要的意义。

1. 肉眼检查 漏出液多为清澈透明液体，无色或淡黄色，静置不凝固；而渗出液因含红细胞、白细胞、细菌或乳糜等常混浊，呈深浅不一的颜色。黄疸时呈深黄色。若有血液则可呈红、暗红或棕褐色，可见于结核、恶性肿瘤、出血性疾病、肺栓塞或穿刺时误伤血管等。一般化脓性细菌感染时呈黄脓样、不透明和黏性的胸液，如散发恶臭味常提示合并厌氧菌感染。胆固醇性胸液呈黄白色，含有大量折光的胆固醇结晶。乳糜胸液呈乳白色，见于丝虫病、淋巴性肿瘤或结核等。渗出液因含纤维蛋白原及组织、细胞破坏释放的凝血活酶，故易凝固。胸液的比重漏出液低于1.018，渗出液高于1.018。

2. 显微镜检查 从胸液的细胞计数及其分类中可得到重要的病因线索资料。胸液中红细胞达 $(5 \sim 10) \times 10^9/L$ 时，便呈淡红色，相当于1ml的血加入到1L水中。肉眼见血性者，红细胞计数一般在 $100 \times 10^9/L$ 以上，可为外伤、肺栓塞或恶性肿瘤所致。抽液损伤由于液体是流动性的，故几乎没有出血或失血量极少，这个特征有助于与出血性胸液的鉴别。出血性渗出液与真正血胸的鉴别，比较胸液和循环血中血细胞比容及血红蛋白，出血性渗出液很少有血红蛋白 $>10g/L$，血细胞比容 $>10\%$ 者。胸腔积液和周围血液的血细胞比容比值 >0.5，则诊断为血胸。细胞计数在漏出液常 $<0.1 \times 10^9/L$，多为淋巴细胞及间皮细胞；渗出液常 $>0.5 \times 10^9/L$，多为白细胞。白细胞计数在 $(0.5 \sim 2.5) \times 10^9/L$ 者，一般为结核性或肿瘤性胸液；$>10 \times 10^9/L$ 者，常为化脓性感染的特征。胸液粒细胞分类：大量中性粒细胞，见于急性化脓性炎症或结核性胸膜炎早期；淋巴细胞 >0.50 者，见于慢性炎症（主要为结核）或肿瘤；淋巴细胞分型中，B细胞数达80%以上者，提示为淋巴细胞性白血病或淋巴瘤所致胸液。嗜酸性粒细胞增多见于过敏性或寄生虫病变，也可为胸膜腔内含空气或血液所致，如自发性气胸、反应性胸膜炎、胸部外伤、肺梗死后、良性石棉性胸膜炎和反复抽液后。

3. 生化分析 漏出液蛋白定量 $<30g/L$，以白蛋白为主，黏蛋白定性试验（rivalta试验）阴性反应；渗出液含蛋白较多（$>30g/L$），且多为浆液黏蛋白，故定性试验呈阳性反应。根据胸液和血液中总蛋白和乳酸脱氢酶（LDH）含量的比较，能较好地区分出漏出液和渗出液。符合下列三项标准中任何一项者定为渗出液：①胸液蛋白与血清蛋白之比 >0.5。②胸液LDH $>200U/L$。③胸液LDH与血清LDH活性之比 >0.6。葡萄糖测定：正常人胸液葡萄糖含量与血液中含量近似，可随血糖的升高或降低而变化。漏出液和大多数渗出液中葡萄糖含量与血糖大致相仿，见于充血性心力衰竭、肺栓塞和全身性红斑狼疮等。而化脓性、结核性和恶性胸腔积液中葡萄糖含量可 $<3.35mmol/L$，在类风湿性胸腔积液中葡萄糖浓度可 $<1.67mmol/L$。胸液酸碱度（pH）测定有时有助于诊断，pH降低见于肺炎并发的胸液、脓胸、食管破裂、血胸、类风湿胸膜炎、结核性胸膜炎及全身酸中毒；pH <6.8，常见于脓胸或食管胸膜瘘。

4. 酶活性测定

（1）腺苷脱氨酶（ADA）：界限值为45U/L。$>45U/L$ 有助于感染性胸腔积液，尤其是结核性胸膜炎的诊断。肿瘤（淋巴瘤除外）时此值降低。

（2）LDH及其同工酶：胸液中LDH含量及其与血清中含量的比值对于鉴别胸液的性质有一定的价值。化脓性胸腔积液中LDH可 $>1000U/L$，均值可达正常血清的30倍，癌性胸液LDH总活性约为自身血清LDH活性的3.5倍，而良性胸腔积液约为自身血清LDH活性的

2.5 倍。癌性胸腔积液 LDH 及其同工酶 LDH2 升高，而良性胸液则以 LDH4 和 LDH5 升高为主。

（3）淀粉酶：胸液淀粉酶升高常见于急性胰腺炎、胰腺创伤及胰腺肿瘤。食管破裂引起的胸液唾液淀粉酶升高，偶也可见于支气管癌或其他恶性病。

（4）溶菌酶（LZM）：国外报道恶性胸腔积液 LZM 值低于结核性。国内报道，胸液 LZM <65mg/L 者提示可能为恶性，>80mg/L 者提示可能为结核性。

（5）血管紧张素转换酶（ACE）：结核性胸液中 ACE（pACE）及血清中 ACE（sACE）均有增高。pACE > 30U，pACE/sACE > 1 时，提示结核性胸液；pACE < 25U，pACE/sACE <1 时，则可能为恶性胸液。

（6）其他酶类：胸液透明质酸 >8mg/L，提示间皮瘤可能。胸液中酸性磷酸酶水平升高提示前列腺癌胸膜转移。原发性小细胞肺癌胸膜转移时，胸液中神经元特异性烯醇化酶（NSE）升高。

5. 免疫学检查

（1）癌胚抗原（CEA）：近年证实在多种肿瘤中均可测到。正常值为 5 ~ 15μg/L，在肿瘤中高于此值，结核则相反。胸腔积液 CEA >10 ~ 15μg/L 或胸液与血清 CEA 之比 >1，提示恶性胸腔积液。CEA 作为肿瘤辅助诊断，评价疗效和判断预后均有一定的价值。

（2）T 淋巴细胞亚群测定：结核性胸液中 T 细胞含量，CD_3、CD_4 细胞百分数和绝对数明显高于外周血；而恶性胸液中 CD_3、CD_4 及 CD_8 的绝对值和 CD_8 的百分数显著低于外周血。

（3）聚合酶链反应（PCR）和核酸探针技术：可用于病原微生物引起的胸腔积液的诊断。特别适用于体外难于培养和生长缓慢的病原微生物的诊断。目前应用于临床的主要是结核分枝杆菌的监测，有助于结核性胸膜炎的诊断。

（4）免疫组织化学检测：应用血清多克隆抗体对胸液中恶性细胞行免疫组织化学分析，发现上皮膜抗原多克隆抗体阳性反应达 54%；细胞角蛋白是最常用的上皮性肿瘤标志物之一，可出现在鳞癌和腺癌中，其对胸液癌细胞的诊断率为 40% ~67%；B72 – 3 和 IgG 单克隆抗体对来自乳腺、卵巢、肺的腺癌细胞阳性率达 100%，而对其他部位的转移性腺癌阳性率为 95%。近有学者用 12 种抗体对良恶性胸腔积液进行免疫细胞化学染色，转移性肿瘤细胞 Ber – EP4 95.4% 阳性，胸膜间皮瘤阴性，良性积液无 1 例阳性；而 DNA 显像细胞术（DNA – image cytometry）转移性肿瘤细胞 95.4% 阳性，胸膜间皮瘤 57.1% 阳性，反应性胸腔积液均阴性。

6. 细菌学检查 渗出性胸液离心后行革兰染色或抗酸染色及病原体培养分离，可确定病因诊断。在结核性和真菌性胸腔积液中，大量胸腔积液浓缩后培养可提高阳性率。结核性胸膜炎患者大量胸液离心后培养，阳性率约 25%。

7. 细胞学检查 胸液中找到恶性细胞，有助于肿瘤的诊断。恶性胸液癌细胞检查阳性率一般可达 50% ~60%，胸液中出现的恶性细胞以肺腺癌细胞最为常见，次为乳腺癌，第三是淋巴瘤及白血病浸润。肺癌或乳腺癌引起的胸腔积液中，66.7% 以上患者胸液中可找到恶性细胞，而淋巴瘤致胸腔积液中，则只有 16.7% 患者胸液找到恶性细胞。胸液细胞染色体组型分析呈现非整倍体，假二倍体或标记染色体（如易位、缺失、倒位、等臂、线状或环状染色体等）时，常提示恶性胸液。若以出现 10% 超二倍体为诊断恶性胸腔积液的临界值，则肿瘤确诊率可达 81%。胸液中出现 LE 细胞，见于系统性红斑狼疮；出现大量浆细胞，提示多发性骨髓瘤；见到吞噬免疫复合物的多形核白细胞，即所谓"RA 细胞"，有助于类风湿关节炎胸腔积液的诊断。APUD 肿瘤（如神经母细胞瘤、类癌、小细胞肺癌）细胞中可见神经分泌颗粒。

（三）经皮针刺胸膜活检术

原因不明的胸腔积液，尤其是渗出性胸液，是胸膜活检的指征。在行胸腔穿刺抽液术时可行闭式针刺胸膜活检，能提供恶性病或肉芽肿病胸膜组织学证据。目前广泛采用 Cope 钝端钩针和改良的 Abrams 切割针。若病例选择得当，定位准确，操作技术熟练，则胸膜组织获取率一般为 80% 左右。胸膜活检的阳性率为 40% ~ 75%。胸膜活检标本进行病理检查和微生物培养，可提高恶性胸腔积液和感染性胸腔积液的诊断率。

（四）胸腔镜检查

本方法是诊断胸膜腔疾病最直接、准确、安全、创伤小、并发症少的侵入性手术。原因不明胸腔积液的病因诊断和慢性持续性胸腔积液的治疗是胸腔镜检查的主要指征。可以窥视胸膜病变，在直视下多处活检，取得的标本大，并可以切除小病灶或封闭支气管胸膜瘘，或行胸膜固定术，以治疗慢性持续性胸腔积液。

五、特殊类型的胸腔积液

（一）乳糜胸

胸腔积液中含淋巴乳糜液的称乳糜胸。乳糜液静置后可分为三层：上层呈乳膏样，为乳糜微粒；中层呈乳状，为蛋白质及少量脂质成分；下层主要为细胞成分，多为小淋巴细胞。乳糜液外观呈乳白色，为无臭的渗出液，比重 > 1.012，pH > 7.40，蛋白质 22 ~ 59g/L，细胞数（0.4 ~ 6）× 10^9/L，分类中淋巴细胞占 80%，甘油三酯 > 1.2mmol/L（1 100mg/L）或脂蛋白电泳显示乳糜微粒带。乳糜液中加入苏丹Ⅲ酒精溶液则呈红色，加入乙醚振荡后静置，乳糜溶于乙醚层中，胸液便见澄清。

乳糜胸约占所有胸腔积液的 2%。病因分为创伤性和非创伤性。外科手术引起胸导管损伤多见，也有外伤引起乳糜胸的报道。非创伤性常见为恶性肿瘤（如淋巴瘤、肺癌、胃癌、子宫癌、前列腺癌等）经淋巴管播散过程中侵犯胸导管，或栓塞胸导管分支或恶性病变转移至纵隔淋巴结，淋巴结肿大、压迫、阻塞、损伤胸导管，致乳糜液外漏。其次良性病如支气管淋巴结结核、丝虫病、肺淋巴管肌瘤病等可引起乳糜胸。有 1/3 的患者不明病因，称特发性乳糜胸。一般认为，乳糜液由脏层胸膜渗入胸膜腔，以右侧多见，其次为左侧，双侧少见。

乳糜胸的患者除原发病所见的症状外，主要表现为乳糜胸的压迫症状及乳糜液丢失所致营养不良和免疫功能降低。常有胸闷、气促、乏力、体重减轻、尿少、脂溶性维生素缺乏。胸腔穿刺抽出乳糜液，即可诊断为乳糜胸。

乳糜胸在临床上需与假性乳糜胸、脓胸等进行鉴别。假性乳糜胸多为慢性、结核性或类风湿性胸腔积液，因积液在胸膜腔内停留时间较长（多 > 1 年），细胞成分坏死、分解或释放胆固醇，使胸液成乳糜样外观，经离心有形成分沉淀，混浊的胸腔积液变清晰，加乙醚振荡后其色多无改变，可资鉴别。

治疗给予营养支持保守疗法。饮食应富含维生素、碳水化合物和中链甘油三酯，可直接被吸收进入门静脉系统。胸腔穿刺抽液或肋间插管引流，排出胸腔乳糜液，减轻压迫症状，有利于肺复张；若引流方法失败，则选用胸膜固定术；对于创伤性原因，尤其是手术后引起者，若成人患者每天平均丢失乳糜量 > 1 500ml（儿童 > 1 000ml），并持续 5 天；或经过 2 周保守治疗，乳糜量未见减少，应选择结扎胸导管手术。恶性肿瘤引起者可酌情化疗、放疗或行胸膜固定术。对于结核或丝虫感染者，给予相应的药物治疗。

（二）血胸

血胸指有明显的胸腔内出血。全血胸液常由于外伤、主动脉瘤破裂或自发性气胸、含血管的胸膜粘连带撕裂、出血性胰腺炎等引起。严重者除胸闷、气促外，有休克等表现。胸腔穿刺抽得全血或胸液中血细胞比容超过 20% 可以确诊。血胸应与胸膜的原发性或转移性恶性肿瘤、结核、柯萨奇 B 病毒感染引起的血性胸腔积液相鉴别。后者含不等量的红细胞，但非全血，血液在胸膜腔内由于心脏搏动的去纤维蛋白作用而不凝固。胸腔置管引流血液，可估计出血速度，并促使肺复张控制出血，肋间动脉或乳内动脉破裂引起持续性出血，应及时手术止血。胸腔长期积血可发生纤维蛋白沉积，形成胸膜纤维化或机化，导致限制性通气功能障碍，须行胸膜剥脱术去除胸膜纤维板。

（李海峰）

第二十六章

纵隔疾病

第一节　纵隔气肿

纵隔胸膜内结缔组织间隙含有气体时称为纵隔气肿（mediastinal emphysema）。

一、病因

纵隔气肿并不甚少见。发生原因有：①自发性纵隔气肿：原因不明。在初生儿多有复苏吸入液体、小儿气管炎史。成年人多在用力、剧咳、哮喘、呼吸道异物、举重、大便、分娩等情况下发生。②创伤性纵隔气肿：食管、气管刺伤，胸部闭合性损伤所致，气管、支气管断裂。食管断裂多有脓胸，气管、大支气管肺泡破裂多有气胸。③医源性纵隔气肿：各种注气造影，内窥镜检查引起食管或气管破裂；在治疗呼吸窘迫综合征时，应用呼气末正压呼吸，所用的压力过高易引起肺脏气压伤，发生自发性气胸和（或）纵隔气肿；颈部手术，如甲状腺切除术或扁桃体切除术，有时气体可沿颈深筋膜间隙进入纵隔；气管切开术，若皮肤切口太小，气管切口过大，空气逸出而发生纵隔气肿。

二、临床表现

纵隔气肿的症状因气体量的多少、有无继发感染而不同。上述自发性多为良性，一般不会产生循环呼吸紊乱。创伤性的则取决于创伤情况，如有张力性气胸和持续出血则症状严重，并危及生命。继发纵隔炎、脓胸则有高热、寒战、呼吸困难甚至休克。单纯纵隔气肿或有少量气胸，则有气短、不适、胸闷等症状。如突然发生可有胸骨后疼痛，以及气短、烦躁等症状。单纯纵隔气肿压力过大时可压迫胸内大血管，阻碍回心血量，而出现颈静脉怒张、发绀等。

体检可发现颈部、胸骨柄上窝有皮下气肿，扩散至胸部、腹部、上下肢、皮下可有捻发音；心浊音界减小，心前区可听到与心搏一致的特殊摩擦音，左侧卧位时尤为明显。纵隔气胸患者约有半数可以听到此征（Hamman 征）。

X 线正位胸片显示纵隔两旁有以索条状阴影为界的透亮带。一般在上纵隔较为明显。心边缘亦见透亮带，多发生在左侧。侧位胸片表现为胸骨和心脏间距离增大。亦能在颈、面、胸部皮下组织见到积气征。

三、诊断与鉴别诊断

本病诊断一般不难，常有诱发纵隔气肿的有关疾病、呼吸困难和胸骨后疼痛等症状。胸部 X 线检查发现纵隔两侧透亮带可肯定诊断。原因不明的颈部皮下气肿应考虑有纵隔气肿的可能。严重患者出现急性心功能不全症状时，应与心肌梗死相鉴别。心包内气体与心包外纵隔气肿可以变动体位来鉴别，心包内气体在横卧时积于侧方，后前位胸片心包内积气于心根部可见心包反折的穹隆，心包外纵隔气肿气体在上纵隔两侧比较明显。

四、治疗

治疗原则：根据病因和轻重不同可采取不同的处理方法。

（1）单纯性纵隔气肿症状不明显时，不必治疗，1～2 周内气体可自行吸收，一般处理可给镇静剂，观察其进展变化。

（2）肺气肿、肺大疱破裂引起的张力性气胸应尽早施行闭式引流术减压排气，并积极治疗原发病。

（3）食管、肠道破裂同时有感染中毒休克的则需采取引流、控制感染、输液、输血等急诊措施。

（4）气管切开术并发纵隔气肿须立即拆开皮肤和皮下组织缝线，以减轻张力使气体外溢。

（5）若纵隔气量大，剥离气管前筋膜，排气减压。必要时应紧贴胸骨左侧第二肋间针刺至纵隔排气，进针时应紧贴胸骨边缘，以避免刺伤胸廓内动脉。

（6）如发病原因不明，且无新的气体进入纵隔，但面、颈、胸腹部皮下余气吸收较慢，影响患者发音和呼吸时，可于局部麻醉下做上胸部皮肤小切口使气体自行排出。切口顺延至皮下组织。

（刘　波）

第二节　胸腺肿瘤

胚胎时期胸腺和甲状腺均来源于第三（或第四）鳃囊，系原始前肠上皮细胞衍生物，随胚胎生长发育而下附于胸腔内，位于前上纵隔，故原发性胸腺肿瘤和囊肿多位于前上纵隔，但也可见于颈部和胸内其他部分。胸腺肿瘤（thymic tumor）约占原发性纵隔肿瘤的 1/4～1/5，男女发病相等。30% 为恶性，30% 为良性，40% 为潜在或低度恶性。胸腺肿瘤在整个纵隔肿瘤中排次第 1～3 位，日本一组 4 968 例纵隔肿瘤，胸腺瘤次于畸胎瘤，占纵隔肿瘤的 20.2%。美国一组 1 064 例纵隔肿瘤，胸腺瘤为第一位占 21.14%。国内报告多以畸胎类肿瘤为首。综合国内 14 组报告 2 720 例纵隔肿瘤，胸腺瘤次于畸胎瘤和神经源性肿瘤为第三位，占 22.37%。

一、病理

病理学上胸腺瘤以占 80% 以上细胞成分为名称，分为上皮细胞型和上皮细胞淋巴细胞混合型。单纯从病理形态学上很难区分良性或恶性胸腺瘤，根据临床表现，手术时肉眼观察所见和病理形态特点，以侵袭性和非侵袭性胸腺瘤分类更为恰当。但习惯上常称为良性和恶性胸腺瘤。

胸腺瘤良恶性鉴别需要依据临床表现和外科手术时的发现。外科手术时应当注意：①肿瘤是否有完整的包膜；②肿瘤是否呈侵袭性生长；③有无远处转移和胸腔内种植；④显微镜下细胞形态的异形，综合分析才能得出正确的结论。手术时肿瘤有完整的纤维包膜，肿瘤在包膜内生长，与周围脏器无粘连浸润，手术容易摘除的，为良性或非侵袭性胸腺瘤。当肿瘤侵出包膜，侵犯周围脏器或组织（心包、胸膜、肺和血管等），外科手术不能切除或不能完全切除的，或术时发现已有胸内种植或胸膜转移，则为恶性或侵袭性胸腺瘤。

二、临床表现

性别倾向不明显，发病年龄 5~80 岁（平均 50 岁），70% 患者在 40 岁以上。约半数可无症状，于体检时偶然发现。肿瘤引起的局部症状包括胸痛、咳嗽、气短、吞咽困难等，上腔静脉压迫综合征罕见，且几乎均为恶性胸腺瘤的指征。

胸腺瘤常可合并其他周身性疾病，特别是免疫性疾病，如重症肌无力、单纯性红细胞再生障碍性贫血、低丙种球蛋白血症、结缔组织疾病、甲状腺等。

三、诊断

X 线检查，在前上纵隔见到圆形或椭圆形块影，良性者轮廓清楚光滑，包膜完整，并常有囊性变；恶性者轮廓粗糙不规则，可伴有胸膜反应。典型的胸腺瘤为与纵隔相连的一侧或双侧阴影，呈倒钟形或弧形，可有结节分叶。侧位胸片显示肿瘤居气管前或胸骨后，质地均匀，少数有钙化。胸腺瘤与升主动脉、心包相邻，且可有传导性搏动，故需与主动脉瘤相鉴别。

凡有上述 X 线征象，特别是前纵隔分叶状阴影者，应考虑胸腺瘤的可能。如同时伴有周身免疫性疾病时，诊断可基本确立。针刺活检对部分病例有诊断价值。虽然经过多种检查，有时临床上仍会遇到诊断困难的病例，曾有人建议施行上腔静脉或无名静脉造影、纵隔充气造影，但因操作复杂近来已很少使用。常见的需要与胸腺瘤鉴别的病变包括畸胎瘤和升主动脉瘤。畸胎瘤常发生在中青年，可无症状，或有反复发作的肺部感染，有时有咳出毛发或油脂样物的病史，X 线检查肿块内可有牙齿或骨骼钙化影，囊性畸胎瘤经超声波检查予以确定。文献报道纵隔肿瘤误认为升主动脉瘤，或将升主动脉瘤误诊断为胸腺瘤均有发生。在胸部侧位相升主动脉瘤呈梭形或圆形阴影，沿自左心室，胸透可见肿块呈膨胀性搏动，听诊可闻及杂音，二维超声检查可发现升主动脉扩张，彩色多普勒检查可见湍流频谱，胸部 CT 像可显示升主动脉局限性瘤样扩张，诊断有困难时可行升主动脉造影。近年来磁共振检查（MRI）在临床上应用逐渐增多，对于心脏大血管畸形及血管瘤的诊断有特殊的价值，是区分纵隔肿瘤与升（降）主动脉瘤敏感而有效的检查方法。

四、治疗

胸腺瘤手术切除效果良好。胸腺瘤一经诊断即应外科手术切除。理由是肿瘤继续生长增大，压迫邻近组织器官产生明显临床症状；单纯从临床和 X 线表现难以判断肿瘤的良恶性；而且良性肿瘤也可恶性变。因此无论良性或恶性胸腺瘤都应尽早切除。有能切除的恶性胸腺瘤可取病理活检指导术后治疗，部分切除者术后放射治疗可缓解症状延长患者存活。影响预后的主要因素是肿瘤的侵袭性和是否伴有重症肌无力。不伴有重症肌无力等系统性疾病的良性胸腺瘤预后最好；有伴发疾病患者的预后取决于伴发疾病的严重程度。

良性胸腺瘤手术切除后一般无需放射治疗。恶性胸腺瘤侵犯周围组织或不能全部切除时，术后可辅以放射治疗和化疗，后者可选用环磷酰胺、长春新碱、丝裂霉素、顺铂等药物。

手术切除病例随诊 5 年生存率为 75%，10 年生存率为 60%。

（刘　波）

第二十七章

职业性肺病

第一节　尘肺病

一、总论

（一）概述

尘肺病（pneumoconiosis）是由于在职业活动中长期吸入生产性粉尘而引起的以肺组织弥漫性纤维化为主的全身性疾病。

我国的尘肺病病例数约占所有职业病总数的 75%～80%，根据各地上报资料统计，到 2009 年底，累计发生的尘肺病例已超过 60 万例，累计死亡 14 万多例，病死率超过 20%；新发尘肺病病人数平均每年以 1 万例左右的速度增长，估计每年由于尘肺病造成的经济损失约达 300 亿～400 亿元人民币；从粉尘作业的人数、尘肺病的累计发生人数、死亡人数及新发病人数来看，均居世界首位。由于目前尘肺病的检查率还不到实际接尘人数的 30%，因此，所报告病例数恐远低于实际发病情况。专家预测，即使从现在起采取有效的防控措施，但鉴于尘肺病的迟发特点，今后若干年内，我国仍面临十分严峻的尘肺病防治形势。

（二）病因

引起尘肺的主要病因是直径 <10μm（特别是 <2μm）、可以抵达呼吸道深部的所谓"可吸入性"粉尘。以前曾认为只有二氧化硅（SiO_2）形成的矽尘才能引起肺纤维化，其发生及病变程度与肺内矽尘蓄积量密切相关，矽尘浓度越高，分散度越大，接尘工龄越长，防护措施越差，使吸入并蓄积在肺内的矽尘量越大，也就越易发生矽肺，病情也越严重。

但大量的临床病例证实，虽然矽尘是致肺纤维化能力最强的物质，但其他粉尘如煤尘（主要由碳、氢、氧、氮组成的有机矿物）、石棉尘（主要是镁和硅构成的硅酸盐）、滑石尘（主要为含镁的硅酸盐和碳酸盐）、炭黑尘（主要是碳氢化合物）等，也可引起尘肺，只是其致纤维化能力较弱，引起尘肺的潜伏期较长而已。

（三）接触机会

由于很多工业生产过程可以产生粉尘，尤其是下列这些生产岗位，如防护措施不良，最有可能引起尘肺病：

（1）矿山开采：各种金属和非金属矿山（如石棉矿）、煤矿等开采、凿岩、爆破、运输、加工等过程。

（2）机械制造业中的铸造、造型、清砂、电焊等工种。

（3）石料生产中的开采、破碎、筛选；耐火材料、水泥等建筑材料的生产、运输等。

（4）公路、铁路、水利、水电建设中的开凿隧道、工程爆破等。

（5）其他：陶瓷、玉器、建材等加工、生产等。

（四）分类

尘肺病按病因大致可分为五大类。

（1）吸入游离二氧化硅粉尘所致的矽肺。

（2）吸入硅酸盐粉尘所致的硅酸盐肺，如石棉肺、滑石肺、云母尘肺、陶工尘肺、水泥尘肺等。

（3）吸入含炭粉尘所致的碳素尘肺，如煤肺、石墨尘肺、炭黑尘肺等。

（4）吸入某种金属粉尘所致的金属尘肺，如铝尘肺等。

（5）吸入两种或多种粉尘所致的混合性尘肺，如电焊工尘肺、煤矽肺等。

我国 2009 年颁布的尘肺病名单中，已将矽肺、煤工尘肺、石墨尘肺、炭黑尘肺、石棉肺、滑石尘肺、水泥尘肺、云母尘肺、陶工尘肺、铝尘肺、电焊工尘肺、铸工尘肺等 12 种尘肺病规定为我国的法定职业病；另外还规定，根据《尘肺病诊断标准》和《尘肺病理诊断标准》可以诊断的其他尘肺也可按职业性尘肺处理。

（五）发病机制

尘肺病的发病机制较为复杂，一般认为肺泡巨噬细胞（pulmonary alveolar macrophage，PAM）在尘肺（尤其是矽肺）的发病机制中发挥了关键作用，即当粉尘进入并滞留在深部肺内时，会刺激多形核细胞、巨噬细胞向该部趋化，它们所产生的炎性渗出物，又进一步吸引大量巨噬细胞在该处聚集、激活，并吞噬尘粒；激活的巨噬细胞除释放各种生物活性因子外，还产生大量活性氧（ROS），直接损伤肺泡上皮细胞及毛细血管；巨噬细胞吞噬矽尘颗粒后，可发生坏死崩解，引起巨噬细胞性肺泡炎，逸出的矽尘又可被其他的巨噬细胞吞噬，这种反复发生的细胞毒性作用和细胞死亡过程不断重复，使炎症在肺组织深部如呼吸性细小支气管、肺泡、小叶间隔、血管及支气管周围，以及胸膜下、淋巴组织内持续下去，逐渐形成粉尘灶（尘斑或尘结节），最终发展为尘细胞肉芽肿。当这些破坏不能完全修复时，则被胶原纤维所取代，导致肺组织纤维化。因此，尘肺病的基本病程为：巨噬细胞性肺泡炎（macrophagocyte alveolitis）、尘细胞肉芽肿（dust cell granuloma）和尘性纤维化（fibrosis by dust）。

目前的研究更为深入，有的已深入至分子水平，主要进展如下。

1. 尘肺发生与细胞因子和氧化应激有关　矽尘被肺泡巨噬细胞吞噬后，可活化巨噬细胞，使之释放炎症因子如 TNF-α、IL-1、IGF-1、TGF-β 等，使炎症细胞聚集到矽尘所在的局部肺泡壁，引起肺泡炎，直接或协同参与成纤维细胞增殖和胶原合成过程，最终导致肺纤维化。矽尘颗粒作用于单核-巨噬细胞系统，除引起细胞凋亡外，还使其产生大量 O^-、H_2O_2 和 NO，这些活性氧（ROS）和活性氮（RNS）自由基能直接引起细胞和 DNA 损伤，导致细胞结构形态异常。

2. 尘粒的理化性质影响其致病性　研究表明，新鲜的矽尘对于巨噬细胞的毒性作用比陈旧的矽尘大，这是因为新研磨粉碎的矽尘表面的电荷增加，与碳、氢、氧或氮的反应性增强；粉碎后的矽尘表面还能产生 Si – 和 SiO – 离子，可与水反应产生有害的氢氧离子自由基（⁻OH）等，增强其损伤作用。

粉尘颗粒粗细也影响其致病性。任何物体表面都能吸附所在介质中的分子和颗粒，表面积越大，吸附力也越大；较细的粉尘颗粒有较大的表面积，可以吸附更多的在肺内产生的氧自由基（如硅氧自由基、硅过氧基、超氧阴离子、羟自由基等），使肺组织发生更严重的脂质过氧化损伤，加速肺内成纤维细胞增生及纤维化；临床亦见直径小于 $5\mu m$ 的尘粒，致纤维化作用均较大颗粒粉尘明显增加。

3. 尘粒的机械刺激也具致尘肺作用　新鲜粉尘颗粒的表面具有较强的生物活性和致纤维化能力，因此，粉尘表面越粗糙，产生炎症刺激和纤维化的能力越强。石棉肺的研究也发现，胸膜内的石棉纤维绝大多数为细而短的温石棉，因易刺入胸膜而损伤性更强；此种纤维颗粒较大，因而也更不易经淋巴系统清除；闪石石棉纤维直而硬，故接触闪石石棉者肺间皮细胞瘤的发病率也最高。Setanton 据此还提出"纤维外观（长/径）比值"（aspect ratio）的石棉肺发病理论，已广为大家接受。

4. 免疫反应介入尘肺的发病机制　从尘肺病的病理形态看，初期的矽肺结节含有较多细胞成分；随着病变进展，出现大量纤维组织增生，矽结节逐步转化为无细胞成分的玻璃样变组织。研究表明，在这个过程中，有抗原 – 抗体反应参与，尘结节的形成不仅有巨噬细胞和中性粒细胞参与，肥大细胞和 B 淋巴细胞也被活化，并参与诱发纤维化过程；尘肺病灶区的巨噬细胞表达的主要组织相容性复合物（MHC）具有抗原呈递功能，能使共同培养的 T 淋巴细胞活化；用荧光免疫组织化学方法观察矽结节，发现在胶原纤维及其间隙中有大量 γ 球蛋白沉积，主要是 IgG 和 IgM，其周围区域分泌免疫球蛋白的细胞也见增多；将尸检取得的矽结节组织制成匀浆，给家兔注射后，能产生抗人 γ – 球蛋白抗体。对矽肺患者作体液免疫测定也发现，血清中免疫球蛋白如 IgG 和 IgM 增高，抗肺自身抗体、抗核抗体和类风湿因子检出率也较高。但关于引起矽肺的抗原物质目前还未提取出来，多认为有 3 种可能性：①矽尘作为半抗原与机体的蛋白质结合构成复合抗原；②矽尘表面吸附的 γ – 球蛋白转化为自身抗原；③矽尘导致巨噬细胞死亡崩解后释放出自身抗原，现已有很多证据表明，后者的可能性最大。

1953 年，英国人 Caplan 在 1953 年发现，尘肺煤矿工人合并有类风湿关节炎者肺内可出现特殊肺阴影，后人将该病称为"卡普兰综合征"（Caplan syndrome）；以后又发现吸入游离硅酸、硅酸盐、铁、铝等其他无机粉尘也可产生该综合征。目前已证实该病的发生与机体免疫功能异常有密切关系，粉尘对形成类风湿关节的肺结节也有某种促进作用，提示机体的免疫功能异常，在尘肺的发生机制中可能占有一定地位。

这些研究资料充分提示，尘肺病发生发展过程中有免疫因素介入，但其发病机制极为复杂，可能还涉及多种因素，它们互相影响、互为因果，共同促进矽肺的发生和发展。

5. 个体的遗传特性参与发病机制　临床观察和流行病学调查资料均表明，在相同的粉尘暴露量情况下，有些人发病，有些人不发病，即使同为尘肺病患者也会存在严重程度的差异，提示个体遗传特性在尘肺的发生、发展中，可能具有重要影响，其中有关基因多态性的研究尤其成为近年人们关注的热点。目前已证明，肿瘤坏死因子（TNF）、转化生长因子（TCF）、白细胞介素（IL）、人类组织相容性抗原复合物（MHC）、谷胱甘肽 S 转移酶

（GSTs）、血管紧张素转换酶（ACE）、基质金属蛋白酶（MMP－9）、热休克蛋白 HSP70、纤维粘连蛋白等物质的基因多态性，都可能参与了尘肺病的发生和发展过程。

上述各种机制在尘肺的发病过程中，各具不同作用，均不容忽视，尤其是机体的免疫和遗传特性，可能对各种尘肺的发生、发展具有关键性影响。此外，对于不同的粉尘病因，不同机制在发病作用中的分量也可能有所不同，如在石棉肺的发病过程中，粉尘颗粒的机械刺激作用可能占据较关键的地位，但各种机制的协同、制约、作用交互点及调控细节仍有待进一步澄清。

尘肺的发病过程还受各种其他因素的影响，在处理实际问题时需要予以考虑。如：①病因粉尘不同，引起的尘肺发病快慢也不相同：矽尘引起尘肺的潜伏期相对较短，一般情况下为 5~10 年，高浓度游离二氧化硅吸入甚至可引起"快型矽肺"；其次为石棉和滑石，而煤工尘肺、水泥尘肺的发病潜伏期则可长达 20~30 年。因此，空气中游离二氧化硅含量越大，尘肺病的发病率越高，发病时间也越短。②尘肺的量效关系十分明显，故接触粉尘的时间越长，尘肺病的发病率也越高；而有防尘措施良好者，可不发生尘肺，即使发生，其发病率也明显降低，发病时间明显延长。③有慢性呼吸道及肺部疾病者，呼吸系统防御功能下降，更易受粉尘侵袭。

（六）病理改变

1. 尘肺病肺脏的大体改变　肺部的大体病理改变可分为三个类型：结节型（nodus type）、弥漫性纤维化型（diffusefibrosis type）和尘斑型（dust macule type）。

（1）结节型：最多见，主要发生在接触矽尘或以矽尘为主的混合尘的工种，尘肺病变以尘性胶原纤维结节为主，肺内结节性病变可以融合，形成大块纤维化。肉眼下，尘肺结节呈类圆形、境界清楚、色灰黑，触摸有坚实感；光学显微镜下，其或为以胶原纤维为核心的矽结节，或为胶原纤维与粉尘相间杂的混合性尘结节（但胶原纤维成分占 50% 以上），或为矽结核结节，即矽结节或混合尘结节与结核病灶混合形成的结节。

（2）弥漫性纤维化型：主要发生在石棉肺和其他硅酸盐肺。其主要表现为广泛的纤维化，弥散分布于全肺，在呼吸细支气管、肺泡、小叶间隔、小支气管和小血管周围、胸膜下区均可见因粉尘沉积所引起的弥漫性胶原纤维增生，分布十分广泛，但很少形成病灶。

（3）尘斑型：以接触煤尘和炭系粉尘以及金属粉尘的工种多见，也见于铸工和电焊工。肺脏外观呈灰黑色，病变以粉尘纤维灶（尘斑）及灶周肺气肿改变为特点。病灶呈暗黑色、质软、境界不清，灶周常伴有气腔（灶周肺气肿），病灶与纤维化肺间质相连呈星芒状；镜检显示病灶中网织纤维、胶原纤维与粉尘相间杂，胶原纤维成分不足 50%。此外，尚伴有明显的肺小叶间隔及胸膜下纤维化，偶见结节形成；脏层胸膜表面尘斑可聚合成大小不等的黑色斑片。

2. 尘肺病的肺脏病理学特点　尘肺病的基本病变是相似的，显微镜下主要表现为巨噬细胞性肺泡炎、肺淋巴结粉尘沉积、尘细胞肉芽肿和尘性纤维化，统称为"肺的粉尘性反应"。

（1）巨噬细胞性肺泡炎：粉尘进入肺泡内，起始阶段肺泡内有大量多形核白细胞浸润；而后可见肺泡内巨噬细胞增多，并逐步取代多形核白细胞。

（2）肺淋巴结粉尘沉积：主要见于肺、胸膜、肺引流区等部位淋巴结，粉尘可在这些部位逐渐形成沉积成灶，最终可导致肺内淋巴引流障碍，淋巴液淤积。

（3）尘细胞性肉芽肿：粉尘和含尘的巨噬细胞（尘细胞）在呼吸性细支气管、肺泡内、小叶间隔、血管及支气管周围聚集形成粉尘灶，此即为"尘斑"或"尘细胞肉芽肿"。

（4）尘性纤维化：尘肺进展至后期，肺泡结构严重破坏，多被胶原纤维取代，形成以结节为主的肺纤维化或弥漫性肺纤维化改变，也可两者兼有。

（七）临床表现

尘肺病无特殊的临床特点，与一般性肺疾患十分相似，主要表现有：

1. 咳嗽　尘肺早期，咳嗽多不明显；随着病程的进展，由于肺内广泛纤维化的影响，胸廓变形，排痰多不畅，患者常易合并慢性支气管炎或其他肺内感染，均可使咳嗽加重，并与季节、气候等密切相关。

2. 咳痰　咳痰主要因呼吸道对粉尘的生理性反应——排异清除所引起，早期一般咳痰量不多，多为灰色稀薄痰，但如合并肺内感染或有慢性支气管炎，痰量则明显增多，痰色亦转黄，较黏稠，或呈块状，常不易咳出。

3. 胸痛　尘肺患者常常感觉胸痛，多因胸膜受肺内纤维化组织牵扯所致，一般与尘肺严重程度无明显相关；其部位不一，多为局限性，性质多为隐痛，也可为胀痛、针刺样痛等。

4. 呼吸困难　此多见于尘肺后期肺内纤维化较为广泛的病例，因随肺组织纤维化程度加重，常使有效呼吸面积减少、通气/血流比例明显失调，导致呼吸困难逐渐加重；合并症也可明显加重呼吸困难的程度和进展。

5. 咯血　较为少见，主要因呼吸道长期慢性炎症引起黏膜血管损伤所致，多为痰中带血丝；大块纤维化病灶溶解破裂损及血管，或合并肺内活动性结核，也可出现大咯血。

6. 其他　由于肺内长期存在的慢性炎症或合并感染，也可出现不同程度的全身症状，如抵抗力减低、消化功能不良、右心功能不全，甚至引起肺性脑病等。

上述临床表现的严重程度与X线表现常不一致，但与肺功能状况大致平行，后者除与病变范围有关外，还取决于有无合并症；尘肺病的种类也影响临床症状的严重度，如石棉肺、矽肺、煤矽肺的呼吸系统症状发生率及严重程度均高于其他种类的尘肺。

尘肺病常见的并发症有：

（1）呼吸系统感染：主要是肺内感染，这是尘肺病最常见的并发症。

（2）自发性气胸：主要为肺组织和脏层胸膜破裂，空气进入胸膜形成气胸，可为闭合性气胸、张力性气胸或交通性气胸，但较少见。

（3）肺结核：较为常见，粉尘作业工人，尤其是矽尘作业工人，常较一般人群易患肺结核。

（4）肺癌及胸膜间皮瘤：主要见于石棉作业工人及石棉肺患者。

（5）慢性肺源性心脏病：主要见于晚期患者，多因慢性支气管炎引起气道狭窄、通气阻力增加，阻塞性肺气肿，最终导致肺动脉压升高而致。

（6）呼吸衰竭：尘肺患者的上呼吸道及肺部感染、气胸等合并症是导致发生呼吸衰竭的主要原因；滥用镇静及安眠类药物也是导致尘肺患者呼吸衰竭的原因之一。

（八）X线表现

尽管目前临床上已经较普遍采用数字X线摄影（CR/DR），使图像的分辨率、锐利度及细节显示均明显提高，且放射剂量小，曝光宽容度较大，此外，它还可根据临床需要进行各种图像后处理，有助于实现放射科无胶片化及科室之间、医院之间网络化，便于教学与会诊。但我国新颁布的《尘肺病国家诊断标准》（GB270-2009）有关尘肺的胸部X线检查仍采用高千伏摄影，技术明显滞后，相信不久的将来一定会与新的X线检查技术接轨。

根据高千伏摄影胸片所见，尘肺病X线的肺部主要表现为结节阴影（直径一般在1～3mm）、网状阴影和大片融合阴影；其次为肺纹理改变、肺门改变和胸膜改变。接触矽尘含量高和浓度大的矽肺患者，常以圆形或类圆形阴影为主，早期多出现于两中下肺的内中带，以右侧为多，随后逐渐向上扩展，但有的也可先出现在两上肺叶；含矽尘量低或为混合性粉尘，则多以类圆形或不规则阴影为主。大阴影一般多见于两肺上叶中外带，常呈对称性、跨叶的八字形，其外缘肺野透亮度增高；由于大块肺纤维化收缩使肺门上移，故可使增粗的肺纹呈垂柳状，并出现气管纵隔移位。肺门改变主要为阴影密度增加，有时可见"蛋壳样钙化"淋巴结。胸膜改变主要为增厚、粘连或钙化。

我国的尘肺诊断标准将上述肺部X线表现规范为如下两类。

1. 小阴影　指肺野中直径不超过10mm的阴影，根据形态的不同，其又可分为圆形（round）和不规则形（irregular）两种；圆形小阴影按直径大小又分成p（<1.5mm）、q（1.5～3mm）、r（>3mm）三种，不规则小阴影按直径大小分成s（<1.5mm）、t（1.5～3mm）、u（>3mm）三种。为规范描述阅片结果，该标准将左、右肺各分为3个"肺区"，又规定以"小阴影密集度"来判断胸片上各肺区范围内小阴影的数量（其分布至少需占该肺区面积三分之二），并将其划分为四级，即：0级，为无小阴影或阴影甚少，不足1级的下限；1级，为少量小阴影；2级，为多量小阴影；3级，为有很多小阴影。判定各肺区的小阴影密集度后，再确定"小阴影密集度分布范围"及"全肺总体密集度"；小阴影分布范围是指出现有1级密集度（含1级）以上小阴影的肺区数，总体密集度是指全肺6个肺区（左肺和右肺各划分为3个肺区）中，密集度最高肺区的密集度。

2. 大阴影　指直径和宽度大于10mm以上的阴影。

（九）诊断

尘肺病的诊断必须具备详细可靠的职业史、质量合格的高千伏X线技术拍摄的后前位胸片、各种临床检查资料；患者所在单位的尘肺病流行病学情况有助于鉴别诊断，也应尽可能提供，以使诊断更加全面、合理和可靠。根据2009年卫生部颁布的尘肺病诊断标准，尘肺的具体诊断分级如下：

1. 观察对象　粉尘作业人员的X线胸片有不确定的尘肺样影像学改变，其性质和程度需要在一定期限内进行动态观察者；但我国尚未将本期病情纳入法定职业病范畴。

2. 一期尘肺　有总体密集度达1级的小阴影，分布范围至少达到两个肺区。

3. 二期尘肺　有总体密集度2级的小阴影，分布范围超过4个肺区；或有总体密集度3级的小阴影，分布范围达到4个肺区。

4. 三期尘肺　有以下三种表现之一者：有大阴影出现，其长径不小于20mm，宽径不小于10mm；有总体密集度3级的小阴影，分布范围超过4个肺区并有小阴影聚集或有大阴影。

胸部CT摄影目前尚未成为尘肺的常规诊断的方法，但在疑难病例的辅助诊断和鉴别诊断中常有重要价值。

值得思考的是，目前尘肺的病情分级主要依据X线胸片检查结果，实际上，此种影像学改变与临床严重度并不完全平行，不少三期尘肺的患者生活质量、平均寿命未见明显降低，而相当数量的二期甚至一期尘肺患者，由于呼吸功能低下，常年缺氧、发绀，生活难以自理。因此，未来的临床分级必须综合考虑心、肺功能状况（包括血气分析结果），才能更为科学、准确。

尘肺需注意与下列疾病相鉴别：

1. 血行播散型肺结核（hematogenous pulmonary tuberculosis）　该病在肺内也出现弥漫性点状阴影，需注意与一、二期矽肺相鉴别，要点在于前者在急性期常有高热及明显的呼吸困难；亚急性及慢性结核病患者，临床上虽无高热、呼吸困难等表现，但可有血沉增快，皮肤结核菌素试验常呈强阳性。其在胸片上的点状阴影，密度和大小通常均不等，状似花瓣，一般无"肺泡性肺气肿"表现；经抗结核药物治疗后，肺部结核性阴影可逐渐缩小变浅。

2. 肺癌（lung cancer）　主要是周围型肺癌与三期矽肺大阴影的鉴别。肺泡癌在 X 线胸片上可呈弥漫性点状阴影，病灶大小不一，多分布于肺下野，肿块影多为单侧，在 CT 及体层片上病变阴影常呈分叶、毛刺或脐样切迹等征象；病程进展较快，临床症状多，痰中可找到癌细胞，血清癌胚抗原（serum carcino embryonic antigen，S－CEA）常为阳性。

3. 特发性肺纤维化（idiopathic pulmonary fibrosis）　该病病因尚不清，但病变进展甚快，可有明显的呼吸困难、咳嗽、泡沫痰、杵状指和发绀；肺内阴影形状可为网状、结节网状、蜂窝状等；肺功能检查以限制性通气功能障碍为主；支气管镜肺活检或胸腔镜肺活检显示，组织病理学特征早期为非特异性肺泡炎，晚期为广泛纤维化，无矽结节形成；合并结核者少见。

4. 结节病（sarcoidosis）　属病因不明的多系统非干酪样肉芽肿性疾病，常侵犯肺门、纵隔淋巴结和肺组织；胸片可见团块状阴影或弥漫性肺纤维化，部分患者可出现周围淋巴结肿大、肝脾肿大；结节病抗原皮内试验（Kveim test）阳性；血清血管紧张素转化酶活性增高；支气管黏膜或体表淋巴结活检可以确诊。

5. 肺含铁血黄素沉着症（pulmonary hemosiderosis）　多见于成年风湿性心脏病二尖瓣狭窄、反复出现心力衰竭的患者，因肺毛细血管反复扩张、破裂出血，使含铁血黄素沉着于肺组织中；胸部 X 线表现为典型的二尖瓣型心，肺野有对称性分布的弥漫性结节样病灶，近肺门处较密集。

6. 肺泡微石症（pulmonary microlithiasis）　属常染色体遗传性疾病，常有家族史；肺内有弥漫性分布的细小砂粒状阴影，密度高，边缘锐利；病程发展缓慢；晚期胸膜多钙化；支气管肺泡灌洗液在高倍镜下发现大量磷酸钙盐结晶为确诊的有力佐证。

（十）治疗

尘肺病确诊后，应按国家规定尽快调离粉尘作业，并根据健康状况，安排适当的工作或进行疗养。

尘肺迄今尚无特效的药物或疗法，目前应用较多的药物主要有克矽平、磷酸哌喹或羟基磷酸哌喹、粉防己碱、柠檬酸铝、矽肺宁等，可以单独或联合应用。

1. 克矽平（聚 2－L 烯吡啶氮氧化合物，简称 PVNO，P_{204}）　该药是一种高分子氮氧化合物，其机制是能在矽尘破坏巨噬细胞过程中起到保护作用，具有阻止和延缓矽肺进展的作用，可用于尘肺的治疗和预防。用法：每周 30mg/kg 肌注，或用 4% 克矽平水溶液 8～10ml 雾化吸入，1 次/日，3 个月为一疗程，间隔 1～2 个月后，复治 2～4 疗程，以后每年复治两个疗程。本品雾化吸入副作用甚少，仅少数患者可有一过性转氨酶升高。

2. 哌喹类 如磷酸哌喹（piperaquine phosphate，抗矽 - 14）、羟基磷酸哌喹（hydroxypiperaquine phosphate，抗矽1号）等，以往主要用于防治疟疾，对辐射损伤小鼠血液系统也有保护作用；20世纪70年代发现该类药物对肺巨噬细胞有保护作用，并可抑制胶原蛋白合成，已试用于尘肺临床治疗。如磷酸哌喹，口服吸收良好，具有长效作用，半衰期约10天，口服每周一次，每次0.5g，连续用药4~8个疗程，可改善部分患者的临床症状。少数患者服药后出现一过性口周发麻、嗜睡、心率减慢及血清转氨酶增高；有的患者用药期间出现原有结核病变恶化，故矽肺并发结核患者应慎用。

羟基磷酸哌喹与之相仿，优点是体内不易蓄积，较易排出，体内半衰期仅3.5天；每周用药1~2次，每次0.25g，6~9个月为一疗程，间隔1~2个月后继续下一疗程，可连续用药2~4个疗程。本药毒副作用较磷酸哌喹小，部分患者用药后有延缓矽肺病变进展作用，但停药后病变进展似又可加快。

3. 粉防己碱（tetrandrine，汉防己甲素） 是中药汉防己科中提取的双苄基异喹啉生物碱，动物实验证实有稳定细胞膜、保护溶酶体膜的作用，另外尚有促进肾上腺糖皮质激素分泌作用。用药方法为口服，每日200~300mg，3~6个月为一个疗程，间隔1~2个月继续下一疗程。用药3个月后即有部分患者肺内阴影变小、变淡，尤以大阴影为著，但停药后可反跳。根据临床观察，剂量300mg/d，疗程3个月，总剂量9~10g者疗效比小剂量时明显，但毒副作用也较明显。毒副作用包括胃肠道反应、恶心、食欲缺乏，少数有肝功能异常，四肢、胸背部皮肤色素沉着，停药后可逐渐消退。

4. 柠檬酸铝 铝化合物可在二氧化矽尘粒表面形成难溶性硅酸铝，从而可降低其毒性；动物实验还发现柠檬酸铝有明显降低红细胞溶血的作用。临床长期应用达5年以上的患者，部分患者症状及肺功能有所改善，但胸部X线改变则不明显。用药方法为柠檬酸铝40mg肌内注射，每周2次，3~6个月为一疗程，间隔1~2个月后开始下一疗程，可连续用药4~8个疗程。本药无明显毒副作用，但由于需要长期肌内注射，患者往往不能坚持而中断治疗。

但以上各类药物均未获得我国国家食品和药品监督管理局（SFDA）认可，故已不能在临床应用。目前获得SFDA认可，批准在临床应用的尘肺治疗药物仅有"矽肺宁片"，其为中成药，主要成分为连钱草、虎杖、岩白菜等，具有清热化痰，止咳平喘之功。实验研究表明，该药还具有抗感染、保护红细胞膜、促进肺巨噬细胞存活、提高细胞内ATP含量及改善小气道通气换气功能，有助于延缓矽肺病变发展，故除用于治疗急、慢性支气管炎、慢性支气管炎急性发作等痰热咳嗽外，对于矽肺、煤矽肺等引起的咳嗽、胸闷、短气、乏力等症也有治疗作用；一般口服一次4片，一日3次饭后服用，一年为一个疗程。

值得一提的是，抗氧化药物对肺纤维化也有抑制作用。因为越来越多的证据表明，氧化应激参与了肺纤维化整个进程，如肺泡上皮细胞的凋亡、肺成纤维细胞的过度增殖、胞外基质的沉积等，因此，抗氧化治疗已逐渐成为防治肺纤维化的重要途径。利用药物来防止自由基从活化的白细胞中大量释放，或使用药物增强肺的抗氧化能力，或中和这些氧化剂（如通过增强抗氧化基因的表达，或提高抗氧化酶如过氧化氢酶、超氧化物歧化酶的活性等途径），或阻抑炎性细胞向肺内集聚或激活，来防治肺纤维化，可能是今后尘肺治疗新的重要探索领域。有研究表明，N - 乙酰半胱氨酸（NAC）可以减轻肺上皮细胞的损伤，减少成纤维细胞增生和细胞外基质沉积，改善特发性肺纤维化患者的肺活量，减慢特发性肺纤维化患者肺活量及肺一氧化碳弥散量的下降速度。还有研究显示，吡非尼酮（pirfenidone）也具有抗氧化作用，它可通过抑制促炎因子、促纤维因子释放来抑制炎症细胞和成纤维细胞的激活，从而减缓肺纤维化进程。α 生育酚是维生素 E 的主要成分，通过提供氢分子与脂类过氧化基结合，可以阻断氧自由基的连锁反应；动物实验也已证实维生素 E 能减轻小鼠肺纤维化程度。甲基莲心碱和番茄红素也被证明具有防治肺纤维化的作用，能清除氧自由基，减轻气道的高反应性，并能刺激肺泡表面活性物质生成，还能通过抑制细胞因子产生及花生四烯酸代谢而起到抗炎作用。我国传统的中药在抗肺纤维化中更具有巨大潜力，值得深入开发。上述研究能否有效地应用于尘肺治疗，仍有待实验室及临床进一步证实，目前常见抗氧化剂有维生素 E、维生素 C、辅酶 Q、超氧化物歧化酶（superoxide dismutase，SOD）、氯丙嗪、异丙嗪、谷胱甘肽（glutathione）、硒类等，此类药物已在临床应用多年，安全可靠，作为尘肺的辅助治疗药物，当有利无弊，值得一试。

目前还出现了大容量全肺灌洗（whole–lung lavage，WLL）疗法，能清除肺泡内的粉尘、巨噬细胞、致炎症因子、致纤维化因子等，还可改善症状，改善肺功能。有报告称，大容量肺灌洗一侧肺可清除粉尘 3 000 ~ 5 000mg，其中游离二氧化硅达到 70 ~ 200mg；灌洗后患者胸闷、胸痛、气短好转或消失，体力明显增加，感冒、上呼吸道感染次数减少，肺功能如小气道阻力、弥散功能等均有明显改善；7 ~ 8 年随访表明，肺灌洗组 X 线胸片进展明显减缓，提示该疗法在当前缺乏有效药物的尘肺治疗中，不失为一有效的辅助治疗手段。但其究竟有无从根本上抑制尘肺发展的作用，仍有待进一步研究证实。

此外，合理的生活制度、适当的营养和适度的体育活动，以及积极的对症治疗，均有助于提高机体抵抗力，对改善肺功能，预防感染和并发症有一定帮助。

以上综合措施对延缓尘肺的发展、延长患者的寿命有望起到重要作用。

（十一）预防

尘肺病虽不易治愈，但却可以预防，只要做好"三级预防"，就能逐步减少和杜绝尘肺的发生。

为了消除粉尘危害，保护粉尘作业职工的健康，新中国成立以来国家有关部门已陆续颁布了一系列尘肺病防治的政策、法规和办法，特别是 1987 年 12 月国务院发布的《中华人民共和国尘肺防治条例》和 2001 年全国人大通过的《中华人民共和国职业病防治法》，对防尘及职工健康管理等都做了明确细致的规定，具体如下：

1. 加强控制，防尘降尘　我国各地厂矿在防尘方面总结出综合防尘八字方针——"宣、革、水、密、风、护、管、查"。即必要的安全卫生知识宣教，积极改革工艺过程和革新生产设备，采用湿式作业、禁止干式作业，采取密闭、通风等防尘技术，加强个人防护措施，对防尘设施进行维护管理和定期监督检查。实践证明，这些都是一级预防的重要措施，对减少尘肺病的发生具有重要意义。

2. 医疗保健措施　做好健康监护和医学筛查是二级预防的重要措施。我国法律规定，凡从事粉尘作业的职工，必须进行就业前健康检查；对在职和离职的从事粉尘作业的职工，必须根据接触不同粉尘种类和粉尘浓度的高低每隔 1 ~ 3 年进行一次定期健康检查。确诊的尘肺病患者，原则上应调离粉尘作业，妥善安置。粉尘作业的职业禁忌证主要有：①活动性肺结核；②慢性肺部疾病、严重的慢性上呼吸道或支气管疾病；③严重影响肺功能的胸膜、胸廓疾病；④严重的心血管系统疾病。

3. 延长患者寿命，提高生活质量　对于已经患有尘肺病的患者，应积极开展三级预防，即努力防止合并症的发生，教育患者保持良好的生活习惯，不吸烟，坚持适当的体育活动，以增强肺部抵抗力；综合治疗则是我国目前预防和治疗并发症的主要方法。

二、矽肺

（一）概述

矽肺（silicosis）是由于长期吸入游离二氧化硅（silicon dioxide）粉尘（矽尘）引起的肺部弥漫性纤维化病变为主的一种全身性疾病，其发生、发展主要与生产环境中粉尘浓度高低、该种粉尘中游离二氧化硅含量多少、劳动者暴露时间和防护情况有关。根据我国 2002 年尘肺病流行病学调查资料，在 12 种尘肺中，以矽肺的发病最多，约占总发病数的 43%。

矽肺的病因为二氧化硅，也称硅石，化学式 SiO_2，分子量 60.08；它是一种坚硬难溶的固体，常以石英、鳞石英、方石英三种变体出现，地表 16km 内，约 65% 为硅石成分。天然的二氧化硅分为晶态和无定形两大类，晶态二氧化硅主要存在于石英矿中，纯石英为无色透明的棱柱状结晶，称为水晶，含有微量杂质的水晶则带不同颜色，如紫水晶、茶晶、墨晶等；细小的石英晶体为砂石，如黄砂（较多的铁杂质）、白砂（杂质少、较纯净）等；二氧化硅凝固的含水胶体为蛋白石，脱水后为玛瑙；其小于几微米的晶粒即成为玉髓、燧石、次生石英岩的主要成分。

二氧化硅晶体中，硅原子的 4 个价电子与 4 个氧原子形成 4 个共价键，硅原子位于正四面体的中心，4 个氧原子位于正四面体的 4 个顶角上，构成原子晶体的四面体结构；整个晶体是一个巨型分子，SiO_2 是其组成的最简式，仅表示二氧化硅晶体中硅和氧的原子数之比，并不表示单个二氧化硅分子。二氧化硅为酸性氧化物，化学性质十分稳定，不溶于水，也不与水反应，除氟、氟化氢、氢氟酸外，与其他卤素、卤化氢及各种酸类均不起作用；但可与强碱溶液或熔化的碱反应生成硅酸盐和水，与多种金属氧化物在高温下反应生成硅酸盐。

（二）接触机会

二氧化硅是地壳的主要成分之一，各种岩石和矿石中均含有一定量的游离二氧化硅，如石英含 99%、砂岩含 80%、花岗岩含 65% 以上等。在工业生产中，二氧化硅是制造玻璃、陶瓷、耐火材料、瓷器胚料和釉料，各种硅砖以及碳化硅、硅金属、水玻璃、铸造砂型、研磨材料、光导纤维的重要原料，还用来检测混凝土、胶凝材料、筑路材料、人造大理石、水泥等建筑材料的物理性能等，故职业性接触游离二氧化硅粉尘的机会很多，最常见于矿山开采、隧道开凿、开山筑路、建筑工程、石英或宝石研磨筛选、建筑石材制作、铸件清砂、喷砂、石刻等作业。

（三）发病机制

矽肺的发病机制总论中已有详细叙述，肺泡巨噬细胞（pulmonary alveolar macrophage，PAM）是矽尘的主要靶细胞；PAM 释放多种炎性因子和致纤维化因子是形成矽肺的必要条件和关键因素；二氧化硅颗粒还可刺激 PAM，引起细胞凋亡，并产生大量活性氧（ROS）、活性氮（RNS），诱发肺内炎症和纤维化。

除此之外，游离二氧化硅已被国际癌症研究中心（IARC）从动物致癌物升级为肯定的人类致癌物（Ⅰ类），值得进一步关注。

（四）病理改变

矽肺的大体病理标本显示：肺体积增大，表面呈灰黑色，质坚韧，胸膜增厚粘连，肺组织内可见广泛矽结节和弥漫性间质纤维化；其肺面可见单个、境界清楚、硬度较高、直径0.5~2.5mm 的结节，多位于支气管和血管周围，为灰白色（如接触的矽尘是比较纯的二氧化硅，结节也可呈蓝色或绿色；煤矿工人的矽结节呈黑色，接触赭石矿则为红色），结节周围肺组织常见有肺气肿。显微镜下，早期的结节主要由吞噬矽尘的巨噬细胞聚积而成，围绕胶原中心呈星状聚集，细胞间有网状纤维增生；而后，结节逐渐演变，主要由成纤维细胞、纤维细胞和胶原纤维构成，中心的胶原呈明显漩涡状，周围的炎症细胞减少；最后，胶原纤维发生玻璃样变，多从中央区开始，逐渐向周围发展，呈同心圆状或漩涡状排列，在玻璃样变的结节周围也可有新的纤维组织包绕，结节中央往往可见内膜增厚的血管；用偏光显微镜观察，可以发现沉积在矽结节和肺组织内呈双屈光性的矽尘微粒。小结节也可发生融合，并随着病变发展，形成大块纤维化或结节空洞。

肺实质（包括细支气管和血管）有广泛破坏，代之以广泛的胶原纤维增生，造成不同程度弥漫性间质纤维化，范围可达全肺 2/3 以上；胸膜也可因纤维组织弥漫增生而广泛增厚，甚至在胸壁上形成胸膜胼胝，有的可厚达 1~2mm。

肺门淋巴结是出现矽反应最早的部位，在 X 线胸片尚发现矽结节前，大体标本已可见到肺门淋巴结肿大、粘连；其组织学表现与肺部相似，如在淋巴结内可见散在非坏死性肉芽肿及类似纤维化的改变，在肺内出现典型的矽结节和严重的间质纤维化时，淋巴结也出现类似病变，且常重于肺组织改变，如矽结节形成、纤维化及钙化，淋巴结因而肿大、变硬。此外，矽尘还可随血液转运，在肝、脾、骨髓等处形成矽结节。

另有一种类型称"急性矽肺"（acute silicosis），但较少见，其病情进展很快，起因于高浓度游离二氧化硅暴露，且粉尘颗粒极小（直径通常仅 1~2μm），多见于喷砂作业。肉眼下，肺内矽结节并不多，肺外表呈灰色实变，提示肺脏出现明显弥漫性间质纤维化；显微镜下，肺泡中充满泡沫状渗出物，其间含有多量巨噬细胞，肺组织呈现广泛的间质纤维化及 II 型肺泡上皮细胞增殖，此种组织学特征颇似"肺泡蛋白沉积症"或"脱屑性间质性肺炎"。

（五）临床表现

游离二氧化硅致病性最强，通常将接触含 10% 以上游离二氧化硅的粉尘作业称为矽尘作业；生产环境中的粉尘最高允许浓度（MAC）也常以游离二氧化硅含量为划分基础，如空气中游离二氧化硅在 10% 以下时 MAC 规定为 $2mg/m^3$，在 80% 以上时则规定为 $1mg/m^3$，超过以上标准即容易发病。

空气中游离二氧化硅的含量越高，颗粒越小（1~3μm），接触时间越长，越易发病，病情进展越快，病变也越典型。临床观察表明，粉尘中游离二氧化硅含量低于 30% 时，发病工龄多在 20 年以上；如粉尘中游离二氧化硅含量较高（40%~80%）时，接触 5 年以上即可发病。石英喷砂工和石英粉碎工，因接触较高浓度的矽尘，病变进展多较快，胸片上纤维化结节通常较大，肺功能损害也较严重；急性矽肺尤其多发于接触高浓度、高二氧化硅含量的粉尘作业工人中，接尘 1~4 年即可发病，并可迅速进展为呼吸衰竭导致死亡。

1. 矽肺的主要症状　矽肺早期，症状常轻微，仅有乏力、食欲缺乏、头晕、头痛、失眠、心悸等表现；随病情进展，呼吸系统症状逐渐明显，主要有：

（1）胸闷气短：这是呼吸困难的一种主诉，出现最早，呈进行性加重；最初常发生在体力劳动或剧烈运动后，以后在轻体力劳动甚或安静时也可出现。

（2）胸痛：多为阵发性，为性质、部位均不固定的刺痛或胀痛，发生原因可能与肺纤维化累及胸膜有关。如胸痛突然加重并伴有气急，应考虑自发性气胸的可能。

（3）咳嗽、咳痰：多因并发支气管、肺部感染所致，吸烟可使加重，随咳嗽加剧，亦出现多量黏液脓性痰；少数患者可咳少量血痰，大量咯血则罕见。

2. 矽肺的主要体征　矽肺早期多无特殊体征，随病期进展及并发症发生，可出现各种相应的体征。如继发肺气肿时可出现桶状胸、叩诊过清音、杵状指；并发胸膜炎时，可闻及胸膜摩擦音；并发支气管炎，支气管扩张时，可有两肺干、湿性啰音；晚期并发肺源性心脏病时，可产生右心衰竭体征，如发绀、颈静脉怒张、肝大、下肢可凹性水肿等。

3. 主要并发症

（1）支气管及肺部感染：矽肺患者由于肺部广泛纤维化，气道痉挛狭窄、引流不畅及全身和局部抵抗力降低，很易发生呼吸道感染，导致支气管炎、肺炎、支气管扩张等，一般好发于冬春季节，可有发热、咳嗽、咳痰、呼吸困难加重等表现。病原微生物多为革兰阴性杆菌，晚期患者尤易合并真菌感染，造成临床治疗困难。

（2）自发性气胸：矽肺由于肺部广泛纤维化、肺气肿、肺大疱形成，很易发生肺泡和脏层胸膜破裂，导致气胸。矽肺并发气胸的特点是复发率高，常为包裹性气胸，肺复张能力差；并发气胸后常可能导致结核及感染的播散，以及心肺功能衰竭。

（3）肺源性心脏病：由于矽肺广泛的肺间质纤维化，常引起肺循环阻力增高、肺动脉高压，最终发展为肺心病；其失代偿期主要表现为发绀、颈静脉怒张、肝大、少尿、下肢水肿等。

（4）呼吸衰竭：矽肺晚期由于肺组织广泛纤维化，有效通气面积减少，一旦并发上呼吸道或肺部感染、气胸等，常可导致失代偿性呼吸衰竭，临床出现以缺氧和二氧化碳潴留为主的表现。

（5）肺结核：矽肺患者多伴随免疫功能减退，并发肺结核的危险性常较高，且随矽肺期别升高而增高。矽肺并发结核后会使诊断复杂化，并加速病情进展，患者易发生咯血、气胸、呼吸衰竭等严重合并症，抗结核治疗效果较差，容易复发，因而是威胁矽肺患者生命的主要原因之一。

（六）实验室检查

1. X 线检查　在高千伏 X 线胸片上，常可见肺野内出现圆形小阴影，一般以 p 型小阴影为主，最初见于两肺中下区，较淡、较少；随着病变的进展，小阴影逐渐致密、增多，可遍及全肺，并出现 q 影和 r 影。小阴影也可聚集融合成块状大阴影，多见于两上肺野外带，开始时轮廓不清，而后逐渐发展成为致密而轮廓清楚的团块，形态可多种多样，可位于一侧，也可与肋骨垂直呈"八字形"对称分布于两上肺，周围多包绕有气肿带。

胸膜常有肥厚，肺门阴影增大、浓密，有时尚可见肺门淋巴结出现蛋壳样钙化。

2. 肺功能检查　矽肺患者的 VC（肺活量）、FVC（用力肺活量）、FEV_1（1秒用力呼气量）、FEV_1/FVC 等肺通气功能指标常低于矽尘接触工人，残气量也略有增高，且随病情而呈进行性加重。

通气功能损害以混合型较多见。由于肺泡及间质的广泛纤维化、毛细血管闭塞，使弥散面积、通气/血流比例逐渐缩小，因而 DLco（肺一氧化碳弥散量）也可降低；小气道功能也可发生广泛损害。

3. 血气分析　动脉血气分析显示，早期、无合并症的矽肺患者仅少数出现轻度低氧血症；随病情进展，PaO_2 和 $SatO_2$ 均会逐步下降，部分患者尚可伴有高碳酸血症，提示出现 II 型呼吸衰竭。

4. 其他辅助检查　肺 CT 检查对矽肺小阴影的检出率与高千伏 X 线胸片差别不明显，但在观察大阴影和胸膜病变方面则明显优于后者；对于肺癌、肺结核的鉴别诊断也有重要价值。

经皮胸腔穿刺肺活检或经胸腔镜肺活检，有助于矽肺的鉴别诊断。生化指标的检测，如血清铜蓝蛋白、血清纤维粘连蛋白、血清免疫球蛋白（IgG、IgA、IgM）等虽可以间接反映纤维化程度，但缺乏特异性，在临床上对于矽肺诊断和鉴别诊断的帮助并不大。

（七）诊断与鉴别诊断

1. 诊断　矽肺的诊断原则与其他尘肺病相同，即必须具有可靠的二氧化硅（石英）粉尘接触史，结合 X 线胸片表现特点，并排除其他原因引起的类似疾病，综合分析后，才可作出诊断。我国新颁布的《尘肺病诊断标准》（GB270 - 2009），可作为矽肺诊断与分期的主要依据。

在诊断过程中，除了要保证所摄胸片的技术质量外，还应坚持集体诊断，并对照标准片进行最终判断；对疑难病例，除了结合临床资料做好鉴别诊断外，还应参考有关的职业流行病学资料，进行综合分析。

2. 鉴别诊断　矽肺除应根据职业接触史与其他尘肺进行鉴别外，还需注意与以下几种常见的肺部疾病相鉴别，如肺结核、肺癌、特发性肺纤维化、结节病、肺含铁血黄素沉着症等，具体内容可参考本节尘肺病总论部分相关内容。

（八）治疗

矽肺是可以预防但较难治愈、由环境因素引起的肺部疾病，目前尚无特效治疗药物，主要是采取综合措施延缓病变的进展，减少并发症，以延长患者寿命。具体原则如下：

1. 去除病因　矽肺病诊断一经确定，不论其期别高低，均应尽快调离矽尘作业，使肺脏不再继续接触二氧化硅粉尘，这是延缓矽肺病变发展的一项重要措施。

2. 抑制和减弱肺纤维化的发生发展　实验证明具有抑制肺纤维化作用的药物有克矽平（polyvinylpyridine，P_{204}）、磷酸哌喹（piperaquine phosphate）、磷酸羟基喹哌（hydroxypip eraquine phosphate）、粉防己碱（tetrandrine）、柠檬酸铝（aluminum itrate）等，但前一二十年的临床应用并未见显示其在改善疾病症状或延缓病情等方面有何明显作用，且未获得国家食品和药品监督管理局批准，故近十余年来，对于矽肺基本上已无特效药物可资使用。

3. 支气管肺泡灌洗术（bronchoalveolar lavage）　支气管肺泡灌洗术包括全肺双侧大容量灌洗和小容量肺段灌洗两种方法。大容量灌洗主要目的在于去除肺泡腔内的粉尘、尘细胞、细胞碎片、分泌物，以及缓解症状和改善呼吸功能；小容量灌洗则可在灌洗基础上灌入增强免疫、抗感染及抗纤维化等作用的药物，目的在于增强体质，改善症状。但这种治疗方法能否延缓矽肺病变的进展，还需要继续进行观察研究。

4. 肺移植（lung transplantation）　肺移植是治疗晚期矽肺最有希望的方法，尤其对于年轻的患者更有意义，但由于肺移植技术目前仍不成熟，且器官来源有限，目前临床上尚无法广泛采用。

5. 综合治疗　早期矽肺患者肺功能代偿良好者，可从事轻工作，并加强健康教育，认真戒烟，适当参加体育锻炼和增加营养，以提高机体抵抗力；此外，还应及时给予抗氧化剂及止咳、祛痰、解痉、消炎等对症治疗药物，以阻遏肺纤维化进程，改善呼吸功能；还应定期复查随访，以及时处理病情变化。

矽肺并发的呼吸道感染以革兰阴性杆菌较多见，宜选用对革兰阴性杆菌敏感的广谱抗生素或联合用药，晚期矽肺患者应注意真菌的二重感染。

矽肺并发肺结核时，初治病例可根据病情轻重同时使用 2~4 种药物，如异烟肼、利福平、链霉素、对氨基水杨酸、乙胺丁醇等，常需强化治疗 3~6 个月，再减量或改为两种药物维持治疗半年至 1 年；对于复治病例，由于结核菌已对一种或多种抗结核药物耐药，多需使用二线抗结核药物，如吡嗪酰胺、卡那霉素、卷曲霉素、喹诺酮类抗生素等，且需要 3 种以上抗结核药物同时应用，抗结核治疗的时间也要适当延长。

并发肺心病时应卧床休息，并给予利尿、抗感染药物，强心药物宜小量使用，并及时处理其他并发症，如自发性气胸、支气管扩张、呼吸衰竭等。

丧失劳动力和生活自理能力的患者，可按国家有关规定，安排疗养或治疗。

预防和治疗并发症。

（九）预防

可参见本节总论相关内容。

三、煤工尘肺

煤工尘肺（coal workers' pneumoconiosis, CWP）是指煤矿各工种工人长期吸入生产环境中的粉尘所引起尘肺病的总称，又称采煤工人肺尘病、黑肺病或炭末沉着症。以前认为，所谓煤工尘肺，实际上不过是一种"煤矽肺"（anthraco - silicosis），但目前公认，长期吸入煤尘也可以引起肺组织纤维化，导致"煤肺"（coal pneumoconiosis），且存在剂量 - 反应关系，发病工龄多在 20~30 年以上，病情进展缓慢，危害较轻；煤工尘肺还包括矽肺（silicosis）。煤工尘肺中，以煤矽肺最多，约占煤工尘肺病例数 80% 以上，单纯煤肺或矽肺各仅占 10% 左右。

（一）接触机会

煤是由沼泽地中腐烂植物沉积而成，地理条件使植物受到高压高温后形成泥煤，约经 2.5 亿年以上化学变化，泥煤逐渐变成褐煤，再转变为烟煤，最后形成无烟煤。煤本身所含游离二氧化硅通常很低，但与其沉积岩层成分（如砂岩、泥岩、页岩、淤泥、耐火石、石灰石等）密切相关，不同岩石层使不同煤矿或同一煤矿不同煤层的粉尘成分各不相同。因此，在煤矿生产过程中，既有煤尘又有矽尘同时存在。

矽肺主要见于煤矿从事岩石巷道开凿的掘进工；煤肺主要见于从事采煤、运煤、地面煤装卸等工作的采煤工、运煤工及装卸工；但煤矿的井下工种并不固定，大多数工人既从事岩石掘进接触矽尘，又从事采煤接触煤尘，在病理上往往兼有矽肺及煤肺的特征，故将此类尘肺称之为"煤矽肺"，它是我国煤工尘肺最常见的类型，约占煤工尘肺的 80% 以上。根据国家公布的资料，2003 年全国新发尘肺病人数 8 364 例，其中煤工尘肺（4 255 例），占总发病人数的 50.89%；截至 2005 年底，全国尘肺累积病例 607 570 例，其中当年新发病例 9 173 例，矽肺和煤工尘肺分别为 4 358 例和 3 967 例，两者共占尘肺病例总数的 90.8%，表明煤工尘肺仍是当前发病人数最多的尘肺病种之一。

（二）发病机制

煤工尘肺的发病机制仍不完全清楚，多认为煤肺的致病原因与煤尘含有少量的游离二氧化硅有关，煤矿粉尘长期作用于肺泡巨噬细胞诱发活性氧产生，可导致细胞损伤。近年来，又开始关注遗传机制在尘肺发病中地位，研究认为尘肺是遗传因素与环境因素相互作用的结果，涉及缺氧、活性氧自由基、热应激等多种环境因素；已有研究发现，HSP70 - 1 + 190（G/C）位点多态性可能与煤肺有关，携带 CC 基因型煤尘接触工人较携带 GG 基因型的更易发生肺部病变；还有研究发现 HSP70 - hom2437 基因多态性可能与煤工尘肺易感性及严重程度有关。

煤尘进入肺组织后主要沉着在终末细支气管及肺泡内，被巨噬细胞吞噬后即可穿过肺泡壁进入肺间质，沿淋巴液移行，在呼吸性细支气管处淋巴组织集合，对粉尘具滤过作用。煤尘和吞噬了煤尘的巨噬细胞（煤尘细胞）聚集在肺泡腔、肺泡壁、呼吸性细支气管和血管周围组织，形成煤尘灶和煤尘细胞灶，在煤尘和少量矽尘的作用下，灶内网状纤维增生；如吞入巨噬细胞内的粉尘尚含有矽尘颗粒，则可使巨噬细胞崩解并释放酶及生物活性物质，刺激纤维母细胞产生大量胶原，进而形成煤尘纤维灶。煤尘灶可压迫和破坏呼吸性细支气管管壁，导致管壁增厚、弹力纤维破坏，平滑肌结构受损；随着呼吸时肺内压力的变化，呼吸性细支气管及肺泡管可逐渐发生膨胀，形成灶周肺气肿或小叶中心性肺气肿，其中"灶周肺气肿"是煤工尘肺主要病理特征之一。广泛的肺气肿可明显损害患者的呼吸功能，是造成肺功能减退的主要原因。

煤矽肺则是在上述基础上出现煤矽结节，即在网状纤维和胶原纤维交织的结节中，出现煤尘、煤尘细胞和石英颗粒。

进行性大块纤维化（progressive massive fibrosis，PMF）是煤工尘肺晚期的病变表现，在矽肺及煤矽肺病例较常见，煤肺发生 PMF 病变者极少。沈国安等曾对四川省南桐等 7 个煤矿 22 266 名接尘工龄在 3 年以上的矿工进行横断面调查，结果显示煤工尘肺 PMF 的患病率约为 0.77%。PMF 的形成机制尚不清楚，可能与吸入粉尘中的游离二氧化硅含量及累计接尘量有关；结核感染亦是促进 PMF 形成和发展的重要因素。对肺组织的生化成分分析显示，PMF 与肺内沉积的二氧化硅量及肺内脂类、胶原蛋白含量相关；有些患者血清中可检出非特异性抗体及抗核抗体，类风湿因子阳性率也高于单纯尘肺及正常人，提示也有免疫因素参与。

（三）病理改变

煤肺的典型的病理改变为弥漫的煤尘灶、灶周肺气肿及肺间质纤维化。煤肺外观呈黑色，较软，切面可见大量的黑色斑点状的"煤斑"（coal macules）即煤尘灶，煤斑直径约 1~4mm，由粉尘及尘细胞淤积在一级和二级呼吸性细支气管周围的淋巴管内形成，呼吸性细支气管位于次级肺小叶的中心部位，所以在一个肺小叶中可以看到 5~6 个煤斑。镜下，煤斑呈星芒状，紧伴扩大的呼吸支气管腔，由大量噬煤尘细胞和交织的网状纤维组成，后期可夹杂少量胶原纤维；呼吸性细支气管平滑肌因受压而萎缩，管腔扩张，这是形成灶周肺气肿或小叶中心性肺气肿的病理基础；煤尘和尘细胞还可沉积于肺泡腔、胸膜下和肺小叶间隔等处，并引流至肺门淋巴结，使之肿大。

煤矽肺的病理改变与一般矽肺相同，除有典型的矽结节外，还有煤尘沉着，以煤矽结节和大块纤维化为特征。煤矽结节（anthraco - silicotic nodules）系在煤肺背景上形成，形态类似于矽结节，以紧密排列的胶原纤维为核心，外周为一厚层煤尘细胞和纤维组织，纤维伸向邻近的肺泡间隔和小叶间隔，形成放射状圆结节；另一种形态是形成混合尘结节，多为圆形或椭圆形，直径约 1～5mm 或更大，组织学特点是胶原纤维与煤尘颗粒、尘细胞交织存在，无明显胶原核心。

PMF 多见于煤矽肺晚期，病理学上常根据是否伴有 PMF 而将煤工尘肺分为单纯煤工尘肺和复杂煤工尘肺。PMF 多位于两肺的上叶或中叶，为灰黑色或黑色、质地坚韧的纤维化团块，内部较为均匀一致。镜下见由粗大的胶原纤维束、堆积于纤维束间的尘细胞、淋巴细胞以及埋于其间的小支气管和小血管残迹、增生的肺间质组织交织融合而成；团块可因缺血、液化坏死而出现厚壁空洞，内存黑色稀薄液体，空洞较结核空洞小，有时不易鉴别；还有一种 PMF 是由很多煤矽结节融合而成的结节融合块。随着大块纤维化肺组织的收缩、上移，团块周边可形成气肿带或肺大疱，肺基底部也常出现肺气肿。

（四）临床表现

据 2003 年对 4 255 例煤工尘肺的调查报告，其平均发病工龄为 21.27 年，平均晋级年限为 12.7 年；与 1986 年全国尘肺病流行病学调查结果比较，发病年龄、发病工龄均有不同程度的缩短。

单纯煤工尘肺早期可无阳性临床症状和体征，或仅在劳累时稍有胸闷、气短；随着患者年龄增长和尘肺病变的进展，上述症状逐渐加重，并出现咳嗽、咳痰等。晚期重症患者可出现端坐呼吸、不能平卧；检查可见口唇、甲床发绀，桶状胸，呼吸音减低或粗糙；合并感染时可闻干性、湿性啰音、哮鸣音等。临床上煤工尘肺 PMF 患者症状往往较进展与同期的矽肺为重。

常见并发症有：

1. 肺部感染　煤工尘肺患者局部和全身的免疫防疫机制均降低，易引发肺部感染，此时，患者常出现呼吸困难症状短期内加重、咳嗽咳痰增多、痰液性质改变、两下肺部闻及湿啰音或较平时增多、肺心病和呼吸衰竭患者在常规治疗情况下心肺功能恶化等表现。由于尘肺患者存在肺血液循环和淋巴循环障碍，感染常迁延不愈，反复发作，并可能导致真菌二重感染。肺部感染反复发作会促使肺纤维化加重，进一步损害心肺功能，是尘肺患者病情恶化和死亡的重要原因。

2. 肺结核　据 2003 年全国尘肺病报告发病情况分析，尘肺病合并肺 TB 的合并率也呈下降趋势，与 1986 年尘肺病流行病学调查结果的 15.82% 相比，下降了 6.12%，其中煤工尘肺（5 353 例）总的肺结核合并率为 9.92%，一期、二期及三期肺结核的合并率分别为 8.02%、15.1% 及 31.25%，分别高于同期二期、三期矽肺的结核病合并率（分别为 12.06% 及 10.91%），提示煤工尘肺更易合并结核。

3. 肺源性心脏病　患者出现反复咳嗽、咳痰、胸闷等，经抗感染治疗效果差，呼吸困难无明显改善，且出现嗜睡者，应考虑合并肺源性心脏病可能。患者多有明显肺气肿，并可有球结膜水肿、颈静脉充盈或怒张、肺动脉第二心音亢进、双下肢水肿等。因煤工尘肺比矽肺有较高的慢性支气管炎和肺气肿并发率，故继发肺源性心脏病者也较多，对105例煤工尘肺并发肺心病患者进行的调查表明，煤工尘肺并发肺心病死亡占煤工尘肺死亡数的32.47%，居煤工尘肺所有并发症之首，是煤工尘肺的主要死亡原因之一。

4. 类风湿关节炎　国内报道3.76%煤工尘肺患者合并类风湿关节炎。煤工尘肺患者合并类风湿关节炎，常称为"类风湿尘肺"，也称Caplan综合征；辅助检查见类风湿因子、自身免疫抗体多为阳性，血清免疫球蛋白异常。典型的X线胸片表现为肺内出现直径为0.5～1.0cm的类圆形结节，有的可达5cm，一般多发，外带和下肺野居多；其影像学特点为边缘清楚，密度较低，多在关节炎发作前后出现，在出现关节炎后病情常迅速进展。类风湿尘肺也可融合形成大块，伴发空洞或钙化，易误诊为PMF，但PMF多为煤工尘肺晚期表现，多见于矽肺和煤矽肺病例，而Caplan结节则经常发生在煤肺病情相对较轻病例。病理学上，Caplan结节中心常为坏死组织及数量不等的胶原和粉尘，坏死区外层有浸润的淋巴细胞和浆细胞形成的细胞带，还可有多形核白细胞和少量巨噬细胞组成的活动性炎症外围带，附近的动脉可见闭塞性动脉内膜炎；不典型结节可为大小不等的圆形和不规则小阴影，诊断则较为困难。

（五）实验室检查

1. X线检查

（1）煤肺：煤肺的X线表现以细网状不规则阴影为主，其间可夹杂星芒状的圆形小阴影，形态不规则，边界较模糊，密度较低，可见到"白圈黑点"征象；晚期并发肺气肿时，双下肺透明度增高，膈肌低平。单纯煤肺时大阴影罕见，肺门和胸膜的改变亦较少。

（2）煤矽肺：煤矽肺早期以p型小阴影为主，也可以p、q型小阴影为主，或同时伴有少量s、t型小阴影；随尘肺病变加重，q、r型小阴影增多。小阴影的分布以两中肺区多见，其次是两下肺区。

三期煤矽肺的大阴影多见于两中上肺区，是多个小圆形阴影增大、密集及融合形成，早期可不对称，边界多模糊；少数病例在没有明确小阴影或小阴影很稀疏的背景上也可出现大阴影。已形成的大阴影较致密，边界清楚，呈圆形、椭圆形或长条形，有的似腊肠状，与脊柱呈平行，上下延伸；大阴影周边可见密度减低的气肿带，也可见肺大疱。较严重的煤矽肺病例尚可在肺尖部、肺基底部出现密度减低区或肺气肿。

煤矽肺时肺门阴影增大较常见，有时还可见到肺门淋巴结蛋壳样环形钙化阴影，但较矽肺少见。

煤矽肺合并结核时圆形小阴影可较快的增大，边缘变得模糊，不对称；邻近胸膜明显增厚，有肺门引流带，团块不与后肋垂直；出现空洞时，洞壁多较厚，内壁凹凸不平，甚不整齐。

2. 肺功能测定　煤工尘肺因大量的煤尘和煤尘细胞滞留于呼吸性支气管和肺泡，有煤斑、灶周肺气肿形成，以及大块纤维化及肺间质纤维化，呼吸性气道、肺组织弹性纤维破坏，故使肺通气功能及换气功能明显受损。损害类型既往报道以阻塞型多见，其次为混合型，限制型则较少见。有医院分析了301例矽肺、煤工尘肺及陶工尘肺的肺功能，均以限制型通气功能障碍为主，与近年一些报道结果相同；同时还见矽肺和煤工尘肺随期别升高，肺功能障碍逐渐转为以混合型为主。上述这种肺功能损害类型的差别可能与判别标准不同有关，2002年中华呼吸学会修订的慢性阻塞型肺病诊治指南接受了全球倡议的诊断分级标准，即以 $FEV_1/FVC < 70\%$ 作为诊断阻塞型肺病的早期灵敏指标；以往则主要依据 FEV_1 下降判断为阻塞型，FVC、FEV_1 两指标均下降判断为混合型，即显明显不足。

另有对60例矽肺患者肺功能10年的跟踪研究报告，认为通气功能障碍类型由阻塞型逐渐向限制型与混合性通气功能障碍转变，但原因有待分析。

肺功能测定是评价尘肺患者劳动能力和代偿功能的重要手段，也是较 X 线影像学改变更为敏感的检测手段，但在某种程度上受被测试者的主观因素影响，故应注意检测时的质量控制。

（六）诊断及鉴别诊断

煤工尘肺的诊断与分期可根据我国2009年发布的《尘肺病诊断标准》（CB270 - 2009）进行；确诊仍有赖于可靠的职业接触史及质量良好的 X 线胸片。

诊断时需注意与肺及支气管慢性感染鉴别，此时 X 线胸片可出现较多网状和点状阴影，但此类阴影密度多较低，常与肺纹理相连接，抗生素治疗后阴影可少或消失，有助于鉴别。

此外，还需注意与特发性弥漫性肺间质纤维化、肺含铁血黄素沉着症等鉴别；出现团块状影时需注意与肺结核和支气管肺癌相鉴别。

（七）治疗

（1）诊断一经确立后，应立即调离粉尘作业，注意身心健康、合理营养，进行适度的运动，以增强机体抵抗力和改善肺功能。

（2）特效药物，可选用抑制肺纤维化的药物（详见本节总论部分相关内容）。

（3）大容量肺灌洗术是近年正在探索的尘肺治疗新技术，拟通过灌洗排出一定数量沉积于呼吸道和肺泡中的粉尘及由粉尘刺激产生的与纤维化有关的细胞因子，达到阻止肺纤维化进展的目的；治疗后患者自觉临床症状有改善，但其远期效果尚需进一步观察和总结。

（4）对症治疗，可服用止咳、平喘、祛痰、消炎药物。

（5）积极防治并发症，特别是呼吸道感染和结核。

（八）预防

可参阅本节总论相关内容。

四、石棉肺

（一）概述

石棉肺（asbestosis）是长期吸入石棉粉尘引起的以肺部弥漫性纤维化为特征的一种全身性疾病。

石棉是一种具有很高抗张强度、耐化学、耐火、耐蚀、绝缘、绝热性质，纤维性结晶状结构的硅酸盐类矿物质，主要是由镁和硅构成，还含有不等量的氧化钙和氧化铝等，矿石纤维长度一般为2～3cm，也有长达100cm以上者。

石棉分为两大类：①蛇纹石石棉（serpentine asbestos），主要品种为温石棉（chrysotile），它具有较好的可纺性能，主要成分有二氧化硅、氧化镁和结晶水，呈白色或灰色，半透明，无磁性，不导电，耐火、耐碱，纤维坚韧柔软，具有丝的光泽和好的可纺性。目前世界所产石棉主要是此类石棉，约占世界石棉产量的95%。②角闪石棉（amphiboles），主要品种有青石棉（crocidolite）、铁石棉（amosite）、直闪石棉（anthophyllite）、透闪石石棉（tremolite）和阳起石（actinolite）等，根据所含钠、钙、镁和铁等成分的数量不同而相区分；其纤维坚硬，呈直杆状结构。上述两类石棉矿物本身可有纤维结构或非纤维结构两种，只有呈纤维结构的蛇纹石和角闪石才称为石棉。世界石棉已探明的储量约2亿吨，主要分布在俄罗斯、中国、加拿大、哈萨克斯坦、巴西、南非和津巴布韦，尤其是俄罗斯的乌拉尔地区和加拿大的魁北克地区，两者合计约占世界总储量的50%。

（二）接触机会

石棉（asbestos）来源于希腊语，它良好的抗拉性，隔热、保温、耐酸碱腐蚀、绝缘性能等特点，决定了它在工业生产和日常生活中应用的广泛性。如石棉纤维可以织成纱、线、绳、布等，作为传动、保温、隔热、绝缘等部件材料或衬料，也可用来制成石棉板、防火石棉纸，保温管、窑垫以及保温、防热、绝缘、隔音等材料。此外，石棉纤维可与水泥混合制成石棉水泥瓦、板及屋顶板、石棉管等石棉水泥制品；石棉和沥青掺和可以制成石棉沥青制品（如石棉沥青板、石棉毡、石棉砖以及石棉漆、嵌填油灰等），用作高级建筑物的防水、保温、绝缘、耐酸碱材料和交通工程的材料。石棉与酚醛、聚丙烯等塑料黏合，可以制成火箭抗烧蚀材料，飞机机翼、油箱、火箭尾部喷嘴管以及鱼雷高速发射器，船舶、汽车以及飞机、坦克、船舶中的隔音、隔热材料；石棉与各种橡胶混合压模后，还可做成液体火箭发动机连接件的密封材料；与酚醛树脂层压板，可做导弹头部的防热材料。蓝石棉还可作防化学、防原子辐射的衬板、隔板或者过滤器及耐酸盘根、橡胶板等。

在石棉开采、选矿、运输、轧棉、梳棉、纺线、加工等过程，以及废石棉再生利用作业时，均有机会接触大量石棉纤维和粉尘；拆除废旧房屋、锅炉等含有大量石棉材料的设施时，除可接触大量石棉纤维外，还可能对大气、水源等周围环境造成污染。

（三）发病机制

石棉引起肺纤维化的机制与其他尘肺大致相同，其中石棉纤维的机械刺激作用尤其不容忽视，研究表明，石棉对巨噬细胞和成纤维细胞的毒性远比二氧化硅小，而其致肺纤维化和致肿瘤活性比二氧化硅强，尤其是长纤维石棉，提示其直接的机械刺激在致纤维化作用中可能具有重要地位，具体内容可参见本节总论。

一般而论，直径小于$3\mu m$的石棉纤维吸入后大多沉积于呼吸性细支气管，其可通过机械性刺激和化学作用，引起细支气管－肺泡炎；部分到达肺泡的石棉纤维被巨噬细胞吞噬后，可引起细胞坏死崩解，导致巨噬细胞性肺泡炎；逸出的矽尘又可被其他的巨噬细胞吞噬，这种过程不断反复，使炎症反应在肺组织不断持续，逐渐形成尘结节，并进展为尘细胞肉芽肿。有研究表明，活性氧（ROS）和活性氮（RNS）是介导石棉毒性的重要的第二信使，石棉引起ROS和RNS大量生成可导致肺上皮细胞DNA损伤及凋亡，而肺泡上皮细胞凋亡正是肺纤维化的早期表现。

温石棉纤维可以从肺泡迁移到肺间质、胸膜腔和局部淋巴结，肺部淋巴系统可能在石棉纤维在脏层和壁层胸膜的播散种植过程中起主要作用，毛细血管输送在这个过程中所起的作用则可能很小。研究发现，石棉纤维由呼吸道吸入后很容易聚集于肺的外周，并是胸膜斑的主要组成成分。斑最初位于胸壁的后面和侧面，平行于肋间，没有胸膜粘连，不累及肺尖和肋膈角；有人发现，石棉肺工人的胸腔积液中可见有石棉纤维，故推测石棉纤维进入胸膜腔后，可能通过连接胸膜腔和壁层胸膜的淋巴管开口进入壁层胸膜。此外，由于石棉纤维可被肺实质局部淋巴丛清除，并在纵隔淋巴结聚集，故也可能从纵隔淋巴结逆行至胸骨后和肋间淋巴结，最后到达壁层胸膜。

石棉也是一种致癌物，可引起肺癌和胸膜间皮瘤，它在恶性细胞形成的每个阶段都起着重要作用，这些作用并不依赖于肺纤维化的进程。近年的流行病学调查资料表明，石棉肺患者还易并发肺癌、恶性胸膜和腹膜间皮瘤、食管癌、胃癌、结肠癌、喉癌等恶性肿瘤，据统计，石棉肺合并肺癌者可高达 12% ~17%，吸烟的石棉工人患肺癌的危险性比不吸烟人群高 53~92 倍；石棉肺合并恶性胸膜间皮者更为多见，有报告称，52 例间皮瘤患者中约 80% 有石棉粉尘的职业接触史。我国对石棉肺患者全死因分析表明，死于肺癌者约为 25%，死于胸式腹膜间皮瘤约为 7% ~10%，死于消化道癌约为 8% ~9%。

（四）病理

石棉肺的病理学特点是弥漫性肺间质纤维化、石棉小体形成、脏层胸膜肥厚及壁层胸膜形成胸膜斑，个别患者尚可出现胸膜间皮瘤；病变以双肺下叶为著。

1. 弥漫性肺纤维化（diffuse pulmonary fibrosis） 石棉肺早期可见细支气管脱屑性和闭塞性肺泡炎改变，伴石棉纤维沉积，巨噬细胞也大量增加，包裹和吞噬石棉纤维，并引起网状纤维和胶原纤维增生，造成肺泡闭塞；随病情进展，纤维化可遍及各肺小叶，形成粗细不一的纤维索条，以双肺下叶最为明显，有时尚可见 0.5~2mm 外形不规则的小结节，在偏光镜下，其双折射针状石棉纤维清晰可见；淋巴结的改变多较轻微。

晚期的石棉肺可形成大块纤维化，几乎全部由弥漫性纤维组织、残存的肺泡小岛及粗大的血管、支气管所构成，呈蜂窝状；胸膜下纤维化可与肺实质深部的纤维索条紧密连接甚至融合，多见于两肺基底部；肺体积明显缩小、质地变硬。

2. 石棉小体（asbestos body） 石棉接触者可在肺内、痰中检出石棉小体，有时在胸膜斑和肺泡灌洗液中也可找到石棉小体。其外观呈金黄色或黄褐色，长约 20~200μm，粗约 1~5m，末端膨大呈哑铃状或火柴样，普鲁蓝染色时小体常呈阳性铁反应，一般认为系石棉引起红细胞破裂，以黏多糖为基质的铁蛋白质吸附到石棉纤维所形成，它是机体对异物的反应，在石棉小体旁常可见异物巨细胞。在弥漫性纤维化的肺组织中查见石棉小体是病理诊断石棉沉着症的重要依据，痰中查见石棉小体亦提示有肯定的石棉接触史，但肺内石棉小体的多寡与肺纤维化程度无明显相关，仅反映石棉纤维的沉积量。

3. 胸膜增厚（pleural thicking）和胸膜斑（pleural plaque） 石棉多伴有弥漫性胸膜纤维化，潜伏期较长，常与过去胸腔积液有关，一般最先累及脏层胸膜，使之明显增厚，常蔓延到肋膈角，多是单侧的；此外，还易造成脏层和壁层胸膜粘连融合，这两种类型的胸膜增厚可以共存。

约半数以上患者胸膜有局限性胸膜斑块，其特点是仅附着于壁层胸膜，是一种不连续的纤维组织，发展缓慢，潜伏多在 15 年以上；病变常双侧对称，多发生于第 5~8 肋间的侧后胸壁，很少累及肺尖及肋膈角。斑块与脏层胸膜无粘连，边界清楚，略凸出于胸膜，表面光滑，有光泽，灰白色，半透明，质地坚硬，类似软骨，可部分或大部分钙化。镜下可见主要由胸膜弹力层重叠交错、玻璃样变的胶原纤维构成，斑块中可有钙质沉着，但无石棉纤维。

4. 胸膜间皮瘤（pleural mesothelioma） 胸膜间皮瘤是原发于胸膜间皮组织或胸膜下间质组织的一种少见肿瘤，可有多种组织形态，一类以纤维细胞为主（纤维型），另一类以上皮细胞为主（上皮型）；根据肿瘤生长方式又可分为：①局限型间皮瘤，多数为良性，也可以是低度恶性；②弥漫型胸膜间皮瘤，几乎均为恶性，吸入石棉纤维引起胸膜间皮瘤多为弥漫型。

肉眼观察，胸膜间皮瘤多呈白色或黄白色，为覆盖于肺表面的局部肿块，或包裹整个肺叶或全肺，可累及纵隔和心包，亦可沿叶间隔蔓延，侵入肺内，早期需注意与胸膜斑区别。

（五）临床表现

石棉纤维可以通过皮肤接触、食物摄入或呼吸道吸入进入人体，但石棉肺则主要因长期吸入石棉纤维引起，其潜伏期比矽肺要长，有的甚至达 40 年以上，我国石棉肺的发病工龄多在 15～20 年，主要与生产环境中石棉粉尘浓度高低有关。

石棉不仅具有致纤维化作用，还有致癌作用（尤其是青石棉），流行病学调查结果表明，石棉作业工人和石棉肺患者肺癌和胸膜间皮瘤的发生率明显高于不接触石棉的一般居民，尤其是间皮瘤，其主要发生在胸膜，劳动条件恶劣的石棉作业工人因吞入大量石棉纤维，甚至还可引起腹膜间皮瘤。在石棉高暴露量人群，间皮瘤的年发生率是 366/10 万，而在轻到中度暴露的人群，间皮瘤的年发生率为 67/10 万，多见于接触青石棉者。其潜伏期多较长，一般在接触石棉尘 35～40 年后才发病，以青石棉和铁石棉引起间皮瘤较多，可能与其较坚硬挺直，易穿透肺组织到达肺深部有关。

石棉肺患者的临床症状与一般尘肺相似，主要是活动后胸闷、气短，有时有阵发性干咳，合并呼吸道感染时可咯大量黏痰；还可有乏力、食欲减退、消瘦等全身症状；常有胸痛，大多局限，且不固定，如出现持续剧烈胸痛，应警惕出现胸膜间皮瘤的可能。

石棉肺早期多无阳性体征，合并感染时肺部可闻及湿性或干性啰音，有时在肺部下方或腋下可听到捻发音；晚期多合并肺气肿，可见桶状胸，叩诊呈过清音；长期缺氧可见发绀及杵状指。石棉肺易并发呼吸道感染、自发性气胸、肺源性心脏病等，但合并肺结核的发病率仅 10% 左右，远低于矽肺，而且多数病情较轻，进展缓慢。

接触石棉还可引起皮肤疣状赘生物——石棉疣（asbestos wart），常发生于手指屈面、手掌、前臂和足底，是石棉纤维进入皮肤引起的局部慢性增生性改变；疣状物自针头至绿豆大，表面粗糙，有轻度压痛，病程缓慢，可经久不愈。

（六）实验室检查

1. X 线检查　石棉肺的 X 线表现主要包括肺实质、胸膜和心包膜的改变。

（1）肺部改变：主要为网状的不规则小阴影，网状阴影可由小到大、由疏到密，逐渐发展，早期多见于中下肺野，以后可扩展到上肺野；小阴影增多，则使肺野透明度减低，呈毛玻璃样；随病情进展，上述不规则阴影密度逐渐增高，且结构紊乱，状如绒毛或蜂窝，有时在网状阴影间尚夹杂有少量密度不高的细小圆形和类圆形阴影；双上肺透光度常增高；肺门淋巴结一般不增大。

（2）胸膜改变：石棉肺有几种良性的胸膜改变即：胸膜斑、弥漫性胸膜纤维化和圆形肺不张。

1）胸膜斑：其为石棉肺的特征性改变，是石棉纤维刺激壁层胸膜导致局部胸膜增厚，X 线下多为双侧胸壁中、下部位对称性阴影，密度不均，多呈三角形，内缘清晰，偶见单侧形态不规则者，部分胸膜斑可有钙化则更易辨认。由于结核、心衰、外伤等因素亦会引起肺尖和肋膈角处的局限性胸膜增厚，所以尘肺病诊断标准专门指出，"与石棉接触有关的胸膜斑是指除肺尖和肋膈角区以外的厚度大于 5mm 的局限性胸膜增厚，或局限性钙化胸膜斑块"，以便于鉴别。胸膜斑多为双侧性，病变形态常不对称，多发于侧胸壁（第 5～8 肋间水平）和侧后胸壁，也见于膈肌的腱膜部，偶见于心包和叶间胸膜；正位平片有时较难发现侧后胸膜的胸膜斑，但 45°斜位片和 CT 片则可以清楚地显示。

2）弥漫性胸膜纤维化：石棉肺患者可出现单侧或双侧胸腔积液，石棉引起的胸腔积液能缓慢地自发消退，但与是否会出现胸膜斑或间皮瘤无明显关联；对于接触石棉的胸腔积液患者，需除外结核性胸腔积液和早期间皮瘤。弥漫性胸膜纤维化增厚、粘连，主要累及脏层胸膜和肋膈角，X 线下可见双侧胸壁广泛的不规则阴影。纵隔胸膜增厚并与心包膜粘连时，可形成一侧或双侧心缘模糊；肺门或肺内纤维化阴影重叠，常使心脏轮廓不清，若心包膜与壁层胸膜粘连可形成所谓"蓬发状心影"（shaggy heart），这是晚期石棉肺重要的 X 线征象之一。

3）圆形肺不张：石棉肺有一种特殊类型的胸膜增厚——"圆形肺不张"，亦称"折叠肺"或"Blesovsky 综合征"，其 X 线胸片特点是彗星尾征，即在胸膜的一个或几个部位出现具有特征性的圆形、不透明的曲线结构，尾部朝向肺门（彗星尾），但需与周围型肺癌进行区别。圆形肺不张的形成机制尚不清，可能为壁层胸膜纤维化伴有胸腔积液或感染时，部分肺组织粘连，引起支气管扭曲和阻塞，造成远端肺不张所致。大部分圆形肺不张的患者没有症状，但肺不张的体积增大或肺功能受损时则可出现症状。

CT 检查对肺实质纤维化和胸膜异常的发现较常规 X 线胸片检查有更高的敏感性，尤其有助于发现后下方胸膜、纵隔胸膜或横膈面的增厚、粘连，以及脊柱旁的胸膜斑或钙化等，是为石棉肺的诊断及鉴别诊断的重要参考依据。此外，CT 检查还可早期发现胸膜壁不规则的块状病变，为间皮瘤的辨认提供重要信息。

2. 肺功能测定　石棉肺典型的肺功能改变是限制性通气功能障碍，在弥漫性胸膜增厚者更加明显，这种通气功能降低常发生于胸部 X 线异常之前，甚或早于临床症状。还有报道指出，接触石棉 5 年以上的工人，DLco 已有降低，而此时 VC、FVC、FEV$_1$ 尚无明显改变，胸部 X 线也未出现异常。此外，石棉肺的小气道也有广泛的损伤，V$_{50}$ 及 V$_{25}$ 的异常率常高达 70% 以上。

晚期石棉肺患者，特别是有广泛的胸膜改变者，肺顺应性多显著减低，表现为 VC、FVC、TLC 均呈进行性急剧降低，RV 及 RV/TLC 增高。

（七）诊断与鉴别诊断

1. 诊断　可依据《尘肺病诊断标准》（CB270－2009）进行诊断，诊断原则是：

（1）具有确切的石棉尘职业接触史。

（2）现场劳动卫生学调查资料提示患者有大量接触石棉粉尘的可能。

（3）临床表现和技术质量合格的后前位 X 线胸片表现符合石棉肺特点。

（4）可排除其他肺部类似疾病，而后，即可对照尘肺病诊断标准片做出石棉肺的 X 线分期。

根据诊断标准，石棉肺的 X 线分级如下：

1）肺野出现总体密集度 1 级的小阴影，但分布范围未超过 4 个肺区，如出现胸膜斑，可诊断为石棉肺一期。

2）胸片表现有总体密集度1级的小阴影，分布范围超过4个肺区，或总体密集度2级，分布范围达到4个肺区者，如胸膜斑已累及部分心缘或膈面，可诊断石棉肺二期。

3）胸片表现有总体密集度3级的小阴影，分布范围超过4个肺区，如单侧或两侧多个胸膜斑长度之和超过单侧胸壁长度的1/2，或累及心缘使其显示部分蓬乱者，即可诊断为石棉肺三期。

对于个别不易辨认及疑难的病例，可行CT扫描协助诊断和鉴别诊断。

2. 鉴别诊断 石棉肺需与以下疾病进行鉴别诊断。

（1）其他原因所致肺间质纤维化：主要有外源性过敏性肺泡炎、硬皮病、类风湿病、结节病、红斑狼疮、特发性肺间质纤维化、药物及癌症放射治疗引起的肺间质纤维化等。

根据含大量真菌、细菌有机粉尘吸入史可与外源性过敏性肺泡炎进行鉴别；特发性肺间质纤维化与石棉肺的体征、X线改变及通气功能障碍等表现十分相似，但该类患者无石棉纤维职业接触史，且病情进展较快，无石棉肺的胸膜改变等情况，可以进行鉴别；结缔组织病则主要依据职业接触史、胶原病特殊的临床表现及实验室检查进行鉴别。

（2）胸膜改变：主要注意与结核性胸膜肥厚或钙化鉴别，该病有结核病史，病变多为一侧性，且多累及肋膈角，无石棉肺的肺部表现。发生在侧胸壁的胸膜斑还需注意与肥胖者的胸膜下脂肪鉴别，后者多位于侧胸壁第6~8肋处，两侧对称，很少累及肋膈角。

（八）治疗

目前尚无有效的药物可以控制石棉肺的发展，仍主要采用一般支持及对症治疗，积极防治并发症，其中尤以控制呼吸道感染最为重要。

（九）预防

参见本章总论相关内容。

五、其他法定职业性尘肺

除了矽肺、煤工尘肺和石棉肺外，我国规定属于法定职业病的尘肺还有：铸工尘肺、电焊工尘肺、水泥尘肺、滑石尘肺、陶工尘肺、炭黑尘肺、石墨尘肺、云母尘肺和铝尘肺等。这些尘肺既具有共同点，又具有各自的特点，现分别介绍如下。

（一）铸工尘肺

铸造生产是机械制造工业的第一道工序，包括型砂配制、砂型制造、浇铸、打箱和清砂等过程，生产的铸件主要为钢铸件、铁铸件和有色合金铸件，主要生产原料为砂石，其次是黏土，砂中游离二氧化硅量多在70%以上。由于不同铸造对型砂耐火性的要求不同，需用型砂也不同，如铸钢型砂中常加入石英砂（含游离二氧化硅90%以上），铸铁和铸有色金属则选用天然砂（含游离二氧化硅70%以上）；造砂型时，还需用涂料，铸钢常用的涂料为石英粉，铸铁和铸有色合金时则常用石墨粉和滑石粉。

由于需要较高浇铸温度的铸钢件的型砂多使用石英砂，此工种所产生的尘肺多为矽肺。一般铸件则多使用黏土（主要成分是硅酸铝）、天然砂以及石墨、煤粉、石灰石和滑石粉等材料，含游离二氧化硅量相应较低，尘肺主要由混合粉尘引起，被专称为"铸工尘肺"，所接触的粉尘以碳素类和硅酸盐类为主，故发病相对缓慢，发病工龄多为20~30年。

临床症状与一般尘肺相似，发病初期多无自觉症状，随病变进展，可出现胸闷、咳嗽、咳痰、气短等症状。胸部 X 线表现主要是在两肺中、下区出现不规则小阴影，多形成粗网状或蜂窝状，在上述不规则形小阴影的背景上可出现圆形小阴影，多为"p 型"影。

（二）电焊工尘肺

电焊工尘肺是长期接触高浓度电焊烟尘起的尘肺。电焊时，电焊条的药皮、焊芯和金属器材在电弧高温下（3 000 ~ 6 000℃）会产生大量的金属氧化物及其他烟尘，并以气溶胶状态散发到空气中，经过迅速冷凝而形成，被称为"电焊烟尘"或称"焊烟"。焊烟的尘粒很小，多为 0.4 ~ 0.5μm，烟尘中带有不同极性电荷的尘粒，可相互吸引，会形成较大粒径的粉尘。其化学组成则取决于焊条种类和所焊接的金属，其中大部分是氧化铁，其次为氧化锰、无定形二氧化硅和 Al、Mg、Cu、Zn、Cr、Ni 等微量金属，故电焊工尘肺实质上属混合性金属尘肺的一种；它还含有氮氧化物、臭氧、一氧化碳等有害气体，碱性焊条尚含有可溶性氟化物。电焊工尘肺的发病也较缓慢，发病工龄至少在 10 年以上，但在高浓度烟尘环境中，3 ~ 5 年也可发病。

主要职业接触机会为焊接作业，在建筑、矿山、机械、造船、化工、铁路及国防工业等被广泛应用，其种类较多，有自动埋弧焊、气体保护焊、等离子焊和手工电弧焊（手把焊）等，以手把焊应用较为普遍，焊工尘肺病例绝大多数发生在手把焊工中。

其早期无或仅有轻微症状，如咽干、鼻干、轻度干咳、少量痰、胸闷、胸痛等，有并发症时，症状可加重，体征相应增多，肺功能亦逐渐降低；部分患者血清铁、血清铜蓝蛋白、血清丙种球蛋白的比例可增高。其早期肺部的 X 线表现以"s 型"不规则小阴影为主，多分布于两肺中、下区，同时可见肺纹理增多、增粗，扭曲变形，出现网状阴影；圆形或类圆形小阴影出现较晚，以"p 型"小阴影为主；出现大阴影的病例极少。电焊工尘肺可并发肺气肿，但多较轻；肺门极少改变；并发肺结核也较少。

（三）水泥尘肺

水泥为人工合成的硅酸盐粉状建筑材料，其熟料所含总硅量约 20% ~ 24%，大部分为硅酸盐，游离二氧化硅一般在 1% ~ 9%；水泥成品主要为无定形硅酸盐，游离二氧化硅仅为 2% 左右，此外，尚含有少量钙、铅、铁、镁等化合物及铬、钴、镍等微量元素。水泥尘肺是长期吸入高浓度水泥粉尘而引起肺部弥漫性纤维化的病变，故属于硅酸盐尘肺；水泥的原料则为石灰石、黏土、页岩、三氧化二铝、二氧化硅及滑石粉等混合而成，因此，接触生料水泥粉尘引起的尘肺，属于混合性尘肺。

水泥尘肺的发病工龄也较长，一般至少在 20 年以上，病情进展缓慢，如没有并发症，预后多较好。临床主要表现为气短，劳动或登高时加重；其次为干咳；肺功能初为小气道功能降低，后进展为阻塞性通气功能障碍，晚期则为混合性通气功能障碍。

胸部 X 线表现是由粗细、长短、形态不一，且致密交叉的不规则"s 型"小阴影，在其背景上可见密度较低、形态不整的类圆形小阴影，大小多在 1.5 ~ 3mm 之间；随病情进展，病变可蔓延到两上肺野，可见"q 型"阴影或长条形与肋骨走行相垂直"八字型"的大阴影，周边有气肿带；此外，肺门也可见增大，结构紊乱。

（四）滑石尘肺

滑石属一种次生矿物，由含镁的硅酸盐和碳酸盐矿石蚀变而成，滑石尘肺是由于长期吸入滑石粉尘而引起的肺部弥漫性纤维化的一种属于硅酸盐类的尘肺。在矿石的开采、选矿、粉碎、加工、运输等过程都会接触到滑石粉尘；造纸、皮毛、橡胶、陶瓷、电工、建筑、医药、纺织、机器制造、化妆品、糖果等工业中常使用滑石作填料或防粘剂，在操作及使用过程中也可接触滑石粉尘。

滑石尘肺发病工龄多在 20～30 年之间，病变进展缓慢，临床症状远较矽肺和石棉肺为轻，但合并肺结核的病例较多。其胸部 X 线表现多以混合型小阴影为主，即在不规则小阴影的基础上有散在的圆形小阴影，晚期方出现大阴影。

（五）陶工尘肺

陶工尘肺包括瓷土采矿工人和陶瓷制造工人所患的尘肺，不同工种所接触的粉尘性质不同，所含游离 SiO_2 的量也不相同。陶瓷的主要原料是瓷土，是含水的硅酸盐（silicate），主要品种为高岭土（kaolin），其所含游离 SiO_2，不多，故瓷土采矿工人主要发生硅酸盐肺（silicatosis）；但陶瓷的制坯原料和瓷釉中则含有较高浓度的游离二氧化硅（23%～58%），可引起矽肺。由于此类工人的岗位调动频繁，可接触各种粉尘，故将此行业的尘肺统称为"陶工尘肺"。

陶工尘肺临床症状与一般尘肺症状相似，但较轻，进展较慢，早期仅有轻度咳嗽，或劳累后气短；晚期由于肺组织广泛纤维化，患者可有肺气肿、肺源性心脏病的表现。X 射线胸片表现以不规则形小阴影为主，随着病变进展，不规则小阴影逐渐增粗、致密、交织成网状，两肺中下区还常可见到圆形"p 型"影或"q 型"影，甚至可见到大阴影，其边界清晰，周边常见到气肿带；肺门阴影增大较常见，肺门淋巴结可见蛋壳样钙化；胸膜肥厚以肺尖部明显，两下胸膜和叶间胸膜也可累及。其主要合并症是肺结核。

（六）炭黑尘肺

炭黑是碳氢化合物（石油、天然气、松脂、焦炭等）受热分解形成的极细小的无定形炭粒，为疏松、质轻而极细的黑色粉末，大小一般在 0.04～1.0μm，所含二氧化硅极少（<1.5%），生产和使用炭黑的工人长期吸入炭黑粉尘可引起"炭黑尘肺"，属于炭素尘肺的一种。

炭黑尘肺发病工龄较长，至少为 15 年，多数在 30 年以上。其病理类型为尘斑型尘肺，病变以尘斑伴灶周肺气肿为主，可有轻度弥漫性肺纤维化。临床症状多不明显，预后较好。X 线改变主要为进展缓慢、弥散分布的细小不规则"s 型"阴影和圆形"p 型"阴影；偶见肺气肿及轻度胸膜肥厚。

（七）石墨尘肺

天然石墨是一种银灰色有金属光泽的碳排列为 4 层六角形的层状晶体结构，比重 2.1～2.3，广泛分布于火成岩、沉积岩及变质岩如片麻岩、石英岩及大理岩中，各矿石的石墨含量差异很大，一般为 4%～20%，常混有一定量的游离二氧化硅和其他矿物质，游离二氧化硅含量在 5%～49%。因此，采矿工人接触上述岩石粉尘后，可能患石墨矽肺（游离 SiO_2＞5%），甚至可能患矽肺。

合成石墨则是用无烟煤或石油焦炭，在电炉中经 2 000～3 000℃的高温处理制得，石墨含量在 90% 左右，而游离 SiO_2 含量多在 0.1% 以下。

石墨尘肺是指长期吸入石墨粉尘所引起的一种尘肺，多发生于石墨工厂的工人，发病工龄多在 20 年以上。其临床症状多较轻微，进展缓慢，早期仅有咽干、咳嗽、咳痰，痰呈黑色，有并发症时可出现相应症状和体征。肺功能检查可有以阻塞性为主的通气功能障碍和肺气肿表现。胸部 X 线检查可见中、下肺区出现"s 型"不规则小阴影和"p 型"类圆形小阴影，密度较低；纹理常增多，肺门阴影密度可增高，但明显增大者少见；少数病例可出现肺气肿和灶周气肿。

（八）云母尘肺

云母是钾、镁、锂、铝等的铝硅酸盐，属层状晶体结构矿物，在自然界分布甚广，易剥离成薄片，柔软透明。云母尘肺是云母开采或云母加工过程中长期吸入云母粉尘所引起的一种尘肺，由于接触的粉尘中游离 SiO_2 含量较低，故发病工龄较长，病情进展缓慢，症状亦较少。但云母采矿工尘肺，由于接触的粉尘中游离 SiO_2，含量较高，发病工龄则较短，病变进展亦较快，患者自觉症状较多，合并肺结核也较多。

（九）铝尘肺

铝制品具有质轻、耐久、不燃、不腐、不霉、不受虫蛀等特点，是优良的保温、隔热、吸声材料。长期吸入高浓度的铝尘（金属铝粉或铝的氧化物）所引起的一种尘肺。常温下，铝粉可呈现片状（$\gamma - Al_2O_3$ 晶体）、颗粒状（$\alpha - Al_2O_3 \cdot H_2O$ 晶体）和粉状（氧化铝）三种形态。铝粉尘粒极小（小于 $5\mu m$ 占 63%，小于 $10\mu m$ 占 83%），且荷正电，互相排斥，可长期悬浮于空气中。在生产过程中接触金属铝粉或氧化铝粉尘的工作人员，均有吸入其粉尘发生铝尘肺的危险。

其发病一般较慢，发病工龄均在 10 年以上。铝尘在肺内的分布以肺门部最多，肺尖部较少，肺底部最少。实验性铝尘肺的主要病理改变为细胞增生为主的肉芽肿性小结节形成，晚期可伴有一定程度的纤维化，多位于终末细支气管和呼吸性细支气管旁和肺泡隔内。临床症状轻而不典型，患者仅有咳嗽、胸痛、气短等症状；胸部 X 线表现为在肺纹理增强的基础上可见到 2~3mm 的类圆形小阴影及少量不规则小阴影。

以上这几种尘肺发病率均较低，具有尘肺临床和 X 线表现的共同点，但也有各自的特点，因此，诊断要结合职业接触史和工作现场监测资料，并要求拍摄质量合格的 X 线胸片，参考尘肺病诊断标准片进行。

六、新近报道的几种尘肺

我国的职业病目录中，法定职业性尘肺共列举了 12 种，此外，还设立了一个开放性条款（第 13 项），即根据《尘肺病诊断标准》和《尘肺病理诊断标准》可以诊断的其他尘肺也可诊断为职业性尘肺。改革开放以来，随着新材料、新产品、新工艺的开发引进，一些新尘肺也相继出现，应结合临床所见，积极开展现场劳动卫生和流行病调查，以及时做出诊断处理，不致延误病情；此外，也进一步积累了资料，丰富了尘肺病的内涵。近年报道较多的有蔺草尘肺、磁材粉尘尘肺、硅藻土助滤剂尘肺、矿（岩）棉尘肺、宝石及玉石加工工人尘肺等，现简介如下。

（一）与职业有关的尘肺

1. 蔺草尘肺　蔺草也称莛芏、席草、大甲蔺、苑里蔺、三角蔺草、石草、咸草、江蓠子、蓝草、七岛蔺、灯心草、三角葱，草茎圆滑细长，粗细均匀，壁薄芯疏，软硬适度，纤维长，富有弹性，抗拉性好，色泽鲜艳，清香浓郁，是极佳的天然绿色植物纤维之一。过去日本、中国台湾等生长较多，后来被引进种植于大陆福建一带，现主要集中于苏州、宁波、安徽等地。使用蔺草编织的各类产品具有通气、吸湿、清凉的作用，蔺草茎尤其具有调节干湿的功能，夏季能保持适度的干燥，使人的皮肤感触异常舒适，冬季保温性能良好，日本人最喜用蔺草编织品制作室内装饰和睡席。

日本已曾报道过蔺草引起尘肺的报道，随蔺草加工工艺系由日本引进，2002 年我国首次对从事蔺草染土作业工人的蔺草尘肺进行了报道，国兵等对 2001—2004 年间 359 家从事蔺草加工企业共计 17 574 人进行了体检，共检出 212 例尘肺，实际接尘工龄最短的为 1 年，最长 18.33 年，平均发病工龄（6.1±3.0）年，患者具有发病年龄轻、工龄短特点。

其病理学特点为肺内出现含有大量尘细胞的结节性纤维化，在尘细胞沉积处可见长度为 1~20μm 的针状颗粒，有双折光性，但无矽结节形成，被认为是不同于矽肺的一种新型尘肺。X 线胸片表现为类圆形小阴影，阴影密度较浅淡，早期以上肺野尤其是右侧多见，而后逐渐扩散至全肺野，并可形成大阴影，其形态多呈圆形或带状，边缘多清楚，邻近常有胸膜肥和粘连；肺门、纵隔淋巴结肿大及钙化少见。

蔺草尘肺主要来自蔺草的加工过程，为了增加强度保持蔺草的色泽，须将蔺草在矿物粉尘浆池中进行浸染处理，此过程称为"染土"，从而给其后的各个工序中带来大量粉尘。染土使用的尘浆是以多种矿物为原料，经破碎、研磨、筛分加工而成的混合矿粉，经 X 线衍射和 X 线荧光分析测定，染土成分以高岭土、石英、叶蜡石、绿泥石、明矾石、云母为主，分散度 7μm 以下占 27.5%，其游离 SiO_2 含量为 25.6%。近年通过综合防治，作业场所粉尘浓度已有所降低，尘肺检出率也见下降。

2. 磁材粉尘尘肺　浙江省乡镇企业 20 世纪 80 年代初开始生产磁性材料，目前在国内市场占有率达 95% 以上，但也出现新的职业危害——"磁材粉尘"，2006 年国内金志朝等对 89 名接尘工人职业健康检查，发现 10 名工人患有尘肺病，首先报道了由混合性磁材粉尘引起的尘肺，至 2010 年已报道了 15 例。

此种合性磁材主要产品系永磁铁氧体一次性预烧锶料，其主要原料为铁鳞渣（Fe_2O_3）85.2%、碳酸锶粉（$SrCO_2$）14%、高岭土粉（$Al_2O_3 \cdot H_2O$）0.4%，碳酸钙粉（$CaCO_2$）0.4%、粉尘中游离 SiO_2 含量 2.74%~3.22%。二氧化硅含量虽低，但其分散度高（≤5μm 的占 64.4%~79.6%），极易随呼吸进入肺内。调查表明，发病车间内扬尘点多，通风设备差，粉尘检测点最高超标 9 倍。

有人认为铁鳞渣内的无机碳酸盐可能具有矽酸盐类的特征，也可引起肺组织纤维化；此外，磁性材料产生的静电是否可使粉尘悬浮时间更长、更易于吸入肺内，均待进一步研究。

此类尘肺患者的接尘工龄为 4.5~10.5 年，主要为一期和二期患者。临床上均见有不同程度的咳嗽、咳痰、胸闷、胸痛等症状，X 线胸片可见密集度不等的圆形小阴影及弥漫的肺间质纤维化，肺功能呈混合型通气功能障碍。

3. 硅藻土助滤剂尘肺　硅藻土是一种生物成因的硅质沉积岩，由古代硅藻的遗骸组成，其化学成分主要为 $Si(OH)_4$，此外还有少量 Al_2O_3、CaO、MgO 等，主要用作吸附剂、助滤剂和脱色剂。主要分布在中国、美国、丹麦、法国、前苏联、罗马尼亚等国；我国的硅藻土储量约 3.2 亿吨，远景储量达 20 多亿吨，主要集中在华东及东北地区，但优质土仅集中于吉林长白地区，其他矿床杂质含量较高，不能直接加工利用。硅藻土具有细腻、松散、质轻、多孔、吸水等特点，制造出的硅藻土助滤被广泛用于油类、脂肪及蜡制品、涂料颜料、糖及糖浆、酒和酿造制品、药品、化学品制造以及水处理等工业生产中。

1961 年，美国学者 Rubin 首次报告了一例硅藻土尘肺尸检结果，使硅藻土粉尘致尘肺作用逐渐引起重视。其主要病理学特点是大量的纤维组织堆积在血管周围，形成弥漫性的细小结节，双肺有广泛的胶原纤维组织增生；吞噬大量粉尘的尘细胞分布在肺泡腔内及纤维组织间，伴有广泛的间质性肺泡炎。

近年国内报道硅藻土经过煅烧后的产品——助滤剂也可引起尘肺，主要见于硅藻土加工制作助滤剂的过程，使用者很少发病。研究表明，硅藻土原矿主要成分 Si（OH）$_4$。经加热煅烧生成 $SiO_2 + 2H_2O$，使游离的 SiO_2 含量由原来的 4.03%，猛增至 52.7%，加之成品硅藻土粉尘直径大多≤75mm，为可直接通过肺泡孔进入肺泡，成为高致病性粉尘；电镜下可见其形状多为有锐利棱角的多型小体。用熟硅藻土染尘大鼠能引起尘肺病，而且发展快，病情重，预后差。有建议认为，应在我国职业病尘肺名单中列入硅藻土尘肺。

4. 矿（岩）棉尘肺　近年国内有报道接触（岩）棉纤维粉尘导致尘肺的报道，接尘工龄为 9～17 年。临床主要为间断性胸闷、咳嗽、咳痰症状；X 线胸片显示弥漫分布的圆形和不规则小阴影，CT 可见散在的粟粒结节影。

这是一类由硅酸盐熔融物制得的蓬松状短细纤维，按所用原料可分为岩棉（rock wool）和矿渣棉（mineral wool）两大类，前者以火成岩、变质岩与沉积岩等天然岩石为主要原料，常用玄武岩、石灰石、辉绿岩、角闪岩、泥灰岩、长石、黏土等；后者以某些冶金矿渣为主要原料，如铁、磷、镍、铬、铅、铜、锰、钛、锌等矿渣，其制品具有质轻、耐久、不燃、不腐、不霉、不受虫蛀等特点，是优良的保温隔热、吸声材料。以往尚无人造矿物纤维引起尘肺的报道，但动物实验提示矿岩纤维粉尘具有潜在的致纤维化能力，值得进一步研究探讨。

5. 其他粉尘　近些年，纳米材料对人体健康的影响也备受关注，尽管目前尚未证实纳米粉尘可致肺纤维化，但无疑是粉尘对人体危害的新课题。国际放射线防护委员会（ICRP）1994 年的研究指出，纳米颗粒可以在人类呼吸道及肺泡中沉积，在呼吸道内的沉积部位与粒径有关，粒径为 20nm 的颗粒，有 50% 左右沉积在肺泡内；动物试验表明，纳米粉尘可使肺巨噬细胞的清除能力显著下降，并导致肺部炎症反应，肺部炎症和损伤的表现与纳米材料的小粒径和很大表面积有关，同时也与纳米颗粒刺激机体产生自由基继而引发氧化损伤有关。2009 年 3 月初，日本环境厅召开研究讨论会指出鉴于纳米材料在广泛领域期待有效利用，而纳米粉尘又具有与石棉加工相似性质，故担心其可能危害人体健康并对生态环境造成恶劣影响，要求出台预防纳米材料加工对人体健康影响细则，这些动态均值得今后进一步关注。

玉石和宝石加工、打磨近年也成为尘肺发生的一个新的行业，据调查，这些物质中二氧化硅的含量多在 10%～90%，如果防护不当，仍可引起矽肺，值得进一步关注。

（二）非职业性尘肺

Policard 等（1952）曾报道在非洲撒哈拉沙漠地区发现有非职业性尘肺患者，Mathur 等（1997）曾报道在印度西北部塔尔沙漠农村地区的农民中也出现"沙漠肺综合征"患者，患病率为 0.41%。近年我国发现，西北风沙地区 70 岁以上农民的 X 线胸片矽肺检出率为 10.34%；病理检查显示，双肺可见矽结节及弥漫性肺间质纤维化改变；肺组织 X 线衍射及电子探针检测发现有大量石英存在。孟紫强等对我国三面被沙漠包围、沙尘天气多发的甘肃省民勤县居民进行了流行病学调查，发现非职业性尘肺患病率高达 5.33%。表明长期暴露于沙尘天气可引发非职业性尘肺，应引起高度重视，加强环境治理，但应注意与结核病等进行鉴别，避免误诊。由于这种尘肺主要发生在沙尘天气频发区，且往往是沙漠地区或邻近沙漠的地区，所以有人建议将这种尘肺定名为"沙漠尘肺"（简称"沙漠肺"）。同样，推测居住在煤仓或运煤通道附近，在大量扬尘等环境因素影响下，也可引起非职业性尘肺，均需进一步观察。

（罗来恒）

第二节　金属粉末沉着症

在金属矿的开采、冶炼、加工和使用等过程中可产生各种金属粉尘，由于其化学性质及溶解度的差异，吸入人体后可产生不同的生物效应，如引起中毒（铅、锰、镉等），尘肺（铝尘肺等）。

一些难溶的稀有金属如钨，与碳生成碳化钨后再以钴、镍、铬、钽、钼等为黏结剂，在真空炉或氢气还原炉中可烧结成"硬质合金"，其粉尘吸入肺部可导致"硬金属病"。主要临床表现为支气管哮喘及弥漫性肺间质纤维化硬合金粉尘中的钴被认为是支气管哮喘的致病因子，弥漫性肺间质纤维化则是由于病情早期出现的过敏性肺泡炎经反复接触后，病变不断累加而致。

长期吸入稀土金属（主要包括镧系元素如镧、铈、镨、钕、铕、钆等以及性质与镧系元素相近的钪与钇，共 17 种元素）及其化合物粉尘，可引起弥漫性肺部肉芽肿及肺间质纤维化改变，被称为"稀土肺"，但病例很少，我国尚未见报道。

还有些金属粉尘吸入后可长期沉积于肺内，但致纤维化能力不强，仅在肺组织中沉着引起异物反应或轻微纤维化反应，被称为"惰性粉尘"，其引起的肺脏病变被称为"金属粉末沉着症"（metal dust thesaurosis）。其临床特点是停止粉尘作业后，X 线胸片上的点状阴影不再进展，或可逐渐消退，症状不明显，也不影响肺功能，所以又被称为"良性尘肺"。但也有些学者提出，无论何种粉尘，吸入一定量后均会引起不同程度的纤维化，并导致呼吸功能改变，所谓良性尘肺主要是相对于致纤维化作用强的粉尘而言，长期吸入较高浓度此类"惰性粉尘"也会对人体呼吸系统造成一定损害，仍应注意加强防护。下面拟重点简介几种金属粉末沉着症。

一、肺锡末沉着症或称锡肺

锡是一种银白色略带蓝色的金属，主要用于制造黄铜、青铜、含锡特种金属等；人长期吸入锡的粉尘和烟雾时可引起肺部的"锡末沉着症"或称"锡肺"，发病工龄最短 6 年，多则十余年。

病理检查，在肺切面可见较大量 1~3mm 大小的灰黑色圆形病灶，分布于全肺，肺门淋巴结变黑，但不硬；镜下可见含锡粉尘在肺泡壁、肺间质、胸膜下及淋巴管、血管、小支气管周围堆积沉着，仅有轻微的细胞反应，未见明显的纤维组织增生，因此，被认为是一种良性尘肺。

锡尘肺临床症状较少，仅有咳嗽、咳痰、胸痛等，但多轻微，无明显体征。胸部 X 线检查见两侧肺野出现密度较高、边缘锐利的类圆形小阴影，有些小阴影由多个细小斑点集合而成，形似花瓣状，但不融合，不规则阴影较少；肺纹理和胸膜无明显改变；肺门一般不大，但密度较高，有时可见点状或条状金属样块影。肺功能多无改变。

锡尘肺进展缓慢，脱离接触后病情不再进展，随着时间的延长，类圆形小阴影可减少或消失，但肺门形成的金属样块状阴影变化不明显。钟金球等对 1970 年以前诊断的 28 例肺锡末沉着症患者按每 5 年一个观察间隔进行了 25 年的随访，结果发现近半数有"自净"现象：自 5～10 年起，部分胸片开始变化——阴影的密集度降低、数量减少，或阴影逐渐变小、模糊甚至消失，肺野逐渐变得清晰。其"自净"机制，推测一种可能是通过肺泡清除，即吞噬的锡尘沿肺泡表面的液流进入呼吸性支气管，最后由痰排出；也可能通过肺间质淋巴网将锡尘引流到肺门淋巴结，致使肺门阴影逐渐增高，形成肺门金属样块状阴影。

二、肺钡末沉着症或称钡肺

钡是一种银白色的碱土金属，在地壳的含量约为 0.05%，主要存在于重晶石和毒重石，多以化合物形式存在，如硫酸钡、氧化钡等。钡的用途广泛，如金属钡可用作消气剂（除去真空管和显像管中的痕量气体，也是精制炼铜时的优良去氧剂）、球墨铸铁的球化剂，还是轴承合金的组分；锌钡白用作白漆颜料；碳酸钡用作陶器釉料；硝酸钡用于制造焰火和信号弹；重晶石用于石油钻井；钛酸钡用于制造电容器等。长期吸入多量的钡或不溶性钡盐（如硫酸钡、氧化钡等）粉尘，可引起"肺钡末沉着症"或"钡肺"，主要见于重晶石矿开采、加工，硫酸钡或锌钡白的研磨、包装等作业。本症 1926 年由意大利学者 Fiori 首先报道，国内自 1965 年后也陆续有一些报道。

钡粉尘吸入肺泡后，部分被吞噬细胞吞噬，沿淋巴系统运至肺门淋巴结；部分则沉积在肺泡和肺间质中，形成粉尘小灶，其周围一般不引起纤维组织增生，或仅有轻微的纤维化改变；钡尘可以随肺泡、支气管分泌物排出体外。病理检查可见肺表面有多量孤立和细小的灰白色结节，无融合和纤维化，肺门淋巴结不大；镜下可见肺内有较活跃的含钡尘的巨噬细胞反应，在肺间质和小支气管和血管周围可见多量钡尘沉着。

钡肺临床常无明显症状和体征，肺功能检查也多无明显异常。X 线胸片检查可见两肺有均匀而较密集分布的结节，直径 1～3mm，边缘清晰锐利，不融合，主要由肺内集聚的钡尘吸收 X 线所形成；肺门淋巴结增密，但不增大；肺纹理和胸膜正常。

张忠群等对 9 例钡尘肺病人进行了 12 年的 X 线动态观察，在未给予排尘治疗情况下，脱离粉尘作业 3～10 年后，有 6 例 X 线胸片全部恢复正常，其余也均显示不同程度消退好转，提示钡尘肺为良性尘肺；但若同时接触二氧化硅粉尘，如重晶石矿工，则有伴发矽肺可能。

三、肺锑末沉着症或称锑肺

锑在地壳中的含量为 0.000 1%，主要以单质或辉锑矿、方锑矿、锑华和锑赭石的形式存在，目前已知的含锑矿物多达 120 种。锑为银白色金属，富有延展性，常温下不易被氧化，用途十分广泛，如制造各种合金（可增加其硬度和强度）、蓄电池极板、焊料、电缆包皮、枪弹，用作化工催化剂、缩聚催化剂；高纯锑是半导体硅和锗的掺杂元素；锑白（三氧化二锑）是搪瓷、油漆的白色颜料和阻燃剂的重要原料；硫化锑（五硫化二锑）是橡胶的红色颜料；生锑（三硫化二锑）可用于生产火柴和烟剂，被广泛用于阻燃剂、搪瓷、玻璃、橡胶、涂料、颜料、陶瓷、塑料、半导体元件、烟花、医药及化工等生产。

锑矿开采，特别在锑的冶炼、精炼及合金生产过程中可产生大量锑烟尘，在颜料等锑化合物的生产及包装等生产过程则主要产生锑粉尘。

锑尘是一种致病力较弱的粉尘，能否引起锑尘肺目前意见尚不一致。1953 年，Renes 等报道了炼锑工人可出现广泛间质性肺炎；1957 年 Karagovic 首次报道塞尔维亚炼锑工人出现锑尘肺。Cooper（1968）以大鼠进行实验，见吸入锑尘后早期为急性局灶性化学性肺炎，两个月后吞噬锑尘的巨噬细胞可积聚形成细胞性结节，但以后肺内积聚的锑尘可逐渐廓清，未见明显纤维化和胶原性结节形成；湖南省劳卫所（1980）采用三氧化锑粉尘进行动物实验也支持上述结论。湖南有色冶金劳动保护研究所曾对 4 例工龄长达 10 年以上的炼锑工人进行尸解，见其病理改变主要为慢性支气管炎、轻度支气管扩张、大疱性肺气肿，小支气管周围及肺泡间隔有纤维增生，肺组织及肺门淋巴结内有锑尘沉积等改变。辛业志等（1982）通过支气管注入途径给实验动物多次染尘，显示三氧化二锑尘具有一定致纤维化作用。李小萍等报道 39 例单纯接触三氧化二锑粉尘的包装工，作业工龄为 4~6 年，其中 3 例确诊 I 期锑尘肺，4 例可疑；肺活体组织病理检查结果显示，肺组织弥漫性炎性病变和少量胶原纤维形成，提示有轻度肺间质纤维化改变；脱离粉尘接触 4 年后动态观察，症状较前有所改善，X 线胸片见肺门密度增高影较前增加，但肺野中弥漫性分布的圆形或不规则形影与 4 年前比较无明显改变，表明三氧化二锑尘有一定的致肺纤维化作用，但程度较轻。

该病的患病工龄多在 10 年以上，临床症状轻微，仅有气促、咳痰、胸痛等，肺功能无明显改变。胸部 X 线检查可见大量致密结节状阴影肺部不规则阴影增多；肺门阴影增密，无融合现象；胸膜一般无改变，肺气肿少见；肺部阴影进展缓慢，很少合并结核；停止接触后，X 线改变无明显消退。

四、铁末沉着症亦称铁尘肺

磁铁矿、赤铁矿的开采与破碎，天然矿物颜料（赭石）的采掘、破碎和混合，铸铁、铸钢行业生产，钢铁制品的切削凿磨、压模制造，研磨钢、铁材料，对钢、铁材料进行电焊和氧焊，采用氧化铁粉尘进行抛光加工，以及加工氧化铁颜料等过程，均有机会接触铁及氧化铁粉尘。

吸入金属铁或氧化铁粉尘可引起"铁末沉着症"，发病工龄一般为 10~20 年或更长。氧化铁主要沉着在胸膜淋巴管，使肺表面呈铁锈褐色或深砖红色，肺切面可见灰色或铁锈褐色尘斑；镜下可见大量铁尘颗粒和含尘巨噬细胞沉积在血管和支气管周围、肺泡腔与肺泡壁内，肺间质有轻度网状纤维增生，无胶原纤维化。X 线胸片可见双肺肺野出现 0.5~2mm 点状致密影，无融合；肺门阴影增浓但不大。患者多无临床症状，肺功能改变不明显；脱离接触后，胸部 X 线阴影可变淡甚至消失。

单纯的肺部铁末沉着症十分少见，因在某些含铁粉尘作业环境中可同时存在一定量的二氧化矽，工人吸入后可发生"铁尘肺"，如赤铁矿工肺等；电焊作业中电焊烟尘除主要成分除氧化铁外，还有锰、硅、硅酸盐等，长期吸入这种混合性粉尘可引起电焊工尘肺。

单纯吸入氧化铁粉尘是否导致尘肺，看法不同，国内学者认为肺内铁尘长期沉积可引起尘肺样改变，动物实验见吸入氧化铁粉尘后肺体积显著增大，肺气肿明显；镜下可见肺泡腔、气管及血管旁有大量棕色噬尘细胞集聚，其间见有纤维细胞及纤细的胶原纤维，并有明显灶周肺气肿；肺门淋巴结可见噬尘细胞团、纤维细胞及胶原纤维。在游离二氧化硅含量极低的氧化铁车间工人、单纯接触氧化铁颜料的工人中也有发生铁尘肺的报告。仝秀琴等对11例从事废铁切割的氧化铁尘肺的尸体解剖中发现，尘斑灶内有与粉尘相间的网织纤维、胶原纤维；工人的平均接尘工龄为28.2年。对铁矿采矿工的一些研究发现，即使停止采矿作业多年，矿工的排痰性咳嗽及慢性支气管炎的发病率仍明显高于无刺激性物质及粉尘接触者，肺癌的发病率也高于一般人群。

临床上，铁末沉着症患者可有咳嗽、咳痰、胸闷等症状，无阳性体征。肺活检标本镜下观察，可见肺泡壁和肺泡腔中出现大量巨噬细胞，其胞质中含有大量致密颗粒，肺泡壁有轻到中等的间质纤维化；电镜X线元素分析显示，致密颗粒具有明显铁峰。X线胸片可见双肺弥漫性小圆形阴影，但无明显聚合趋势；肺门影略增大；肺纹理未见明显增粗紊乱，未见明显胸膜增厚。综上可见，铁尘肺虽有一定量胶原纤维形成，但与矽结节型迥然不同。

五、肺钛白粉末沉着症

钛白粉学名为二氧化钛，分子式为TiO_2，相对分子质量79.90，也称钛白，其化学性质十分稳定，是一种惰性颜料，被认为是目前世界上性能最好的白色颜料，它有金红石型和锐钛型两种结构，其中金红石晶体结构致密，稳定性好，光学活性小，耐候性好，有较高的遮盖力和消色力，而且无毒，故被广泛用于橡胶、轮胎、运动器材、胶鞋、化妆品、瓷器、食品、医药等生产，还用作各类表面涂料、纸张涂层及填料、塑料及弹性体成分。

有报告指出，长期吸入钛白粉尘，可以引起"肺钛白粉末沉着症"，但发病缓慢，发病工龄多在10年以上。临床症状多较轻微，仅有咳嗽、咳痰，偶有劳累后胸闷、气短等症状，体征不明显，肺功能无改变。胸部X线检查可见双肺有散在小圆形阴影，多为p型，无聚合趋势，伴肺纹理增重，肺门无增大。停止接触后2～3年，肺内阴影即开始消散，提示为一良性疾病过程，预后较好。

金属粉末沉着症无特殊治疗方法，主要是对症治疗。使用金属络合剂虽然有助于体内某些金属排出（如锑、铁），但是能否改善肺内沉着症病情尚不确定。鉴于任何粉尘的长期高浓度吸入都会对人体呼吸系统造成一定损害，因此应着重预防，切实改进生产工艺和改善劳动条件，加强通风降尘，降低环境空气中金属粉尘的浓度，工作时应佩戴防尘口罩做好个人防护。此外，还应做好就业前和定期健康检查，有慢性呼吸系统疾病者不宜从事接触金属粉尘的作业；一旦确诊患者，应尽快调离粉尘作业，以保障工人健康。

（成利伟）

第三节　铍病

接触铍或其化合物可引起以呼吸系统损害为主的全身性疾病，以往被称为"铍中毒"，但由于其发病多与变态反应有关，并非真正中毒，故目前多称为"铍病"（beryllium disease，BD或berylliosis）。短期内吸入高浓度可溶性铍化合物的烟尘、蒸气，可引起的急性化学性支气管炎和肺炎，称为"急性铍病"；多次吸入甚或破损皮肤接触铍或其难溶性化合物粉尘，经过一定潜伏期，可发生以肺部肉芽肿及间质纤维化为主的病变，称为"慢性铍病"。德国及美国分别在1933年和1946年最先报告了急、慢性铍病病例，至80年代美国铍病病例已超过千例；我国于1964年发现首例慢性铍病，迄今文献报告的病例已超过百例。

一、病因

铍病的病因是铍（beryllium，Be）及其化合物。铍的原子序数4，原子量9.01，熔点1 278℃，沸点2 970℃，相对密度1.85，为银灰色，为最轻的稀有碱土/稀有金属；难溶于水，可溶于酸，与碱可生成盐类；其化学性质与铝相近，其氧化物也是两性的。铍容易为X线穿透，铍核被中子、α粒子、γ射线撞击时，可产生中子。铍具有重量轻，强度高，导热、导电性好，无磁性，加工时不产生火花等特点，制成合金可明显提高金属的抗震性、防腐性及抗疲劳性，在航天、卫星、原子能、军事等特殊领域有重要用途。

常用的铍化合物为氢氧化铍［beryllium hydroxide，Be（OH）$_2$］、氧化铍（beryllium oxide，BeO）、氟化铍（beryllium fluoride，BeF$_2$）、氯化铍（beryllium chloride，BeCl$_2$）、硫酸铍（beryllium sulfate，BeSO$_2$）、碳酸铍（beryllium carbonate，BeCO$_2$）、硝酸铍［beryllium nitrate，Be（NO$_2$）$_2$］等。

主要接触机会为：

1. 铍的提炼过程 铍主要以氧化铍（BeO）形式存在于某些宝石中，其中仅绿柱石（3BeO·Al$_2$O$_3$·6SiO$_2$）具有工业开采价值，含铍量约为9%～13%。矿石开采引起中毒的报告不多，但矿石粉碎过程则有机会接触含铍粉尘；矿粉经煅烧、浸出、沉淀，制得Be（OH）$_2$后，锻烧成BeO，并将其转化为卤化物，然后用镁还原法或熔盐电解法制得金属铍，这些过程均有较多机会接触铍或其化合物粉尘。

2. 制造合金 这是铍的主要用途，如铍铜合金可制备耐腐、抗震、抗冲击部件；镀镍合金可大力增加金属硬度及延展强度，可用以制作钻石钻头；还可与铝、锌、钴、镁、铁等制成合金而极大改进其机械性能，因而在电子电讯器材、航空航天、军事等领域具有重要用途。

3. 核工业和航天工业 如铍可用作原子反应堆中子减速剂、反射体材料、中子源、核研究用核靶、X线管和闪烁计数器探头、高级仪表部件（如导航系统陀螺仪等）、耐高温陶瓷制品；铍单品还用于制造中子单色器等。

二、发病机制

铍及其化合物都具有较大的毒性，毒性强弱与铍化合物的种类、理化性质、剂量、接触时间、侵入途径以及个体敏感性等因素有密切关系。

完整的皮肤不吸收铍或其化合物，仅产生局部作用，可致过敏性皮炎、皮肤溃疡，进入体内的量不多。胃肠道的摄取率也很低，因铍和难溶性铍化合物很难吸收，可溶性铍化合物则在胃肠内生成不溶性磷酸盐沉淀，随粪便排出，故胃肠道对铍类的摄取率一般不会超过0.2%。相对之下，呼吸道是铍的主要侵入途径，粒子较小（直径＜5μm）的金属铍或其化合物可进入呼吸道深部并滞留在肺泡或小气道，水溶性较强的物质可被间质血管或淋巴管吸收，难溶的化合物则为巨噬细胞吞噬，部分随痰排出，部分进入肺间质。金属铍或不溶性铍盐还可经由破损皮肤进入体内，引起皮肤甚至引起肺内肉芽肿病变。

进入血液的铍多与血浆中α球蛋白结合，小部分形成磷酸铍或氢氧化铍成为向组织转运的主要形式，与结合型铍构成动态平衡；以游离状态存在于血中的铍量极微。进入体内的铍最初分布于各个组织，以肺、肺淋巴结、肝、骨骼、肾为多；而后由于组织清除能力的差异，肺淋巴结和骨骼成为铍在体内的主要蓄积地，其在肺内半减期一般为数周至半年，但难溶性铍化合物可滞留肺内数年。铍可通过胎盘屏障，但难透过血脑屏障。体内的铍主要经尿排出，速率甚慢，半减期可达数年。

急性铍病和慢性铍病的发病机制并不相同。前者主要由可溶性铍化合物引起，以化学刺激作用为主，具有明显的剂量－反应关系；可溶性铍化合物对肺的直接刺激可使溶酶体酶大量释出，引起细胞损伤，甚至导致急性化学性肺炎。慢性铍病则为金属铍及其不溶性化合物引起，属于迟发性变态反应，因铍在体内可形成半抗原——铍盐在体内先形成氢氧化铍，再通过老化转变为氧化铍，即具抗原性；而金属铍表面形成的氧化物已具有抗原活性，其与蛋白质结合即成为特异抗原，导致机体产生抗铍特异性抗体，并同时激活细胞免疫反应，引起 CD_4^+ T 淋巴细胞在肺内积聚、增殖；吸入肺内的铍还可通过非特异性炎症反应途径诱导肺内肉芽肿生成，从而刺激促炎细胞因子和生长因子生成，促进肉芽肿机化，最终形成纤维结节，损害肺脏功能。患者血清中 γ 球蛋白、IgG、IgA 均明显升高，实验动物的淋巴细胞转移给健康动物，也可引起铍病。有调查表明，慢性铍病患者中 97% 可检出主要组织相容性复合物 HLA－DPb1（Glu69），而对照组检出率仅 30% 左右，提示遗传素质在慢性铍病的发生中可能具有重要作用。此一基因型为慢性铍病易感性的标记，但由于其在一般人群中的检出率也较高，目前尚无法用于易感个体筛选。

1993 年国际癌症研究机构（IARC）将铍和铍化合物列为 1 类致癌物。由于铍是 DNA 复制或修复的抑制剂，并可能增加核苷的错误掺入，此种作用是否与其致癌性有关，尚待证实。

三、病理

病理研究显示，急性铍病肺内主要呈现炎症及水肿改变，表现为肺体积增大、重量增加、呈灰红色、质韧如肝；肺泡表面有透明膜形成，肺泡腔内充满水肿液、巨噬细胞、成纤维细胞及少量脱落上皮细胞、红细胞，中性粒细胞甚少；肺间质有淋巴细胞、浆细胞浸润，迁延型病例可出现肺组织纤维化，但无肉芽肿，与一般化学性肺炎病理表现无大差异，但在其严重病例可出现肝实质细胞和肾小管上皮细胞变性、坏死。

慢性铍病肺内主要病变为广泛而散在的非干酪性结节性肉芽肿，肉眼可见肺体积增大，肺表面和切面广泛散布有大小不一（2～15mm）灰白色的结节性病灶，同时可见弥漫性间质纤维化。肉芽肿早期多由单核细胞及少量淋巴细胞、浆细胞、纤维素构成；后期肉芽肿内出现巨细胞，胞体内可见有各种包涵体，呈星状或贝壳状，肉芽肿中心区可发生玻璃样变性，最后形成胶原。此种非坏死性肉芽肿在组织形态上与结节病（sarcoidosis）颇为相似，鉴别难度较大。此类铍肉芽肿还可发生在上呼吸道、肝、肾、脾、心肌、横纹肌、胸膜及皮肤等肺外器官，使铍呈现全身性毒性表现。

四、临床表现

（一）急性铍病

主要因吸入大量可溶性铍化合物如氟化铍、硫酸铍、氯化铍等粉尘所致，病死率几近 7%。吸入后经 3～6 小时潜伏期，出现咽痛、咳嗽、气短、胸闷、胸痛等呼吸道刺激症状，甚至"金属烟雾热"样表现，如头痛、头晕、全身酸痛、乏力、畏寒、发热、胸闷、气憋、咳嗽、咳痰等，且逐渐加重，有血痰、胸痛、呼吸急促、心悸、发绀等化学性肺炎表现。严重者出现肺水肿，此时可查见肺内散在湿啰音，X线胸片显示肺内有絮状或点片状散在阴影，肺门增大；肝脏亦可肿大、压痛，甚至出现黄疸。实验室检查可见白细胞总数及嗜酸性粒细胞增多，血清谷丙氨酸转氨酶（ALT）及胆红素增高，尿铍显著增高（>5μg/L）。

急性铍病经积极治疗，症状可在2～4周内消失，但肺部病变需3～4个月才能完全吸收；少数患者肺内可残留纤维化病变，甚至转化为慢性肉芽肿。

（二）慢性铍病

其发病机制为变态反应，主要系多次吸入一定剂量难溶性铍化合物（如金属铍、氧化铍，氢氧化铍等）烟尘或粉尘引起；破损皮肤接触上述化合物也可诱发本病。其潜伏期多较长，可为数月、数年甚至十数年；妊娠、分娩、手术、呼吸道感染、吸入刺激性气体等可成为发病诱因，而使潜伏期缩短。美国慢性铍病的发病率一般<10%，接触量较大人群，发病率可达16%，但有时见接触量极少个体也发生此病，可见接触剂量并非引起发病的绝对因素。主要临床表现为渐进出现的胸闷、气短，且伴胸痛、咳嗽，并有乏力、食欲缺乏、消瘦、头晕、头痛、失眠、低热、肝区胀痛、腹胀、腹泻、关节疼痛等全身症状。早期体征不明显，而后肺部可出现干、湿啰音，可有桶状胸、发绀及端坐呼吸等右心衰竭表现，并可出现肝、脾及表浅淋巴结肿大，部分患者可并发肾结石。

胸部X线检查是慢性铍病的主要诊断依据，其主要特点为在网状阴影改变的背景上出现颗粒或结节样阴影，肺透明度降低，肺门上提，肺门淋巴结肿大，但肺内改变发展较为缓慢，常呈静止状态。肺功能检查早期仅见通气功能略有降低，晚期可见换气功能也有障碍，动脉血氧张力下降。尿铍可升高，但多<5μg/L。

（三）铍的皮肤损伤

金属铍或可溶性铍盐可致接触性皮炎（contact dermatitis）或过敏性皮炎（allergic dermatitis），夏季尤易发病，皮损多在暴露部或易搔抓的部位，常为斑疹、丘疹、疱疹，严重时可发生水疱，脱离接触后3～7天可愈，不留痕迹。可溶性铍化合物污染创口可引起皮肤溃疡并向深部发展，溃疡边缘隆起成堤，状如鸟眼，数月方能愈合并遗留瘢痕；金属铍及不溶性铍化合物刺入皮肤，可形成皮肤深部肉芽肿，并反复溃破，长期不愈。

五、实验室检查

（一）尿铍

尿铍仅是近期接触水平的反映，正常人群尿铍多难检出，故尿中检出铍即提示有铍接触，急性铍病患者尿铍增高常较明显，多>5μg/L，但其水平高低与疾病严重度并无明显关系。尿铍水平与慢性铍病的发病及程度尤其无关，尿铍阴性并不能否定慢性铍病的存在，尿铍阳性亦仅能表明近期有铍接触，而不能借此诊断铍病。

（二）特异性免疫指标

这是慢性铍病最重要诊断依据之一，对鉴别铍病及肺内其他性质的纤维化及肉芽肿病变也具重要价值。常用指标有：

1. 铍皮肤斑贴试验 有资料表明，慢性铍病患者阳性率可在99%以上，铍病观察对象阳性率约22%，铍接触者为4.3%，非接触铍者及矽肺患者阳性率仅为2.2%。

2. 以铍为抗原的淋巴细胞转化试验　慢性铍病患者阳性率可达77%～80%，铍接触者阳性率仅为6%，无铍接触者为阴性。

3. 以铍为抗原的白细胞移动抑制试验　随胸部病变进展阳性率亦增高，慢性铍病患者阳性率可达97%以上。

4. 以铍为抗原的淋巴细胞增殖试验　基于铍病患者肺泡灌洗液中的T细胞处于活化状态，与铍盐共同培育，可出现很强的特异性增殖反应；与外周血淋巴细胞转化现象比较，反应明显增强，提示患者肺部有大量致敏淋巴细胞浸润和渗出，存在着过敏性肺炎，为铍病的细胞免疫性质及病因诊断提供了依据，美国将之视为慢性铍病诊断的必备条件。

六、诊断及鉴别诊断

（一）急性铍病

根据短期内确切的可溶性铍化合物接触史，以急性呼吸系统炎症为主的临床表现，X线检查证实肺内有点片状阴影且对抗炎治疗反应不佳，即可考虑急性铍病诊断。我国已颁布《职业性铍病诊断标准》（GB267-2002），尿铍明显增高对确诊有提示作用，但尚未被国家标准列入诊断依据。该标准将急性铍病分为两级。

1. 轻度　急性铍接触者出现鼻咽部干痛、剧咳、胸部不适等呼吸道刺激症状，胸部X线出现肺纹理增强、扭曲及紊乱等表现。

2. 重度　有气短、咳嗽、咳痰、咯血、发热等表现，肺部可闻及湿性啰音，胸部X线表现可见肺野内弥漫云絮状或斑片状阴影，有时可出现肺水肿、呼吸衰竭或其他脏器损害。

急性铍病应注意与肺内感染、急性左心衰竭、刺激性气体中毒等相鉴别。

（二）慢性铍病

确切的铍接触史，明显的渐进性呼吸系统症状及全身衰弱表现，X线检查显示肺部有网状阴影、结节阴影及肺门淋巴结肿大，高分辨率CT对上述改变显示优于X线片，但仍有25%假阴性结果；肺功能显示有弥散功能障碍为本病重要临床特点。经由支气管或开胸进行肺组织活检对确诊慢性铍肺的重要手段，但因具损伤性，多难常规开展，目前仍以特异性免疫指标阳性、对激素治疗反应良好等作为诊断慢性铍病的重要提示。我国已制定职业性铍病的国家诊断标准（GB267-2002），其将慢性铍病的病情分为三级。

1. 观察对象　铍的长期接触者出现胸闷、咳嗽等症状，胸部X线表现为在不规则小阴影基础上，一个肺区内仅有散在少数小颗粒阴影（密集度在2cm范围内少于10个，并占肺区面积2/3以下）。但本期患者尚未被列入职业病范围。

2. 慢性轻度　铍病患者出现胸闷、咳嗽、活动时气短，胸部X线表现为在不规则小阴影基础上，1~4个肺区内有较多小颗粒阴影（密集度在2cm范围内有10个以上，且占肺区面积2/3以上）。

3. 慢性重度　铍病患者胸闷、胸痛症状明显，安静时感到气短或出现呼吸困难，有发绀现象，胸部X线检查示在轻度铍病基础上，小颗粒状阴影分布范围超过4个肺区。

慢性铍病应注意与粟粒性肺结核、矽肺或其他尘肺、结节病、肺泡癌、肺内真菌感染、肺含铁血黄素沉着症、过敏性肺泡炎、特异性肺间质纤维化等疾病鉴别。铍引起的皮肤损害可参照《职业性皮肤病诊断标准总则》（CB218 - 2002），《职业性接触性皮炎诊断标准》（CB220 - 2002）等诊断处理，但未被列入"铍病"范围。

七、治疗

（一）急性铍病

患者应立即脱离铍接触，淋浴换衣，卧床休息，避免体力活动；可给止咳、祛痰、解痉、镇静等药物；可予吸氧及抗感染治疗。特效疗法为糖皮质激素治疗，如地塞米松每日40 ~ 80mg 肌注（分次），3 ~ 5 天后改为泼尼松口服治疗，症状改善后可逐渐减量。

经治疗后，急性铍病患者原则上不宜再从事铍作业，并密切观察肺内变化（每半年一次 X 线检查），如连续两年无变化，则可按铍作业人员进行动态观察。

（二）慢性铍病

观察对象一般不调离铍作业，也不予治疗，但应进行密切临床观察（每半年一次胸部 X 线摄片）；如连续两年未见病情发展，则按铍作业人员安排定期健康检查。慢性铍病一经诊断，即应调离铍作业及其他粉尘作业，轻度病例可安排适当工作，重度病例应住院治疗或休养。

目前尚无特殊驱排药物可用，治疗原则除对症支持疗法外，糖皮质激素为唯一有效的疗法，可口服泼尼松 20 ~ 40mg/d，分次服用，3 个月为一疗程，而后视病情逐渐减量，并长期小剂量维持（5mg/d）；激素治疗无效者可考虑给予甲氨蝶呤（methotrexate）治疗。

（三）皮肤损伤

皮炎患者应脱离铍接触，洗净皮肤，局部可用 2% 硼酸及 0.1% 依沙吖啶湿敷，急性期后可用激素软膏，也可全身投用抗过敏药及钙剂；溃疡应注意清创，外用激素软膏、10% 鱼肝油软膏或中药生肌消炎膏；皮下肉芽肿则应行外科手术切除，以助早期愈合。

八、预防

应对铍中毒的关键措施是预防。急性铍病乃铍的化学刺激作用引起非特异性炎症反应，有研究表明，作业场所空气中铍浓度超过 $0.1mg/m^3$，方可引起急性中毒，故防止作业工人过量铍接触，将可避免急性铍病发生。美国国家职业安全和卫生研究所（OSHA）要求职业场所空气中铍的时间加权最大平均容许浓度（TWA，工作 8 小时）不得超过 $0.002mg/m^3$，其峰浓度不得超过 $0.025mg/m^3$；我国规定的劳动场所最高允许浓度（MAC）为 $0.001mg/m^3$，对防止急性铍中毒有显著效果。但慢性铍病属变态反应性疾病，即便很低水平的铍接触仍难完全防止慢性铍病发生，虽然尚无证据表明停止铍接触可中止慢性铍病进展，但使患者完全脱离铍接触仍不失为明智之举。

铍作业工人应做好就业前体检，并坚持半年至 1 年体检一次，至少应包括一项特异性免疫指标检查。实践表明，患者在出现任何症状、体征，X 线检查亦无异常表现前，特异性免疫指标即可呈现阳性，对早期发现疾病有重要价值。

下列疾患应视为职业禁忌证：各种过敏性疾病如哮喘、花粉症、药物或化学物质过敏等，各种心脏、肺脏、肝脏、肾脏疾病以及严重皮肤病等。

（夏淑云）

第四节 农民肺

多次吸入具有抗原性的有机粉尘可引起肺泡变态反应性炎症，以肺内出现间质细胞浸润（interstitial cell infiltration）和肉芽肿（granuloma）为病理学特征，被称为"外源性变应性肺泡炎"（extrinsic allergic alveolitis，OAA），美国多称为"过敏性肺炎"（hypersensitivity pneumonitis）；其早期表现为肺泡炎，后期肺内则出现肉芽肿结节及弥漫性纤维化。该病以农业人口居多，因在农业生产中，人们与有机粉尘（organic dusts）的接触机会更为密切频繁，常见有机粉尘为混合性植物颗粒或片段、微生物、真菌及其孢子或毒性产物、蕈类培养基或其孢子、植物花粉、昆虫及其片段、饲料成分（包括动植物粉、抗生素等添加剂）、畜禽类排泄物及其分解物、动物皮毛，以及鸟类、啮齿动物的血、尿、蛋白成分等。通常根据接触的有机粉尘种类将相应的变应性肺泡炎称为"农民肺"（farmer's lung）、"养鸟者肺"（bird breeder's lung）、"蔗渣肺"（bagassosis）、"蘑菇肺"（mushroom worker's disease）等。

其中以"农民肺"最具代表性，以往主要见于加工饲料的农民，因在操作中接触发霉的稻草、稻谷而吸入含有嗜热放线菌等有机尘埃，在肺内包括终末性呼吸道引起免疫机制介导的炎症反应，并形成巨噬细胞性肉芽肿和肺间质纤维化。该病在世界各地皆有分布，1713年即有文献报告，1932 年 Compbell 首次报道吸入发霉的干草尘可引起肺部疾病。美国农业人口中农民肺的发病率为 0.4% ~7%（约占其过敏性肺炎的 11%），英国为 0.4% ~3%，法国和瑞典为 0.2% ~1.5%，故农业被西方国家看作第三高风险职业，仅次于建筑业和采矿业，有些国家和地区已将农民肺列为职业性疾病。

一、病因

嗜热放线菌属（thermophilic actinomyces）是本病的主要病原菌（包括许多亚型）。国际上多以干草小多孢菌作为标准菌种，常见的还有普通嗜热放线菌、白色嗜热放线菌、绿色嗜热单孢菌，我国发现热吸水链霉菌可能最为常见，实验证实其亦是农民肺的致病菌；有时，各种曲霉菌属（aspergillus species）也可成为该病的致病病原体。嗜热放线菌在自然界分布甚广，嗜潮湿，最适生长温度为 40 ~60℃。谷物、稻草、植物残渣（如甘蔗渣、蘑菇渣、土豆渣）以及室内湿化器或空调器内的尘埃等，一旦潮湿发霉，即可达到此种温度、湿度条件，从而成为此类"嗜热"放线菌生长繁殖的"温床"。

以往，本病主要见于饲养畜、禽的农民，单纯种植粮食的农民很少发生；且多发生于寒冷潮湿的晚冬、早春季节，因此时农民接触发霉的粮草、柴火、饲料、粮食的机会较多，容易造成较大量霉菌随粉尘吸入肺内，引发病变。研究发现，霉变的禾草在粉碎搅动时，$1m^3$ 空气中可含霉菌 1 600 万个，操作者每分钟吸入的霉菌可达 75 万个。需要注意的是，由于这些人群的作业内容常随季节的变化发生改变，其接触的病原体也会不断变化；此外，其他变应原、化学物质、有毒气体、传染性病原体在引发其呼吸道症状中也起着不可忽视的作用。

近年，随农业生产的发展，温室（greenhouse，农民称为"大棚"）蔬菜种植技术日益普及，种植者发生农民肺被特称为"温室肺"或"大棚肺"的比率也日渐增加；据我国辽宁省 2009 年的调查资料，该省从事该项农业生产的人群中，"大棚肺"的发生率已达

5.7%，值得进一步关注。

二、发病机制

农民肺是否发病及其严重程度主要取决于接触强度、频度及时间，受染者本身对病原体抗原的易感性也具有重要作用。因此，同样环境工作的人员中并非人人患病，如农村中的非农业人口也可能吸入少量病原体，但除在其血清可能发现有关沉淀素抗体外，并不见发病。

嗜热放线菌即便吸入人体，在37℃体温下并不能繁殖，患者的痰液中也很难找到或培养出嗜热放线菌。一般认为吸入嗜热放线菌的孢子才能诱发变态反应，对机体而言，放线菌的孢子是一大分子胶体异物，具有抗原性，吸入后可刺激机体产生免疫应答，体液免疫和细胞免疫机制均介入本病的发病过程；当被"致敏"的机体再次吸入该种孢子后，即可迅速诱发过敏反应，在数小时内引起变应性肺泡炎或间质性肺炎，一般以Ⅲ型（免疫复合物型）和Ⅳ型（迟发型细胞免疫型）变态反应为主；约有10%患者尚可出现支气管哮喘症状，提示Ⅰ型变态反应也参与了本病的发病过程。

嗜热放线菌的孢子是一种较难溶解的颗粒，它可随呼吸气在肺泡内作布朗运动，借助呼吸运动和肺泡表面活性物质的作用，经由呼吸细支气管、终末细支气管及气道清除出体外；也可黏附在肺泡内表面或为巨噬细胞吞噬；孢子还可通过肺泡上皮的胞饮作用穿越细胞进入肺泡间质，直接刺激致敏的T淋巴细胞使之向肺内集聚，同时继发中性粒细胞浸润、激活及肺内白介素1、白介素8、肿瘤坏死因子α等生成增加，这些细胞因子的促炎和趋化作用，进一步放大了炎症反应，最终导致血管通透性增加及更多白细胞向肺内迁移，加重组织损伤。激活的T淋巴细胞释放多种淋巴因子，特别是巨噬细胞趋化因子和激活因子，使巨噬细胞向肺内趋化聚集、活化，释出溶酶体酶、纤维化因子等物质，促进炎症反应。孢子抗原还会刺激记忆性B淋巴细胞加速分裂产生新的记忆细胞和浆细胞，后者则大量产生抗体，诱发体液免疫。

一次吸入较大量嗜热放线菌孢子，常会导致剧烈的炎症反应，并迅速引起血管通透性增加，损伤肺脏功能，诱发缺氧；若长期反复吸入上述病原体，则会引起肺内胶原沉积及肺实质损伤，最终造成肺容量下降，肺功能障碍。

三、病理

农民肺的急性期病变主要是肺间质充血、水肿，并有单核-巨噬细胞浸润（中性粒细胞较少，极少见到嗜酸性粒细胞），形成巨噬细胞或类上皮细胞性肉芽肿，分布于细支气管周围、肺泡间隔和肺泡腔内；电镜下可见Ⅱ型肺泡细胞增生，提示同时存在受损肺泡的修复过程。如急性期内未能及时治愈，或又反复接触抗原，则使病程迁延不愈并诱发间质性炎症，间质有浆细胞、肥大细胞、组织细胞及淋巴细胞浸润，并出现无明显机化、非坏死性小肉芽肿，通常分布于细支气管周围。

一旦转为慢性，则可见肺间质纤维性增生，肉芽肿增多（肉芽肿是Ⅳ型变态反应的表现，但至纤维化晚期时可能消失），并有小瘢痕灶、闭塞性细支气管炎形成；此时，肺弹性减退，质硬肺容积显著缩小，胸膜增厚，肺门淋巴结常呈慢性炎症反应。肺间质纤维化和瘢痕灶是农民肺的最终结局，瘢痕灶周的肺泡多有扩张融合，形成灶周肺气肿，常可导致阻塞性通气障碍；以上病变亦会破坏肺泡的气血屏障结构，导致呼吸功能不全。肺内上述病变和缺氧进而引起肺循环阻力增加、右心室代偿性肥大，构成肺源性心脏病的病理学基础。

四、临床表现

根据其临床表现，一般可分为两型。

（一）急性型

多于吸入较大量嗜热放线菌孢子后 4~8 小时内发病，起病急骤，主要表现为畏寒、高热、多汗、全身不适、食欲缺乏、恶心、头痛，且伴胸闷、气短、干咳或仅少量黏液痰，极易误诊为"感冒"，但上呼吸道症状并不明显。体检可见呼吸急促，双下肺可能闻及少量湿啰音和捻发音，偶闻哮鸣音，心率加快等；胸部 X 线检查可见肺纹理增重，并出现散在边缘模糊点片状阴影，严重者可以融合，并遍及各个肺区。另可见白细胞（主要是中性粒细胞，而非嗜酸性粒细胞）、ESR、C 反应蛋白及免疫球蛋白水平升高，但这些指标并不具诊断特异性，仅有参考价值。

约有 10% 的患者可出现哮喘样发作、皮肤瘙痒和黏膜水肿等速发型变态反应症状。如吸入病原体量较多，患者尚可很快进展为急性呼吸衰竭甚至引起猝死。

本型病例的自愈性很强，脱离抗原接触后上述症状可在一天或数天内消失，体征和胸部 X 线表现也可逐渐消失，预后良好，但再接触抗原时可再发病。

（二）慢性型

多因长期反复大量接触此类致病性有机尘埃所致，病情长期不愈，导致患者发生不可逆性肺损伤。临床可见咳嗽、咳痰，稍活动甚至静息时出现呼吸困难，伴发绀、厌食、极度乏力、消瘦，继发感染者可有发热、多汗。体检可见两肺广泛湿啰音，少数可并发气胸，易误诊为"慢性支气管炎"。可见总肺活量（TLC）、用力肺活量（FVC）降低，提示存在限制性通气功能障碍，严重者还可出现阻塞性通气功能及弥散功能障碍，可引起慢性肺源性心脏病、杵状指，常可因呼吸衰竭导致死亡，死亡率接近 10%。

胸部 X 线检查可见肺纹理增强，双肺散在结节状、网状甚至条索状阴影。高分辨率 CT 为农民肺最可靠检查手段，可清楚显示肺纤维化状况，如肺野出现蜂窝状结构，支气管–血管周围分布有磨砂玻璃样结节等；CT 检查无异常发现多可排除慢性农民肺。

五、诊断及鉴别诊断

（一）诊断

1. 急性型农民肺诊断要点

（1）患者有明确的病原接触史，再次接触病原诱发典型症状发作，为诊断的重要依据。

（2）临床症状符合急性型农民肺表现；接触嗜热放线菌孢子后数小时内发病，是重要临床特征之一。

（3）胸部 X 线胸片或 CT 检查符合急性农民肺的特征性改变；病理学检查符合过敏性肺泡炎表现。

（4）血清免疫学检查发现特异性抗体（如沉淀性 IgG 抗体）可提示受检者有病原接触史。

我国曾颁布《职业性急性变应性肺泡炎诊断标准》（GB260–2002），可供急性型农民肺诊断参考。其将急性变应性肺泡炎分为三级。

（1）接触反应：指吸入变应原4~8小时后出现畏寒、发热、咳嗽、胸闷、气急等症状，但胸部X线检查未见肺实质改变，症状亦多在脱离接触后1周内消退；本期尚未被纳入职业病范畴。

（2）轻度肺泡炎：患者出现中、重度咳嗽，伴胸闷、气喘、畏寒、发热，两下肺闻及捻发音；胸部X线除见双肺纹理增强外，并有1~5mm大小、边缘模糊、密度较低的点状阴影，病变范围不超过2个肺区；血清沉淀反应可阳性。

（3）重度肺泡炎：上述表现加重，体重减轻、乏力；胸部捻发音增多；胸片示有斑片状阴影，分布范围超过2个肺区，或融合成大片模糊阴影；血清沉淀反应可阳性。

2. 慢性型农民肺的诊断要点　此型患者由于症状迁延不愈，如若其急性发作时临床表现不够典型，则常易被误诊，国家亦无规范诊断标准可供参考。一般认为血清免疫学检查及肺活组织检查，对本病的诊断具有重要提示作用，可结合临床表现进行综合分析后，做出客观诊断。

（二）鉴别诊断

农民肺应与下列疾病相鉴别：

1. 感冒　农民肺急性发病时缺乏上呼吸道症状，结合数小时前接触抗原史，不难做出判断。

2. 肺炎　主要注意与过敏性肺炎（寄生虫、药物等引起）以及过敏性肉芽肿性血管炎等相区别。既往病史对与前者鉴别有提示意义；后者则为一少见的全身风湿病，早期主要表现为过敏性鼻炎和鼻息肉，常伴有哮喘，外周嗜酸性粒细胞增多、受累组织嗜酸性粒细胞浸润为其重要特征，可与本病鉴别，全身性血管炎常在哮喘发作数年后出现。

3. 支气管哮喘　约10%的农民肺可发生哮喘样症状，但程度较轻，全身症状较明显；病史、免疫学和X线胸片特点有助于鉴别诊断。

4. 肺结核　慢性农民肺病变易误诊为肺结核，但后者多呈慢性过程，病程与本病病原接触无关，痰内能找到结核菌，抗结核治疗有效，为鉴别诊断要点。

5. 慢性支气管炎　反复发作的慢性农民肺患者可有慢性咳嗽、咳痰等表现，其晚期尚可合并慢性支气管炎，据调查，我国江南农村的"慢性支气管炎"患者中约20%实际上是慢性型农民肺；但根据抗原接触史及血清免疫学检查结果鉴别并不困难。

6. 特发性肺间质纤维化　农民肺晚期也可呈现肺间质纤维化，但其病史、病程和免疫学或肺活组织检查，均有别于特发性肺间质纤维化。

7. 结节病　也称类肉瘤病，是一种可累及多系统、器官的肉芽肿性疾病，常侵犯肺，病因尚不清，具有自限性；病史及免疫学检查有助于两者鉴别。

六、实验室检查

（一）特殊检查

1. 嗜热放线菌　痰或气道灌洗物查（或培养）嗜热放线菌对临床诊断没有意义，因为此类病原体吸入后，在37℃体温下并不繁殖，而即便痰中找到少量嗜热放线菌也不一定致病。

2. 特异性抗体　接触抗嗜热放线菌（或其亚型），血中可出现其沉淀素抗体，对诊断具有明确提示作用，但这只表示患者曾经感染过相应抗原，并不代表其是否引起发病，调查发现，接触抗原而未发病者该类抗体亦有 50% 左右呈现阳性；停止接触抗原，该种抗体可在数年内消失，如长期反复小量接触抗原时血清中抗体可长期存在（例如生活在农民肺流行区的非农业工作者）。

农民肺的肺组织应能查出病原的沉淀素抗体，但由于目前市售的抗原品种太少，如选用的抗原并非患者接触的类型，该种特异性抗体检查也可能为阴性，故不能以此指标的阴性结果作为排除农民肺的证据。

3. 循环免疫复合物　血中发现嗜热放线菌的免疫复合物，对诊断意义较大，但该种免疫复合物需及时检测，因其会在数月内消失。

4. 激发试验　工作环境中吸入嗜热放线菌孢子后 4~8 小时发病是确诊的重要依据，此亦称"自然激发试验"（naturalchallenge test），但实验室条件下进行激发可能存在一定风险；皮肤抗原试验亦可能产生严重不良反应，不宜常规使用。

（二）其他辅助检查

1. 胸部影像学检查　急性期胸部 X 线检查可无异常所见或仅有肺纹理增粗、紊乱，或中肺野出现小结节状阴影，边缘不清，直径约 1mm 至数毫米，重症病例尚可出现弥散分布的斑片状阴影；随病情加重，密度增高，边缘亦渐清晰，脱离抗原接触后病灶多在数天或数周内消失。慢性型则见双肺野出现细小线条状、网状或结节状阴影，有的阴影可从肺门向外放射成条索状及斑块状，肺野尚可出现蜂窝样透亮区，病变多发于上中肺野双侧，可不对称；偶有胸膜渗出、肺门淋巴结肿大、钙化空洞、肺不张等。

肺高分辨 CT 检查更易发现轻微病灶如毛玻璃样影、小结节影、线条样影或囊样变等。

2. 肺功能检查　早期肺功能改变多不明显，病情进展可出现限制性通气不良，晚期尚可伴发阻塞性通气不良及弥散功能减退，此时，血气分析可呈现动脉血氧降低，甚至出现二氧化碳潴留。

上述辅助检查结果均不具特异性，仅能反映病情严重度，并不能为诊断提供确切证据。

七、治疗

本病并无特殊疗法，脱离接触抗原的环境是最根本的治疗。初次急性发作者脱离病原后大多有自限趋势，即便只给对症支持治疗，一般 1~7 天均有明显好转，3~4 周症状可完全消失，但胸片上病灶吸收及肺功能完全恢复还需持续一些时日。治愈后，应避免再次接触上述致病病原，以免疾病进展为慢性。

对于病情严重，出现呼吸困难甚至有哮喘发作者，可使用肾上腺糖皮质激素以抑制免疫反应，减轻肺内炎症，促进病灶吸收。以泼尼松（prednisone）或泼尼松龙（prednisolone）为例，开始可用 30~40mg/d，2 次/天，4~8 周或病情好转后逐渐减量。

慢性型，是否用药或用多长时间尚无定论，可先试服，如病情有改善，病灶有所吸收，可适当延长用药时间，逐渐减量停服；病灶已呈瘢痕化或间质纤维化十分明显者，使用激素效果可能不佳并易继发感染，有害无益。合并呼吸衰竭、肺心病者，应给以相应的对症支持治疗。

八、预防

避免接触嗜热放线菌是根本措施，反复发作农民肺的患者应转换职业，离开发病环境；初次发病者在改善工作环境并采取预防措施后，仍从事原来工作。具体预防措施工作包括：

（1）收藏柴火、干草、粮食、饲料要选择地势高、干燥通风的地方，防止雨淋，并经常通风、翻晒，防止发霉；不在住房内堆放柴草，不用发霉的禾草铺床。

（2）翻动或取用上述物料时，应注意通风、吸尘，站在上风处戴双层防尘口罩操作；采用机械操作时也应注意出料密闭，防止粉尘飞扬；漏气的管道、布袋要及时检查修补，或安装旋风式集尘器、布袋滤尘器。

（3）在温室或蔬菜大棚内从事农副业生产应戴口罩、手套操作；工作结束后，应更换干净衣服；工作服、口罩、手套应及时清洗并晒干。

（4）如接触发霉的粮、草或从事温室工作后出现类似感冒症状，应想到罹患农民肺可能，并及时告知就诊医师；临床医生发现患者有上述工作史，应进行相应真菌的血清免疫学及X线胸片检查，以及时检出患者，及时治疗处理。

（刘爱玲）

第五节 职业性哮喘

支气管哮喘是一种由多种细胞，特别是肥大细胞、嗜酸性粒细胞和T淋巴细胞参与的气道慢性炎症性疾病，临床表现为反复发作性喘息、呼吸困难、胸闷、咳嗽，经治疗可缓解，亦可自行缓解。病理生理特点为急性支气管平滑肌痉挛、黏膜及黏膜下水肿、黏液过度分泌、支气管上皮剥脱、管腔黏液栓形成及下气道壁不可逆纤维化，由此产生气道高反应性（airway hyperreactivity，AHR）以及气道阻塞（airway obstruction），导致上述临床表现。

由于职业原因接触生产环境中的致喘物质所引起的哮喘称为"职业性哮喘"（occupational asthma），典型的表现为工作期间或工作后出现咳嗽、胸闷、喘息，常伴有鼻炎、结膜炎，症状的发生与工作环境有密切关系。职业性哮喘是支气管哮喘的一种，其患病率约占哮喘的2%~15%；美国普通人群大约有5%（1 100万~1 200万人）患有哮喘，其中至少有3%是职业性哮喘，工作相关性哮喘约占所有哮喘的15%。某些职业人群哮喘的患病率尤为突出，如聚氨酯（polyurethane，PUR）作业人员中哮喘的患病率可达5%~10%，接触邻苯二甲酸酐（phthalic anhydride，PA）人群哮喘的患病率可达20%以上，谷物作业工人哮喘患病率为2%~40%，含酶清洗剂生产人员中哮喘患病率可达16%~45%，可见本病在职业病领域中十分常见。

一、病因

存在于工作环境中的可引起哮喘的物质称为职业性致喘物（occupational asthma agents），目前已经记录在册的致喘因子有250余种，仍有许多可疑因子尚待确定。它们可分为高分子量的生物学物质和低分子量的化学物质两类，其中大多数为职业性致喘物，少数属于刺激性物质，它们广泛分布于化工、合成纤维、橡胶、塑料、黏合剂、电子、制药、印刷、纺织、皮革、油漆、颜料、照相、冶炼、农药、家禽饲养、粮食及食品、饮料、木材加工，作物种植、实验研究等工农业生产岗位或技术部门。

目前我国职业性哮喘规定的病因范围暂限于异氰酸酯类［甲苯二异氰酸酯（TDI）、二苯甲二异氰酸酯（MDI）、六甲二异氰酸酯（HDI）、萘二异氰酸酯（NDI）等］、苯酐类［邻苯二甲酸酐（PA）、苯三酸酐（TMA）、四氯苯酐（TCPA）等］、多胺类（如乙二胺、二乙烯二胺、三乙基四胺、氨基乙基乙醇胺、对苯二胺等）、铂复合盐、剑麻、抗生素中的青霉素类（6 - APA）和头孢菌素类（7 - ACA）、甲醛、过硫酸盐等8大类。

二、发病机制

哮喘的发病机制尚未完全清楚，多数人认为，变态反应、气道慢性炎症、气道反应性增高及自主神经功能障碍等因素，共同参与了其发病过程。具体发病机制可大致归纳如下：

（一）变应反应

职业性致喘物中的动植物、微生物所含有的蛋白、多糖、糖蛋白、多肽等成分，分子量较高（约20~50kD），具有完全抗原（complete antigen）特性，可使人体致敏，当变应原进入具有过敏体质的机体后，通过巨噬细胞和T淋巴细胞的传递，刺激机体的B淋巴细胞合成特异性IgE或IgG_4，并结合于肥大细胞和嗜碱性粒细胞表面的高亲和性的IgE受体（FcεR1），使之成为致敏细胞（allergized cell），其状态可维持数月或更长，若长期不接触变应原，此致敏状态可逐渐消失；一旦变应原再次进入体内，则可与致敏细胞表面的IgE或IgG_4交联，从而促发细胞内一系列的反应，使该细胞合成，并脱颗粒，释放多种活性介质如组胺（histamine）、激肽原酶（kininogenase）、缓激肽（bradykinin）、白三烯（LTs）、血小板活化因子（PAF）、前列腺素D2（PGD2）、中性粒细胞趋化因子（neutrophil chemotactic factor）等，导致平滑肌收缩、黏液分泌增加、血管通透性增高和炎症细胞浸润等，而炎症细胞在介质的作用下又可分泌多种介质，使气道病变加重，炎症浸润增加，诱发"速发性变态反应"（immediate asthmatic response，IAR），产生哮喘的临床症状，其中个体特异质（individual diathesis）在发病中的地位十分重要。

由于不同类型、不同病程的哮喘，都表现为以肥大细胞、嗜酸性粒细胞、T淋巴细胞等多种炎症细胞在气道的浸润和聚集，这些细胞相互作用，分泌出数十种炎症介质和细胞因子，这些介质、细胞因子与炎症细胞互相作用构成十分复杂的反应网络，使气道炎症持续存在并形成恶性循环，提示炎症反应在哮喘的发病机制中的地位不容忽视。

职业性致喘物中的有机和无机化学物或药物，分子量均较低，多<5kD，属于半抗原（half antigen，hapten），但其化学结构中的活性反应基团在进入人体后可与体内蛋白结合而成为全抗原，亦可使人致敏，引起哮喘。这些化学物除对人致敏外，尚可引起黏膜的刺激性炎症（irritable inflammtion），导致气道高反应性（airway hyperreactivity，AHR）。

（二）直接刺激

目前普遍认为气道炎症是导致气道高反应性的重要机制之一，气道上皮损伤和上皮内神经的调控等因素亦参与了AHR的发病过程。当气道受到刺激后，可引起多种炎症细胞释放炎症介质和细胞因子被称为"神经源性炎症"（neurogenic inflammation）；其还可通过神经轴索反射引起副交感神经兴奋性增加、神经肽释放等，最终导致AHR。此外，刺激物还可直接损伤气道黏膜柱状上皮细胞，使之坏死、脱落、上皮细胞间隙增宽，导致神经末梢裸露，对外来刺激敏感化，并释放 P 物质等感觉神经多肽，亦导致气道高反应性。此类机制主要见于氯气、氨气、二氧化硫等刺激性气体中毒后出现的哮喘。

AHR 为支气管哮喘患者的共同病理生理特征，然而出现 AHR 者并非一定是支气管哮喘，如长期吸烟、接触臭氧、病毒性呼吸道感染、慢性支气管炎及慢性阻塞性肺疾病（COPD）等也可出现 AHR，但中度以上 AHR 一定会引起哮喘。

（三）神经介质异常

支气管受复杂的自主神经支配，除胆碱能神经、肾上腺素能神经外，还有非肾上腺素能非胆碱能（NANC）神经系统，其兴奋性改变或介质分泌异常，均可能诱发哮喘。

如 β 肾上腺素能受体功能低下、迷走神经张力亢进，可能还有 α - 肾上腺素能神经的反应性增加等；有如 NANC 神经能释放舒张支气管平滑肌的神经介质（如血管肠激肽、一氧化氮等）以及收缩支气管平滑肌的介质（如 P 物质、神经激肽等），两者平衡失调，也会引起支气管平滑肌收缩，哮喘发作。

某些职业性致喘物可直接使支气管 - 肺组织释放组胺等介质；或阻断 β_2 肾上腺素能受体（β_2 - adrenergic receptor），使 cAMP 水平下降；或直接抑制胆碱酯酶而引起神经介质乙酰胆碱（acetylcholine）蓄积等，从而导致平滑肌痉挛、气道阻力增高等生物学效应。此种机制主要见于棉麻尘，异氰酸酯及有机磷农药等所致哮喘。

以上机制多非单一、孤立地起作用，而常常是混合存在，或是以一种为主，其他为辅，互相牵连，呈现交错复杂的联系。经典的支气管哮喘理论认为，支气管平滑肌的痉挛、肥大是引起哮喘病的主要病理学改变，但近年来的研究证实，无论在发病机制还是影响气道通气功能方面，气道炎症以及炎症诱发的气道重塑（airway remodeling）比平滑肌痉挛的作用更为重要，因为大、中支气管软骨环的支撑力可大大限制气道平滑肌的痉挛效应，仅在细小支气管、气道平滑肌痉挛诱发明显的气道狭窄方面发挥作用。

有关气道炎症的性质曾存有一定争议，如变应性炎症、神经源性炎症、感染性炎症等，但根据气道炎症的细胞浸润以嗜酸性粒细胞为主，目前多数学者倾向于哮喘病的气道炎症是变应性的。同时还认为，在变应原诱发的速发相哮喘反应中，引起哮喘气道通气障碍的原因以气道平滑肌痉挛为主，而在变应原诱发的迟发相哮喘反应中，气道变应性炎症改变是哮喘气道通气障碍的主要原因，即是气道变应性炎症导致的黏膜炎性水肿、充血、渗出物以及黏液栓形成等引起了气道的阻塞性改变；近年通过对哮喘病患者肺段内变应原支气管激发试验前后纤维支气管镜活组织病理学检查，证实了此推论。

三、病理

哮喘病的气道炎症十分明显，以前多认为以小气道为主，可是最近的研究表明，其气道炎症可以遍布于大、小气道的 20 多级支气管直至肺泡，提示哮喘病的气道炎症是广泛而弥漫性的，几乎累及整个气道，通常越靠近管腔的组织层面，其炎症损伤就越严重，因此，气道上皮的炎症损伤往往最为严重。

气道重塑以气道慢性炎症为发生基础，是气道炎症慢性化发展的必然结果，由于气道长期持续性的炎症反复发作、反复修复，结果导致组织增生而发生重塑。气道重塑多发生在成年哮喘患者，儿童哮喘较为少见。气道上皮的炎性损伤 - 修复 - 再损伤 - 再修复所导致的气道重塑可能是哮喘病发展成难治性哮喘重要的病理学基础。气道重塑在临床上可表现出可逆性较差甚至不可逆性的气道通气功能障碍和气道高反应性，同时仍然可以出现迟发相哮喘反应的特征。

四、临床表现

多数职业性哮喘临床表现与一般支气管哮喘相似，但也有其发作特点，如每当接触职业性致喘物后即会诱发喘息，伴有呼吸困难、咳嗽，两肺出现弥漫或散在哮鸣音，脱离接触后自行缓解，如此反复；气道亦可对其他刺激物呈高反应性，使非特异性支气管激发试验（non‐specific bronchial provocationtest）为阳性反应，如醋甲胆碱或组织胺吸入激发试验（inhalation provocation test）、运动试验（stress test）等。

由抗原或半抗原致喘物引起的变应性哮喘（allergic asthma），在临床上具有以下特点：

（1）接触人群中仅有少数人发病，患者多具有特异质或过敏家族史。

（2）发病与接触剂量无明显效应关系，低剂量接触同样可诱发哮喘，如 TDI，在环境浓度为 0.5ppm 时才有黏膜刺激作用，但吸入 0.001ppm（相当于 1/500 毒性浓度）即可诱发哮喘。

（3）发病存在较长的潜伏期，从第一次接触到发生哮喘，可数周、数年到 20 年不等，一般说来，高分子量有机物潜伏期较长，需数年，而一般化学品潜伏期则较短，多可在一年内诱发。

（4）发生哮喘前常存在与过敏有关的前驱症状，如过敏性鼻炎（allergic thinitis）、荨麻疹（cnidosis）等。

（5）实验室免疫学指标如抗原支气管激发试验（antigen‐bronchial provocation test，A‐BPT）、变应原皮肤试验（allergen skin test，A‐ST）、抗原特异性抗体（S‐IgE、S‐IgG4）检测等往往呈阳性，其水平与气道高反应性相平行。

（6）支气管活体病理及支气管肺泡灌洗液（bronchoalveolar lavage fluid，BALF）检查符合变应性哮喘特征，如病理检查示气道腔支气管壁有广泛嗜酸性粒细胞浸润、血管扩张、微血管渗漏、上皮脱落、管腔黏液栓形成等，BALF 检查示有大量嗜酸性粒细胞、上皮细胞及肥大细胞，主要碱性蛋白（main basic protein，MBP）和白三烯（leukotriene，LT）含量增加等。

而由刺激性气体中毒后出现的哮喘则具有如下临床特点：

（1）支气管哮喘出现在一次高浓度刺激性气体中毒事件后，并持续反复发作较长时间；患者原无哮喘史，也无特异质倾向。

（2）实验室检查示有气道阻力增高，存在气道高反应性，非特异性支气管激发试验阳性，但无明显的免疫学指标异常。

（3）支气管活检标本显示有黏膜损害、炎症，但无明显的嗜酸性粒细胞和 T 淋巴细胞浸润。

五、诊断与鉴别诊断

要诊断职业性哮喘，首先要明确临床上存在"支气管哮喘"的证据，亦即按照国内支气管哮喘的诊断标准做出肯定的临床诊断；而后再在上述基础上进行病因判断。

（一）支气管哮喘的诊断

我国关于支气管哮喘的主要诊断标准是：反复出现的发作性喘息、呼吸困难、胸闷或咳嗽；双肺闻及散在或弥漫性、以呼气期为主的哮鸣音；症状经治疗可缓解或可自行缓解；可排除引起喘息或呼吸困难的其他疾病，如慢性支气管炎、喘息性支气管炎、心源性喘息、支气管肺癌等。

对症状不典型的患者，应至少具备下列一项肺功能试验阳性：

（1）若基础第一秒用力呼气量（forced expiratory volume inone second，FEV_1）或呼气流量峰值（peak expiratory flow，PEF）＜正常值80%，而吸入肾上腺 β_2 受体激动剂后，该值增加15%以上。

（2）PEF 日内变异率或昼夜波动率＞20%。

（3）非特异性支气管激发试验如醋甲胆碱（MCh）或组胺（HA）激发试验、运动激发试验阳性。

（二）职业性哮喘的诊断

职业性哮喘由于属于职业性疾病，病因诊断尤有重要意义，因为这不仅涉及疾病的预防、治疗，也涉及劳动赔偿，与劳动者和用人单位切身利益有着密切关系，故诊断的技术性与政策性均较强。世界各国政府根据本国具体情况划定了职业性哮喘的不同范围，以此作为本国的法定职业病，如英国规定有赔偿的职业性哮喘只包括 7 类病因，即：①异氰酸酯类；②铂复合盐；③酸酐及多胺固化剂；④松香树脂助焊剂；⑤工业蛋白水解酶；⑥研究、教学部门实验室用动物、昆虫；⑦收割、研磨、加工、干燥过程中的谷物粉尘。我国已颁布《职业性哮喘诊断标准》（GB257－2002），其规定的范围是：①异氰酸酯类；②苯酐类；③多胺类；④铂复合盐；⑤剑麻。由上可见，目前规定的职业性哮喘大多或主要是变应性哮喘，因此，在病因诊断方面可以以此作为出发点，寻求有病因特异性的诊断方法，以便明确职业性病原物，除外非职业性原因，达到早期诊断、预防和治疗的目的。主要途径有：

1. 职业接触史及病史　有确凿的接触规定范围内的职业变应原的病史是诊断本病的前提；其次是患者从事本职业前无哮喘病史，而接触某职业性变应原后发生哮喘，每次哮喘发作与接触前述职业性有害因素有密切关系，脱离接触则不发病；作业工龄一般在半年以上，发病有较长的潜伏期，病前期常有过敏性鼻炎或皮肤过敏；速发型变态反应介质阻滞剂、抗组胺药以及肾上腺糖皮质激素均有预防及治疗效果。

2. 抗原特异性实验室指标异常　这是病因诊断必不可少的客观依据，是确定可疑职业病原物、与非职业性哮喘进行鉴别的重要手段，主要包括体内及体外试验两个方面。

（1）体内试验

1）变应原皮肤试验：是最常用而又简便的试验方法，多数职业性变应原如枯草杆菌蛋白水解酶、铂复合盐、谷物等均可产生即刻型阳性反应；某些低分子量化学物如 TDI（二异氰酸甲苯脂）、PA 等作为半抗原事先与蛋白结合后进行皮试，并以载体蛋白作为对照试验，目前常用皮内或点刺法，重复试验多呈阳性反应。

2）"室内"或"职业型"支气管激发试验：是变应原直接作用于气道的试验方法，可确立可疑职业性变应原与临床上发生气道阻塞症状间的因果关系，并可观察呼吸道反应类型，是病因诊断的最直接的依据。鉴于当前实验室条件以及职业性哮喘本身特点的要求，目前多采用职业型 BPT，即自然 BPT，或现场 BPT、模拟现场 BPT，其方法较室内 A - BPT 更易于实施与掌握，便于推广，工人易于接受，观察时间也较长，容易发现迟发型反应及工作环境对气道功能的影响。常用的观察方式为：工作前检测基础肺功能值；进入工作岗位后每15 分钟至 1 小时连续进行肺功能（FEV_1）及临床症状、体征的观察，至少 8 小时；FEV_1 下降值≥15% 以上即为阳性。

（2）体外试验：如抗原特异性抗体检查，包括特异性 IgE、特异性 IgG 或 IgG4 等测定，是应用较为普遍、用于证明可疑职业致敏原的体外试验方法。目前常采用放射变应原吸附试验（RAST）或酶联免疫吸附试验（ELISA），对 TDI 及 PA 所致哮喘的检测阳性率可高达50% ~ 100%。

通过以上实验室方法，结合职业史、病史综合分析，即可进行诊断。

（三）职业病哮喘的分级

根据我国的《职业性哮喘诊断标准》，其病情可分为三级。

1. 观察对象 出现胸闷、气短、咳嗽、咳痰，并有发作性哮喘，两肺可闻及哮鸣音，但缺少特异性实验室指标异常者；或在体检中仅发现有特异性实验室指标异常，而临床上缺少典型的发作性哮喘症状、体征者。但此级病情尚未被纳入法定职业病范畴。

2. 轻度哮喘 具有以下任何一项者，可诊断为轻度哮喘。

（1）经数月或数年潜伏期后，出现胸闷、气短、发作性哮喘，两肺哮鸣音，可伴有咳嗽、咳痰；脱离有害物质，症状可在短期内自行缓解；再次接触后，可再发；并具备任何一项特异性实验室指标异常。

（2）哮喘临床表现不典型，但有气道反应性增强的实验室指征（如醋甲胆碱或组胺支气管激发试验阳性），并具备任何一项特异性实验室指标异常。

3. 重度哮喘 在轻度哮喘基础上出现反复哮喘发作，具有明显的气道高反应性表现，伴有肺气肿，并有持久的阻塞性通气功能障碍。

（四）鉴别诊断

注意与慢性支气管炎、慢性喘息性支气管炎、心源性喘息、支气管肿瘤性哮喘等相鉴别，也应注意与非职业性哮喘的区别。

六、治疗

（1）诊断一旦确立，即应尽快脱离原工作岗位，甚至脱离周围有害环境，这既是重要的预防措施，也是根本的治疗措施。经验证明，早期脱离职业性变应原不但能明显降低气道高反应性，而且使完全治愈不再复发的机会也大为增加。

（2）哮喘发作时则以药物控制为主，目前主要采用以下几类药物

1）β_2 受体激动剂（β_2 receptor agonists）：可与细胞膜上 β_2 受体结合，激活腺苷酸环化酶，使细胞内 ATP 转化为 cAMP，而导致一系列生物学效应。常用药物如：沙丁胺醇（salbutamol）、特布他林（terbutaline）、丙卡特罗（procaterol）、沙美特罗（salmeterol）等；可口服、气雾吸入及注射给药。

2）黄嘌呤类（xanthines）药物：可抑制磷酸二酯酶，使 cAMP 水解减少，维持胞内cAMP 水平，并可刺激内源性儿茶酚胺释放，增强呼吸肌收缩力，兴奋呼吸中枢，加速气道

分泌物清除等；常用药物有氨茶碱、缓释茶碱等。

3）抗过敏药（antiallergic drugs）：包括抗组胺药如氯苯那敏、赛庚啶/去氯羟嗪（decloxizine）、特非那定（teldane）、氯雷他定（loratadine）、地氯雷他定（desloratadine）、西替利嗪（cetirizine）等，可阻断 H_1 受体；介质阻断剂如色甘酸钠（nasmil）、酮替芬（ketotifen）、孟鲁司特（montelukast）等，可阻断炎症介质，稳定肥大细胞膜。

4）肾上腺皮质激素类（corticoids）：具有抗感染作用，可干扰炎症介质合成、减少微血管渗出、防止炎症细胞活化，并可加强支气管舒张剂的效用；依据病情可口服、注射及气雾吸入用药。常用药物为泼尼松、地塞米松、甲强龙等；气雾剂如倍氯米松（beclometasone）、布地奈德（budesonide）、丙酸氟替卡松（fluticasone propionate）等。

（3）中医药辨证施治。

（4）其他对症治疗。

七、预防

（1）降低工作环境中有害物质浓度：这对于化学性致喘物可减轻气道黏膜刺激性损害，减少气道高反应性发病率具有重要作用。降低浓度的方法为通风除尘、改良工艺、改变产品、原料替代、加强维修保养、清洁生产环境、及时处理废品、加强安全管理、定期进行环境检测等。

（2）减少化学物接触：主要措施为封闭或隔离式操作，直接接触化学品时需佩带个人防护用具，如防护服、防毒口罩、防护帽等。

（3）做好卫生宣教，控制吸烟，减少呼吸道刺激物接触；认真执行就业前体格检查，严格筛查就业禁忌证，有特异质及明显气道疾病者不能进入存在致敏原的工作岗位。

（4）接触致喘物的作业人员，应定期进行体格检查。其内容应包括：呼吸疾病症状学调查及物理学检查，必要时应进行肺功能检查（通气功能或高峰呼气流速的长期记录等）、A－ST 以及血清特异性抗体检测。

（5）一旦发现哮喘患者，应及时脱离原岗位，避免再接触。如果发现过敏性鼻炎患者，也应提高警觉，及时治疗，以预防过敏症状的扩展并诱发哮喘发作。

（6）提高管理人员的对职业性过敏疾患的认识，建立职业性致敏物名单，控制接触人数，并开展流行病学前瞻性研究及预防措施研究等。

（刘爱玲）

第二十八章

遗传性和先天性肺疾病

第一节　肺囊性纤维化

囊性纤维化（cystic fibrosis, CF）是具有家族常染色体隐性遗传的先天性疾病，在北美洲和欧洲高加索白人中常见。这是一种单一基因突变导致的多系统功能障碍疾病，主要表现为外分泌腺功能紊乱，最常累及胃肠道和呼吸道，易反复发生呼吸道感染而引起呼吸功能不全。

一、流行病学与病因

目前世界上约有 70 000 例 CF 患者，超过 46% 的患者为成人（大于 18 岁），主要是白种人。美国白人婴儿的发病率为 1/3 500，亚洲人发病率估计在 1/350 000。本病预后较差，近年来营养和一系列治疗和护理技术的提高，大多儿童期诊断的患者可以活到成年，目前的中位生存年龄已达 37.4 岁。

CF 为常染色体隐性遗传疾病，其基因突变发生于 7 号染色体长臂上，氯离子通道蛋白即囊性纤维化跨膜传导调节因子（cystic fibrosis transmembrane conductance regulator, CFrR）发生突变。最常见的突变是缺失 3 个碱基导致第 508 位丢失苯丙氨酸的 AF508 突变。目前 CFTR 基因突变分成 5 种类型：Ⅰ 型突变是减少 DNA 转录或 mRNA 翻译；Ⅱ 型突变（如 AF508）是在内质网发生蛋白质的装配错误，蛋白功能退化或无功能；Ⅲ 型突变是出现蛋白调节功能不正常；Ⅳ 型突变是细胞表面 CFTR 蛋白功能不正常；Ⅴ 型突变是减少 CFTR 蛋白合成。

CFTR 在上皮细胞内是一种氯离子通道调节蛋白，但具有多种功能，除转运氯离子外，还转运碳酸氢根离子以及乙酰半胱氨酸，在呼吸道和胃肠道主要是对于调节水、盐的跨膜转运起重要作用。基因突变导致 CFTR 蛋白缺陷，并且在不同部位造成的功能变化不同。在气道和远端小肠，CFTR 缺失后影响液体分泌，液体重吸收增强，导致分泌黏液干燥。汗腺导管存在盐的重吸收障碍导致汗液 NaCl 升高，表现为皮肤盐碱症。而在胰腺和近端小肠则是液体分泌减少，导致肠道梗阻。

二、病理与病理生理

正常气道上皮表达上皮钠通道（ENaC）、CFTR 氯离子通道、钙离子激活的氯离子通道

（CaCC）等。通调节上皮 Na^+ 吸收和 Cl^- 分泌使得呼吸道上皮液体层（airwaysurface liquid，ASL）达到大约 $7\mu m$ 的厚度，而纤毛浸润在这层液体里面有规律摆动，达到有效清除液体层上方黏液的目的。CF 患者气道上皮细胞由于 CFTR 突变，在氯离子分泌减少的同时，Na^+ 的吸收增加，导致 ASL 厚度减少，纤毛摆动受到影响，加之分泌物较黏，黏液引流不畅，容易发生细菌定植，继发感染，反复发作造成化脓性支气管炎、肺部炎症，进一步引起肺不张、肺脓肿、支气管扩张。肺功能检查提示阻塞性和限制性混合型呼吸功能障碍，严重者导致呼吸衰竭，同时肺循环阻力增加，引起肺动脉高压和肺源性心脏病。

三、临床表现

绝大多数患者在儿童期即开始出现症状，18% 的患者在出生 24 小时后出现胃肠道梗阻，发生胎粪性肠梗阻。

几乎所有 CF 患者都有上呼吸道疾病，慢性副鼻窦炎导致鼻塞和鼻漏，25% 患者有鼻息肉需要手术治疗。

下呼吸道病变主要症状是咳嗽、咳痰，症状在稳定和急性发作中交替，肺功能逐渐减退。CF 最早的特征性病原菌是流感嗜血杆菌和金黄色葡萄球菌，反复抗菌药物应用后出现铜绿假单胞菌，常以生物膜的形式长期存在，并逐渐出现耐药。

早在儿童期就可以发现肺功能减退，主要是残气和肺总量百分比增加，提示小气道损害。

早期胸部 X 线表现为过度充气提示小气道阻塞，后期黏液阻塞较大的支气管出现指套症、支气管扩张，右上叶通常是最早受累也是受累最严重的部位。后期出现各种肺部并发症如咯血、气胸，最后发展为呼吸衰竭和肺心病。

我国曾报道过的 20 余例 CF 患者的临床表现与国外相仿。

四、特殊实验室检查

（一）汗液内氯化钠含量检测

汗内氯含量高于 60mmol/L（成人高于 70mmol/L），钠高于 80mmol/L，且能排除肾上腺皮质功能不全等假阳性原因，将对诊断有重要意义。

（二）鼻黏膜电位差（nasal potential difference，NPD）试验

直接测定刺激的 CFTR 分泌氯离子的功能，当汗液的氯化钠检查不能确定时，NPD 是最好的确认方法。主要特征性变化是静息电位相对较高，当溶液转换为含氯化钠的溶液时，鼻黏膜电位失去向负值方向的大幅度变化。

（三）遗传学试验

当 CF 诊断不能肯定时，DNA 分析能提供 CF 的直接依据，目前已经有商用试剂盒，由于存在大量 CF 基因突变，因此 DNA 分析不能作为首选的初步诊断方法。

五、诊断

有 1 个或多个系统的临床表现并 CFTR 异常的实验室发现（汗液氯离子浓度增加或异常鼻电位差）或发现 2 个致病性 CFTR 突变位点，可以建立诊断。

六、防治

95％的 CF 患者死于肺并发症。治疗分为三个方面：①补充足够的营养和胰酶；②防止呼吸道干燥；③抗菌药物治疗慢性感染。

营养的补充至关重要，治疗包括口服胰酶改善食物和脂肪吸收不良；保证维生素供应，以免脂溶性维生素缺乏。正确的补充胰酶和营养能够减少 CF 相关糖尿病的发生。

痰液溶解剂 α-链道酶雾化吸入对于松解黏稠痰液效果显著。鼓励成年人做体位引流或器械辅助排痰。近年来，对症处理针对稀释呼吸道黏稠分泌物方面已进行大量研究，如使用上皮钠通道抑制剂阿米洛利（氨氯吡咪）阻止气道内钠离子重吸收，雾化高渗生理盐水或甘露醇增强水分渗出稀释痰液，从而促进黏液清除并改善肺功能。

反复慢性呼吸道感染和呼吸功能衰竭是病儿死亡的主要原因，控制呼吸道感染应针对痰菌和药物敏感情况，采用抗菌药物联合治疗至关重要。根据病情可长期或间歇用药。

对婴幼儿除行麻疹、百日咳疫苗接种外，冬季应给予多价流感疫苗和肺炎链球菌疫苗接种，并及早根治慢性鼻窦炎，防治下呼吸道感染。

晚期患者可进行肺移植。有报道本病肺移植 5 年生存率约 50％。

（夏淑云）

第二节 原发性纤毛不动综合征

自 1901 年报道鼻窦炎、支气管扩张和右位心并存的病例后，Kartagener 在 1933 年又完整报道了 4 例称为 Karta-gener 综合征（KS）的病例。随后研究发现这类患者存在呼吸道上皮细胞纤毛动力蛋白臂缺陷，且与黏膜清除力下降和纤毛及精子运动能力障碍有关，遂将其命名为"不动纤毛综合征"。到 20 世纪 80 年代中期已经清楚认识到尽管有的患者具有纤毛运动能力，但缺乏有效的纤毛黏液清除作用，建议将该综合征命名为原发性纤毛不动综合征或原发性纤毛运动障碍（primary ciliary dyskinesia，PCD），发病率约为 1：30 000～1：60 000，为常染色体隐性遗传。PCD 泛指所有的先天性纤毛功能障碍，而 KS 仅用于同时有脏器转位的 PCD 患者。

一、病因与发病机制

纤毛上皮分布于上、下呼吸道，耳咽管，脑及脊髓的室管膜和输卵管等处，位于精子尾部者是一种特殊的纤毛。有 200 种以上的蛋白和多肽参与纤毛形成和构造，大多为可在电镜下观察到（如微管）特定的轴丝状结构。还有许多其他蛋白对纤毛的组装（如微管蛋白-7）、始动、定向和活动控制起重要作用。

正常哺乳动物的纤毛固定在浆膜附近细胞质的基体上，由 9 个微管三聚体构成（和其他蛋白一起），突出于基体后进入纤毛内部在纤毛内形成 9 个外部微管二聚体，在二聚体环的中央有一对单体微管共同形成轴丝。每根纤毛的结构都是特有的（图 28-1）。中央有一对典型的单体微管，周围环绕着 9 对二聚体（9＋2 模式），整个结构由浆膜包绕着。

纤毛的运动是通过动力蛋白重链水解 ATP，进而导致 A 微管相对于 B 微管进行滑动，致使纤毛在变形的微管上弯曲。外部动力蛋白臂加速外部二联体的主动滑动，但并不产生弯曲。弯曲则由内部动力蛋白臂产生。这些因素最终导致纤毛向两个不同方向运动，向前有效划动和向后回复性划动，最后产生有效的推进力。

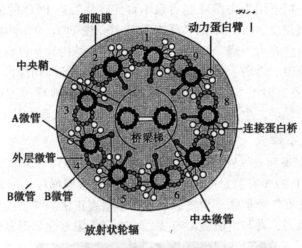

图 28 – 1　正常纤毛超微结构

　　气道黏液及其脱屑的清除有赖于黏膜纤毛运动和咳嗽清除。从鼻腔、喉至 16 级支气管分支的气道上皮的清除大多依赖纤毛运动。纤毛细胞覆盖在假复层柱状上皮上。每个纤毛细胞大约有 200 根纤毛，长度在气管内为 5 ~ 7μm，在支气管的第 7 级分支为 2 ~ 3μm。纤毛的直径为 0.25 ~ 0.33μm。适当的流变学特性和正常功能的纤毛是保持黏液清除的基本要素。呼吸道内的黏液清除率分别为：鼻黏膜 4.5 ~ 7mm/min，大气道 3.8 ~ 4.7mm/min，大多数的气道碎屑可在 6 ~ 24 小时内被纤毛清除掉。

　　正常的纤毛摆动由 3 个过程组成。先是有效地向前划动，将黏液向前推进；然后是短暂恢复期，纤毛回复初始位置，但并不向相反的方向转运黏液；恢复后再行向前划动。这个周期频率为 11 ~ 16Hz。所有这些需要结构和调节蛋白功能均正常的纤毛。

　　纤毛结构缺陷会导致纤毛活动异常和多种疾病。精子尾部也是一种特殊的纤毛，当其结构异常时会影响精子运动能力，引起不育。胚胎发育过程中，若纤毛结构异常及其缺乏正常的纤毛摆动，将随机地发生内脏旋转；在妊娠 10 ~ 15 天时，内脏若发生左旋转代替了正常的右旋转，即引起脏器转位。

二、病理

　　PCD 包括纤毛结构缺陷、放射轮辐（radial spokes）缺失、微管中央二聚体缺失（一个外周的微管二聚体移位至中央）、外部或内部动力蛋白臂缺失或两者全部缺失、中央鞘管缺失。KS 除了上述改变外，还伴有脏器转位。

三、临床表现

（一）PCD 的临床特征

　　随发病年龄、有无脏器转位、临床症状的严重程度而存在差异。KS 主要表现为支气管扩张、副鼻窦炎及内脏转位三大特征，但约半数的患者没有内脏转位。

　　临床表现为咳嗽、脓痰、咯血、呼吸困难、肺不张、反复发生上呼吸道感染，并可伴有鼻息肉、额窦异常或副鼻窦发育不全等。中耳和耳咽管纤毛功能异常，可伴慢性复发性中耳炎、鼓膜穿孔、流脓。精子尾失去摆动能力致不育症。尽管患 PCD 的成年人亦具有正常的精液量和精子数目，但仅有 30% 以下的精子有运动力。患 PCD 的女性虽可生育，但由于输卵管纤毛功能改变而致生育力下降。胚胎纤毛细胞的纤毛结构异常可致内脏完全性或部分转位。患者常有乳突、鼻甲、筛窦、增殖体扁桃体、鼻息肉或肺叶切除术等外科手术史。尽管发病的平均年龄为 16 岁，但大多数病例幼时即有鼻塞、脓痰或呼吸困难。有报道 1 例新生儿在出生时即有较多的黏痰，生后 30 分钟即出现呼吸窘迫，发现右位心后才考虑到 KS。

（二）胸部影像学检查

CT 检查可发现鼻窦炎和支气管扩张（图 28 - 2，图 28 - 3），KS 可发现右位心（图 28 - 4）。有报道 PCD 患者中 97% 有肺过度充气，90% 有支气管壁增厚，63% 有节段性容量丧失或实变，43% 有节段性支气管扩张，少数患者影像学检查正常。肺功能检查可发现中度至重度的阻塞性通气功能障碍，常与气流受限有关；或表现为阻塞性和限制性通气功能障碍。

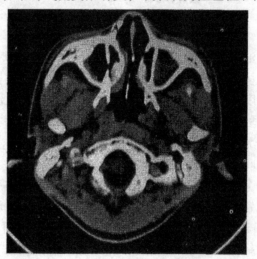

图 28 - 2 PCD 鼻窦炎改变

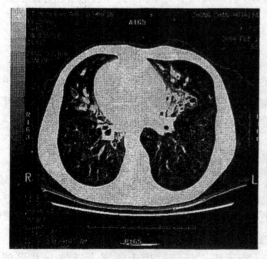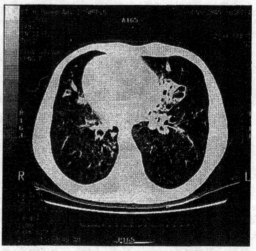

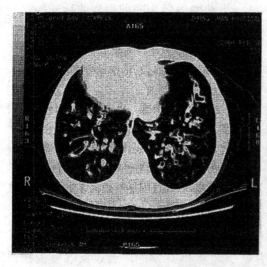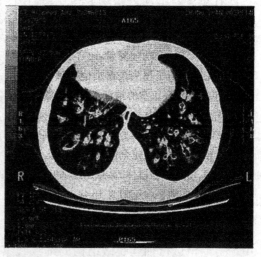

图 28 – 3　PCD 支气管扩张改变

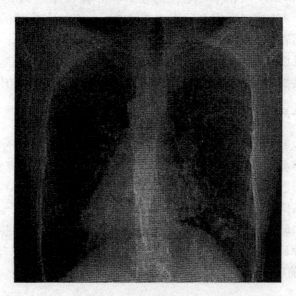

图 28 – 4　KS 右位心改变

四、辅助检查

筛选试验主要为糖精试验、纤毛运动分析和放射性核素检查，确诊需要透射电镜检查。

（一）糖精试验

正常时纤毛摆动能将黏液从鼻甲移至鼻咽部及从支气管移至口咽部。将糖精置于下鼻甲前端可被向后转运至舌部。感觉到甜味的时间在正常人为 10 ~ 20 分钟，PCD 患者需 60 分钟以上。囊性纤维化和支气管扩张患者的平均鼻纤毛清除时间为 30 分钟。这个试验简单易行，价格便宜，且对 PCD 诊断敏感，但特异性不高，仅可作为筛选试验。

（二）纤毛运动分析

包括量化测定纤毛摆动频率及观察纤毛运动的摆动方式。纤毛正常的摆动频率为 12 ~

14Hz，PCD 患者纤毛摆动频率下降（平均约 8Hz）。运动障碍者为非前后弯曲运动的摆动方式，而且不协调、摇摆、旋转性运动或运动消失。

（三）放射性核素

也可通过放射性核素的清除来评价黏膜纤毛转运功能。将 ^{99m}Tc 标记的白蛋白置于下鼻甲上通过闪烁照相机观察，PCD 患者很难观察到标记小滴的运动。另外还可将放射性核素标记的白蛋白溶解在生理盐水中雾化吸入，通过闪烁照相机评估全肺清除力。正常转运率为 $3.8 \sim 4.7 mm/min$，PCD 患者明显降低。也可以相同的技术，吸入 ^{99m}Tc 标记的特氟纶颗粒，并于 2 小时测定清除率。健康非吸烟者仅残留 29%～42% 的放射性核素，然而 PCD 患者可残留 73%～99%。由于咳嗽能有效地排除这些颗粒，应在研究中避免。支气管炎、支气管扩张以及慢阻肺患者的清除功能亦受损，降低了此方法的特异性。

（四）透射电镜

用透射电镜进行轴丝超微结构的细致观察有助于确立 PCD 诊断。通过支气管镜获得的气管或支气管上皮组织均可用于该检查。通过在下鼻甲水平刷检鼻黏膜来获得纤毛上皮，将其贴于镜头纸上，经 2.5% 戊二醛固定后用于透射电镜检查。需强调的是患呼吸道病毒性疾病时可发生中央和外周轴丝的增加和减少，须在 10 周以后获取标本。对内部和外部动力蛋白臂、微管连接蛋白及放射状轮辐的数目、纤毛摆动轴定向、异常微管的构造以及纤毛的聚合进行定量测定可以鉴别 PCD，然而也有纤毛超微结构正常的 PCD 病例报道。

五、诊断与鉴别诊断

对儿童或成人慢性和难治性鼻窦和肺感染应考虑 PCD。对少儿时期即开始有鼻塞、脓痰或呼吸困难现象，伴鼻窦炎、支气管扩张和右位心者，更应考虑该病。对 PCD 的完整评价需包括临床评估、筛选试验和确诊检查以排除其他鼻窦或肺疾病。

确诊须根据典型临床表现和黏膜活检透射电镜检查，然而需与其他鼻窦肺综合征如囊性纤维化、常见的免疫缺陷和韦格纳肉芽肿进行鉴别诊断。因为各种免疫异常也可反复发生呼吸道感染和纤毛运动障碍，但是 PCD 患者免疫学检查一般正常。除非患者伴有脏器转位，在进行 PCD 广泛检查前应先排除上述可能的原因。

六、治疗

治疗与其他原因的支气管扩张类似，主要为抗生素抗感染以及祛痰药和肺物理治疗促进痰液排出，同时积极治疗副鼻窦炎。也可应用流感病毒、肺炎链球菌和嗜血流感疫苗等提高免疫功能。但很少有严格设计的临床试验研究抗生素和肺物理治疗对 PCD 的客观作用和预后影响。有研究给 22 例患者预防性应用抗生素和肺物理治疗时随访了高峰呼气峰流速和用力肺活量。在中位期为 3.5 年的随访过程中，高峰呼气峰流速从占正常预计值的 64% 上升至 82%，用力肺活量从 79% 上升至 92%。给予这种预防治疗的患者较少有支气管炎加重，然而 1 秒用力呼气量并未改变。

在 PCD 患者中，流感嗜血杆菌是最常分离到的病原体，其次为肺炎链球菌、金黄色葡萄球菌、铜绿假单胞杆菌、大肠杆菌和其他链球菌属。抗生素可周期给予、持续用药或仅在加重期使用，但是持续用药很易产生耐药或二重感染。

病变局限，有手术适应证者可考虑手术治疗，但需要考虑个体差异。慢性鼻窦炎可考虑外科手术治疗，对于抗生素疗效好者很少需要进行肺叶切除。对晚期病例可考虑肺移植。

七、预防与预后

与囊性纤维化不同，PCD 患者往往不一定持续存在呼吸道感染，较少定植铜绿假单胞菌。大半患者能过正常生活，只有少部分患者发展成致残性肺疾病。寿命受支气管扩张的严重程度左右，病变轻者可不受明显影响。对于重症患者，可像治疗囊性纤维化一样，通过抗生素和积极的医疗护理来防止或延缓疾病进展，进而延长寿命。

（夏淑云）

第三节　肺泡微结石症

肺泡微结石症（pulmonary alveolar microlithiasis，PAM）是原因未明的两肺肺泡内存在无数微结石的罕见疾病。已报告的病例中一半以上有家族史，大多为同胞，但很少发生在双亲和子女之间。虽然这提示先天性代谢异常或环境因素可能影响其发病，但患者血清钙磷水平均正常，提示代谢异常一说难以成立。近年报道逐渐增多，年龄可从早产儿到 80 岁老人，性别没有明显差异。

微结石直径通常为 0.02～3.0mm，大多沉积在肺泡腔，偶尔存在于肺泡腔外的支气管壁和间质或肺外。单个微结石呈圆、卵圆形或不规则形状，有同心圆性分层外观。电镜下为球状或不规则形状，外层表面为粗糙颗粒状。化学分析和能量—分散 X 线微分析（energy-dispersive X-raymicroanalysis）表明微结石是由钙磷组成。在发生典型致密钙化前可存在非钙化期。疾病早期肺泡壁可保持完整，后期可因间质纤维化导致肺泡壁增厚，有时可合并巨细胞形成。肺尖部易发生胸膜和肺内肺大疱。

在发现微结石前大多数患者并无症状，常于体检或调查其患微结石的同胞时发现。胸部 X 线有时揭示两肺野几乎全部实变，呈现"暴雪"样改变，只有很少含气肺泡时还无症状，形成特有的 X 线和临床表现不一致现象。临床可表现为胸痛、干咳、活动后气促。随访可发现呼吸困难、发绀、咯血和杵状指（趾）。病情进行性发展时最常见症状是运动后呼吸困难，少见咳嗽、咳痰。患者可咳出微结石，病情继续进展可出现肺底呼吸音减低、氧合功能受损、发绀、杵状指（趾），甚至发生呼吸衰竭，右心室肥厚和右心功能不全。

X 线表现为两肺弥漫性分布，以两肺下野及内侧带为主肺尖部较少的密集细小细砂样结石影。单个结石，边缘锐利。可伴胸膜增厚，但实质上可能是大量微结石在胸膜下肺实质内沉积的视觉作用，产生邻近胸膜的致密白线，而不是真正的胸膜增厚，疾病进展时胸片可见微结石增加。胸膜下肺大疱破裂可产生自发性气胸，肺内肺大疱破裂可产生间质肺气肿。用 ^{99m}Tc 磷闪烁扫描法检查时，如果发现微结石摄取示踪剂，可表明有通过肺泡毛细血管膜的活动性代谢性交换。

通常根据典型的 X 线及其与临床表现不一致而做出诊断。咳出微结石者有助于明确诊断，也可通过支气管肺泡灌洗或经纤维支气管镜肺活检在标本中发现微结石，很少需开胸肺活检来诊断。血液实验室检查少有阳性发现。肺功能检查结果可因微结石沉积的范围和有无肺间质纤维化而异，可伴有残气量和功能残气量显著减少，肺活量、每分钟最大通气量和动态顺应性相应减少，弥散功能减退，肺泡动脉氧分压差增加和低氧血症。本病应与粟粒性肺结核、硅沉着病、特发性肺含铁血黄素沉着症等鉴别。

目前尚无特效的治疗方法，支气管肺泡灌洗无明显疗效。国外已有肺移植的报告，但其疗效还有待于严格评价。日常生活中应注意减少运动或劳动的强度，并应注意防治呼吸道和肺部感染。

（夏淑云）

第四节　先天性肺发育不全

先天性肺发育不全为不明原因的胚胎期肺发育障碍。可分为：①肺缺如（pulmonary agenesis），可缺少一叶肺、一侧肺，甚至双侧肺，没有支气管、血管供应或肺实质迹象。②肺发育不全（pulmonary aplasia），只残留盲端支气管而没有血管和肺实质。③肺发育不良（pulmonary hypoplasia），肺的形态变化不大，但气道、血管和肺泡的大小和数量均减少。常累及全肺，伴同侧肺动脉畸形和异常肺静脉引流，也可与其他先天性畸形同时存在，如Kartagener 综合征的右位心。一般情况下可无明显临床症状，依其本身和其他部位的畸形程度，以及有无呼吸道感染而异。若出现胸痛、胸闷、气短等情况可能导致误诊。体检可发现两侧胸廓不对称、呼吸运动减弱、受累肺呼吸音减弱。可根据纤维支气管镜检查、支气管碘油造影和肺血管造影诊断。胸部 CT 和纤维支气管镜等检查有助于鉴别诊断。肺不发育的 CT 检查可见肺叶团状，条状实变，发育不全表现为肺体积缩小，多囊状改变，肺叶血管纹理稀疏等。合并感染时应积极给予抗生素治疗，必要者可手术切除。

（范荣梅）

第五节　单侧透明肺

单侧透明肺（unilateral hyperlucent lung）病因不明，可能与发育异常或婴幼时期感染病毒有关。一般无症状，少数患者可表现为咳嗽、咳痰、气急或咯血。胸部 X 线示肺透亮度增加，肺门及周围血管阴影减少。肺功能检查可发现呼气时轻至重度气道阻塞，肺总量正常或轻至中度减少，但纤支镜检查可无支气管狭窄证据。支气管碘油造影可见支气管扩张。病理活检主要为支气管或细支气管炎症。根据临床和 X 线特点可明确诊断，但需与单侧肺动脉发育不良和支气管腔内不完全阻塞引起的类似影像学改变鉴别。单侧肺动脉发育不良可造成一侧肺动脉灌注缺少，支气管腔内不完全阻塞性病变可引起远端肺通气减少、局部肺泡低氧和肺血管收缩，最后造成受累肺动脉灌注减少。普通影像学很难将这两种现象与不明显的单侧透明肺区分。无症状的单侧透明肺可不予处理，有严重或反复感染时，可考虑手术切除。

（范荣梅）

第六节　先天性支气管囊肿

先天性支气管囊肿（congenital bronchogenic cyst）是胚胎发育时期气管支气管树分支异常的罕见畸形，分为纵隔囊肿、食管壁内囊肿和支气管囊肿。也有报道支气管囊肿偶发于前胸壁皮下、胸膜、心包内、胃壁、肾上腺区，甚至发生于椎管内者。可为单发或多发，为数毫米至占据一侧胸廓的 1/3 ~ 1/2 大小。病理检查可见囊肿为单房或多房，薄壁，内覆呼吸性上皮，通常充满黏液样物质。囊壁可含黏液腺、软骨、弹性组织和平滑肌。不与支气管相通，感染后可充满脓液或空气。支气管肺囊肿多见于下叶，两肺分布均等。典型 X 线表现为孤立的边界清楚的圆或卵圆形阴影，密度均匀。除非感染，否则不与支气管相通为其特征。75% 的病例可在不同时间段发生感染。建立交通后囊肿含有空气或同时含有液体。纵隔支气管囊肿大多位于隆突附近，通过蒂与一侧支气管相连。多为孤立性和位于后纵隔，中纵隔次之，上纵隔最少。可因周围结构的压力产生症状。X 线见隆突附近边缘清楚、密度均匀的圆形、卵圆形或块影，常略偏右，覆盖肺门，呼吸可引起其形状改变，但很少与气管支气管相通，囊壁少见钙化。婴幼儿时期的纵隔囊肿可压迫大气道引起呼吸困难、哮鸣或持续性咳嗽，运动时明显加重。一些成人的纵隔支气管囊肿可长到很大而没有症状。

囊肿小且无症状者可不予治疗，张力性囊肿且反复感染者可考虑手术。位于纵隔内者可用纵隔镜切除。

（李国燕）

第七节　气管 – 食管瘘

气管和食管之间的瘘管可为先天性或后天性，并可分为气管 – 食管瘘（tracheal esophageal fistula）和支气管 – 食管瘘。虽然先天性异常通常在新生儿即可发现，但是前一类型可直到青少年甚至成年才被明确诊断。大部分病例有长期喂奶呛咳史或咳嗽史，常咳出食物颗粒，偶尔合并支气管扩张。引起后天性气管和食管异常交通的常见原因是食管癌，某些病例可发生在放疗后，发生率可达 5.3% 左右。一旦出现这种并发症，预后极差，大多数病例存活时间仅为几周或几个月。后天性气管 – 食管瘘也可由气管导管气囊压迫气管、外科手术创伤、钝性损伤、颈部放射治疗并发症和异物引起。可依靠 CT 检查发现，纤维支气管镜和吞钡检查可明确诊断。治疗主要依靠外科手术，无条件耐受外科手术者，可试用医用胶封闭或支架治疗。

（李国燕）

第八节　肺隔离症

肺隔离症（pulmonary sequestration）为先天性发育异常，表现为一部分肺组织与正常肺分离，单独发育并接受体循环血液供应。可根据解剖分为肺内和肺外隔离症两种类型。

近 2/3 的肺内隔离症位于左下叶后段脊柱旁沟内，其余的位于右下叶相应部位，上叶很少受累。血液供应主要来自降主动脉及其分支，部分来自腹主动脉及其分支。静脉主要回流入肺静脉产生分流，个别进入下腔静脉或奇静脉。受累肺的形态学改变因隔离肺组织的发育程度、感染或阻塞的程度而不同。异常肺组织通常可与周围肺组织很好的分开，包含一或多个囊腔，其内充满黏液，合并感染可有脓液。显微镜下可见囊肿类似于扩张的支气管，带有呼吸道上皮，偶有软骨，合并感染时上皮通常减少或阙如。通常临床为非特异性表现，大多在合并呼吸道感染时才有症状，表现为下叶肺炎的症状和体征，通常为化脓性，偶尔为结核、诺卡菌或曲霉感染。

肺外肺隔离症少见，可合并其他先天性异常。90% 发生在左半隔，可位于下叶与膈肌间、膈下、膈肌内或纵隔中。血液供应通常来自腹主动脉及其分支，静脉回流通常经由体静脉、下腔静脉、奇静脉或门静脉系统，产生左右分流。形态学可见隔离的肺组织完全包被在胸膜囊内，有很多淋巴管道。切面为棕褐色海绵状组织混有不规则排列的血管，气道数量较少，分散着软骨和浆液黏液腺，肺组织常不成熟。年长儿童和成人还可见到纤维化和炎症。由于被包裹在胸膜囊内，除非与胃肠道相通，否则很少合并感染。

肺隔离症的 X 线表现主要为圆形、卵圆形或三角形分叶状块影，密度均匀，与支气管或胃肠道相通合并感染后，可见囊肿含气，甚至出现液平面。应与肺炎、肺脓肿和肺囊肿鉴别。支气管碘油造影可见正常支气管受压，主动脉造影可显示异常的血供分支有助于鉴别诊断。三维动态增强磁共振血管造影可显示其异常供血动脉和引流静脉，甚至清楚显示其分支和行程，有利于确诊此病和制订手术治疗方案。治疗主要依靠手术切除。

（李国燕）

第二十九章

肺部疾病的介入诊疗

第一节　原发性肺癌

原发性肺癌又称支气管肺癌，绝大多数起源于支气管黏膜上皮。它是最常见的肺部原发性恶性肿瘤。近半个世纪来，世界各国肺癌的发病率和病死率都急剧上升。在工业发达国家和我国的一些大城市，男性肺癌的死亡率已跃居各种恶性肿瘤的首位。发病年龄多在 40 ~ 75 岁，男性发病率明显高于女性，男女之比约为（4~8）∶1。

肺癌的介入治疗主要是指经支气管动脉灌注抗癌药物，可用以治疗各种类型的肺癌，近期疗效明显优于单纯放射治疗和全身化疗。

一、概述

（一）历史回顾

为提高肺癌的化疗效果，早在 20 世纪 60 年代初，Soderberg 等采用特殊的三腔双球囊导管做了非选择性交气管动脉灌注化疗药物治疗肺癌的尝试：将导管置于支气管动脉开口水平的胸主动脉内，用球囊分别阻断上下部主动脉血流进行灌注。1964 年，Viamonte 发表了成功进行选择性支气管动脉插管、造影的文章，同年，Bpoksen 等报道了选择性支气管动脉插管灌注抗癌药物治疗不能手术的肺癌的方法。由于当时所用的抗癌药物疗效欠佳，且副作用较严重，故本疗法未能得到推广。至 20 世纪 70 年代，随 MMC、ADM、CDDP 等新一代抗癌药物的研制成功，本疗法得到了新生，并取得了较好的效果。

（二）适应证

（1）已失去手术机会而病灶还局限于胸内者。

（2）病灶能做手术切除，但有手术禁忌证或拒绝手术者。

（3）作为手术切除前的局部化疗，以提高手术的成功率，降低转移发生率和复发率。

（4）手术切除后预防性治疗，以降低复发率。

（5）手术切除后胸内复发或转移者。

（三）禁忌证

（1）患者已是恶病质或有心、肺、肝、肾功能衰竭。

（2）有高热、感染迹象及白细胞计数少于 3×10^9 ~ 4×10^9/L 者。

（3）有严重出血倾向和碘过敏等血管造影禁忌者。

二、介入诊疗

（一）术前准备

1. 明确诊断　介入治疗是一种创伤性的治疗方法，术前应明确病变的部位、数目、大小、胸内累及的范围。除常规摄取胸部正侧位平片、体层片外，宜做胸部 CT 或 MRI 检查。对肺内病灶应通过痰液细胞学检查、经支气管镜或经皮穿刺活检，以获得细胞学或组织学证实。对疑有脑、肝、肾上腺、脊柱转移的病例还应用相应部位的影像学检查。如发现肝或肾上腺有转移灶，做肺部介入治疗时还可同时对肝或肾上腺的病灶进行介入治疗。

2. 患者准备　做血常规、肝肾功能等检查，局部麻醉药和碘过敏试验，以除外有禁忌者。术前应与家属签订手术协议书。患者应术前禁食 4 小时，并给予镇静剂。

3. 器械和药品的准备

（1）导管：一般采用 6～7F，导管形态可用眼镜蛇（Cobra）、猎人头（Headhunter）、牧羊钩（shepherd's hooks）、西蒙斯（Simmon）、"C"型和右冠状脉导管等，或将市售导管成形改良，使其更适合患者的主动脉和支气管动脉的形态和宽度；导管头外径宜小于 1.4mm，当导管头顺支气管动脉走行进入其内后，其弓背能顶住对侧主动脉壁，使导管头不易退出。此外，还可备用一条 3F 的同轴导管，以备进一步超选择插管用。

（2）造影剂：为避免发生造影剂引起的不良反应，宜用非离子型造影剂，如优维显（Ultravist）、欧乃派克（Omnipaque）等，浓度为 200mg/ml。如用离子型造影剂，如复方泛影葡胺，浓度应为 30%～50%。

（3）化疗药物：目前国内所用药物多是以 CDDP 或其同类药卡铂（CBP）为主，联合用其他一、两种药，剂量分别为：CDDP 30～80mg、CEP 100～200mg、MMC 6～10mg、ADM 30～60mg、氟尿嘧啶（或 FUDR）0.5～1.0g、CTX 300～1 000mg、VP－16 100mg。

（4）栓塞剂：一般用明胶海绵碎粒，宜事先准备，将明胶海绵块剪成 $1mm^3$，甚至更小的碎粒，再进行高压消毒，使其成为微黄的细粒，这样既可使其容易经注射器推入血管，又可延长被栓塞血管的再通时间，其他的栓塞剂如碘油、含有抗癌药物的微球等也可用来栓塞支气管动脉。

（5）其他药物：除血管造影所需的局部麻醉药、有关急救备用药外，对患阻塞性肺炎的病例，可准备经支气管动脉作抗炎治疗的药物，如青霉素 320 万单位、头孢氨苄 2.0～4.0g。对准备灌注 CDDP，且剂量 > 80mg 的患者，应准备在灌注 CDDP 30～60 分钟后，经静脉滴注硫酸钠（STS），以减轻 CDDP 的全身副反应，剂量为 STS 1.0g 对 CDDP 10mg。此外，对少量呕吐敏感者，应准备止吐药，如枢复宁（Zofran）8mg，或甲氧氯普铵 20mg，在灌注抗癌药前 15～30 分钟时静脉注射或肌内注射，为减轻造影剂和抗癌药物的反应，还应准备术后用药：异丙嗪 25～50mg，呋塞米 20mg，甲氧氯普胺 10～20mg。

（二）操作方法

1. 肺癌的血供　肺癌的血供主要来自支气管动脉，当肿瘤累及胸膜、侵犯胸壁、纵隔时，也可由邻近的血管参与供血，如肋间动脉、胸廓内动脉、锁骨下动脉、食管固有动脉及其分支。肺动脉是否参与肺癌的血供是一有争议的问题。早在 1965 年，Viamconte 根据血管造影表现，认为肺癌完全由支气管动脉供血、肺动脉不参与供血。1967 年，Milne 等对尸体的肺癌标本进行造影研究，指出：肺动脉参与了肺癌的血供，越是位于周围的肺癌，肺动脉参与供血的成分越高。而 Hellkant 在 1979 年发表的文章中指出，47 例肺癌患者无一例肺动脉参与供血。故一般认为，支气管动脉是肺癌的主要供血动脉、胸部的其他循环血管以及肺动脉参与了肺癌的部分血供，故肺癌的介入治疗应以支气管动脉为主。当支气管动脉造影发现肿瘤染色不完全或经支气管动脉介入治疗疗效不佳时，应积极寻找其他的供血动脉，以提高疗效。

2. 支气管动脉解剖　支气管动脉变异较多，各组统计数有时有较大的出入。1948 年，Cauldwell 报道一组尸检结果，90% 的支气管动脉属以下 4 型之一：①左 2 条、右 1 条占 40.6%。②左、右各 1 条占 21.3%。③左、右各 2 条占 20.6%。④左 1 条、右 2 条占 9.7%。1970 年，Botenga 根据血管造影将支气管动脉分为 10 型：①左 2 条、右 1 条占 27.7%。②左、右各 17%。③左、右共干 1 条，右 1 条占 17%。④左、右各 2 条占 10.7%。⑤左 1 条、右 2 条占 8.5%。⑥左、右共干 1 条；右 3 条占 2.1%。⑦左、右共干 1 条占 4.3%。⑧左 3 条、右 2 条占 2.1%。⑨左 1 条、右 3 条占 2.1%。⑩左、右共干 1 条，左 1 条占 2.1%。国内徐延中等统计一组 50 例尸检结果：①左 2 条、右 1 条占 34%。②左、右各 1 条占 28%。③左、右共干 1 条，左、右条 1 条占 14%。④左、右共干 1 条、右 1 条占 12%。⑤左 1 条、右 1 条占 4%。⑥左、右共干 1 条占 2%。⑦左 3 条、右 1 条占 2%。⑧左、右共干 1 条，左 1 条占 2%。⑨左、右共干 2 条，左、右各 1 条占 2%。

约 2/3 的人右侧为 1 条，且通常与右肋间动脉共干，称为肋间支气管动脉干，最为常见的是和右第 3 肋间动脉共干。另外 1/3 的人除上述肋间一支气管动脉干外，还有 1 条右支气管动脉或左、右共干。左支气管动脉则相反，约 2/3 的人有 2 条，1/3 的人有 1 条。另有少数人左、右共有 4~5 条支气管动脉。

右肋间 – 支气管动脉干一般从主动脉的右侧壁或侧后壁发出，右支气管动脉从主动脉的右前侧壁发出，左支气管动脉多开口于主动脉的前壁，也可开口于左前侧壁或右前侧壁甚至右后侧壁，左、右支气管动脉共干一般起于主动脉的前壁和右前侧壁。支气管动脉（包括肋间 – 支气管动脉干）开口的位置一般在 $T_{4~9}$ 的范围内，约 90% 的人所有支气管动脉开口在 $T_{5~6}$ 之间，即左支气管与气管交角附近。个别人的支气管动脉也有开口于主动脉弓凹面的下壁、后壁，甚至迷走起源于锁骨下动脉及其分支等。

正常支气管动脉开口部的内径仅约 1~2mm，但当有肿瘤或炎症性病变时，内径通常增粗，可达 5mm。支气管动脉是支气管、肺、脏层胸膜、肺动静脉的营养血管，它还供血于气管、食管、纵隔淋巴结等组织、器官，故当灌注高浓度的抗癌药物时，患者可有咳嗽、胸骨后灼热感等相应表现，对转移性肺门、纵隔淋巴结肿瘤也有明显的疗效。

3. 支气管动脉插管造影术　常规经皮股动脉穿刺插管后，将导管头达到 $T_{5~6}$ 水平缓慢上下移动，逐渐变换导管头的方向：插右支气管动脉自右后壁至前壁，插左支气管动脉自左前壁至右侧壁。当导管头有嵌顿感或挂钩感时，可能已插入支气管动脉，此时用手推法注入造影剂 2~3ml。在电视屏幕上观察造影剂流向而证实是否是靶血管。当上述方法未能找到支气管动脉时，则应扩大导管头的移动范围，如该导管不能进入任何一条胸主动脉的分支血管，说明该导管的导管不适合，应及时更换导管。若仍不能找到肿瘤的供血动脉，则应考虑肿瘤由迷走的动脉供血，可用胸主动脉、锁骨下动脉等造影来证实。右侧肺癌的供血支气管管动脉插管成功率在90%以上，左侧在80%以上。

将导管插入靶血管后，应做造影摄片，详细了解肿瘤的血供情况。如导管头进入靶血管较浅，应用手推造影剂，否则可用高压注射器。造影剂量5～10ml，流速1～2ml/s，如用数字减影血管造影（DSA）机，造影剂浓度和量均可减1/3。摄片程序可为1～2张/s×3秒＋1张/s×2～5秒。造影片上如未显示肿瘤的全部血供，应继续寻找。如供血动脉是共干动脉，导管头插入也较深，可导入同轴导管，并尽量插至肿瘤附近。

4. 支气管动脉灌注术　将2～3种事先准备好的抗癌药物分别溶于40～100ml的等渗盐水中，逐一用手推法经导管注入支气管动脉，如肿瘤有多条血管供血，宜将抗癌药物按参与血供的比例，注入每一条供血动脉内。所有药物可在15～30分钟内注完。对找不到肿瘤供血动脉的患者，可将导管头置于T_4水平，以较快的速度将抗癌药物注入。此外，对有阻塞性肺炎的患者，可经供血动脉先注入抗炎药物。

5. 支气管动脉栓塞术　如肺癌血供较丰富，导管进入供血动脉较深，该动脉与脊髓动脉无关联，患者一般情况较好，可在做支气管动脉灌注后行栓塞术。再一次手推造影剂证实导管头的位置，确认无误后，将栓塞剂倒入注射器，与造影剂混合（碘油不用造影剂）后，在电视的严密监视下，用手缓慢推入导管，至造影剂在支气管动脉内流速明显减慢，切忌栓塞反流入非靶血管。最后可再造影，了解血管栓塞的情况。

6. 术后处理　按常规，拔出导管，止血包扎后，给患者肌内注射异丙嗪、呋塞米、甲氧氯普胺。为预防感染，宜静脉给抗菌药物3天。对严重恶心、呕吐者，给予对症处理外，还应经静脉施行支持疗法。做支气管动脉栓塞后，患者可有发热、胸痛等症状，应予解热、镇痛药物治疗。少数患者发生白细胞减少，可予升白细胞药物。绝大多数患者术后静卧24分钟拆除止血包扎后，再观察2～5天即可出院。再次治疗间隔时间，单纯化疗以4周为宜，栓塞支气管动脉者可延至6周左右。

7. 并发症　除了可发生一般插管造影所引起的并发症和化疗药物引起的副反应外，做支气管支脉介入治疗可发生脊髓损伤。表现为术后2～3小时患者感觉障碍、尿潴留、偏瘫、甚至截瘫，经治疗大多数能在数天至数月内逐渐恢复，少数成为不可逆性损伤。刘子江等一组2 000余例次行此法治疗的病例中，有8例并发脊髓损伤，其中6例治疗后恢复。此并发症与脊髓动脉和支气管动脉存在交通有关，约5%的人脊髓动脉中最粗大的一支——Adamkiewica动脉发自右肋间、支气管动脉干，其他支气管、肋间动脉也可与脊髓动脉有交通，尤其是右第5肋间动脉。当导管插入这样动脉时，如将高浓度具有神经毒性的造影剂、抗癌药物、栓塞剂经导管注入，就会损伤脊髓。熟悉有关血管解剖，避免栓塞剂和大量高浓度造影剂、抗癌药进入脊髓动脉，使用较低浓度的非离子型造影剂，可预防脊髓损伤的发生。如发生脊髓损伤，可经引起损伤的动脉注入地西泮5mg，还可腰椎穿刺，以等渗盐水置换脑脊液，每隔5分钟换10ml，总量为200ml，以期减轻症状。为改善脊髓的缺血、水肿，还应静脉滴注低分子右旋糖酐500ml、地塞米松10mg等治疗。此外，在灌注大剂量CDDP和ADM时，应注意防止肾功能不全和心律失常的发生。

8. 疗效与评价　支气管动脉化学药物治疗肺癌可得到较为满意的近期疗效，完全缓解（可见肿瘤完全消失，持续1月以上无复发或转移）加部分缓解（肿瘤最大径及其垂直径的乘积减小50%以上，或肿瘤所致阻塞性肺不张治疗后完全复张，其他癌灶无增大，持续1月以上）率可达50%以上，其中对多血供肿瘤的缓解率（完全缓解率加部分缓解率）可达

70%以上。刘子江等一组227例，缓解率51.5%，另41.8%为稳定（癌瘤最大径及其垂直径的乘积减小不足50%，或稳定不变，其他癌灶无增大，持续1个月以上），仅6.7%为进展（任何可测量的癌灶最大直径及垂直径的乘积有增大），其中随访的117人，1年以上生存者占58%。许绍雄等一组78例，缓解率达61.5%，稳定占29.4%。庞其清等一组82例，缓解率为58.5%，稳定占30.5%。按组织学类型分，小细胞未分化癌疗效最佳，其次为鳞癌、腺癌。部分小细胞未分化癌，治疗后1~2周肿瘤即可明显减小，而多数肿瘤一般需治疗2~3次后才有明显变化。一般认为：中央型、多血供与单支气管动脉供血、体积较小的肿瘤经多次治疗，疗效优于周围型、少血供、多支动脉供血、体积较大的肿瘤与仅做单次治疗者。Hellekant等对9例肺鳞癌患者外科手术前做支气管动脉灌注MMC治疗，手术切除标本发现，2例肿瘤完全消失，1例肿瘤所剩无几，4例肿瘤明显缩小，2例肿瘤无变化。胸内转移的淋巴结多由支气管动脉供血，如能找到供血动脉，本法对胸内转移的淋巴结也有较好的疗效。经支气管动脉灌注的化疗药物，其相当一部分的量仍要进入全身血液循环，故对全身的转移灶也可能有一定的疗效。本法对缓解肺癌患者的咯血症状也有显著的效果，一般经1~2次治疗即可使咯血停止或明显减少。与经静脉化疗相比，本法不仅疗效明显优于前者，全身副反应也明显减少、减轻，剧烈恶心、呕吐、骨髓抑制、脱发等的发生率一般均低于10%。

因支气管动脉化疗仍是一种化疗的方法，故也存在化疗的缺点，一般不能将肿瘤内的癌细胞全部杀死。多数肿瘤病灶于停止治疗后半年内会复发或增大。用本法治疗的患者，5年生存率尚待进一步积累资料、统计总结。

支气管动脉栓塞治疗肺癌是近年来才开展的项目，据初步观察，疗效不错，目前尚无大宗病例的报道。值得一提的是栓塞支气管动脉，一是切不可误栓，二是不宜栓得过严，以致再次治疗时血管不能再通，从而难以再做治疗。

为提高支气管动脉介入治疗肺癌的疗效，除进一步提高插管技术，力争找到肿瘤的所有供血动脉，开发更安全有效的化疗药物和栓塞材料外，还应提倡综合治疗。支气管动脉化疗联合外放疗治疗肺癌可明显提高疗效，并认为两种治疗有相加效应，而且所用化疗药物中的顺铂对放射治疗有增敏作用。刘子江对部分经支气管动脉化疗取得部分缓解的患者，再做外放射治疗，得到了更佳的疗效，可延缓肿瘤的复发或增大。但部分经此联合方法治疗的患者会发生放射性肺炎。

（徐国鹏）

第二节 大咯血

许多呼吸系统疾病可发生咯血，当咯血量大于300ml/24h时，称为大咯血。大咯血严重危及生命，死亡率高达50%~100%，死因主要是窒息，其次是休克。

一、概述

大咯血最主要的病因是肺结核，约10%~20%的肺结核患者因反复活动或治疗不彻底而发展成慢性肺部疾病，其中有相当一部分病例最终发生大咯血。除肺结核外，发生大咯血的病因依次为支气管扩张、尘肺、曲霉菌球、肺癌以及囊性纤维化。

咯血是一种症状，其原有疾病除咯血外，还有相应的临床表现，如肺结核者可有午后低热、乏力、食欲减退、消瘦、盗汗、咳嗽、咳痰、胸痛、呼吸困难等；支气管扩张者常有呼吸道感染反复发作史、慢性咳嗽、咳脓性痰，并与体位有一定关系；尘肺患者有职业史，一般表现为呼吸困难、乏力、咳嗽等症状；曲霉菌球一般长在肺部慢性疾病所伴有的空腔内（如肺囊肿、支气管扩张、肺结核净化空洞中），患者可有刺激性咳嗽。

二、介入治疗

1. 历史回顾 在选择性支气管动脉插管、造影的基础上，法国 Rermy 于 1974 年报道了支气管动脉栓塞治疗咯血的新技术，并在 3 年内用该法对 104 例咯血患者进行了治疗，获得了满意的效果。Rabkin 等于 1987 年发表了用该技术成功治疗 306 例咯血患者的文章。现一致认为：咯血病灶均由支气管动脉供血，虽然肺动脉和其他供血给胸部的体循环血管也参与了部分病灶的血供，但支气管动脉的供血比例大，又较易插管栓塞，疗效显著，故大咯血的介入治疗一般只做支气管动脉栓塞术。

2. 适应证

（1）急性大咯血（300ml/24h），经内科治疗无效者。

（2）反复大咯血，不适宜手术或拒绝手术者。

（3）经手术治疗又复发咯血者。

（4）隐源性咯血（经各种检查甚至包括支气管造影和纤维支气管镜仍不能明确出血来源）。

（5）希望做支气管动脉造影明确诊断并做治疗者。

3. 禁忌证 有支气管动脉造影禁忌者，如有严重出血倾向、感染倾向、造影剂过敏、重要脏器衰竭、全身一般情况差等以及不能平卧者。

插管、造影时发现导管不能深入靶血管口，或靶血管与脊髓动脉交通，可能引起脊髓损伤者。

4. 术前准备 术前准备与原发性肺癌相似。只是栓塞材料除了用明胶海绵、微球等中期化学性剂塞剂外，还可用聚乙烯醇、硬脑膜、不锈钢圈、组织黏合剂（如 IBCA），甚至无水乙醇等长期栓塞材料。明胶海绵价廉、方便，但栓塞的血管易再通，可与长期栓塞剂合用。IBCA、无水乙醇是液态栓塞剂，极易反流、误栓，使用时应格外小心。栓塞材料应根据患者病情、靶血管情况及操作者对其释放的熟练程度合理选用。

5. 操作方法 当造影证实出血病灶的供血动脉，并判断栓塞物不会反流至胸主动脉及不会误栓脊髓动脉等非靶血管后，可在电视屏幕严密监护下注入栓塞物。治疗咯血与治疗肺癌不同，不希望靶血管数周后再通，故应尽可能将靶血管堵死。栓塞后再做造影，以证实栓塞的程度。

咯血病灶的供血动脉有时有数条，故在栓塞一条主要供血动脉后，还针对其他可能参与供血的动脉做插管、造影，证实后分别栓塞。有人报道过 1 例右上结核灶和左下支气管扩张同时出血引起大咯血的病例，分别栓塞右上气管 1 肋间干和左下支气管动脉后，患者咯血停止。肺部弥漫性病灶常累及纵隔、胸壁，对此类患者还应做相应的肋间动脉、胸廓内动脉、锁骨下动脉、腋动脉及其分支的插管造影。这也适用于外科手术后仍反复咯血的患者。对这些动脉做栓塞时，更应尽可能将导管插至病灶附近，防止误栓发生。肺动脉虽然也可能参与一些病灶的血供，因其压力远较体循环动脉的压力为低，故在栓塞体循环供血动脉并给予内科药物联合治疗后，多不需专门处理。

6. 术后处理　术后给予 3 天抗炎治疗，预防感染发生，并密切观察有无误栓症状出现，其他处理与一般血管造影相同。

7. 并发症　支气管动脉栓塞后可有发热、胸闷、胸骨后烧灼感、肋间痛、吞咽疼痛等症状，主要因纵隔和肋间组织缺血引起，一般经对症治疗，1 周内基本缓解。严重的并发症除脊髓损伤外，还可有肋间皮肤坏死、食管支气管瘘，多系误栓引起，文献上仅有个案报道。

8. 疗效与评价　大咯血急性发作时行外科手术有较高的死亡率和术中出血、窒息、支气管胸膜瘘、呼吸衰竭等的发生率。外科医师希望给予患者有效的对症处理，待病情有所缓解后再做手术。支气管动脉栓塞术正是迎合了这种要求，它不仅可以达到迅速止血、为外科手术改善患者的一般情况，从而减低死亡率和手术并发症的发生率，还可对外科手术禁忌者起到长期控制出血的目的。

用本法治疗可得到 90% 左右的即时止血效果，复发率约为 15% ~ 20%。Remy 等一组 49 例急性出血者，41 例（83.7%）获即时止血，有 6 例（14.6%）2.7 个月后复发。Rabkin 等报告一组 306 例咯血患者，经栓塞治疗 90.8% 得到有效控制，随访其中 158 人，1 年内复发 24 人（15.2%）。郭季宣等对 100 例肺结核大咯血患者行支气管动脉造影术和栓塞术，造影成功 96 人，栓塞成功 95 人，3 个月后 20 人复发。发生复发的原因有：①栓塞物未能完全堵塞靶血管。②栓塞物被吸收，已形成的血栓机化再通。③附近的血管形成侧支交通。④原有病变进展，出现新的出血灶。对复发者可做再次栓塞治疗，如复发系原有病变进展引起，还应对原有病变进行积极治疗。

（徐国鹏）

参考文献

[1] 刘又宁. 呼吸内科学高级教程. 北京：人民军医出版社，2015：281-300.

[2] 罗彬. 呼吸系统疾病诊疗技术. 北京：科学出版社，2014：102-118.

[3] 蔡柏蔷，李龙芸. 协和呼吸病学. 北京：中国协和医科大学出版社，2011：2032-2044.

[4] 白学春，蔡柏蔷，宋元林. 现代呼吸病学. 上海：复旦大学出版社，2014：61-88.

[5] 钟南山. 呼吸病学. 北京：人民卫生出版社，2014：218-226.

[6] 钟南山，刘又宁. 呼吸病学. 第2版. 北京：人民卫生出版社，2012：304-335.

[7] 江杨清. 中西医结合临床内科学. 北京：人民卫生出版社，2012：871-877.

[8] 杨旸. 实用中医诊疗手册. 北京：人民军医出版社，2015：194-197.

[9] 梁群. 呼吸重症疾病的诊断与治疗. 北京：人民卫生出版社，2014：204-222.

[10] 阎锡新，蔡志刚，宋宁，张宵鹏. 呼吸内科急症与重症诊疗学. 北京：科学技术文献出版社，2013：15-33.

[11] 曾勉，谢灿茂. 呼吸治疗与临床应用. 北京：科学出版社，2011：73-132.

[12] 甘辉立. 肺动脉栓塞学. 北京：人民军医出版社，2015：147-184.

[13] 杨晶，刘欣，陈英芳，韩晓雯. 支气管哮喘. 北京：科学技术文献出版社，2011：12-150.

[14] 蔡柏蔷，李龙芸. 当代呼吸病学进展. 北京：中国协和医科大学出版社，2008：145-155.

[15] 北京协和医院. 呼吸内科诊疗常规（第2版）. 北京：人民卫生出版社，2012：287-299.

[16] 黄雯，陈东宁. 内科学基础教程：呼吸系统疾病. 北京：中华医学电子音像出版社，2015：135-139.

[17] 高占成，胡大一. 呼吸内科. 北京：北京科学技术出版社，2010：150-167.

[18] 李羲，张劲夫. 实用呼吸病学. 北京：化学工业出版社，2010.

[19] 刘又宁. 呼吸内科学高级教程. 北京：人民军医出版社，2010：225-229.

[20] 钟南山，王辰. 呼吸内科学. 北京：人民军医出版社，2014：336-375.

[21] 郭其森. 现代肺癌诊断治疗学. 济南：山东科学技术出版社，2010.

[22] 王浩彦. 实用临床呼吸病学. 北京：科学技术文献出版社，2012：75-82.

[23] 林江涛. 呼吸内科学科进展报告. 北京：人民卫生出版社，2014：133-150.

[24] 倪子俞. 呼吸基础与临床. 北京：中国医药科技出版社，2011：112-135.

[25] 钟南山. 呼吸病学新进展. 北京：人民军医出版社，2015：56-88.

［26］中华人民共和国卫生部.2010 中国卫生统计年鉴.北京：中国协和医科大学出版社，2010.

［27］王辰.呼吸内科医师应对我国危重症医学的发展承担重要责任.中华结核和呼吸杂志，2000，23（7）：389－390.

［28］Qiao R, Rosen MJ, Chen R, et al. Establishing pulmonary and critical care medicine as a subspecialty in china: joint statement of the chinese thoracic society and the amen – can college of chest physicians. Chest, 2014, 145: 27 – 29.

［29］杨华林，朱莉贞，成诗明.现代结核病诊断与治疗.长沙：湖南人民出版社，2010：10－15.

［30］王宇.全国第五次结核病流行病学抽样调查资料汇编.北京：军事医学科学出版社，2011.

［31］World Health Organization. Global Tuberculosis Control: Surveillance, Planning, financing. Geneva: World Health Organization, 2011.

［32］王黎霞，成诗明，周林.结核菌/艾滋病病毒双重感染防治工作技术指导手册.北京：人民卫生出版社，2012.

［33］Zumla AI, Lawn SD. Tuberculosis. Lancet, 2011, 378: 57 – 58.

［34］Wilson ML. Rapid diagnosis of Mycobacterium tuberculosis infection and drug suscepti – bility testing. Arch Pathol Lab Med, 2013, 137（6）：812 – 819.

［35］World Health Organization. Multidrug and extensively drug – resistant TB（M/XDR – TB）：2010 global report on surveillance and response. Ceneva: World Health Organiza- tion, 2010.

［36］Wells WA, Boehme CC, Cobelens FG, et al. Alignment of new tuberculosis drug regi- mens and drug susceptibility testing: aframework for action. Lancet Infect Dis, 2013, 13（5）：449 – 458.

［37］Wallis RS, Kim P, Cole S, et al. Tuberculosis biomarkers discovery: developments, needs, and challenges. Lancet Infect Dis, 2013, 13（4）：362 – 372.

［38］肖和平.耐药结核病化学治疗指南（2010 年）.北京：人民卫生出版社，2011.

［39］Ghofrani HA, Galia N, Crimminger F, et al. Riociguat for the treatment of pulmonary arterial hypertension. N Engl J Med, 2013, 369（4）：330 – 340.